协和医考

2024

全国口腔执业助理医师资格考试
历年考点精析与避错

口腔执业助理医师资格考试专家组　编

编　者　（按姓氏笔画排序）

王　浩　王雪丽　王清明　韦毅华　卢瑞华
齐彩芝　李　娟　杨　刚　杨秀芳　杨晓琴
吴苗君　吴春虎　谷兴坤　宋俊霞　陈　玮
陈世君　陈聪意　顾连强　董浩磊

扫码赠送历年考题

中国协和医科大学出版社
北　京

图书在版编目（CIP）数据

2024全国口腔执业助理医师资格考试历年考点精析与避错 / 口腔执业助理医师资格考试专家组编．—北京：中国协和医科大学出版社，2024.1

（协和医考）

ISBN 978-7-5679-2244-0

Ⅰ.①2…　Ⅱ.①口…　Ⅲ.①口腔科学-资格考试-自学参考资料　Ⅳ.①R78

中国国家版本馆CIP数据核字（2023）第169030号

协和医考

2024全国口腔执业助理医师资格考试历年考点精析与避错

编　　者：口腔执业助理医师资格考试专家组
策划编辑：张秋艳
责任编辑：张青山
封面设计：邱晓俐
责任校对：张　麓
责任印制：张　岱

出版发行：中国协和医科大学出版社
（北京市东城区东单三条9号　邮编100730　电话010-65260431）
网　　址：www.pumcp.com
经　　销：新华书店总店北京发行所
印　　刷：三河市龙大印装有限公司

开　　本：850mm×1168mm　1/16
印　　张：27.5
字　　数：930千字
版　　次：2024年1月第1版
印　　次：2024年1月第1次印刷
定　　价：98.00元

ISBN 978-7-5679-2244-0

出版说明

我国执业医师资格考试已经进入第25个年头，这项政策对于加强我国医师队伍建设，提高执业医师的综合素质，保护医师合法权益，规范医师管理制度，完善医师培养制度，发挥了积极的作用。

为帮助考生在繁忙的临床实践期间更有效地复习，更方便地了解与掌握执业医师资格考试的要求，提高考生分析问题、解决问题的能力，从而顺利通过考试，中国协和医科大学出版社推出了“协和医考”系列丛书。25年来，中国协和医科大学出版社在本套丛书的出版过程中，以及每年与广大考生读者反馈交流的工作中，摸索出了我国执业医师资格考试的基本规律，积累了丰富的出版应试丛书的经验，为考生提供了不同层次、不同阶段和不同需求的应试参考书。

本套丛书由中国协和医科大学出版社组织相关专业专家编写，并邀请了专职从事执业医师资格考试研究的培训专家进行审定。内容紧扣最新版《医师资格考试大纲》，以规划教材为基础，以临床能力为重点，侧重于理论与实践的综合运用。本套丛书品类齐全，从应试指导、核心考点精讲，到各类习题集和模拟试卷等，能够满足广大考生复习考试的需要。

“当医生就当好医生，当好医生就读协和医书”，拥有25年执业医师资格考试用书出版经验的中国协和医科大学出版社为全国争当好医生的读者，提供这套全面、准确、实用的应试丛书。我们期望能够对广大考生顺利通过执业医师资格考试有所助益，为我国医学教育及医学事业的发展作出积极的贡献。丛书内容如有不当之处，欢迎各位考生和同仁批评指正。如有关于丛书内容及考试的相关问题，请扫描下方二维码，有专属微信客服为你解答。

前　言

国家执业助理医师资格考试是我国医务人员的行业准入考试，包括临床、口腔、公卫、中医（中医和中西医结合）、乡村五个专业，国家执业助理医师资格考试共分 2 个单元，每单元 150 题，由国家医学考试中心组织，全国统一命题，统一考试。从 2024 年起，采用新版考试大纲。国家执业助理医师资格考试作出了很大调整，为了帮助广大考生适应新的考试变化，我们组织专家组按照最新《口腔执业助理医师资格考试大纲》要求编写此书。

国家执业助理医师资格考试知识庞杂，考查范围广，口腔执业助理医师资格考试不仅需要掌握专业方面知识，也需要掌握医学基础方面知识。近几年来国家执业助理医师资格考试的变化趋势是临床病例题比例大幅增加，这给考生的复习与通关之路增加了不少难度。如果考生按照"只重视教材"的复习方法，既费时又费力，效果还不是很明显。针对这种情况，建议考生将题目和教材知识点结合复习，可以做到事半功倍的效果，本书正是从这个角度出发，帮助考生提高复习效率，顺利通过考试。

《2024 全国口腔执业助理医师资格考试历年考点精析与避错》配有"解析"和"避错"两部分，这样合理的编排使考生在短时间内既能熟悉历年考题又能掌握考点，同时还可以对薄弱环节进行强化。

本书按照新大纲编写，为了帮助考生了解新大纲加入内容的知识，在此部分尚无历年考题的情况下，我们精选了以大纲要求的核心考点作为命题点的模拟题，以方便考生掌握最新考试的动态。本书每题的编写结构为"习题+考点+解析+避错"，题型全面，题量丰富，并重点突出。"解析"部分，我们总结了许多有用的学习方法和解题技巧，帮助考生整理出解题的思路，提高应试能力；"避错"部分能帮助考生在复习过程中认识到自身知识结构的不足之处，并提醒考生该怎么针对易错点进行辨别，使考生在考试中不犯错或者少犯错。例如，牙体牙髓病学是口腔执业助理医师资格考试的非常重点章节，出题量大，其中必考的三章内容是龋病、牙髓疾病、根尖周病，此三章一是内容多，二是所考疾病临床常见。因此，我们列举了大量的临床病例题帮助考生拓展思路，巩固记忆。

自国家口腔执业助理医师资格考试调整大纲后，题型逐年偏重病例题，难度越来越大，考生不但要复习课本内容，更重要的是要将书中知识与具体的病例题相结合。希望通过我们精心的编排，使考生透彻地掌握这些考题的考点，更主要的是掌握解题的思路和方法。本书根据最新大纲编写，精选近年考题，望考生对变动部分重点掌握。最后，希望本书能够帮助考生把握新的口腔执业助理医师资格考试方向，顺利通过考试。

尽管力臻完善，但难免有疏漏与不足之处，恳请各位读者批评指正。

编　者

2023 年 12 月

目 录

第一部分 医学人文综合

第二部分 基础医学综合

第三部分 预防医学综合

第四部分 口腔医学综合

第一部分
医学人文综合

第一章　医学心理学

考点：总论

1. 医学心理学研究任务不包括
   A. 研究心理因素对人体健康的影响及其机制
   B. 研究个性的形成和发展
   C. 研究自我调节对防病、治病和康复的作用
   D. 研究疾病过程中的心理反应
   E. 研究心理因素在疾病发展过程中的作用

【答案】 B

【考点】 医学心理学的研究任务

【解析】 医学心理学的研究任务包括4点。①研究疾病发生、发展过程中心理因素的作用规律。②研究心理因素对身体生理、生物化学功能的影响。③研究个性心理特征或行为模式在疾病的发生和康复中的意义。④研究运用医学心理学的原理达到防病治病、养生保健的目的。B项不是医学心理学的研究任务。故选B。

【避错】 部分考生会误选为C，错误地认为自我调节与心理学无关。运用积极的认知行为的学习操练，通过大脑对人的生理功能发挥良好的影响，可促进疾病的好转，增强社会适应能力，提高生命质量。

2. 提出治疗过程要信任和依靠来访者自身的潜力，而不是依靠治疗师的指导性工作的心理学派观点的是
   A. 精神分析
   B. 行为主义
   C. 人本主义
   D. 认知心理
   E. 折中主义

【答案】 C

【考点】 医学心理学主要理论

【解析】 人本主义学派强调“患者中心疗法”，要求对来访者无条件地进行积极关注，反对采取生硬和强制态度对待患者，主张医师要真诚关注自己的感情，通过认真的“听”达到真正的理解，在真诚和谐关系中启发患者运用自我指导能力促进本身内在的健康成长。题中强调患者的自身潜力，属于人本主义的观点。故选C。

【避错】 部分考生会误选为其他选项，因对人本主义的理解不足。不同心理学派的理论分别主要是精神分析——潜意识；行为主义——刺激反应（行为矫正）；认知学派——认知观念纠正。

考点：医生个人的心理能力

1. 有些人在工作中认真负责，有些人敷衍了事，有些人得过且过，这些表现属于性格的
   A. 意志特征
   B. 情绪特征
   C. 理智特征
   D. 态度特征
   E. 认知特征

【答案】 D

【考点】 性格特征

【解析】 性格特征包括意识倾向性、意志特征、情绪特征、理智特征和态度特征。其中态度特征主要表现在对各种社会关系的处理上，包括对社会、集体、他人的态度，对工作学习的态度，对自己的态度。故选D。

【避错】 本题易错选A。部分考生认为对工作的态度是以个人的意志来决定的，而意志特征表现在意志品质的自觉性、果断性、坚持性和自知力方面。

2. 已获得的知识、技能和方法对解决新问题会产生影响的心理现象称为
   A. 暗示
   B. 保持
   C. 迁移
   D. 创造
   E. 功能因素

【答案】 C

【考点】 迁移的定义

【解析】迁移是一种学习对另一种学习的影响，指在一种情境中获得的技能、知识或态度对另一种情境中技能、知识的获得或态度的形成的影响。故本题选C。

【避错】本题易错选D，部分考生看到题干中的“新问题”可能会选择D，创造是指将两个或两个以上概念或事物按一定方式联系起来，主观的制造客观上能被人普遍接受的事物，以达到某种目的的行为。

3. 医学心理学的基本观点不包括

A. 心身统一的观点

B. 认知评价的观点

C. 情绪影响的观点

D. 道德约束的观点

E. 主动适应与调节的观点

【答案】D

【考点】医学心理学的基本观点

【解析】医学心理学的基本观点：①心身统一的观点。②社会对个体影响的观点。③认知评价的观点。④主动适应与调节的观点。⑤情绪因素作用的观点。⑥个性特征的观点。故本题选D。

【避错】本题易错选C，情绪与健康非常重要，良好的情绪是健康的基础，不良情绪是疾病的原因。在临床心理学中情绪是非常重要的研究课题。考生可因对基本观点的不熟悉而误选。

4. 思维的重要特征是

A. 分析性和综合性

B. 间接性和概括性

C. 抽象性和创造性

D. 深刻性和全面性

E. 上升性和决策性

【答案】B

【考点】思维的概念与特征

【解析】思维是人脑间接地概括地对客观事物的反应。间接性和概括性是思维过程的主要特征。①思维的概括性是指在大量感性材料的基础上，把一类事物共同的特征和规律抽取出来加以概括。②思维的间接性是指人们借助于一定的媒介和知识经验对客观事物进行间接的认识。故选B。

【避错】本题易错选A，认为思维是通过分析和综合而来，但这不是思维的重要特征，思维的重要特征为间接性和概括性。

5. A型人格的人易患

A. 过敏性紫癜

B. 支气管哮喘

C. 癌症

D. 糖尿病

E. 冠心病

【答案】E

【考点】人格的类型和特点

【解析】A型人格的人易患冠心病，并对临床预测心脏病具有很高的准确性。故选E。

【避错】部分考生会误选其他项，因为对A型人格的特点不足够了解。A型人格由于一系列的紧张积累，极易导致心血管疾病，甚至可随时发生心肌梗死而猝死。

6. 情感对于情绪来说具有的特点是

A. 强烈而冲动

B. 伴有明显的行为变化

C. 伴有明显的生理变化

D. 稳定而深刻

E. 带有明显的情境性

【答案】D

【考点】情绪和情感的区别

【解析】情绪和情感是彼此依存的、相互交融的，稳定的情感是在情绪的基础上发展起来的，同时又经过情绪反应加以表达；情绪的变化往往反映情感的深度。情绪指感情过程，具有较大的情景性、激动性和暂时性。情感指具有稳定的、深刻的社会意义的感情，具有较大的稳定性、深刻性和持久性。故选D。

【避错】部分考生会选A、B、E，是因为考生没有把情感和情绪区分开来。

7. 情绪由哪三要素相互作用而形成

A. 心境、环境、生理变化

B. 情景、心境、条件反射

C. 情景、认知、生理变化

D. 认知、反应、环境刺激

E. 情景、刺激、生理过程

【答案】C

【考点】情绪形成的三要素

【解析】美国心理学家沙赫特提出情绪的产生受认知过程、环境刺激、生理反应三因素所制约，其中认知因素在情绪的产生中起关键作用。情景即环境刺激，故选C。

【避错】部分考生会误选为D，错误地将反应认为是生理反应，没有对沙赫特的情绪学说有正确的理解。

8. 与情绪相联系的需要是

A. 生理需要

B. 安全需要

C. 交际需要

D. 认知需要

E. 尊重需要

【答案】A

【考点】需要的分级

【解析】生理的需要是个体生存必不可少的需要，具有自我和种族保存的意义。生理的需要在人类各种需要中占有最强的优势，当一个人被生理需要所控制时，其他的需要都被推到次要的位置。情绪是当时所处情况对自己需要的满足情况，首先考虑的就是生理需要。故选A。

【避错】部分考生会误选为其他的社会需要，是因为没有认清生理需要在需要中的重要地位。

9. 同时刺激多种感官的游戏和运动称为

A. 平衡的有氧运动

B. 充分的健康教育

C. 感觉统合训练

D. 早期语言训练

E. 学龄前教育

【答案】C

【考点】感觉统合的概念

【解析】感觉统合是指大脑和身体相互协调的学习过程，指机体在环境内有效利用自己的感官，以不同的感觉通路（视觉、听觉、味觉、嗅觉、触觉、前庭觉和本体觉等）从环境中获得信息输入大脑，大脑再对其信息进行加工处理（包括解释、比较、增强、抑制、联系、统一），并作出适应性反应的能力，简称“感统”。故本题应选C。

【避错】本题易选择A，因为部分考生对有氧运动不甚了解，加上前面冠以平衡限定，故易选择A，加大对感觉统合的概念的理解可减少犯错。

10. “入芝兰之室，久闻而不知其香”说明的是

A. 感觉过敏

B. 感觉适应

C. 感觉相互作用

D. 感觉减退

E. 感觉性补偿

【答案】B

【考点】感受变化规律

【解析】感觉过敏，即感觉增强，因感觉阈值降低或强烈的情绪因素造成。感觉适应是指对持续的同一刺激所产生的应激性形态，特别是感受器的适应。感觉相互作用是指在一定条件下，各种不同的感觉都可能发生相互作用，从而使感受性发生变化的现象。感觉减退是对事物个别属性的感受减退，即大刺激引起小感受，严重时不引起任何感受。感觉补偿是指人的某种感觉能力丧失后，为适应生活的需要，使其他感觉的能力获得突出的发展，以资补偿。所以本题应选B。

【避错】本题易错选D，因为部分考生单纯从字面上来分析，认为“入芝兰之室，久闻而不知其香”是感觉上的减退，主要是对感受变化规律未理解，同时答题时粗心所致，增加对感觉变化规律的内容的了解有助于答题。

11. 个性结构理论认为哪几部分保持平衡状态有利于人格正常发展

A. 本我、自我和超我

B. 本我、自我和现实

C. 自我和现实

D. 本我和自我

E. 本我和超我

【答案】A

【考点】个性结构理论

【解析】在心理动力学中，本我、自我与超我出自精神分析学家弗洛伊德的结构理论，是精神的三大部分。1923年，弗洛伊德提出相关概念，以解释意识和潜意识的形成和相互关系。“本我”（完全潜意识）代表欲望，受意识遏抑；“自我”（大部分有意识）负责处理现实世界的事情；“超我”（部分有意识）是良知或内在的道德判断。本我、自我和超我构成了人的完整人格。人的一切心理活动都可以从他们之间的联系中得到合理的解释，三部分保持平衡状态有利于人格正常发展。故选A。

【避错】本题属于记忆题。本我、自我和超我构成了人的完整人格，三部分保持平衡状态有利于人格正常发展。

12. 按照需要起源，可把需要分为

A. 生理性需要和社会性需要

B. 生理性需要和心理性需要

C. 自然需要和精神需要

D. 物质需要和精神需要

E. 物质需要和心理需要

【答案】A

【考点】需要的分类

【解析】对需要种类的划分有不同的角度，通常从需要的起源和需要的对象两个角度进行分类。从需要的起源划分，需要包括生理需要和社会需要。生理需要是为保存和维持生命和种族延续所必需的。生理需要是生而有之的，包括：维持有机体内不平衡的需要，如对饮食、运动、睡眠、排泄等的需要；回避伤害的需要；性的需要。社会需要是人们为了提高自己的物质和文化生活水平而产生的社会性需要，包括对知识、劳动、艺术创作的需要，对人际交往、尊重、道德、名誉地位、友谊和爱情的需要，对娱乐消遣、享受的需要等。它是人特有的在社会生活实践中产生

和发展起来的高级需要。故选 A。

【避错】本题属于理解记忆题，易误选为 D。物质需要和精神需要是按需要的对象划分的。按照起源划分为生理需要和社会需要。

13. 某冠心病患者想接受冠状动脉旁路移植术治疗，但又担心术中出现意外，这属于

A. 双趋冲突

B. 双避冲突

C. 趋避冲突

D. 双重趋避冲突

E. 多重趋避冲突

【答案】C

【考点】动机冲突的类型

【解析】趋避冲突为一个人对同一个事物产生两种动机，既向往得到它，同时又想拒绝和避开它。患者既想接受冠状动脉旁路移植术，又担心术中意外，为趋避冲突，故选 C。

【避错】部分考生会误选为 A，错误地理解为患者既想要冠脉旁路移植术也想无风险，认为是两个事物都想要，实际上这只是一个事物。

14. 男，22 岁，大学生。经常表现出尊师爱校、助人为乐的行为，不仅在学习上帮助同学，而且在生活上也照顾他人，并积极组织班级的集体活动。这种一贯的行为方式属于性格的

A. 态度特征

B. 理智特征

C. 意志特征

D. 情绪特征

E. 行为特征

【答案】A

【考点】性格的特征

【解析】性格的特征包括态度特征、情绪特征、理智特征、意志特征。态度特征主要表现为对各种社会关系的处理上，其中对社会、集体或他人的态度起主导作用。题中表现的就是性格的态度特征，故选 A。

【避错】部分考生会误选为 C，意志特征是个体对自己行为自觉调整和控制的水平特点，意识特征的个体差异表现在意识品质的自觉性、果断性、坚决性和自制力四个方面。

15. 某职工，竞争意识强，总想胜过他人；总觉得时间不够用，说话快、走路快；脾气暴躁，容易激动；常与他人意见不一致。其行为类型属于

A. A 型行为

B. B 型行为

C. C 型行为

D. AB 混合型行为

E. BC 混合型行为

【答案】A

【考点】各型行为的行为特点

【解析】A 型行为的基本行为特征为竞争意识强，对他人有敌意，过分抱负，易紧张和冲动等。B 型行为表现为没有大志，随波逐流、小心谨慎、甘居下游，在人群中最不爱发言、不爱出头露面。C 型行为的特征在气质上好压抑自己的情绪，特别是压抑怒，怒而不发，也不善于发泄自己的情绪；在性格上好克服自己，忍让，过分谦虚，过分依从社会，回避矛盾，好调和矛盾。D 型行为则表现为个性孤僻、不爱与人交往，但也容易一时冲动。所以本题应选 A。

【避错】本题容易错选 C，若考生对 A、B 及 C 型行为的特点不了解，本题很难作答，答错的可能性非常大，故需要增加对各型行为的行为特点的掌握，以免犯错。

16. 男，40 岁。经常盲目行动，处理问题优柔寡断，办事虎头蛇尾，半途而废，这种一贯行为特征为

A. 行为特征

B. 理智特征

C. 情绪特征

D. 态度特征

E. 意志特征

【答案】E

【考点】不良意志品质

【解析】有些人决策判断优柔寡断，工作计划杂乱无章，行为举止简单粗暴，情绪爆发难以自控，生活作风贪图享受，工作业绩不思进取，这些既不完全是认知方面的问题，也不完全是情感方面的问题，而是意志方面的问题。意志是一种特殊的、针对行为活动方面的情感，是人类独有的心理活动形式，它使人类具有高度的主动性和创造性，从而在根本上区别于其他低等动物。意志的品质特性就是意志在对人的行为驱动过程中所表现出的动力特性，它主要取决于主体的行为价值关系变化的动力特性，反映了人的行为价值的目的性、层次性、强度性、外在稳定性、内在稳定性、效能性、细致性等。所以本题应选 E。

【避错】本题易选择 A，因为部分考生看到盲目行动这四个字就断定此为行为方面的特征，故不假思索直接选择 A，掌握不良意志的品质可避免犯错。

（17 ~ 18 题共用备选答案）

A. 选择性

B. 整体性

C. 理解性

D. 个别性

E. 恒常性

17. 一名幼儿去动物园游玩，能说出很多动物的名字，这是知觉的

【答案】C

18. 一个有经验的医师，能够从X线片上看到并不为一般人所觉察的病灶，这是知觉的

【答案】C

【考点】知觉的理解性

【解析】知觉是一系列组织并解释外界客体和事件的产生的感觉信息的加工过程。人在感知某一事物时，总是依据既往经验力图解释它究竟是什么，这就是知觉的理解性。人的知觉是一个积极主动的过程，知觉的理解性正是这种积极主动的表现。人们的知识经验不同，需要不同、期望不同，对同一知觉对象的理解也不同。故17、18题均选C。

【避错】本题属于概念记忆题。知觉的理解性就是人在感知某一事物时，总是依据既往经验力图解释它究竟是什么。

（19～21题共用备选答案）

A. 自觉性

B. 果断性

C. 坚韧性

D. 自制性

E. 独立性

19. 意志行动中善于控制自己的行动，约束自己言行的心理品质是意志的

【答案】D

20. 办事见异思迁，虎头蛇尾的人，其意志活动缺乏

【答案】C

21. 执拗和一意孤行的人，其意志活动缺乏

【答案】C

【考点】意志的特点

【解析】意志，是人自觉地确定目的，并根据目的调节支配自身的行动，克服困难，实现预定目标的心理过程。意志的自制性是指人善于有效地控制和支配自己的情感和思维，严格约束自己的行动，它反映了意志的强度性。意志的强度越高，它对人的各种活动的激发力、引导力和约束力就越强大，就越能有效地抵抗外部和内部的干扰，表现出较强的情绪克制力和忍耐心，就能够集中精力、忘我工作。19题选D。意志的坚韧性是指人能够坚持不懈、百折不挠、勇往直前地完成工作任务的能力，它反映了意志的外在稳定性。意志的外在稳定性越高，意志对人的行为活动的控制约束力就越持久，人就会表现出顽强的毅力和持久的耐心。见异思迁、一意孤行之人不能坚持不懈、百折不挠、勇往直前地完成工作任务，其缺乏坚韧。故20、21题均选C。

【避错】本题属于概念记忆题。意志的自制性是指人善于有效控制和支配自己的情感和思维，严格约束自己的行动；坚韧性是指人能够坚持不懈、百折不挠地完成工作任务的能力。

（22～24题共用备选答案）

A. 双趋冲突

B. 双避冲突

C. 趋避冲突

D. 双重趋避冲突

E. 双趋双避冲突

22. “前有狼，后有虎”，这种动机冲突是

【答案】B

23. “鱼与熊掌不可兼得”，这种动机冲突是

【答案】A

24. “想吃糖，又怕胖”，这种动机冲突是

【答案】C

【考点】冲突

【解析】双避冲突又称负负冲突，指同时有两个可能对个体具有威胁性、不利的事发生，两种都想躲避，但受条件限制，只能避开一种，接受一种，在作抉择时内心产生矛盾和痛苦。如“前有狼后有虎”的两难境地。22题选B。双趋冲突，是指两种对个体都具有吸引力的需要目标同时出现，而由于条件限制，个体无法同时采取两种行动所表现的动机冲突。23题选A。趋避冲突又称正负冲突，指同一目标对于个体同时具有趋近和逃避的心态。这一目标可以满足人的某些需求，但同时又会构成某些威胁，既有吸引力又有排斥力，使人陷入进退两难的心理困境。如“想吃糖，又怕胖”的这种两难选择。24题选C。

【避错】本题属于理解记忆题，容易混淆。双趋冲突：两个目标都是自己想实现的；双避冲突：两种情况都想躲避；趋避冲突：指同一目标既有吸引力又有排斥力。

考点：心理健康

1. 人正常生活需要具备的最基本的心理条件是

A. 人际和谐

B. 情绪稳定

C. 人格完整

D. 智力正常

E. 适应环境

【答案】D

【考点】心理健康的标准

【解析】心理健康的标准包括智力正常、情绪良好、人际和谐、适应环境、人格完整。其中，智力正

常是人正常生活需要具备的最基本的心理条件，是心理健康的首要标准。故选D。

【避错】本题易错选A。和谐的人际关系是心理健康必不可少的条件，也是获得心理健康的重要途径，但智力正常是基础。

2. 依据个体的心理和行为是否符合其社会生活环境与行为规范来判断心理是否健康的研究角度属于

A. 生理学角度
B. 经验学角度
C. 行为学角度
D. 认知学角度
E. 文化学角度

【答案】E

【考点】心理健康的研究角度

【解析】文化学角度是从人的心理和行为是否符合其生活环境的要求，是否符合社会行为规范、道德标准等方面来判断。故选E。

【避错】本题易错选C，部分考生看到题干中的"行为规范"可能会选择C，但应注意的是心理健康的研究角度分为统计学角度、病理学角度以及文化学角度，并没有行为学角度。

3. 女，22岁。大学生。最近与男友发生激烈争执后分手，情绪极度低落，十分愤恨，向学校心理咨询师寻求帮助。针对其情绪调节，心理咨询师提出的办法中不合适的是

A. 不断地大力宣泄
B. 降低期望
C. 心理应对
D. 改变认知方式
E. 放松训练

【答案】A

【考点】心理健康

【解析】情绪调节可采用改变认知方式、调整期望目标、改变环境、心理应对与防御、求助和咨询等方法。不断宣泄不是调节情绪的方法。此外，适当的宣泄、增加正性生活的体验均有较好的情绪调节的效果。故选A。

【避错】本题易错选B。降低期望也是调节情绪的方法，期望目标没有达到将会产生消极情绪，适时地调整目标可避免或减少消极情绪的产生。

（4~5题共用备选答案）

A. 良好的人际关系
B. 恰当的自我评价
C. 情绪乐观稳定
D. 行为和生活方式健康
E. 智力正常

4. "知人者智，自知者明"属于

【答案】B

5. "天时地利不如人和"属于

【答案】A

【考点】心理健康的标准

【解析】"知人者智，自知者明"是心理健康中的能正确地了解自己，并能恰当估计自己的能力。"天时地利不如人和"为能保持良好的人际关系。故4题选B，5题选A。

【避错】部分考生误选，是因为没能正确地理解古语的意思，先明白古语的意思自然能选出正确的答案。

考点：心理应激与心身疾病

1. 根据心身疾病的定义，以下不属于心身疾病的是

A. 神经性皮炎
B. 原发性高血压
C. 消化性溃疡
D. 支气管哮喘
E. 疝气

【答案】E

【考点】心身疾病的疾病分类

【解析】皮肤系统的心身疾病有神经性皮炎、瘙痒症、斑秃、银屑病、慢性荨麻疹、慢性湿疹等，排除A。心血管系统的心身疾病有冠状动脉硬化性心脏病、阵发性心动过速、心律不齐、原发性高血压等，排除B。消化系统的心身疾病有胃十二指肠溃疡、神经性呕吐、神经性厌食、溃疡性结肠炎，排除C。呼吸系统的心身疾病有支气管哮喘、过度换气综合征、神经性咳嗽，排除D。故此题选E。

【避错】本题不易错选。心身疾病也称心理生理疾病，是指心理社会因素在疾病的发生、发展过程中起重要作用的躯体性器质性疾病和躯体功能性障碍。

2. 按照心身医学的观点，下列属于心身疾病的是

A. 精神分裂症
B. 抑郁症
C. 消化性溃疡
D. 大叶性肺炎
E. 精神发育迟滞

【答案】C

【考点】心身疾病的诊断

【解析】消化性溃疡是心身疾病，因为应激会导致消化性溃疡的发生，而精神分裂症、抑郁症、精神发育迟滞仅为心理疾病而无躯体障碍，大叶性肺炎仅有躯体障碍。故选C。

【避错】部分考生误选为抑郁症，认为抑郁症患者会出现自残行为，导致了躯体的损害，但是这不是由疾病自身导致的躯体损伤。

3. 心身疾病的诊断标准不包括

A. 根据临床症状、体征和特殊检查明确器质性改变

B. 疾病的发生有相平行的心理社会因素

C. 排除神经症和精神疾病

D. 单纯的生物医学疗法收效甚微

E. 由某种躯体疾病引发心理障碍

【答案】E

【考点】心身疾病的诊断标准

【解析】心身疾病的诊断标准：①有明确的临床症状、体征和病理学改变。②有明确的心理社会因素，与上述改变构成因果关系，且疾病的发生、发展与心理社会因素相平行。③排除神经症、精神病和理化、生物学因素引起的疾病。④用单纯的生物医学的治疗措施收效甚微。E 项不在诊断标准里面，故选 E。

【避错】本题易错选为 D，因为考生没有能全部地记住诊断标准，心身疾病的治疗仅仅治疗躯体疾病会导致效果很差或复发，必须治疗躯体疾病并进行心理治疗。

4. 关于心理应激，错误的说法是

A. 可引起生理反应

B. 可引起心理和行为反应

C. 肯定对身心健康产生不利影响

D. 经过认知评价

E. 可能提高工作效率

【答案】C

【考点】心理应激对健康的影响

【解析】心理应激对健康的影响既有积极意义，也会产生消极作用。①积极意义：适度的心理应激是人成长和发展的必要条件。适度的心理应激是维持人正常功能活动的必要条件。缺乏适当的环境刺激会损害人的心身功能，心理应激可以消除厌烦情绪，激励人们投入行动，克服前进道路上的困难。②消极作用：长期的或强烈的应激反应会引起心身疾病和心理障碍。心理应激下的心理和生理反应，特别是较强烈的消极反应，可加重一个人已有的疾病，或造成复发。心理应激会产生积极和消极作用，不能直接判断为对身心健康产生不利影响。故选 C。

【避错】部分考生误选为 D，不理解心理应激经过认知评价，心理应激的结果需要经过认知然后评价是对健康产生积极或者是消极的影响，故这句话是正确的。

5. 心身疾病的治疗原则，不包括

A. 不间断发泄

B. 自我心理调节

C. 药物缓解症状

D. 纠正不良习惯

E. 心理护理

【答案】A

【考点】心身疾病的治疗原则

【解析】心身疾病的治疗原则：①心、身同治原则，对于急性发病而又躯体症状严重的患者，应以躯体对症治疗为主，辅之以心理治疗。对于以心理症状为主、躯体症状为次，或虽然以躯体症状为主但已呈慢性经过的心身疾病，则可在实施常规躯体治疗的同时，重点安排好心理治疗。②心理干预目标：消除心理社会刺激因素、消除心理学病因、消除生物学症状。所以本题应选 A。

【避错】本题易选 E，由于考生对心理护理不甚了解，加上误认为发泄可以使心情舒畅而达到治疗心身疾病的作用，故易选 E，增加对心身疾病的治疗原则的了解可避免出错。

6. 男，36 岁。因工作压力大，多年来经常反复出现心烦、心跳过速、胸部不适、出汗，心电图、血压、血脂、心脏多普勒检查均正常。此患者的反应有可能为

A. 躯体疾病

B. 心身障碍

C. 心理症状

D. 神经衰弱

E. 精神疾病

【答案】B

【考点】心身疾病

【解析】心身障碍是由于心理因素而导致的以躯体疾病为表现形式的心理疾病，包括高血压、冠心病、消化性溃疡，神经性厌食等，症状以躯体疾病为主，但是与心理因素密切相关；与患者的性格特征有关；有自知力。所以本题应选 B。

【避错】本题较简单，通过题意考生可以知道此患者主要是因为心理因素导致身体出现疾病，从而很容易选出正确答案即心身疾病，增加对题意的了解，一般不会答错。

（7～9 题共用题干）

女，55 岁。丧偶 8 年，现独居，嗜烟酒，不爱运动。平时性情抑郁，过分容忍，办事无主见，常顺从于别人。1 个月前行胃癌切除术，术中及术后情绪低落，兴趣下降，独自流泪，有轻生之念。

7. 患者病前的行为特征为

A. A型

B. B型

C. C型

D. 混合型

E. AB混合型

【答案】C

【考点】C型行为

【解析】C型行为是一种容易发生癌症的行为模式。C型行为的特征在气质上好压抑自己的情绪，特别是压抑怒，怒而不发，也不善于发泄自己的情绪；在性格上好克服自己，忍让，过分谦虚，过分依从社会，回避矛盾，好调和矛盾。研究发现，C型行为的人肿瘤发生率比一般人高3倍以上，并可促进癌的转移，使癌症病情恶化。故选C。

【避错】本题属于概念记忆题，易误选为A。C型行为就是容易使人患癌症的心理行为模式，主要表现为过度压抑情绪，尤其是不良的情绪，如愤怒、悲伤等，不让它们得到合理的疏泄。A型行为其基本行为特征为竞争意识强，对他人有敌意，过分抱负，易紧张和冲动等。

8. 患者术后的情绪反应属于

A. 焦虑

B. 抑郁

C. 恐惧

D. 痛苦

E. 内疚

【答案】B

【考点】抑郁

【解析】抑郁是一种常见的心境障碍，可由各种原因引起，以显著而持久的心境低落为主要临床特征，且心境低落与其处境不相称，严重者可出现自杀念头和行为。抑郁临床症状典型的表现包括3个维度活动的降低：情绪低落、思维迟缓、意志活动减退，另外一些患者会以躯体症状表现为主。患者情绪低落，有轻生之念为抑郁的表现。故选B。

【避错】本题属于概念记忆题，易误选D。工作压力、生活负担、思考过多等都能导致痛苦。抑郁主要是情绪低落。

9. 患者患胃癌的主要原因不包括

A. 生活事件

B. 易感性人格特征

C. 情绪因素

D. 不良生活习惯

E. 精神失常

【答案】E

【考点】患病原因

【解析】本题目中该患者属于C型，其特征在气质上好压抑自己的情绪，特别是压抑怒，怒而不发，也不善于发泄自己的情绪；在性格上好克服自己，忍让，过分谦虚，过分依从社会，回避矛盾，好调和矛盾。再加上该患者嗜烟酒，不爱运动等生活习惯不好，这些综合因素导致患者罹患胃癌。故选E。

【避错】本题属于理解题。胃癌的发病原因很多，其中饮食习惯不良、长期酗酒及吸烟、长期心理状态不佳等因素与胃癌的发生密切相关。

（10～11题共用备选答案）

A. 应激的行为反应

B. 应激的情绪反应

C. 应激的生理反应

D. 应激的防御反应

E. 应激的行为生理反应

10. 一个家庭关系紧张的人，尽可能缩短在家逗留的时间，变成一个“工作迷”，这一现象是

【答案】A

11. 一位外科手术前的患者，坐卧不安，眉头紧锁，小动作多，这一现象是

【答案】B

【考点】应激的反应

【解析】应激的行为反应：应激状态下个体的行为表现为“战”或“逃”两种类型。“战”在人表现为接近应激源，分析现实，研究问题，寻找解决问题的途径；“逃”则是远离应激源的防御行为。10题患者则属于行为反应中的“逃”行为类型，故10题选A。应激的情绪反应：应激源作用于机体后，会引起紧张性心身反应，经由个体的认识评价过程，引起焦虑。此外，处于应激状态下的人也可能产生愤怒、恐惧、抑郁、悲哀和失助的情绪反应。故11题选B。

【避错】本题属于概念记忆题。应区分行为应激和情绪应激。应激的行为反应包括接近应激源的解决问题途径和远离应激源的防御行为。情绪反应可导致焦虑、恐惧、愤怒和抑郁等多种不良反应。

考点：心理评估

1. 依据心理学的理论和方法对人的心理品质及水平作出的鉴定称为

A. 心理调查

B. 心理测量

C. 心理评估

D. 心理测验

E. 心理分析

【答案】C

【考点】心理评估的概念

【解析】心理评估是依据心理学的理论和方法对人的心理品质和水平作出的鉴定。故选 C。

【避错】部分考生会误选 E，心理分析又称精神分析或心理动力学，是主要的心理理论流派之一。

2. 使用明尼苏达多项人格调查表（MMPI）对某人的人格特征进行测查、分析和评价，属于心理评估的

A. 调查法

B. 观察法

C. 会谈法

D. 心理测验法

E. 作品分析法

【答案】D

【考点】心理评估方法

【解析】心理测验法是根据已标准化的实验工具如量表，引发和刺激被测试者的反应，所引发的反应结果由被测试者自己或他人记录，然后通过一定的方法进行处理，予以量化，描绘行为的轨迹，并对其结果进行分析，避免了主观因素的影响，使结果更加的客观。故选 D。

【避错】部分考生会误选 A，错误地理解了调查法含义。调查法为当有些资料不能从当事人那里获得时，就要从相关的人或者是材料那里得到。

3. 一位心理学专家为了对一名 3 岁幼儿作心理评估，去孩子所在的幼儿园观看该幼儿在游戏中的表现，这种心理评估的方法是

A. 现状调查法

B. 自由式会谈法

C. 控制观察法

D. 自然观察法

E. 心理测验法

【答案】D

【考点】自然观察法

【解析】自然观察法是研究者在自然条件下对个体的言谈、举止行动和表情等进行有目的、有计划的观察，以了解其心理活动的方法。心理学中自然观察的主要目的是描述行为，提供“类别”及“数量”信息。它的种类很多，从观察形式来分，可分直接观察和间接观察；从观察时间来分，可分长期观察和定期观察；从观察内容来分，可分全面观察和重点观察。自然观察法较方便易行，所得结果较真实。故选 D。

【避错】本题属于概念记忆题，易误选 A。现状调查是针对调查对象的当前状况、特征及规律而展开的综合性的专门调查研究。自然观察法是在自然条件下对个体的言谈、举止行动和表情进行观察。

4. 心理评估的常用方法，不包括

A. 观察法

B. 会谈法

C. 前瞻法

D. 作品分析法

E. 心理测验法

【答案】C

【考点】心理评估的几种常用方法

【解析】心理评估的常用方法有调查法、观察法、会谈法、作品分析法、心理测验法。所以本题应选 C。

【避错】本题易错选 D，主要是由于对作品分析法不熟悉所导致，增加对心理评估的常用方法的了解有助于答题。

5. 智力发展的关键期在

A. 3 岁前

B. 4 岁前

C. 5 岁前

D. 6 岁前

E. 7 岁前

【答案】E

【考点】儿童智力发展特点

【解析】出生后 4~5 个月是婴儿辨别生人和熟人的关键期，2~3 岁是口头语言发展的关键期，4~5 岁是儿童学习书面语言的最佳期，儿童掌握词汇能力在 5~6 岁时发展最快，儿童掌握数字概念的最佳年龄是 5 岁至 5 岁半，总之 7 岁以前是人生最重要的一个时期，其习惯、知识、技能、言语、思想、情绪等都在此期打下基础，它是决定将来人格、体格的重要因素。所以本题应选 E。

【避错】本题较常考，儿童在 7 岁前大脑发育较为重要，因此要注意此期的智力开发，本题容易误选 A。需要增加对儿童智力发展特点的掌握，以免犯错。

6. 反映一个测验工具的可靠性是指该测验的

A. 信度

B. 效度

C. 样本

D. 常模

E. 误差

【答案】A

【考点】标准化心理测验的条件

【解析】效度是指一个测验有效地测量出所需要的心理品质，即测量工具能测出其所要测量特质的程度。信度主要是指测量结果的可靠性或一致性。所以本题应选A。

【避错】大部分考生认为反映一个测验工具的可靠性主要是由误差来决定的，误差越大说明可靠性越差，故易错选E，加大对统计学术语概念的了解有助于答题。

7. 男孩，8岁。言语发音不清，词汇贫乏，不能完整表达意思，能做简单加法，但不会减法，简单活动难以完成。对该患儿首选的心理测验为

A. 情绪测验

B. 智力测验

C. 精神评定量表

D. 人格测验

E. 投射测验

【答案】B

【考点】智力测验

【解析】患者表现为智力低下，需要做智力测验来判断患者智力水平，从而对智力落后的患者采取特殊的教育和训练。故选B。

【避错】部分考生会误选为C，错误地理解了评定量表的作用。评定量表仅适用于不能合作的进行测验的受试者（严重的智残者、重症患者、精神病患者、婴幼儿）而必须由主试者进行评定的量表。

（8～9题共用备选答案）

A. WAIS

B. MMPI

C. SCL-90

D. SAS

E. SDS

8. 常用的智力测验量表是

【答案】A

9. 常用的人格测验量表是

【答案】B

【考点】心理评估

【解析】在心理评估中，心理测验是常用的方法。在心理测验中，智力测验、人格测验等评定量表是临床上常用的方法。韦克斯勒于1939年编制了成人智力量表（WAIS），现已在各国广泛地使用。人格测验中，常用的有明尼苏达多项人格调查表（MMPI）。评定量表中常用的有90项症状自评量表（SCL-90）、抑郁量表（SDS）和焦虑自评量表（SAS）。故8题选A，9题选B。

【避错】部分考生误选其他选项，可能是因为不能知道缩写的意思，本题需要谨记缩写的含义。

考点：心理治疗与心理咨询

1. 行为主义治疗常用的方法是

A. 移情

B. 系统脱敏

C. 宣泄

D. 自由联想

E. 咨询者中心疗法

【答案】B

【考点】行为主义治疗的方法

【解析】根据学习理论和条件反射的原理，对患者行为进行训练，以矫正适应不良行为的一类心理治疗方法。最常用的有暴露疗法、系统脱敏法、厌恶疗法、自我控制疗法等。故选B。

【避错】部分考生会误选为E，咨询者中心疗法是人本主义治疗的方法。

2. 下列哪项不是心理治疗的工作原则

A. 回避

B. 耐心

C. 保密

D. 操纵

E. 中立

【答案】D

【考点】心理治疗的工作原则

【解析】工作原则有信赖性原则、整体性原则、发展性原则、个性化原则、保密原则、回避原则、中立原则。无操纵原则，故选D。

【避错】部分考生会误选为B，是因为对信赖性原则的理解不足，信赖性建立需要有足够的耐心。

3. 男，40岁。某公司总经理，在公司某次业务培训会的开幕式上致辞时出现口误，宣布“会议闭幕”。此次口误反映该总经理的何种心理活动

A. 潜意识

B. 前意识

C. 超我

D. 意识

E. 本我

【答案】A

【考点】心理活动

【解析】潜意识又称无意识，是人的心理活动的深层结构，是不能被人所意识到的。它包括人类的本能及原始冲动。根据弗洛伊德的观点，正常人的大部

分心理活动在潜意识中进行，大部分的日常行为受潜意识驱动；潜意识里的心理活动内容包括人的原始的盲目冲动、各种本能活动和被压抑的愿望。故选 A。

【避错】本题易错选 B。前意识指当前未被注意到，但一经他人提醒或自己集中注意、努力回忆即可被意识到的心理活动，介于意识与潜意识之间。

4. 女，19 岁。因急性白血病接受骨髓移植治疗，术后被安置于无菌病房中。根据病情，需限制亲属探视。在此期间患者出现心情烦躁不安，针对此情况，心理治疗师指导其采用冥想结合深呼吸的方法来改善自己的情绪。这种应对方式属于

A. 调整认知评价

B. 取得社会支持

C. 自我调节放松

D. 消除应激来源

E. 心理防御机制

【答案】C

【考点】心理治疗

【解析】松弛疗法是通过机体的主动放松使人体体验到身心的舒适，以调节因紧张反应造成的紊乱的心理生理功能的一种行为疗法。常用的松弛疗法包括渐进性肌肉放松、自主训练、冥想、瑜伽等。故本题选 C。

【避错】本题较为简单，结合题干中患者采用冥想结合深呼吸的方法改善自己的情绪，便可知患者属于自我调节。

5. 女，22 岁。每逢路过商店时就会有被售货员怀疑盗窃的想法，无法自制，十分痛苦，欲到心理门诊寻求帮助。心理治疗师指导其每当出现该想法时就用力拉弹手腕上的橡皮筋，使其产生疼痛，从而逐步清除强迫症状。这种治疗方法属于

A. 冲击疗法

B. 系统脱敏疗法

C. 厌恶疗法

D. 代币疗法

E. 习惯转换法

【答案】C

【考点】行为主义的常用方法

【解析】厌恶疗法，将令患者厌恶的刺激与对他有吸引力的不良刺激相结合，形成条件反射以消退不良刺激对患者的吸引力，使症状消退。厌恶刺激有电击法、橡皮筋法、氨水法、阿扑吗啡法、厌恶想象法。故选 C。

【避错】本题易错选 B，是由于对定义的不熟悉。系统脱敏疗法，通过渐进性暴露于恐惧刺激，使已建立的条件反射消失，用以治疗心理或行为障碍，如恐惧症治疗。

6. 女，50 岁。10 年来因丈夫有外遇，夫妻感情不佳，总想离婚，但又舍不得孩子，又怕丢面子，来到心理咨询门诊，想问心理咨询师，离婚好还是不离婚好，此时心理咨询师最应注意采用的原则是

A. 回避原则

B. 中立原则

C. 耐心原则

D. 综合原则

E. 灵活原则

【答案】B

【考点】心理治疗的原则

【解析】中立原则的目的是要帮助患者自我成长，心理治疗师不是“救世主”，因此在心理治疗过程中，不能替患者作任何选择，而应保持某种程度的“中立”。例如当遇到来访者来询问：“我该与谁结婚？”“我应该离婚吗？”等问题时，要让来访者自己做决定。故选 B。

【避错】部分考生会误选为 A。回避原则是心理治疗中往往要涉及个人的隐私，交谈是十分深入的，因此不宜在熟人之间做此项工作，亲人与熟人均应在治疗中回避。

7. 女，40 岁。在心理治疗过程中，医师让该患者打消顾虑，想到什么就说什么，按照原始的想法讲出来。这种方法属于

A. 支持疗法

B. 认知疗法

C. 行为主义

D. 精神分析

E. 人本主义

【答案】D

【考点】精神分析的治疗方法

【解析】精神分析的治疗中需要“节制”和“自由联想”，是指医师的节制和患者的自由联想。治疗者少说话，更多地听从患者内心的真实想法。故选 D。

【避错】部分考生误选为人本主义，错误地认为这是以患者为中心，所以是人本主义的治疗方法。人本主义的治疗是患者中心方法，并不会这样的任由患者随意去诉说。

8. 男，48 岁。某单位职工，平时和同事相处甚难，某同事想让其就诊心理咨询，但该职工坚决反对；心理医师也不主张这样的人来门诊治疗，是因为心理治疗的性质有

A. 学习性
B. 自主性
C. 实效性
D. 应用性
E. 操作性

【答案】B

【考点】心理治疗的性质

【解析】心理治疗与一般的医学治疗有许多不同，其中患者的自主性是一个重要区别。尽管该职工可能存在着一定的心理问题，需要心理咨询，但如果他自己并不认可自己存在心理问题，即便来咨询也会有很强的抵触情绪，对咨询效果也会带来很大的负面影响，因此没有自主性的人是不宜做心理咨询和治疗的。故本题答案为B。

【避错】部分考生会误选为C，心理治疗是一项有实效的工作，它是有效的、有益的而且是人道的。但是本例中主要体现的是心理治疗的自主性，应抓住重点。

9. 在为一名强迫症患者的治疗中，医师鼓励患者回忆从童年起所遭受的精神创伤与挫折，帮助他重新认识，建立起现实性的健康心理，这种疗法是
A. 梦的分析
B. 移情
C. 自由联想
D. 系统脱敏
E. 自我调节

【答案】C

【考点】自由联想

【解析】自由联想是在主试呈现一个刺激（一般为词或图片，以听觉或视觉方式呈现）后，要求被试尽快地说出他头脑中浮现的词或事实。自由联想与控制联想相对应。在应用自由联想时，事前对被试的反应与刺激之间的关系，不加任何限制，但反应一般约定只以语言方式（单词形式）。一般来说，医师往往鼓励患者回忆从童年起所遭遇到的一切经历或精神创伤与挫折，从中发现那些与病情有关的心理因素。自由联想法的最终目的，是发掘患者压抑在潜意识内的致病情结或矛盾冲突，把他们带到意识域，使患者对此有所领悟，并重新建立现实性的健康心理。故选C。

【避错】本题属于概念记忆题，易误选为E。自我调节是自我意识对心理与行为的控制、调节作用。自由联想是发掘患者压抑在潜意识内的致病情结或矛盾冲突，使患者对此有所领悟，并重新建立现实性的健康心理。

10. 男，13岁。在生活中养成不良的吸烟习惯，父母非常恼火，心理医师建议其采取的较有效的行为治疗是
A. 条件刺激和非条件刺激相结合
B. 环境因素和操作动作相结合
C. 厌恶刺激与不良行为相结合
D. 通过对不良行为的认识来矫正
E. 用转变注意力的方法来矫正

【答案】C

【考点】厌恶疗法的适应证

【解析】厌恶疗法属于行为治疗的一种，厌恶疗法是一种通过轻微的惩罚来适应消除不良行为的治疗方法。当某种适当不良行为即将出现或正在出现时，当即给予一定的痛苦刺激，如轻微的电击、针刺或催吐剂，使其产生厌恶的主观体验。主要适用于露阴癖、恋物癖、戒烟、戒酒及强迫症治疗，故选C。

【避错】本题易错选D，因为部分考生认为患儿只有13岁，属于青少年，故应该以教育为主，从而易选择D，增进对厌恶疗法的适应证的了解有助于答题。

11. 女，19岁。大学一年级新生，从山区来到城市上学，自述不能见马路上的汽车，当汽车经过时，总感觉汽车很可能撞上自己，因此十分恐惧，来心理门诊就诊。最好采用的方法是
A. 自由联想
B. 厌恶疗法
C. 生物反馈
D. 系统脱敏
E. 梦的分析

【答案】D

【考点】心理治疗方法

【解析】系统脱敏主要是诱导求治者缓慢地暴露出导致神经症焦虑、恐惧的情境，并通过心理的放松状态来对抗这种焦虑情绪，从而达到消除焦虑或恐惧的目的。所以本题应选D。

【避错】本题较简单，通过对题意的分析可知患者害怕公路上的汽车，以为会撞到自己，故选择脱敏疗法，即让患者慢慢适应，认真分析题意一般不易出错。

（12～14题共用备选答案）
A. 自由联想疗法
B. 森田疗法
C. 咨询者中心疗法
D. 系统脱敏疗法
E. 支持疗法

12. 以精神分析理论为基础的疗法是

【答案】A

13. 以行为主义理论为基础的疗法是

【答案】D

14. 以人本主义理论为基础的疗法是

【答案】C

【考点】心理疗法

【解析】自由联想法是弗洛伊德进行精神分析的主要方法之一。自由联想法的最终目的是发掘患者压抑在潜意识内的致病情结或矛盾冲突，把他们带到意识域，使患者对此有所领悟，并重新建立现实性的健康心理。12 题选 A。系统脱敏疗法又称交互抑制法，以行为主义理论为基础。这种方法主要是诱导求治者缓慢地暴露出导致神经症焦虑、恐惧的情境，并通过心理的放松状态来对抗这种焦虑情绪，从而达到消除焦虑或恐惧的目的。13 题选 D。中心疗法的倡导者和创始人卡尔·罗杰斯，是人本主义心理疗法中的主要代表。本疗法最大的特征在于它是一种共同参与的探险，在此探险中，咨询员与当事人均显露人性，一起追求成长经验。14 题选 C。

【避错】本题属于概念记忆题。自由联想法以精神分析理论为基础；系统脱敏疗法以行为主义理论为基础；中心疗法以人本主义理论为基础。

考点：医患关系与医患沟通

1. 以下符合医师与患者交谈原则的是

A. 隐蔽性

B. 情绪性

C. 广泛性

D. 指令性

E. 针对性

【答案】E

【考点】医患沟通的方法

【解析】医师与患者交谈的原则包括尊重患者、有针对性、及时反馈。医患沟通以医疗活动为中心，交谈应该有目的、有计划地进行。在交谈之前，医护人员应做好充分的准备，明确交谈的目的、步骤、方式。故选 E。

【避错】本题易错选其他选项。交谈要在平等和谐的医患关系中进行。交谈过程中应及时采用插话、点头肯定、表情等手段对患者的谈话进行应答。

2. 共同参与型的医患关系模式最适合于

A. 急性病患者

B. 绝症患者

C. 慢性病患者

D. 重症患者

E. 精神病患者

【答案】C

【考点】医患关系模式

【解析】共同参与型是一种生物心理社会医学模式为指导思想而建立起来的医患关系，医师帮助患者自我恢复，尊重患者的自主选择权，适用于慢性患者且有一定的知识的患者。故选 C。

【避错】部分考生误选为其他类型的患者，是因为没注意共同参与型的医患模式需要患者积极地参与这一特点。

3. 女，45 岁。在初次心理治疗的过程中，衣着整齐，年貌相当，言语清晰，但语速较快、逻辑欠清晰，倾诉欲特别强，说话滔滔不绝，不带丝毫停顿。为节省时间，尽快了解患者的主要问题，医师最佳的做法是

A. 对患者解释其多话原因

B. 训斥患者说话无主题

C. 使用封闭式提问

D. 诊断患者为躁狂症

E. 继续认真倾听

【答案】C

【考点】医患交往技巧

【解析】医患的交谈过程必须围绕交谈目的，既要充分交流，又要简单明了。根据题干信息，医师应用封闭式提问引导谈话和控制时间。运用提问引导话题有利于抓住核心问题，但在提问时切忌生硬地打断患者，而应在恰当的时机比如患者谈话的间隙，礼貌地提出问题、转移话题。故选 C。

【避错】本题易错选 E。倾听是交谈技巧之一，倾听过程中应与患者有一定的目光接触。认真倾听会增加患者对医师的信任度。

4. 男，55 岁。机关干部。胃溃疡病史多年，本次因胃出血入院，手术治疗后病情平稳。此时，医患关系模式为

A. 共同参与型

B. 指导-合作型

C. 被动-主动型

D. 主动-主动型

E. 主动-被动型

【答案】B

【考点】医患关系模式

【解析】指导-合作型医患关系中医师仍起决定性的作用，但患者向医师提供自己有关疾病的信息，也

向医师提供有关疾病治疗的建议和观点。适用于急性病患者的治疗过程。故选 B。

【避错】本题易误选为 E，错误认为此时患者无法提供疾病信息。主动-被动型适用于严重障碍的患者、婴幼儿患者、危重或休克患者、智力低下患者或者某些精神疾病患者。

(5~6 题共用备选答案)

A. 主动-被动型
B. 指导-合作型
C. 共同参与型
D. 强制-被动型
E. 指导-参与型

5. 一个昏迷患者被送到医院，医师对他进行处理，这种医患关系属于

【答案】A

6. 医师劝患者“你应该参加一些晨间锻炼”，这种医患关系属于

【答案】B

【考点】医患关系

【解析】主动-被动模式：也可称为支配-服从模式。在这类模式中，医师处于主动或支配地位，患者完全是被动的。一般地说，对于昏迷、手术、婴幼儿或精神病患者适用于这一模式。由于患者此时没有主动性，完全听任医务人员的处置，医务人员务必以高度的责任感、高尚的道德和娴熟的技术诊治患者，不得给他们以损害。5 题选 A。指导-合作模式：这是一种以生物-心理-社会医学模式及疾病治疗为指导思想而建立的医患关系。这种医患关系的特点是“医师告诉患者做什么和怎么做”，医师的权威性在医患关系中起主导作用。这是目前最常见的医患关系模式。主要适用于急性疾病和外科手术恢复期。6 题选 B。

【避错】本题属于理解题，应加以区分。主动-被动模式：医师处于主动或支配地位，患者完全是被动的。指导-合作模式：该模式中的患者有一定意志要求，需要医师帮助，并愿意合作。

考点：患者的心理问题

1. 患者在患病后变得以自我为中心，兴趣狭窄，依赖性增强，并过分关注自己的机体功能，这种心理反应属于

A. 行为退化
B. 焦虑增强
C. 感情淡漠
D. 情绪低落
E. 猜疑加重

【答案】A

【考点】患者的情绪与情感活动

【解析】行为退化，患病后常有退化行为，常表现为以自我为中心，兴趣变得有限，情绪的依赖性增强，全神贯注于自己的机体功能。故选 A。

【避错】本题易错选 D。部分考生看到题干中的“兴趣狭窄”，从而判断患者可能出现抑郁，应注意题干的全面理解。

(2~4 题共用备选答案)

A. 角色行为缺如
B. 角色行为冲突
C. 角色行为减退
D. 角色行为强化
E. 角色行为异常

2. 期望继续享有患者角色所获得的利益，是患者角色的

【答案】D

3. 否认自己有病，不及时就医是患者角色的

【答案】A

4. 不把自己当患者，仍坚持带病工作是患者角色的

【答案】C

【考点】患者角色

【解析】患者角色的变化的特点如下。①角色行为缺如：否认自己有病，未能进入角色。虽然医师诊断为有病，但本人否认自己有病，根本没有或不愿意识到自己是患者。3 题选 A。②角色行为冲突：患者角色与其他角色发生心理冲突。同一个体常常承担着多种社会角色。当患病并需要从其他角色转化为患者角色时，患者一时难以实现角色适应。③角色行为减退：因其他角色冲击患者角色，从事了不应承担的活动。已进入角色的患者，由于更强烈的情感需要，不顾病情而从事力所不及的活动，表现出对病、伤的考虑不充分或不够重视，而影响到疾病的治疗。4 题选 C。④角色行为强化：安于患者角色的现状，期望继续享有患者角色所获得的利益。由于依赖性加强和自信心减弱，患者对自己的能力表示怀疑，对承担原来的社会角色恐慌不安，安心于已适应的患者角色现状。或者自觉病情严重程度超过实际情况，小病大养。2 题选 D。⑤角色行为异常：患者受病痛折磨感到悲观、失望等不良心境的影响导致行为异常，如对医务人员的攻击性言行，病态固执、抑郁、厌世，以致自杀等。

【避错】本题属于理解题，应加以区分并牢记。

角色行为强化：安于患者角色的现状，期望继续享有患者角色所获得的利益。角色行为缺如：否认自己有病。角色行为减退：对病、伤的考虑不充分或不够重视。

第二章　医学伦理学

考点：伦理学与医学伦理学

1. 《大医精诚》的作者是
   A. 扁鹊
   B. 希波克拉底
   C. 华佗
   D. 张仲景
   E. 孙思邈

【答案】 E

【考点】 医学伦理学

【解析】《大医精诚》出自唐代孙思邈著作《备急千金要方》的第一卷，是论述医德的一篇极重要文献。它广为流传，影响深远，故本题选 E。

【避错】 本题易错选 D。张仲景的著作是《伤寒杂病论》，本书确立的辨证论治原则是中医临床的基本原则，是中医的灵魂所在。

2. 以下除哪项外均是医学伦理学的研究对象
   A. 医际之间的关系
   B. 医务人员和社会的关系
   C. 政府行政部门之间的关系
   D. 医务人员和医学科学发展之间的关系
   E. 医务人员和患者的关系

【答案】 C

【考点】 医学伦理学的研究对象

【解析】 医学伦理学的研究对象大致分为四类：医务人员与患者及其家属的关系、医务人员相互之间的关系、医务人员与社会的关系、医务人员与医务科学发展之间的关系。故除了 C 项，其他都是医学伦理学研究的对象，故选 C。

【避错】 部分考生会误选 B，因为没有意识到医疗活动和社会的关系。医疗活动不仅关系着患者及其家属的利益，而且关系着社会的利益，如果不从整个社会着眼，医务人员就很难进行行为的选择，也很难确定其行为是否合乎道德。

3. 下列对医学伦理学描述有误的是
   A. 属于理论医学
   B. 属于规范伦理学
   C. 属于道德哲学
   D. 属于应用伦理学
   E. 属于医学–伦理学交叉学科

【答案】 A

【考点】 医学伦理学的学科性质

【解析】 医学伦理学与医学是密不可分的，但是也是有明显区别的。医学是属于自然学科范畴，它研究人类的生命活动，特别是研究疾病的发生、发展、转归及防治的规律，为增进人类健康服务。而医学伦理学则是研究医学道德的科学，通过调整医疗活动中人与人和人与社会的关系，提高医务人员的道德水平，为推动医疗卫生保健事业的发展服务。故医学伦理学不会是理论医学。故选 A。

【避错】 部分考生会误选为 B，错误地认为医学伦理学仅仅是应用伦理学，而不是规范伦理学。但是，医学伦理学同样是一种规范伦理学，研究人的行为准则、探究道德原则和规范的本质、内容和评价标准，规范人类该如何行动的理论。

4. 医学模式转变在医学伦理学方面的重要性是指
   A. 促进医学思维方式的变革
   B. 提高社会防治疾病的地位
   C. 实现了在更高层次上对人的健康的全面关怀
   D. 加速了祖国医学的整理和提高
   E. 促进医师知识结构的现代化

【答案】 C

【考点】 医学模式转换

【解析】 医学模式转换即从传统生物医学模式向生物–心理–社会医学模式转变。过去认为疾病是单纯躯体发生病理转变的一种表现。新医学模式理论则认为：疾病是人在社会中生存，会受到社会各种因素变化的影响，人的心理也会发生改变，二者共同作用于人体后机体产生一系列复杂变化后的一种整体表现。生物–心理–社会医学模式的确立不仅反映着医学技术进步，而且标志着医学道德进步，在更高层次上实现了对人的尊重。故选 C。

【避错】 本题属于理解题。易误选 A。生物–心理–社会医学模式不仅促进医学思维方式的变革，更重要的是在更高层次上实现了对人的尊重。

5. 女，59 岁。因患肝硬化腹水，出现肝性脑病，多次昏迷，处于濒死状态。其子在得知母亲已治愈无望时，向主管医师提出书面请求：为其母实施“安乐死”，以尽快解除患者濒死前的剧痛。在家属再三请求之下，主管医师下了医嘱，先后两次注射复方冬眠灵175mg，患者安静地死去。之后，主管医师及患者的儿子均以故意杀人罪被起诉立案，后经市人民法院多次公开审理及诉讼后，才宣告主管医师无罪释放。从医学伦理方面对该医师所作所为的正确评价是

A. 完全正确，其选择在医学上有充分依据
B. 完全错误，医师实行安乐死与杀人无异
C. 法律允许，但在伦理上是成问题的
D. 法律允许，在伦理上也是说得通的
E. 没有处理好医学决策与伦理判断之间的矛盾，是有着严重的伦理问题的

【答案】E

【考点】安乐死的伦理道德和法律

【解析】对于主动安乐死，法律上禁止。主动安乐死在伦理上也是存在严重问题的，仍然存在很大的争议。不能评判为完全错误或完全正确。故选E。

【避错】部分考生会误选为B，认为主动安乐死是完全错误的。主动安乐死是现在立法主要解决的问题，是医学伦理讨论的重要内容，存在很大争议，不能判断为完全错误或者是完全正确。

6. 一年轻人在打羽毛球时，自己的球拍把额头碰破了一块皮，到某医院就医。接诊医师查看后，问明患者属公费医疗，于是开出了CT检查单。查后结果为阴性。此类现象产生的根源是

A. 医师诊断水平不高
B. 医师对高新技术手段过度迷信
C. 市场经济对医学服务的负面影响
D. 生物医学模式对医师的负面影响
E. 医院管理不到位

【答案】C

【考点】市场经济对医学实践的影响

【解析】社会主义市场经济体制对医疗活动具有促进作用。社会主义市场经济的自主性、平等性、求利性、竞争性、开放性和可控性等特征，调动了医疗机构的自我发展能力和潜力，调动了医务人员的积极性，推动了医学事业的发展。但是，社会主义市场经济体制对医疗活动的作用并不仅仅是正向的，它的负效应也表现在医疗活动中。例如，市场经济的竞争性、求利性也诱发了 些医院片面追求最大利益， 些医务工作者受利己主义、拜金主义的影响，将医疗权利、技术当作牟取个人不正当利益的手段，唯利是图，败坏了医务人员的形象。故选C。

【避错】本题属于理解题。易误选B。本题中该医师根据临床表现可判断患者的严重程度，但其将医疗权利、技术当作牟取个人不正当利益的手段。

7. 规范全世界精神科医师行为准则的文献是

A.《东京宣言》
B.《赫尔辛基宣言》
C.《夏威夷宣言》
D.《纽伦堡法典》
E.《希波克拉底誓言》

【答案】C

【考点】医学伦理学的著名文献

【解析】1977年在夏威夷召开的第六届世界精神病学大会上一致通过《夏威夷宣言》，精神病科医师作为一名医务工作者和社会成员，应探讨精神病学的特殊道德含义，提出对自己的道德要求，明确自己的社会责任。故本题选C。

【避错】此题不易错选。《夏威夷宣言》是指关于确立精神病学的道德内容和精神病科医师应有的社会责任及道德准则的医疗伦理文件。

(8~9题共用备选答案)

A.《赫尔辛基宣言》
B.《夏威夷宣言》
C.《希波克拉底誓言》
D.《大医精诚》
E.《纪念白求恩》

8. 第二个关于人体实验的伦理学文献是

【答案】A

9. 把技术和伦理完美地结合在一起的文献是

【答案】D

【考点】医学伦理学的著名文献

【解析】1964年在芬兰赫尔辛基召开的第十八届世界医学大会上通过了《赫尔辛基宣言》，制定了关于指导人体试验研究的重要原则，强调了人体实验必须知情同意。1946年制定的《纽伦堡法典》，制定了关于人体实验的基本原则，而《赫尔辛基宣言》是第二部关于人体实验的伦理学文献，故8题选A。孙思邈的《备急千金要方》共30卷，开卷序例论的《大医习业》和《大医精诚》，主张医家必须具备“精”和“诚”的精神。所谓“精”就是要具有精湛的医术，所谓“诚”就是指医师应具备高尚的医德，是将技术和伦理完美地结合在一起的文献，故9题选D。

【避错】8题易错选C，注意《希波克拉底誓言》提出的是不伤害原则、为患者利益原则和保密原则。9题易错选B，《夏威夷宣言》首次提出精神科医师

制定医疗、教学和科研实践中应遵循的道德准则。

考点：医学伦理的原则与规范

1. 在医疗实践活动中分配医疗收益与平衡时，类似的个案适用相同的准则，不同的个案适用不同的准则，这体现的医学伦理基本原则是
   A. 尊重原则
   B. 不伤害原则
   C. 公正原则
   D. 有利原则
   E. 公益原则

【答案】C

【考点】医学伦理的基本原则

【解析】公正原则是指以形式公正与内容公正的有机统一为依据，分配和实现医疗和健康利益的伦理原则。形式公正指分配负担和收益时，相同的人同样对待，不同的人不同对待。在医疗与护理实践中，指类似的个案以同样的准则处理，不同的个案以不同的准则处理，在我国仅限于基本的医疗和护理。故选 C。

【避错】本题易错选 D。有利原则又称有益原则。在医学实践中，一般指医务人员履行对患者有利的德行，即医务人员的诊治、护理行为对患者确有助益，能够减轻患者痛苦，促进其身心康复。

2. 医德规范的本质是指
   A. 医疗卫生行政官员对医务人员提出的基本道德要求
   B. 医务人员对自己提出的基本道德要求
   C. 患者对医务人员提出的基本道德要求
   D. 医务人员在医学活动中的道德行为和道德关系普遍规律的反应
   E. 患者在医学活动中的道德行为和道德关系普遍规律的反应

【答案】D

【考点】医德规范的本质

【解析】医德规范是医务人员的医德意识和医德行为的具体标准。是医务人员的活动中道德行为和道德关系普遍规律的反应，是社会对医务人员的基本要求，是医德原则的具体体现和补充。故选 D。

【避错】部分考生会误选为 B，错误地认为医德规范为医务人员对自己提出的基本道德要求，医德规范实际上是社会对医务人员的基本要求。

3. 对待患者知情同意权的做法中，错误的是
   A. 婴幼儿可以由监护人决定
   B. 对某些特殊急诊抢救视为例外
   C. 无家属承诺，即使患者本人知情同意也不能给予手术治疗
   D. 做到充分知情
   E. 做到有效同意

【答案】C

【考点】患者的知情同意权

【解析】在患者本人有能力作出知情同意的判断时，只要患者行使知情同意权即可给予手术治疗；在特殊不能行使知情同意权的患者，需要家属或者是其他代理人代理行使这个权利。故 C 错误。

【避错】部分考生误选为 B，认为在没有患者或患者家属知情同意时急诊抢救为没有履行患者的知情同意权，但是实际上临床医师必要时为挽救危在旦夕的患者生命而享有的诊治特权，可视为患者的知情同意权的特殊代行行为。

4. 女，35 岁。因异位妊娠需行手术，经治医师在告知孕妇丈夫手术相关信息并取得签字后实施手术，胎儿被取后发现产妇患有双侧卵巢畸形瘤，遂告知其丈夫并建议切除双侧卵巢。李某丈夫立即打电话与其家属商议，医师在尚未得到家属商议结果的情况下，继续手术并切除双侧卵巢，于是发生医患纠纷。此案例中，医师侵犯的患方权利是
   A. 生命权
   B. 健康权
   C. 疾病认知权
   D. 知情同意权
   E. 隐私保护权

【答案】D

【考点】医患双方的道德权利与义务

【解析】患者享有生命健康权，医疗保障权，疾病的认知权，知情同意权，隐私保护权，医疗服务的选择权以及病例复印权，病案封存权等，患者知情同意权是指患者在医疗服务中享有知晓自己病情和医务人员所要采取的诊治措施，并自主选择合适的诊治决策的权利。故选 D。

【避错】本题不易错选。题干中医师并没有得到患者家属的同意。

5. 某医院带教医师让几名医学生为一位疟疾患者进行肝脏触诊，被患者拒绝。带教医师对患者说："我们是教学医院，培养医学生是医院和患者的共同责任。如果你不同意接受实习生操作，请转院或出院。"针对本案例，下列观点正确的是
   A. 接受医学生实习是患者的法律义务，医师有权强制实施
   B. 医学生有临床实习的法律权利，患者有法律义务配合实施

C. 接受医学生实习是患者的道德义务，但需经其自愿同意
D. 配合医学生实习既是患者的法律权利，也是法律义务
E. 教学医院的性质决定了患者应无条件接受医学生实习

【答案】C

【考点】医患双方的道德权利与义务

【解析】患者有遵守医院规章制度、恢复和保护健康以及支持医学科学发展，包括接受医学生学习、参与生物医学科研中的人体试验等道德义务，故本题选C。

【避错】本题不易错选，接受医学生学习属于患者的道德义务。

6. 一因车祸受重伤的男子被送去医院急救，因没带押金，医师拒绝为患者办理住院手续，当患者家属拿来钱时，已错过了抢救最佳时机，患者死亡。本案例违背了患者权利的哪一点

A. 享有自主权
B. 享有知情同意权
C. 享有保密和隐私权
D. 享有基本的医疗权
E. 享有参与治疗权

【答案】D

【考点】患者的权利

【解析】基本的医疗权为任何患者都有权享有必要的、合理的最基本的诊治护理，以保证自身健康；人类生存的权利是平等的，因而医疗保健享有权也是平等的。医师拒绝医治违背了患者的生命权和健康权，违背了最基本的医疗权。故本题答案为D。

【避错】部分考生误选为E。错误地理解了参与治疗权。参与治疗权是医疗过程中患者参与医疗方案的选择等的权利。

7. 一足部患有严重溃疡的糖尿病患者，经治疗病情未减轻，且有发生败血症的危险，此时为保证患者的生命而需对患者截肢。这里包含的冲突是

A. 有利原则与公正原则的冲突
B. 有利原则与尊重原则的冲突
C. 不伤害原则与有利原则的冲突
D. 不伤害原则与公正原则的冲突
E. 不伤害原则与尊重原则的冲突

【答案】C

【考点】医学伦理学的基本原则

【解析】表面上看，这样做对患者将造成很大的危害，但是为了保全患者的生命，这样做是符合有利原则的，因为，“两害相权”要取其轻。故选C。

【避错】本题选错概率较小，因为其他的原则不能形成冲突。

8. 一位3岁患儿，患急性菌痢住进医院，经治疗本已好转，行将出院。其父母觉得小儿虚弱，要求输血。碍于情面，医师同意了。可护士为了快点交班，提议给予静脉推注输血。当时患儿哭闹，医护齐动手给他输血过程中，患儿突发心搏骤停死亡。此案例中医护人员的伦理过错是

A. 无知，无原则，违背了有利患者的原则
B. 无知，无原则，违背了人道主义原则
C. 曲解家属自主权，违反操作规程，违背了有利患者的原则
D. 曲解家属自主权，违反操作规程，违背了不伤害患者的原则
E. 曲解家属自主权，违反操作规程，违背了人道主义原则

【答案】D

【考点】不伤害原则

【解析】不伤害原则指在诊治过程中不使患者的身心受到损伤，这是医务工作者应遵循的基本原则。一般地说，凡是医疗上必需的，属于医疗的适应证，所实施的诊治手段是符合不伤害原则的。相反，如果诊治手段对患者是无益的、不必要的或者禁忌的，而有意或无意地强迫实施，使患者受到伤害，就违背了不伤害原则。本题体现了不伤害原则与尊重原则的冲突。医务人员为尊重患者的自主性，曲解家属自主权，而对患者造成伤害。故选D。

【避错】本题属于理解题，易误选C。有利原则是指医务人员的诊治行为以保护患者的利益、促进患者健康、增进其幸福为目的。本题患儿死亡，医务人员违背的是不伤害原则。

9. 一糖尿病患者，足部有严重溃疡，经治疗病情未减轻，并且有发生败血症的危险。根据会诊意见，主管医师在征得患者同意的前提下，对患者实施了截肢术。术后患者情况良好。这种处置符合

A. 公益原则
B. 公正原则
C. 有利原则
D. 不伤害原则
E. 经济价值原则

【答案】C

【考点】医学伦理学的基本原则的应用

【解析】有利是把有利于患者健康放在第一位并切实为患者谋利益的伦理原则。有利原则体现在：树立全面的利益观，真诚关心患者的以生命和健康为核心的客观利益（镇痛、康复、治愈、救死扶伤，节省

医疗费用等）和主观利益（正当心理学需求和社会学需求的满足等）；对利害得失全面权衡，选择受益最大、伤害最小的医学决策。故本题医师的做法正是符合了有利原则。故选 C。

【避错】本题容易与 D 项混淆，主要是由于考生对有利原则和不伤害原则的理解不够。通过题意考生可以得出截肢主要是为了避免患者发生败血症，故这种处理符合的是有利原则，本题医师的治疗措施与不伤害原则有冲突，此时需要两善相权取其大，两恶相权取其小。

10. 男，34 岁。因患不育症到某医院泌尿科诊治。为使医师更加了解病情，患者将自己曾有过不检点的性行为告诉了医师，希望医师能结合病史确定不育症的原因。然而，该医师不知出于何种动机，将此话传播到患者妻子的耳中，致使患者妻子不能谅解丈夫而离婚，以致发生患者始终不能谅解医师的纠纷案。从医学伦理学的角度分析，在该纠纷中医师违背了下列哪项医德范畴

A. 权利

B. 情感

C. 良心

D. 保密

E. 荣誉

【答案】D

【考点】医学伦理学的基本范畴

【解析】保守医密一般要求做到两方面：一是保守患者的秘密；二是对患者保守秘密。保守患者的秘密主要有患者不愿公开透露的信息，包括病因、一些特殊疾病（性病、妇科病、精神病等）的诊断、进展及预后；患者不愿意人家接触的部分，尤其是生理缺陷的患者；不愿意人家观察的行为，如性行为及医学心理状态；不愿让人家知道的决定，如人工流产等。故本题选 D。

【避错】本题较简单，通过题意考生可以知道此医师主要是把患者的病情告诉了他人而导致出现的一系列后果，这主要是侵犯了患者的隐私，故属于医学伦理学基本范畴中的保密，增加对题意的了解，较容易答对。

11. 男，25 岁，外地民工。车祸后昏迷被送某医院急诊室，诊断为多发性骨折伴出血，需马上手术。医师要求患者家属签字并缴纳手术押金后方能手术，因此延误了患者的治疗。医师的做法明显侵犯了患者的

A. 平等权

B. 监督权

C. 知情权

D. 隐私保密权

E. 生命健康权

【答案】E

【考点】患者的权利

【解析】患者的权利有生命权、健康权、身体所有权、平等医疗权、疾病认知权、知情同意权、保护隐私权、因病免除相应社会责任权、诉讼索偿权。生命权和健康权是患者的基本权利，该病例医院没有及时救治患者，侵犯的是患者的生命健康权。故选 E。

【避错】本题较易，通过认真分析题意，主要是指患者因不能及时交钱而延误了手术，据此可以轻松排除 A、B、C、D 四个选项，冷静答题一般不会出错。

（12～13 题共用题干）

男，65 岁。患胃癌 4 年，晚期，已失去手术治疗价值，生命垂危。患者家属再三恳求医师，希望能满足患者心理上的渴求，收他入院。医师出于“人道”，将他破格地收入院。

12. 按医院的职能和任务要求，下列哪点是不对的

A. 医院担负治病救人的任务，应该收治这个患者

B. 医院治病救人对所有患者都应一视同仁

C. 治愈率、床位周转率是考核医院效益的指标，因而不能收治晚期癌症患者

D. 患者家属已同意支付医药费，对医院经济管理无影响

E. 在医院内，患者有安全感，心理状态好

【答案】C

【考点】医学伦理学的基本原则

【解析】医疗活动不能首先考虑医院的利益，而应该首先考虑是否对患者有利。故 C 错误。

【避错】部分考生误选为 D 项，认为这也不是应该考虑的内容。但是这条仅仅是陈述，并且没有不收治该患者。

13. 从医务人员的义务出发，下列除外哪点都是正确的

A. 医务人员有诊治患者的责任

B. 医务人员有解除患者痛苦的责任

C. 医务人员应无条件忠实于患者利益的责任

D. 晚期癌症，治好无望，不收也是符合医德要求的

E. 对治疗无望的临危患者，应收入医院进行治疗，目的是尊重人的生命价值

【答案】D

【考点】医务人员的医务

【解析】医师有承担诊治的医务和解除患者痛苦

的义务，所以应该收治本患者，不收治是不符合医德要求的。故选 D。

【避错】部分考生误选为 C，认为忠于患者的利益是有条件的。但是医学伦理学的有利原则是所有原则中首要的原则，是最重要的原则，所以对患者利益的坚持是无条件的。

（14～15 题共用题干）

某患者夜间突发急腹症被送到某医院看急诊，初诊为急性胆囊炎。负责医师因自己年轻，怕担风险，未作任何处理，即让家属把患者送到 10km 外的中心医院就诊，延误了治疗时间，致使患者胆囊穿孔，中毒性休克。后虽经抢救挽救了生命，但医药费用 2 万多元。

14. 对该医师的正确伦理评价是

A. 没有什么问题，不想接诊的患者就可以让他转诊

B. 没有什么问题，风险太大时首先要保护好自己

C. 没有什么问题，当时情况可以转诊

D. 错误，违反首诊负责制要求，给患者造成严重伤害

E. 错误，没有把这件事报告给院长，擅自决定转诊

【答案】D

【考点】医师的义务

【解析】例中医师违背了医师的诊治医务，医师必须承担诊治的义务，以掌握的全部的医学知识和治疗手段尽最大努力为患者治病，这是医疗职业特点所决定的。故选 D。

【避错】部分考生会选 E，医师有自主诊治权，不需要向院长报告。

15. 对该医师的行为进行伦理评价时，应该主要考虑是否做到了

A. 有利原则中的努力使患者受益的要求

B. 有利原则中的努力预防难以避免的伤害

C. 有利原则中的对利害全面权衡，选择受益最大、伤害最小的行动方案

D. 不伤害原则中的不应发生有意的伤害

E. 不伤害原则中的不给患者造成本可避免的各种损害

【答案】C

【考点】医学伦理学的基本原则

【解析】有利于患者的原则是医学伦理中第一位，最重要的原则。有利原则第一层次的是不伤害患者，第二层次的是为患者谋利益。故应该首先考虑是否对患者的伤害最小，收益最大。故选 C。

【避错】本题易误选为 A，有利原则首先应该考虑的是对患者不伤害而后是患者受益。

（16～18 题共用备选答案）

A. 医师不仅要关心患者的躯体，而且要关心患者的心理；不仅要关心患者个体，而且要关心患者家属、患者后代以至关心社会

B. 按经济条件、身份、地位把患者分成不同等级

C. 内心深处的自我评价能力

D. 为患者、患者家属、社会减少治疗费用，减轻大病造成的经济负担

E. 随意传播患者隐私

16. 属于医师义务的是

【答案】D

17. 属于生物-心理-社会医学模式要求的是

【答案】A

18. 属于违反保密原则的是

【答案】E

【考点】医师的权利和义务

【解析】医师的义务表现为两个基本特征：医务人员在尽义务时不以获得对应的权利和报偿为前提；不是外部强制的，而是建立在对社会和他人利益的正确理解、对患者怀有深厚情谊的正确理解和对患者怀有深厚情感基础上的，自觉自愿履行的义务，D 项完全符合这两个特征，故 16 题选 D。新型医学模式的提出重点强调不仅关心患者的躯体，而且关心患者的心理，不仅关心患者本身，还要关心患者的家属及社会，故 17 题选 A。随意传播患者的隐私违反了医师的保密原则，侵犯了患者的保护个人隐私的权利，故 18 题选 E。

【避错】16 题容易误选 A。A 提及关心患者，考生容易误将此条认为是医师的义务，但是此处需要注意的是 A 项整体体现的是医学模式的转变。17 题容易误选 D。部分考生认为减轻患者经济负担属于社会层面的伦理道德，此处需要注意与 A 项区别，加深理解医学模式转变的实质。需要指出的是 B 项的说法本身违反公平原则，B 是错误的。

（19～21 题共用备选答案）

A. 杜绝对患者的有意伤害

B. 选择受益最大、损伤最小的治疗方案

C. 患者及家属无法实行知情同意时，医师可以行使家长权

D. 对患者一视同仁

E. 合理筛选肾脏移植受术者

19. 体现有利原则的是

【答案】B

20. 体现尊重原则的是

【答案】C

21. 体现不伤害原则的是

【答案】A

【考点】医学伦理学的原则

【解析】有利原则是指医务人员的诊治行为以保护患者的利益、促进患者健康、增进其幸福为目的。有利原则要求医务人员的行为对患者确有助益，必须符合以下条件：患者的确患有疾病；医务人员的行动与解除患者的疾苦有关；医务人员的行动可能解除患者的疾苦；患者受益不会给别人带来太大的损害。19 题选 B。尊重原则是指医务人员要尊重患者及其做出的理性决定。医务人员尊重患者的自主性绝不意味着放弃自己的责任，必须处理好患者自主与医师之间的关系。尊重患者包括帮助、劝导，甚至限制患者进行选择。20 题选 C。不伤害原则指在诊治过程中不使患者的身心受到损伤，这是医务工作者应遵循的基本原则。一般地说，凡是医疗上必需的，属于医疗的适应证，所实施的诊治手段是符合不伤害原则的。相反，如果诊治手段对患者是无益的、不必要的或者禁忌的，而有意或无意的强迫实施，使患者受到伤害，就违背了不伤害原则。21 题选 A。

【避错】本题属于理解记忆题。考察的是医学伦理学的基本原则。有利原则是指医务人员的诊治行为以保护患者的利益、促进患者健康、增进其幸福为目的。尊重原则是指医务人员要尊重患者及其作出的理性决定。不伤害原则指在诊治过程中不使患者的身心受到损伤。

（22～23 题共用备选答案）

A. 患者的权利

B. 患者的义务

C. 医师的权利

D. 医师的义务

E. 患者和医师共同的义务

22. 详细向患者讲清配合治疗的必要性，以获得患者与医师的合作是

【答案】D

23. 患者对经治医师不满意时，可以重新选择医师属于

【答案】A

【考点】医师与患者的权利与义务

【解析】医师的义务：①医师必须承担诊治的义务，以其所掌握的全部医学知识和治疗手段，尽最大努力为患者治病。②解除痛苦的义务，不仅仅是躯体上的，而是包括患者精神上的痛苦和负担。③解释说明的义务，医师有义务向患者说明病情、诊断、治疗、预后等有关医疗情况，这不仅是为了争取患者的合作，使其接受医师的治疗，更为重要的是尊重患者的自主权利。④保密的义务。22 题选 D。患者的权利：①有享受医疗的权利。②有拒绝治疗的权利。③有要求保密的权利。④有参与评估的权利。⑤有监督维护自己医疗权利实现的权利。23 题选 A。

【避错】本题属于理解记忆题。医师有义务向患者说明病情、诊断、治疗、预后等有关医疗情况，以获得患者与医师的合作。患者有自主选择医师的权利。

（24～26 题共用备选答案）

A. 医师为患者做检查时，由于消毒观念不强，造成交叉感染

B. 医师的行为使某个患者受益，但却损害了别的患者的利益

C. 医师对患者的呼叫或提问给予应答

D. 妊娠危及孕妇的生命时，医师给予引产

E. 医师满足患者的一切保密要求

24. 上述各项中属于医师违背尊重原则的是

【答案】E

25. 上述各项中属于医师违背不伤害原则的是

【答案】A

26. 上述各项中属于医师违背有利原则的是

【答案】B

【考点】医学伦理学的基本原则

【解析】尊重原则是医学人道主义原则的最基本要求之一，临床医学的基本点是为患者服务，而服务的基本职业品德是对人的尊重，满足患者的一切要求可能侵犯其他患者基本权利，故 E 项违反尊重原则，24 题选 E。不伤害原则是要求医务人员在诊疗护理过程中，不使患者的身心受到损伤，A 项明显对患者造成了伤害，故 25 题选 A。有利原则是把有利于患者健康放在第一位并切实为患者谋利益的伦理原则，B 项为了维护一个患者利益而使其他患者利益受损，对于其他患者而言违反了有利原则，26 题选 B。

【避错】本题不难，通过仔细分析选项，大部分考生可选择出正确答案，了解医学伦理学的基本原则一般不易出错。

考点：医疗人际关系伦理

1. 对医患之间信托关系的正确理解是

A. 陌生人关系

B. 不同于一般陌生人关系

C. 类似于陌生人关系

D. “父子关系”

E. 主动-被动关系

【答案】B

【考点】医患之间的关系

【解析】信托关系是一种伦理道德关系，一方面患方对医师信任，另一方面是医师对患者信任。医师因为对患者隐私有一定了解，所以双方并不是简单的陌生人关系，而是不同于一般陌生人的关系。

【避错】部分考生误选为E，主动-被动关系是纯技术模式和权威模式下的医患关系。

2. 互相尊重、密切合作、互相学习是

A. 处理医患关系的原则

B. 处理医际关系的原则

C. 处理医师与医师关系的原则

D. 处理医师与护士关系的原则

E. 处理医师与医技人员关系的原则

【答案】B

【考点】医务人员之间的关系伦理

【解析】医际关系的处理原则：维护患者利益；彼此平等、互相尊重；彼此独立、互相支持和帮助；彼此信任、互相协作和监督；互相学习、共同提高和发挥优势。故本题答案为B。

【避错】部分考生误选为C，忽略了医师与护士关系和医师与医技人员的关系等。

3. 下列各项中，不属于患者自主权的是

A. 选择医师

B. 选择医疗方案

C. 接受或拒绝医师的规劝

D. 同意或拒绝参与人体实验

E. 要求对危害他人利益的隐私保密

【答案】E

【考点】患者的权利

【解析】患者的自主权具体表现为在一定范围内自主选择医院、选择门诊急诊治疗、选择家庭病床、选择转院或异地治疗、选择医师、选择治疗方案。对危害他人利益的隐私保密不属于患者自主权。

【避错】部分考生误选为C，认为患者应该接受医师的规劝。医师的规劝只是为患者提供信息，选择权在患者自己。自主权不是医师完全听从患者的决定。

4. 关于医德良心，下述提法中错误的是

A. 医德良心是医德情感的深化

B. 医德良心是对道德责任的社会意识

C. 医德良心在行为前具有选择作用

D. 医德良心在行为中具有监督作用

E. 医德良心在行为后具有社会评价作用

【答案】B

【考点】医学伦理学的基本范畴

【解析】医德良心是医务人员在履行医德义务过程中所形成的一种道德意识，是其道德观念、情感、意志和信念的有机统一，主要是对所负道德责任的自我感知能力和对道德行为的自我评价能力。B项医德良心是对道德责任的社会意识是不正确的，故选B。

【避错】本题较难，容易误选A。大部分考生未能理解医德良心的概念，增加对医学伦理学的基本范畴的理解可减少出错。

5. 体现医患之间契约关系的有下列做法，但应除外

A. 患者挂号看病

B. 医师向患者作出应有承诺

C. 先收费用然后给予检查处置

D. 先签写手术协议书然后实施手术

E. 患者被迫送红包时保证不给医师宣扬

【答案】E

【考点】医患之间契约关系

【解析】医患关系是建立在平等基础上的契约关系。医患之间是一种同志式的平等关系，即医务人员尊重患者的医疗权利，一视同仁地提供医疗服务；患者尊重医务人员的劳动，并密切配合诊治，共同完成维护健康的任务。医师以救死扶伤、防病治病为己任，国家赋予了医师以某种特权（对疾病的诊治权和特殊干涉权等）并以医疗技术为保证，为患者提供服务的权利；患者出于信任或与医师充分协商，接受医师的服务。这种关系体现在患者挂号看病、交费、签写手术协议书等。故选E。

【避错】本题属于理解题。医患关系之间的契约关系具体做法中不包括患者被迫送红包时保证不给医师宣扬，这违背了医德医风。

6. 患者家属加入医患关系中带来的负面效应是

A. 加重了医务人员的责任

B. 增加了对医务人员的监督

C. 有时会损害患者正当权益

D. 出现了从属关系

E. 加大了社会意义

【答案】C

【考点】医患关系

【解析】医患关系是指“医”与“患”之间的关系。“医”包括医疗机构、医务人员；“患”包括患者、患者的家属以及除家属以外的患者的监护人。医患关系的实质是“利益共同体”。因为“医”和“患”不仅有着“战胜病魔、早日康复”的共同目标，而且战胜病魔既要靠医师精湛的医术，又要靠患者战胜疾病的信心和积极配合。对抗疾病是医患双方的共同责任，只有医患双方共同配合，积极治疗，才

能求得比较好的治疗效果。患者家属加入医患关系有时会干扰医师与患者的沟通，会损害患者的权利。故选 C。

【避错】本题属于理解题。医患关系要求医师与患者间有良好的沟通，但是患者家属过多地加入会干扰这种沟通，可能会对患者的诊治带来不好的后果。

7. 关于正确处理医务人员之间关系道德原则的表述有误的是

A. 共同维护患者利益和社会公益

B. 彼此平等、互相尊重

C. 彼此独立、互不干涉

D. 彼此信任、互相协作和监督

E. 互相学习、共同提高和发挥优势

【答案】C

【考点】医务人员之间关系道德原则

【解析】①共同维护患者利益和社会公益：a. 维护患者利益；b. 维护社会公益，在满足患者个人需求时应以不损害其他患者、健康人群乃至社会整体健康利益为前提。②彼此平等、互相尊重。③彼此独立、互相支持和帮助：a. 彼此独立，医务人员的专业、岗位不同，相互之间都要承认对方工作的独立性；b. 互相支持和帮助，相互为对方的工作提供方便、支持和帮助。④彼此信任、互相协作和监督。⑤互相学习、共同提高和发挥优势。故选 C。

【避错】本题属于记忆题。医务人员之间应彼此独立、互相支持和帮助，而非互不干涉。

8. 在医患双方的道德关系中，起主导作用的是

A. 患者的就医心理

B. 医师的道德修养

C. 患者的文化水平

D. 医师的职称高低

E. 患者的情绪

【答案】B

【考点】对医患关系的认识

【解析】医患关系中，医师因具有专业知识和医疗技术的优势而属于主导地位。在医患双方的道德关系中处于主导作用的是医师的道德修养，医师具有高素质的道德修养可以更好地为患者服务，减少医疗纠纷，故本题选 B。医师的职称高低反映的是医师的知识水平和技术水平，不选 D，医患关系中属于主导地位的是医师，而患者不起主导作用，故 A、C、E 均不正确。

【避错】本题较易选 A，因为大部分考生认为病人的就医心理决定一切，决定了是否配合医师的诊疗活动，增加对医患关系的认识可有助于答题，医师与患者关系中医师占主导。

9. 女，30 岁。头痛数月，遇上感冒和月经来潮时疼痛加重，于是出于彻底检查的目的来院坚决要求作 CT 检查，被医师拒绝。医师开出脑电图检查单和请耳鼻喉科会诊单。患者大为不满。为形成正常医患关系，该医师应该

A. 维持契约关系，完全按患者要求办，开单作 CT 检查

B. 维持契约关系，坚决按医师意见办，脑电图检查后再定

C. 维持契约信托关系，说服患者先行体格检查再定

D. 维持信托关系，对不信赖者拒绝接诊

E. 维持信托关系，先查 CT 和脑电图、进行会诊，然后体检

【答案】C

【考点】医患双方的权利和义务

【解析】医师有承担诊治的义务，不能拒绝为患者检查。患者有自己的自主权，可以选择自己的治疗方案。医师此时可以先为患者做体格检查然后再确定下一步的诊疗方案。故本题答案为 C。

【避错】部分考生误选为 A，认为应该听从患者的意见，此时应该对患者进行解释说明，然后再由患者决定。

（10～11 题共用题干）

某地一位司机在车祸中受重伤，被同行的人送到附近一家医院抢救。经查患者多发性骨折，多脏器破裂，如不及时手术，就会使患者死亡。手术需要亲属签协议书。可患者的同行者谁也不敢代替家属签名。这时，主刀医师的上级医师签了协议书，表示承担责任。经过医务人员的全力抢救，患者脱险。

10. 对该上级医师的做法作出的正确伦理评价应该是

A. 正确，医师在医患关系中居主导地位，最有权力决策

B. 正确，权威医师在任何时候都可以代替患者做主

C. 正确，医师既已受到患者信托，必要时必须承担责任

D. 错误，未经家属委托

E. 错误，医师本人和医院承担的风险太大

【答案】C

【考点】医患之间的关系

【解析】手术前通常要签手术协议书，这体现了医患之间的契约关系。但医患间还有信托关系，医师在必要时为抢救患者的生命必须承担责任。这种信托关系体现在医师为患者提供医疗卫生保健和康复的特殊职权，使之可以获得患者身体、心理、隐私等信

息；患者为了诊治躯体和心理疾病的需要而信任医师，将必要的信息告诉医师，并委托医师为其解除疾苦。患者求医行为中已经包含对医师的信任，因此医师应尊重患者的信任，全心全意为患者服务。故选C。

【避错】本题属于理解题。医患之间既有契约关系（如术前签手术协议），同时又有信托关系，当患者的生命发生危险时，医师有必要为患者承担风险和责任。

11. 该上级医师作出自己的选择之伦理依据是
 A. 医患之间契约关系中医师有独立人格
 B. 医患之间契约关系中患者自愿进入
 C. 医患之间信托关系中患者处于弱势地位
 D. 医患之间信托关系中双方不是陌生人关系
 E. 医患之间信托关系中患者对医师信任无疑

【答案】D

【考点】医患的信托关系

【解析】信托关系体现在医师为患者提供医疗卫生保健和康复的特殊职权，使之可以获得患者身体、心理、隐私等信息；患者为了诊治躯体和心理疾病的需要而信任医师，将必要的信息告诉医师，并委托医师为其解除疾苦。二者不是陌生人关系，是建立在信赖基础上的特殊人际关系，患者就医，把生命交给医师，是对医师的信任，医师应尽全力为患者服务。故选D。

【避错】本题属于理解题。易误选E。医患之间的信托关系并非患者对医师信任无疑，而是互相信任。医患之间不是陌生人关系，是建立在信赖基础上的特殊人际关系。

（12～14题共用备选答案）
 A. 双方冲突型
 B. 患者主导型
 C. 主动-被动型
 D. 指导-合作型
 E. 共同参与型

12. 一般来说，医患之间信托-契约关系所倡导的医患交往模式是

【答案】D

13. 一般来说，使医患之间信托-契约关系能够得到理想体现的是

【答案】E

14. 对婴幼儿、处于休克状态需要急救等患者适用的模式是

【答案】C

【考点】医患关系模式

【解析】主动-被动型这种模式是反映患者置于被动地位，而医师处于主动的主导地位的一种模式，对休克、昏迷、某些精神疾病、智力严重低下等病，这种模式是适合的。故14题选C。指导-合作型这是一种一方指导，另一方配合的有限合作模式。按照这个模式，在临床实践活动中，医师的作用占优势，医师告诉患者做什么，同时又有限度地调动患者的主动性。目前临床上的医患关系多属于此种模式，故12题选D。共同参与型这是一种以平等关系为基础的医患关系模式，双方有近似的同等权利，从事双方都满意的活动，在临床实践中强调医师和患者都处于平等的地位，医师帮助患者自助，是一种同志或朋友式的相互依存，相互需要和相互作用的民主的关系，都具有治好疾病的共同愿望和要求，很像成人与成人的关系，在大多数慢性疾病中可以见到这种关系。故13题选E。

【避错】部分考生会12、13题误选为C。应谨记使信托-契约关系得到完美体现的是共同参与型，信托-契约关系倡导的是指导-合作型。

考点：临床诊疗伦理

1. 临床医师在药物治疗中应遵循的道德要求是
 A. 对症下药，剂量尽可能大
 B. 尽量开价格较高、质量较好的药物
 C. 严守法规，接受监督
 D. 为满足部分患者要求，可开大处方药
 E. 合理配伍，以“多头堵”“大包围”为原则

【答案】C

【考点】药物治疗的伦理要求

【解析】药物治疗的伦理要求：对症下药，剂量安全；合理配伍，细致观察；节约费用，公正配伍；严守法规，接受监督。只有C正确。

【避错】部分考生误选为E，认为对疾病的治疗有益。“多头堵”“大包围”是对药物的滥用，会对患者产生危害和产生耐药性，是不正确的。

2. 医师在询问病史时应遵循的道德要求是
 A. 举止热情、态度亲如兄弟
 B. 全神贯注、语言得当
 C. 医师在询问病史过程中，能发出惊叹、惋惜等语言
 D. 主导谈话，引导患者说出自己想听的内容
 E. 反复提问，尽量使用专业性术语

【答案】B

【考点】询问病史的伦理要求

【解析】询问病史的伦理要求有举止端庄、态度热情；全神贯注、语言得当；耐心倾听，正确引导。

医师在询问病史过程中，不能发出惊叹、惋惜等语言，会增加患者的心理负担。谈话过程中，医师可以引导患者说出相关的资料，但不是主导谈话。故 B 正确。

【避错】部分考生误选为 A。医师傲慢冷漠会使患者感到不安全和心理压抑，太过于亲近也会使患者感到不舒服。

3. 女，50 岁。因子宫肌瘤行子宫全切术。术中医师发现患者左侧卵巢有病变，应当切除，在未征得患者及其家属同意的情况下，将左侧卵巢与子宫一并切除。术后患者恢复良好。该医师违背的临床诊疗伦理原则是

A. 知情同意原则

B. 患者至上原则

C. 守信原则

D. 最优化原则

E. 保密原则

【答案】A

【考点】临床诊疗伦理原则

【解析】知情同意原则是指临床诊治过程中，医师在决定和实施诊疗措施前，应向患者作详尽的说明，并取得患者的充分理解及同意。对于一些特殊检查、特殊治疗和手术，以患者或其家属（或监护人）签字为依据。故选 A。

【避错】本题易错选 C，临床诊疗伦理原则包括患者至上原则、最优化原则、知情同意原则和保密守信原则。保密守信原则是指医务人员在对患者疾病诊疗的过程中及以后要保守患者的秘密和隐私，并遵守诚信的伦理准则。

4. 女，40 岁。精神疾病患者。服用了 60 多片地西泮后被送到医院急救，患者父母表示无力承担抢救费用。按照急救伦理的要求，医师应选择的处理措施是

A. 在征得患者父母和医院领导同意的情况下，迅速实施抢救

B. 在征得患者父母同意的情况下，放弃治疗

C. 放弃治疗，让患者父母将其接回家

D. 向民政部门反映，争取社会支持，并由他们决定是否抢救

E. 仅给予患者家庭能够承受费用的支持疗法

【答案】A

【考点】急救的伦理要求

【解析】本题中，即使患者家属无经济能力支付医药费，也不能延误了抢救时机；而应在征得患者父母和医院领导同意的情况下，迅速实施抢救，抢救及时往往能挽救患者的生命。故选 A。

【避错】本题易错选 E。本题中，首先应采取挽救生命的措施，病情稳定后可适当给予支持疗法。

5. 男，67 岁，知识分子。医师以肺部肿物待查收入院。住院后，确诊为肺癌，但尚未告诉患者和家属。而患者告诉医师自己无儿无女，仅与 66 岁的老伴相依为命，如果是肺癌，不要将病情告诉他的老伴，免得她冠心病发作；如果手术，可以自己签字。医师此时怎样做在道德上最佳

A. 对患者家属保密，而对患者不保密

B. 对患者家属不保密，对患者保密

C. 对患者和家属都保密

D. 对患者和家属都不保密

E. 对患者不保密，但如何告知家属由患者决定

【答案】E

【考点】保密原则

【解析】保密的基本准则：遇到比较棘手的问题时，要从患者的具体情况出发，从患者不同的病种病程出发，从不同的文化水平、社会地位出发，从不同的个性和心理状况出发进行变通，但要坚持一个不变的原则，即有利于诊疗、有利于康复、有利于延长患者的生命。故本题既然患者已经作出理性选择，我们应该对患者不保密，对其家属是否保密由患者自己决定，故选 E。

【避错】本题容易误选 D，面对这种严重的病情，部分考生容易从对患者负责角度出发，认为需要告知家属及本人。但根据题意，本题需要尊重患者的意愿，患者主要是出于对其老伴有利的一面着想，故符合医学伦理学中的保密的要求。

（6～7 题共用备选答案）

A. 对症下药，剂量安全

B. 减轻痛苦，加速康复

C. 勇担风险，团结协作

D. 掌握手术指征，动机纯正

E. 以健康、稳定的情绪影响患者

6. 手术后治疗的伦理要求是

【答案】B

7. 心理治疗的伦理要求是

【答案】E

【考点】手术后治疗和心理治疗的伦理要求

【解析】手术后的伦理要求：严密观察，勤于护理；减轻痛苦，加速康复。故 5 题选 B。心理治疗过程中，对治疗师的伦理要求：要掌握和运用心理治疗的知识、技巧去开导患者；要有同情、帮助患者的诚意；要以健康稳定的心态去影响和帮助患者；要保守患者的秘密、隐私。故 6 题选 E。

【避错】本题较为简单，考生只要抓住问题中的

关键词汇“手术后”和“心理治疗”，即可在选项中选出正确答案。

考点：安宁疗护与死亡伦理

1. 对患有不治之症且濒临死亡而又极度痛苦的患者，停止采用人工干预方式抢救而缩短患者痛苦的死亡过程称为
   A. 医师助死
   B. 积极安乐死
   C. 消极安乐死
   D. 自愿安乐死
   E. 非自愿安乐死

【答案】 C

【考点】 安乐死的分类

【解析】 安乐死主要分为2类：①积极的（主动的）安乐死，指采取促使患者死亡的措施，结束其生命，如当患者无法忍受疾病终末期的折磨时。②消极的（被动的）安乐死，即对抢救中的患者如垂危患者不给予或撤除治疗措施，任其死亡。停止采取人工干预为消极安乐死，故选C。

【避错】 部分考生误选为B，认为是医师主动的行为，对两种安乐死没有辨别开。

2. 下述临终关怀的特点中，正确的是
   A. 临终关怀的主要对象为临床患者
   B. 临终关怀应积极治疗，不惜一切代价挽救生命
   C. 临终关怀应积极治疗，努力延长患者生存时间
   D. 临终关怀应提供家庭式的爱抚与关怀
   E. 临终关怀由临床医务人员实施，不应吸纳非专业人员参与

【答案】 D

【考点】 临终关怀的特点

【解析】 临终关怀不仅对患者采取积极的治疗和护理，而且给患者和家属精神上的支持，使他们能够正视和承受现实，同时也关心家属的身心健康，使患者和家属都感受到家庭般的温暖。故D正确。

【避错】 部分考生误选为A，临终关怀是以患者为中心，但是主要对象是患者及其家属。

3. 世界上第一个安乐死合法化的国家是
   A. 澳大利
   B. 挪威
   C. 比利时
   D. 新西兰
   E. 荷兰

【答案】 E

【考点】《医疗事故处理条例》的规定

【解析】 荷兰是世界上第一个安乐死合法化的国家，故本题选E。

【避错】 本题属于单一知识点的考查，难度较小，容易混淆C和E项，第一个把安乐死立法的国家是荷兰，第二个为比利时。

4. 女，17岁。因脑部受伤入院，虽经积极救治，但3天后患者进入脑死亡状态。医师将病情告知其父母，并建议撤掉呼吸机。患者的父母看到其在呼吸机支持下仍有呼吸，并能触及其脉搏，坚决不接受医师的建议。此时，该医师符合伦理的做法是
   A. 尊重其父母的意愿，不惜一切代价救治
   B. 执行脑死亡标准，劝说其父母捐献患者器官
   C. 直接撤掉呼吸机，填写死亡报告
   D. 请公证机关来公证患者已经死亡
   E. 向患者父母解释脑死亡的概念，征得其同意后撤掉呼吸机

【答案】 E

【考点】 脑死亡

【解析】 脑死亡标准有利于科学地判定死亡。研究和临床实践表明，真正的脑死亡是不可逆转的。同时，脑是人的思维器官，脑死亡后作为人的意识和自我意识已经不可逆丧失，有意义的生命个体就不复存在了。故脑死亡的标准更科学和更准确，确保准确实施对患者的生命救护，同时也为医师停止不必要的抢救提供了科学的依据。根据题干信息，医师应向患者父母解释脑死亡的概念，征得其同意后撤掉呼吸机。故选E。

【避错】 本题易错选A，继续救治处于脑死亡状态的患者，不仅影响卫生资源的公正分配，也增加家属的经济和情感负担。

5. 李某（殁年73岁）与邓某是母子关系。20年来邓某赡养母亲一贯孝顺。2011年，长期卧病在床、不堪病痛折磨的李某请求邓某为其购买农药服食以结束自己生命，后邓某同意，到一农药店购得农药两瓶，将农药勾兑后给李某饮用。李某喝下农药后即中毒身亡。法院判决认为，被告人邓某明知农药具有毒性，仍帮助母亲饮用导致其死亡，构成故意杀人罪，依法应予惩处。但考虑到被告人的犯罪行为发生于家庭直系亲属之间，且是被害人在患病情况下请求而造成，念及被告人20年来赡养母亲的一贯孝顺表现，其犯罪动机有值得宽宥之处，决定对被告人从轻处罚，判处有期徒刑3年，缓刑4年。法院的“缓刑4年”的判决可

能主要基于以下哪种考虑

A. 邓某的行为是变相杀人

B. 人有生的权利，任何情况下都不能主动促其死亡

C. 只有法律部门才能依法结束一个人的生命

D. 邓某的行为可能使李某错过继续治疗得以恢复的机会

E. 李某的行为在某种程度上有利于邓某的自身利益

【答案】E

【考点】安乐死的伦理

【解析】法院的“缓刑4年”的判决是因为考虑到安乐死对患者本人的尊严和安详死亡，在某种方面符合邓某的利益。故选E。

【避错】部分考生误选为其他项，是不理解“缓刑4年”，缓刑4年是对李某的刑法的减轻，故应该选对李某有益的选项。

（6～7题共用备选答案）

A. 有利于科学地确定死亡，真正维护人的生命

B. 有利于医师对患者积极抢救还是放弃治疗进行正确抉择

C. 有利于节约医疗卫生资源

D. 有利于公正分配卫生资源

E. 有利于器官移植的开展

6. 上述关于执行脑死亡标准的伦理意义的提法中，最具有说服力的是

【答案】A

7. 上述关于执行脑死亡标准的伦理意义的提法中，最易引发争执的是

【答案】E

【考点】脑死亡的伦理意义

【解析】脑死亡意义为有利于科学地确定死亡，真正维护人的生命；有利于节约医疗卫生资源；有利于器官移植的开展。第一条最具有说服力，前两条被人们接受，但是第三条有很多争议。故分别选A、E。

【避错】部分考生6题误选为C，医疗过程中最先考虑的是患者的利益，也最容易被人接受。

考点：公共卫生伦理与健康伦理

1. 从事健康教育人员的行为规范主要内容不包括

A. 健康教育者应拥护所有公民的价值、尊严、潜力和独特性

B. 强调所有医疗保健服务的根本的道德原则，尊重自主权

C. 促进社会公平

D. 促进、维持和改善个体、家庭和社区的健康

E. 积极推进行善和避免伤害

【答案】A

【考点】健康教育和健康促进的伦理要求

【解析】在健康教育和健康促进中给医疗卫生保健人员提出以下道德要求：①要履行法律义务，充分利用一切机会和场所，积极主动地开展健康教育以及积极参与健康促进的公共政策的制定和创建支持性环境。②深入农村、社区，把健康教育和健康促进有针对性地作为初级卫生保健工作的重要任务和内容，并积极参与建立有利于健康促进的卫生保健体系。③不断自我完善，以科学的态度和群众喜闻乐见的形式开展健康教育和健康促进的活动等。选项A，要拥护所有公民的价值、尊严、潜力和独特性，公共卫生强调的是大众的利用，不可能满足所有人的需求。故选A。

【避错】部分考生会误选为B，错误地认为从事教育无须尊重自主权，但是自主权是所有医疗活动都需要遵从的。

2. 公共卫生是研究

A. 疾病发生发展转归过程和专门规律的科学

B. 预防疾病性质、任务、方法和规律的专门科学

C. 疾病在人群的流行和采取有效措施的科学

D. 疾病发生和消除疾病直接或间接因素的科学

E. 对已发生的疾病的治疗和控制的科学

【答案】B

【考点】公共卫生的研究内容

【解析】公共医学主要关注的是疾病的预防，是研究预防疾病的性质、任务、方法和规律的科学。故选B。

【避错】部分考生误选为C，此为流行病的研究内容，流行病学是研究特定人群中疾病、健康状况的分布及其决定因素，并研究防治疾病及促进健康的策略和措施的科学。

考点：医务人员医学伦理素质的养成

1. 医务人员提升医学道德修养的根本途径是

A. 自我批评

B. 见贤思齐

C. 在医疗实践中修养

D. 自我反省

E. 接受患者监督

【答案】C

【考点】医学道德修养

【解析】坚持实践是医务人员提升医学道德修养的根本途径。一方面要在医学发展和临床实践中提升医学道德修养，另一方面在有关医学道德实践中提升医学道德修养，如发现、分析、探讨和解决医学伦理问题甚至难题，开展医学道德评价，践行医学道德，接受医学道德教育等。故选C。

【避错】本题易错选B或D。自我反省、见贤思齐、坚持慎独属于医学道德修养的方法。

2.《医疗机构从业人员行为规范》中“以人为本，践行宗旨”的具体要求不包括

A. 发扬大医精诚理念

B. 发扬人道主义精神

C. 坚持救死扶伤，防病治病的宗旨

D. 以患者为中心，全心全意为人民健康服务

E. 积极维护社会公益，促进人类健康

【答案】E

【考点】《医疗机构从业人员行为规范》

【解析】“以人为本，践行宗旨”的具体要求为坚持救死扶伤、防病治病的宗旨，发扬大医精诚理念和人道主义精神，以患者为中心，全心全意为人民健康服务。故选E。

【避错】本题易错选D，部分考生易将D、E选项混淆，应注意E选项并不属于《医疗机构从业人员行为规范》的内容。

3. 医学道德评价的首要标准是

A. 是否有利于医学科学发展和社会进步

B. 是否有利于人类生存和环境保护及改善

C. 是否有利于患者疾病的缓解和康复

D. 是否有利于医务人员社会地位的提升

E. 是否有利于医疗机构的发展

【答案】C

【考点】医学道德评价的标准

【解析】医学道德评价的标准主要有：①是否有利于患者疾病的缓解和康复。②是否有利于人类生存和环境的保护与改善。③是否有利于优生和人群的健康长寿。④是否有利于医学科学的发展和社会的进步。其中第一条是医学道德评价的首要至上标准。故选C。

【避错】本题易错选A、B。A、B也属于医学道德评价的标准，但并不是首要的标准。

4. 对医德修养的意义的正确表述是

A. 使医务人员养成良好的医德品质和人格，使医疗卫生单位形成良好形象，在医疗竞争中立于不败之地

B. 使医务人员养成良好的医德品质和人格，使医疗卫生单位形成良好的医德医风，从而促进社会精神文明

C. 使医务人员和医疗卫生单位树立良好的形象，从而促进社会精神文明

D. 使医务人员和医疗卫生单位树立良好的形象，在医疗竞争中立于不败之地

E. 使医务人员养成良好的医德品质和人格，使医疗卫生单位形成良好的医德医风，在医疗竞争中立于不败之地

【答案】B

【考点】医学道德修养的意义

【解析】医学道德修养有助于医学生和医务人员对医学行为中对美和丑、善与恶、是与非作出正确判断、提高医德修养的自觉性，对于树立社会主义良好的医德医风，加强社会主义良好的医德医风，加强社会主义精神文明建设具有十分重要的意义。故选B。

【避错】部分考生会误选为C，医德修养的确会使医务人员和医疗卫生单位树立良好的形象，但是这不是医德修养的意义。

第三章　卫生法规

考点：卫生法基础知识

下列属于非正式法律解释的是

A. 行政解释

B. 审判解释

C. 学理解释

D. 检查解释

E. 司法解释

【答案】C

【考点】卫生法规的解释

【解析】卫生法规的解释分为以下2种。①正式解释：立法解释、司法解释和行政解释。②非正式解释：学理解释和任意解释。故选C。

【避错】本题易错选其他选项，主要是对卫生法规的解释分类发生混淆，应注意区分。

考点：中华人民共和国基本医疗卫生和健康促进法

1. 关于基层医疗卫生机构的说法，错误的是
   A. 指乡镇卫生院、社区卫生服务中心（站）、村卫生室、医务室、门诊部和诊所等
   B. 主要提供预防、保健、健康教育、疾病管理
   C. 为居民建立健康档案，常见病、多发病的诊疗及部分疾病的康复、护理
   D. 向医院转诊超出自身服务能力的患者
   E. 提供各种疑难疾病的诊疗

【答案】E

【考点】医疗卫生服务体系

【解析】基层医疗卫生机构是指乡镇卫生院、社区卫生服务中心（站）、村卫生室、医务室、门诊部和诊所等，主要提供预防、保健、健康教育、疾病管理，为居民建立健康档案，常见病、多发病的诊疗及部分疾病的康复、护理，接收医院转诊患者，向医院转诊超出自身服务能力的患者等基本医疗卫生服务。故选 E。

【避错】本题不易错选，提供各种疑难疾病的诊疗，属于医院的功能。

2. 医疗卫生事业应当坚持的原则是
   A. 利益性原则
   B. 公益性原则
   C. 社会性原则
   D. 效益性原则
   E. 强制性原则

【答案】B

【考点】医疗卫生事业的原则

【解析】医疗卫生与健康事业应当坚持以人民为中心，为人民健康服务。医疗卫生事业应当坚持公益性原则。故选 B。

【避错】本题易错选其他选项，为记忆性考点，注意看清选项。

考点：中华人民共和国传染病防治法

1. 下列不属于疾病预防控制机构在传染病预防控制中的职责的是
   A. 开展传染病的监测工作
   B. 疫区的封锁
   C. 对重大传染病流行趋势进行预测
   D. 进入现场采样
   E. 组织实施免疫规划

【答案】B

【考点】疾病预防控制机构的职责

【解析】疾病预防控制机构在传染病预防控制中的主要职责：①实施传染病预防控制规划、计划和方案。②收集、分析和报告传染病监测信息，预测传染病的发生、流行趋势。③开展对传染病疫情和突发公共卫生事件的流行病学调查、现场处理及其效果评价。④开展传染病实验室检测、诊断、病原学鉴定。⑤实施免疫规划，负责预防性生物制品的使用管理。⑥开展健康教育、咨询，普及传染病防治知识。⑦指导、培训下级疾病预防控制机构及其工作人员开展传染病监测工作。⑧开展传染病防治应用性研究和卫生评价，提供技术咨询。故选 B。

【避错】本题易错选其他选项。省、自治区、直辖市人民政府可决定对本行政区域内的甲类传染病疫区实施封锁；封锁大、中城市疫区或封锁跨省、自治区、直辖市的疫区，以及封锁疫区导致中断干线交通或封锁国境的，由国务院作出决定。

2. 医疗机构发现法定传染病疫情或者发现其他传染病暴发、流行时，其疫情报告应当遵循的原则是
   A. 属地管理
   B. 层级管理
   C. 级别管理
   D. 特别管理
   E. 专门管理

【答案】A

【考点】疫情报告

【解析】疾病预防控制机构、医疗机构和采供血机构及其执行职务的人员发现《中华人民共和国传染病防治法》规定的传染病疫情，或者发现其他传染病暴发、流行以及突发原因不明的传染病时，应当遵循疫情报告属地管理原则，按照国务院规定的或者国务院卫生行政部门规定的内容、程序、方式和时限报告。故选 A。

【避错】本题不易选错。传染病的疫情报告遵循属地管理原则。

3. 医疗保健人员未按规定报告传染病疫情，造成传染病传播、流行或者其他严重后果，尚未构成犯罪的，由卫生行政部门给予的行政处分是
   A. 警告、记过或记大过
   B. 记过、记大过或降级
   C. 记大过、降级或撤职
   D. 降级、撤职或开除

E. 撤职、开除或拘留

【答案】D

【考点】《中华人民共和国传染病防治法》规定的法律责任

【解析】《中华人民共和国传染病防治法》规定未按照规定报告传染病疫情，或者隐瞒、谎报、缓报传染病疫情的，造成传染病传播、流行或者其他严重后果的，对负有责任的主管人员和其他直接责任人员，依法给予降级、撤职、开除的处分。故本题选D。

【避错】本题较难，容易误选C，此题考查的是《中华人民共和国传染病防治法》医疗机构的法律责任，若考生对《中华人民共和国传染病防治法》规定的法律责任未加以记忆的话，本题答错的可能性非常大，增加对知识点复习的覆盖面可减少出错。

4.《中华人民共和国传染病防治法》规定的甲类传染病是指

A. 病毒性肝炎

B. 梅毒、淋病

C. 霍乱、鼠疫

D. 流行性感冒

E. 肺结核

【答案】C

【考点】《中华人民共和国传染病防治法》对传染病的分类

【解析】《中华人民共和国传染病防治法》将传染病分为3类，甲类包括鼠疫和霍乱。乙类疾病较多，但对其中的严重急性呼吸综合征、炭疽中的肺炭疽等，采取甲类传染病的预防、控制措施，故本题选C。

【避错】本题属于单一知识点的考查，若考生对此知识点未加重视并没有记忆的话，答错的可能性比较大，错选项皆有可能，故需要增加知识点的覆盖面并加以背诵，以免出错。

5. 男，37岁。从霍乱疫区回来后，因发热、腹泻到医院就诊，接诊医师了解病史后考虑其表现与霍乱有关。按照规定对疑似甲类传染病患者在明确诊断前，应在指定的场所进行

A. 医学观察

B. 留验

C. 就地诊验

D. 访视

E. 隔离

【答案】E

【考点】甲类传染病的防治

【解析】医疗机构发现甲类传染病时，应当及时采取下列措施：①对患者、病原携带者予以隔离治疗，隔离期限根据医学检查结果确定。②对疑似患者，确诊前在指定场所单独隔离治疗。③对医疗机构内的患者、病原携带者、疑似患者的密切接触者在指定场所进行医学观察和采取其他必要的预防措施。故选E。

【避错】本题易错选A。医学观察适用于与甲类传染病患者、病原携带者、疑似患者的密切接触者。

6. 某大型企业计划在自然疫源地兴建旅游建设项目，在征询意见时，有专家提醒，应当事先由法定单位对该项目施工环境进行卫生调查。该法定单位是

A. 建设单位

B. 省级以上疾病预防控制机构

C. 国务院卫生行政部门

D. 省级以上环境保护主管部门

E. 省级以上环境监测评价机构

【答案】B

【考点】自然疫源地施工环境的卫生调查

【解析】在国家确认的自然疫源地计划兴建水利、交通、旅游、能源等大型建设项目的，应当事先由省级以上疾病预防控制机构对施工环境进行卫生调查。故选B。

【避错】本题易错选A，建设单位应当根据疾病预防控制机构的意见，采取必要的传染病预防、控制措施。施工期间，建设单位应当设专人负责工地上的卫生防疫工作。

7. A县张某是艾滋病患者，在B市传染病医院隔离治疗期间，擅自出医院回到A县，脱离隔离治疗，为防止艾滋病传播，可以协助传染病医院追回张某采取强制隔离治疗的是

A. 卫生行政部门

B. 疾病控制中心

C. 民政部门

D. 司法部门

E. 公安部门

【答案】E

【考点】传染病的防治

【解析】对于拒绝隔离治疗或者隔离期未满擅自脱离隔离治疗的，可以由公安机关协助医疗机构采取强制隔离治疗措施，故本题选E。

【避错】本题易错选择B，因为部分考生认为艾滋病应该属于疾病控制中心管理，故易认为采取强制隔离治疗的应该是疾病控制中心，加大对传染病的防

治了解可减少犯错。

考点：突发公共卫生事件应急条例

1. 医疗卫生机构发现重大食物中毒事件后，应当在规定的时限内向所在地县级卫生行政主管部门报告，该时限是

A. 1小时
B. 2小时
C. 6小时
D. 12小时
E. 24小时

【答案】B

【考点】突发公共卫生事件的报告

【解析】根据《突发公共卫生事件应急条例》规定，突发事件监测机构、医疗卫生机构和有关单位发现有下列情形之一的，应当在2小时内向所在地县级卫生行政主管部门报告。①发生或者可能发生传染病暴发、流行。②发生或发现不明原因的群体性疾病。③发生传染病菌种、毒种丢失。④发生或者可能发生重大食物中毒事件。故本题选B。

【避错】本题易错选A，考生应当注意报告的部门。

2. 在突发公共卫生事件应急处理工作中，有关单位和个人不配合技术人员调查、采样、技术分析和检验的，对有关责任人给予

A. 警告
B. 吊销执照
C. 降级或者撤职的纪律处分
D. 行政处分或者纪律处分
E. 追究刑事责任

【答案】D

【考点】《突发公共卫生事件应急条例》

【解析】《突发公共卫生事件应急条例》规定：在突发事件应急处理工作中，有关单位和个人未依照本条例的规定履行报告职责，隐瞒、缓报或者谎报，阻碍突发事件应急处理工作人员执行任务，拒绝国务院卫生厅行政主管部门指定的专业技术机构进入突发事件现场，或者不配合调查、采样、技术分析和检验的，对有关负责人员依法给予行政处分或纪律处分；触犯《中华人民共和国治安管理处罚条例》，构成违反治安管理行为的，由公安机关依法予以处罚；构成犯罪的，依法追究刑事责任。所以本题应选D。

【避错】部分考生易选A，因为题干中并没有说情节严重，部分考生认为不应予以处分，但是学习中要学会抓住重点，加大对条例概念的了解有助于答题。

3. 某医疗机构1周内收治多名患手足口病的小学生，未按规定履行报告职责，也未及时采取控制措施，致使疫情扩散。县卫生行政部门及时控制疫情后，对事件进行调查，认为该医疗机构的行为违法且情节严重，依法作出的处理是

A. 责令改正
B. 通报批评
C. 吊销“医疗机构执业许可证”
D. 给予警告
E. 暂停执业活动

【答案】C

【考点】医疗卫生机构的法律责任

【解析】医疗卫生机构未依照规定履行报告职责，隐瞒、缓报或者谎报的；或者未依照规定及时采取控制措施的，由卫生行政主管部门责令改正、通报批评、给予警告；情节严重的，吊销“医疗机构执业许可证”；对主要负责人、负有责任的主管人员和其他直接责任人员依法给予降级或撤职的纪律处分；造成传染病传播、流行或对社会公众健康造成其他严重危害后果，构成犯罪的，依法追究刑事责任。故选C。

【避错】本题易错选A、B、D，这三种处理为一般处罚措施，题干问的是对情节严重情况的处理，注意审题。

4. 2013年5月，某省突然发生传染病的流行，一时间社会上流言满天，此时负责向社会发布突发事件信息的机构是

A. 国务院
B. 国务院卫生行政主管部门
C. 突发事件发生地的省、自治区、直辖市人民政府
D. 突发事件发生地的省、自治区、直辖市人民政府卫生行政部门
E. 国务院办公厅

【答案】B

【考点】《突发公共卫生事件应急条例》

【解析】国家建立突发事件的信息发布制度。国务院卫生行政主管部门负责向社会发布突发事件的信息。必要时，可以授权省、自治区、直辖市人民政府卫生行政主管部门向社会发布本行政区域内突发事件的信息。故选B。

【避错】本题易错选D，负责向全社会发布突发事件信息的机构是国务院卫生行政主管部门，题干中没有限定条件，注意审题。

考点：医疗废物管理条例

1. 医疗废物在医疗卫生机构暂时贮存的时间不得超过

A. 1天

B. 2天

C. 3天

D. 5天

E. 7天

【答案】B

【考点】医疗卫生机构对医疗废物的暂时贮存

【解析】医疗卫生机构应当建立医疗废物的暂时贮存设施、设备，不得露天存放医疗废物；医疗废物暂时贮存的时间不得超过2天。故选B。

【避错】本题易错选其他选项。本题属记忆性题，牢记医疗废物暂时贮存的时间不得超过2天。

2. 医疗卫生机构未及时收集医疗废物，应受到的处罚是

A. 限期改正，给予警告

B. 通报批评

C. 吊销医疗机构执业许可证

D. 暂停执业活动

E. 罚款

【答案】A

【考点】医疗卫生机构的法律责任

【解析】医疗卫生机构违反规定，未及时收集、运送医疗废物的，由县级以上地方人民政府卫生行政主管部门责令限期改正，给予警告；逾期不改正的，处2000元以上5000元以下的罚款。故选A。

【避错】本题易错选E。注意罚款的前提是逾期不改正。

考点：艾滋病防治条例

1. 王某怀疑自己因为输血感染了艾滋病，现在王某到其所在县的人民政府卫生主管部门指定的医疗卫生机构进行咨询和检测，则

A. 王某应当交咨询费和检测费

B. 王某可以不交咨询费但是应交检测费

C. 王某不需要交咨询费和检测费

D. 王某可以不交检测费但是应交咨询费

E. 王某是否交费应当根据具体情况由负责咨询和检测的机构决定

【答案】C

【考点】《艾滋病防治条例》

【解析】《艾滋病防治条例》规定：县级以上人民政府卫生行政部门指定的医疗卫生机构，应当为自愿接受艾滋病咨询、检查的人员免费提供咨询和初筛检测。所以本题应选C。

【避错】部分考生易选E，因为题干中提到王某只是怀疑，部分考生就认为其是否交费应当根据具体情况由负责咨询和检测的机构决定。

2. 李某是某医疗机构的医师，某日其在值班过程中接诊了一名急诊车祸患者，由于情况紧急，急需大量血液，所以李某对临时应急采集的血液未进行艾滋病检测，所幸未造成严重后果。对李某应给予的处罚是

A. 通报批评，给予警告

B. 降级

C. 撤职

D. 开除

E. 吊销李某的执业证书

【答案】A

【考点】《艾滋病防治条例》

【解析】医疗卫生机构未依照规定履行职责，对临时应急采集的血液未进行艾滋病检测，对临床用血艾滋病检测结果未进行核查，或者将艾滋病检测阳性的血液用于临床的，由县级以上人民政府卫生主管部门责令限期改正，通报批评，给予警告；造成艾滋病传播、流行或者其他严重后果的，对负有责任的主管人员和其他直接责任人员依法给予降级、撤职、开除的处分，并可以依法吊销有关机构或者责任人员的执业许可证件；构成犯罪的，依法追究刑事责任。故选A。

【避错】本题不易错选。根据《艾滋病防治条例》的规定，结合本案例中医师行为的严重程度，应通报批评、给予警告。

（3～4题共用题干）

赵某因为输血不幸成为一名艾滋病病毒感染者，现在妊娠3个月。赵某到其住所地的妇幼保健院进行正常的产前检查，医师钱某接待了她。

3. 医师钱某的下列做法不正确的是

A. 为赵某提供预防艾滋病母婴传播的咨询

B. 为赵某提供产前的指导

C. 为赵某提供治疗服务

D. 为赵某提供检测

E. 向医疗机构负责人请示后决定是否为该孕妇提供服务

【答案】E

【考点】《艾滋病防治条例》

【解析】《艾滋病防治条例》规定：艾滋病病毒感染者、艾滋病患者及其家属享有的婚姻、就业、就医、入学等合法权益受法律保护。所以本题选E。

【避错】本题易误选D，《艾滋病防治条例》规定：县级以上人民政府卫生行政部门指定的医疗卫生机构，应当为自愿接受艾滋病咨询、检查的人员免费提供咨询和初筛检测。

4. 假设钱某在听到赵某说她是一名艾滋病病毒感染者后，就拒绝为赵某进行相关的产前检查服务，此时卫生行政部门应当作出的处罚是

A. 对钱某所在的医院通报批评，给予警告

B. 对妇幼保健院罚款500元

C. 吊销钱某的执业医师证书

D. 追究钱某的刑事责任

E. 开除钱某

【答案】A

【考点】《艾滋病防治条例》

【解析】医疗卫生机构未依照规定履行职责，推诿、拒绝治疗艾滋病病毒感染者或艾滋病患者的其他疾病，或对艾滋病病毒感染者、艾滋病患者未提供咨询、诊断和治疗服务的，由县级以上人民政府卫生主管部门责令限期改正，通报批评，给予警告；造成艾滋病传播、流行或其他严重后果的，对负有责任的主管人员和其他直接责任人员依法给予降级、撤职、开除的处分，并可以依法吊销有关机构或者责任人员的执业许可证件；构成犯罪的，依法追究刑事责任。故选A。

【避错】本题易错选C，要考虑其行为的后果严重度，再做处罚选择。

（5～7题共用备选答案）

A. 由县级以上人民政府卫生行政部门责令限期改正，通报批评，给予警告

B. 对负有责任的主管人员和其他直接责任人员依法给予降级、撤职、开除的处分，并可以依法吊销有关机构或者责任人员的执业许可证

C. 罚款

D. 依法追究刑事责任

E. 依照传染病防治法的规定予以处罚

5. 医疗机构对临时应急采集的血液未进行艾滋病检测，造成患者多人感染艾滋病严重后果的

【答案】B

6. 医疗机构的医师将艾滋病检测阳性的血液用于临床，造成艾滋病传播，构成犯罪的

【答案】D

7. 医疗机构未对艾滋病病毒感染者或者艾滋病患者进行医学随访的

【答案】A

【考点】《艾滋病防治条例》

【解析】医疗卫生机构未依照本条例规定履行职责，未对艾滋病病毒感染者或者艾滋病患者进行医学随访的；对临时应急采集的血液未进行艾滋病检测，对临床用血艾滋病检测结果未进行核查，或者将艾滋病检测阳性的血液用于临床的，由县级以上人民政府卫生主管部门责令限期改正，通报批评，给予警告；造成艾滋病传播、流行或者其他严重后果的，对负有责任的主管人员和其他直接责任人员依法给予降级、撤职、开除的处分，并可以依法吊销有关机构或者责任人员的执业许可证件；构成犯罪的，依法追究刑事责任，所以5题选B，6题选D，7题选A。

【避错】本组题6题不易错选，因为已构成犯罪。5题容易误选E，不应该把艾滋病看作一般传染病，应该提高重视程度。7题易错选B或C，错选者应该加深对相关法律条例的认识。

考点：中华人民共和国献血法

1. 违反《中华人民共和国献血法》规定，向医疗机构提供不符合国家规定标准血液的血站，应当

A. 由县级以上卫生行政部门处以罚款

B. 由县级以上卫生行政部门责令改正

C. 由县级以上卫生行政部门限期整顿

D. 依法赔偿

E. 依法追究刑事责任

【答案】B

【考点】血站的法律责任

【解析】血站违反规定向医疗机构提供不符合国家规定标准的血液的，由县级以上人民政府卫生行政部门责令改正；情节严重，造成经血液途径传播的疾病传播或者有传播严重危险的，限期整顿，对直接负责的主管人员和其他直接责任人员，依法给予行政处分；构成犯罪的，依法追究刑事责任。故选B。

【避错】本题易错选C。对血站违反规定的一般处理和情节严重时的处理，应注意区分。

2.《临床输血技术规范》的立法宗旨是规范、指导医疗机构

A. 科学、合理用血

B. 安全、科学用血

C. 合理、安全用血

D. 合理、卫生用血

E. 科学、卫生用血

【答案】A

【考点】《临床输血技术规范》的立法宗旨

【解析】医疗机构临床用血应当遵照科学、合理用血的原则，制订用血计划，不得浪费和滥用血液。故本题选A。

【避错】本题较易，我国基本用血原则是科学合理，此题也是考试常考题，务必牢记。

3.《中华人民共和国献血法》规定，国家提倡健康公民自愿献血的年龄是

A. 18~40周岁

B. 18~45周岁

C. 18~50周岁

D. 18~55周岁

E. 18~60周岁

【答案】D

【考点】无偿献血规定

【解析】我国提倡无偿献血制度，国家提倡18周岁至55周岁的健康公民自愿献血，故本题选D。

【避错】本题容易错选C，一般考生会记住献血年龄从18周岁开始，但是上限容易记混，此题帮助考生巩固记忆，献血的上限是55周岁。

4.《中华人民共和国献血法》规定，对献血者采集血液2次采集间隔期不少于

A. 7个月

B. 6个月

C. 5个月

D. 4个月

E. 3个月

【答案】B

【考点】无偿献血规定

【解析】血站对献血者每次采集血液量一般为200ml，最多不得超过400ml，2次采集间隔期不少于6个月。故本题选B。

【避错】本题不难，因为大部分考生自身献过血，或者周边有人献过血，对此知识点比较了解，故选错的可能性比较小，联系实际，冷静作答可避免犯错。

5. 献血大王刘某，在过去的7年间，献血总量已达5600ml。快满50周岁的刘某告诉记者，如果身体一直保持健康状态，他满55周岁以前，还可争取无偿献血

A. 7次

B. 8次

C. 9次

D. 10次

E. 11次

【答案】D

【考点】无偿献血规定

【解析】国家提倡18周岁至55周岁的健康公民自愿献血。按照规定，献血间隔不得少于6个月，每年最多献2次。快满50周岁的刘某如果身体一直保持健康状态，他满55周岁以前，还可争取无偿献血10次。故选D。

【避错】本题易错选其他选项，献血间隔不得少于6个月，应避免混淆。

6. 某镇卫生院3名医务人员违反《中华人民共和国献血法》规定，将不符合国家规定标准的血液用于患者，由于患者家属及时发现，经治医师采取果断措施，幸好未给受血者健康造成损害。根据规定，当地县卫生行政部门给予3名医务人员的处理是

A. 责令改正

B. 警告

C. 依法赔偿

D. 暂停执业活动6个月以上1年以下

E. 吊销其执业证书

【答案】A

【考点】医疗机构的法律责任

【解析】医疗机构的医务人员违反规定，将不符合国家规定标准的血液用于患者的，由县级以上地方人民政府卫生行政部门责令改正；给患者健康造成损害的，应当依法赔偿，对直接负责的主管人员和其他直接责任人员，依法给予行政处分；构成犯罪的，依法追究刑事责任。故选A。

【避错】本题易错选C，给患者健康造成损害时，有关医务人员应给予依法赔偿。

7. 某村发生一起民居楼垮塌事故，重伤者9人，急送乡卫生院抢救。市中心血站根据该院用血要求，急送一批无偿献血的血液到该院。抢救结束后，尚余900ml血液，该院却将它出售给另一医疗机构。根据《中华人民共和国献血法》规定，对于乡卫生院的这一违法行为，县卫生健康局除了应当没收其违法所得外，还可以对其处以罚款

A. 十万元以下

B. 五万元以下

C. 三万元以下

D. 一万元以下

E. 五千元以下

【答案】A

【考点】《中华人民共和国献血法》的有关内容

【解析】《中华人民共和国献血法》规定有下列行为之一的，由县级以上地方人民政府卫生行政部门予以取缔，没收违法所得，可以并处十万元以下的罚款；构成犯罪的，依法追究刑事责任：①非法采集血液的。②血站、医疗机构出售无偿献血的血液的。③非法组织他人出卖血液的。所以本题应选 A。

【避错】该题目不易选错，重点是牢记条例中列举的非法情节。

考点：中华人民共和国医师法

1. 医师在执业活动中享有的权利是

A. 保护患者隐私

B. 履行医师职责

C. 从事医学研究

D. 遵守技术规范

E. 遵守职业道德

【答案】C

【考点】医师的权利

【解析】医师在执业活动中的权利：①在注册的执业范围内，按照有关规范进行医学诊查、疾病调查、医学处置、出具相应的医学证明文件，选择合理的医疗、预防、保健方案。②获取劳动报酬，享受国家规定的福利待遇，按照规定参加社会保险并享受相应待遇。③获得符合国家规定标准的执业基本条件和职业防护装备。④从事医学教育、研究、学术交流。⑤参加专业培训，接受继续医学教育。⑥对所在医疗卫生机构和卫生健康主管部门的工作提出意见和建议，依法参与所在机构的民主管理。⑦法律、法规规定的其他权利。故选 C。

【避错】本题不易选错，其余选项均为医师的义务。

2. 对考核不合格的医师，县级以上人民政府卫生健康主管部门应当责令其暂停执业活动，并接受相关专业培训。暂停期限是

A. 1～3 个月

B. 3～6 个月

C. 4～7 个月

D. 6～9 个月

E. 6～12 个月

【答案】B

【考点】医师的考核

【解析】对考核不合格的医师，县级以上人民政府卫生健康主管部门应当责令其暂停执业活动 3～6 个月，并接受相关专业培训。暂停执业活动期满，再次进行考核，对考核合格的，允许其继续执业。故选 B。

【避错】本题易错选其他选项，对于卫生法规的常考数字，考生应牢记，避免混淆。

3. 经国家执业医师资格考试，取得执业医师资格的，可以申请注册，受理机构是

A. 县级以上人民政府卫生健康主管部门

B. 医疗卫生机构

C. 省（自治区）级以上人民政府卫生健康主管部门

D. 省（自治区）级以上人民政府

E. 医师协会

【答案】A

【考点】医师注册

【解析】取得医师资格的，可以向所在地县级以上地方人民政府卫生健康主管部门申请注册。医疗卫生机构可以为本机构中的申请人集体办理注册手续。故选 A。

【避错】本题易错选 C，县级以上地方人民政府卫生健康主管部门可以受理医师注册。

4. 对于非医师行医，卫生健康主管部门可采取的措施不包括

A. 责令停止非法执业活动

B. 责令赔偿患者损失

C. 没收药品、医疗器械

D. 罚款

E. 没收违法所得

【答案】B

【考点】非医师行医的处罚

【解析】违反《中华人民共和国医师法》规定，非医师行医的，由县级以上人民政府卫生健康主管部门责令停止非法执业活动，没收违法所得和药品、医疗器械，并处违法所得 2 倍以上 10 倍以下的罚款，违法所得不足 1 万元的，按 1 万元计算。故选 B。

【避错】本题易错选 A，非医师行医的，首先应责令停止非法执业活动。

5. 对中止执业活动达到一定年限的医师，应当注销其执业注册。该年限是

A. 2 年

B. 3 年

C. 1 年

D. 4 年

E. 5 年

【答案】A

【考点】医师注册注销

【解析】医师注册后有下列情形之一的，注销注册，废止医师执业证书：①死亡。②受刑事处罚。③被吊销医师执业证书。④医师定期考核不合格，暂停执业活动期满，再次考核仍不合格。⑤中止医师执业活动满2年。⑥法律、行政法规规定不得从事医疗卫生服务或者应当办理注销手续的其他情形。故选A。

【避错】本题易错选其他选项，部分考生对中止执业活动的时间混淆而误选其他选项。

6. 遇有自然灾害、事故灾难、公共卫生事件和社会安全事件等严重威胁人民生命健康的突发事件时，医师不服从卫生健康主管部门调遣，情节严重的，由相关部门给予的处理是

A. 暂停执业活动3~6个月
B. 罚款
C. 责令改正
D. 暂停执业活动6个月至1年，直至吊销医师执业证书
E. 追究刑事责任

【答案】D

【考点】违反医师法的处理

【解析】医师在执业活动中有下列行为之一的，由县级以上人民政府卫生健康主管部门责令改正，给予警告；情节严重的，责令暂停6个月以上1年以下执业活动，直至吊销医师执业证书：①在提供医疗卫生服务或者开展医学临床研究中，未按照规定履行告知义务或者取得知情同意。②对需要紧急救治的患者，拒绝急救处置，或者由于不负责任延误诊治。③遇有自然灾害、事故灾难、公共卫生事件和社会安全事件等严重威胁人民生命健康的突发事件时，不服从卫生健康主管部门调遣。④未按照规定报告有关情形。⑤违反法律、法规、规章或者执业规范，造成医疗事故或者其他严重后果。故选D。

【避错】本题易错选C，题干问的是针对情节严重情况的处理，注意审题。

7. 某主治医师被注销执业注册满1年，现欲重新执业，遂向卫生健康主管部门提交了相关申请，但未获批准。原因是

A. 未经过医师规范化培训
B. 刑事处罚完毕后不满2年
C. 变更执业地点不满2年
D. 未到基层医疗机构锻炼
E. 在医疗机构的试用期不满1年

【答案】B

【考点】医师注册条件

【解析】有下列情形之一的，不予注册：①无民事行为能力或限制民事行为能力。②受刑事处罚，刑罚执行完毕不满2年或被依法禁止从事医师职业的期限未满。③被吊销医师执业证书不满2年。④因医师定期考核不合格被注销注册不满1年。⑤法律、行政法规规定不得从事医疗卫生服务的其他情形。故选B。

【避错】本题不易选错。医师定期考核不合格被注销注册不满1年的，不予注册，注意审题。

（8~9共用备选答案）

A. 3年
B. 5年
C. 1年
D. 4年
E. 2年

8. 具有高等学校医学专科学历，取得执业助理医师执业证书后，报考执业医师资格考试，需要在医疗卫生机构中执业满一定时间。该时间是

【答案】E

9. 具有高等学校医学专业本科学历，报考执业医师资格考试的，需要在医疗卫生机构中参加医学专业工作实践满一定时间。该时间是

【答案】C

【考点】执业医师资格考试的报考条件

【解析】具有下列条件之一的，可以参加执业医师资格考试：①具有高等学校相关医学专业本科以上学历，在执业医师指导下，在医疗卫生机构中参加医学专业工作实践满1年。②具有高等学校相关医学专业专科学历，取得执业助理医师执业证书后，在医疗卫生机构中执业满2年。故8题选E，9题选C。

【避错】8、9题均易错选其他选项，不同学历者参加执业医师资格考试所需的时间要求不同，注意区分。一般本科以上学历为1年，专科学历为2年。

（10~11题共用备选答案）

A. 追究刑事责任
B. 暂停执业活动6个月至1年，直至吊销医师执业证书
C. 罚款
D. 承担赔偿责任
E. 责令改正

10. 医师不负责任，延误急危患者的抢救和诊治，但未对患者的生命健康造成损失，应受到的处罚是

【答案】E

11. 医师泄露患者隐私，造成严重后果的，应受到的

处罚是

【答案】B

【考点】《中华人民共和国医师法》规定的法律责任

【解析】①医师在执业活动中，对需要紧急救治的患者，拒绝急救处置，或由于不负责任延误诊治，由县级以上人民政府卫生健康主管部门责令改正，给予警告；情节严重的，责令暂停6个月至1年执业活动，直至吊销医师执业证书。故10题选E。②医师在执业活动中，泄露患者隐私或个人信息，由县级以上人民政府卫生健康主管部门责令改正，给予警告，没收违法所得，并处1万元以上3万元以下的罚款；情节严重的，责令暂停6个月至1年执业活动，直至吊销医师执业证书。故11题选B。

【解析】10题易错选B，医师延误急危患者的抢救和诊治，但未对患者的生命健康造成损失，考虑按一般情节处罚。11题易错选E，责令改正属于针对一般情节的处罚措施。

考点：医疗损害责任

1. 患者有损害，不属于推定医疗机构有过错的法定情形是
   A. 违反法律、行政法规、规章以及其他有关诊疗规范的规定
   B. 隐匿与纠纷有关的病历资料
   C. 拒绝提供与纠纷有关的病历资料
   D. 伪造、篡改、销毁病历资料
   E. 医疗事故造成患者死亡的

【答案】E

【考点】医疗损害责任

【解析】患者在诊疗活动中受到损害，有下列情形之一的，推定医疗机构有过错：①违反法律、行政法规、规章以及其他有关诊疗规范的规定。②隐匿或者拒绝提供与纠纷有关的病历资料。③遗失、伪造、篡改或者销毁病历资料。所以本题应选E。

【避错】A很容易排除，B、C、D异曲同工，不应该错选其中任一项。

2. 某中年男性因突发急症在大街上摔倒并昏迷，由路人送到附近医院，被确诊为脑出血，此时无法联系到患者家属，能决定为其行急诊手术的人员是
   A. 为其接诊医师的上级医师
   B. 为其接诊的医师
   C. 院长或其授权的人
   D. 医院所在地派出所负责人
   E. 医院所在地民政部门负责人

【答案】C

【考点】紧急情况医疗措施的实施

【解析】因抢救生命垂危的患者等紧急情况，不能取得患者或者其近亲属意见的，经医疗机构负责人或者授权的负责人批准，可以立即实施相应的医疗措施。故选C。

【避错】本题易错选A，危急情况下，无法取得患者或者其家属的意见时，可以批准手术的只有医疗机构负责人或者授权的负责人。

3. 女，36岁。因患子宫肌瘤在县医院接受手术治疗，术后患者因对手术效果不满意诉至法院。法院经审理认为医院存在规定的过错推定情形，判决医院败诉。该推定情形是
   A. 未尽到说明义务
   B. 未尽到与当时医疗水平相应的诊疗义务
   C. 伪造病历资料
   D. 泄露患者隐私
   E. 限于当时的医疗水平难以诊疗

【答案】C

【考点】推定医疗机构有过错的情形

【解析】根据规定，下列为推定医疗机构有过错的情形：①违反法律、行政法规、规章以及其他有关诊疗规范的规定。②隐匿或者拒绝提供与纠纷有关的病历资料。③遗失、伪造、篡改或者违法销毁病历资料。故选C。

【避错】本题易错选E。如“限于当时的医疗水平难以诊疗”，则医疗机构不承担赔偿责任。

考点：中华人民共和国精神卫生法

1. 《中华人民共和国精神卫生法》规定，承担精神障碍患者再次诊断的精神科执业医师人数是
   A. 1人
   B. 2人
   C. 3人
   D. 4人
   E. 5人

【答案】B

【考点】精神障碍的再次诊断

【解析】要求再次诊断的应当自收到诊断结论之日起3日内向原医疗机构或者其他具有合法资质的医疗机构提出。承担再次诊断的医疗机构应当在接到再次诊断要求后指派2名初次诊断医师以外的精神科执

业医师进行再次诊断，并及时出具再次诊断结论。故此题选B。

【避错】本题不易错选，但应注意的是指派的精神科执业医师不能是初次诊断的医师。

2. 关于医疗机构擅自从事精神障碍诊断、治疗的法律责任，说法有误的是

A. 不符合本法规定条件的医疗机构擅自从事精神障碍诊断、治疗的，由县级以上人民政府卫生行政部门责令停止相关诊疗活动

B. 不符合本法规定条件的医疗机构擅自从事精神障碍诊断、治疗的，由县级以上人民政府卫生行政部门给予警告，并处五千元以上一万元以下罚款

C. 不符合本法规定条件的医疗机构擅自从事精神障碍诊断、治疗，有违法所得的没收违法所得

D. 对直接负责的主管人员和其他直接责任人员依法给予或者责令给予降低岗位等级或者吊销其执业证书

E. 对有关医务人员，吊销其执业证书

【答案】D

【考点】《中华人民共和国精神卫生法》

【解析】不符合《中华人民共和国精神卫生法》规定条件的医疗机构擅自从事精神障碍诊断、治疗的，由县级以上人民政府卫生行政部门责令停止相关诊疗活动，给予警告，并处五千元以上一万元以下罚款，有违法所得的，没收违法所得；对直接负责的主管人员和其他直接责任人员依法给予或者责令给予降低岗位等级或撤职、开除的处分；对有关医务人员，吊销其执业证书。故选D。

【避错】本题易错选E，部分考生对法规不熟悉，对违反相关规定的有关医务人员，吊销其执业证书。

3. 医疗机构及其工作人员实行某些行为，由县级以上人民政府卫生行政部门责令改正，对直接负责的主管人员和其他直接责任人员依法给予或者责令给予降低岗位等级或者撤职的处分；对有关医务人员，暂停六个月以上一年以下执业活动；情节严重的，给予或者责令给予开除的处分，并吊销有关医务人员的执业证书，不属于规定行为的是

A. 违反本法规定实施约束、隔离等保护性医疗措施的

B. 违反本法规定，强迫精神障碍患者劳动的

C. 违反本法规定对精神障碍患者实施外科手术或者实验性临床医疗的

D. 违反本法规定，侵害精神障碍患者的通讯和会见探访者等权利的

E. 违反本法规定，错误诊断精神障碍患者的

【答案】E

【考点】《中华人民共和国精神卫生法》

【解析】《中华人民共和国精神卫生法》规定，医疗机构及其工作人员有下列行为之一的，由县级以上人民政府卫生行政部门责令改正，对直接负责的主管人员和其他直接责任人员依法给予或者责令给予降低岗位等级或者撤职的处分；对有关医务人员，暂停六个月以上一年以下执业活动；情节严重的，给予或者责令给予开除的处分，并吊销有关医务人员的执业证书：①违反本法规定实施约束、隔离等保护性医疗措施的。②违反本法规定，强迫精神障碍患者劳动的。③违反本法规定对精神障碍患者实施外科手术或者实验性临床医疗的。④违反本法规定，侵害精神障碍患者的通讯和会见探访者等权利的。⑤违反精神障碍诊断标准，将非精神障碍患者诊断为精神障碍患者的。所以本题应选E。

【避错】部分考生不选E，可能是因为对条例的理解不到位。

(4~6共用题干)

连某因患严重的躁狂抑郁障碍，正在精神病专科医院住院治疗。因病情恶化，患者出现伤人毁物等行为，医院在没有其他可替代措施的情况下，对其实施了约束身体的措施，但实施后没有及时通知连某的监护人。连某的父亲作为监护人，探视时看到儿子被捆绑在病床上，非常气愤。

4. 依照《中华人民共和国精神卫生法》对患者连某实施的约束行为，其性质属于

A. 治疗性措施

B. 惩罚性措施

C. 保护性医疗措施

D. 诊断性措施

E. 警告性措施

【答案】C

【考点】《中华人民共和国精神卫生法》

【解析】精神障碍患者在医疗机构内发生或者将要发生伤害自身、危害他人安全、扰乱医疗秩序的行为，医疗机构及其医务人员在没有其他可替代措施的情况下，可以实施约束、隔离等保护性医疗措施。禁止利用约束、隔离等保护性医疗措施惩罚精神障碍患者。故选C。

【避错】本题易错选A。对于精神障碍患者，在医院住院出现病情恶化、毁人毁物，可对其进行身体

约束等保护性医疗措施，避免误认为治疗性措施。

5. 对患者连某实施身体约束而未告知其监护人的做法，侵犯的患方权利是
   A. 生命权
   B. 健康权
   C. 认知权
   D. 知情权
   E. 名誉权

【答案】D

【考点】知情权

【解析】医疗机构应尊重患者对自己的病情、诊断、治疗的知情权，在实施手术、特殊检查、特殊治疗时应当向患者作出必要的解释，因实施保护性医疗措施不宜向患者说明情况，应当将有关情况通知家属。故选D。

【避错】本题不易错选。实施保护性医疗措施应当遵循诊断标准和治疗规范，并在实施后告知患者的监护人。

6. 该案例中所形成的医患关系模式是
   A. 主动-被动型
   B. 指导-合作型
   C. 契约许可型
   D. 指导参与型
   E. 共同参与型

【答案】A

【考点】医患关系模式

【解析】主动-被动模式中，医师处于主动或支配地位，患者完全是被动的，此模式适用于昏迷、休克、全身麻醉、有严重创伤、智力严重低下及自知力丧失的精神疾病患者。故选A。

【避错】本题易错选B。指导-合作型模式中，医师和患者均具有主动性，以医师的作用占优势。医师的意见受到尊重，但患者可有疑问和寻求解释。

考点：医疗机构管理条例及其实施细则

1. 医疗机构使用非卫生技术人员从事医疗卫生技术工作应给予罚款处罚，其最高金额是
   A. 100 000元
   B. 80 000元
   C. 20 000元
   D. 10 000元
   E. 3000元

【答案】A

【考点】医疗机构的法律责任

【解析】医疗机构使用非卫生技术人员从事医疗卫生技术工作的，由县级以上人民政府卫生行政部门责令其限期改正，并可以处以1万元以上10万元以下的罚款；情节严重的，吊销其《医疗机构执业许可证》或者责令其停止执业活动。故选A。

【避错】本题易错选D。医疗机构使用非卫生技术人员从事医疗卫生技术工作的，可处以1万元以上10万元以下罚款，避免混淆罚款的上限和下限。

2. 《医疗机构管理条例》规定，医疗机构必须将有关文件悬挂于明显处所，除了
   A. 医疗机构批准书
   B. 医疗机构执业许可证
   C. 诊疗科目
   D. 诊疗时间
   E. 收费标准

【答案】A

【考点】医疗机构执业要求

【解析】医疗机构必须将《医疗机构执业许可证》、诊疗科目、诊疗时间和收费标准悬挂于明显处所。故选A。

【避错】本题易错选D。部分考生认为没有必要将诊疗时间悬挂于明显处所，这种想法是错误的。

3. 医务人员医疗技术水平低所构成的对患者安全威胁的因素属于
   A. 医院服务因素
   B. 医院专业因素
   C. 医院管理因素
   D. 医院社会因素
   E. 医院环境因素

【答案】B

【考点】医源性因素

【解析】医院常见的有害因素包括医院专业因素、医院管理因素、医院社会因素、医院环境因素。医院专业因素又称医源性因素，主要是指医务人员在专业操作过程中的不当或过失行为，给患者造成的不安全感或者不安全结果；是临床上造成患者医疗不安全的主要因素。医院社会因素是指可能引发患者和医务人员健康危害的医院相关的外界社会因素。医院环境因素是医院建筑卫生、卫生工程、消毒隔离、环境卫生、营养卫生、作业劳动卫生等环境卫生学因素对患者和医务人员健康和安全的潜在威胁。故选B。

【避错】本题易错选C。医院管理因素是指由于医院的各项组织管理措施不到位或不落实、运行机制不顺畅等原因造成的患者或医务人员安全受到威胁的

因素。

4. 某孕妇在家里分娩一死胎，为向生育管理部门申请生育指标，其家属要求卫生院出具死亡证明。乡卫生院拒绝出具，理由是

A. 产妇本人没有提出申请

B. 产妇户口不在卫生院所在地

C. 需向卫生部门报告

D. 未经医护人员接产

E. 未接公安部门通知

【答案】 D

【考点】 医疗机构执业

【解析】 未经医师（士）亲自诊查患者，医疗机构不得出具疾病诊断书、健康证明书或者死亡证明书等证明文件；未经医师（士）、助产人员亲自接产，医疗机构不得出具出生证明书或者死产报告书。根据题干信息，该孕妇分娩时未经医护人员接产，乡卫生院拒绝出具死亡证明。故选D。

【避错】 本题不易错选，考生注意审题，熟悉医疗机构执业的相关规定。

5. 女，34岁。因咳嗽、发热2天到卫生院就诊，经诊断为上呼吸道感染，给予肌内注射链霉素0.5g。10分钟后患者面色苍白、呼吸急促，继而抽搐、昏迷，立即给予紧急抢救，40分钟后呼吸心搏停止。患者死后，其家属认为该院未对患者做皮肤试验就注射药物，是院方责任。根据题干信息，考虑本事件的性质为

A. 医疗技术事故

B. 医疗责任事故

C. 严重医疗差错

D. 医疗意外

E. 并发症

【答案】 B

【考点】《医疗事故处理条例》

【解析】 医疗责任事故是指医务人员因违反规章制度等行为，给患者造成伤、残、死等严重后果。按照规定，链霉素需要做皮肤试验，该医院违反规章制度，未作皮肤试验，医院是有责任的，这起事件属于医疗责任事故。故选B。

【避错】 本题易错选A。医疗技术事故是指医务人员因专业技术水平和经验不足造成诊疗、护理中失误，导致患者伤、残、死等严重后果。

考点：医疗纠纷预防和处理条例

1. 患者死亡，医患双方对死因有异议的，应当在患者死亡后多长时间内进行尸检

A. 48小时

B. 12小时

C. 8小时

D. 24小时

E. 10小时

【答案】 A

【考点】 医疗纠纷处理

【解析】 患者死亡，医患双方对死因有异议的，应当在患者死亡后48小时内进行尸检；具备尸体冻存条件的，可以延长至7日。故选A。

【避错】 本题易错选其他选项，应牢记尸检的有效时间为死亡后48小时。

2. 患者在病历资料封存满几年未再提出解决医疗纠纷要求，医疗机构可以自行启封病历资料

A. 3年

B. 2年

C. 1年

D. 4年

E. 5年

【答案】 A

【考点】 病历资料的启封

【解析】 医疗机构应当对封存的病历开列封存清单，由医患双方签字或盖章，各执一份。病历资料封存后医疗纠纷已经解决，或患者在病历资料封存满3年未再提出解决医疗纠纷要求的，医疗机构可以自行启封。故选A。

【避错】 本题易错选其他选项，复习时要特别注意法规相关数字的规定，注意对比记忆。

3. 梁某姐姐因患子宫脱垂在某医院接受手术治疗，术后第3天突然死亡。梁某对死因提出疑问，要求复印其姐姐的全部病历资料。医院工作人员依据规定提供了其有权复印的病历资料。以下可复印的病历资料是

A. 会诊意见

B. 上级医师查房记录

C. 死亡病例讨论记录

D. 病程记录

E. 住院志

【答案】 E

【考点】 病历资料的复制

【解析】 患者有权查阅、复制其门诊病历、住院志、体温单、医嘱单、化验单（检验报告）、医学影像检查资料、特殊检查同意书、手术同意书、手术及麻醉记录、病理资料、护理记录、医疗费用及国务院

卫生主管部门规定的其他属于病历的全部资料。患者死亡的，其近亲属可以依照规定，查阅、复制病历资料。故选 E。

【避错】本题易错选其他选项，A、B、C、D 均为不可复制的病历资料，住院志是患者或其近亲属有权复制的病历资料之一。

考点：医疗事故处理条例

1. 医务人员在医疗活动中发生医疗事故争议，应当采取的措施是

A. 立即向所在科室负责人报告

B. 立即向所在医院医务部门报告

C. 立即向所在医疗机构医疗质量监控部门报告

D. 立即向所在医疗机构的主管负责人报告

E. 立即向当地卫生行政机关报告

【答案】A

【考点】医疗事故的处置

【解析】医务人员在医疗活动中发生或发现医疗事故、可能引起医疗事故的医疗过失行为或发生医疗事故争议的，应当立即向所在科室负责人报告，科室负责人应当及时向本医疗机构负责医疗服务质量监控的部门或专（兼）职人员报告。故选 A。

【避错】本题易错选 E，发生医疗事故的医疗机构，应当按照规定向所在地卫生行政部门报告。

2. 医务人员发生医疗事故，情节严重，尚不够刑事处罚的，卫生行政部门可以给予的处罚是

A. 警告

B. 暂停 6 个月以上 1 年以下执业活动

C. 责令限期整顿

D. 吊销执业证书

E. 责令改正

【答案】D

【考点】《医疗事故处理条例》

【解析】医疗机构发生医疗事故，情节严重的，对负有责任的医务人员依照刑法关于医疗事故罪的规定，依法追究刑事责任；尚不够刑事处罚的，依法给予行政处分或纪律处分。对发生医疗事故的有关医务人员，除依照上述处罚外，卫生行政部门并可以责令暂停 6 个月以上 1 年以下执业活动；情节严重的，吊销其执业证书。故选 D。

【避错】本题易错选 C，主要是混淆了医疗机构和医务人员的法律责任。医疗机构发生医疗事故的，由卫生行政部门根据医疗事故等级和情节，给予警告；情节严重的，责令限期整顿直至由原发证部门吊销执业许可证。

（3～4 题共用备选答案）

A. 责令改正

B. 警告

C. 罚款

D. 吊销资格证书

E. 追究刑事责任

3. 医疗机构未制定有关防范和处理医疗事故预案，应受到的处罚是

【答案】A

4. 承担尸检任务的医疗机构无任何理由，拒绝进行尸检，情节严重的，应受到的处罚是

【答案】D

【考点】医疗机构的法律责任

【解析】医疗机构未制定有关防范和处理医疗事故预案，由卫生行政部门责令改正；情节严重的，对负有责任的主管人员和其他直接责任人员依法给予行政处分或纪律处分。故 3 题选 A。承担尸检任务的机构没有正当理由，拒绝进行尸检的，由卫生行政部门责令改正，给予警告；对负有责任的主管人员和其他直接责任人员依法给予行政处分或纪律处分；情节严重的，由原发证部门吊销其执业证书或者资格证书。故 4 题选 D。

【避错】3 题较简单，不易选错。4 题易错选 A，医疗机构没有正当理由，拒绝进行尸检的，由卫生行政部门责令改正，给予警告。题干问的是情节严重的情况，故选择吊销资格证书。

考点：放射诊疗管理规定

1. 医疗机构发生放射事件，应当及时进行调查处理，如实记录，及时报告。以下不采用上述处理的情形是

A. 人员误照或误用放射性药物的

B. 放射性核素丢失、被盗和污染的

C. 放射治疗实际照射剂量偏离处方剂量 25% 以上的

D. 诊断放射性药物实际用量偏离处方剂量 25% 以上的

E. 设备故障或人为失误引起的其他放射事件

【答案】D

【考点】《放射诊疗管理规定》

【解析】医疗机构发生下列放射事件情形之一的，应当及时进行调查处理，如实记录，并按照有关规定及时报告卫生行政部门和有关部门：①诊断放射性药

物实际用量偏离处方剂量50%以上的。②放射治疗实际照射剂量偏离处方剂量25%以上的。③人员误照或误用放射性药物的。④放射性同位素丢失、被盗和污染的。⑤设备故障或人为失误引起的其他放射事件。所以本题应选D。

【避错】部分考生易选C，注意区分条例中的②、③两条。

2. 针对放射诊疗工作人员的防护要求是
 A. 放射诊疗工作人员应当按照有关规定穿戴防护服
 B. 放射诊疗工作人员应当按照有关规定按时进行健康检查
 C. 放射诊疗工作人员应当按照有关规定自建健康档案
 D. 放射诊疗工作人员应当按照有关规定购买防护用品
 E. 放射诊疗工作人员应当按照有关规定佩戴个人剂量计

【答案】E

【考点】《放射诊疗管理规定》

【解析】《放射诊疗管理规定》规定，放射诊疗工作人员应当按照有关规定佩戴个人剂量计。医疗机构应当按照有关规定和标准，对放射诊疗工作人员进行上岗前、在岗期间和离岗时的健康检查，定期进行专业及防护知识培训，并分别建立个人剂量、职业健康管理和教育培训档案。所以本题应选E。

【避错】部分考生易选B，注意题干中写的是防护要求。

3. 关于医疗机构开展放射诊疗工作应当具备的条件，说法错误的是
 A. 具有经核准登记的医学影像科诊疗科目
 B. 具有符合国家相关标准和规定的放射诊疗场所和配套设施
 C. 具有质量控制与安全防护专（兼）职管理人员和管理制度，并配备必要的防护用品和监测仪器
 D. 产生放射性废气、废液、固体废物的，具有污染物排放处理能力和应急监测方案
 E. 具有放射事件应急处理预案

【答案】D

【考点】《放射诊疗管理规定》

【解析】医疗机构开展放射诊疗工作，应当具备以下基本条件：①具有经核准登记的医学影像科诊疗科目；②具有符合国家相关标准和规定的放射诊疗场所和配套设施；③具有质量控制与安全防护专（兼）职管理人员和管理制度，并配备必要的防护用品和监测仪器；④产生放射性废气、废液、固体废物的，具有确保放射性废气、废液、固体废物达标排放的处理能力或者可行的处理方案；⑤具有放射事件应急处理预案。故选D。

【避错】本题不易错选，D项说法不严谨，注意审题，后半句正确的描述为：具有确保放射性废气、废液、固体废物达标排放的处理能力或者可行的处理方案。

考点：处方管理办法

1. 下列符合处方书写规则的是
 A. 西药和中成药可以开具一张处方
 B. 中药饮片处方的书写，一般应当按照“臣、君、佐、使”的顺序排列
 C. 处方不得有任何涂改
 D. 患者年龄填写的是虚岁
 E. 西药和中药饮片可以开具一张处方

【答案】A

【考点】《处方管理办法》

【解析】西药和中成药可以分别开具处方，也可以开具一张处方，中药饮片应当单独开具处方，A正确。中药饮片处方的书写，一般应当按照“君、臣、佐、使”的顺序排列。处方要求字迹清楚，不得涂改；如需修改，应当在修改处签名并注明修改日期。故选A。

【避错】本题易错选C。患者年龄应当填写实足年龄，新生儿、婴幼儿写日、月龄，必要时要注明体重。

2. 急诊处方的用药日数一般不得超过
 A. 3日
 B. 2日
 C. 1日
 D. 5日
 E. 7日

【答案】A

【考点】《处方管理办法》

【解析】急诊处方一般不得超过3日用量，对于某些慢性病、老年病或特殊情况，处方用量可以适当延长但需医师注明理由。不超过3日用量的处方：一般的急诊处方，一般的其他剂型（除注射剂、控缓释制剂）的麻醉药品和第一类精神药品，门（急）诊为癌症疼痛或中重度慢性疼痛患者开具的注射剂型的麻醉药品和第一类精神药品。故选A。

【避错】本题易错选C或E。为住院患者开具的

麻醉药品和第一类精神药品处方，每张处方为1日常用量。普通处方一般不得超过7日用量。

3. 每张中成药处方最多可以开具的药品种类是
   A. 2种
   B. 3种
   C. 5种
   D. 6种
   E. 7种

【答案】C

【考点】《处方管理办法》

【解析】西药和中成药可以分别开具处方，也可以开具一张处方，中药饮片应当单独开具处方。开具西药、中成药处方，每一种药品应当另起一行，每张处方不得超过5种药品。故选C。

【避错】本题易错选E，处方量一般不超过7日用量，部分考生可能混淆处方的药品种类和用量。

4. 医疗机构应当对麻醉药品处方进行专册登记，加强管理。按照《处方管理办法》的规定，麻醉药品处方至少保存
   A. 1年
   B. 2年
   C. 3年
   D. 4年
   E. 5年

【答案】C

【考点】麻醉药品处方的保存时间

【解析】处方由调剂处方药品的医疗机构妥善保存。麻醉药品和第一类精神药品处方保存期限为3年。处方保存期满后，经医疗机构主要负责人批准、登记备案，方可销毁。故选C。

【避错】本题易错选B，医疗用毒性药品、第二类精神药品处方保存期限为2年，避免混淆。

5. 男，50岁。为长期使用麻醉药品的门诊癌症患者。医院为了解治疗效果和用药安全状况，要求其定期进行复诊。根据规定，该患者的复诊间隔是
   A. 4个月
   B. 6个月
   C. 5个月
   D. 2个月
   E. 3个月

【答案】E

【考点】《处方管理办法》

【解析】医疗机构应当要求长期使用麻醉药品和第一类精神药品的门（急）诊癌症患者和中、重度慢性疼痛患者每3个月复诊或者随诊一次。故选E。

【避错】本题较难，为记忆性题目，注意掌握相关法规。

（6～8题共用备选答案）
   A. 1日
   B. 2日
   C. 3日
   D. 5日
   E. 7日

6. 为门诊中度疼痛患者开具的麻醉药品处方，每张处方不得超过几日常用量

【答案】C

7. 第二类精神药品一般每张处方不得超过几日常用量

【答案】E

8. 为住院患者开具的麻醉药品处方为几日常用量

【答案】A

【考点】《处方管理办法》

【解析】为门（急）诊癌症疼痛患者和中、重度慢性疼痛患者开具的麻醉药品、第一类精神药品注射剂，每张处方不得超过3日常用量。为门（急）诊患者开具的麻醉药品注射剂，每张处方为一次常用量；控缓释制剂，每张处方不得超过7日常用量。第一类精神药品注射剂，每张处方为一次常用量；控缓释制剂，每张处方不得超过7日常用量；其他剂型，每张处方不得超过3日常用量。第二类精神药品一般每张处方不得超过7日常用量。为住院患者开具的麻醉药品和第一类精神药品处方应当逐日开具，每张处方为1日常用量。故6题选C，7题选E，8题选A。

【避错】本组4题容易误选E，这三个题目之间容易相互混淆，同学们应该加深记忆和区分度，对号入座。

考点：抗菌药物临床应用管理办法

1. 医疗机构应当对无正当理由开具抗菌药物超常处方达到一定次数的医师提出警告。无正当理由开具抗菌药物超常处方的最低次数是
   A. 4次
   B. 6次
   C. 5次
   D. 3次
   E. 2次

【答案】D

【考点】抗菌药物处方的监督管理

【解析】医疗机构应当对出现抗菌药物超常处方

3次以上且无正当理由的医师提出警告，限制其特殊使用级和限制使用级抗菌药物处方权。故选D。

【避错】本题不易选错。注意连续2次开具抗菌药物超常处方且无正当理由的，取消其处方权。

2. 某患者因肺部感染入院，经多种抗菌药物治疗效果不明显。主治医师刘某值夜班时发现患者病情危重，需要使用特殊使用级抗菌药物治疗。依照《抗菌药物临床使用管理办法》规定，刘某越级使用了抗菌药物，同时详细记录用药指征，并在规定时限内补办了越级使用抗菌药物的必要手续。该时限是

A. 12小时
B. 3小时
C. 24小时
D. 6小时
E. 2小时

【答案】C

【考点】《抗菌药物临床应用管理办法》

【解析】因抢救生命垂危的患者等紧急情况，医师可以越级使用抗菌药物。越级使用抗菌药物应当详细记录用药指征，并应当于24小时内补办越级使用抗菌药物的必要手续。

【避错】本题易错选A。因紧急抢救未能及时填写病历的，医务人员应当在抢救结束后6小时内据实补记，并加以注明。

（3～5题共用备选答案）

A. 30%
B. 40%
C. 50%
D. 60%
E. 75%

医疗机构应当开展细菌耐药监测工作，建立细菌耐药预警机制，主要目标细菌耐药率超过多少抗菌药物。

3. 应当及时将预警信息通报本机构医务人员

【答案】A

4. 应当慎重经验用药

【答案】B

5. 应当参照药敏试验结果选用

【答案】C

【考点】抗菌药物临床应用管理办法的有关内容

【解析】医疗机构应当开展细菌耐药监测工作，建立细菌耐药预警机制，并采取下列相应措施：①主要目标细菌耐药率超过30%的抗菌药物，应当及时将预警信息通报本机构医务人员。②主要目标细菌耐药率超过40%的抗菌药物，应当慎重经验用药。③主要目标细菌耐药率超过50%的抗菌药物，应当参照药敏试验结果选用。④主要目标细菌耐药率超过75%的抗菌药物，应当暂停针对此目标细菌的临床应用，根据追踪细菌耐药监测结果，再决定是否恢复临床应用。故3题选A，4题选B，5题选C。

【避错】本组题所涉及的几种情况之间容易混淆，所以要加强各种情况之间的区分。

考点：医疗机构临床用血管理办法

1. 不属于临床用血管理办法规定的医务人员职责的是

A. 认真执行临床输血技术规范
B. 严格掌握临床输血适应证
C. 根据患者病情和实验室检测指标
D. 对输血指征进行综合评估
E. 正确应用成熟的临床输血技术和血液保护技术

【答案】E

【考点】《医疗机构临床用血管理办法》

【解析】《医疗机构临床用血管理办法》规定，医务人员应当认真执行临床输血技术规范，严格掌握临床输血适应证，根据患者病情和实验室检测指标，对输血指证进行综合评估，制订输血治疗方案。所以本题应选E。

【避错】部分考生易选C，认为此项是临床医师的责任，E项是输血科和血库的责任，注意区分。

2. 主治医师李某为一名择期手术患者提交了临床用血申请，经上级医师核准后予以签发，依照《医疗机构临床用血管理办法》的规定，李某申请的备血量应是

A. 600ml
B. 900ml
C. 1000ml
D. 1200ml
E. 1600ml

【答案】A

【考点】《医疗机构临床用血管理办法》

【解析】同一患者一天申请备血量少于800ml者，由具有中级以上专业技术职务任职资格的医师提出申请，经上级医师审核准签发后，方可备血。同一患者一天申请备血量在800～1600ml的，具有中级以上专业技术职务任职资格的医师提出申请，经上级医师审核，科室主任核准签发后方可备血。同一患者一天申请备

血量达到或超过1600ml的，由具有中级以上专业技术职务任职资格的医师提出申请，科室主任核准签发后，报医务部门批准，方可备血。故本题选A。

【避错】本题易错选B、C、D，同一患者一天申请备血量在800～1600ml的具有中级以上专业技术职务任职资格的医师提出申请，经上级医师审核，科室主任核准签发后方可备血。

3. 某边远医院收治一名异位妊娠破裂并发失血性休克的患者，需要紧急输血。关于其输血，说法正确的是

A. 向上级医院申请血源

B. 生命第一，可以不考虑血液安全

C. 收集家属血液

D. 临时采集血液，并确保采血用血安全

E. 等待安全血液，暂不处理

【答案】D

【考点】《医疗机构临床用血管理办法》

【解析】为保证应急用血，医疗机构可以临时采集血液，但必须同时符合以下条件：①危及患者生命，急需输血。②所在地血站无法及时提供血液，且无法及时从其他医疗机构调剂血液，而其他医疗措施不能替代输血治疗。③具备开展交叉配血及乙型肝炎病毒表面抗原、丙型肝炎病毒抗体、人类免疫缺陷病毒抗体和梅毒螺旋体抗体的检测能力。④遵守采供血相关操作规程和技术标准。该患者异位妊娠破裂失血性休克，危及患者生命，需要紧急输血而其他医疗措施不能替代输血治疗。该医院为“边远医院”，说明此医院无法及时从所在地血站取血或者其他医疗机构调剂血液。综上所述，该医院可以临时采集血液，并确保采血安全。故选D。

【避错】本题不易错选。患者情况紧急，应考虑血液安全。该医院地处边远，向上级医院申请血源、等待安全血液可能延误治疗。“收集家属血液”的说法不严谨。

考点：中华人民共和国药品管理法及其实施条例

1. 下列关于劣药的说法，不正确的是

A. 药品成分的含量不符合国家药品标准

B. 以非药品冒充药品

C. 未注明生产批号的药品

D. 更改生产批号的药品

E. 被污染的药品

【答案】B

【考点】劣药

【解析】《中华人民共和国药品管理法》规定，有下列情形之一的为劣药：①药品成分的含量不符合国家药品标准。②被污染的药品。③未标明或者更改有效期的药品。④未注明或者更改产品批号的药品。⑤超过有效期的药品。⑥擅自添加防腐剂、辅料的药品。⑦其他不符合药品标准的药品。故选B。

【避错】本题较简单，以非药品冒充药品的，属于假药。

2. 医师收受药品生产企业给予的财物或其他不正当利益的，情节尚不严重，应给予的处罚是

A. 追究刑事责任

B. 吊销执业证书

C. 罚款

D. 没收违法所得

E. 警告

【答案】D

【考点】法律责任

【解析】医疗机构的负责人、药品采购人员、医师、药师等有关人员收受药品上市许可持有人、药品生产企业、药品经营企业或代理人给予的财物或其他不正当利益的，由卫生健康主管部门或本单位给予处分，没收违法所得；情节严重的，还应当吊销其执业证书。故选D。

【避错】本题易错选B，医师收受药品生产企业的财物或其他不正当利益的，情节严重的，还应吊销执业证书。

3. 医疗机构申请配制制剂，有权依法予以批准并发给《医疗机构制剂许可证》的机关是

A. 卫生行政部门

B. 县级卫生行政部门

C. 省级药品监督管理部门

D. 地市级药品监督管理部门

E. 省级工商行政管理部门

【答案】C

【考点】药品管理

【解析】医疗机构配制制剂，须经所在地省、自治区、直辖市人民政府药品监督管理部门批准，取得《医疗机构制剂许可证》。故本题选C。

【避错】本题易选择D和E，因为部分考生认为药品同样属于商品，故易选择E，由于考生对省级和地市级药品监督管理部门职能易混淆，故易选择D，加大对药品管理的理解可减少犯错。

4. 某村卫生室私自从“不法药贩”处购入药品用于患者的治疗，险些造成患者死亡，事发后，经有

关部门检查、检测，认定该药品为假药。该认定依据的事实是

A. 药品标签未标明有效期
B. 药品超过有效期
C. 直接接触药品的包装材料未经批准
D. 药品所含成分与国家药品标准规定成分不符
E. 药品擅自添加着色素

【答案】D

【考点】禁止生产销售假药的规定

【解析】《中华人民共和国药品管理法》规定，有下列情形之一的为假药：①药品所含成分与国家药品标准规定的成分不符。②以非药品冒充药品或者以他种药品冒充此种药品的。③变质的药品。④药品所标明的适应证或功能主治超过规定范围。故本题选D。

【避错】本题易错选其他选项，其他四项属于劣药，并不是假药。

考点：麻醉药品和精神药品管理条例

1. 具有麻醉药品处方资格的执业医师违反规定开具麻醉药品，造成严重后果的，应受到的处罚是

A. 警告
B. 吊销执业证书
C. 暂停执业半年
D. 取消麻醉药品处方资格
E. 罚款

【答案】B

【考点】《麻醉药品和精神药品管理条例》

【解析】具有麻醉药品和第一类精神药品处方资格的执业医师，违反规定开具麻醉药品和第一类精神药品处方，或未按照临床应用指导原则的要求使用麻醉药品和第一类精神药品的，由其所在医疗机构取消其麻醉药品和第一类精神药品处方资格；造成严重后果的，由原发证部门吊销其执业证书。故选B。

【避错】本题易错选D，部分考生将一般情节的处罚和严重情节的处罚混淆，注意区分。

2. 某省医科大学为了科学研究需要使用麻醉药品的标准品和对照品，现在已经通过所在地省人民政府药品监督管理部门的批准，下一步是购买该麻醉药品的标准品和对照品。按照规定，该医科大学应当向哪个机构批准的单位购买

A. 国务院
B. 所在地省、自治区、直辖市人民政府
C. 国务院药品监督管理部门
D. 国务院卫生行政部门
E. 所在地省、自治区、直辖市人民政府药品监督管理部门

【答案】C

【考点】《麻醉药品和精神药品管理条例》

【解析】《麻醉药品和精神药品管理条例》规定：需要使用麻醉药品和精神药品的标准品、对照品的，应当经所在地省、自治区、直辖市人民政府药品监督管理部门批准，向国务院药品监督管理部门批准的单位购买。所以本题应选C。

【避错】部分考生易选E，应该考虑到麻醉药品和精神药品的特殊性。

考点：药品不良反应报告和监测管理办法

合格药品在正常用法用量下出现的与用药目的无关的有害反应是

A. 药品不良反应
B. 可疑不良反应
C. 后遗效应
D. 特异质反应
E. 变态反应

【答案】A

【考点】药品不良反应的概念

【解析】药品不良反应是指合格药品在正常用法用量下出现的与用药目的无关的有害反应。药品不良反应是药品固有特性所引起的，任何药品都有可能引起不良反应。故选A。

【避错】此题不易错选，关键是掌握概念，注意相关概念的鉴别。

第四章　医学人文素养

考点：医学人文素养

1. 男，65岁。医生确诊患者为肺癌，但尚未告诉患者和患者家属，而患者告诉医生自己无儿无女，仅与老伴相依为命，如果是肺癌，不要将病情告诉他的老伴，以免她冠心病发作。如果手术，可以自己签字。医生此时怎样告知病情在医学伦理

道德上最佳

A. 告知患者家属

B. 告知患者本人

C. 对患者和患者家属都告知

D. 对患者和患者家属都不告知

E. 由上级领导决定

【答案】B

【考点】沟通能力

【解析】医务人员在临床实践活动中，应遵循医学道德基本原则，即尊重原则、不伤害原则、有利原则、公正原则。患者具有知情同意权，本案例中该患者的决定对其家属健康有利，医生应尊重患者的决定，病情仅告知患者本人即可。故选 B。

【避错】本题不易错选。患者在对病情充分知情的情况下，有做出合理选择的权利，医生应充分给予尊重。

2. 某患者，3 次腹痛来就诊不能缓解，第 4 次来门诊就诊，情绪激动，下列不正确的操作是

A. 需要进一步检查寻找证据

B. 态度和蔼，耐心解释疾病的诊断要一个过程

C. 担心处理不好，告其转诊

D. 告知下一步要做的诊疗措施，让患者心中有数

E. 使用易于被患者理解的语言解释病情

【答案】C

【考点】医德医风

【解析】每一位医师应牢记自身职责，以高度的责任心贯穿执业全过程，担负起救死扶伤、保护人民健康的神圣使命。责任心是医师职业道德的核心。“担心处理不好，告其转诊”不符合医生救死扶伤的宗旨。故选 C。

【避错】本题易错选 E。医生尽量避免使用不易为患者所理解的医学术语，语句表达通俗易懂，简洁明了，有助于患者理解病情，配合治疗。

第二部分

基础医学综合

第五章　生物化学

考点：蛋白质的化学

1. 蛋白质的三级结构是指

A. 肽链中某一区段氨基酸残基的相对空间位置

B. 多肽链中氨基酸的排列顺序

C. 整条多肽链中全部氨基酸残基的相对空间位置

D. 主要靠肽键形成的结构

E. 多肽链的主链结构

【答案】C

【考点】蛋白质的三级结构

【解析】蛋白质的三级结构是指整条肽链中全部氨基酸残基的相对空间位置，即整条肽链所有原子在三维空间的排布位置。具有二级结构的一条多肽链，由于其序列上相隔较远的氨基酸残基侧链的相互作用而进行范围广泛的盘曲与折叠，形成包括主链、侧链在内的空间排列。故选C。

【避错】本题易错选E。多肽链的主链结构属于蛋白质的二级结构。

2. 变性蛋白质的主要特点是

A. 不易被蛋白酶水解

B. 分子量降低

C. 溶解性增加

D. 生物学活性丧失

E. 共价键被破坏

【答案】D

【考点】蛋白质变性

【解析】在某些物理和化学因素作用下，蛋白质特定的空间构象被破坏，即有序的空间结构变成无序的空间结构，从而导致其理化性质的改变和生物学活性的丧失，这一现象称为蛋白质变性。蛋白质变性后，其他理化性质的改变，如结晶性消失、黏度增加、呈色性增加和易被蛋白水解酶水解，均与蛋白质的空间破坏、结构松散、分子的不对称性增加，以及氨基酸残基侧链外露等密切相关。故选D。

【避错】本题易错选E。蛋白质的变性主要发生二硫键和非共价键的破坏，不涉及一级结构中氨基酸序列的改变。

3. 天然蛋白质中不存在的氨基酸是

A. 硒代半胱氨酸

B. 羟脯氨酸

C. 瓜氨酸

D. 甲硫氨酸

E. 丝氨酸

【答案】C

【考点】天然蛋白质所含氨基酸

【解析】天然蛋白质中包括20种氨基酸，瓜氨酸不属于其中，所以本题应选C。

【避错】部分考生易选B，注意羟脯氨酸是脯氨酸羟基化而形成的，属于α-氨基酸。

4. α-螺旋每上升一圈相当于几个氨基酸

A. 2.5

B. 2.7

C. 3.0

D. 3.6

E. 4.5

【答案】D

【考点】蛋白质的有关内容

【解析】在典型的右手α-螺旋结构中，螺距为0.54nm，每一圈含有3.6个氨基酸残基，每个残基沿着螺旋的长轴上升0.15nm。螺旋的半径为0.23nm。故本题应选D。

【避错】部分考生易选E，此题为记忆性题，可由于记忆不清错选。

5. 维系蛋白质二级结构稳定的主要化学键是

A. 离子相互作用

B. 氢键

C. 疏水效应

D. 肽键

E. 二硫键

【答案】B

【考点】蛋白质结构

【解析】蛋白质二级结构是指蛋白质分子中某一段肽链的局部空间结构，其维系键是氢键。故选 B。

【避错】本题不易错选。离子相互作用、疏水效应是蛋白质三级结构的维系键，肽键、二硫键是一级结构的维系键。

6. 下列关于肽键性质和组成的叙述正确的是

A. 由 C_α 和 C—COOH 组成

B. 由 $C_{\alpha1}$ 和 $C_{\alpha2}$ 组成

C. 由 C_α 和 N 组成

D. 肽键有一定程度双键性质

E. 肽键可以自由旋转

【答案】D

【考点】肽键的有关内容

【解析】肽键是由一分子氨基酸的 α-羧基和一分子氨基酸的 α-氨基脱水缩合而形成的酰胺键，即—CO—NH—。氨基酸借肽键联结成多肽链。肽键是蛋白质分子中的主要共价键，性质比较稳定。它虽是单键，但具有部分双键的性质，难以自由旋转而有一定的刚性，因此形成肽键平面。连接肽键两端的 C—O、N—H 和 2 个 C_α 共 6 个原子的空间位置处在一个相对接近的平面上，$C_{\alpha1}$ 和 $C_{\alpha2}$ 在平面上所处的位置为反式构型。故选 D。

【避错】部分考生易选 C，参与肽键形成的 6 个原子 $C_{\alpha1}$、C、O、N、H 和 $C_{\alpha2}$ 位于同一平面，在此同一平面上的 6 个原子构成了所谓的肽单元。

7. 蛋白质的四级结构是指

A. 由多个亚基构成的蛋白质

B. 由多个结构域构成的蛋白质

C. 含有 4 种二级结构的蛋白质

D. 含有二硫键的蛋白质

E. 只有 1 个 N-端的蛋白质

【答案】A

【考点】蛋白质的四级结构

【解析】亚基与亚基之间呈特定的三维空间排布，并以非共价键相连接，这种蛋白质分子中各个亚基的空间排布及亚基接触部位的布局和相互作用，称为蛋白质的四级结构。在四级结构中，各亚基间的结合力主要是氢键和离子相互作用。所以本题应选 A。

【避错】部分考生易选 B，B 项太过于片面。蛋白质的四级结构是由多个亚基构成。

8. 在下列寡肽和多肽中，生物活性肽是

A. 胰岛素

B. 谷胱甘肽

C. 短杆菌素 S

D. 血红素

E. 促胃液素

【答案】B

【考点】生物活性肽

【解析】生物活性肽是蛋白质中 20 个天然氨基酸以不同组成和排列方式构成的，从二肽到复杂的线性、环形结构的不同肽类的总称，是源于蛋白质的多功能化合物。包括谷胱甘肽、降压肽、促钙吸收钛、抗菌肽、神经活性肽、免疫活性肽。谷胱甘肽是一种含 γ-酰胺键和巯基的三肽，由谷氨酸、半胱氨酸及甘氨酸组成，能帮助保持正常的免疫系统的功能，并具有抗氧化作用和整合解毒作用。故选 B。

【避错】本题易误选 A。属于理解题。胰岛素是由胰岛 B 细胞受内源性或外源性物质，如葡萄糖、乳糖、核糖、精氨酸、胰高血糖素等的刺激而分泌的一种蛋白质激素。不属于生物活性肽。

9. 促进 Hb 转变为 HbO_2 的因素是

A. $PaCO_2$ 增高

B. PaO_2 增高

C. 血液 H^+浓度增高

D. 温度增加

E. 血液 pH 下降

【答案】B

【考点】血红蛋白的构象变化与结合氧

【解析】氧合血红蛋白（HbO_2）是血红蛋白（Hb）和氧分子的结合物，由 Hb 与 O_2 可逆性地结合而生成。血红蛋白除作为血液缓冲物质而发挥作用外，其主要功能在于携带氧气（O_2）和二氧化碳（CO_2）。血红蛋白分子是由珠蛋白、原卟啉和二价铁离子（Fe^{2+}）所组成的结合蛋白质。有 4 条肽链各结合一个辅基即血红素，O_2 即结合于 Fe^{2+} 上，血红蛋白与氧疏松结合形成氧合血红蛋白（HbO_2），这种氧合作用于氧分压高时容易进行，于氧分压低时易于解离。故选 B。

【避错】本题易误选 A。属于理解题。二氧化碳不是和血红蛋白结合，而是靠碳酸酐酶转化为碳酸根来运输。氧浓度降低，二氧化碳浓度升高时，血红蛋白的构象改变，氧分子结合力降低，释放出氧；结合的碳酸根越多，越倾向于释放氧分子。

10. 临床常用醋酸纤维素薄膜将血浆蛋白进行分类研究，按照血浆蛋白泳动速度的快慢，可分为

A. α_1、α_2、β、γ 白蛋白

B. 白蛋白、γ、β、α_1、α_2

C. γ、β、α_1、α_2、白蛋白

D. 白蛋白、α_1、α_2、β、γ

E. α_1、α_2、γ、β 白蛋白

【答案】D

【考点】蛋白质电泳

【解析】蛋白质在电场中泳动而达到分离各种蛋白质的技术称为电泳。在碱性环境里，血清蛋白皆带负电荷，在电场中向阳极泳动，因各蛋白质等电点和分子量有差异，分子量小、负电荷多者泳动最快；分子量大、负电荷较少者泳动较慢。电泳后，从阳极开始，依次为白蛋白、α_1 球蛋白、α_2 球蛋白、β 球蛋白和 γ 球蛋白五个区带。故选 D。

【避错】这是一道记忆题，速度最快的是分子量小、带电多的白蛋白，最慢的是分子量大、带电少的 γ 蛋白。

11. 下列氨基酸中属于碱性氨基酸的是

A. 苏氨酸

B. 丝氨酸

C. 赖氨酸

D. 亮氨酸

E. 苯丙氨酸

【答案】C

【考点】氨基酸的分类

【解析】碱性氨基酸（精氨酸、赖氨酸、组氨酸）即能水解的氨基个数多于能水解的羧基个数（溶液呈碱性）的氨基酸。所以本题应选 C。

【避错】本题属于记忆题，丝氨酸、苏氨酸属于极性中性氨基酸，亮氨酸属于非极性脂肪族氨基酸，苯丙氨酸为芳香族氨基酸。

12. 组成人体蛋白质多肽链的基本单位是

A. L-α-氨基酸

B. D-α-氨基酸

C. L-β-氨基酸

D. D-β-氨基酸

E. G-α-氨基酸

【答案】A

【考点】人体蛋白质的组成

【解析】氨基酸是组成人体蛋白质的基本单位，共有 20 种，除甘氨酸外均属 L-α-氨基酸。氨基酸的一般结构式为 NH_2-CH（R）-COOH。连在 COOH 基团上的 C 称为 α-碳原子，不同氨基酸其侧链（R）各异。所以本题应选 A。

【避错】本题易选择 C，因为大部分同学知道组成人体蛋白质多肽链的为 L-氨基酸，但因为记忆不清楚，不牢固，从而选错，加强基本知识点的记忆，以免犯错。

13. 蛋白质分子中 α-螺旋的特点是

A. α-螺旋为左手螺旋

B. 靠氢键维持的稳定结构

C. 氨基酸侧链伸向螺旋内部

D. 结构中含有脯氨酸

E. 每一螺旋含 3 个氨基酸残基

【答案】B

【考点】α-螺旋的结构特点

【解析】α-螺旋是蛋白质二级结构的主要形式，为右手螺旋，每个螺旋周期包含 3.6 个氨基酸残基，残基侧链伸向外侧，第一个肽平面羰基上的氧与第四个肽平面亚氨基上的氢形成氢键。稳定性靠氢键维系。脯氨酸一般存在于 β-折叠中。所以本题应选 B。

【避错】本题易错选 A，因为大部分同学知道组成人体蛋白质多肽链的为 L-氨基酸，故认为 L 代表左边（left）而选择 A，避免此型错误需要牢记 α-螺旋属于右手螺旋。

（14～16 题共用备选答案）

A. 共价键

B. 氢键

C. 高能键

D. 磷酸二酯键

E. 肽键

14. 维持蛋白质基本骨架的是

【答案】E

15. 连接单核苷酸组成核酸的是

【答案】D

16. 维持蛋白质空间结构的是

【答案】B

【考点】蛋白质和核苷酸的结构

【解析】肽键维持的是平面结构，蛋白质的空间结构主要是靠氨基酸侧链之间的疏水效应、氢键、范德瓦耳斯力（范德华相互作用）和离子相互作用维持的。离子相互作用，是蛋白质分子中正、负电荷的侧链基团互相接近，通过静电吸引而形成的。核酸是由众多核苷酸聚合而成的多聚核苷酸，相邻 2 个核苷酸之间的连接键即 3′, 5′-磷酸二酯键。故 14 题选 E，15 题选 D，16 题选 B。

【避错】14 题易错选 B，16 题易错选 E，由于混淆氢键和肽键而错选。维持蛋白质基本骨架的是肽键；维持蛋白质空间结构的是氢键。15 题易错选 A，共价键是原子间通过共用电子对所形成的相互作用。

（17～19 题共用备选答案）

A. 氢键、离子相互作用、疏水效应和二硫键

B. S 形

C. 加热

D. 双曲线

E. α-螺旋

17. 肌红蛋白分子中主要的二维结构是

【答案】E

18. 血红蛋白的氧解离曲线是

【答案】B

19. 蛋白质分子三级结构的稳定因素是

【答案】A

【考点】蛋白质的空间结构与功能

【解析】肌红蛋白是由一条肽链和一个血红素辅基组成的结合蛋白，呈紧密球形，多肽链中氨基酸残基上的疏水侧链大都在分子内部，亲水侧链多位于分子表面，因此其水溶性较好。其二级结构是α-螺旋。17 题选 E。血红蛋白由四条链组成，两条α链和两条β链，每一条链有一个包含一个铁原子的环状血红素。氧气结合在铁原了上，被血液运输，氧解离曲线是 S 形。18 题选 B。一条多肽链在二级结构或者超二级结构甚至结构域的基础上，进一步盘绕，折叠，依靠共价键的维系固定所形成的特定空间结构成为蛋白质的三级结构。三级结构主要是靠氨基酸侧链之间的疏水效应、氢键、范德华相互作用和离子相互作用维持的。19 题选 A。

【避错】本题属于记忆题。肌红蛋白氧饱和曲线为双曲线型，二级结构是α-螺旋。血红蛋白氧解离曲线是 S 形。三级结构靠氨基酸侧链之间的疏水效应、氢键，范德华相互作用和离子相互作用维持。

（20 ~ 22 题共用备选答案）

A. 蛋白质紫外吸收的最大波长为 280nm

B. 蛋白质是两性电解质

C. 蛋白质分子大小不同

D. 蛋白质多肽链中氨基酸借肽键相连

E. 蛋白质溶液为亲水胶体

20. 分子筛（凝胶层析）分离蛋白质的依据是

【答案】C

21. 电泳分离蛋白质的依据是

【答案】B

22. 盐析分离蛋白质的依据是

【答案】E

【考点】蛋白质的分离纯化

【解析】分子筛是具网状结构的天然或人工合成的化学物质。如交联葡聚糖、沸石等，当作为层析介质时，可按分子大小对混合物进行分级分离，小分子蛋白质进入孔内，因而在柱中滞留时间较长，大分子蛋白质不能进入孔内而径直流出，不同大小的蛋白质得以分离。20 题选 C。带电颗粒在电场作用下，向着与其电性相反的电极移动，称为电泳。利用带电粒子在电场中移动速度不同而达到分离的技术称为电泳技术。因蛋白质是两性电解质，并且等电点和分子量有差异，分子量小、负电荷多者泳动最快；分子量大、负电荷较少者泳动较慢，而达到分离蛋白质的目的。21 题选 B。盐析是由于蛋白质溶液为亲水胶体，增加中性盐浓度使蛋白质、气体、未带电分子溶解度降低的现象，是蛋白质分离纯化中经常使用的方法，最常用的中性盐有硫酸铵、硫酸钠和氯化钠等。盐析剂与水结合越强烈，盐析效应越强。22 题选 E。

【避错】本题属于理解记忆题。分子筛是根据蛋白质分子大小对其进行分级分离；电泳是利用蛋白质两性性质；盐析是利用蛋白质的亲水性质，盐析剂与水结合越强烈，盐析效应越强。

考点：维生素

1. 维生素 A 存在于自然界黄红色植物中，最重要的成分是

A. α胡萝卜素

B. 视黄醇

C. 视黄酸

D. β胡萝卜素

E. γ胡萝卜素

【答案】D

【考点】维生素 A

【解析】自然界中黄红色植物（胡萝卜、红辣椒、红薯、黄玉米等）含有类胡萝卜素，其中以β胡萝卜素最为重要，可被小肠黏膜的加氧酶作用生成两分子视黄醇。β胡萝卜素是维生素原。故选 D。

【避错】本题易错选 A 或 E。α、β、γ胡萝卜素均存在于自然界黄红色植物中，但最重要的是β胡萝卜素，记忆时注意区别。

2. 典型的坏血病是由下列何种物质缺乏而引起的

A. 核黄素

B. 泛酸

C. 硫胺素

D. 维生素 K

E. 维生素 C

【答案】E

【考点】维生素 C 缺乏症

【解析】坏血病是由长期缺乏维生素 C 所引起的疾病，主要有角化性毛囊丘疹、龈炎和出血等症状。故选 E。

【避错】本题容易误选 D，维生素 K 缺乏症是指由于维生素 K 缺乏导致维生素 K 依赖凝血因子活性低下，引起皮下出血、肌肉及胃肠道出血。

3. 下列有关维生素 D 的叙述哪项是错误的

A. 维生素 D_3 是主要发挥生理作用的 D_3 形式

B. 维生素 D_3 必须经过肝、肾二次羟化作用后，

才能转变为活性维生素 D_3

C. 1,25-$(OH)_2$-D_3 具有促进钙磷吸收和促进骨盐更新的作用

D. 维生素D主要来源于动物性食物

E. 多晒太阳可以预防维生素D的缺乏

【答案】A

【考点】维生素D的表现

【解析】1,25-$(OH)_2$-D_3 是维生素D的活化形式，故选A。天然的维生素D包括维生素 D_3 和维生素 D_2 两种。适当的日光浴足以满足人体对维生素的需要。维生素D主要来源于动物性食物，鱼油、蛋黄、肝富含维生素 D_3。1,25-$(OH)_2$-D_3 促进小肠对钙磷的吸收，促进骨和牙的钙化。维生素 D_3 在肝微粒体25-羟化酶的催化下生成25-羟维生素 D_3，25-羟维生素 D_3 在肾小管上皮细胞线粒体α羟化酶作用下生成有活性的1,25-$(OH)_2$-D_3。

【避错】本题容易误选D，植物不含维生素D。植物中含有麦角固醇，在紫外线的照射下，分子内B环断裂转变成维生素 D_2（麦角钙化醇）。

4. 维生素A缺乏时引起

A. 糙皮病

B. 脚气病

C. 夜盲症

D. 坏血病

E. 佝偻病

【答案】C

【考点】维生素缺乏所致疾病

【解析】维生素A缺乏最早出现的症状是暗适应差，眼结合膜及角膜干燥，以后发展为角膜软化且有皮肤干燥和毛囊角化，故又称夜盲症、眼干燥症、角膜软化症。所以本题应选C。

【避错】本题属于记忆题，若考生未记忆各种维生素的缺乏时所致的代表性疾病，做题时选择每种答案的可能性皆有，故答题前应注意记忆各种维生素缺乏时所致的代表性疾病，以免犯错。

（5～8题共用备选答案）

A. 维生素 B_1

B. 维生素 B_6

C. 维生素PP

D. 叶酸

E. 泛酸

5. 参与一碳单位代谢的维生素是

【答案】D

6. 参与氧化脱氨的维生素是

【答案】C

7. 参与转氨基作用的维生素是

【答案】B

8. 参与辅酶A组成的维生素是

【答案】E

【考点】维生素的作用

【解析】叶酸是一种B族维生素。其辅酶形式是四氢叶酸的一些衍生物，在一碳单位的代谢中起作用。5题选D。维生素PP在人体内转化为烟酰胺，烟酰胺是辅酶Ⅰ和辅酶Ⅱ的组成部分，参与体内脂质代谢，组织呼吸的氧化过程和糖类无氧分解的过程。6题选C。维生素 B_6 又称吡哆素，是一种水溶性维生素，主要是吡哆醛、吡哆胺和吡哆醇，在自然界广泛分布，其磷酸化形式是氨基酸代谢过程的辅酶，如转氨酶的辅酶。7题选B。维生素 B_5 又称泛酸，是人体必需的13种维生素之一，是一种水溶性B族维生素，泛酸的活性形式是辅酶A（CoA），含有腺苷3′,5′二磷酸。8题选E。维生素 B_1 可促进生长、帮助消化，改善精神状况。

【避错】这是一道记忆题目，常见维生素的功能及作用，易混淆，应牢记。叶酸在一碳单位的代谢中起作用。维生素PP参与体内脂质代谢，组织呼吸的氧化过程和糖类无氧分解的过程。维生素 B_6 是转氨酶的辅酶。泛酸的活性形式是辅酶A。

考点：酶

1. 下列关于酶的叙述，正确的是

A. 活化的酶均具有活性中心

B. 能提高反应系统的活化能

C. 所有的酶都具有绝对特异性

D. 随反应进行酶量逐渐减少

E. 所有的酶均具有辅基或辅酶

【答案】A

【考点】酶的特点

【解析】所有活化的酶均具有活性中心，A正确。酶能大大降低反应的活化能，故可加快反应速度。并不是所有的酶都具有绝对特异性（即一种酶只催化一种专一的反应），一些酶具有相对特异性，即可作用于结构类同的一类化合物或化学键。酶在催化反应的过程中，自身的质和量保持不变。故选A。

【避错】本题易错选E。只有结合酶才含有辅基或辅酶。单纯酶由氨基酸残基构成，不含有辅酶或辅基。

2. 关于体内酶促反应特点的叙述，错误的是

A. 具有可调节性

B. 具有高催化效率

C. 可大幅降低反应活化能

D. 温度对酶促反应速度没有影响

E. 只能催化热力学上允许进行的反应

【答案】D

【考点】酶促反应的特点

【解析】酶是一类生物催化剂，遵守一般催化剂的共同规律，只能催化热力学上允许进行的反应，故E正确。特点：①具有高度的特异性。②酶催化活性的可调节性受多种因素的调节。③酶活性的不稳定性。④具有极高的催化效率，欲加速反应进行，或外加能量（如加热），或降低反应所需的活化能。故本题选D。

【避错】本题易错选E，酶是一类生物催化剂，具有与一般催化剂不同的特点，但是遵守一般催化剂共同的规律，不能催化热力学上不能进行的反应。

3. 下列有关酶的概念哪一项是正确的

A. 所有的蛋白质都有酶活性

B. 其底物都是有机化合物

C. 其催化活性都需要特异的辅助因子

D. 对底物都有绝对专一性

E. 其化学本质是蛋白质或 RNA

【答案】E

【考点】酶的概念

【解析】酶是由活细胞产生的、对其底物具有高度特异性和高度催化效能的蛋白质，故选E。脂肪酶不仅可以水解脂肪，也水解简单的酶，为酶的相对专一性。不是所有的蛋白质都有酶活性。有些酶的催化活性与辅助因子无关。

【避错】本题易误选C，激活剂是可以增加酶活性的分子，但不是所有酶都需要。

4. 酶的竞争性抑制作用特点不包括

A. 抑制剂的结构与底物的结构相似

B. 对 V_{max} 无影响

C. 增加底物浓度可减弱抑制剂的作用

D. 使 K_m 值变大

E. K_m 值不变

【答案】E

【考点】酶的竞争性抑制作用

【解析】抑制剂和酶的底物在结构上相似，可与底物竞争结合酶的活性中心，从而阻碍酶与底物形成中间产物，这种抑制作用为竞争性抑制作用，抑制使得 K_m 增大，但不影响 V_{max}。故选E。抑制程度取决于抑制剂与酶的相对亲和力及与底物浓度的相对比例。

【避错】本题容易误选B，部分同学认为竞争性抑制会同时影响 V_{max} 和 K_m 值。非竞争性抑制剂 K_m 不变，但使 V_{max} 降低。

5. 乳酸脱氢酶是由2种亚基组成的四聚体，其同工酶有

A. 6 种

B. 5 种

C. 4 种

D. 3 种

E. 2 种

【答案】B

【考点】同工酶

【解析】乳酸脱氢酶（LDH）的同工酶有5种形式，LDH_1（H_4）、LDH_2（H_3M）、LDH_3（H_2M_2）、LDH_4（HM_3）及 LDH_5（M_4），故选B。

【避错】本题较简单，为记忆知识点。

6. 有关结合酶概念正确的是

A. 酶蛋白决定反应性质

B. 辅酶与酶蛋白结合才具有酶活性

C. 辅酶决定酶的专一性

D. 酶与辅酶多以共价键结合

E. 体内大多数脂溶性维生素转变为辅酶

【答案】B

【考点】结合酶

【解析】结合酶包括两部分：①蛋白质部分，称酶蛋白，决定反应的特异性，A不正确。②非蛋白质部分，多为小分子有机化合物或金属离子，决定反应的种类与性质。C不正确。两部分一起组成全酶，只有全酶才有催化活性，如果两者分开则酶活力消失。故B为正确答案。非蛋白质部分如铁卟啉或含B族维生素的化合物若与酶蛋白以共价键相连的称为辅基，用透析或超滤等方法不能使它们与酶蛋白分开；反之两者以非共价键相连的称为辅酶，可用上述方法把两者分开。D不正确。水溶性维生素多作为辅酶或辅基的组成成分对代谢起调节作用。E不正确。

【避错】这是一道记忆题目。易误选D。结合酶的酶蛋白，决定反应的特异性；辅酶决定反应的种类与性质。两者以非共价键相连一起组成全酶，只有全酶才有催化活性；水溶性维生素多作为辅酶或辅基。

7. 关于共价修饰调节的叙述正确的是

A. 代谢物作用于酶的别构部位，引起酶构象改变

B. 该酶在细胞内合成或初分泌时，没有酶活性

C. 该酶是在其他酶作用下，某些特殊基团进行可逆共价修饰

D. 调节过程无逐级放大作用

E. 共价修饰消耗 ATP 多，不是经济有效的方式

【答案】C

【考点】共价修饰调节

【解析】酶蛋白肽链上某些残基在不同催化单向反应的酶的催化下发生可逆的共价修饰，从而引起酶活性的改变，这种调节称为酶的化学修饰调节，又称

共价修饰调节。调节过程中逐级放大，是体内快速调节的一种重要方式。包括磷酸化与脱磷酸化，乙酰化与脱乙酰化，甲基化与脱甲基化等，以磷酸化修饰最为常见。故选C。

【避错】本题易选A。A为别构调节：酶分子的非催化部位与某些化合物可逆地非共价结合后发生构象的改变，进而改变酶活性状态。

8. 有关酶原激活的概念，正确的是

A. 初分泌的酶原即有酶活性

B. 酶原转变为酶是可逆反应过程

C. 无活性酶原转变为有活性酶

D. 酶原激活无重要生理意义

E. 酶原激活是酶原蛋白质变性

【答案】C

【考点】酶原激活

【解析】某些酶在细胞内合成或初分泌时没有活性，这些没有活性的酶的前身称为酶原，使酶原转变为有活性酶的作用称为酶原激活。本质是切断酶原分子中特异肽键或去除部分肽段，即酶原在一定条件下被打断一个或几个特殊的肽键，从而使酶构象发生一定的变化，形成具有活性的三维结构的过程。意义：①酶原只有在特定的部位、环境和特定的条件下才能被激活进而表现出酶活性。②保护器官本身不被酶水解破坏。故选C。

【避错】这道题易误选为A。属于理解题。酶原是无活性的酶前身物，如胰蛋白酶原、凝血酶原。酶原激活是由无活性酶原转变为活性酶的过程。

9. 有关别构调节（或别构酶）的叙述哪一项是不正确的

A. 催化部位与别构部位均位于同一亚基

B. 都含有一个以上的亚基

C. 动力学曲线呈S形曲线

D. 别构调节可有效地和及时地适应环境的变化

E. 该调节可调节整个代谢通路

【答案】A

【考点】别构调节

【解析】别构调节就是指小分子化合物与酶蛋白分子活性中心以外的某一部位特异结合，引起酶蛋白分子构象变化、从而改变酶的活性，可有效地和及时地适应环境的变化。别构酶分子组成，一般是多亚基的，分子中凡与底物分子相结合的部位称为催化部位，凡与效应剂相结合的部位称为调节部位，这二部位可以在不同的亚基上，或者位于同一亚基。动力学曲线呈S形曲线。别构抑制剂常是代谢通路的终产物，别构酶常处于代谢通路的开端，通过反馈抑制，可以及早地调节整个代谢通路，减少不必要的底物消耗。故选A。

【避错】这道题易误选为B。属于记忆题。别构酶分子组成一般是多亚基的，催化部位与调节部位这二部位可以在不同的亚基上，或者位于同一亚基。

10. 在结合酶中决定酶专一性的是

A. 金属离子

B. 酶蛋白

C. 辅酶

D. 辅基

E. B族维生素

【答案】B

【考点】酶的专一性

【解析】酶蛋白和辅酶或辅基组成酶，酶蛋白的种类很多，而辅酶和辅基的种类却很少，一种酶蛋白对应催化一种反应，这样才可以满足机体内大量的化学反应的需要，而辅酶和辅基种类少，不能承担酶的专一性。所以本题应选B。

【避错】本题易选择C或者D。因为酶在发生作用的过程中，需要酶蛋白、辅酶以及辅基，易错选C或者D。加强对酶的专一性的理解与记忆，以免犯错。

11. 酶能加速化学反应的进行，其原理是

A. 降低反应的活化能

B. 降低反应的自由能变化

C. 降低底物的能量水平

D. 向反应体系提供能量

E. 提高产量物的能量水平

【答案】A

【考点】酶的作用原理

【解析】在任何化学反应中，反应物分子必须超过一定的能阈，成为活化的状态，才能发生变化，形成产物。这种提高低能分子达到活化状态的能量，称为活化能。酶的催化剂作用，主要是降低反应所需的活化能，以致相同的能量能使更多的分子活化，从而加速反应的进行。所以本题应选A。

【避错】本题易选择B或者C。因为酶在发生作用的过程中，主要涉及能量的降低，故易错选B或者C，加强对酶的加速化学反应原理的理解与记忆，以免犯错。

（12～13题共用备选答案）

A. 单体酶

B. 单纯酶

C. 结合酶

D. 寡聚酶

E. 多功能酶

12. 由酶蛋白和辅助因子两部分组成的酶是

【答案】C

13. 由一条多肽链组成而具有多种不同催化功能的酶是

【答案】E

【考点】酶的分子结构

【解析】由酶蛋白和辅酶或辅基组成的酶为结合酶，也是结合蛋白质；反之不含辅助因子即有催化作用的酶就是单纯酶了，亦属于单纯蛋白质。一条多肽链具有多种催化功能的酶称为多功能酶。单体酶指由单一亚基构成的酶，如牛胰核糖核酸酶A；寡聚酶指由多个相同或不相同的亚基以非共价键组成的酶，如蛋白激酶A。故12题选C，13题选E。

【避错】12题易错选E，仅含有蛋白质的酶为单纯酶，结合酶则由蛋白质和辅助因子共同组成。13题一般不易错选，具有多种催化功能的酶为多功能酶，从字面即可选出。

（14～15题共用备选答案）

A. K_m 减小，V_{max} 减小

B. K_m 增大，V_{max} 增大

C. K_m 减小，V_{max} 增大

D. K_m 增大，V_{max} 不变

E. K_m 不变，V_{max} 减小

14. 竞争性抑制作用的特点是

【答案】D

15. 非竞争性抑制作用的特点是

【答案】E

【考点】V_{max} 的抑制作用

【解析】竞争性抑制：通过增加底物浓度可以逆转的一种酶抑制类型。一个竞争性抑制剂通常与正常的底物或配体竞争同一个酶的结合部位。这种抑制使得 K_m 增大，而 V_{max} 不变。特点：抑制剂与底物竞争酶的活性部位，当抑制剂与酶的活性部位结合后，底物就不能再与酶结合，同样反之。14题选D。非竞争性抑制：抑制剂在酶的活性部位以外的部位与酶结合，不对底物与酶的活性产生竞争。抑制剂不仅与游离酶结合，也可以与酶-底物复合物结合的一种酶促反应抑制作用。酶-底物-抑制剂复合物不能进一步释放出产物。这种抑制使得 V_{max} 变小，但 K_m 不变。15题选E。

【避错】这道题属于理解记忆题目，容易混淆。竞争性抑制：K_m 增大，V_{max} 不变。非竞争性抑制：V_{max} 变小，K_m 不变。

考点：糖代谢

1. 三羧酸循环和有关的呼吸链反应中能产生ATP最多的步骤是

A. 柠檬酸→异柠檬酸

B. 异柠檬酸→α-酮戊二酸

C. α-酮戊二酸→琥珀酸

D. 琥珀酸→苹果酸

E. 苹果酸→草酰乙酸

【答案】C

【考点】三羧酸循环和呼吸链

【解析】α-酮戊二酸→琥珀酸是三羧酸循环中唯一直接生成高能磷酸键的反应。琥珀酰CoA的高能硫酯键水解时与GDP的磷酸化偶联，生成高能磷酸键。故本题选C。

【避错】本题部分考生易错选D，三羧酸循环中底物水平磷酸化是唯一直接生成高能磷酸键的反应。

2. 能使血糖降低的激素是

A. 肾上腺素

B. 胰岛素

C. 胰高血糖素

D. 皮质激素

E. 甲状腺激素

【答案】B

【考点】血糖的调节

【解析】胰岛素由胰岛B细胞分泌，是人体内唯一使血糖降低的激素。胰岛素的分泌受血糖控制，血糖升高使胰岛素分泌增多，血糖降低使之分泌减少。因此本题选B。

【避错】本题容易误选C，胰高血糖素是由胰岛α细胞分泌，是体内升高血糖的主要激素。升高血糖的机制是使血糖来源增强、去路减弱。

3. 下列属于糖酵解途径关键酶的是

A. 葡糖激酶

B. 磷酸果糖激酶-1

C. 丙酮酸羧化酶

D. 磷酸甘油酸激酶

E. 异柠檬酸脱氢酶

【答案】B

【考点】糖酵解途径的关键酶

【解析】糖酵解途径的关键酶有己糖激酶、磷酸果糖激酶-1、丙酮酸激酶，故选B。

【避错】本题容易误选A，葡糖激酶是糖异生的关键酶。

4. 糖异生生理意义不包括下列哪一项

A. 作为补充血糖的重要来源

B. 合成肝糖原或葡萄糖以补充血糖

C. 产生 $NADH+H^+$

D. 补充肌肉消耗的糖

E. 通过对乳酸的再利用，防止乳酸中毒

【答案】C

【考点】糖异生生理意义

【解析】糖异生作用的主要生理意义：①维持血糖恒定是糖异生最重要的生理作用。②是补充或恢复肝糖原储备的重要途径。③肾糖异生增强有利于维持酸碱平衡，对防止酸中毒有重要作用。故选C。

【避错】本题容易误选E，注意乳酸转变成肌糖原的过程。乳酸循环既能回收乳酸中的能量，又可避免因乳酸堆积而引起酸中毒。2分子乳酸异生成葡萄糖需消耗6分子ATP。

5. 肌糖原分解不能直接补充血糖的原因是

A. 肌组织是贮存葡萄糖的器官

B. 肌组织缺乏葡糖激酶

C. 肌组织缺乏葡糖-6-磷酸酶

D. 肌组织缺乏磷酸酶

E. 肌糖原分解的产物是乳酸

【答案】C

【考点】糖原分解

【解析】肌组织中缺乏葡糖-6-磷酸酶，不能使肌糖原分解为葡萄糖和补充血糖，其分解产物是乳酸或彻底氧化为H_2O和CO_2，只能供给肌肉本身利用。故选C。

【避错】本题容易误选D，由于混淆葡糖-6-磷酸酶和磷酸酶而错选。肌糖原分解不能直接补充血糖是由于缺乏葡糖-6-磷酸酶。

6. 关于血糖来源的叙述，错误的是

A. 肠道吸收的葡萄糖

B. 肝糖原分解成葡萄糖入血液

C. 肌糖原分解成葡萄糖入血液

D. 非糖物质在肝脏异生成糖入血液

E. 乳酸循环中的乳酸在肝成糖后入血液

【答案】C

【考点】血糖来源

【解析】血糖的来源有3个：①饱食时，食物消化吸收提供血糖。②短期饥饿时，肝糖原分解补充血糖。③长期饥饿时，非糖物质通过糖异生补充血糖。故选C。

【避错】本题容易误选B，由于误将肌糖原记作肝糖原，肌糖原分解成乳酸而非葡萄糖。

7. 有关糖酵解途径的生理意义叙述中错误的是

A. 成熟红细胞，ATP由糖酵解提供

B. 缺氧性疾病，由于糖酵解减少，易产生代谢性碱中毒

C. 神经细胞，骨髓等糖酵解旺盛

D. 糖酵解可迅速提供ATP

E. 肌肉剧烈运动时，其能量由糖酵解供给

【答案】B

【考点】糖酵解途径的生理意义

【解析】意义：①糖酵解是存在于一切生物体内的糖分解代谢的普遍途径。②通过糖酵解使葡萄糖降解生成ATP，为生命活动提供部分能量，尤其是厌氧生物获得能量的主要方式。③糖酵解途径为其他代谢途径提供中间产物（提供碳骨架），如葡糖-6-磷酸是戊糖磷酸途径的底物。④是糖有氧分解的准备阶段。⑤由非糖物质转变为糖的异生途径基本为之逆过程。故选B。

【避错】本题容易误选D，葡萄糖进行有氧氧化的反应较长，来不及满足需要，通过糖无氧氧化则可迅速得到ATP。糖酵解最主要的生理意义在于可以迅速提供能量。

8. 胰岛素降低血糖的作用不是因为

A. 加速糖原合成，抑制糖原分解

B. 加快糖的有氧氧化

C. 促进肌蛋白质分解

D. 抑制糖异生

E. 减少脂肪动员

【答案】C

【考点】胰岛素的作用

【解析】胰岛素降血糖是多方面作用的结果：①促进肌肉、脂肪组织等处的靶细胞细胞膜载体将血液中的葡萄糖转运入细胞。②通过共价修饰增强磷酸二酯酶活性、降低cAMP水平、升高cGMP浓度，从而使糖原合成酶活性增加、磷酸化酶活性降低，加速糖原合成、抑制糖原分解。③通过激活丙酮酸脱氢酶磷酸酶而使丙酮酸脱氢酶激活，加速丙酮酸氧化为乙酰辅酶A，加快糖的有氧氧化。④通过抑制PEP羧激酶的合成以及减少糖异生的原料，抑制糖异生。⑤抑制脂肪组织内的激素敏感性脂肪酶，减缓脂肪动员，使组织利用葡萄糖增加。所以本题应选C。

【避错】本题易选择D，胰岛素的总效应是促进葡萄糖分解利用，抑制糖异生，将多余的血糖转变为糖原和甘油三酯。

9. 含有高能磷酸键的糖代谢中间产物是

A. 果糖-6-磷酸

B. 磷酸烯醇式丙酮酸

C. 3-磷酸甘油醛

D. 磷酸二羟丙酮

E. 葡糖-6-磷酸

【答案】B

【考点】磷酸烯醇式丙酮酸

【解析】结构简式是$CH_2=C(OH)-CO-O-PO_3H_2$，含有高能磷酸键。3-磷酸甘油酸经2-磷酸甘

油酸转化为磷酸烯醇式丙酮酸（PEP），它的磷酸键吸收了自由能而变成高能磷酸键。故选 B。

【避错】本题属于记忆题，磷酸烯醇式丙酮酸结构简式是 $CH_2=C(OH)-CO-O-PO_3H_2$，含有高能磷酸键，是糖酵解中重要中间产物。

10. 正常血糖水平时，葡萄糖虽然易透过肝细胞膜，但是葡萄糖主要在肝外各组织中被利用，其原因是

A. 各组织中均含有已糖激酶

B. 因血糖为正常水平

C. 肝中葡糖激酶 K_m 比已糖激酶高

D. 糖激酶受产物的反馈抑制

E. 肝中存在抑制葡萄糖转变或利用的因子

【答案】C

【考点】葡糖激酶

【解析】葡糖激酶为已糖激酶同工酶中的一种。肝中葡糖激酶 K_m 高，对葡萄糖的亲和力很低，肝摄取葡萄糖的能力低，只有当葡萄糖浓度达 12mmol/L 以上时，肝细胞才摄取葡萄糖，这样高的浓度在体内是很难达到的，即使在消化吸收期，门脉内葡萄糖浓度也仅 8mmol/L。葡糖激酶活性是决定肝细胞摄取、利用葡萄糖的主要因素。故选 C。

【避错】本题属于理解记忆题。肝中葡糖激酶对葡萄糖的 K_m 大，只有葡萄糖浓度很高时才起作用，肝摄取葡萄糖的能力低。

11. 糖蛋白的多肽链骨架上共价连接了一些寡糖链，其中常见的单糖有 7 种，下列单糖中不常见的单糖是

A. 葡萄糖

B. 半乳糖

C. 果糖

D. 甘露糖

E. 岩藻糖

【答案】C

【考点】单糖

【解析】单糖就是不能再水解的糖类，是构成各种二糖和多糖的分子的基本单位。糖链作为撮合蛋白质的辅基，一般都少于 15 个单糖，因此也称为寡糖链。寡糖链的结构非常多，其可以与核酸和蛋白质相比较。组成糖蛋白糖链的单糖有 7 种：葡萄糖，半乳糖，甘露糖，*N*-乙酰半乳糖胺，*N*-乙酰葡糖胺，岩藻糖和 *N*-乙酰神经氨酸。故选 C。

【避错】本题属于记忆题目，易误选 E。果糖也是一种单糖，是最为常见的己酮糖，但未组成糖蛋白糖链。岩藻糖，是 C-6 位脱氧的半乳糖，是糖蛋白和糖脂中聚糖的组成成分。

12. 位于糖酵解、糖异生、戊糖磷酸途径代谢交汇点的化合物是

A. 果糖-6-磷酸

B. 葡糖-1-磷酸

C. 葡糖-6-磷酸

D. 果糖-1, 6-双磷酸

E. 磷酸二羟丙酮

【答案】C

【考点】糖类代谢

【解析】通过分析糖酵解、糖异生、戊糖磷酸途径，糖原合成及糖原分解各条代谢途径，可知其共同的代谢中间产物只有葡糖-6-磷酸。所以本题应选 C。

【避错】本题易错选 E，因为糖酵解以及戊糖磷酸途径过程中在磷酸二羟丙酮与 3-磷酸甘油醛间交汇，若考生未能对糖代谢的四条途径有全盘的把握，即容易出错，故答题前应注意理解并牢固记忆糖类代谢的四条途径，以免犯错。

（13 ~ 14 题共用备选答案）

A. 酮体生成

B. 糖原分解

C. 糖原合成

D. 丙酮酸羧化

E. 尿酸生成

13. 与糖尿病患者酸中毒有关的主要代谢途径是

【答案】A

14. 三羧酸循环中草酰乙酸来源于

【答案】D

【考点】生物有机分解

【解析】糖尿病时葡萄糖利用减少，脂肪动员加强，造成肝中酮体生成过多；因酮体中占绝大部分的乙酰乙酸和 β-羟丁酸都是相对较强的有机酸，如在体内堆积过多会导致代谢性酸中毒，常称为酮症酸中毒，故 13 题选 A。草酰乙酸主要在丙酮酸羧化酶作用下由丙酮酸直接羧化生成，也可通过苹果酸脱氢而来，故 14 题选 D。

【避错】13 题易错选 B，糖原分解习惯上指肝糖原分解为葡萄糖。14 题不易错选，丙酮酸羧化是三羧酸循环中草酰乙酸的主要来源。

（15 ~ 16 题共用备选答案）

A. 黄嘌呤氧化

B. 乙酰 CoA 缩合

C. 糖原合成

D. 糖原分解

E. 丙酮酸羧化

15. 生成酮体的中间反应是

【答案】B

16. 三羧酸循环中草酰乙酸的来源是

【答案】E

【考点】酮体的生成和利用，三羧酸循环

【解析】酮体是脂肪酸在肝内进行正常分解代谢时所产生的特殊中间产物，酮体是肝内生成肝外用，以乙酰 CoA 为原料，在肝线粒体经酶催化，先缩合后裂解，生成酮体。故 15 题选 B。草酰乙酸是在苹果酸脱氢酶的催化下由苹果酸生成的，也在丙酮酸羧化酶的作用下，由丙酮酸与 CO_2 生成。另外，也在转氨酶的作用下由天冬氨酸生成。故 16 题选 E。

【避错】15 题易错选 E，考生对酮体的生成不熟悉，从而认为丙酮酸羧化会生成酮体；16 题易错选 B，三羧酸循环中，草酰乙酸和乙酰 CoA 缩合成柠檬酸。

（17～20 题共用备选答案）

A. 磷酸果糖激酶-2

B. 3-磷酸甘油醛脱氢酶

C. 丙酮酸激酶

D. 葡糖-6-磷酸脱氢酶

E. 果糖二磷酸酶

17. 糖酵解和糖异生共同需要

【答案】B

18. 仅糖异生需要的是

【答案】E

19. 仅糖酵解需要的是

【答案】C

20. 仅戊糖磷酸途径需要的是

【答案】D

【考点】糖代谢的酶

【解析】糖酵解与糖异生共同的酶包括葡萄糖磷酸异构酶、醛缩酶、丙糖磷酸异构酶、3-磷酸甘油醛脱氢酶、磷酸甘油酸激酶、磷酸甘油酸变位酶、烯醇化酶。17 题选 B。糖酵解中大多数反应是可逆的，其中己糖激酶（葡糖激酶）、磷酸果糖激酶-1 和丙酮酸激酶催化的 3 个反应是不可逆的。19 题选 C。糖酵解途径与糖异生途径的多数反应是共有的，是可逆的，但酵解途径中有 3 个不可逆反应，在糖异生途径中由另外的酶和反应代替。①丙酮酸转变为磷酸烯醇式丙酮酸：丙酮酸由丙酮酸羧化酶生成草酰乙酸，再经磷酸烯醇式丙酮酸羧激酶催化生成磷酸烯醇式丙酮酸。②果糖-1, 6-双磷酸由果糖二磷酸酶催化生成。③葡糖-6-磷酸经葡糖-6-磷酸酶水解为葡萄糖。18 题选 E。葡糖-6-磷酸脱氢酶是戊糖磷酸途径的第一个酶，其活性决定葡糖-6-磷酸进入此途径的流量，为限速酶。20 题选 D。

【避错】本题属于记忆题目，容易混淆。糖酵解与糖异生的很多反应是可逆的。仅糖酵解需要的酶：葡糖激酶、磷酸果糖激酶-1 和丙酮酸激酶。仅糖异生需要的酶：丙酮酸羧化酶、磷酸烯醇式丙酮酸羧激酶、果糖二磷酸酶、葡糖-6-磷酸酶。仅戊糖磷酸途径需要的酶：葡糖-6-磷酸脱氢酶。

考点：脂质代谢

1. 下列哪项是脂肪酸合成的供氢体

A. $FADH_2$

B. $FMNH_2$

C. NADH

D. NADPH

E. $CoQH_2$

【答案】D

【考点】脂肪酸合成

【解析】细胞质中含有一种合成脂肪的重要体系，它含有可溶性酶系，可以在 ATP、NADPH、Mg^{2+} 及 CO_2 存在下催化乙酰辅酶 A 合成脂肪酸，故选 D。

【避错】本题容易误选 C，注意区分 NADH 和 NADPH。

2. 脂肪酸合成过程中乙酰 CoA 来自

A. 三羧酸循环

B. 柠檬酸循环

C. 丙氨酸-葡萄糖循环

D. 柠檬酸-丙酮酸循环

E. 乳酸-葡萄糖循环

【答案】D

【考点】脂肪酸合成

【解析】乙酰 CoA 不能自由通过线粒体膜，需要通过柠檬酸-丙酮酸循环来完成乙酰 CoA 由线粒体到胞质的转移。故选 D。

【避错】本题容易误选 B，注意区别柠檬酸循环和柠檬酸-丙酮酸循环。

3. 催化脂肪酸活化的酶是

A. 乙酰乙酰 CoA 硫解酶

B. 脂酰 CoA 合成酶

C. β 酮脂酰还原酶

D. β 酮脂酰合成酶

E. 转酰基酶

【答案】B

【考点】脂肪酸活化

【解析】和葡萄糖一样，脂肪酸参加代谢前也要先活化，其活化形式是生成脂酰 CoA，催化脂肪酸活化的酶是脂酰 CoA 合成酶。故选 B。

【避错】本题容易误选 A，酮体的生成中 2 分子的乙酰 CoA 在肝线粒体硫解酶的作用下，缩合成乙酰乙酰 CoA，并释放 1 分子的 CoA-SH，并不参与脂肪酸的活化。

4. 胆固醇不能转变成

A. 维生素 D_3

B. 雄激素

C. 雌激素

D. 醛固酮

E. 胆色素

【答案】 E

【考点】 胆固醇

【解析】 人体的肾上腺皮质和性腺所释放的各种激素，如皮质醇、醛固酮、睾酮、雌二醇以及维生素 D_3 都属于类固醇激素，其前体物质就是胆固醇。胆色素（如胆红素）都是卟啉代谢的产物，存在于胆汁中，与胆固醇毫无关系，所以不能合成的是胆色素，故选 E。

【避错】 本题容易误选 D，胆固醇可以转变成醛固酮。

5. 脂类主要生理功能不包括下列哪项

A. 储能和供能

B. 提供体内酮体合成的原料

C. 维持正常生物膜结构和功能

D. 促进甘油三酯和脂溶性维生素的吸收和转运

E. 提供体内代谢必需脂肪酸

【答案】 B

【考点】 脂类主要生理功能

【解析】 脂类的生理功能：①储能和供能。②生物膜的组成成分。③脂类衍生物的调节作用。④营养必需脂酸。故本题答案为 B。

【避错】 本题容易误选 D，促进甘油三酯和脂溶性维生素的吸收和转运属于脂类衍生物的调节作用，故不选。

6. 肝在脂肪代谢中产生过多酮体主要是由于

A. 肝功能不好

B. 肝中脂肪代谢障碍

C. 脂肪转运障碍

D. 脂肪摄食过多

E. 糖的供应不足或利用障碍

【答案】 E

【考点】 酮体生成的生理意义

【解析】 酮体是脂肪酸在肝内正常的中间代谢产物，是肝输出能源的一种形式。酮体溶于水，分子小，能通过血脑屏障及肌肉毛细血管壁，是肌肉尤其是脑组织的重要能源。长期饥饿，糖供应不足时，酮体可代替葡萄糖，成为脑组织及肌肉的主要能源。故选 E。

【避错】 本题属于理解记忆题。酮体生成的调节受饱食和饥饿的影响，饥饿时糖供应不足，脂肪分解加速，酮体生成增加。

7. 下列激素除哪项外均可直接激活甘油三酯脂肪酶

A. 肾上腺素

B. 胰高血糖素

C. 胰岛素

D. 去甲肾上腺素

E. 促肾上腺皮质激素

【答案】 C

【考点】 激素在脂质代谢中的作用

【解析】 储存于脂肪细胞中的脂肪被脂肪酶逐步水解为游离脂肪酸和甘油释放入血以供其他组织氧化利用，该过程称为脂肪动员。催化甘油三酯水解的酶为激素敏感性甘油三酯脂肪酶。肾上腺素、胰高血糖素、ACTH 及 TSH 等激素能激活此酶，而胰岛素则抑制激素敏感性甘油三酯脂肪酶的活性。所以本题应选 C。

【避错】 本题不易错选。能抑制脂肪动员的激素称为抗脂解激素，包括胰岛素、前列腺素 E_2 等。

8. 脂肪酸 β 氧化的关键酶是

A. 肉碱脂酰转移酶 Ⅰ

B. 肉碱脂酰转移酶 Ⅱ

C. 肉碱-脂酰肉碱转位酶

D. 脂酰 CoA 脱氢酶

E. 磷脂酶 A_1

【答案】 A

【考点】 脂肪酸的氧化

【解析】 存在于线粒体外膜的肉碱脂酰转移酶 Ⅰ 催化长链脂酰 CoA 与肉碱合成脂酰肉碱，后者在线粒体内膜肉碱-脂酰肉碱转位酶作用下，通过内膜进入线粒体基质，同时将等分子肉碱转运出线粒体。进入线粒体的脂酰肉碱，在线粒体内膜内侧肉碱脂酰转移酶 Ⅱ 作用下，转变为脂酰 CoA 并释出肉碱。脂酰 CoA 进入线粒体是脂肪酸 β-氧化的限速步骤，肉碱脂酰转移酶 Ⅰ 是脂肪酸 β 氧化的关键酶。故选 A。

【避错】 本题易错选 B、C，肉碱-脂酰肉碱转位酶、肉碱脂酰转移酶 Ⅱ 均参与脂肪酸 β-氧化，但不是关键酶，注意审题。

（9 ~ 11 题共用备选答案）

A. HMG-CoA 合成酶

B. HMG-CoA 还原酶

C. 琥珀酰 CoA 转硫酶

D. 乙酰 CoA 羧化酶

E. 己糖激酶

9. 合成酮体的关键酶是

【答案】A

10. 酮体利用的关键酶是

【答案】C

11. 合成 FA 的关键酶是

【答案】D

【考点】关键酶

【解析】酮体通过肝生成，通过循环系统运输到需能的靶器官，特别是脑部，血脑屏障允许酮体的经过，从而保证在低血糖时脑部供能。HMG-CoA 合成酶是酮体生成过程中的关键酶，使乙酰乙酰 CoA 与一分子乙酰 CoA 结合生成 6 个碳的 3-羟甲基戊二酸单酰 CoA（HMG-CoA），再通过后续的一些反应，最后生成酮体（乙酰乙酸、β-羟丁酸及丙酮）。9 题选 A。酮体的利用过程：骨骼肌、心肌和肾中有琥珀酰 CoA 转硫酶，在琥珀酰 CoA 存在时，此酶催化乙酰乙酸活化生成乙酰乙酰 CoA，乙酰乙酰 CoA 在硫解酶作用下，分解成 2 分子乙酰 CoA，乙酰 CoA 主要进入三羧酸循环氧化分解，琥珀酰 CoA 转硫酶为关键酶。10 题选 C。乙酰 CoA 羧化酶催化乙酰 CoA + ATP + HCO_3^- →丙二酸单酰 CoA+ADP+Pi 反应，该酶存在于胞质中。此反应制约着脂肪酸合成第一阶段的速度。11 题选 D。

【避错】本题属于记忆题，容易混淆，应牢记清楚。HMG-CoA 合成酶是酮体生成的关键酶；琥珀酰 CoA 转硫酶为酮体利用的关键酶。乙酰 CoA 羧化酶是脂肪酸合成的关键酶。

（12～16 题共用备选答案）

A. 贮能和供能

B. 磷脂、胆固醇和不饱和脂肪酸

C. 前列腺素、血栓素及白三烯

D. 胆汁酸盐、辅脂酶与胰脂酶

E. 小肠

12. 生物膜组成成分包括

【答案】B

13. 脂肪的主要生理作用为

【答案】A

14. 多不饱和脂肪酸的重要衍生物有

【答案】C

15. 脂肪乳化的主要物质有

【答案】D

16. 乳糜微粒生成部位为

【答案】E

【考点】脂质代谢

【解析】生物膜是镶嵌有蛋白质和糖类的磷脂双分子层，由磷脂、胆固醇和不饱和脂肪酸组成，起着划分和分隔细胞和细胞器作用，生物膜也是与许多能量转化和细胞内通讯有关的重要部位。12 题选 B。脂肪是生物体内储存能量的物质并给予能量；构成一些重要生理物质，是生命的物质基础；维持体温和保护内脏、缓冲外界压力。13 题选 A。多不饱和脂肪酸的重要衍生物：前列腺素、血栓素及白三烯。14 题选 C。脂肪乳化的主要物质：胆汁酸盐、辅脂酶与胰脂酶。15 选 D。乳糜微粒：合成部位为小肠，主要含有外源性甘油三酯，是运输外源性甘油三酯及胆固醇的主要形式。16 题选 E。

【避错】本题属于记忆题。生物膜由磷脂、胆固醇和不饱和脂肪酸组成；脂肪储能供能；多不饱和脂肪酸的重要衍生物：前列腺素、血栓素及白三烯。脂肪乳化的主要物质：胆汁酸盐、辅脂酶与胰脂酶。乳糜微粒合成部位：小肠。

（17～19 题共用备选答案）

A. 胆汁酸盐和磷脂酰胆碱

B. 17-羟胆固醇和 17-酮胆固醇

C. 胆汁酸和维生素 D

D. 乙酰 CoA 和 NADPH

E. 血红素

17. 防止胆固醇析出形成胆道结石的重要原因是胆汁中含有

【答案】A

18. 皮质类固醇激素和睾酮在肝脏灭活的产物有

【答案】B

19. 胆固醇的重要生理作用是合成某些活性物质的前体如

【答案】C

【考点】胆固醇的转化

【解析】胆汁是一种消化液，有乳化脂肪的作用，但不含消化酶。胆汁中的胆盐、胆固醇和卵磷脂等可降低脂肪的表面张力，使脂肪乳化成许多微滴，利于脂肪的消化；胆盐还可与脂肪酸甘油一酯等结合，形成水溶性复合物，促进脂肪消化产物的吸收，并能促进脂溶性维生素的吸收。胆汁酸盐和磷脂酰胆碱防止胆固醇析出形成胆道结石。17 题选 A。皮质类固醇激素和睾酮主要在肝脏内降解、灭活，灭活产物为 17-羟胆固醇和 17-酮胆固醇。18 题选 B。胆固醇的 3 个主要生理功能如下。①形成胆酸：胆汁产于肝脏而储存于胆囊内，经释放进入小肠与被消化的脂肪混合。胆汁的功能是将大颗粒的脂肪变成小颗粒，使其易于与小肠中的酶作用。②构成细胞膜：胆固醇是构成细胞膜的重要组成成分，并保持其流动性。③合成激素：如皮质醇、醛固酮、睾酮、雌二醇以及维生素 D 都属于类固醇激素。19 题选 C。

【避错】本题属于记忆题。胆固醇的作用：①形成胆酸。②构成细胞膜。③合成激素。胆汁酸盐和磷脂酰胆碱防止胆固醇析出形成胆道结石，皮质类固醇激素和睾酮主要在肝内降解、灭活为17-羟胆固醇和17-酮胆固醇。

考点：生物氧化

1. 调节正常人体氧化磷酸化速率的主要因素是

A. ADP 浓度

B. NADH 浓度

C. 氧浓度

D. 甲状腺激素

E. 被氧化的底物浓度

【答案】A

【考点】氧化磷酸化的调节

【解析】正常机体氧化磷酸化的速率主要受 ADP 浓度的调节。当机体利用 ATP 增多，ADP 浓度增高，转运入线粒体后使氧化磷酸化速度加快；反之，ADP 不足，使氧化磷酸化速度减慢。这种调节作用可使 ATP 的生成速度适应机体的生理需要。故选 A。

【避错】本题易错选 D。甲状腺激素可激活许多组织细胞膜上的 Na^+，K^+-ATP 酶，使进入线粒体的 ADP 数量增多，促进氧化磷酸化速度加快，但不是主要因素。

2. 氧化磷酸化的解偶联剂是

A. CO

B. CN

C. 寡霉素

D. 鱼藤酮

E. 2,4-二硝基酚

【答案】E

【考点】解偶联剂

【解析】解偶联剂的作用是使电子传递和 ATP 形成两个偶联过程分离，只抑制 ATP 的生成过程，不抑制电子传递过程。典型的解偶联剂是 2，4-二硝基酚。故选 E。

【避错】本题易错选 C。寡霉素是 ATP 合酶抑制剂，抑制氧的利用和 ATP 的形成。

3. 生物氧化指

A. 生物体内释出电子的反应

B. 生物体内的加氧反应

C. 生物体内的脱氢反应

D. 营养物质氧化成 H_2O 及 CO_2 的过程

E. 生物体内碳和氧结合生成 CO_2 的过程

【答案】D

【考点】生物氧化

【解析】生物氧化是指物质在生物体内氧化分解的过程。生物氧化通常需要消耗氧，所以又称为呼吸作用。生物氧化实际上是需氧细胞呼吸作用中的一系列氧化还原反应，所以又称为细胞氧化或细胞呼吸，有时也称组织呼吸，故选 D。

【避错】本题容易误选 E，因为在组织呼吸中还有水的生成。

4. 1mol 琥珀酸脱氢生成延胡索酸，脱下的 $2H^+$ 通过电子传递链传递，在 KCN 存在时可生成

A. 2.5molATP+1.0molH_2O

B. 1.5molATP+1.0molH_2O

C. 1molATP

D. 1molH_2O

E. 无 ATP 和水生成

【答案】E

【考点】电子传递链

【解析】KCN 使细胞色素及细胞色素氧化酶失去传递电子作用，KCN 破坏了电子传递链，导致了没有 ATP 生成。故选 E。

【避错】本题容易误选 C，部分同学认为只是破坏了最后一部分，第二部分还是有 4 个氢离子泵出，生成一个 ATP。但是呼吸链中任一部位氢或电子的传递一旦被阻断，将使阻断部位前的递氢、递电子体处于还原态，而阻断部位后的递氢、递电子体会处于氧化态，从而不能进行正常的递氢和递电子，也就抑制了氧化磷酸化，可使能源断绝。

5. CO 和氰化物中毒致死的原因是

A. 抑制 cytc 中 Fe^{3+}

B. 抑制 $cytaa_3$ 中 Fe^{3+}

C. 抑制 cytb 中 Fe^{3+}

D. 抑制血红蛋白中 Fe^{3+}

E. 抑制 $cytc_1$ 中 Fe^{3+}

【答案】B

【考点】呼吸链

【解析】氰化物和 CO 进入机体后能抑制组织细胞内 42 种酶的活性，其中，细胞色素氧化酶 $cytaa_3$ 最为敏感。能迅速与氧化型细胞色素氧化酶 $cytaa_3$ 中的三价铁结合，阻止其还原成二价铁，使传递电子的氧化过程中断，组织细胞不能利用血液中的氧而造成内窒息。中枢神经系统对缺氧最敏感，故大脑首先受损，导致中枢性呼吸衰竭而死亡。故选 B。

【避错】本题属于记忆题，应牢记 CO 和氰化物的中毒机制是抑制 $cytaa_3$ 中 Fe^{3+}。

6. 体内肌肉能量的储存形式是

A. CTP

B. ATP

C. 磷酸肌酸

D. 磷酸烯醇式丙酮酸

E. 所有的三磷酸核苷酸

【答案】C

【考点】磷酸肌酸

【解析】磷酸肌酸为肌肉或其他可兴奋性组织（如脑和神经）中的一种高能磷酸化合物，是高能磷酸基的暂时贮存形式。磷酸肌酸水解时，每摩尔化合物释放的自由能比 ATP 释放的能量多些。磷酸肌酸能在肌酸激酶的催化下，将其磷酸基转移到 ADP 分子中。当一些 ATP 用于肌肉收缩，就会产生 ADP。这时，通过肌酸激酶的作用，磷酸肌酸很快供给 ADP 以磷酸基，从而恢复正常的 ATP 高水平。故选 C。

【避错】本题属于记忆题目，磷酸肌酸是体内肌肉能量的储存形式，可以提高肌肉力量的高能化合物。

7. 苹果酸穿梭作用的生理意义是

A. 将草酰乙酸带入线粒体彻底氧化

B. 维持线粒体内外有机酸的平衡

C. 将胞液中 $NADH+H^+$ 的 $2H^+$ 带入线粒体内

D. 为三羧酸循环提供足够的草酰乙酸

E. 进行谷氨酸草酰乙酸转氨基作用

【答案】C

【考点】苹果酸穿梭

【解析】又称苹果酸-草酰乙酸穿梭系统，胞质中含有苹果酸脱氢酶，可催化草酰乙酸还原为苹果酸，后者可以进入线粒体基质。线粒体基质内则有另一种苹果酸脱氢酶，可催化进入的苹果酸脱氢形成草酰乙酸和 $NADH+H^+$，于是胞质内的 $NADH+H^+$ 上的 H 便间接地被转运进入线粒体基质中。草酰乙酸则通过基质和胞质均含有的谷草转氨酶的作用，从基质返回胞质中。故选 C。

【避错】本题属于理解题，苹果酸穿梭的作用主要是 $NADH+H^+$ 的穿梭。在心脏、肝、肾等细胞中，胞质中的 $NADH+H^+$ 属于此种穿梭。

（8～11 题共用备选答案）

A. 线粒体外膜

B. 线粒体内膜

C. 线粒体膜间腔

D. 线粒体基质

E. 线粒体内膜 F_0～F_1 复合体

8. 三羧酸循环的酶位于

【答案】D

9. 呼吸链多数成分位于

【答案】B

10. ATP 合成部位在

【答案】E

11. 脂肪酸的 β 氧化在

【答案】D

【考点】线粒体结构

【解析】线粒体基质：内膜和嵴包围着的线粒体内部空间，含有很多蛋白质和脂类，催化三羧酸循环中脂肪酸和丙酮酸氧化的酶类也都存在于基质中，包括丙酮酸脱氢酶系、柠檬酸循环的酶、脂肪酸β-氧化的酶、AA 氧化酶、核糖体、ATP、ADP、Pi、Mg^{2+}、Ca^{2+}、K^+ 和一些可溶性代谢中间产物。8、11 题均选 D。线粒体内膜：双层线粒体膜的内层膜。膜中装配有氧化磷酸化电子传递链，是合成 ATP 的主要场所。不能自由透过大部分小分子和离子，包括 H^+。含有电子传递体（复合体Ⅰ、Ⅱ、Ⅲ、Ⅳ）、ATP-ADP 转运载体、ATP 合酶（F_0～F_1）。9 题选 B，10 题选 E。

【避错】本题属于记忆题。线粒体基质含有催化三羧酸循环中脂肪酸和丙酮酸氧化的酶类；线粒体内膜含有电子传递体、ATP-ADP 转运载体、ATP 合酶（F_0～F_1）。

考点：氨基酸代谢

1. 尿素在肝的合成部位是

A. 胞质和微粒体

B. 胞质和线粒体

C. 线粒体和微粒体

D. 微粒体和高尔基体

E. 胞质和高尔基体

【答案】B

【考点】尿素的合成

【解析】肝合成尿素要经过鸟氨酸循环的步骤，包括合成氨基甲酰磷酸（是氨与 CO_2 在 CPS-Ⅰ催化下合成氨基甲酰磷酸，在线粒体内进行），瓜氨酸的合成（在线粒体内进行），精氨酸的合成（穿过线粒体到胞质中），精氨酸水解生成尿素（回到线粒体鸟氨酸循环）。尿素在肝的合成部位是胞质和线粒体。故选 B。

【避错】本题不易选错。尿素是在肝的线粒体和胞质经过鸟氨酸循环合成的。

2. 根据氨基酸组成判断营养价值最高的蛋白质是

A. 甘、甲硫、丙、丝、丝、丙

B. 甘、甲硫、丙、丝、色、丝

C. 甘、甲硫、丙、丝、丙、丙

D. 甘、甲硫、丙、丝、甘、丙

E. 甘、甲硫、丙、丝、色、赖

【答案】E

【考点】氨基酸

【解析】膳食中蛋白质组成越接近人体蛋白质组成，越易被机体吸收和利用，其营养价值就越高。故选 E。

【避错】本题误选其他选项，可能是不了解含有必需氨基酸种类多和数量足的蛋白质营养价值高这一关键点。

3. 生物体内氨基酸脱氨的主要方式为

A. 氧化脱氨

B. 转氨

C. 直接脱氨

D. 联合脱氨

E. 还原脱氨

【答案】D

【考点】氨基酸脱氨

【解析】脱氨基作用是氨基酸分解代谢的主要途径。体内的氨基酸可通过多种方式脱去氨基，包括氧化脱氨基作用、转氨基作用、联合脱氨基作用及嘌呤核苷酸循环，其中联合脱氨基作用是氨基酸脱氨基的主要方式。故选 D。

【避错】本题容易误选 A，氧化脱氨是生物体内氨基酸脱氨的方式之一，但不是主要方式，故不选。

4. 下列除哪一种氨基酸外，均为营养必需氨基酸

A. 赖氨酸

B. 丝氨酸

C. 苏氨酸

D. 色氨酸

E. 甲硫氨酸

【答案】B

【考点】必需氨基酸

【解析】记忆口诀是："假设来写一两本书组"。就是甲硫氨酸、色氨酸、赖氨酸、缬氨酸、异亮氨酸、亮氨酸、苯丙氨酸、苏氨酸、组氨酸，故本题答案为 B。

【避错】本题易误选 E，可能是由于只记住了蛋氨酸，却不知道蛋氨酸是甲硫氨酸的俗称。

5. 生物体内氨的最主要来源是

A. 肠道吸收的氨

B. 肾小管上皮细胞分泌的氨

C. 体内氨基酸脱下的氨

D. 嘧啶分解生成的氨

E. 尿素分解生成的氨

【答案】A

【考点】氨的主要来源

【解析】生物体内氨的来源有肠道吸收、组织分解、肾，其中肠道吸收最主要。故选 A。

【避错】部分考生易误选 C，体内氨基酸脱下的氨是体内代谢作用产生氨的主要途径，而体内氨来源有外源性和体内代谢产生两种，外源性氨，即肠道吸收是氨的最主要来源。

6. 蛋白质的功能可完全由糖或脂类物质代替的是

A. 构成组织

B. 氧化供能

C. 调节作用

D. 免疫作用

E. 催化作用

【答案】B

【考点】蛋白质的功能

【解析】因为蛋白质可经糖异生，生成糖进行氧化供能，而体内又存在三大营养物质的转化，因此蛋白质的氧化供能可以完全由糖或脂类物质代替，故选 B。

【避错】本题其他选项为蛋白质的特殊功能，不能由其他物质代替。

7. 蛋白质的生物学价值高低主要取决于蛋白质的

A. 所含必需氨基酸的含量和比值

B. 所含氨基酸的数量

C. 表观消化率

D. 净利用率

E. 真消化率

【答案】A

【考点】蛋白质的营养价值

【解析】蛋白质生物学价值高低主要取决于必需氨基酸的含量与比值。必需氨基酸是指人体内不能合成或合成数量不足，必须每天由膳食供给才能满足机体生理需要的氨基酸。必需氨基酸有 9 种：缬氨酸、亮氨酸、异亮氨酸、苏氨酸、苯丙氨酸、色氨酸、甲硫氨酸、赖氨酸、组氨酸。所以本题应选 A。

【避错】本题易误选 D，由于部分考生认为净利用率即决定蛋白质的生物学价值的高低，单纯地从字面上的意思来解题，避免此型错误需看清题目，同时加强蛋白质的营养价值知识点的理解与记忆。

8. 下述哪种酶缺乏可致白化病

A. 酪氨酸转氨酶

B. 苯丙氨酸转氨酶

C. 苯丙酮酸羟化酶

D. 酪氨酸羟化酶

E. 酪氨酸酶

【答案】E

【考点】酪氨酸酶

【解析】酪氨酸的进一步代谢与合成某些神经递质，激素及黑色素有关。在黑色素细胞中酪氨酸酶的

催化下，酪氨酸羟化生成多巴，后者经氧化，脱羧等反应转变成吲哚-5, 6-醌。黑色素即是吲哚醌的聚合物。人体缺乏酪氨酸酶，黑色素合成障碍，皮肤、毛发等发白，称为白化病。酪氨酸酶是黑色素合成的关键酶。故选E。

【避错】本题易误选D。应牢记：酪氨酸羟化酶是儿茶酚胺合成的限速酶，酪氨酸酶是黑色素合成的关键酶。

9. 肌酸的合成原料是

A. 精氨酸和瓜氨酸

B. 精氨酸和甘氨酸

C. 精氨酸和鸟氨酸

D. 鸟氨酸和甘氨酸

E. 鸟氨酸和瓜氨酸

【答案】B

【考点】肌酸的合成原料

【解析】肌酸学名N-甲基胍乙酸，是由精氨酸、甘氨酸及甲硫氨酸3种氨基酸所合成的物质。可以由人体自行合成，也可以由食物中摄取，是肌肉等组织中贮存高能磷酸键的物质。它可以快速增加肌肉力量，促进新肌增长，加速疲劳恢复，提高爆发力。肌酸在人体内储存越多，力量及运动能力也越强。故选B。

【避错】本题属于记忆题目，应牢记。肌酸由精氨酸、甘氨酸及甲硫氨酸合成。

（10～11题共用备选答案）

A. 丙氨酸和谷氨酰胺

B. 谷氨酸和丙氨酸

C. 瓜氨酸和精氨酸

D. 半胱氨酸和瓜氨酸

E. 组氨酸和赖氨酸

10. 氨在血液中的主要运输形式是

【答案】A

11. 氨在肝中合成尿素的主要中间物质是

【答案】C

【考点】氨的转运及去路

【解析】组织在代谢过程中产生的氨必须经过转运才能到达肝或肾。机体将有毒的氨转变为无毒的化合物，在血中安全转运。氨在体内的运输主要有丙氨酸和谷氨酰胺两种形式。运输方式：①丙氨酸-葡萄糖循环。②谷氨酰胺的合成与运氨作用。主要从脑、肌肉等组织向肝、肾运氨，是脑中解氨毒的一种重要方式，是氨的运输形式，也是氨的贮存、利用形式。10题选A。氨在体内的主要代谢去路是合成尿素，约占人体总排氮量的80%以上。尿素合成过程如下：①氨甲酰磷酸合成。②瓜氨酸合成。③精氨酸合成：瓜氨酸与天冬氨酸反应生成精氨酸，后者裂解为精氨酸和延胡索酸。④精氨酸水解生成尿素：精氨酸水解为尿素和鸟氨酸。11题选C。

【避错】本题属于记忆题。氨在体内的运输主要有丙氨酸和谷氨酰胺两种形式。氨主要代谢去路是合成尿素，过程如下：①氨甲酰磷酸合成。②瓜氨酸合成。③精氨酸合成。④精氨酸水解生成尿素。

（12～15题共用备选答案）

A. 鸟氨酸

B. 谷氨酸

C. 组氨酸

D. 色氨酸

E. 苏氨酸

12. 组胺的前体是

【答案】C

13. γ-氨基丁酸的前体是

【答案】B

14. 精脒、精胺的前体是

【答案】A

15. 5-羟色胺的前体是

【答案】D

【考点】氨基酸脱羧基产生的胺类物质

【解析】在组氨酸脱羧酶的作用下，组氨酸脱羧形成组胺。组胺具有很强的血管舒张作用，并与多种变态反应及发炎有关。此外，组胺会刺激胃蛋白酶与胃酸分泌。12题选C。谷氨酸脱羧基生成γ-氨基丁酸（GABA），催化此反应的酶是谷氨酸脱羧酶，此酶在脑、肾组织中活性很高，所以脑中GABA的含量较多。GABA是抑制性神经递质，对中枢神经有抑制作用。13题选B。鸟氨酸脱羧基生成腐胺，然后再转变成精脒、精胺。精脒、精胺是调节细胞生长的重要物质。凡生长旺盛的组织，如胚胎、再生肝、生长激素作用的细胞及癌瘤组织等，作为多胺合成限速酶的鸟氨酸脱羧酶活性均较高，多胺的含量也较高。14题选A。色氨酸经色氨酸羟化酶催化首先生成5-羟色氨酸，再经5-羟色氨酸脱羧酶催化成5-羟色胺。5-羟色胺可作为神经递质，具有抑制作用；在外周组织，5-羟色胺有收缩血管的作用。15题选D。

【避错】本题属于记忆题目，应牢记一些氨基酸脱羧基产生的胺类物质。组氨酸脱羧形成组胺；谷氨酸脱羧基生成γ-氨基丁酸；鸟氨酸脱羧基生成精脒、精胺；色氨酸脱羧牛成5-羟色胺。

（16～19题共用备选答案）

A. 甲硫氨酸循环

B. 嘌呤核苷酸循环

C. γ-谷氨酰基循环

D. 鸟氨酸循环
E. 丙氨酸-葡萄糖循环
16. SAM 的生成过程是
【答案】A
17. 氨基酸的吸收通过
【答案】C
18. NH_3 由肌肉向肝中运输是通过
【答案】E
19. 骨骼肌与心肌细胞中氨基酸的脱氨基方式为
【答案】B
【考点】氨基酸代谢
【解析】甲硫氨酸循环：体内甲硫氨酸通过甲硫氨酸+ATP→S-腺苷甲硫氨酸（SAM）→S-腺苷同型半胱氨酸——同型半胱氨酸反应提供甲基后转变为同型半胱氨酸，后者可接收 $N^5—CH_3—FH_4$ 提供的甲基重新生成甲硫氨酸形成一个循环过程，催化最后一步反应酶是 $N^5—CH_3—FH_4$ 转甲基酶，其辅酶是维生素 B_{12}。16 题选 A。γ-谷氨酰基循环：指通过谷胱甘肽的代谢作用将氨基酸吸收和转运的过程。17 题选 C。丙氨酸-葡萄糖循环：肌肉中的氨基酸将氨基转给丙酮酸生成丙氨酸，后者经血液循环转运至肝经过联合脱氨基作用再脱氨基，放出的氨用于合成尿素；生成的丙酮酸经糖异生转变为葡萄糖后再经血液循环转运至肌肉重新分解产生丙酮酸，丙酮酸再接受氨基生成丙氨酸。丙氨酸和葡萄糖反复地在肌肉和肝之间进行氨的转运。18 题选 E。嘌呤核苷酸循环指骨骼肌中存在的一种氨基酸脱氨基作用方式。转氨基作用中生成的天冬氨酸与次黄嘌呤核苷酸（IMP）作用生成腺苷酸代琥珀酸，后者在裂解酶作用下生成延胡索酸和腺嘌呤核苷酸，腺嘌呤核苷酸在腺苷酸脱氨酶作用下脱掉氨基又生成 IMP。19 题选 B。
【避错】本题属于记忆题，应牢记下面氨基酸代谢及意义。甲硫氨酸循环：中间代谢产物为 S-腺苷甲硫氨酸（SAM）；γ-谷氨酰基循环：通过谷胱甘肽的代谢作用将氨基酸吸收和转运；丙氨酸-葡萄糖循环：使肌肉中的氨以无毒的丙酮酸形式运送至肝，同时肝也为肌肉提供了生成丙酮酸的葡萄糖；嘌呤核苷酸循环：骨骼肌与心肌细胞中氨基酸的脱氨基方式。

考点：核酸的结构、功能与核苷酸代谢

1. 关于 tRNA 的描述，正确的是
A. 5′端是 CCA
B. tRNA 由 10 个核苷酸组成
C. tRNA 的二级结构是二叶草结构
D. tRNA 富有稀有碱基和核苷
E. 在其 DHU 环中有反密码子
【答案】D
【考点】tRNA 的结构特点
【解析】tRNA 长度为 74～95 个核苷酸，二级结构是三叶草结构，3′端是 CCA，三级结构是倒 L 形。二级结构包括 DHU 环、反密码子环、TψC 环，反密码子环中含有反密码子。tRNA 含有大量的稀有碱基，因为是核糖核苷酸，也含有大量的核苷。故选 D。
【避错】本题易错选 A。tRNA 的 3′端才连接有 CCA。
2. 下列关于真核生物 mRNA 结构描述，错误的是
A. 3′端有特殊的“尾”结构
B. 5′端有特殊的“帽子”结构
C. 5′端保留有特殊的内含子
D. 含有开放阅读框架区
E. 3′端存在非翻译序列
【答案】C
【考点】真核生物 mRNA 的结构特点
【解析】真核生物 mRNA 有 5′端帽子结构、5′端不翻译区、翻译区（开放阅读框）、3′端不翻译区和 3′端的尾巴。故此题选 C。
【避错】本题不易错选，真核生物 mRNA 结构较为简单。
3. 可承载生物遗传信息的分子结构是
A. 氨基酸的侧链基因
B. 脂蛋白的脂质组成
C. 多不饱和脂肪酸的双键位置
D. 胆固醇的侧链碳原子
E. 核酸的核苷酸序列
【答案】E
【考点】核酸的结构与功能
【解析】核酸是具有复杂结构和重要功能的生物大分子，分为脱氧核苷酸 DNA 和核糖核苷酸 RNA，DNA 的基本功能是作为生物遗传的信息携带者，是基因复制和转录的模板，并通过 DNA 的剪辑序列决定蛋白质的氨基酸序列，故本题选 E。
【避错】本题不易错选，遗传信息以基因的方式存在，基因就是 DNA 分子中的特定区段。
4. 下列哪种碱基只存在于 mRNA 中而不存在于 DNA 中
A. 腺嘌呤
B. 胞嘧啶
C. 鸟嘌呤
D. 尿嘧啶
E. 胸腺嘧啶
【答案】D

【考点】RNA、DNA的碱基构成

【解析】核酸分子中的碱基分为2类：嘌呤碱和嘧啶碱。DNA和RNA中含有的嘌呤碱主要为腺嘌呤和鸟嘌呤，组成DNA的嘧啶碱主要是胸腺嘧啶和胞嘧啶，RNA分子中主要为尿嘧啶及胞嘧啶，故本题答案为D。

【避错】本题容易误选E，胸腺嘧啶仅存在于DNA中。

5. 变性的DNA理化性质的改变为
   A. 溶液黏度增加
   B. 是循序渐进的过程
   C. 形成三股链螺旋
   D. 260nm波长处的光吸收增高
   E. 变性均是不可逆的

【答案】D

【考点】DNA的变性

【解析】核酸的变性指核酸双螺旋区的氢键断裂，变成单链的无规则的线团，并不涉及共价键的断裂。一系列物化性质也随之发生改变：黏度降低，浮力密度升高等，同时改变二级结构，有时可以失去部分或全部生物活性。DNA变性后，由于双螺旋解体，碱基堆积已不存在，藏于螺旋内部的碱基暴露出来，这样就使得变性后的DNA对260nm紫外光的吸光率比变性前明显升高（增加），这种现象称为增色效应。

【避错】本题容易误选E，在适当条件下DNA的变性是可逆的。

6. 可用于测定生物样品中核酸含量的元素是
   A. 碳
   B. 氢
   C. 氧
   D. 磷
   E. 氮

【答案】D

【考点】核酸的组成

【解析】可用于测定生物样品中核酸含量的元素是磷，故本题答案为D。

【避错】本题容易误选A，未正确掌握核酸的组成。

7. DNA以半保留方式进行复制，一个完全被放射性核素标记的DNA分子置于无放射性标记的溶液中复制两代，其放射性状况如何
   A. 4个分子的DNA均有放射性
   B. 仅2个分子的DNA有放射性
   C. 4个分子的DNA均无放射性
   D. 4个分子的DNA双链中只有其中一条链具有放射性
   E. 3个分子的DNA有放射性

【答案】B

【考点】DNA的半保留复制

【解析】仅有母链的两个链含有放射性，故经半保留复制后含有放射性的分子个数还是为2，故选B。

【避错】本题容易误选A，应充分理解DNA的半保留复制过程。

8. 稀有碱基常出现于
   A. rRNA
   B. tRNA
   C. 冈崎片段
   D. hnRNA
   E. mRNA

【答案】B

【考点】稀有碱基

【解析】tRNA含有许多稀有碱基，每个分子中有7~15个稀有碱基，其中有些是修饰碱基，是在转录后经酶促修饰形成的，故本题答案为B。

【避错】本题易误E，mRNA分子中可能有稀有碱基。

9. 核酸对紫外线的最大吸收在哪一波长附近
   A. 260nm
   B. 320nm
   C. 220nm
   D. 280nm
   E. 190nm

【答案】A

【考点】核酸的理化性质

【解析】核酸对紫外线的最大吸收在波长260nm附近，故本题答案为A。

【避错】本题容易误选D，易于同蛋白质的紫外吸收值相混淆。

10. 细胞内含量最丰富的RNA是
   A. hnRNA
   B. tRNA
   C. rRNA
   D. miRNA
   E. mRNA

【答案】C

【考点】rRNA

【解析】核糖体RNA（rRNA）是细胞内含量最丰富的RNA，占细胞总RNA的80%以上。rRNA与核糖体蛋白共同构成核糖体，后者是蛋白质合成的场所。故选C。

【避错】本题易错选E。mRNA占细胞RNA总量的2%~5%。

11. 维系真核生物 mRNA 稳定性的主要结构是
   A. 内含子
   B. 双螺旋结构
   C. 多聚腺苷酸尾
   D. 三叶草结构
   E. 茎环结构

【答案】 C

【考点】 真核生物 mRNA 的结构

【解析】 mRNA 的 5′端有帽子结构，3′端有多聚腺苷尾，这些结构共同维持 mRNA 的稳定性。双螺旋结构是 DNA 的二级结构。三叶草结构、茎环结构属于 tRNA 的二级结构。故选 C。

【避错】 本题易错选 A。内含子是 mRNA 中被转录但不被翻译的序列，是在剪接过程中被剪切的部分。

12. 维系 DNA 两条链形成双螺旋的化学键是
   A. 磷酸二酯键
   B. N—C 糖苷键
   C. 戊糖内 C—C 键
   D. 碱基内 C—C 键
   E. 碱基间氢键

【答案】 E

【考点】 DNA 的结构

【解析】 以磷酸和脱氧核糖为骨架通过磷酸二酯键连接盘旋在外，含氮碱基通过氢键在内连接的双螺旋结构。所以本题应选 E。

【避错】 本题易错选 A，因为大部分考生看到题目后第一感觉就会想起 DNA 之间的联接为磷酸二酯键，故直接选择答案 A，避免此种类型题目的错误需要看清题意，仔细分析。

13. 嘧啶核苷酸补救途径的主要酶是
   A. 尿苷激酶
   B. 嘧啶磷酸核糖转移酶
   C. 胸苷激酶
   D. 胞苷激酶
   E. 氨基甲酰磷酸合成酶

【答案】 B

【考点】 嘧啶核苷酸补救途径

【解析】 嘧啶核苷酸的补救途径可通过嘧啶磷酸核糖转移酶催化，使各种嘧啶碱接受 PRPP 供给的磷酸核糖基直接生成嘧啶核苷酸；也可在核苷磷酸化酶催化下，嘧啶碱先与核糖-1-磷酸反应生成嘧啶核苷，再在嘧啶核苷激酶催化下，被磷酸化生成核苷酸。嘧啶磷酸核糖转移酶是嘧啶核苷酸补救合成的主要酶，此酶已从人红细胞中纯化，它能利用尿嘧啶，胸腺嘧啶及乳清酸作为底物，但对胞嘧啶不起作用。故选 B。

【避错】 本题属于记忆题，应牢记。嘧啶磷酸核糖转移酶是嘧啶核苷酸补救合成的主要酶。

14. 痛风是因为血中某种物质在关节、软组织处沉积，其成分为
   A. 尿酸
   B. 尿素
   C. 胆固醇
   D. 黄嘌呤
   E. 次黄嘌呤

【答案】 A

【考点】 痛风

【解析】 痛风是人体内嘌呤的新陈代谢发生紊乱，尿酸的合成增加或排出减少，造成高尿酸血症，血尿酸浓度过高时，尿酸以钠盐的形式沉积在关节、软骨和肾脏中，引起组织异物炎症反应。发病有明显的异质性。临床上分为原发性和继发性两大类，原发性痛风多由先天性嘌呤代谢异常引起，常与肥胖、糖类脂类代谢紊乱、高血压、动脉硬化和冠心病等聚集发生，继发性痛风则由某些系统性疾病或者药物引起。故选 A。

【避错】 本题属于记忆题。易误选 D。痛风又称“高尿酸血症”，嘌呤代谢障碍，属于关节炎一种。本病以关节液和痛风石中可找到有双折光性的单水尿酸钠结晶为其特点。

（15～17 题共用备选答案）
   A. 不同的核酸链经变性处理，它们之间形成局部的双链
   B. 一小段核苷酸聚合体的单链，用放射性同位素或生物素来标记其末端或全链
   C. 运输氨基酸
   D. 单股 DNA 恢复成双股 DNA
   E. 50% 双链 DNA 变性时的温度

15. tRNA 的功能为

【答案】 C

16. DNA 复性是指

【答案】 D

17. 核酸杂交是指

【答案】 A

【考点】 核酸的理化性质

【解析】 转运 RNA（tRNA）是具有携带并转运氨基酸功能的一类小分子核糖核酸。主要是携带氨基酸进入核糖体，在 mRNA 指导下合成蛋白质。即以 mRNA 为模板，将其中具有密码意义的核苷酸顺序翻译成蛋白质中的氨基酸顺序。15 题选 C。DNA 的复性指变性 DNA 在适当条件下，二条互补链全部或部

分恢复到天然双螺旋结构的现象，它是变性的一种逆转过程。16题选D。核酸杂交：两条核酸单链可以通过Watson-Crick碱基配对形成非共价键，从而形成稳定的同源或异源双链分子的过程，有DNA-DNA、DNA-RNA、RNA-RNA等杂交类型。核酸杂交是一种很重要的、被广泛应用的技术，如设计反义核酸、合成探针等。17题选A。

【避错】本题属于记忆题目。选项A和D容易混淆，DNA的复性指分开的单链分子按照碱基互补原则重新形成双链；核酸杂交不同的核酸链经变性处理，它们之间形成局部的双链。转运RNA主要是携带并转运氨基酸。

（18～20题共用备选答案）

A. 8-氮杂鸟嘌呤
B. 甲氨蝶呤
C. 阿糖胞苷
D. 5-氟尿嘧啶
E. 别嘌呤醇

18. 叶酸类似物抗代谢药物是

【答案】B

19. 抑制CDP还原成dCDP的药物是

【答案】C

20. 为次黄嘌呤类似物的药物是

【答案】E

【考点】核苷酸的抗代谢物

【解析】甲氨蝶呤为抗叶酸类抗肿瘤药，主要通过对二氢叶酸还原酶的抑制，使叶酸不能还原成二氢叶酸基四氢叶酸，而达到阻碍肿瘤细胞的合成，抑制肿瘤细胞的生长与繁殖。18题选B。阿糖胞苷是改变了核糖结构的核苷类似物，是重要的抗癌药物，能抑制CDP还原成dCDP，也能影响DNA的合成。19题选C。别嘌呤醇与次黄嘌呤结构类似，只是分子中的N7与C8互换了位置，对黄嘌呤氧化酶有很强的抑制作用，从而抑制尿酸的生成，临床上常用来治疗痛风。20题选E。

【避错】本题属于记忆题，容易混淆，应牢记嘌呤和嘧啶抗代谢物。叶酸类似物是甲氨蝶呤；次黄嘌呤类似物是别嘌呤醇；阿糖胞苷是核苷类似物，能抑制CDP还原成dCDP；5-氟尿嘧啶与胸腺嘧啶结构相似。

（21～23题共用备选答案）

A. 尿酸
B. 5-尿基乙内酰胺
C. 尿囊酸
D. 尿素
E. β-氨基异丁酸

21. 精氨酸可分解产生

【答案】D

22. 黄嘌呤氧化酶的产物为

【答案】A

23. 嘧啶分解可产生

【答案】E

【考点】核苷酸代谢产物

【解析】精氨酸是一氧化氮、尿素、鸟氨酸及肌丁胺的直接前体，是合成肌酸的重要成分，且被用作聚胺、瓜氨酸及谷氨酰胺的合成。尿素合成过程：①氨甲酰磷酸合成。②瓜氨酸合成。③精氨酸合成，瓜氨酸与天冬氨酸反应生成精氨，后者裂解为精氨酸和延胡索酸。④精氨酸水解生成尿素，精氨酸水解为尿素和鸟氨酸。21题选D。黄嘌呤氧化酶是一种含钼的黄素蛋白，专一性不高，既能催化次黄嘌呤生成黄嘌呤，进而生成尿酸，又能直接催化黄嘌呤生成尿酸，也能催化醛类的氧化。22题选A。嘧啶的分解代谢主要在肝脏中进行。分解代谢过程中有脱氨基、氧化、还原及脱羧基等反应。胞嘧啶脱氨基转变为尿嘧啶。尿嘧啶和胸腺嘧啶先在二氢嘧啶脱氢酶的催化下，由NADPH+H^+供氢，分别还原为二氢尿嘧啶和二氢胸腺嘧啶。二氢嘧啶酶催化嘧啶环水解，分别生成β-丙氨酸和β-氨基异丁酸。β-丙氨酸和β-氨基异丁酸可继续分解代谢。β-氨基异丁酸亦可随尿排出体外。23题选E。

【避错】本题属于记忆题。精氨酸是一氧化氮、尿素、鸟氨酸及肌丁胺的前体；黄嘌呤氧化酶催化黄嘌呤生成尿酸；嘧啶的分解可生成β-丙氨酸和β-氨基异丁酸。

（24～25题共用备选答案）

A. G、C、T、U
B. G、A、C、T
C. A、G、C、U
D. G、A、T、U
E. T、C、A、U

24. RNA分子中所含的碱基是

【答案】C

25. DNA分子中所含的碱基是

【答案】B

【考点】遗传物质中碱基互补原则

【解析】DNA中的碱基主要有腺嘌呤、鸟嘌呤、胞嘧啶和胸腺嘧啶；RNA中的碱基主要有腺嘌呤、鸟嘌呤、胞嘧啶和尿嘧啶。所以24题应选C，25题应选B。

【避错】本题属于记忆题，若考生未记忆清楚遗传物质中DNA和RNA各自所有的碱基，则本题较难，但加强基本知识点的记忆，本题不易选择错误，从而较易选择出来。

考点：肝生物化学

1. 胆汁中胆汁酸盐在消化道的主要作用是
   A. 促进蛋白质吸收
   B. 促进核酸吸收
   C. 促进脂质吸收
   D. 促进矿物质吸收
   E. 促进维生素吸收

【答案】C

【考点】胆汁酸的生理功能

【解析】胆汁酸的立体构型具有亲水和疏水两个侧面，这种结构特点赋予胆汁酸很强的界面活性，成为较强的乳化剂，使脂类在水中乳化，有利于脂肪的消化。脂类的消化产物又与胆汁酸盐结合，并汇入磷脂等，促进脂类物质的吸收。故选 C。

【避错】本题易错选 A。在小肠中，除由小肠黏膜细胞分泌的消化液外，还有胰液。小肠是消化蛋白质的主要部位。

2. 正常人尿中的主要色素是
   A. 胆红素
   B. 尿胆素
   C. 胆绿素
   D. 胆汁酸盐
   E. 血红素

【答案】B

【考点】胆色素代谢

【解析】胆素原进入体循环并入肾随尿排出，称为尿胆素原。尿胆素原被空气氧化后生成尿胆素，成为尿的主要色素。故选 B。

【避错】此题易错选 A，胆红素是胆汁的主要色素。

3. 正常人血液中含量较多的胆红素是哪种
   A. 间接胆红素
   B. 直接胆红素
   C. 尿胆素原
   D. 尿胆素
   E. 粪胆素

【答案】B

【考点】胆红素

【解析】胆红素分为结合胆红素和游离胆红素，正常人血液中含量最多的是结合胆红素，结合胆红素又叫作直接胆红素或肝胆红素，故本题答案为 B。

【避错】本题容易误选 A，要注意区分直接和间接胆红素的来源及作用。

4. 肝脏进行生物转化时的活性硫酸供体是
   A. H_2SO_4
   B. PAPS
   C. 半胱氨酸
   D. 牛磺酸
   E. 胱氨酸

【答案】B

【考点】生物转化

【解析】硫酸结合反应是以 3′-磷酸腺苷 5′-磷酸硫酸（PAPS）为活性硫酸供体，在肝细胞胞液中有硫酸转移酶，能催化将 PAPS 中的硫酸根转移到类固醇、酚类的羟基上，生成硫酸酯。故选 B。

【避错】本题易误选其他选项，可能是由于不清楚 PSPA 的含义所致。

5. 梗阻性黄疸时，凡登白试验为
   A. 直接反应阴性
   B. 直接反应阳性
   C. 直接反应阴性，间接反应强阳性
   D. 直接双相反应阳性
   E. 直接双相反应阴性

【答案】B

【考点】凡登白试验

【解析】结合胆红素可以很快与重氮试剂（凡登白试剂）作用产生紫红色的偶氮化合物。而非结合胆红素由于存在分子内氢键，因此需要先加入乙醇或尿素破坏氢键后才能发生凡登白反应，称为凡登白试验的间接反应；直接反应阳性见于阻塞性黄疸、间接反应阳性见于溶血性黄疸。故选 B。

【避错】本题部分考生易误选其他选项，可能是由于不清楚凡登白试验的具体内容所致。

6. 生物转化过程最重要的方式是
   A. 使毒物的毒性降低
   B. 使药物失效
   C. 使生物活性物质灭活
   D. 使某些药物药效更强或毒性增加
   E. 使某些物质极性增强，利于排泄

【答案】E

【考点】生物转化

【解析】人体内经常存在一些物质，这些物质既不能构成组织细胞的结构成分，又不能氧化功能，其中一些对人体有一定的生物学效应或毒性作用，机体在排出这些物质以前将其进行各种代谢转变，这一过程称为生物转化。肝脏是生物转化作用的主要器官。生物转化可对体内的大部分物质进行代谢转化，使其生物学活性降低或丧失（灭活），使有毒物质的毒性减低或消除（解毒）。通过生物转化作用可增加这些物质的水溶性和极性，从而易于从胆汁或尿液中排出。故选 E。

【避错】本题属于概念题，应理解记忆，易误选 A。生物转化主要是将一些非营养物质（包括一些对人体有害的毒物）通过代谢转变，排出体外。

（7～10 题共用备选答案）

A. 硫酸胆红素

B. 胆红素-白蛋白

C. 胆红素-配体蛋白

D. 胆红素葡糖醛酸酯

E. 胆素原族

7. 胆红素在血内的运输形式为

【答案】B

8. 胆红素在肝细胞内的存在形式为

【答案】C

9. 胆红素自肝脏排出的主要形式为

【答案】D

10. 肠道重吸收的胆色素为

【答案】E

【考点】胆红素的转运

【解析】胆红素是非极性的脂溶性物质。胆红素难溶于水，但对血浆白蛋白有极高的亲和力，因此，胆红素离开单核-吞噬细胞后，在血液中主要与白蛋白结合而运输。7 题选 B。胆红素在被肝细胞摄取前先与白蛋白分离，肝细胞对胆红素有极强的亲和力，肝细胞膜表面有结合胆红素的特异受体，对胆红素主动的摄取，主要是与两种载体蛋白即配体蛋白 Y 蛋白和 Z 蛋白相结合形成复合物。8 题选 C。胆红素在葡糖醛酸转移酶的作用下，葡糖醛酸胆红素，随胆汁进入肠道。9 题选 D。在肠菌的作用下葡糖醛酸胆红素大部分脱去葡糖醛酸基，并被逐步还原生成中胆素原、粪胆素原、尿胆素原，这些物质统称为胆素原。肠道中 10%～20% 的胆素原可被肠黏膜细胞重吸收。10 题选 E。

【避错】本题属于理解记忆题，考察的是胆红素在血中、肝中及肠道中的转运形式，容易混淆，应牢记。血中：胆红素-白蛋白复合体；肝细胞内：与配体蛋白结合形成复合物；肝脏排出形式：葡糖醛酸胆红素；肠道吸收形式：胆素原。

（11～12 题共用备选答案）

A. L-丙氨酸

B. D-天冬氨酸

C. D-丙氨酸

D. L-天冬氨酸

E. D-谷氨酸

11. ALT 的底物是

【答案】A

12. AST 的底物是

【答案】D

【考点】常见酶的生理作用

【解析】转氨酶可按底物的不同分成 3 大类：L-氨基酸（酮酸转氨酶）、ω-氨基酸（酮酸转氨酶）和 D-氨基酸转氨酶。ALT、AST 是 L-氨基酸，其中 ALT 的底物是 L-丙氨酸，AST 的底物是 L-天冬氨酸。所以 11 题应选 A，12 题应选 D。

【避错】本组 11 题容易错选 C，考生记得 ALT 对应丙氨酸，但没有注意人体体内氨基酸多数是 L 型。同样 12 题容易误选 B。本题属于记忆题，若考生未记忆清楚常见酶的生理作用，答题时会无从下手，故答题前应注意背诵常见酶的生理作用，以免犯错。

考点：矿物质

机体主要的排氟途径是

A. 粪便

B. 腺体分泌液

C. 泪液

D. 头发

E. 尿液

【答案】E

【考点】氟的代谢

【解析】体内氟主要从尿中排出，占总排氟量的 75%，很少量的氟通过汗液和粪便排出。故选 E。

【避错】此题易错选 A，主要对氟的排出途径不清楚，很少量的氟经粪便排出，故经粪便排氟不是主要途径。

第六章　医学微生物学

考点：微生物的基本概念

1. 关于原核细胞型微生物结构的描述，正确的是

A. 有细胞壁但不含肽聚糖

B. 有细胞膜且含有胆固醇

C. 含有线粒体、内质网、溶酶体等细胞器

D. 细胞核内含染色体遗传物质

E. 无核膜，核质为裸露环状 DNA

【答案】E

【考点】原核细胞型微生物结构的特点

【解析】原核细胞型微生物是单细胞微生物，大小以微米为测量单位，其细胞核分化不完善，无完整细胞核、核膜及核仁；核质由胞质内积聚的双链螺旋结构 DNA 和 RNA 构成；胞质内有核糖体，但缺少内质网、线粒体等细胞器。故选 E。

【避错】本题易错选 B。原核细胞型微生物如细菌有细胞膜，但不含胆固醇。

（2～3 题共用备选答案）

A. 立克次体

B. 放线菌

C. 细菌

D. 真菌

E. 衣原体

2. 有完整细胞核的微生物是

【答案】D

3. 不属于原核细胞型微生物的是

【答案】D

【考点】真核细胞型微生物

【解析】真菌属于真核细胞型微生物，细胞核分化程度高，有核膜和核仁，有完整细胞器。故 2 题、3 题均选 D。

【避错】1 题易错选其他选项。立克次体、放线菌、细菌、衣原体均属于原核细胞型微生物，无完整细胞核、核膜和核仁，细胞器只有核糖体。

考点：细菌的形态与结构

1. 细胞壁中脂类含量最多的细菌是

A. 白喉棒状杆菌

B. 淋病奈瑟球菌

C. 金黄色葡萄球菌

D. 伤寒沙门菌

E. 结核分枝杆菌

【答案】E

【考点】细菌的形态与结构

【解析】结核分枝杆菌细胞壁含有大量脂质，不易着色，经齐-内染色呈红色，无菌毛和鞭毛，不形成芽孢，有荚膜。故选 E。

【避错】本题易错选 A。白喉棒状杆菌无菌毛、鞭毛和荚膜，不形成芽孢。

（2～3 题共用备选答案）

A. 荚膜

B. 芽孢

C. 鞭毛

D. 菌毛

E. 异染颗粒

2. 与细菌运动有关的是

【答案】C

3. 评价消毒灭菌是否彻底的指标是破坏

【答案】B

【考点】细菌的特殊结构

【解析】鞭毛是细菌的运动器官，它使鞭毛菌趋向营养物质而逃避有害物质，且具有抗原性并与致病性有关，故 2 题选 C。芽孢为细菌的休眠状态，其抵抗力远远大于繁殖体，是灭菌效果的指征，故 3 题选 B。

【避错】2 题易错选 D，菌毛与细菌的致病性、遗传有关。3 题易错选 A，荚膜具有抗吞噬、黏附宿主细胞等作用及抗原性，是鉴别细菌的指征之一。

考点：消毒与灭菌

1. 具有杀菌作用的紫外线波长是

A. 50～90nm

B. 100～140nm

C. 150～190nm

D. 240～280nm

E. 400～490nm

【答案】D

【考点】紫外线杀菌

【解析】紫外线杀菌的原理是使细菌 DNA 链上相邻的嘧啶碱基形成嘧啶二聚体，从而干扰 DNA 正常碱基配对，导致细菌死亡或突变。杀菌有效波长为 240～280nm，其中以波长 265～266nm 杀菌作用最强。故选 D。

【避错】本题易错选其他选项，属于记忆性考点，牢记相关数值可避免。

2. 杀死包括芽孢在内所有微生物的方法称为

A. 消毒

B. 无菌

C. 防腐

D. 灭菌

E. 抑菌

【答案】D

【考点】消毒与灭菌的基本概念

【解析】灭菌指杀灭物体上所有微生物，包括病原微生物（细菌、真菌和病毒）、非病原微生物和芽孢的方法。故选 D。

【避错】本题易错选 A。消毒指杀灭物体上或环境中的病原微生物，但不一定能杀死细菌芽孢及非病原微生物的方法。

考点：细菌的感染与免疫

1. 细菌内毒素的特征是
   A. 只有革兰阴性菌产生
   B. 少数革兰阳性菌产生
   C. 细菌在生活状态下释放
   D. 抗原性强
   E. 不耐热

【答案】A

【考点】内毒素的特征

【解析】内毒素是革兰阴性菌的细胞壁成分，只能由革兰阴性菌产生；只有在菌体死亡裂解下才能释放；毒性作用弱，各菌的毒性效应大致相同；耐热，160℃ 2~4 小时才被破坏；抗原性弱，经甲醛处理不形成类毒素。故选 A。

【避错】本题易错选 B，外毒素可以由革兰阳性菌和少数革兰阴性菌产生。

2. 内毒素的主要成分是
   A. 肽聚糖
   B. 蛋白质
   C. 脂蛋白
   D. 核酸
   E. 脂多糖

【答案】E

【考点】内毒素的成分

【解析】内毒素在革兰阴性菌死亡裂解时释放，其化学成分主要是脂多糖；外毒素由革兰阳性菌和少数革兰阴性菌在生活状态下释放，其主要成分是蛋白质。故本题选 E。

【避错】此题易错选 A，肽聚糖是细菌细胞壁的结构组分，注意区分。

(3~5 题共用备选答案)
   A. 败血症
   B. 毒血症
   C. 内毒素血症
   D. 脓毒血症
   E. 菌血症

3. 病原菌在局部繁殖，毒素入血称为

【答案】B

4. 细菌大量入血并繁殖，称为

【答案】A

5. 化脓菌入血大量繁殖并扩散到其他器官引起新化脓灶，称为

【答案】D

【考点】细菌感染的相关概念

【解析】毒血症是指致病菌侵入宿主体内后，只在机体局部生长繁殖，病菌不进入血液循环，但其产生的外毒素入血。外毒素经血到达易感的组织和细胞，引起特殊的毒性症状。故 3 题选 B。败血症泛指细菌侵入血液循环后大量繁殖并产生毒性产物，引起严重的全身中毒症状，故 4 题选 A。脓毒血症是指化脓性细菌侵入血流后，在其中大量繁殖，并通过血流扩散至宿主体内的其他组织或器官，产生新的化脓灶。故 5 题选 D。

【避错】3 题易错选 C，内毒素血症是由革兰阴性菌侵入血流并在其中大量繁殖，崩解后释放出大量内毒素；也可由病灶内大量革兰阴性菌死亡、释放的内毒素入血所致。4 题易错选 E，病原菌经局部组织进入血液循环，尚未大量繁殖和引起严重的临床症状，称作菌血症。5 题不易错选。

考点：细菌感染的防治原则

(1~2 题共用备选答案)
   A. 隐性或显性感染
   B. 通过胎盘获得母体的抗体
   C. 接种疫苗
   D. 注射抗毒素
   E. 注射类毒素

1. 人工被动免疫是

【答案】D

2. 预防结核用

【答案】C

【考点】细菌感染的防治原则

【解析】人工被动免疫制剂包括抗毒素及抗血清，抗毒素主要有白喉、破伤风、肉毒等抗毒素制剂，故 1 题选 D。预防结核用卡介苗（BCG），其属于减毒活疫苗，故 2 题选 C。

【避错】1 题易选 E，类毒素是疫苗，注射类毒素属于人工主动免疫。2 题不易错选。

考点：病原性球菌

1. 下列不属于肺炎链球菌主要致病物质的是
   A. M 蛋白
   B. 荚膜
   C. 神经氨酸酶
   D. 肺炎链球菌溶血素
   E. 脂磷壁酸

【答案】A

【考点】肺炎链球菌的致病物质

【解析】肺炎链球菌的主要致病物质：①荚膜，是主要的毒力因子，具有抗吞噬作用。②肺炎链球菌溶素O，可溶解人、马、羊和兔的红细胞，并能活化补体经典途径，引起发热、炎症及组织损伤。③脂磷壁酸，存在于细胞壁表面，在肺炎链球菌黏附到肺上皮细胞或血管内皮表面时起重要作用。④神经氨酸酶，与肺炎链球菌在鼻咽部和支气管黏膜的定植、繁殖及扩散有关。故选A。

【避错】本题易错选其他选项。A群链球菌的致病物质包括细胞壁成分（如M蛋白、黏附素）、外毒素和侵袭性酶，注意区别。

2. 一新生儿暴发脓毒血症，脓汁标本经涂片革兰染色镜检发现葡萄球菌。试问为确定该菌是否有致病力，应检查哪一种酶

A. 凝固酶

B. 触酶

C. DNA酶

D. 尿素酶

E. 卵磷脂酶

【答案】A

【考点】葡萄球菌的致病性

【解析】能否产生凝固酶是鉴定葡萄球菌有无致病性的重要指征。凝固酶可使加入抗凝剂的人或兔血浆凝固，可分为游离凝固酶和结合凝固酶。故选A。

【避错】此题易错选其他选项，主要是对葡萄球菌的致病物质未完全掌握，凝固酶是金黄色葡萄球菌的致病物质之一。

（3～4题共用备选答案）

A. 葡萄球菌

B. A群链球菌

C. 肺炎链球菌

D. 脑膜炎球菌

E. 淋病奈瑟球菌

3. 有典型荚膜结构的细菌是

【答案】C

4. 引发人猩红热的病原体是

【答案】B

【考点】常见病原性球菌的致病性

【解析】肺炎链球菌有典型的荚膜结构，荚膜有抗吞噬作用，是肺炎链球菌的主要毒力因子，3题选C。引发猩红热的病原体是A群链球菌，该菌产生的致热外毒素（又称红疹毒素）是人猩红热的主要毒性物质，4题选B。

【避错】4题易错选E，淋病奈瑟球菌主要引起淋病。

考点：肠道杆菌

1. 鉴别肠道致病菌和非致病菌的单糖发酵试验中，具有鉴别意义的单糖是

A. 葡萄糖

B. 麦芽糖

C. 蔗糖

D. 菊糖

E. 乳糖

【答案】E

【考点】肠道杆菌的生化反应特点

【解析】肠道杆菌中的多数非致病菌能迅速分解乳糖，而大多数致病菌与之相反，乳糖在肠道致病菌与非致病菌的单糖发酵试验中具有鉴别意义。故选E。

【避错】本题不易选错。乳糖发酵试验可初步鉴定肠道致病菌与非致病菌。

2. 下列哪种疾病不是由沙门菌属引起的

A. 伤寒

B. 败血症

C. 食物中毒

D. 副伤寒

E. 假膜性肠炎

【答案】E

【考点】沙门菌属的致病性

【解析】沙门菌属致病：①肠热症（伤寒和副伤寒），分别由伤寒沙门菌、副伤寒沙门菌引起。典型病程中出现二次菌血症；A、D正确。②食物中毒，由鼠伤寒沙门菌、猪霍乱沙门菌、肠炎沙门菌等污染食物引起；C正确。③败血症，在儿童及免疫力低下的成人，沙门菌感染可引起败血症，甚至化脓性脑膜炎、胆囊炎、心内膜炎等；B正确。故选E。

【避错】此题易错选C，鼠伤寒沙门菌等污染食物后可以引起食物中毒，C正确。

考点：厌氧性细菌

1. 下列哪项不是肉毒梭菌的特点

A. 肉毒毒素是毒性最强的物质

B. 肉毒毒素作用于胆碱能神经末梢，抑制乙酰胆碱的释放

C. 食入含有肉毒毒素的食物致病

D. 革兰染色阳性，形成芽孢，有荚膜

E. 肉毒中毒死亡率高

【答案】D

【考点】肉毒梭菌的特点

【解析】肉毒梭菌为革兰阳性短粗杆菌，专性厌氧，有鞭毛，无荚膜，D错误。其余选项说法正确，故选D。

【避错】此题易错选C，肉毒梭菌主要经食物感染（少见可经创伤感染），肉毒毒素经肠道吸收进入血流，作用于颅脑神经核、外周神经-肌肉接头处，导致肌肉弛缓性麻痹。

2. 注射破伤风抗毒素（TAT）的目的是

A. 对易感人群进行预防接种

B. 对可疑破伤风患者治疗及紧急预防

C. 杀灭伤口中繁殖体的破伤风杆菌

D. 主要用于儿童的预防接种

E. 中和与神经细胞结合的毒素

【答案】B

【考点】破伤风梭菌的防治原则

【解析】注射TAT可中和游离的破伤风外毒素，对患者进行紧急预防和对症治疗。故选B。

【避错】此题易错选A或D，使用百白破三联疫苗对儿童进行计划免疫，对军人和易受外伤的高危人群，可提前注射破伤风类毒素进行预防。

考点：分枝杆菌

结核分枝杆菌敏感的理化因素是

A. 紫外线

B. 酸

C. 寒冷

D. 干燥

E. 碱

【答案】A

【考点】结核分枝杆菌的特点

【解析】结核分枝杆菌对酸、碱、自然环境和干燥有抵抗力，但对湿热、乙醇和紫外线敏感，对抗结核病药物易产生耐药性。故选A。

【避错】本题易错选E。结核分枝杆菌对碱有抵抗力。

考点：螺杆菌

关于幽门螺杆菌的叙述，正确的是

A. 无鞭毛

B. 革兰染色阳性

C. 营养要求低

D. 微需氧

E. 呈球形

【答案】D

【考点】幽门螺杆菌的生物学性状

【解析】幽门螺杆菌是一种单极、多鞭毛、末端钝圆、螺旋形或弧形弯曲的细菌，革兰染色阴性，有鞭毛。螺杆菌是一种微需氧菌，营养要求高，培养时需加入动物血清或血液。故选D。

【避错】本题易错选A。幽门螺杆菌依靠其鞭毛穿过胃窦部黏液层，定居于黏液层与胃窦黏膜上皮细胞表面。

考点：其他细菌

与胃窦炎、十二指肠溃疡、胃溃疡和胃腺癌等疾病有密切关系的病原菌为

A. 空肠弯曲菌

B. 幽门螺杆菌

C. 胎儿弯曲菌

D. 鼠伤寒沙门菌

E. 副溶血性弧菌

【答案】B

【考点】幽门螺杆菌的致病性

【解析】幽门螺杆菌与人类慢性胃炎、消化性溃疡及胃癌等密切相关。目前尚无预防性疫苗可用。治疗幽门螺杆菌感染是针对慢性胃炎、消化性溃疡等消化系疾病的病因治疗措施和对胃癌的预防措施之一。故选B。

【避错】此题易错选D或E，鼠伤寒沙门菌、副溶血性弧菌常引起食物中毒。

考点：放线菌

放线菌所致化脓性感染的脓液特征是

A. 黏稠，呈金黄色

B. 稀薄，呈血水样

C. 稀薄，呈蓝绿色

D. 稀薄，呈暗黑色

E. 可见到硫黄样颗粒

【答案】E

【考点】放线菌的感染表现

【解析】放线菌感染表现为慢性脓肿及形成瘘管，向外排出的黄色黏稠的脓液中，肉眼可见的黄色米粒大小颗粒，称作硫黄样颗粒，为放线菌病的指征。故选E。

【避错】此题不易错选，硫黄样颗粒为放线菌病的指征。

考点：螺旋体

男，33岁。有不洁性交史，2个月前出现生殖器皮肤的无痛性溃疡，1个月后自然愈合，近日出现全身皮肤红疹，伴有淋巴结肿大。该患者可能患有何病

A. 猩红热

B. 麻疹

C. 性病淋巴肉芽肿

D. 风疹

E. 梅毒

【答案】E

【考点】梅毒的临床表现

【解析】梅毒的临床表现：①第一期梅毒，于感染3周后出现硬性下疳，可自行缓解，硬性下疳时期传染性极强。②第二期梅毒，经2～3个月潜伏后，全身皮肤黏膜出现玫瑰（梅毒）疹及淋巴结肿大，梅毒疹及淋巴结内有大量螺旋体，传染性极强。③第三期梅毒（晚期梅毒），发生于感染后2年，甚至10～15年之后，皮肤黏膜出现溃疡性坏死病灶，并可侵犯多个器官系统，出现慢性肉芽肿病变，可引起梅毒性心瓣膜病、动脉瘤、脊髓瘤等。患者表现符合梅毒的特点，故选E。

【避错】此题易错选B，麻疹以儿童时期最常见，通过飞沫传播或鼻腔分泌物污染玩具及用具而传染，常表现为发热后出疹。

考点：真菌

1. 常见的由白念珠菌引起的疾病是

A. 癣病

B. 皮下组织感染

C. 皮肤黏膜、内脏感染

D. 毒血症

E. 真菌中毒症

【答案】C

【考点】病原性真菌

【解析】白念珠菌为机会性致病菌，当机体免疫受损或滥用广谱抗生素时可引起白念珠菌性皮肤、黏膜感染如鹅口疮等，内脏及中枢神经系统感染如白念珠菌性肺炎、肠炎、肾炎、腹膜炎及脑膜脑炎等。故选C。

【避错】本题易错选A。引起癣病的真菌是皮肤癣菌等浅部真菌。引起皮下组织感染的真菌为经皮肤创伤侵入皮下的双相真菌等。真菌感染一般不引起毒血症或真菌中毒症。

2. 患者被疑为新型隐球菌性脑膜炎，最有意义的快速诊断方法是采集脑脊液，离心沉渣后进行

A. 钩端螺旋体培养

B. 新型隐球菌培养

C. 白念珠菌培养

D. 涂片后革兰染色

E. 涂片后墨汁染色

【答案】E

【考点】新型隐球菌的检查

【解析】检查新型隐球菌时可将脑脊液标本离心后取沉淀检查，痰和脓液标本则直接检查。标本涂片加墨汁，负染后镜检，见有出芽的菌体外围有宽厚的荚膜，即可作出诊断。故选E。

【避错】此题不易错选，用墨汁负染后镜检新型隐球菌是较为特异的检查。

考点：病毒的基本性状

（1～2题共用备选答案）

A. 干扰素

B. 乙醚

C. 青霉素

D. −70℃

E. 紫外线

1. 最易破坏病毒包膜的因素是

【答案】B

2. 可长期保存病毒的因素是

【答案】D

【考点】理化因素对病毒的影响

【解析】干扰素主要是抑制病毒核酸的复制及病毒蛋白质的合成，使病毒不能增殖。包膜病毒的包膜含脂质成分，易被脂溶剂所溶解。在脂溶剂中乙醚对病毒包膜具有最大的破坏作用，故1题选B。大多数病毒在0℃以下的温度，特别是在干冰温度（−70℃）和液氮温度（−196℃）下可长期保持其感染性。故2题选D。

【避错】1题易错选D，大多数病毒耐冷不耐热，热对病毒具有灭活作用。2题不易错选。

考点：病毒的感染和免疫

干扰素（IFN）抗病毒的作用机制是

A. 干扰病毒的吸附

B. 干扰病毒的穿入

C. 直接干扰病毒mRNA的转录

D. 诱导邻近细胞产生抗病毒蛋白

E. 干扰病毒的释放

【答案】D

【考点】干扰素抗病毒的机制

【解析】干扰素不能直接灭活病毒，而是通过诱导细胞合成抗病毒蛋白发挥效应。这些抗病毒蛋白可抑制病毒核酸的复制及病毒蛋白质的合成，使病毒不能增殖。故选D。

【避错】此题易错选A、B，注意区分干扰素和中和抗体的作用机制，中和抗体可阻止病毒吸附于易感细胞，使病毒不能穿入细胞内进行增殖。

考点：病毒感染的防治原则

（1～3题共用备选答案）

A. 灭活疫苗

B. 减毒活疫苗

C. 类毒素疫苗

D. 基因工程疫苗

E. DNA疫苗

1. 卡介苗属于

【答案】B

2. 狂犬病疫苗属于

【答案】A

3. 重组乙型肝炎病毒表面抗原属于

【答案】D

【考点】常用疫苗的种类

【解析】常用的减毒活疫苗主要有卡介苗、口服脊髓灰质炎减毒活疫苗、麻疹活疫苗、甲型肝炎活疫苗、风疹（冻干）活疫苗等。故1题选B。常用的灭活疫苗主要有脊髓灰质炎灭活疫苗、乙型脑炎灭活疫苗、人用狂犬病灭活提纯疫苗、肾综合征出血热灭活疫苗和甲型肝炎灭活疫苗等。故2题选A。乙型肝炎基因重组疫苗是广泛使用的基因工程疫苗，为将HBV S重组基因导入酵母菌并表达HBsAg疫苗成分。故3题选D。

【避错】3道题均可能会错选E，DNA疫苗处于研究阶段，尚未实际应用于预防疾病或临床治疗。

考点：呼吸道病毒

可引起亚急性硬化性全脑炎的病毒是

A. 疱疹病毒

B. 麻疹病毒

C. 汉坦病毒

D. 腮腺炎病毒

E. 乙型脑炎病毒

【答案】B

【考点】麻疹病毒的致病性

【解析】麻疹病毒是引起麻疹的病原体。此外，麻疹病毒还可引起亚急性硬化性全脑炎。故选B。

【避错】此题易错选E，乙型脑炎病毒是流行性乙型脑炎的病原体，可遗留痴呆、语言障碍、肢体瘫痪。

考点：肝炎病毒

1. 丹氏（Dane）颗粒是

A. 丁型肝炎病毒

B. 乙型肝炎病毒

C. 甲型肝炎病毒

D. 戊型肝炎病毒

E. 丙型肝炎病毒

【答案】B

【考点】乙型肝炎病毒（HBV）

【解析】HBV属嗜肝DNA病毒科正嗜肝病毒属。完整的HBV颗粒于1970年由D. S. Dane首先在HBV感染者的血清中发现，被称为丹氏颗粒。故选B。

【避错】本题不易选错。HBV颗粒称为丹氏颗粒。

2. 某护士在给一位乙型肝炎病毒（HBV）携带者注射时，不慎被患者用过的针头刺伤手指。为预防乙型肝炎病毒感染，应首先采取的措施是

A. 注射抗生素

B. 注射丙种球蛋白

C. 注射乙型肝炎疫苗

D. 注射HBIG

E. 注射α干扰素

【答案】D

【考点】乙型肝炎的预防

【解析】当意外暴露于HBV感染者的血液和体液时，为预防乙型肝炎病毒感染，应进行被动免疫。如已接种过乙型肝炎疫苗，且已知抗-HBs≥10mIU/ml者，可不特殊处理。如未接种过乙型肝炎疫苗，或虽接种过乙型肝炎疫苗，但抗-HBs<10mIU/ml或抗-HBs水平不详，应立即注射乙型肝炎免疫球蛋白（HBIG）200～400IU，并同时在不同部位接种一针乙型肝炎疫苗（20μg），于1个月和6个月后分别接种第2和第3针乙型肝炎疫苗（各20μg）。故选D。

【避错】此题不易错选，意外暴露于HBV感染者的血液和体液后应立即注射HBIG。

3. 一男性青年，突发高热，黄疸伴肝区痛，厌油。实验室检查ALT升高，抗HAV阳性，印象诊断为急性黄疸型肝炎。该病主要的传播方式是

A. 呼吸道传播

B. 消化道传播

C. 尿道传播
D. 虫媒传播
E. 血液传播
【答案】B
【考点】甲型肝炎的传播途径
【解析】根据患者起病急，有明显的消化道症状，肝功能受损的表现及抗 HAV 阳性，考虑为甲型肝炎。本病经消化道（粪-口途径）传播，包括日常生活接触和“脏手”传播。故选 B。
【避错】此题易错选其他答案，关键在于判断病毒性肝炎的类型，抗 HAV 阳性有助于正确解题。

考点：疱疹病毒

1. 可引起潜伏感染的病毒是
A. 麻疹病毒
B. 埃可病毒
C. 轮状病毒
D. 呼吸道合胞病毒
E. 单纯疱疹病毒 Ⅰ 型
【答案】E
【考点】病毒感染的类型
【解析】潜伏感染是指某些病原体侵入机体后，机体的免疫功能可将病原体局限于某些组织或部位，但又不能将病原体从这些组织或部位清除，病原体长期潜伏在组织中，待机体免疫功能低下时，病原体再次引起显性感染。典型代表为单纯疱疹病毒和水痘-带状疱疹病毒。故选 E。
【避错】本题不易错选。加强对病毒感染类型的了解，并记忆常见病毒感染的特点，可减少犯错。
（2～3 题共用备选答案）
A. HSV-1
B. HSV-2
C. VZV
D. CMV
E. EBV
2. 与鼻咽癌的发生有关的是
【答案】E
3. 感染可引起巨细胞包涵体病的病原体是
【答案】D
【考点】常见病毒的致病性
【解析】由 EBV 感染引起或与 EBV 感染有关的疾病主要有传染性单核细胞增多症、非洲儿童恶性淋巴瘤、鼻咽癌和淋巴组织增生性疾病，2 题选 E；巨细胞病毒（CMV）的种属特异性高，即人巨细胞病毒（HCMV）只能感染人，HCMV 感染特点是细胞肿胀，核变大，形成巨核细胞，核内和胞质内可产生大型的嗜酸性包涵体，3 题选 D。
【避错】2 题易错选 D，3 题易错选 C，VZV 引起水痘-带状疱疹。

考点：反转录病毒

1. 艾滋病（AIDS）的传染源是
A. 性乱人群
B. 患 AIDS 的患者与 HIV 携带者
C. 静脉毒瘾者
D. 同性恋者
E. HIV 实验室工作人员
【答案】B
【考点】艾滋病的传染源
【解析】HIV 携带者和 AIDS 患者是 HIV 的传染源，病毒主要存在于其血液、精液、阴道分泌物、唾液及乳汁中，故 1 题选 B。
【避错】此题易错选 A，性活跃人群（异性间和同性性行为）为患病的高危人群，但不是传染源。
2. 男，35 岁。被确诊为 HIV 感染者，消瘦经常发生肺感染，造成免疫功能低下的机制主要是
A. 神经胶质细胞减少
B. 树突状细胞减少
C. 吞噬细胞被破坏
D. 中和抗体保护作用低
E. $CD4^+T$ 细胞大量被破坏
【答案】E
【考点】HIV 的致病机制
【解析】HIV 主要侵害的靶细胞包括 $CD4^+T$ 细胞、巨噬细胞和树突状细胞等。主要引起 T 细胞数量进行性减少和功能丧失，导致严重免疫缺陷和多种病原体的机会性感染。故选 E。
【避错】此题不易错选，HIV 的主要受体是靶细胞表面的 CD4 分子，主要引起 T 细胞减少和丧失功能。

考点：其他病毒

（1～3 题共用备选答案）
A. 人乳头状瘤病毒
B. 森林脑炎病毒
C. 巨细胞病毒
D. 狂犬病毒
E. 柯萨奇病毒

1. 与子宫颈癌的发生有关的是

【答案】A

2. 感染神经细胞可形成内氏小体的是

【答案】D

3. 外形为子弹状，有包膜的RNA病毒是

【答案】D

【考点】人乳头状瘤病毒、狂犬病毒的特点

【解析】高危型人乳头状瘤病毒（HPV）包括HPV-16、18、31、33等，与子宫颈癌及其他生殖器癌的发生密切相关，故1题选A。人被狂犬病毒感染后在大脑海马旁回的椎体细胞质内可见圆形或椭圆形的嗜酸性包涵体即内基（Negri）小体，此为诊断动物狂犬病的指征，故2题选D。狂犬病毒外形似子弹头状，有脂蛋白包膜，病毒基因组为单股负链RNA，故3题选D。

【避错】1题易错选E，柯萨奇病毒常引起神经、呼吸、消化道、心脏感染。2题易错选C，巨细胞病毒可引起巨细胞病毒感染。3题不易错选，狂犬病毒是弹状病毒科狂犬病毒属中能引起急性脑组织病变的嗜神经病毒。

第七章　医学免疫学

考点：绪论

免疫系统的生理功能是

A. 免疫防御、免疫应答、免疫记忆

B. 免疫应答、免疫记忆、免疫监视

C. 免疫防御、免疫记忆、免疫监视

D. 免疫防御、免疫自稳、免疫监视

E. 免疫应答、免疫自稳、免疫监视

【答案】D

【考点】免疫系统的生理功能

【解析】免疫系统的生理功能：①防御功能，指抵抗和清除侵入机体病原微生物的功能。②免疫监视，指遏制、清除突变组织细胞的功能。③免疫自稳，指清除损伤（死亡）或衰老细胞的功能。故选D。

【避错】本题易错选E。免疫防御是指免疫系统识别并清除侵入机体组织异物成分的过程，又称免疫应答。

考点：抗原

1. 激活B细胞产生抗体过程中依赖T细胞辅助的抗原称为

A. 完全抗原

B. 半抗原

C. 胸腺非依赖性抗原

D. 胸腺依赖抗原

E. 共同抗原

【答案】D

【考点】抗原的分类

【解析】胸腺依赖抗原（TD-Ag）又称T细胞依赖抗原，需在T细胞参与（辅助）下方能有效诱导机体产生特异性的体液（抗体）应答。TD-Ag可同时激发体液免疫应答和细胞免疫应答。胸腺非依赖性抗原（TI-Ag）指无须T细胞辅助即可直接刺激B细胞产生抗体的抗原。故选D。

【避错】本题易错选A。完全抗原是同时具有免疫原性和抗原性的抗原。

（2～3题共用备选答案）

A. 半抗原

B. 变应原

C. 耐受原

D. 超抗原

E. 丝裂原

2. 能诱导变态反应的抗原称为

【答案】B

3. 可诱导机体产生免疫耐受的抗原称为

【答案】C

【考点】耐受原与变应原的概念

【解析】变应原是能引起变态反应的抗原，可存在于多种物质，如尘螨、花粉、宠物皮屑等；2题选B。耐受原是可诱导机体产生免疫耐受的抗原，自体的分子通常是耐受原；3题选C。

【避错】2题易错选D，超抗原是能非特异激活多克隆T细胞并能刺激其分泌大量细胞因子的抗原。3题易错选A，半抗原是指仅具备抗原性而无免疫原性的小分子。

考点：免疫器官

（1～2题共用备选答案）

A. 骨髓

B. 淋巴结

C. 胸腺
D. 外周免疫器官
E. 脾

1. B 细胞发育成熟的场所是

【答案】A

2. 免疫应答发生的基地是

【答案】D

【考点】免疫器官的主要功能

【解析】骨髓是各类免疫细胞发生的场所，也是 B 细胞分化、发育和成熟的场所。故 1 题选 A。外周免疫器官是成熟 T 细胞和 B 细胞定居的场所，也是淋巴细胞启动初次免疫应答的主要部位。故 2 题选 D。

【避错】1 题易错选 C，胸腺是 T 细胞分化成熟的场所。2 题不易错选，外周免疫器官包括淋巴结、脾脏和黏膜相关淋巴组织，是初次免疫应答的主要场所。

考点：免疫细胞

1. 能够产生抗体的细胞是

A. $CD4^{+}T$ 细胞
B. 未活化的 B 细胞
C. 浆细胞
D. NK 细胞
E. $CD8^{+}T$ 细胞

【答案】C

【考点】B 细胞亚群及功能

【解析】B 细胞可被分为 B-1 细胞和 B-2 细胞两个亚群。B-2 细胞是参与体液免疫应答的主要细胞，在抗原刺激和 Th 细胞的辅助下最终分化成浆细胞，浆细胞是抗体产生细胞。故选 C。

【避错】此题易错选 E，$CD8^{+}T$ 细胞的功能是特异性杀伤肿瘤细胞和病毒感染细胞。

2. NK 细胞是

A. 特殊的 T 淋巴细胞
B. 吞噬细胞
C. 抗原提呈细胞
D. 介导 ADCC 的细胞
E. B 淋巴细胞

【答案】D

【考点】NK 细胞的功能

【解析】NK 细胞表达 FcγRⅢ（IgG 的 Fc 受体），可通过抗体依赖细胞介导的细胞毒作用（ADCC）杀伤包被特异性 IgG 的细胞。故选 D。

【避错】此题易错选 C，专职性抗原提呈细胞包括树突状细胞、单核-巨噬细胞和 B 细胞。

考点：免疫球蛋白

（1～3 题共用备选答案）

A. IgG
B. IgA
C. IgM
D. IgD
E. IgE

1. 可通过胎盘的 Ig 是

【答案】A

2. 含量最少的 Ig 是

【答案】E

3. 含量最多的 Ig 是

【答案】A

【考点】免疫球蛋白的特性和功能

【解析】IgG 是血清中含量最高的 Ig，是唯一能够通过胎盘进入胎儿体内的 Ig，对防止新生儿感染具有重要意义，故 1 题、3 题选 A；IgE 是正常人血清中含量最少的 Ig，故 2 题选 E。

【避错】2 题、3 题可能相互错选，注意看清题干，避免混淆。

考点：补体系统

在经典、替代两个途径中均起作用的补体成分是

A. C1q
B. C1s
C. C1r
D. C2
E. C3

【答案】E

【考点】补体系统激活

【解析】补体激活的经典途径为 C1→C4→C2→C3→C5……→C9，替代途径为 B、D、P 因子及 C3、C5……→C9。故选 E。

【避错】本题不易选错。应注意替代途径没有 C1、C4 和 C2 的参与。

考点：细胞因子

1. Th2 细胞主要分泌

A. IFN-α
B. IL-4
C. IFN-γ

D. TNF-β

E. IL-2

【答案】B

【考点】细胞因子的分泌

【解析】Th2 细胞主要辅助体液免疫效应功能。该细胞主要分泌 IL-4、IL-5、IL-10。IL-4 是 Th2 细胞的自分泌生长因子，能促进 Th2 细胞分化，抑制 Th1 细胞。故选 B。

【避错】本题易错选其他选项。属于记忆题，需要加强对常见几种细胞因子的分泌特点的记忆。

（2～3 题共用备选答案）

A. IL-2

B. IFN-γ

C. IL-4

D. CSF

E. IL-10

2. 可促进 IgE 生成的细胞因子是

【答案】C

3. 具有抗病毒感染功能的细胞因子是

【答案】B

【考点】细胞因子的主要生物学特性

【解析】IL-4 诱导 B 细胞发生 Ig 类别转换产生 IgE，故 2 题选 C。IFN-γ 可通过诱导 MHC Ⅰ类分子促进 CTL 对病毒感染细胞和肿瘤细胞的杀伤，也可以激活巨噬细胞杀灭胞内寄生菌，故 3 题选 B。

【避错】2 题易错选 A，IL-2 刺激 T 细胞增生，激活 NK 细胞。3 题易错选 D，集落刺激因子（CSF）是刺激造血干细胞增殖分化的细胞因子。

考点：主要组织相容性复合体

1. 关于 HLA Ⅱ类抗原的叙述，以下正确的是

A. 由 α 链和 β_2m 链组成

B. 提呈外源性抗原

C. 分布在所有有核细胞的表面

D. 由 HLA-A、HLA-B、HLA-C 等基因编码

E. 可与 CD8 分子结合

【答案】B

【考点】HLA Ⅱ类抗原

【解析】HLA Ⅱ类分子表达于 B 细胞、巨噬细胞、树突细胞等抗原提呈细胞（APC）的表面。主要功能是向 TCR 提呈外源性（从细胞外摄入）抗原多肽，同时其 α_2 结构域和 T 细胞辅助受体 CD4 分子相互作用。故选 B。

【避错】本题易错选 A。HLA Ⅰ类分子由一条 α 链和 β_2m 链以非共价键连接组成，HLA Ⅱ分子由 α 链和 β 链以非共价键连接组成。

2. 关于 HLA-Ⅰ类抗原分子的叙述，错误的是

A. 提呈外源性抗原

B. 可与 CD8 分子结合

C. 由 α 链和 β_{2m} 链组成

D. 由 HLA-A、HLA-B、HLA-C 基因编码

E. 分布在所有有核细胞的表面

【答案】A

【考点】HLA 抗原的特性

【解析】HLA-Ⅰ类分子由 α 重链和 β 轻链组成，其中 α 重链由 HLA-A、HLA-B、HLA-C 基因编码，β 轻链是 β_2－微球蛋白，编码基因在第 15 染色体。HLA-Ⅰ类分子存在于有核细胞（含血小板和网织红细胞）表面，其生物学功能包括：参与内源性抗原的提呈（诱导对病毒感染细胞和肿瘤细胞的杀伤和溶解），作为 $CD8^+$T 细胞的识别分子（CD8 的配体）；参与胸腺内 $CD8^+$T 细胞的分化、发育；抑制 NK 细胞的杀伤活性；诱导同种移植排后反应等。故选 A。

【避错】本题易错选 B 或 E。MHC 可与 CD8 分子结合，并分布在所有有核细胞的表面，需严格区分 MHC 与 HLA 分子，掌握其中的异同。

考点：免疫应答

1. 免疫应答的基本过程包括

A. 识别、活化、效应 3 个阶段

B. 识别、活化、排斥 3 个阶段

C. 识别、活化、反应 3 个阶段

D. 识别、活化、增殖 3 个阶段

E. 识别、活化、应答 3 个阶段

【答案】A

【考点】免疫应答的基本概念

【解析】免疫应答是机体免疫系统对抗原刺激所产生的以排除抗原为目的的生理过程，分为 3 个阶段：①抗原识别阶段，是抗原通过某一途径进入机体，并被免疫细胞识别、提呈和诱导细胞活化的开始时期，又称感应阶段。②淋巴细胞活化阶段，是接受抗原刺激的淋巴细胞活化和增殖的时期，又可称为活化阶段。③抗原清除阶段，是免疫效应细胞和抗体发挥作用将抗原灭活并从体内清除的时期，也称效应阶段。故免疫应答的基本过程包括识别、活化、效应 3 个阶段，答案选 A。

【避错】本题不易选错，免疫应答的基本过程包括识别、活化、效应阶段。

2. 再次应答最主要的特点是
A. 潜伏期长
B. IgG 大量产生
C. IgM 产生量大
D. IgG 与 IgM 的产生量相似
E. IgG 的亲和力没变化
【答案】B
【考点】再次免疫应答的特点
【解析】再次免疫应答潜伏期短，大约为初次应答的一半；抗体滴度高（可达初次免疫应答的 10 倍以上）；抗体维持时间长；所需抗原量小；主要产生高亲和力的 IgG。
【避错】此题易错选 C，初次体液免疫应答产生的抗体多为低亲和力的 IgM。

3. 向 T 细胞提供第二活化信号的重要共刺激分子是
A. CD28/B7
B. CD40/CTLA-4
C. CD4/MHC Ⅱ类分子
D. CD8/MHC Ⅰ类分子
E. LFA-1/ICAM-1
【答案】A
【考点】T 细胞活化的双信号
【解析】T 细胞表面的 CD28 和 APC 或靶细胞表面的共刺激分子如 B7（CD80、CD86）相互作用产生 T 细胞活化的第二信号。故选 A。
【避错】此题易错选 E，Th 细胞表面的 ICAM-1 和 B 细胞表面的 LFA-1 相互作用可产生 B 细胞活化的第二信号，注意审题。

考点：黏膜免疫

1. 黏膜固有层 M 细胞的主要功能是
A. 提呈抗原
B. 降解抗原
C. 识别抗原
D. 转运抗原
E. 加工抗原
【答案】D
【考点】黏膜免疫系统的组成
【解析】M 细胞是存在于固有层的抗原转运细胞，可摄取肠腔内抗原，并将其转运到 GALT 的淋巴样区域。故本题选 D。
【避错】本题属于概念性题，不易错选。

2. 黏膜免疫系统 B 细胞产生的抗体主要是
A. IgG
B. IgM
C. IgD
D. sIgA
E. IgA
【答案】D
【考点】黏膜免疫功能
【解析】B 细胞受抗原刺激后产生大量 sIgA，经黏膜上皮细胞分泌至黏膜表面，构成黏膜局部抵御病原微生物感染的重要屏障。故选 D。
【避错】此题不易错选，分泌型 IgA（sIgA）是黏膜免疫系统最重要的效应分子，由 B 细胞产生。

考点：抗感染免疫

关于抗感染免疫的叙述，下列错误的是
A. 完整的皮肤与黏膜屏障是抗感染的第一道防线
B. 吞噬细胞和体液中的杀菌物质是抗感染的第二道防线
C. 体液免疫主要针对胞外寄生菌的感染
D. 细胞免疫主要针对胞内寄生菌的感染
E. 抗体与细菌结合可直接杀死病原菌
【答案】E
【考点】抗感染适应性免疫
【解析】细菌特异性抗体抵御杀灭细菌的方式：①结合细菌后激活补体产生攻膜复合物裂解细菌。②结合细菌后通过 Fc 段调理吞噬细菌。③结合细菌后通过激活补体通过补体片段调理吞噬细菌。④中和细菌毒素。⑤分泌型 sIgA 可阻断细菌对黏膜的黏附。故选 E。
【避错】此题易错选 D，在抗感染细胞免疫反应过程中，Th1 细胞可通过分泌 IFN-γ 激活巨噬细胞使其彻底清除胞内菌，故 D 正确。

考点：变态反应

1. 糖尿病患者由于反复注射胰岛素，在注射局部出现红肿、出血、坏死等剧烈的炎症，应该属于
A. 类风湿关节炎
B. 类 Arthus 反应
C. 血清病
D. 免疫复合物型肾小球性肾炎
E. SLE
【答案】B
【考点】Ⅲ型变态反应性疾病
【解析】临床上常见的Ⅲ型变态反应性疾病有局

部免疫复合物病和全身性免疫复合物病。在人类，局部反复注射胰岛素、抗毒素等可在注射局部出现以红肿、出血和坏死为特征的类 Arthus 反应。故选 B。

【避错】此题不易错选，血清病、链球菌感染后肾小球肾炎和类风湿关节炎均属于全身性免疫复合物病。

（2～5 题共用备选答案）

A. 属Ⅰ型变态反应性疾病

B. 属Ⅱ型变态反应性疾病

C. 属Ⅲ型变态反应性疾病

D. 属Ⅳ型变态反应性疾病

E. 不属于变态反应性疾病

2. 结核病

【答案】D

3. 青霉素过敏性休克

【答案】A

4. 药物过敏性血小板减少性紫癜

【答案】B

5. 血清病

【答案】C

【考点】常见变态反应性疾病

【解析】Ⅰ型变态反应性疾病，如药物过敏性休克（以青霉素引起的最为常见）、呼吸道变态反应、消化道变态反应和皮肤变态反应，故 3 题选 A。Ⅱ型变态反应性疾病，如输血反应、新生儿溶血症、自身免疫性溶血性贫血和药物过敏性血细胞减少症（包括药物性溶血性贫血、粒细胞减少症和血小板减少性紫癜），故 4 题选 B。Ⅲ型变态反应性疾病，如 Arthus 反应（人的类 Arthus 反应）、血清病、链球菌感染后肾小球肾炎和类风湿关节炎，故 5 题选 C。Ⅳ型变态反应性疾病，如感染性迟发型变态反应（多发生于胞内寄生菌如结核分枝杆菌感染）和接触性皮炎，故 2 题选 D。

【避错】此类题目容易相互错选，主要是对常见变态反应性疾病及其机制掌握不够，应对比记忆，避免混淆。

考点：自身免疫和自身免疫性疾病

1. 下列属器官非特异性自身免疫性疾病的是

A. 类风湿关节炎

B. 慢性甲状腺炎（桥本病）

C. 格雷大斯病（Graves 病）

D. 重症肌无力

E. 胰岛素依赖型糖尿病（1 型糖尿病）

【答案】A

【考点】自身免疫性疾病的分类

【解析】自身免疫性疾病分类如下。①器官特异性疾病，病变常限定于某一特定的器官，选项 B、C、D、E 所列疾病均属于此类，可排除。②器官非特异性疾病，病变发生于多种器官和结缔组织，典型疾病有类风湿关节炎和系统性红斑狼疮等，A 正确。故本题选 A。

【避错】此题不易错选，类风湿关节炎是典型的器官非特异性自身免疫性疾病。

2. 主要由自身反应性 T 细胞介导的自身免疫病是

A. 肺出血肾炎综合征

B. 桥本甲状腺炎

C. 免疫性血小板减少性紫癜

D. 重症肌无力

E. 胰岛素依赖型糖尿病

【答案】E

【考点】胰岛素依赖型糖尿病

【解析】针对自身抗原的自身反应性 $CD8^+$CTL 和 $CD4^+$Th 都可造成宿主组织细胞的免疫损伤。胰岛素依赖型糖尿病患者体内存在的自身反应性 T 淋巴细胞可持续杀伤胰岛 B 细胞，致使胰岛素的分泌严重不足。故选 E。

【避错】本题不易错选，选项 A、B、C、D 属于自身抗体介导的自身免疫性疾病。

考点：肿瘤免疫

（1～2 题共用备选答案）

A. EB 病毒（EBV）

B. 人乳头状瘤病毒

C. 乙型肝炎病毒

D. 人类免疫缺陷病毒（HIV）

E. 人嗜 T 淋巴细胞病毒-1

1. 与原发性肝癌有关的是

【答案】C

2. 与子宫颈癌发生有关的是

【答案】B

【考点】病毒感染与肿瘤的发生

【解析】多种病毒感染和肿瘤的发生相关，如 EB 病毒和鼻咽癌，人乳头状瘤病毒和子宫颈癌，乙型肝炎病毒、丙型肝炎病毒和肝癌。故 1 题选 C，2 题选 B。

【避错】1 题易错选 A，EBV 与鼻咽癌发生有关，2 题易错选 D，HIV 是艾滋病的病原体。

第八章　药　理　学

考点：总论

1. 关于药物毒性反应的描述，正确的是

A. 与药物剂量无关

B. 与药物的使用时间长短无关

C. 一般不造成机体的病理性损害

D. 大多为难以预知的反应

E. 有时也与机体高敏性有关

【答案】 E

【考点】 药物的毒性反应

【解析】 药物的毒性反应是指在剂量过大或药物在体内蓄积过多时发生的危害性反应，一般比较严重。毒性反应一般是可以预知的，应该避免发生。故本题答案为 E。

【避错】 部分考生易选 D，认为药物毒性反应大多是难以预知的，其实药品不良反应有些是可以预知避免的，用药时多加注意，可预防或减少不良反应的发生。

2. 药物的不良反应是

A. 毒物产生的药理作用

B. 是一种变态反应

C. 因用药量过大引起

D. 在治疗量时产生的与治疗无关的反应

E. 是一种停药反应

【答案】 D

【考点】 药物不良反应定义

【解析】 药物不良反应系指正常剂量的药物用于预防、诊断、治疗疾病或调节生理功能时出现的、有害的、与用药目的无关的反应。故本题选 D。

【避错】 部分考生易选 A，认为药物的不良反应是毒物产生的药理作用，其实不然。在药理学中，药物的不良反应指某种药物导致的躯体及心理副作用、毒性反应、变态反应等非治疗所需的反应。可以是预期的毒性反应，也可以是无法预期的过敏性或特异性反应。

3. 不良反应不包括

A. 副作用

B. 变态反应

C. 停药反应

D. 后遗效应

E. 继发反应

【答案】 E

【考点】 药物的不良反应

【解析】 药物的不良反应包括副作用、毒性反应、后遗效应、停药反应、变态反应、特异质反应。故本题答案为 E。

【避错】 本题容易误选 C，停药反应是指患者长期用药，突然停药后原有疾病加剧，又称回跃反应。

4. 药物的灭活速度和消除速度决定其

A. 起效的快慢

B. 作用持续时间

C. 药物作用的强度

D. 后遗效应的大小

E. 不良反应的大小

【答案】 B

【考点】 药物代谢动力学

【解析】 临床上，大多数药物治疗是采用多次给药，其体内药物总量随着不断给药而逐步增多，直至达到稳态浓度。药物达到稳态浓度的时间仅取决于药物的清除半衰期，而药物清除半衰期是血浆药物浓度下降一半所需要的时间，其长短可反映体内药物清除速度。因此用药的间隔时间主要取决于药物的清除速度。相反药物的灭活速度和消除速度决定其作用持续时间。故选 B。

【避错】 本题易误选 C，部分考生认为药物作用的强度越强，药物的灭活速度和消除速度越慢。从而易选择 C，增进对药物代谢的了解有助于答题。

5. 易透过血脑屏障的药物具有的特点为

A. 与血浆蛋白结合率高

B. 分子量大

C. 极性大

D. 脂溶性高

E. 脂溶性低

【答案】 D

【考点】 血脑屏障的特点

【解析】 血脑屏障是指血浆和脑脊液之间的屏障。脑组织内的毛细血管内细胞紧密相连，内皮细胞之间无间隙，且毛细血管外表面几乎均为星形胶质细胞包绕。只允许脂溶性高的药物通过，阻止许多大分子、水溶性或解离型药物通过。故本题选 D。

【避错】 本题容易误选 A，认为与血浆蛋白结合率高的药物易透过血脑屏障，其实大多数药物较难通过，只有脂溶性强、分子量较小的水溶性药物可以通过血脑屏障进入脑组织。

6. 半数有效量（ED_{50}）是

A. 引起50%动物死亡的剂量

B. 引起50%动物中毒的剂量

C. 引起50%动物产生阳性反应的剂量

D. 和50%受体结合的剂量

E. 达到50%有效血药浓度的剂量

【答案】C

【考点】半数有效量的定义

【解析】半数有效量是指质反应中，能引起50%的实验动物出现阳性反应时的药物剂量或浓度，量反应中，能引起50%最大效应的药物剂量或浓度，故本题答案为C。

【避错】本题属于记忆题。常因记忆不牢固而选错，考生需要特别注意下。

7. 对生物利用度概念错误的叙述是

A. 可作为确定给药间隔时间的依据

B. 可间接判断药物的临床疗效

C. 是指药物制剂被机体利用的程度和速度

D. 可评价药物制剂的质量

E. 能反映机体对药物吸收的程度

【答案】D

【考点】生物利用度的概念

【解析】生物利用度是指药物被机体吸收进入体循环的相对量和速率，用 F 表示，$F=(A/D)\times 100\%$。公式中的 A 为体内药物总量，公式中的 D 为用药剂量。可作为确定给药间隔时间的依据，可间接判断药物的临床疗效，是指药物制剂被机体利用的程度和速度，能反映机体对药物吸收的程度。故选D。

【避错】本题部分考生容易选C，注意题目考查的是“错误的”，审题一定要仔细，不可盲目作答。

8. 下列哪个参数最能表示药物的安全性

A. 最小有效量

B. 极量

C. 半数致死量

D. 半数有效量

E. 治疗指数

【答案】E

【考点】治疗指数

【解析】半数致死量（LD_{50}）表示在规定时间内，通过指定感染途径，使一定体重或年龄的某种动物半数死亡所需的最小细菌数或毒素量。半数有效量（ED_{50}）在量反应中是指能引起50%最大反应强度的药物剂量；在质反应中指只引起50%实验动物出现阳性反应的药物剂量。半数致死量越大，半数有效量越小，表明药物的安全度越高。因而常用治疗指数（LD_{50}/ED_{50}）作为药物安全度的指标。其比值越大，安全度越高；其比值越小，则安全度也就越小。这个比值常称为治疗指数。故选E。

【避错】本题属于概念记忆题，易误选C。应牢记治疗指数（LD_{50}/ED_{50}）用以表示药物的安全性，治疗指数越大，药物越安全。

9. 硝酸甘油口服，经门静脉入肝，再进入体循环的药量约为10%，这说明该药

A. 活性低

B. 效能低

C. 首过消除显著

D. 排泄快

E. 首过消除不显著，排泄慢

【答案】C

【考点】首过消除

【解析】首过消除又称“肝首过效应”，从胃肠道吸收入门静脉系统的药物在到达全身血循环前必先通过肝，如果肝对其代谢能力很强，或由胆汁排泄的量大，则使进入全身血循环的有效药物量明显减少，这种作用称为“首过消除”。肝首过效应愈大，药物被代谢越多，其血药浓度也愈小，药效会受到明显的影响。故选C。

【避错】本题属于理解题。易误选B。药物经门静脉入肝后，在肝药酶作用下药物可产生生物转化。药物进入体循环前的降解或失活称为首过消除，可影响药效。

10. 某药的消除符合一级动力学，其 $t_{1/2}$ 为4小时，在定时定量给药后，需经多少小时才能达到稳态血药浓度

A. 约10小时

B. 约20小时

C. 约30小时

D. 约40小时

E. 约50小时

【答案】B

【考点】稳态血药浓度

【解析】稳态血药浓度：药物在连续恒速给药（如静脉输注）或分次恒量给药的过程中，血药浓度会逐渐增高，经4~5个半衰期可达稳定而有效的血药浓度，此时药物吸收速度与消除速度达到平衡，血药浓度相对稳定在一定水平，这时的血药浓度称为稳态血药浓度。凡体内过程属于一级速率的化学物，其半衰期为恒定值。一般在一次给药后经5个 $t_{1/2}$ 化学物基本消除；在连续恒速给药时，约需5个 $t_{1/2}$ 达到血化学物稳态浓度。故选B。

【避错】本题属于理解题。凡体内过程属于一级速率的化学物，其半衰期为恒定值。在连续恒速给药时，约需 5 个 $t_{1/2}$ 达到血化学物稳态浓度。

（11～15 题共用备选答案）

A. 在剂量过大或药物在体内蓄积过多时发生的不良反应

B. 停药后血药浓度已降至阈浓度以下时残存的药理效应

C. 突然停药后原有疾病加剧

D. 反应性质与药物原有效应无关，用药理性拮抗药解救无效

E. 一类先天遗传异常所致的反应

11. 停药反应是指

【答案】C

12. 变态反应是指

【答案】D

13. 毒性反应是指

【答案】A

14. 后遗效应是指

【答案】B

15. 特异质反应是指

【答案】E

【考点】药物的不良反应

【解析】停药反应又称撤药综合征，长期连续使用某些药物，可使人体对药物的存在产生适应。骤然停药，人体不适应此种变化，就可能发生停药反应，主要表现是症状反跳，加重。应采取逐渐减量的办法来过渡而达到完全停药的目的。11 题选 C。变态反应也叫变态反应，是指机体对某些抗原初次应答后，再次接受相同抗原刺激时，发生的一种以机体生理功能紊乱或组织细胞损伤为主的特异性免疫应答。反应性质与药物原有效应无关，用药理性拮抗药解救无效。12 题选 D。毒性反应：用药剂量过大、用药时间过长或机体对药物敏感性过高时产生的危害性反应。比较严重，但常常可以预知。13 题选 A。后遗效应是指停药以后血药浓度降至阈浓度以下时所遗留的生物效应。维持时间长短不一。14 题选 B。特异质反应：由于用药者有先天性遗传异常，对于某些药物反应特别敏感，出现的反应性质可能与某些常人不同的反应。与药物固有的药理作用基本一致。药理性拮抗药救治可能有效。大多是机体缺乏某种酶引起，使药物在体内代谢受阻所致。15 题选 E。

【避错】本题属于概念理解题。变态反应与特异质反应常混淆。变态反应反应性质与药物原有效应无关，用药理性拮抗药解救无效。特异质反应与药物固有的药理作用基本一致，药理性拮抗药救治可能有效。停药反应指骤然停用某种药物引起疾病加重。毒性反应：用药剂量过大、用药时间过长或机体对药物敏感性过高时产生的危害性反应。后遗效应是指停药以后血药浓度降至阈浓度以下时所遗留的生物效应。

（16～18 题共用备选答案）

A. 半衰期

B. 清除率

C. 消除速率常数

D. 零级动力学消除

E. 一级动力学消除

16. 单位时间内消除恒定的量是

【答案】D

17. $t_{1/2}$ 恒定的是

【答案】E

18. 单位时间内药物按一定比率消除是

【答案】E

【考点】药物消除动力学

【解析】零级消除动力学是药物在体内以恒定的速率消除，即不论血浆药物浓度高低，单位时间内消除的药物量不变。因在半对数坐标图上的药-时曲线下降部分呈曲线，故称非线性动力学。通常是因为药物在体内的消除能力达到饱和所致。16 题选 D。恒比消除或一级动力学消除，即单位时间内药量以恒定比例消除。绝大多数药物是属于被动方式转运，为此，在治疗量范围内的消除，通常是消除速率和血液内药物浓度成恒比，此类药物的血浆半衰期也是恒定的。单位时间内体内药物浓度消除的药量等比（等比消除），半衰期恒定，与血药浓度变化无关，一般在药量小于机体的消除能力时发生，其给药时间与对数浓度曲线呈直线，故又称线性动力学。17、18 题均选 E。

【避错】本题属于理解记忆题。应区分零级和一级消除动力学。零级是单位时间内消除的药物量不变。一级动力学消除即单位时间内药量以恒定比例消除，半衰期恒定，与血药浓度变化无关。

考点：传出神经系统药

1. 大剂量多巴胺可引起

A. 肾血管扩张，尿量增加

B. 肾血管扩张，尿量不变

C. 肾血管收缩，尿量不变

D. 肾血管收缩，尿量减少

E. 血管扩张，血压下降

【答案】D

【考点】多巴胺对肾脏的影响

【解析】多巴胺主要激动α受体、β受体和外周的多巴胺受体。低浓度多巴胺（10μg/kg）时舒张肾血管，使肾血流量增加。大剂量（>20μg/kg）时，使肾血管明显收缩，尿量减少，故本题选D。

【避错】部分考生易选A，忽略了题干中的“大剂量”多巴胺。

2. 升压作用可被α受体阻断药翻转的药物是

A. 去甲肾上腺素

B. 去氧肾上腺素

C. 肾上腺素

D. 麻黄碱

E. 多巴胺

【答案】C

【考点】肾上腺素的翻转作用

【解析】α受体阻断药可能会选择性地与α肾上腺素受体结合，其本身不激动或较少激动肾上腺素受体，却能妨碍去甲肾上腺素能神经递质及肾上腺素受体激动药与α受体结合，从而产生抗肾上腺素作用。它们能将肾上腺素的升压作用翻转为降压作用，这个现象称为“肾上腺素作用的翻转”。故本题选C。

【避错】本题易误选A，部分考生对去甲肾上腺素和肾上腺素的药理作用模糊不清，作用于血管α受体的去甲肾上腺素，它们只能取消或减弱其升压效应而无“翻转作用”。

3. 有机磷酸酯类急性中毒的患者应立即注射的药物是

A. 地西泮

B. 阿托品

C. 哌替啶

D. 肾上腺素

E. 麻黄碱

【答案】B

【考点】阿托品的临床应用

【解析】正常人体内乙酰胆碱被乙酰胆碱酯酶所降解。有机磷进入机体后，抑制胆碱酯酶的活性，从而使乙酰胆碱在体内堆积，导致机体出现流泪、口吐白沫、大小便失禁、分泌物增多等M样症状和肌纤维震颤等N样症状，阿托品为乙酰胆碱的竞争性拮抗药，对M受体有较高的选择性，但大剂量时对神经节的N受体也有阻断作用。阿托品用于解救有机磷酸酯类中毒主要是解救其M样症状。故本题应选B。

【避错】部分考生易误选A，地西泮主要用于对症治疗，当有机磷酸酯类急性中毒患者出现持续惊厥时，可用地西泮5~10mg静脉注射。

4. 可诱发或加重支气管哮喘的药物是

A. 肾上腺素

B. 普萘洛尔

C. 酚苄明

D. 酚妥拉明

E. 甲氧明

【答案】B

【考点】普萘洛尔的药理作用

【解析】普萘洛尔为非选择性β受体阻断药，可阻断支气管平滑肌$β_2$受体，收缩支气管平滑肌，加重或诱发哮喘发作，故禁用于支气管哮喘患者。故本题应选B。

【避错】本题易误选A，β受体激动药异丙肾上腺素和肾上腺素气雾剂，以及茶碱类药物若长期大量使用，会使哮喘加剧，甚至引起猝死，但在哮喘病初期可扩张支气管平滑肌，应用效果良好。

5. 毛果芸香碱主要用于治疗下列哪种疾病

A. 重症肌无力

B. 青光眼

C. 有机磷中毒

D. 房室传导阻滞

E. 术后腹胀

【答案】B

【考点】毛果芸香碱的临床应用

【解析】毛果芸香碱能直接作用于副交感神经节后纤维支配的效应器的M胆碱受体，尤其对眼和腺体的作用较明显。其对眼的作用表现为缩瞳、降低眼内压、调节痉挛。临床可用于治疗青光眼和虹膜炎等。故本题应选B。

【避错】部分考生易误选C，误认为毛果芸香碱可以对抗有机磷中毒，其实不然，毛果芸香碱能解救胆碱受体阻断药中毒。

6. 去甲肾上腺素外漏可选用下列哪种药物

A. 酚妥拉明

B. 氯丙嗪

C. 阿托品

D. 肾上腺素

E. 多巴胺

【答案】A

【考点】去甲肾上腺素的不良反应

【解析】去甲肾上腺素的不良反应有局部组织缺血坏死和急性肾衰竭。静脉滴注去甲肾上腺素时渗漏，可引起局部血管收缩，缺血坏死。应停止注射或更换注射部位，并用普鲁卡因或α受体阻断药酚妥拉明局部浸润注射，以扩张血管。故本题应选 A。

【避错】本题易误选 D，肾上腺素是 α、β 受体的激动药，用药时会因为缩血管效应而使血压升高。酚妥拉明是 α 受体阻断药，可选择性地阻断与血管收缩有关的 α 受体，还具有直接扩张血管的作用，所以去甲肾上腺素外漏常选用酚妥拉明，而不选用肾上腺素。

7. 美曲膦酯口服中毒时不能用何种溶液洗胃

A. 生理盐水

B. 碳酸氢钠溶液

C. 高锰酸钾溶液

D. 醋酸溶液

E. 温水

【答案】B

【考点】解毒药物的应用

【解析】美曲膦酯中毒禁用 2% 碳酸氢钠溶液洗胃，因碱性溶液能使敌百虫转变为毒性更强的敌敌畏。故本题应选 B。

【避错】本题属于记忆题。常因记忆不牢固而选错选 C，考生需要特别注意。有机磷类杀虫剂中毒时，不宜用高锰酸钾洗胃，因为高锰酸钾是强氧化剂，可促使有机磷类杀虫剂氧化为毒性更强的物质。

8. 哌唑嗪是

A. 非选择性 α 受体阻断药

B. 可阻断血管平滑肌突触后膜 α_2 受体

C. 降压同时可使心率加快

D. 首次给药可致严重直立性低血压

E. 具有较弱降压作用

【答案】D

【考点】哌唑嗪的作用机制及主要不良反应

【解析】哌唑嗪为选择性突触后 α_1 受体阻断药，能同时扩张阻力血管和容量血管。对突触前 α_2 受体无明显作用，故不引起反射性心动过速及肾素分泌增加等作用。本品能同时降低心脏前、后负荷，这是用于治疗顽固性充血性心力衰竭的药理基础。本品对血脂代谢有良好影响，能降低 LDL 胆固醇和增加 HDL 胆固醇，对尿酸、血钾及糖代谢无不良作用，对哮喘发作有轻度缓解作用。首次应用时出现“首剂现象”：严重的直立性低血压（通常在首次给药后 30 ~ 90 分钟或与其他降压药合用时出现）、眩晕、头痛、心悸、出汗等。故选 D。

【避错】本题易选择 A。考生对哌唑嗪的作用机制掌握不牢，加之“非选择性”具有迷惑性，故易错选。

9. 关于酚妥拉明作用的描述，正确的是

A. 对突触前膜 α_2 受体无阻断作用

B. 降压同时对心输出量无影响

C. 首次给药可致严重直立性低血压

D. 降压同时对心率无影响

E. 主要作用为直接扩张血管

【答案】E

【考点】酚妥拉明的药理作用

【解析】酚妥拉明为 α 受体阻断药。能显著降低外周血管阻力，增加血容量，增加组织血流量，改善微循环，改善内脏血流灌注。不良反应：较常见的有直立性低血压，心动过速或心律失常，鼻塞、恶心、呕吐等。故选 E。

【避错】本题易选择 A。酚妥拉明能竞争性地阻断 α 受体，对 α_1、α_2 受体具有相似的亲和力，故对 α_2 受体也有阻断作用，A 选项具体一定的迷惑性。

10. 治疗闭角型青光眼应选择

A. 新斯的明

B. 去甲肾上腺素

C. 加兰他敏

D. 阿托品

E. 毛果芸香碱

【答案】E

【考点】闭角型青光眼的治疗

【解析】闭角型青光眼是一种常见的青光眼类型，是由于患者的前房角关闭，眼内的房水排出受阻所致。毛果芸香碱为选择兴奋 M 胆碱受体，产生类似节后胆碱能神经兴奋的作用。特点是对多种腺体和胃肠道平滑肌的作用强烈，缩瞳作用明显（持续数小时甚至 1 天），唾液腺、胆碱能汗腺对本品特别敏感。故选 E。

【避错】本题容易误选 A，新斯的明和阿托品均属于胆碱受体激动药，但新斯的明对眼、心血管、腺体和支气管平滑肌作用较弱，对胃肠道和膀胱平滑肌作用较强，用于治疗重症肌无力、术后腹胀气、尿潴留等，与毛果芸香碱需要区别。

11. 阿托品禁用于

A. 胃痉挛

B. 虹膜睫状体炎

C. 青光眼

D. 胆绞痛

E. 缓慢型心律失常

【答案】C

【考点】阿托品的禁忌证

【解析】阿托品主要用其硫酸盐解除痉挛，减少分泌，缓解疼痛，散大瞳孔。为阻断 M 胆碱受体的抗胆碱药，能解除平滑肌的痉挛（包括解除血管痉挛，改善微血管循环）；抑制腺体分泌；解除迷走神经对心脏的抑制，使心率加快；散大瞳孔，使眼压升高；兴奋呼吸中枢。

下列情况应禁用：①对其他颠茄生物碱不耐受者，对该品也不耐受。②孕妇静脉注射阿托品可使胎儿心动过速，抑制泌乳作用。③婴幼儿对该品的毒性反应极为敏感。④老年人容易发生抗M-胆碱样副作用，如排尿困难、便秘、口干（特别是男性），也易诱发未经诊断的青光眼，一经发现，应即停药。故选C。

【避错】本题属于理解题。阿托品为阻断M胆碱受体的抗胆碱药，可以使眼压升高，青光眼患者应禁用。

12. 治疗心搏骤停宜首选

A. 静脉滴注去甲肾上腺素

B. 舌下含异丙肾上腺素

C. 静脉滴注地高辛

D. 肌内注射尼可刹米

E. 心内注射肾上腺素

【答案】E

【考点】肾上腺素

【解析】肾上腺素是由肾上腺髓质分泌的一种儿茶酚胺激素。兴奋心脏β_1受体可使心肌收缩力增强，心率加快，心肌耗氧量增加。同时作用于骨骼肌β_2受体，使血管扩张，降低周围血管阻力而减低舒张压。兴奋β_2受体可松弛支气管平滑肌，扩张支气管，解除支气管痉挛；兴奋α受体可使皮肤、黏膜血管及内脏小血管收缩。临床主要用于心搏骤停、支气管哮喘、过敏性休克，也可治疗荨麻疹、花粉症及鼻黏膜或牙龈出血。故选E。

【避错】本题属于理解记忆题。应了解肾上腺素的作用机制。兴奋心脏β_1受体可使心肌收缩力增强，心率加快，心肌耗氧量增加，可用于心搏骤停。

（13～15题共用备选答案）

A. α受体

B. β_1受体

C. β_2受体

D. M受体

E. N_2受体

13. 激动时引起支气管平滑肌松弛的是

【答案】C

14. 激动时使血管平滑肌收缩的是

【答案】A

15. 激动时使骨骼肌收缩的是

【答案】E

【考点】受体的分布与功能

【解析】β_1受体主要分布于心脏，可增加心肌收缩性，自律性和传导功能。β_2受体主要分布于支气管平滑肌，血管平滑肌和心肌等，介导支气管平滑肌松弛，血管扩张等作用。13题选C。β_3受体主要分布于白色及棕色脂肪组织，调节能量代谢，也介导心脏负性肌力及血管平滑肌舒张作用。α受体为传出神经系统的受体，根据其作用特性与分布不同分为两个亚型：α_1、α_2，α_1受体主要分布在血管平滑肌（如皮肤、黏膜血管，以及部分内脏血管），激动时引起血管收缩。14题选A。N_2受体属于配对门控离子通道型受体，主要分布于骨骼肌，可使离子通道开放，调节Na^+、K^+、Ca^{2+}离子流动，产生动作电位，导致肌肉收缩。15题选E。

【避错】本题考察的是受体的分布与功能，容易混淆，应牢记。β_2受体主要分布于支气管平滑肌，介导支气管平滑肌松弛；α_1受体主要分布在血管平滑肌，激动时引起血管收缩；N_2受体主要分布于骨骼肌，介导肌肉收缩。

（16～18题共用备选答案）

A. 去甲肾上腺素

B. 肾上腺素

C. 乙酰胆碱

D. 多巴胺

E. 5-羟色胺

16. 交感缩血管神经节后纤维末梢释放的递质是

【答案】A

17. 副交感神经节前纤维释放的递质是

【答案】C

18. 交感舒血管神经节后纤维末梢释放的递质是

【答案】C

【考点】各种神经纤维末梢释放的神经递质

【解析】缩血管神经纤维都是交感神经纤维，其节前神经元位于脊髓胸、腰段的中间外侧柱内，为胆碱能神经元；节后神经元位于椎旁和椎前神经节内，末梢释放的递质为去甲肾上腺素。交感舒血管神经纤维：支配骨骼肌微动脉的交感神经中既有缩血管纤维，又有舒血管纤维。交感舒血管纤维末梢释放的递质是乙酰胆碱，阿托品是其阻断剂。副交感舒血管神经纤维：少数器官如脑膜、唾液腺、胃肠道的外分泌腺和外生殖器等，其血管平滑肌既接受交感缩血管纤维支配，又接受副交感舒血管的副交感纤维支配，副交感舒血管纤维末梢释放的递质是乙酰胆碱。故16题选A，17题选C，18题选C。

【避错】16题易错选C。考生应注意题干要求，是交感“缩”血管神经节后纤维末梢释放的递质是去甲肾上腺素，容易和交感舒血管神经节后纤维末梢释放的递质相混淆。17 题易错选 B。“交感”缩血管神经节后纤维末梢释放的递质是去甲肾上腺素，考生容易认为“副交感”神经节前纤维释放的递质则是肾上腺素。18 题易错选 A。考生应注意题干要求，是交感“舒”血管神经节后纤维末梢释放的递质是乙酰胆碱，容易和交感“缩”血管神经节后纤维末梢释放的递质相混淆。

（19～21 题共用备选答案）

A. 神经性休克

B. 轻症支气管哮喘

C. 心源性休克

D. 房室传导阻滞

E. 过敏性休克

19. 肾上腺素主要用于

【答案】E

20. 多巴胺主要用于

【答案】C

21. 麻黄碱主要用于

【答案】B

【考点】常用急救药物的适应证

【解析】肾上腺素临床主要用于心搏骤停、支气管哮喘、过敏性休克，也可治疗荨麻疹及鼻黏膜或牙龈出血；多巴胺用于各种类型休克，包括中毒性休克、心源性休克、出血性休克、中枢性休克、特别对伴有肾功能不全、心输出量降低、周围血管阻力较低并且已补足血容量的患者更有意义。麻黄碱主要用于①预防支气管哮喘发作和缓解轻度哮喘发作，对急性重度哮喘发作疗效不佳。②用于蛛网膜下腔麻醉或硬膜外麻醉引起的低血压及慢性低血压。③治疗各种原因引起的鼻黏膜充血、肿胀引起的鼻塞。故 19 题选 E，20 题选 C，21 题选 B。

【避错】19 题容易错选 C，肾上腺素用于治疗心搏骤停，而不是心源性休克，故 C 是不合适的。20 题容易错选 A，多巴胺可用于多种休克治疗，但针对神经性休克和心源性休克，多巴胺对后者效果更佳，因此 20 题选 C。21 题易错选 E，麻黄碱药理作用是舒张支气管平滑肌，而不是抗过敏作用，因此可以缓解支气管哮喘症状，选 B。

考点：局部麻醉药

1. 普鲁卡因所属的药物类别是

A. 抗抑郁药

B. 镇痛药

C. 抗癫痫药

D. 镇静催眠药

E. 局部麻醉药

【答案】E

【考点】普鲁卡因的药理作用

【解析】普鲁卡因是常用的局部麻醉药之一，属短效酯类局部麻醉药，亲脂性低，对黏膜的穿透力弱。一般不用于表面麻醉，常局部注射用于浸润麻醉、传导麻醉、蛛网膜下腔麻醉和硬膜外麻醉；也可用于损伤部位的局部封闭。故选 E。

【避错】此题易错选 D。镇静催眠药作用较广，有较好的抗焦虑作用，可以改善紧张、焦虑、恐惧等不良情绪，因而也被称为抗焦虑药。如硝西泮、氯硝西泮、地西泮等。

2. 不属于普鲁卡因临床应用的是

A. 表面麻醉

B. 浸润麻醉

C. 传导麻醉

D. 蛛网膜下腔麻醉

E. 硬膜外麻醉

【答案】A

【考点】普鲁卡因的临床应用

【解析】本药属于短效酯类局部麻醉药，亲脂性低，对黏膜穿透力弱，一般不用于表面麻醉，常局部注射用于浸润麻醉、传导麻醉、蛛网膜下腔麻醉和硬膜外麻醉。故本题选 A。

【避错】本题易错选 E，硬膜外麻醉是普鲁卡因的临床应用之一。硬膜外间隙阻滞麻醉，即将局部麻醉药注入硬膜外腔，阻滞脊神经根。

3. 易吸收中毒，不用于浸润麻醉的局部麻醉药是

A. 布比卡因

B. 利多卡因

C. 普鲁卡因

D. 丁卡因

E. 硫喷妥钠

【答案】D

【考点】丁卡因的特点

【解析】丁卡因为酯类局部麻醉药，麻醉效能强，毒性大，穿透力强，毒性大，一般不用于浸润麻醉。临床可用于表面麻醉、传导麻醉、脊椎麻醉及硬膜外麻醉。故本题应选 D。

【避错】本题易误选 C，丁卡因局部麻醉作用比普鲁卡因强，比普鲁卡因大 10 倍。毒性亦较大，比普鲁卡因大 10～12 倍。因毒性较大，一般不做浸润麻醉。

4. 局部麻醉作用起效快、作用强维持时间长且安全范围大的药物是

A. 普鲁卡因
B. 利多卡因
C. 丁卡因
D. 布比卡因
E. 依替卡因

【答案】B

【考点】利多卡因

【解析】普鲁卡因是常用的局部麻醉药之一，毒性较小，给药后1～3分钟起效，可维持30～45分钟。利多卡因是医用临床常用的局部麻醉药，相同浓度下与普鲁卡因相比，具有起效快、作用强、维持时间长且安全范围大等特点，同时无扩张血管作用及对组织几乎没有刺激性，可用于多种形式的局部麻醉，有全能麻醉药之称。在肝内代谢的去乙基代谢产物（单乙基甘氨酰胺二甲苯），仍具有局部麻醉性能。故选B。丁卡因毒性大，给药后1～3分钟起效，可维持2～3小时。布比卡因作用时间长，与等效剂量的利多卡因比，可产生严重的心脏毒性。依替卡因是利多卡因的衍生物，安全范围没有利多卡因大，排除E。

【避错】本题易误选A。利多卡因局部麻醉效能与持续时间均较普鲁卡因强。

考点：中枢神经系统药

1. 长期应用氯丙嗪者停药后易出现
A. 帕金森综合征
B. 静坐不能
C. 迟发性运动障碍
D. 急性肌张力障碍
E. 直立性低血压

【答案】C

【考点】氯丙嗪的不良反应

【解析】长期服用氯丙嗪后，部分患者可引起迟发性运动障碍，表现为口-面部不自主的刻板运动，广泛性舞蹈样手足徐动症，停药后仍长期不消失。故选C。

【避错】本题易错选A、B或D。帕金森综合征、静坐不能、急性肌张力障碍是长期大量服用氯丙嗪可出现的反应，应与停药后出现的反应区别。

2. 下列关于地西泮的不良反应的叙述中错误的是
A. 治疗量可见困倦等中枢抑制作用
B. 治疗量口服可产生心血管抑制
C. 大剂量可见共济失调，肌张力降低等
D. 长期服用可产生习惯性、耐受性、成瘾性
E. 久用突然停药可产生戒断症状如失眠

【答案】B

【考点】地西泮的不良反应

【解析】地西泮的不良反应：①常见的不良反应有嗜睡、头晕、乏力等（A正确），大剂量可有共济失调、震颤（C正确）。②罕见的有皮疹，白细胞减少。③个别患者发生兴奋，多语，睡眠障碍，甚至幻觉。停药后，上述症状很快消失。④长期连续用药可产生依赖性和成瘾性（D正确），停药可能发生撤药症状，表现为激动或忧郁（E正确）。故本题应选B。

【避错】本题属于理解题。易误选C，选错原因常是对地西泮的不良反应的理解不到位，考生应将上面的解析好好理解，记忆，以防止下次选错。

3. 阿司匹林小剂量长疗程用于治疗
A. 发热
B. 防治高血压
C. 急性风湿热
D. 慢性钝痛
E. 防治心肌梗死

【答案】E

【考点】阿司匹林的临床应用

【解析】阿司匹林主要通过抑制血小板聚集发挥作用。小剂量可抑制环氧合酶，抑制血小板和血管内膜TXA_2的合成，而对PGI_2无影响；较大剂量也能抑制血管内皮PGI_2合酶活性而减少其合成。临床上可用于防治冠状动脉性疾病、心肌梗死、脑梗死、深静脉血栓形成、肺梗死等。故本题E正确。

【避错】本题易误选C和D，阿司匹林对慢性疼痛效果较好，所以部分考生会选D。其抗炎抗风湿作用也较强，急性风湿热用药后24～48小时即可退热，关节红肿疼痛症状明显减轻，所以部分考生会选C。而本题题干中提到“小剂量长疗程”决定了本题选E而不是C或D。

4. 治疗氯丙嗪过量引起的低血压时，应选用
A. 肾上腺素
B. 去甲肾上腺素
C. 麻黄碱
D. 异丙肾上腺素
E. 肾上腺素加异丙肾上腺素

【答案】B

【考点】肾上腺素的翻转作用

【解析】对氯丙嗪过量所致的低血压可用去甲肾上腺素或间羟胺纠正，不能用肾上腺素。这是由于肾上腺素升压作用的翻转，主要是因为肾上腺素同时兴奋α、β两种受体，α受体被氯丙嗪阻断了，只能兴奋β受体，而β受体有两种亚型，1型可兴奋心脏升血压，2型则扩张周围血管降血压，表现的结果是降血压。因

此应使用去甲肾上腺素等只兴奋 α 受体的药物。故本题选 B。

【避错】本题易误选 A，因为题干中提到低血压，部分考生认为肾上腺素能升高血压，却不了解肾上腺素升压作用的翻转而错选。

5. 吗啡与哌替啶比较，下列哪项是错误的

A. 两药均有强大的镇咳作用

B. 吗啡的镇痛作用比哌替啶强

C. 吗啡的呼吸抑制作用较哌替啶强

D. 吗啡的成瘾性较哌替啶强

E. 两药均可提高胃肠道平滑肌的张力

【答案】A

【考点】吗啡和哌替啶的区别

【解析】吗啡和哌替啶两者均为阿片受体激动药，但哌替啶的镇痛效果仅为吗啡的 1/10 ~ 1/7（B 对），吗啡的呼吸抑制及成瘾性均强于哌替啶（C、D 对），故临床上多用哌替啶替代吗啡。两者均可提高胃肠道平滑肌的张力，抑制肠蠕动（E 对）。吗啡有明显中枢性镇咳作用，而哌替啶则无，故本题选 A。

【避错】本题易误选 E。部分考生认为吗啡不能提高胃肠道平滑肌的张力，哌替啶可以，实际上两药均可提高胃肠道平滑肌的张力。

6. 胎儿 4 小时后方能娩出的分娩镇痛可用

A. 吗啡

B. 阿司匹林

C. 喷他佐辛

D. 芬太尼

E. 哌替啶

【答案】E

【考点】分娩镇痛的选药

【解析】哌替啶对妊娠末期子宫收缩无影响，不影响产程，可用于分娩镇痛。其余药物均不可用于分娩镇痛。故本题选 E。

【避错】本题易错选 A。吗啡能降低子宫收缩，延长产程，并可抑制呼吸，故禁用于分娩镇痛。

7. 下列哪一药物抗炎作用最弱

A. 阿司匹林

B. 保泰松

C. 吲哚美辛

D. 对乙酰氨基酚

E. 布洛芬

【答案】D

【考点】对乙酰氨基酚的药理作用

【解析】在中枢神经系统，对乙酰氨基酚可抑制前列腺素的合成，产生解热镇痛作用。在外周组织，对乙酰氨基酚不能抑制环氧化酶的合成，因此无明显抗炎作用。故本题应选 D。

【避错】本题主要考的是不同解热镇痛抗炎药的药理作用，考生易因记忆不准确，掌握不牢固而错选其他选项。

8. 伴有心肌梗死病史的活动性关节炎患者宜选用

A. 阿司匹林

B. 保泰松

C. 氢化可的松

D. 泼尼松

E. 地塞米松

【答案】A

【考点】阿司匹林的临床应用

【解析】阿司匹林具有强大的抗炎抗风湿作用，能迅速缓解风湿性关节炎的症状，是目前治疗风湿和类风湿关节炎的首选药物。除此之外，阿司匹林还具有抑制血小板聚集及抗血栓形成作用，从而达到抗凝目的，临床上常采取小剂量阿司匹林治疗缺血性心脏病、脑缺血病、房颤或其他手术后的血栓形成。还可用于小儿川崎病的治疗。综上所述，本题应选 A。有心梗史的患者应长期抗凝治疗，其他几种药物均无此作用。

【避错】本题易误选 B，保泰松可用于类风湿关节炎、风湿性关节炎及痛风。但保泰松能引起液体潴留致血浆容积增加、稀释性贫血和高血压，使心功能不全患者发生心力衰竭的危险性加大。所以不选 B。

9. 苯二氮䓬类药物作用特点为

A. 对快动眼睡眠时相影响大

B. 没有抗惊厥作用

C. 没有抗焦虑作用

D. 停药后代偿性反跳较重

E. 可缩短睡眠诱导时间

【答案】E

【考点】苯二氮䓬类药物的药理作用

【解析】苯二氮䓬类药物的药理作用：①抗焦虑作用。②镇静催眠作用，能明显缩短入睡时间，显著延长睡眠持续时间，减少觉醒次数。主要延长非快动眼睡眠（NREMS）的第 2 期，缩短 3 期和 4 期的 NREMS 睡眠，减少发生于此期的夜惊或梦游症，对快动眼睡眠的影响较小。③抗惊厥、抗癫痫作用。④中枢性肌肉松弛作用。⑤其他，较大剂量可致暂时性记忆缺失，并轻度抑制肺泡换气功能等。故选 E。

【避错】本题易选择 D。苯二氮䓬类药物停药后会出现反跳性，但较轻，考生易错选。

10. 最宜选用阿司匹林治疗的是

A. 胃肠痉挛性疼痛

B. 月经痛
C. 心绞痛
D. 肾绞痛
E. 胆绞痛

【答案】B

【考点】阿司匹林的药理作用

【解析】阿司匹林是解热镇痛药，用于治疗感冒、发热、头痛、牙痛、月经痛、关节痛、风湿病，还能抑制血小板聚集，用于预防和治疗缺血性心脏病、心绞痛、心肌梗死、脑血栓形成，应用于血管成形术及旁路移植术也有效。故选B。

【避错】本题易选择C。目前，因阿司匹林的抗血栓形成作用，临床广泛应用治疗冠心病，降低不稳定型心绞痛的病死率及心肌梗死的发病率，容易给考生产生误导。

11. 下列哪项不是氯丙嗪的作用
A. 安定作用
B. 镇吐作用
C. 阻断α受体
D. 抗癫痫作用
E. 镇静作用

【答案】D

【考点】氯丙嗪的药理应用

【解析】氯丙嗪的药理应用：安定作用，镇吐作用，阻断α受体，镇静作用。没有抗癫痫作用。故选D。

【避错】本题容易误选E，氯丙嗪属于抗精神失常药，一定具有镇静作用，从临床应用也可反映其药理作用，临床主要用于治疗精神分裂症、呕吐和顽固性呃逆、低温麻醉和人工冬眠。

12. 吗啡不用于慢性钝痛是因为
A. 治疗量就能抑制呼吸
B. 对钝痛的效果欠佳
C. 连续多次应用易成瘾
D. 引起直立性低血压
E. 引起便秘和尿潴留

【答案】C

【考点】吗啡的镇痛作用

【解析】吗啡对各种原因引起的疼痛均有效，短期用于治疗其他镇痛药无效的急性锐痛如严重烧伤、创伤等，不用于慢性钝痛如头痛、牙痛、神经痛等是由于吗啡连续应用易产生耐受性及成瘾，连续使用3～5日即产生耐受性，1周以上可致依赖性，而且停药后出现戒断症状。故选C。

【避错】本题易误选B。吗啡对各种原因引起的疼痛均有效，但易成瘾。因此仅用于疼痛原因明确的急性剧烈疼痛且短期使用或晚期癌性重度疼痛。

13. 某稳定型心绞痛患者，近期发生一过性脑缺血，在给予常规抗心绞痛药物的同时，选用小剂量阿司匹林治疗，其理论依据是药物
A. 抑制PG合成酶，使PGI_2合成减少
B. 抑制PG合成酶，使TXA_2合成减少
C. 抑制PG合成酶，使PGE_2合成减少
D. 抑制PG合成酶，消除痛觉增敏效应
E. 抑制PG合成酶，使致炎物质释放减少

【答案】B

【考点】阿司匹林的临床应用

【解析】小剂量阿司匹林能抑制PG合成酶，使血栓素A_2（TXA_2）生成减少，从而抑制血小板聚集，可用于抗血栓性疾病。故选B。

【避错】本题较易，小剂量的阿司匹林可以达到抗凝作用，作用机制是低浓度阿司匹林能不可逆地抑制血小板环氧酶，减少血小板中TXA_2的生成。

（14～15题共用备选答案）
A. 低温麻醉和人工冬眠
B. 心源性休克和急性肾衰竭
C. 房室传导阻滞和甲状腺危象
D. 异烟肼和链霉素治疗无效的结核病
E. 过敏性休克和支气管哮喘急性发作

14. 多巴胺的临床应用是

【答案】B

15. 氯丙嗪的临床应用是

【答案】A

【考点】多巴胺和氯丙嗪的临床应用

【解析】多巴胺的临床应用如下。①休克：用于各种休克，特别是用于心功能低下，尿少或尿闭患者。②与利尿药联合应用于急性肾衰竭。对急性心功能不全，具有改善血流动力学作用。故14题选B。氯丙嗪的临床应用：①精神分裂症，主要用于治疗具有幻觉、妄想、思维障碍等各种精神疾病。②氯丙嗪对多种药物和疾病引起的呕吐具有镇吐作用。③氯丙嗪与其他中枢抑制药合用，则可使患者深睡，体温、基础代谢及组织耗氧量均降低，增强患者对缺氧耐受力，减轻机体对伤害刺激反应，可使自主神经传导阻滞及中枢神经系统反应性降低，这种状态称为人工冬眠。故15题选A，低温麻醉和人工冬眠是氯丙嗪的临床应用之一，主要用于严重创伤，感染性休克，高热惊厥，中枢性高热及甲状腺危象的辅助治疗。

【避错】14题易错选E，多巴胺用于各种休克，但没有平喘作用，氨茶碱主要用于支气管哮喘急性发

作。15 题不易错选，氯丙嗪可使体温降低，故临床可用于低温麻醉和人工冬眠。

（16～18 题共用备选答案）

A. 阻断中枢 5-HT 受体

B. 阻断 N 胆碱受体

C. 阻断 β_1、β_2 受体

D. 使突触间隙的 Na^+浓度下降

E. 对心肌有奎尼丁样作用

16. 氯丙嗪的作用机制为

【答案】A

17. 碳酸锂的作用机制为

【答案】D

18. 丙米嗪的作用特点为

【答案】E

【考点】抗精神失常药物的作用机制

【解析】氯丙嗪的作用机制为阻断中枢 5-HT 受体，碳酸锂的作用机制为使突触间隙的 Na^+浓度下降，丙米嗪的作用特点为对心肌有奎尼丁样作用。故 16 题选 A，17 题选 D，18 题选 E。

【避错】16 题易错选 B。氯丙嗪能阻断 M 胆碱受体，考生记忆不清，容易错选。17 题易错选 A。碳酸锂在治疗浓度抑制去极化和 Ca^{2+}依赖的 NA 和 DA 从神经末梢释放，而不影响或促进 5-HT 的释放。考生容易理解为抗精神失常都能阻断 5-HT 受体，产生错选。18 题易错选 A。丙米嗪抗抑郁作用的主要机制是阻断 NA、5-HT 在神经末梢的再摄取，而非阻断 5-HT 受体。考生记忆不清，容易产生错选。

（19～21 题共用备选答案）

A. 瞳孔扩大

B. 呼吸抑制

C. 共济失调

D. 急性心力衰竭

E. 再生障碍性贫血

19. 吗啡可引起

【答案】B

20. 碳酸锂可引起

【答案】C

21. 乙琥胺可引起

【答案】E

【考点】药物的不良反应

【解析】吗啡直接抑制呼吸中枢、抑制咳嗽反射、严重呼吸抑制可致呼吸停止。碳酸锂可引起共济失调。乙琥胺可引起再生障碍性贫血。故 19 题选 B，20 题选 C，21 题选 E。

【避错】19 题易错选 A。吗啡急性中毒可表现昏迷、瞳孔极度缩小、深度呼吸抑制等，考生容易错选为瞳孔扩大。20 题易错选 B。考生对抗躁狂症药碳酸锂的不良反应记忆不清，容易错选。21 题易错选 B。考生对抗癫痫药乙琥胺的不良反应记忆不清，容易错选。本组题目是一组相关性非常强的题目，需要考生鉴别吗啡、硫酸锂、乙琥胺的药理作用，且不可混淆。

考点：心血管系统药

1. 治疗急性心肌梗死引起的室性心动过速的首选药是

A. 奎尼丁

B. 普鲁卡因胺

C. 普萘洛尔

D. 利多卡因

E. 维拉帕米

【答案】D

【考点】利多卡因的临床应用

【解析】利多卡因的心脏毒性低，主要用于治疗室性心律失常，如心脏手术、心导管术、急性心肌梗死或强心苷中毒所致的室性心动过速或心室颤动。故选 D。

【避错】本题易错选 E。维拉帕米对急性心肌梗死、心肌缺血及洋地黄中毒引起的室性期前收缩有效，是阵发性室上性心动过速的首选药。

2. 普萘洛尔与硝酸酯类合用治疗心绞痛的协同作用是

A. 加强心肌收缩力

B. 松弛血管平滑肌

C. 降低心肌耗氧量

D. 增加心室容积

E. 保护缺血心肌细胞

【答案】C

【考点】抗心绞痛药

【解析】普萘洛尔和硝酸酯类合用，因作用机制不同，可产生协同作用，二者均能降低心肌耗氧量，增加缺血区血流量，提高抗心绞痛疗效，还能相互抵消不良反应。但两药均可降低血压，故合用时要适当减少用药剂量。故本题选 C。

【避错】本题易错选 E，硝酸甘油可以降低心肌耗氧量，增加缺血区血流量，保护缺血心肌细胞，普萘洛尔没有保护缺血细胞的作用。

3. 阵发性室上性心动过速并发变异型心绞痛，应采用下述何种药物治疗

A. 维拉帕米
B. 利多卡因
C. 普鲁卡因胺
D. 奎尼丁
E. 普萘洛尔

【答案】A

【考点】钙通道阻滞药的临床应用

【解析】变异型心绞痛多为冠脉痉挛引起，钙通道阻滞药可扩张冠脉血管，是变异型心绞痛的首选治疗。钙通道阻滞药可降低心肌自律性，延长ADP和ERP，减慢传导，终止折返，为室上性和房室折返引起的心律失常及阵发性室上性心动过速的首选药。维拉帕米为苯烷胺类钙通道阻滞药，故本题选A。

【避错】本题易错选E。维拉帕米和普萘洛尔都可以治疗心绞痛。但变异性心绞痛由血管痉挛引起，所以用钙通道阻滞药维拉帕米缓解血管痉挛，更适用于变异性心绞痛。

4. 关于卡托普利，下列哪种说法是错误的
A. 降低外周血管阻力
B. 可用于治疗心力衰竭
C. 与利尿药合用可加强其作用
D. 可提高体内醛固酮水平
E. 双侧肾动脉狭窄的患者忌用

【答案】D

【考点】卡托普利的临床应用

【解析】卡托普利属于ACEI类药物，ACEI能抑制血管紧张素转换酶活性，使血管紧张素Ⅱ的生成减少以及缓激肽的降解减少，扩张血管，降低外周血管阻力，降低血压（A正确）。ACEI不仅具有良好的降压效果，而且对高血压的并发症及一些伴发病也具有良好的影响。可作为高血压合并糖尿病、左心室肥厚、左心功能不全（B正确）、急性心肌梗死患者的首选药。因可阻断醛固酮（D错误），因此可增强利尿药的效果（C正确）。但双肾动脉狭窄、肾动脉开口以上主动脉严重狭窄者忌用，可诱发急性肾功能不全（E正确）。妊娠期妇女禁用，可致胎儿畸形。故本题选D。

【避错】本题为理解记忆性题目，主要考查卡托普利的临床特点，考生易因不理解其作用机制而错选其他选项。

5. 强心苷治疗心力衰竭的基本作用是
A. 使已扩大的心脏缩小
B. 增强心肌收缩力
C. 减慢心率
D. 降低室壁张力
E. 降低心肌耗氧量

【答案】B

【考点】强心苷的药理作用

【解析】强心苷与心肌细胞膜上Na^+-K^+-ATP酶结合并抑制其活性，导致钠泵失灵，使细胞内Na^+增加，通过Na^+-Ca^{2+}交换，使细胞内的Ca^{2+}增加，心肌收缩力加强，从而治疗心力衰竭，此为其正性肌力作用。故本题选B。

【避错】本题考查强心苷治疗心力衰竭的机制，A为错误选项，强心苷不具有使已扩大的心脏缩小的作用，C、D、E均为强心苷的药理作用，但不是其治疗心力衰竭的机制，考生应注意审题。

6. 在长期用药过程中，突然停药最易引起高血压的药物是
A. 哌唑嗪
B. 肼屈嗪
C. α-甲基多巴
D. 利血平
E. 普萘洛尔

【答案】E

【考点】普萘洛尔的反跳现象

【解析】普萘洛尔是β肾上腺素受体阻断药，通过阻断儿茶酚胺与β受体的作用起效，长期使用使受体数目增加，停药后阻断作用消失，儿茶酚胺敏感性增加，从而使症状重新出现或加剧，形成反跳现象。故本题答案为E。

【避错】本题易误选A，哌唑嗪为突触后α肾上腺素受体阻断药，使周围血管扩张，周围血管阻力降低，起降压作用。降压时很少发生反射性心动过速，因此对心输出量影响很小。

7. 关于胺碘酮的叙述，错误的是
A. 作用可维持40天
B. 对房性和室性心律失常都有效
C. 不影响心率
D. 延长动作电位时程
E. 对多种离子通道有抑制作用

【答案】C

【考点】胺碘酮的特点

【解析】胺碘酮为Ⅲ类抗心律失常药物，其通过阻滞Na^+、K^+通道（E正确）及α、β受体而降低自律性，延长ADP和有效不应期（ERP）（D正确），减慢传导，松弛血管平滑肌，扩张冠脉，降低心肌耗氧。胺碘酮为广谱抗心律失常药，临床对心房扑动、心房颤动、室上性心动过速、室性心动过速均有效（B正确）。胺碘酮的半衰期比较长，作用可维持

40～60天（A正确）。由于本药对窦房结和房室结的抑制，常见窦性心动过缓、一过性窦性停搏或窦房传导阻滞，也可出现各种房室传导阻滞或加重原有传导阻滞。本药有促心律失常作用，可发生多形性室性心动过速或尖端扭转型室性心动过速。故本题应选C。

【避错】部分考生误选A，对一些应记住的数字记忆不准确，加大对胺碘酮特点的了解有助于提高答题的准确性。

8. 下列降压药物使用后便秘发生率最高的是

A. 硝苯地平
B. 维拉帕米
C. 氯沙坦
D. 普萘洛尔
E. 卡托普利

【答案】B

【考点】维拉帕米的药理作用特点

【解析】维拉帕米为钙通道阻滞药。由于抑制钙内流可降低心脏舒张期自动去极化速率，使窦房结的发放冲动减慢，也可减慢传导。可减慢前向传导，因而可以消除房室结折返。对外周血管有扩张作用，使血压下降，但较弱，一般可引起心率减慢，但也可因血压下降而反射性心率加快。对冠状动脉有舒张作用，可增加冠脉流量，改善心肌供氧，此外，它尚有抑制血小板聚集作用。口服可有恶心、呕吐、便秘、心悸、眩晕等不良反应。故选B。

【避错】本题易选择D。普萘洛尔可产生腹泻等不良反应，应注意鉴别。

9. 对传导具有双向作用的抗心律失常药是

A. 奎尼丁
B. 普萘洛尔
C. 利多卡因
D. 普罗帕酮
E. 维拉帕米

【答案】A

【考点】抗心律失常药的作用机制

【解析】奎尼丁为膜抑制性抗心律失常药，能直接作用于心肌细胞膜，可显著延长心肌不应期，降低自律性、传导性及心肌收缩力，特别对非窦性的异位节律性作用较强，对窦房结细胞的动作电位时间不变或延长，降低传导速度，延长有效不应期，减低兴奋性，对心房不应期的延长较心室明显，缩短房室交界不应期。故选A。

【避错】本题易选择C。利多卡因对激活和失活状态的钠通道都有阻滞作用，因而考生易错选C。

10. 地高辛治疗心房颤动的主要作用是

A. 缩短心房有效不应期
B. 抑制窦房结
C. 减慢房室传导
D. 降低普氏纤维的自律性
E. 直接降低心房的兴奋性

【答案】C

【考点】地高辛

【解析】作用：①治疗充血性心力衰竭，对于高血压、瓣膜病、先天性心脏病所引起的充血性心力衰竭疗效良好。②用于控制快速性心房颤动、心房扑动的心室率。为中效强心苷，能有效地加强心肌收缩力，减慢心率，抑制心脏传导。排泄快，蓄积性较小。通过对心肌电活动的直接作用和对迷走神经的间接作用，降低窦房结自律性；提高浦肯野纤维自律性，减慢房室结传导速度，延长其有效不应期，导致房室结隐匿性传导增加，可减慢心房颤动或心房扑动的心室率。故选C。

【避错】本题易误选A。应牢记地高辛的作用机制。提高浦肯野纤维自律性，减慢房室结传导速度，延长其有效不应期。

（11～12题共用备选答案）

A. 增强心肌收缩力
B. 抑制远曲小管近端 Na^+-Cl^- 同向转运体
C. 加快心率
D. 抑制血管紧张素转换酶活性
E. 阻滞 Ca^{2+} 通道

11. 维拉帕米的作用机制是

【答案】E

12. 氢氯噻嗪的作用机制是

【答案】B

【考点】维拉帕米和氢氯噻嗪的作用机制

【解析】维拉帕米属于钙通道阻滞药，具有一定的负性肌力、负性频率和负性传导的作用，并可引起冠脉和外周血管扩张，故11题选E。氢氯噻嗪属于利尿药，主要抑制远曲小管近端 Na^+-Cl^- 同向转运体，抑制NaCl的重吸收，长期应用本品可引起低钾血症，为利尿排钾过多所致，故12题选B。

【避错】11题易错选C，维拉帕米降低窦房结舒张期自动除极斜率，增加最大舒张电位，降低自律性而减慢心率。12题不易错选，氢氯噻嗪属于排钾利尿药。

（13～14题共用备选答案）

A. 硝酸甘油
B. 普萘洛尔
C. 地尔硫䓬

D. 硝苯地平
E. 维拉帕米

13. 连续应用最易产生耐受性的药物是

【答案】A

14. 不宜用于变异型心绞痛的药物是

【答案】B

【考点】心血管药物

【解析】硝酸甘油直接松弛血管平滑肌，特别是小血管平滑肌，使全身血管扩张，外周阻力减少，静脉回流减少，减轻心脏前后负荷，降低心肌耗氧量、解除心肌缺氧。用于心绞痛急性发作，也用于急性左心力衰竭竭。副作用：有头痛、头晕、也可出现直立性低血压；长期连续服用，有耐受性。青光眼，冠状动脉闭塞及血栓形成、脑出血、颅内压增高者忌用。13 题选 A。普萘洛尔为 β 受体阻断药，可治疗心律失常、心绞痛（典型心绞痛，即劳力性心绞痛）、高血压。变异型心绞痛为冠状动脉痉挛所诱发的，导致心脏局部供血不足，引起心肌急剧，短暂缺血和缺氧而导致的临床综合征。普萘洛尔因阻断 β 受体，相反造成 α 受体相对占优势，易导致冠状动脉收缩，加重病情。故 14 题选 B。

【避错】本题属于理解记忆题，应牢记硝酸甘油及普萘洛尔的作用机制。普萘洛尔属于 β 受体阻断药，对心脏的作用主要是负性肌力负性传导，没有舒张冠脉的作用。

（15～16 题共用备选答案）

A. 奎尼丁
B. 普鲁卡因胺
C. 利多卡因
D. 胺碘酮
E. 维拉帕米

15. 可影响甲状腺功能的药物是

【答案】D

16. 长期用药可引起全身红斑狼疮样综合征的药物是

【答案】B

【考点】心血管药物的不良反应

【解析】胺碘酮属Ⅲ类抗心律失常药。具有轻度非竞争性的 α 及 β 肾上腺素受体阻断药。主要电生理效应是延长各部心肌组织的动作电位及有效不应期，有利于消除折返激动。抑制心房及心肌传导纤维的快钠离子内流，减慢传导速度。减低窦房结自律性。对冠状动脉及周围血管有直接扩张作用。可影响甲状腺素代谢。甲状腺功能亢进可发生在停药后，除突眼征以外可出现典型的甲亢征象，发病率为 1%～5%，停药数周至数月可完全消失。甲状腺功能减退多见于老年人，可出现典型的甲减征象，停药后数月可消退。15 题选 D。普鲁卡因胺是一种抗心律失常药，适用于阵发性心动过速、频发期前收缩（对室性期前收缩疗效较好）、心房颤动和心房扑动，常与奎尼丁交替使用。不良反应：红斑狼疮综合征、肉芽肿性肝炎或肾病综合征等。16 题选 B。

【避错】本题属于理解记忆题目，应了解胺碘酮和普鲁卡因的作用机制及不良反应。胺碘酮可影响甲状腺素代谢异常。普鲁卡因可导致红斑狼疮综合征。

（17～19 题共用备选答案）

A. 硝苯地平
B. 普萘洛尔
C. 氢氯噻嗪
D. 呋塞米
E. 可乐定

17. 伴有支气管哮喘的高血压患者不用

【答案】B

18. 伴有外周血管痉挛性疾病的高血压患者首选

【答案】A

19. 伴有消化道溃疡的高血压患者宜用

【答案】E

【考点】各种高血压药物的不良反应及适应证

【解析】普萘洛尔可使支气管平滑肌收缩，对支气管哮喘患者可诱发或加重急性发作；硝苯地平是钙通道阻滞药中的一种，其扩张冠状动脉和周围动脉作用最强，抑制血管痉挛效果显著；可乐定降压为外用药，贴于耳后无发处。故 17 题选 B，18 题选 A，19 题选 E。

【避错】17 题易错选 A。题干要求是“伴有支气管哮喘的高血压患者”慎用的药物，考生对题干的要求未看清，易致错选。18 题易错选 B。选项的药物均可治疗高血压，但对高血压合并疾病的疗效，需要考生鉴别选用。19 题易错选 B。β 受体阻断药的不良反应有恶心、呕吐和轻度腹泻等消化道症状，伴有消化道溃疡的高血压患者慎用。

考点：利尿药与脱水药

1. 可引起低钾血症和听力损害的药物是

A. 螺内酯
B. 氨苯蝶啶
C. 氢氯噻嗪
D. 乙酰唑胺
E. 呋塞米

【答案】E

【考点】呋塞米的不良反应

【解析】呋塞米为袢利尿药，是最有效的利尿药。可用于急性肺水肿、脑水肿、其他严重水肿、急慢性肾衰竭、高钙血症、加速毒物的排泄等。但因其强大的利尿作用，常引起水电解释紊乱，如低钾、低钠、低氯、低镁、代谢性碱中毒等。还可造成高尿酸血症，故痛风患者禁用。还可致高血糖和高血脂，除此之外，还有一定的耳毒性（呈剂量依赖性）。故本题选 E。

【避错】本题易错选 C。氢氯噻嗪为中效能利尿剂，同样可引起水电解质紊乱及高尿酸血症，但氢氯噻嗪无耳毒性。考生应注意其与呋塞米的区别。

2. 排钠效价最高的利尿药是

A. 氢氯噻嗪

B. 呋塞米

C. 螺内酯

D. 氨苯蝶啶

E. 氨氯吡脒

【答案】A

【考点】高效价利尿药

【解析】利尿药以每日排钠量为效应指标进行比较，氢氯噻嗪的效应强度大于呋塞米，而后者的效能大于前者，氢氯噻嗪和呋塞米的等效剂量分别为 30mg 和 90mg，故同等剂量下氢氯噻嗪的效价强于呋塞米。因此本题最佳答案为 A。

【避错】本题易误选 B。考生认为呋塞米为高效利尿药，想当然认为其排钠效价最高。但呋塞米的高效是指最大效能最高，不可与效价混为一谈。

3. 下述哪项不是呋塞米的适应证

A. 充血性心力衰竭

B. 急性肺水肿

C. 低钙血症

D. 肾性水肿

E. 肾衰竭

【答案】C

【考点】呋塞米的临床应用

【解析】呋塞米为袢利尿药，临床上可用于急性肺水肿、脑水肿、其他严重水肿、急慢性肾衰竭、高钙血症（C 错误）、加速毒物的排泄等。故本题正确选项为 C。

【避错】本题为理解记忆型题目，考生需牢固掌握袢利尿药的临床适应证。否则极易因记忆不清而误选其他选项。

4. 具有抗尿崩症作用的药物是

A. 氢氯噻嗪

B. 螺内酯

C. 甘露醇

D. 呋塞米

E. 50% 葡萄糖

【答案】A

【考点】氢氯噻嗪的药理作用

【解析】噻嗪类利尿药通过排 Na^+ 使血浆渗透压降低而减轻尿崩症患者的口渴感，从而明显减少尿量，常用于肾性尿崩症和抗利尿激素治疗无效的垂体性尿崩症，如氢氯噻嗪。故选 A。

【避错】本题不易错选，选项 B、C、D、E 均无抗尿崩症作用。

5. 噻嗪类利尿药无下列哪项不良反应

A. 高尿酸血症

B. 高血糖

C. 肾血流量和肾小球滤过率减少

D. 血钾升高

E. 恶心、乏力、食欲缺乏

【答案】D

【考点】噻嗪类利尿药的不良反应

【解析】噻嗪类利尿药的不良反应大致如下。①低钠血症、低氯血症和低钾血症性碱血症：尤其以低钾血症为最常见的不良反应。②高血糖症：长期服用可致糖耐量降低，血糖升高，停药即可恢复。③高尿酸血症：噻嗪类药能干扰尿酸由肾小管排出，使血中尿酸水平升高，对痛风患者可加重病情。④氮质血症：由于噻嗪类药降低肾小球滤过率，减少血容量，加重氮质血症，对于肾功能严重损害者，会诱发肾衰竭。⑤升高血氨：该类药有弱的抑制碳酸酐酶的作用，长期应用会导致血氨升高。对肝功能严重损害者，有诱发肝功能异常的危险。⑥高脂血症：可使血胆固醇、甘油三酯及低密度脂蛋白升高，高密度脂蛋白降低。⑦变态反应：如光敏性皮炎、血小板减少及坏死性脉管炎等。故本题选 D。

【避错】本题为理解记忆型题目，考生需了解噻嗪类利尿药可引起高尿酸血症、低钠血症、低氯血症和低钾血症性碱血症、高血糖症、氮质血症、高脂血症、升高血氨等不良反应。

6. 利尿药初期的降压机制为

A. 降低血管壁细胞内 Ca^{2+} 的含量

B. 降低血管壁细胞内 Na^+ 的含量

C. 降低血管壁对缩血管物质的反应性

D. 排 Na^+ 利尿，降低细胞外液和血容量

E. 诱导与脉壁产生扩张血管物质

【答案】D

【考点】利尿药的降压机制

【解析】利尿药能排钠、利尿，使血容量减少，心脏血液输出量下降，血压下降。利尿药的长期降压机制是由于利尿使钠离子浓度降低，通过一系列复杂的调节过程，导致血压下降，而心输出量不变。故选D。

【避错】本题易选择E。利尿药早期通过利尿、血容量减少而降压，长期用药则通过扩张外周血管而产生降压作用。注意题干要求。

7. 伴有糖尿病的水肿患者，不宜选用

A. 氢氯噻嗪
B. 呋塞米
C. 氨苯蝶啶
D. 螺内酯
E. 乙酰唑胺

【答案】A

【考点】氢氯噻嗪

【解析】氢氯噻嗪为利尿药、抗高血压药。主要适用于心源性水肿、肝源性水肿和肾性水肿，如肾病综合征、急性肾小球肾炎、慢性肾衰竭以及肾上腺皮质激素与雌激素过多引起的水肿、高血压、尿崩症。长期应用时宜适当补充钾盐。但易致高糖血症。本品可使糖耐量降低，血糖、尿糖升高，可能与抑制胰岛素释放有关。一般患者停药即可恢复，但糖尿病患者病情可加重。故选A。

【避错】本题考察的是氢氯噻嗪的不良反应，属于记忆题。氢氯噻嗪可使糖耐量降低，血糖、尿糖升高，故糖尿病患者禁用。

8. 可用于治疗尿崩症的利尿药为

A. 呋塞米
B. 依他尼酸
C. 氨苯蝶啶
D. 氢氯噻嗪
E. 螺内酯

【答案】D

【考点】利尿药的药理作用

【解析】尿崩症是由于抗利尿激素（即精氨酸加压素，简称AVP）缺乏、肾小管重吸收水的功能障碍，从而引起以多尿、烦渴、多饮与低比重尿为主要表现的一种疾病。氯噻嗪增加NaCl和水的排出的同时对磷酸二酯酶有抑制作用，增加了远曲小管和集合管细胞内cAMP的含量，而增加了水的通透性；NaCl排出增加，导致血浆渗透压下降，口渴感和饮水量减少。故选D。

【避错】本题容易误选A，呋塞米和依他尼酸属于高效利尿药，用于急性肺水肿和脑水肿、其他各类严重水肿（心、肝、肾性水肿）、急慢性肾衰竭、高钙血症、加速某些毒物排出。而噻嗪类属于中效利尿药，可用于肾性尿崩症及加压素无效的垂体性尿崩症。

9. 对呋塞米特点错误的描述是

A. 降低肾脏的稀释与浓缩功能
B. 排出大量等渗尿液
C. 过度利尿可导致低钾血症
D. 长期大量静脉给药可致耳毒性
E. 具有抗尿崩症的作用

【答案】E

【考点】呋塞米的药理作用

【解析】呋塞米的特点：能增加水、钠、氯、钾、钙、镁、磷等的排泄，降低肾脏的稀释与浓缩功能，排出大量等渗尿液，过度利尿可导致低钾血症，呋塞米能抑制前列腺素分解酶的活性，使前列腺素E_2含量升高，从而具有扩张血管作用，长期大量静脉给药可致耳毒性。具有抗尿崩作用的利尿药是氢氯噻嗪。故选E。

【避错】本题较难，考生容易混淆呋塞米和噻嗪类利尿剂的作用机制，注意题干中“错误”二字，E说的是氢氯噻嗪的作用特点。

10. 男，34岁，建筑工人。一次事故严重外伤，大量出血，血压下降，少尿，经抢救低血压和血容量已纠正后，尿量仍很少。为避免肾衰竭的进展，应给哪种药物

A. 氢氯噻嗪
B. 呋塞米
C. 螺内酯
D. 氨苯蝶啶
E. 卡托普利

【答案】B

【考点】呋塞米

【解析】呋塞米是临床上用于治疗心源性水肿、肾性水肿、肝硬化腹水、功能障碍或血管障碍所引起的周围性水肿，并可促使上部尿道结石的排出。还可用于治疗高血压、急性肺水肿或脑水肿、配合补液，加速某些经肾消除的毒物排泄。急性肾衰竭时，可增加尿量和K^+的排出，冲洗肾小管，减少肾小管的萎缩和坏死，但不延缓肾衰竭的进程。大剂量呋塞米可以治疗慢性肾衰竭，增加尿量，在其他药无效时，仍然能产生作用。扩张肾血管，增加肾血流量和肾小球滤过率，对肾衰竭有一定的好处。故选B。

【避错】本题属于记忆题，易误选 C。螺内酯属于低效利尿药。呋塞米是高效能利尿药，可用于其他利尿药疗效不好而急需利尿的临床情况。

（11～13 题共用备选答案）

A. 氢氯噻嗪

B. 呋塞米

C. 氨苯蝶啶

D. 螺内酯

E. 阿米洛利

11. 对抗醛固酮作用的药物是

【答案】D

12. 发挥作用最慢的利尿药是

【答案】D

13. 作基础降压药宜选

【答案】A

【考点】利尿药与脱水药

【解析】螺内酯：一种低效利尿药，其结构与醛固酮相似，为醛固酮的竞争性抑制剂。作用于远曲小管和集合管，阻断 Na^+-K^+ 和 Na^+-H^+ 交换，结果 Na^+、Cl^- 和水排泄增多，K^+、Mg^{2+} 和 H^+ 排泄减少，利尿作用较弱。故 11、12 题均选 D。氢氯噻嗪为利尿药、抗高血压药，可单独或与其他降压药联合应用，主要用于治疗原发性高血压。长期应用时宜适当补充钾盐。氢氯噻嗪除了自身通过利尿排钠起到降压作用外，在与降压药合用时，利尿降压作用均加强，因此为基础降压药。故 13 题选 A。

【避错】本题属于理解记忆题，应牢记螺内酯与氢氯噻嗪的作用特点。螺内酯为醛固酮的竞争性抑制剂，利尿作用弱。氢氯噻嗪作用平稳，副作用少，常与其他降压药联合使用，为基础降压药。

考点：抗过敏药

1. 关于氯苯那敏下列哪项描述是正确的

A. 能抑制组胺所致的胃酸分泌

B. 对外因性支气管哮喘有良好的效果

C. 可作为抢救过敏性休克的首选药之一

D. 可用于皮肤黏膜的变态反应性疾病的治疗

E. 可用于防治晕动病

【答案】D

【考点】抗组胺药的临床应用

【解析】氯苯那敏为常用的第一代 H_1 受体阻断药，主要用于皮肤黏膜变态反应性疾病（D 正确）等。抑制胃酸分泌为 H_2 受体阻断药的作用（A 错误），H_1 受体阻断药可完全对抗组胺引起的支气管收缩作用，对外因性支气管哮喘疗效不佳（B 错误）。氯苯那敏对过敏性休克效果不及阿托品和肾上腺素，故不作为首选药（C 错误）。防治晕动病临床多用苯海拉明，氯苯那敏对此疗效较差（E 错误）。故本题应选 D。

【避错】本题易误选 E，部分考生认为氯苯那敏可用于防治晕动病，故错选 E。本题为理解记忆型题目，考生需了解防治晕动病临床多用苯海拉明，氯苯那敏对此疗效较差。

2. H_1 受体阻断药对哪种病最有效

A. 支气管哮喘

B. 皮肤黏膜过敏症状

C. 血清病高热

D. 过敏性休克

E. 过敏性紫癜

【答案】B

【考点】H_1 受体阻断药

【解析】临床应用：①变态反应性疾病。用于防治因组胺释放所致的荨麻疹、变应性鼻炎、花粉热，可减轻症状。对昆虫咬伤、药疹和接触性皮肤炎等的瘙痒、水肿效果良好。本类药对过敏性休克无效。②晕动病和呕吐。用于晕动病、放射病等引起的恶心呕吐。③镇静、催眠。异丙嗪、苯海拉明的中枢抑制作用较强，可治疗失眠。故选 B。

【避错】本题易误选 D，属于记忆题，应牢记。H_1 受体阻断药主要用于皮肤黏膜过敏等。对过敏性休克无效。

3. 对苯海拉明，哪一项是错误的

A. 可用于失眠的患者

B. 可用于治疗荨麻疹

C. 是 H_1 受体阻断药

D. 可治疗胃和十二指肠溃疡

E. 可治疗变应性鼻炎

【答案】D

【考点】苯海拉明

【解析】苯海拉明为抗组胺药。具有抗组胺 H_1 受体的作用，对中枢神经有较强的抑制作用，还有阿托品样作用。苯海拉明适用于皮肤黏膜的过敏性疾病，如荨麻疹、花粉症、变应性鼻炎等，还可用于预防晕船、晕车、晕飞机等晕动病。苯海拉明还有镇静作用，可用于催眠和术前给药。故选 D。

【避错】本题易误选 A。苯海拉明可导致患者嗜睡，因此可用于失眠患者。H_2 受体阻断药可用于治疗胃和十二指肠溃疡。

考点：呼吸系统药

1. 氨茶碱的主要平喘机制为
   A. 抑制磷酸二酯酶
   B. 直接舒张支气管
   C. 促进肾上腺素的释放
   D. 激活鸟苷酸环化酶
   E. 抑制腺苷酸环化酶

【答案】A

【考点】氨茶碱的作用机制

【解析】氨茶碱的作用机制涉及多个环节，主要有：①抑制磷酸二酯酶为其主要机制。氨茶碱为非选择性磷酸二酯酶抑制剂，使细胞内cAMP、cGMP水平升高。cAMP和cGMP分别激活蛋白激酶A与蛋白激酶G，而舒张支气管平滑肌。②阻断腺苷受体。③增加内源性儿茶酚胺的释放。④干扰气道平滑肌的钙离子转运。⑤氨茶碱在较低浓度时，具有免疫调节作用与抗炎作用。⑥氨茶碱能增强膈肌收缩力，有利于慢阻肺的治疗。⑦促进纤毛运动，加速黏膜纤毛的清除速度，有助于哮喘急性发作的治疗。故本题选A。

【避错】部分考生易误选B，氨茶碱对呼吸道平滑肌有直接松弛作用，但不是氨茶碱的主要平喘机制。故本题首选A。

2. 急性哮喘发作首选
   A. 色甘酸钠吸入
   B. 氨茶碱口服
   C. 沙丁胺醇吸入
   D. 麻黄碱口服
   E. 倍氯米松口服

【答案】C

【考点】支气管哮喘急性发作的首选药

【解析】气道中的β受体主要是β_2受体，β_2受体激动药的主要作用是松弛支气管平滑肌，主要用于支气管哮喘、喘息性支气管炎、伴有支气管痉挛的呼吸道疾病。选择性β_2受体激动药对β_2受体有强大兴奋作用，对β_1受体亲和力低，常规口服或吸入很少产生心血管反应。本题选项中，只有沙丁胺醇属于选择性β_2受体激动药，故本题选C。

【避错】本题易误选E，糖皮质激素用于支气管扩张药不能有效控制病情的慢性支气管哮喘患者。长期应用可以减少或中止发作，减轻病情严重程度，但不能缓解急性症状。故不能选E。

3. 关于平喘药的叙述，错误的是
   A. 肾上腺素也能收缩支气管黏膜的血管，有助于平喘
   B. 沙丁胺醇是β_2受体激动药
   C. 异丙肾上腺素主要缺点是心率加快
   D. 阿托品可用于哮喘发作
   E. 色甘酸钠只能预防哮喘发作

【答案】D

【考点】平喘药

【解析】临床常用的平喘药按作用方式可分为支气管扩张药、抗炎平喘药和抗过敏平喘药。气管扩张药包括β_2受体激动药（沙丁胺醇、特布他林）、茶碱类（氨茶碱）和M受体阻断药（异丙托溴铵、氧托溴铵）。B正确。过敏平喘药包括炎症细胞膜稳定剂，如色甘酸钠等，通过抑制免疫球蛋白E介导的肥大细胞释放介质。其平喘作用起效较慢，不宜用于哮喘急性发作期的治疗，临床上主要用于预防哮喘的发作。E正确。肾上腺素α受体激动可使支气管黏膜血管收缩，减轻水肿，有利于气道畅通。A正确。β受体激动剂如肾上腺素，异丙肾上腺素平喘作用强大而迅速，但选择性作用差，对β_1和β_2受体兴奋性均较强，因而副作用较多，如心率加速，心肌耗氧量增加，直至引起致死性的心律失常，并影响血压（肾上腺素使血压升高），一般适用于控制急性发作。C正确。阿托品虽可以扩张支气管平滑肌，以缓解哮喘症状；但由于抑制呼吸道腺体的分泌，使得呼吸道的分泌物黏稠而难以清除，容易引起一系列的继发感染。所以，阿托品一般不用于哮喘发作，临床多用其合成衍生物异丙托溴铵来平喘。故选D。

【避错】本题易误选E。考察的是多种平喘药的作用机制及特点。色甘酸钠平喘作用起效较慢，不宜用于哮喘急性发作期的治疗，主要用于预防。阿托品一般不用于哮喘发作，临床多用其合成衍生物异丙托溴铵来平喘。

（4~6题共用备选答案）
   A. 异丙肾上腺素
   B. 特布他林
   C. 肾上腺素
   D. 氨茶碱
   E. 吗啡

4. 既能用于支气管哮喘，又能用于心源性哮喘的药物是

【答案】D

5. 既能扩张支气管平滑肌，又能减轻支气管黏膜水肿的药物是

【答案】C

6. 只能用于心源性哮喘，不能用于支气管哮喘的药

物是

【答案】E

【考点】药物对机体的作用机制

【解析】茶碱能增强膈肌收缩力，尤其在膈肌收缩无力时作用更显著，因此有益于改善呼吸功能。本品尚有微弱舒张冠状动脉，外周血管和胆管平滑肌作用。有轻微增加收缩力和轻微利尿作用。肾上腺素能使心肌收缩力加强、兴奋性增高，传导加速，心输出量增多。对全身各部分血管的作用，不仅有作用强弱的不同，而且还有收缩或舒张的不同。对皮肤、黏膜和内脏（如肾脏）的血管呈现收缩作用；对冠状动脉和骨骼肌血管呈现扩张作用等。吗啡用于心源性哮喘，暂时缓解肺水肿症状，但吗啡能抑制呼吸中枢，所以不能用于支气管哮喘。故 4 题选 D，5 题选 C，6 题选 E。

【避错】本题综合考查了几种对支气管哮喘有缓解作用的药物的异同点，4 题和 6 题要相互区别，吗啡只对心源性哮喘有作用，而氨茶碱是“全能选手”，对支气管和心源性哮喘均有效。4 题切记不能选 B，特布他林作用于 β_2 受体，舒张支气管平滑肌，但不具有减轻黏膜水肿的作用。

考点：消化系统药

1. 既抑制胃酸分泌又抗幽门螺杆菌的药物是

A. 西咪替丁

B. 雷尼替丁

C. 奥美拉唑

D. 阿托品

E. 甲硝唑

【答案】C

【考点】奥美拉唑的临床应用

【解析】奥美拉唑能抑制胃壁细胞 H^+-K^+-ATP 酶（质子泵），从而抑制胃酸分泌，其抑酸作用强大而持久，是目前抑酸作用最强、疗效最好的制酸剂。其可以抑制胃蛋白酶分泌，保护胃黏膜，抗幽门螺杆菌。临床上主要治疗消化性溃疡、反流性食管炎、上消化道出血、幽门螺杆菌感染等。故本题选 C。

【避错】本题易误选 A 或 B，西咪替丁和雷尼替丁均为 H_2 受体阻断药，都可抑制胃酸分泌，但无抗幽门螺杆菌的作用。故不予考虑。

2. 下列药物中，治疗十二指肠溃疡应首选哪种

A. 阿托品

B. 泼尼松

C. 雷尼替丁

D. 苯海拉明

E. 异丙嗪

【答案】C

【考点】十二指肠溃疡首选药

【解析】雷尼替丁为 H_2 受体阻断药，其可选择性阻断胃壁细胞基底膜的 H_2 受体，抑制胃酸分泌。临床上可用于治疗消化性溃疡、胃食管反流病、应激性溃疡等。故本题选 C。其余选项均无此作用。

【避错】本题易错选 D，苯海拉明和雷尼替丁均为抗组胺药，但苯海拉明为 H_1 受体阻断药，对胃酸分泌无明显影响，故为错误选项。

3. 雷尼替丁对下列哪一种疾病疗效最好

A. 胃溃疡

B. 十二指肠溃疡

C. 慢性胃炎

D. 过敏性肠炎

E. 胃泌素瘤

【答案】B

【考点】雷尼替丁临床应用

【解析】雷尼替丁为 H_2 受体阻断药，其可选择性阻断胃壁细胞基底膜的 H_2 受体，抑制胃酸分泌。临床上可用于治疗消化性溃疡、胃食管反流病、应激性溃疡等。胃溃疡患者胃酸正常或轻度降低，十二指肠溃疡患者胃酸常明显增高，因此雷尼替丁对十二指肠溃疡患者的治疗效果要优于胃溃疡患者。

【避错】本题易错选 A，原因为未掌握胃溃疡和十二指肠溃疡的发病特点，胃溃疡胃酸不增高，故 H_2 受体阻断药对其的效果不及十二指肠溃疡患者。

4. 治疗反流性食管炎效果最好的药物是

A. 苯海拉明

B. 肾上腺皮质激素

C. 奥美拉唑

D. 雷尼替丁

E. 异丙嗪

【答案】C

【考点】反流性食管炎

【解析】反流性食管炎是由胃、十二指肠内容物反流入食管引起的食管炎症性病变，内镜下表现为食管黏膜的破损，即食管糜烂和/或食管溃疡。强力抑酸药 PPI 可产生显著而持久的抑酸效果，缓解症状快，食管炎愈合率高，常用的药物有奥美拉唑、雷贝拉唑、埃索美拉唑等。故选 C。

【避错】本题易选择 D。奥美拉唑及雷尼替丁均可用于治疗反流性食管炎，但雷尼替丁的药效比奥美拉唑小，注意鉴别及题干要求。

5. 关于雷尼替丁，哪一项是错误的

A. 是 H_2 受体阻断药

B. 抑制胃酸分泌作用比西咪替丁强

C. 也能中和胃酸，减轻对溃疡面的刺激

D. 肝功不良者 $t_{1/2}$ 明显延长

E. 对基础胃酸和夜间胃酸分泌都抑制

【答案】C

【考点】雷尼替丁

【解析】又名呋喃硝胺，为强效组胺 H_2 受体阻断药。作用比西咪替丁强 5～8 倍，且作用时间更持久。能有效地抑制组胺、五肽胃泌素和卡巴胆碱刺激后引起的胃酸分泌，降低胃酸和胃酶活性。可抑制夜间和食物激发的胃液的分泌量和浓度。故选 C。临床用于治疗十二指肠溃疡、胃溃疡、反流性食管炎。吸收快，疗效高，具有速效和长效的特点，副作用小而且安全。口服生物利用度约为 50%，$t_{1/2}$ 为 2.0～2.7 小时。肝功能不良者 $t_{1/2}$ 明显延长。

【避错】本题属于理解记忆题。抗酸药或次水杨酸制剂是常用的中和胃酸的药物，雷尼替丁主要是抑制胃酸分泌。

6. 下列哪一项不是奥美拉唑的不良反应

A. 口干，恶心

B. 头晕，失眠

C. 胃黏膜出血

D. 外周神经炎

E. 男性乳房女性化

【答案】C

【考点】奥美拉唑不良反应

【解析】奥美拉唑是一种能够有效地抑制胃酸分泌的质子泵抑制剂。其不良反应包括以下几点。①消化系统：腹泻、便秘、腹痛、口干、恶心、呕吐、腹胀。②内分泌系统：勃起功能障碍、男性乳房增大、女性月经紊乱。③血液系统：白细胞减少，嗜红细胞减少，碱性磷酸酶升高。④视觉损害，视力恶化、视野缩小，模糊。⑤变态反应：皮肤损害，皮炎，皮肤红斑及全身瘙痒。⑥中枢神经系统：头痛、眩晕、嗜睡、失眠、外周神经炎。故选 C。

【避错】本题属于记忆题目。应牢记奥美拉唑的不良反应。可引起消化、内分泌、血液、神经系统等不良反应，不包括胃黏膜出血。

考点：子宫平滑肌收缩药

（1～2 题共用备选答案）

A. 有中枢抑制作用和降压作用

B. 对早期或中期妊娠子宫均有强大收缩作用

C. 对子宫体和子宫颈的兴奋作用无明显差别

D. 对子宫体产生节律性收缩，子宫颈松弛

E. 收缩脑血管，减少动脉搏动幅度

1. 缩宫素

【答案】D

2. 麦角新碱

【答案】C

【考点】缩宫素、麦角新碱的药理作用

【解析】子宫浆膜有缩宫素受体，不同妊娠期，受体密度不同。①缩宫素+受体与 G 蛋白偶联→激活磷脂酶 C→促进磷酸肌醇生成→胞质中 Ca^{2+}↑→收缩↑。②作用于子宫内膜和蜕膜受体→促进 PG 合成和释放 PG 兴奋子宫，宫颈变软，展平及扩张，1 题选 D。麦角新碱显著兴奋子宫平滑肌（妊娠末期>妊娠早、中期>未孕子宫），与缩宫素有以下不同：①作用强而持久，稍大剂量即引起子宫强直性收缩。②对子宫体和子宫颈的兴奋性无明显差别，故不宜用于催产和引产，只能用于产后止血，故 2 题选 C。

【避错】本组题 1 题易误选 B，缩宫素能直接兴奋子宫平滑肌，刺激其节律性收缩，增加频率与提高肌张力。子宫对缩宫素的敏感性随妊娠进展而增高，孕晚期最高。所以在妊娠早期应用缩宫素需要很大剂量才可引起子宫收缩，到妊娠晚期只须稀释后缓慢静脉滴注小量即可。2 题易错选 A，本药对周围血管的效应较麦角胺类生物碱弱，血压极少升高。

考点：血液和造血系统药

1. 与肝素抗凝作用有关的酶是

A. 单胺氧化酶

B. 激肽释放酶

C. 磷酸二酯酶

D. 抗凝血酶Ⅲ

E. 链激酶

【答案】D

【考点】肝素的药理作用

【解析】肝素在体内体外均有强大的抗凝血作用，此作用主要依赖抗凝血酶Ⅲ，肝素与抗凝血酶Ⅲ结合后改变其构型，加速抗凝血酶Ⅲ对凝血因子作用，增强了抗凝血作用。故本题选 D。

【避错】本题易错选 E 选项，链激酶把纤溶酶原激活成纤溶酶，纤溶酶催化血栓主要基质纤维蛋白水解，从而使血栓溶解，血管再通。

2. 铁剂可用于治疗

A. 巨幼细胞贫血
B. 溶血性贫血
C. 自身免疫性贫血
D. 小细胞低色素性贫血
E. 再生障碍性贫血

【答案】D

【考点】铁剂的临床应用

【解析】缺铁可引起缺铁性贫血，为小细胞低色素性贫血。应用铁剂后，网织红细胞于10～14天开始达高峰，血红蛋白4～8周升至正常。为使体内铁储存恢复正常，待血红蛋白正常后，需减半量继续服药2～3个月。故本题答案为D。

【避错】本题易误选A，巨幼细胞贫血简称巨幼贫，补充维生素B_{12}和叶酸治疗。

3. 巨幼细胞贫血首选
A. 维生素B_{12}
B. 叶酸
C. 亚叶酸钙
D. 维生素C
E. 硫酸亚铁

【答案】B

【考点】巨幼细胞贫血的治疗

【解析】巨幼细胞贫血主要是缺乏叶酸，早期以补充叶酸为主，当出现精神症状时再补充维生素B_{12}，故本题答案为B。

【避错】本题易误选A，巨幼细胞贫血早起以补充叶酸为主，当出现精神症状时再补充维生素B_{12}。

4. 体内和体外均有抗凝作用的药物是
A. 肝素
B. 双嘧达莫
C. 链激酶
D. 尿激酶
E. 枸橼酸钠

【答案】A

【考点】肝素的药理作用

【解析】肝素的抗凝作用主要通过增强凝血酶Ⅲ的活性，加速因子Ⅱa、Ⅸa、Ⅹa、Ⅺa、Ⅻa的灭活。肝素在体内外均有强大抗凝作用。

【避错】本题属于记忆题。常因记忆不牢固而选错，考生需要特别注意。

5. 维生素K不能用于
A. 严重肝硬化
B. 双香豆素过量
C. 继发性凝血酶原缺乏
D. 新生儿出血
E. 梗阻性黄疸

【答案】A

【考点】维生素K的临床应用

【解析】维生素K用于胆汁分泌不足、早产儿及新生儿肝合成功能不足、广谱抗生素抑制肠道细菌合成维生素K等原因引起的维生素K缺乏及继发性凝血酶原缺乏，均可用维生素K补充（C、D均正确）。亦可治疗双香豆素类过量引起的出血（B正确）。梗阻性黄疸时，可引起维生素K依赖性凝血因子的合成障碍，临床上可有出血倾向。此时，应积极补充维生素K，主要是以补充维生素K_1为主（E正确）。严重肝硬化所致的出血，由于肝功能障碍无法合成凝血因子，故用维生素K无效。A选项错误，故本题选A。

【避错】本题考查维生素K的临床应用，考生若没有理解其作用机制，极易误选其他选项。

6. 链激酶属于
A. 抗贫血药
B. 抗血小板药
C. 纤维蛋白溶解药
D. 抗凝血药
E. 促凝血药

【答案】C

【考点】链激酶的药理作用

【解析】链激酶是从β-溶血性链球菌培养液中提纯精制而成的一种高纯度酶，具有促进体内纤维蛋白溶解系统的活力，使纤维蛋白溶酶原转变为活性的纤维蛋白溶酶，引进血栓内部崩解和血栓表面溶解。临床用于血栓性疾病治疗。故选C。

【避错】本题易选择D。溶栓药和抗凝血药是两个概念，注意鉴别。

7. 双香豆素的抗凝血机制是
A. 能对抗凝血因子Ⅱa、Ⅶa、Ⅸa、Ⅹa的作用
B. 影响凝血因子Ⅱ、Ⅶ、Ⅸ、Ⅹ的合成
C. 加速ATⅢ对凝血因子的灭活作用
D. 激活纤溶酶
E. 抑制血小板的聚集反应

【答案】B

【考点】双香豆素

【解析】在肝脏合成凝血酶原和其他凝血因子（如Ⅱ、Ⅶ、Ⅸ和Ⅹ因子）时，需有维生素K存在，由于双香豆素的化学结构和维生素K相似，与之竞争，阻抑肝脏对维生素K的利用，故可干扰肝脏对凝血因子的正常合成，而起抗凝血作用。起效较慢但持续时间长。本品还能降低凝血酶诱导的血小板聚集反应。故选B。

【避错】本题属于记忆题，易误选C。选项C是肝素的作用机制。双香豆素化学结构与维生素K相似，通过竞争性拮抗作用而达到抗凝效果。

（8～10题共用备选答案）

A. 氨甲苯酸

B. 链激酶

C. 组织纤溶酶原激活因子

D. 双嘧达莫

E. 华法林

8. 抗纤维蛋白溶解的药是

【答案】A

9. 对血栓部位有一定选择性的溶栓药是

【答案】C

10. 使cAMP升高抑制血小板聚集的药物是

【答案】D

【考点】止血药

【解析】氨甲苯酸，为对氨甲基苯甲酸一水合物。能抑制纤维蛋白溶酶原的激活因子，使纤维蛋白溶酶原不能激活为纤维蛋白溶酶，从而抑制纤维蛋白的溶解，产生止血作用。用于手术、内科疾病中纤维蛋白溶解亢进所致的出血。适用于肺、肝、胰、前列腺、甲状腺、肾上腺等手术时的异常出血，产后出血及肺结核咯血、痰中带血、血尿，前列腺肥大出血、上消化道出血等。8题选A。纤溶酶原激活因子催化纤溶酶原向纤溶酶的转化，后者可降解大量的组织蛋白，并将无活性的胶原酶原转变成有活性的胶原酶，从而降解胶原类基质，对血栓部位有一定选择性。9题选C。双嘧达莫作用机制：①可逆性地抑制磷酸二酯酶，使血小板中的cAMP增多。②可能增强前列环素PGI_2活性，激活血小板腺苷酸环化酶作用。③轻度抑制血小板形成血栓素烷A_2（TXA_2）的功能。10题选D。

【避错】本题属于记忆题，容易混淆，应牢记各种止血药的机制。氨甲苯酸抑制纤维蛋白的溶解。纤溶酶原激活因子对血栓部位有一定选择性。双嘧达莫可逆性抑制磷酸二酯酶，使血小板中的cAMP增多。

（11～15题共用备选答案）

A. 铁剂

B. 叶酸

C. 维生素B_{12}

D. 维生素K

E. 肝素

11. 长期缓慢失血所致贫血用

【答案】A

12. 预防新生儿出血用

【答案】D

13. 恶性贫血用

【答案】C

14. 巨幼细胞贫血用

【答案】B

15. 香豆素类过量中毒选用

【答案】D

【考点】血液疾病药物

【解析】慢性失血性贫血是不同原因引起的血液慢性反复小量地流失至血管外，使血红蛋白和红细胞数低于正常的一个临床综合征。主要表现为贫血的症状和体征。应针对病因治疗，尽可能除去失血的原因，给予补充铁剂，常用的铁剂有硫酸亚铁，主要成分为二价铁，其吸收率较高，且副作用较小。11题选A。维生素K是维生素的一种，为形成活性凝血因子Ⅱ、凝血因子Ⅶ、凝血因子Ⅺ和凝血因子Ⅹ所必需。缺乏维生素K会使凝血时间延长和引起出血病症，维生素K具有防止新生婴儿出血疾病、预防内出血及痔疮、减少生理期大量出血、促进血液正常凝固的作用。香豆素类过量中毒急救处理：立即停药。维生素K与双香豆素化学结构相似，有竞争性拮抗作用，对香豆素类过量引起的出血有特效。12、15题均选D。维生素B_{12}又叫钴胺素，是需要一种肠道分泌物（内源因子）帮助才能被吸收的唯一的一种维生素。主要生理功能是参与制造骨髓红细胞，防止恶性贫血；防止大脑神经受到破坏。13题选C。巨幼细胞贫血因缺乏维生素B_{12}和/或叶酸所致。14题选B。

【避错】本题属于记忆题。容易混淆，应加以区分。慢性失血性贫血给予补充铁剂。维生素K具有防止新生儿出血疾病，其与双香豆素化学结构相似，有竞争性拮抗作用，对香豆素类过量引起的出血有特效。维生素B_{12}防止恶性贫血。巨幼细胞贫血因缺乏维生素B_{12}和/或叶酸所致。

考点：激素类药及降血糖药

1. 地塞米松的临床应用不包括

A. 全身性红斑狼疮

B. 感染中毒性休克

C. 骨质疏松

D. 风湿性心肌炎

E. 过敏性紫癜

【答案】C

【考点】地塞米松的临床应用

【解析】地塞米松为糖皮质激素，其临床应用包括以下几点。①严重感染或炎症：中毒性感染或同时伴有休克，抗感染治疗及防止某些炎症的后遗症。②自身免疫性疾病（A、D）、过敏性疾病、器官移植排斥反应。③抗休克治疗：感染中毒性休克（B）、过敏性休克、低血容量性休克。④儿童急性淋巴细胞性白血病、再生障碍性贫血、粒细胞减少症、血小板减少症和过敏性紫癜（E）。⑤湿疹、肛门瘙痒、接触性皮炎、牛皮癣（银屑病）等。⑥急、慢性肾上腺皮质功能不全者，腺垂体功能减退及肾上腺次全切除术后。故本题选 C。

【避错】此题不易错选，长期应用地塞米松会导致骨质疏松。

2. 不属于地塞米松的药理作用是

A. 增强机体对细菌内毒素的耐受力

B. 稳定溶酶体膜

C. 抑制体内环氧化酶

D. 抑制毛细血管和成纤维细胞增生

E. 刺激骨髓造血功能

【答案】C

【考点】地塞米松的药理作用

【解析】稳定溶酶体膜和提高机体对细菌内毒素的耐受力是糖皮质激素抗休克作用机制；糖皮质激素在炎症后期，抑制毛细血管和成纤维细胞的增生，延缓肉芽组织的生成；糖皮质激素能刺激骨髓造血功能，使红细胞和血红蛋白含量增加，大剂量使用可使血小板增多。抑制体内环氧化酶是阿司匹林的药理作用，故选 C。

【避错】此题易错选 D。在炎症初期，糖皮质激素抑制毛细血管扩张，减轻渗出和水肿，又抑制白细胞的浸润和吞噬，而减轻炎症症状。在炎症后期，抑制毛细血管和成纤维细胞的增生，延缓肉芽组织的生成，从而减轻瘢痕和粘连等炎症后遗症。

3. 下列哪种疾病，原则上不能选用糖皮质激素

A. 中毒性痢疾

B. 暴发性流脑

C. 结核性脑膜炎

D. 乙型脑炎

E. 重症伤寒

【答案】D

【考点】糖皮质激素的临床应用

【解析】糖皮质激素主要用于中毒性感染或同时伴有休克者，如中毒性菌痢、暴发型流脑、败血症等。在应用抗生素时，可应用糖皮质激素作为辅助治疗。乙型脑炎属于病毒感染，所以原则上不适用糖皮质激素。故本题答案为 D。

【避错】部分考生易选 E，认为伤寒是由伤寒杆菌引起的急性肠道传染病，原则上不能选用糖皮质激素。其实伤寒患者使用皮质激素治疗可明显降低病死率，故对伤寒患者特别是重症患者应补充糖皮质激素。

4. 糖皮质激素对造血系统作用哪项是错误的

A. 红细胞增多

B. 中性粒细胞增多

C. 血小板数量增多

D. 淋巴细胞增多

E. 血液中纤维蛋白原浓度增多

【答案】D

【考点】糖皮质激素对造血系统的影响

【解析】糖皮质激素能刺激骨髓造血，使红细胞、血小板、中性粒细胞均增多，淋巴细胞等非造血细胞减少。故本题答案为 D。

【避错】本题属于记忆性题目，常因记忆不牢固而选错，考生需要特别注意糖皮质激素可致血液中的中性粒细胞、血小板、红细胞数量增多，而使血液中淋巴细胞、嗜酸性粒细胞、嗜碱性粒细胞减少。

5. 严重细菌感染需要糖皮质激素时，应采取

A. 大剂量冲击静脉滴注

B. 大剂量肌内注射

C. 小剂量一日多次给药

D. 一次大剂量滴注后再给予维持量

E. 长期大剂量给药

【答案】A

【考点】糖皮质激素的应用

【解析】糖皮质激素的应用有 4 点：①大剂量冲击疗法，用于急症。如严重感染和休克。②一般剂量长期疗法，用于自身免疫性、过敏性疾病。③小剂量替代疗法，用于急慢性肾上腺皮质功能不全、腺垂体功能减退和肾上腺次全切除术后的补充替代疗法。④隔日疗法。故本题答案为 A。

【避错】部分考生易误选 E，因为题干中提到严重细菌感染需要糖皮质激素时，部分考生认为严重细菌感染需要长期大剂量给药，加大对糖皮质激素应用的了解有助于答题。

6. 女，32 岁。较长期用药治疗后发现有水肿、乏力、血压偏高。停药后，全身更加不适，出现肌无力、低血糖、血压偏低等情况。患者停用的药物可能是

A. 甲苯磺丁脲

B. 阿司匹林

C. 糖皮质激素

D. 葡萄糖酸钙

E. 新斯的明

【答案】C

【考点】糖皮质激素的副作用

【解析】长期应用糖皮质激素可表现为满月脸、水牛背、高血压、多毛、糖尿、皮肤变薄等；若减量过快或突然停药，可引起肾上腺皮质功能不全。久用糖皮质激素可致皮质萎缩。突然停药后，如遇到应激状态，可因体内缺乏糖皮质激素而引发肾上腺危象。此病例属于糖皮质激素停药反应，故选C。

【避错】本题较易，一般从题干表述即可以判断出应该为糖皮质激素使用产生的不良反应及停药后的反跳现象。

（7～8题共用备选答案）

A. 二甲双胍

B. 格列苯脲

C. 胰岛素

D. 阿卡波糖

E. 口服降血糖药加小剂量胰岛素

7. 1型糖尿病患者，治疗宜选择

【答案】C

8. 2型糖尿病患者并发急性感染时，治疗宜选择

【答案】C

【考点】胰岛素及其他降血糖药

【解析】1型糖尿病为胰岛素依赖型糖尿病，是胰岛细胞受损，胰岛素分泌减少所致，其治疗需补充胰岛素。一般情况下首选短效胰岛素治疗。2型糖尿病并发急性感染时，机体处于应激状态，应选用胰岛素降血糖，无须使用口服降糖药，故7题、8题均选C。

【避错】本题均不易错选。二甲双胍可减少肝葡萄糖输出，增加外周组织对葡萄糖的摄取和利用而降低血糖，肥胖型2型糖尿病治疗可作为首选。阿卡波糖为α-葡糖苷酶抑制剂，常用于降低餐后高血糖。磺酰脲类药物是非肥胖的2型糖尿病的第一线药物，如格列苯脲。

考点：抗微生物药

1. 甲硝唑的抗菌作用机制是

A. 抑制二氢蝶酸合酶

B. 增加细菌细胞膜通透性

C. 抑制细菌细胞壁合成

D. 抑制细菌蛋白质合成

E. 抑制病原体DNA合成

【答案】E

【考点】甲硝唑的抗菌机制

【解析】甲硝唑分子中的硝基在细胞内无氧环境中被还原成氨基，从而抑制病原体DNA合成，发挥抗厌氧菌作用，对脆弱类杆菌尤为敏感。故选E。

【避错】本题易错选A，磺胺药与对氨基苯甲酸的结构相似，可与之竞争二氢蝶酸合酶，阻止细菌二氢叶酸合成，从而发挥抑菌作用。

2. 不属于青霉素不良反应的是

A. 赫氏反应

B. 变态反应

C. 听力减退

D. 用药局部红肿

E. 水电解质紊乱

【答案】C

【考点】青霉素不良反应

【解析】青霉素不良反应：①变态反应。②赫氏反应，治疗梅毒，钩端螺旋体，鼠咬热或炭疽等感染时，可出现全身不适、寒战、发热、肌痛、心跳加快等症状，甚至危及生命。③肌内注射可产生局部疼痛，红肿或硬结，鞘内注射或全身大剂量应用可引起脑膜或神经刺激征。④高钠、高钾。故选C。

【避错】本题易错选E，考生认为青霉素并不会产生水、电解质紊乱，但应注意的是，静脉给予大量青霉素钾或青霉素钠时，可发生高钾血症或高钠血症。

3. 预防流行性脑脊髓膜炎的首选药物是

A. 青霉素

B. 甲氨苄啶

C. 环丙沙星

D. 四环素

E. 磺胺嘧啶

【答案】E

【考点】磺胺类的临床应用

【解析】磺胺嘧啶易进入血脑屏障，在脑组织中含量较高，是普通型流行性脑脊髓膜炎的首选治疗药物，也可作为易感者的预防用药。故本题选E。

【避错】本题不易错选，磺胺嘧啶是治疗和预防流行性脑脊髓膜炎的首选药物。

4. 青霉素最常见和最应警惕的不良反应是

A. 变态反应

B. 腹泻、恶心、呕吐

C. 听力减退

D. 二重感染

E. 肝、肾损害

【答案】A

【考点】青霉素的不良反应

【解析】变态反应为青霉素最常见的不良反应。各类型的变态反应均可出现，最严重的是过敏性休克。是青霉素溶液中的降解产物青霉噻唑蛋白、青霉烯酸、6-APA 高分子聚合物所致。故本题答案为 A。

【避错】部分考生可能会选 E，青霉素的不良反应有各类型的变态反应和毒性反应，其中毒性反应包括中枢神经系统反应、胃肠道反应、肝肾功能异常、凝血功能血障碍等。因为题干中提到最常见和最应警惕，所以本题不应选 E。

5. 治疗结核病联合用药多以何药为基础

A. 利福平

B. 链霉素

C. 乙胺丁醇

D. 异烟肼

E. 对氨基水杨酸

【答案】D

【考点】抗结核药的应用

【解析】异烟肼对各种类型的结核病均为首选药。对早期轻症肺结核或预防用药可单独使用，规范化治疗时必须联合其他抗结核药，以防止或延缓耐药性的产生。对粟粒性结核和结核性脑膜炎应加大剂量，延长疗程。故本题选 D。

【避错】本题易误选 A，异烟肼、利福平是抗结核治疗的基本用药，二者也是“抗结核四联疗法”的最常用药，但是利福平会增加异烟肼的毒性，造成急性肝细胞损伤，转氨酶（ALT、AST）、碱性磷酸酶（ALP）大幅升高。

6. 庆大霉素无治疗价值的感染是

A. 铜绿假单胞菌感染

B. 结核性脑膜炎

C. 大肠埃希菌所致尿路感染

D. 革兰阴性杆菌感染的败血症

E. 细菌性心内膜炎

【答案】B

【考点】庆大霉素的临床应用

【解析】庆大霉素为严重革兰阴性杆菌感染的首选药，对沙门菌作用更强；与青霉素合用，治疗肺炎链球菌、铜绿假单胞菌、肠球菌、葡萄球菌、甲型溶血性链球菌感染；术前预防和术后感染。故选 B。

【避错】本题易误选 E，部分考生认为庆大霉素对细菌性心内膜炎无治疗价值，但细菌性心内膜炎的治疗主要是应用敏感的抗生素（如庆大霉素），足够剂量和疗程，联合用药控制毒血症，防治瓣膜的进一步损害。

7. 第三代头孢菌素的特点，叙述错误的是

A. 体内分布较广，一般从肾脏排泄

B. 对各种 β-内酰胺酶高度稳定

C. 对革兰阴性菌作用不如第一代、第二代

D. 对铜绿假单胞菌作用很强

E. 基本无肾毒性

【答案】C

【考点】第三代头孢菌素的特点

【解析】第三代头孢菌素对革兰阳性菌作用不及第一代、第二代，对革兰阴性菌有较强作用，对厌氧菌有较强作用，对各种 β-内酰胺酶较稳定。故选 C。

【避错】部分考生易选 E，其原因为对第三代头孢菌素的特点记忆不准确。第三代头孢菌素对肾脏基本无毒。

8. 红霉素最重要的临床用途是

A. 耐青霉素的金葡菌感染

B. 脑膜炎链球菌引起的流脑

C. 淋球菌引起的淋病

D. 梅毒螺旋体引起的梅毒

E. 布鲁菌病

【答案】A

【考点】红霉素的临床应用

【解析】红霉素的抗菌效力不及青霉素，常用于治疗耐青霉素的金葡菌感染和对青霉素过敏者。故本题答案为 A。

【避错】红霉素对革兰阴性菌如脑膜炎链球菌、淋球菌、百日咳杆菌、流感嗜血杆菌、布鲁菌、部分痢疾杆菌及大肠埃希菌等有一定作用，所以考生一定要注意题干中的“最重要”，不然就可能错选 B、C、D、E。

9. β-内酰胺类药物的抗菌作用机制是其抑制了细菌的

A. DNA 螺旋酶

B. 细胞壁合成

C. 二氢叶酸合成酶

D. 核酸合成

E. 蛋白质合成

【答案】B

【考点】β-内酰胺类药物的抗菌作用机制

【解析】β-内酰胺类抗生素能抑制胞壁黏肽合成酶，即青霉素结合蛋白从而阻碍细胞壁黏肽合成，使细菌胞壁缺损，菌体膨胀裂解，抑制细菌细胞壁合成。故选 B。

【避错】本题易选择 A。β-内酰胺类药物抗菌作用机制为抑制胞壁黏肽合成酶和触发细菌的自溶酶活

性。考生容易错选为DNA螺旋酶。

10. 对金黄色葡萄球菌引起的骨髓炎，治疗应选用
    A. 乙酰螺旋霉素
    B. 林可霉素
    C. 万古霉素
    D. 麦迪霉素
    E. 红霉素

【答案】B

【考点】林可霉素的临床应用

【解析】林可霉素作用于敏感菌核糖体的50S亚基，阻止肽链的延长，从而抑制细菌细胞的蛋白质合成。口服适用于：葡萄球菌、化脓性链球菌、肺炎链球菌及厌氧菌所致的呼吸道感染、皮肤软组织感染、女性生殖道及盆腔感染和厌氧菌所致的腹腔感染等。林可霉素注射液除上述指征外，尚可用于链球菌和葡萄球菌所致的败血症、骨和关节感染、慢性骨和关节感染的外科辅助治疗、葡萄球菌所致的急性血源性骨髓炎等。故选B。

【避错】本题易选择E。红霉素临床常用于治疗耐青霉素的金黄色葡萄球菌感染，但林可霉素为金黄色葡萄球菌引起骨髓炎的首选药。考生要注意鉴别。

11. 乙胺丁醇治疗结核病时联合用药的主要目的是
    A. 延长药物半衰期
    B. 促进药物进入细胞内
    C. 延缓耐药性产生
    D. 减少不良反应
    E. 扩大药物抗菌范围

【答案】C

【考点】乙胺丁醇的临床应用

【解析】乙胺丁醇为合成抑菌抗结核药。本品可渗入分枝杆菌体内干扰RNA的合成从而抑制细菌的繁殖，本品只对生长繁殖期的分枝杆菌有效。常与其他抗结核药联合应用，以增强疗效并延缓细菌耐药性的产生。故选C。

【避错】本题考点亦是常考点，抗结核药物联合用药的主要目的就是减少和延缓耐药性的产生。

12. 哪种疾病用青霉素治疗可引起赫氏反应
    A. 流行性脑脊髓膜炎
    B. 甲型溶血性链球菌心内膜炎
    C. 大叶性肺炎
    D. 气性坏疽
    E. 梅毒

【答案】E

【考点】赫氏反应

【解析】驱梅疗法所致梅毒恶化称为赫氏反应，表现为一过性可逆性病灶增大，淋巴结增大，胸膜炎等"恶化现象"。患者表现为高热、大汗、盗汗、恶心、呕吐，皮肤病变扩大、恶化等，随着治疗进程的继续上述反应消失、缓解，表现为一过性、暂时性"恶化"。赫氏反应的诱发原因是青霉素对梅毒螺旋体的杀灭作用太强，导致梅毒螺旋体大量死亡，大量有害物质从死亡的梅毒螺旋体内溢出以及机体内部的变态反应引起机体出现的不适反应。故选E。

【避错】本题属于记忆题。青霉素在治疗梅毒时可引起赫氏反应，表现为一过性可逆性病灶增大，淋巴结增大，胸膜炎等"恶化现象"。

13. 男，40岁。临床诊断为大叶性肺炎，应首选
    A. 庆大霉素
    B. 青霉素
    C. 多西环素
    D. 红霉素
    E. 头孢噻嗪

【答案】B

【考点】大叶性肺炎首选药

【解析】大叶性肺炎病程短，及时应用青霉素等抗生素治疗可获痊愈。青霉素属窄谱杀菌性抗生素。青霉素适用于乙型溶血性链球菌、肺炎链球菌、对青霉素敏感（不产青霉素酶）金黄色葡萄球菌等革兰阳性球菌所致的感染，也可用于治疗甲型溶血性链球菌和肠球菌心内膜炎，以及破伤风、气性坏疽、炭疽、白喉、流行性脑脊髓膜炎、李斯特菌病、鼠咬热、梅毒、淋病、回归热、钩端螺旋体病、樊尚咽峡炎、放线菌病等。青霉素尚可用于风湿性心脏病或先天性心脏病患者进行某些操作或手术时，预防心内膜炎发生。故本题首选B。

【避错】部分考生易误选D，红霉素临床上主要用于耐青霉素的金黄色葡萄球菌感染及对青霉素过敏的金黄色葡萄球菌感染。亦用于乙型溶血性链球菌及肺炎链球菌所致的呼吸道、军团菌肺炎、支原体肺炎、皮肤软组织等感染。

14. 女，25岁。扁桃体炎，注射青霉素后1分钟，呼吸急促、发绀，心率130次/分，血压65/40mmHg。抢救药物是
    A. 肾上腺素+地塞米松
    B. 去甲肾上腺素+地塞米松
    C. 异丙肾上腺素+地塞米松
    D. 山莨菪碱+地塞米松
    E. 阿托品+地塞米松

【答案】A

【考点】青霉素过敏性休克的抢救

【解析】①立即停药，平卧，就地抢救，采用头低足高位。②皮下注射 0.1% 盐酸肾上腺素 0.5～1.0ml，儿童酌减，每隔半小时可再皮下注射 0.5ml，直至脱离危险期。③心脏停搏者，行心脏胸外按压术或心内注射 0.1% 盐酸肾上腺素 1ml。④吸氧，呼吸抑制时口对口人工呼吸，并肌内注射尼可刹米或山梗菜碱等呼吸中枢兴奋剂。喉头水肿影响呼吸时行气管切开术。⑤用氢化可的松 200mg，或地塞米松 5～10mg 加入 50% 葡萄糖 40ml 中静脉注射，或加入 5%～10% 葡萄糖 500ml 中静脉滴注。⑥根据病情需要可用血管活性药物如多巴胺、间羟胺。⑦纠正酸中毒及组胺药物的应用。故选 A。

【避错】本题易错选 B，青霉素发生变态反应时首选用肾上腺素抢救，而不是去甲肾上腺素。

（15～16 题共用备选答案）

A. 抗菌谱窄，不耐酸，不耐青霉素酶

B. 抗菌谱窄，不耐酸，耐青霉素酶

C. 抗菌谱窄，耐酸，耐青霉素酶

D. 抗菌谱广，不耐酸，不耐青霉素酶

E. 抗菌谱广，耐酸，不耐青霉素酶

15. 氨苄西林

【答案】E

16. 青霉素

【答案】A

【考点】氨苄西林、青霉素的特点

【解析】广谱抗生素以注射、口服用氨苄西林和口服用阿莫西林为代表，其抗菌作用与青霉素相当，但对耐药金黄色葡萄球菌感染无效。氨苄西林耐酸，不耐酶，故 15 题选 E。窄谱青霉素类以注射用青霉素和口服用青霉素 V 为代表。抗菌作用：大多数革兰阳性球菌、革兰阳性杆菌、革兰阴性球菌、少数革兰阴性杆菌、螺旋体、放线杆菌。青霉素不耐酸、不耐酶。故 16 题选 A。

【避错】本组题 15 题容易误选 D，注意氨苄西林耐酸。16 题易错选 B，注意青霉素不耐青霉素酶。

（17～19 题共用备选答案）

A. 甲氧苄啶

B. 磺胺多辛

C. 呋喃唑酮

D. 磺胺嘧啶

E. 环丙沙星

17. 抗菌增效剂是

【答案】A

18. 口服难吸收，用于肠道感染的药物是

【答案】C

19. 对铜绿假单胞菌有良好抗菌活性的药物是

【答案】E

【考点】抗菌药

【解析】甲氧苄啶为广谱抗菌药，抗菌谱与磺胺药类似，有抑制二氢叶酸还原酶的作用，但细菌较易产生耐药性，很少单独使用。磺胺药则抑制二氢叶酸合成酶。两者合用，可使细菌的叶酸代谢受到双重阻断，因而抗菌作用大幅度提高（可增效数倍至数十倍），故有磺胺增效剂之称，并可减少抗药菌株的出现。17 题选 A。呋喃唑酮为杀菌剂，具有较广的抗菌谱，最敏感菌为大肠埃希菌，炭疽杆菌、副伤寒杆菌、痢疾杆菌、肺炎杆菌、伤寒杆菌对之亦敏感，口服难吸收。18 题选 C。环丙沙星为合成的第三代喹诺酮类抗菌药物，具广谱抗菌活性，杀菌效果好，对铜绿假单胞菌、大肠埃希菌、流感嗜血杆菌、淋球菌、链球菌、军团菌、金黄色葡萄球菌具有抗菌作用。19 题选 E。

【避错】本题考察的是抗菌药的特点，属于记忆题，应牢记。甲氧苄啶有磺胺增效剂之称。呋喃唑酮最敏感菌为大肠埃希菌，口服难吸收。环丙沙星具广谱抗菌活性，杀菌效果好，对铜绿假单胞菌等具有抗菌作用。

（20～23 题共用备选答案）

A. 增加肾毒性

B. 增加耳毒性

C. 延缓耐药性产生

D. 增强抗菌范围

E. 增加神经-肌肉接头阻滞

20. 氨基糖苷类抗生素+呋塞米

【答案】B

21. 氨基糖苷类抗生素+骨骼肌松弛药

【答案】E

22. 庆大霉素+多黏菌素

【答案】A

23. 链霉素+异烟肼

【答案】C

【考点】抗菌药物的不良反应

【解析】氨基糖苷类抗生素属静止期杀菌药。不良反应如下。①耳毒性，包括前庭功能障碍和耳蜗听神经损伤。②神经肌肉阻断，最常见于大剂量腹膜内或胸膜内应用后，也偶见于肌内或静脉注射后，可引起呼吸肌麻痹，可致呼吸骤止。呋塞米也称速尿，其利尿作用迅速、强大，多用于其他利尿药无效的严重病例。耳鸣、听力障碍多见于大剂量静脉快速注射时（每分钟剂量大于 4～15mg），多为暂时性，少数为不

可逆性，尤其当与其他有耳毒性的药物同时应用时。20题选B。骨骼肌松弛药：去极化肌松药如琥珀胆碱在去极化时产生的高钾血症，均是引起心血管反应的常见原因。肌松药或多或少地兴奋或阻断神经肌接头以外的胆碱能受体。21题选E。庆大霉素是一种氨基糖苷类抗生素，主要用于治疗细菌感染，尤其是革兰阴性菌引起的感染。在用药前、用药过程中应定期进行尿常规和肾功能测定，以防止出现严重肾毒性反应。多黏菌素对革兰阴性细菌作用颇强，毒性较大，主要表现在肾脏及神经系统两方面。22题选A。异烟肼：对结核分枝杆菌有抑制和杀灭作用，其生物膜穿透性好，由于疗效佳、毒性小、价廉、口服方便，故被列为首选抗结核药，与链霉素联合应用可延缓耐药性产生。23题选C。

【避错】本题考察的是一些抗菌药联合用药时的不良反应。属于记忆题，容易混淆，应牢记。氨基糖苷类抗生素不良反应包括耳毒性、神经肌肉阻断。呋塞米可导致耳鸣、听力障碍；骨骼肌松弛药可致神经肌肉阻断。庆大霉素主要引起肾毒性反应。多黏菌素毒性主要表现在肾脏及神经系统两方面。异烟肼与链霉素联合应用可延缓耐药性产生。

考点：抗寄生虫药

防止疟疾复发和传播的药物是

A. 氯喹
B. 乙胺嘧啶
C. 异烟肼
D. 伯氯喹
E. 青蒿素

【答案】D

【考点】抗疟药

【解析】伯氯喹对间日疟和卵形疟患者肝中的休眠子有较强的杀灭作用，是防治疟疾远期复发的主要药物；能杀灭各种疟原虫的配子体，阻止疟疾传播。故选D。

【避错】本题易错选B。乙胺嘧啶能杀灭红细胞外期的子孢子，主要用于疟疾的病因性预防。

第三部分 预防医学综合

第九章 预防医学

考点：绪论

1. 关于预防医学，下列说法错误的是

A. 着重于疾病预防

B. 以人群健康为目的

C. 研究对象包括个体和群体

D. 以环境、人群为研究重点

E. 着重于个体治疗

【答案】 E

【考点】 预防医学的特点

【解析】 预防医学不同于临床医学，其工作模式是“健康生态学模型”，其以人群健康为目的，强调环境与人群的相互依赖、相互作用和协调发展。其特点：①思想的整体性。②服务的针对性，预防医学的工作对象主要是个体及确定的群体。③实践的主动性，一方面是强调应该尽可能早地采取促进健康和预防疾病的措施；另一方面，强调医务人员要帮助服务对象增权，充分发挥他们的主观能动性，使其能掌控自身健康的主动权，主动参与并自主管理好自身的健康。故选 E。

【避错】 本题易错选 A。预防医学可以保护、促进和维护健康，预防疾病、失能和早逝。临床医学相对更着重于个体治疗。

2. 预防医学研究的主要内容是

A. 人群的健康状况

B. 环境因素的生物学效应

C. 人群中疾病发生发展的规律和影响健康的各种因素

D. 人类疾病的预防措施

E. 改善生活、生产环境，增进人群健康

【答案】 C

【考点】 预防医学

【解析】 预防医学是以“环境-人群-健康”为模式，以人群为研究对象，以预防为主要思想指导，运用现代医学知识和方法研究研究健康影响因素及其作用规律，阐明外界环境因素与人群健康的相互关系。故选 C。

【避错】 本题属于记忆题。易误选 D。预防医学是探讨疾病在人群中发生、发展和转归的特点，以及自然因素和社会因素对人群疾病和健康的影响规律，从而制定群体防治策略和公共卫生措施。

考点：医学统计学方法

1. 计算中位数时，原始数据应符合的要求是

A. 偏态分布

B. 分布对称

C. 正态或近似正态分布

D. 对数正态分布

E. 没有特别要求

【答案】 E

【考点】 中位数

【解析】 中位数是一组由小到大按顺序排列的观察值中位次居中的数值，用 M 表示。在全部观察值中，小于和大于中位数的观察值个数相等。可用于描述任何分布，特别是偏态分布资料以及频数分布的一端或两端无确切数据资料的中心位置。故选 E。

【避错】 本题易错选 A。中位数可用于描述任何分布，特别是偏态分布资料，做题时注意审题。

2. 观察各种死亡原因所占的比重大小，最好绘制的图形为

A. 直条图

B. 直方图

C. 圆图

D. 普通线图

E. 半对数线图

【答案】 C

【考点】 统计图制作的选择原则

【解析】 圆图是以圆形占总面积为 100%，将其分割成若干个扇面表示事物内部各构成部分所占的比例。故选 C。

【避错】部分考生易误选为A，将直条图和百分比条图混淆。直条图适合用于比较独立的、不连续的、无数量关系的多个组或多个类别的统计量。百分比条图是以矩形总长度为100%，将其分割成不同长度的段表示各构成比，适合描述分类资料的各类别所占的构成比。

3. 随机抽样中较准确而且便于实行的方法是

A. 单纯随机抽样

B. 机械抽样

C. 分层抽样

D. 整群抽样

E. 分层加整群

【答案】A

【考点】随机抽样的方法

【解析】单纯随机抽样是所有抽样中最简单、最基本的方法。是其他随机抽样的基础，但是当总体数量较大时，不仅编号和抽样变得十分烦琐，而且抽到的个体分散，导致资料的收集十分困难。题中并没有强调总体的数量，可以不考虑，简单随机抽样是准确且便于实行的方法。故本题答案为A。

【避错】部分考生会误选E。在总体数量很大时可以选用分层加整群，这种方法用了分层抽样误差小和整群抽样易于组织的特点，但是是在总体数量较大时应用。

4. 卫生统计工作的步骤是

A. 统计研究调查、搜集资料、整理资料、分析资料

B. 统计资料收集、整理资料、统计描述、统计推断

C. 统计研究设计、搜集资料、整理资料、分析资料

D. 统计研究调查、统计描述、统计推断、统计图表

E. 统计研究设计、统计描述、统计推断、统计图表

【答案】C

【考点】统计工作的基本步骤

【解析】统计工作有四个基本步骤，即研究设计、搜集资料、整理资料和分析资料。这四个步骤是互相联系，不可分割的。其中研究设计是最关键的一步也是第一步。故选C。

【避错】部分考生会误选A。误将研究设计错误的记成研究调查，设计和调查是有本质的区别的，研究设计是第一步，是统计工作继续下去必须有的首要的步骤，研究调查也需要根据研究设计来执行。

5. 有关概率与频率的说法，正确的是

A. 概率就是频率

B. 频率常用符号 P 表示

C. 概率常用符号 f 表示

D. 概率的取值范围介于-1和+1之间

E. 概率是描述某随机事件发生可能性大小的指标

【答案】E

【考点】概率的性质

【解析】概率是数学概率论的基本概念，是一个在0到1之间的实数，是对随机事件发生的可能性的度量。概率常用符号 P 表示。频率是单位时间内完成振动的次数，是描述振动物体往复运动频繁程度的量，常用符号 f 或 v 表示。故选E。

【避错】本题较简单，分析五个选项很容易得出正确答案，增加对概率性质特点的了解可以避免出现错误。

6. 样本含量足够大，总体阳性率与阴性率均不接近于0和1，总体率95%可信区间的估计公式为

A. $P \pm 2.58S_p$

B. $P \pm 1.96S_p$

C. $P \pm 1.96S_{\bar{X}}$

D. $P \pm 2.58S_{\bar{X}}$

E. $\bar{X} \pm 1.96S_{\bar{X}}$

【答案】B

【考点】总体率的可信区间估计

【解析】样本含量足够大，总体阳性率与阴性率均不接近于0和1，所以本题属于正态分布，所以计算公式为 $P \pm 1.96S_p$。故选B。

【避错】本题较易选E，因为部分考生对 S_p 和 $S_{\bar{X}}$ 易混淆，E表示的是总体均数的可信区间。总体均数可信区间：当σ未知，但样本例数 n 足够大，总体均数95%可信区间为 $\bar{X} \pm 1.96S_{\bar{X}}$；99%可信区间为 $\bar{X} \pm 2.58S_{\bar{X}}$，本题C、D的表述是错误的，而A表示的是总体率99%可信区间。

7. 对偏态分布的计量资料，为较好地代表其平均水平应该用

A. 均数

B. 几何均数

C. 中位数

D. 百分位数

E. 众数

【答案】C

【考点】中位数

【解析】是统计学名词，是指将统计总体当中的

各个变量值按大小顺序排列起来，形成一个数列，处于变量数列中间位置的变量值就称为中位数。中位数的作用与算术平均数相近，也是作为所研究数据的代表值。在一个等差数列或一个正态分布数列中，中位数就等于算术平均数。在数列中出现了极端变量值的情况下，用中位数作为代表值要比用算术平均数更好，因为中位数不受极端变量值的影响。故选 C。

【避错】本题属于概念理解题。易误选 B。几何均数是用于反映一组经对数转换后呈对称分布的变量值在数量上的平均水平，对于变量值呈倍数关系或呈对数正态分布（正偏态分布），宜用几何均数表示其平均水平。

8. 假设检验是为了

A. 研究总体指标的变化

B. 研究样本指标的变化

C. 排除主观因素对抽样的影响

D. 排除抽样误差的影响

E. 排除系统误差的影响

【答案】D

【考点】假设检验

【解析】假设检验是数理统计学中根据一定假设条件由样本推断总体的一种方法。用来判断样本与样本、样本与总体的差异是由抽样误差引起还是本质差别造成的统计推断方法。其基本原理是先对总体的特征作出某种假设，然后通过抽样研究的统计推理，对此假设应该被拒绝还是接受作出推断。故选 D。

【避错】本题属于概念理解题。假设检验的目的就在于排除抽样误差的影响，区分差别在统计上是否成立，并了解事件发生的概率。

9. 两个县的结核病死亡率作比较时，作率的标准化处理可以

A. 消除两县总人数不同的影响

B. 消除各年龄组死亡率不同的影响

C. 消除两组人口年龄构成不同的影响

D. 消除两组比较时的抽样误差

E. 消除两组比较时的系统误差

【答案】C

【考点】率的标准化

【解析】率的标准化法是为了在比较两个不同人群的患病率、发病率、死亡率等资料时，消除其内部构成（如年龄、性别、工龄、病程长短等）的影响。如年龄会影响死亡率，年龄越大，死亡率可能越大。故选 C。

【避错】本题属于概念理解题。本题易误选 A。比较几个强度相对数（率）时，应注意它们的内部构成是否有差异，当几个率的内部构成不同时，就要先进行率的标准化。

10. 某县卫生局组织人员对全县麻风病进行普查，在 1 个月内查完全县 40 万人口，共查出 80 位麻风病患者。关于麻风病的普查结果，说法正确的是

A. 发病率为 20/10 万

B. 罹患率为 20/10 万

C. 患病率为 20/10 万

D. 生存率为 20/10 万

E. 续发率为 20/10 万

【答案】C

【考点】患病率的计算

【解析】患病率指某特定时间内，总人口中现患某病者（包括新、旧病例）所占的比例。患病率的分子包括调查期间被观察人群中所有的病例，分母为被观察人群的总人数或该人群的平均人口数。故选 C。

【避错】本题易错选 B。罹患率是测量人群新病例发生频率的指标；与发病率相比，罹患率适用于小范围、短时间内疾病频率的测量。

11. 对 10 名 25 岁以上的山区健康男子测量脉搏次数（次/分），用 t 检验与全国正常男子资料进行比较，按 $\alpha=0.05$ 的检验标准，自由度为

A. $v=9$

B. $v=19$

C. $v=8$

D. $v=20$

E. $v=18$

【答案】A

【考点】自由度的计算

【解析】在估计总体的方差时，使用的是离差平方和。只要 $n-1$ 个数的离差平方和确定了，方差也就确定了；因为在均值确定后，如果知道了其中 $n-1$ 个数的值，第 n 个数的值也就确定了。这里，均值就相当于一个限制条件，由于加了这个限制条件，估计总体方差的自由度为 $n-1$。故本题自由度 $=10-1=9$。故选 A。

【避错】本题较难，若考生不记得自由度的算法，则本题相对较难选择，易错选 C，因为只有 A 和 C 比 10 小，牢记自由度的计算公式可避免出错。

（12～14 题共用题干）

有 5 个不同职业人群的冠心病患病率资料，若比较不同职业人群的冠心病患病率是否相同。

12. 统计学检验无效假设的是

A. H_0：$P_1=P_2=P_3=P_4=P_5$

B. H_0：$P_1=P_2=P_3=P_4>P_5$

C. H_0：$\pi_1=\pi_2=\pi_3=\pi_4=\pi_5$

D. H_0：$\pi_1\neq\pi_2\neq\pi_3\neq\pi_4\neq\pi_5$

E. H_0：$\pi_1=\pi_2\neq\pi_3=\pi_4=\pi_5$

【答案】C

【考点】假设检验

【解析】无效假设：是对研究总体提出一个假想目标，所谓“无效”是指处理效应与假设值之间没有真实差异，试验结果所得的差异乃误差所致。故选C。

【避错】本题较简单，大部分考生都知道无效假设应该用等号，又因为本题是研究率，故用π，分析选项可知只有C符合，一般不易出错。

13. 若图示对比不同职业人群的冠心病患病率的高低，应绘制

A. 普通线图

B. 直条图

C. 直方图

D. 圆图

E. 散点图

【答案】B

【考点】直条图的特点与应用

【解析】用一个单位长度（如1cm）表示一定的数量，根据数量的多少，画成长短相应成比例的直条，并按一定顺序排列起来，这样的统计图，称为条形统计图。条形统计图可以清楚地表明各种数量的多少。故选B。

【避错】本题易选C，部分考生未能区分直条图与直方图，故易混淆，从而易选C，加大对直条图的特点与应用的了解可避免出错。

14. 比较不同职业人群的冠心病患病率的假设检验，应计算的统计量为

A. t

B. χ^2

C. F

D. $\overline{X}$

E. P

【答案】B

【考点】χ^2检验的应用

【解析】卡方检验是一种用途较广的假设检验方法。可以分为成组比较（不配对资料）和个别比较（配对，或同一对象两种处理的比较）两种。本题属于成组比较，故选B。

【避错】本题较难，若考生对英文简写不能对应其相应的中文名称的应用，则本题答错的可能性非常大，加大对字母名称的了解记忆可以减少此类犯错。

（15～16题共用备选答案）

A. 直条图

B. 圆图

C. 线图

D. 直方图

E. 散点图

15. 表达一组分类数据的内部构成比的图是

【答案】B

16. 表达某连续型变量各组段的数或频度的图是

【答案】D

【考点】常用统计图的目的

【解析】①直条图表示各独立指标的数值大小和它们之间的对比关系。②圆图表示各内部构成所占的比例。③线图表示某现象的数量随另一现象的变化而变化的趋势。④直方图表示连续性数值变量的频数分布。⑤散点图表示两变量间的相关关系。⑥百分比条图同圆图。故15题选B，16题选D。

【避错】15题易错选A选项。直条图适用于无连续性关系、各自独立的资料，而不像圆图适用于事物内部。16题易错选C。线图同直方图均用于连续性资料，但是线图用于表达事物变化的幅度或速度，而非频度。

（17～18题共用备选答案）

A. 全距

B. 相对数

C. 均数

D. 标准差

E. 标准误

17. 一组计量资料服从正态分布，反映其离散趋势的指标是

【答案】D

18. 一组血糖值资料服从正态分布，反应集中趋势应计算的指标是

【答案】C

【考点】计量统计的统计描述

【解析】服从正态分布的变量值的描述，反应集中趋势和离散趋势的指标分别是均数和标准差或方差。偏态分布的描述的集中趋势和离散趋势的指标分别是中位数和四分位数间距。故17题选D，18题选C。

【避错】部分考生17题会误选为E，混淆标准差和标准误的概念。标准误为样本统计量的标准差。18题误选的概率较小。

（19～21题共用备选答案）

A. 获得原始资料

B. 统计设计
C. 统计归纳，进行分组和汇总
D. 撰写文章
E. 计算统计指标，选择合适的检验方法并作出恰当的结论

19. 资料搜集是
【答案】A

20. 资料整理是
【答案】C

21. 资料分析是
【答案】E
【考点】统计工作的基本步骤
【解析】资料搜集：按设计的要求及时取得准确、完整的原始数据。19 题选 A。资料整理是根据调查研究的目的，运用科学的方法，对调查所获得的资料进行审查、检验，分类、汇总等初步加工，使之系统化和条理化，并以集中、简明的方式反映调查对象总体情况的过程。资料整理的目的是把杂乱无章的原始资料系统化、条理化，便于进一步计算统计指标和分析。20 题选 C。资料分析：按设计的要求，根据研究目的和资料的类型，对整理出的基础数据作进一步的计算分析和统计处理，并用适当的统计图表表达出来，最后结合专业作出结论。21 题选 E。
【避错】本题属于概念理解题。考察的是统计工作几个基本步骤的区别。收集资料是获得原始资料；整理资料是统计归纳，进行分组和汇总；分析资料是计算分析和统计处理，作出结论。

考点：流行病学原理和方法

1. 某幼儿园有 200 名儿童，近一周内有 30 名儿童患病，并且有相似的症状。这种情况称为
A. 散发
B. 暴发
C. 流行
D. 集聚
E. 传染
【答案】B
【考点】疾病流行强度
【解析】疾病的流行强度可分为散发、流行、大流行、暴发。暴发指在一个局部地区或集体单位中，短时间内，突然出现大量相同患者的现象。幼儿园属于集体单位，短时间（一周）出现很多（30 名）症状相似的患儿，属于暴发。故选 B。
【避错】本题易错选 C。流行指某病在某地区的发病率显著超过历年（散发）的发病率水平。疾病流行时，各病例间有明显的时、空联系。

2. 现况调查的目的是通过调查研究了解一个地区人群当前
A. 患病情况
B. 发病情况
C. 死亡情况
D. 病死情况
E. 罹患情况
【答案】A
【考点】现况调查的定义
【解析】现况调查指调查目标人群中某种疾病或现象在某一特定时点（较短的时间内）的情况。其作用在于了解疾病的患病情况和分布特点，以便制订预防措施和为研究病因提供线索。故选 A。
【避错】本题不易选错。横断面研究又称现况调查，主要是了解疾病的患病情况和分布特点。

3. 评价社区冠心病干预措施效果最有意义的指标是
A. 患病率
B. 罹患率
C. 发病率
D. 死亡率
E. 病死率
【答案】C
【考点】疾病分布的测量指标
【解析】发病率：表示在一定期间内，一定人群中某病新病例出现的频率。在流行病学中，可用作描述疾病的分布，它能反映疾病发生的比率，它的变化意味着病因因素的变化。这种变化既可能是某些自然发生的波动，也可能是采用某些有效预防措施的结果。社区冠心病干预措施效果可看新患冠心病的发病率。故选 C。
【避错】部分考生误选为 B，罹患率主要是短时间内的发病率，适用于暴发流行情况。

4. 某地区某种疾病的发病率明显超过历年的散发发病率水平，则认为该病
A. 大流行
B. 散发
C. 有季节性
D. 暴发
E. 流行
【答案】E
【考点】疾病流行强度：散发、暴发、流行、大流行
【解析】流行是指某病在某地区的发病率显著超过历年的发病率水平。疾病流行时，各病例间有明显的时空联系，发病率高于当地散发水平的 3 ~ 10 倍。

故选E。

【避错】部分考生误选为A，大流行是指疾病迅速蔓延，涉及地域广，短时间内可跨越省界、国界或洲界，发病率超过该地一定历史条件下的流行水平。因为本例中涉及的地域不够广，不是大流行。

5. 反映疾病严重程度的指标是
   A. 发病率
   B. 死亡率
   C. 感染率
   D. 病死率
   E. 生存率

【答案】D

【考点】疾病分布的测量指标

【解析】病死率：是表示一定时期内（通常为1年），患某病的全部患者中因该病死亡者的比例。应用：病死率表示确诊疾病的死亡概率，它可表明疾病的严重程度，也可反映医疗水平和诊断能力，通常多用于急性传染病，较少用于慢性病。故选D。

【避错】部分考生误选B。死亡率：表示在一定期间内，在一定人群中，死于某病（或死于所有原因）的频率。是测量人群死亡危险最常用的指标。考生没能将病死率和死亡率分辨开来。

6. 实际有病，用该诊断标准正确判定为阳性的能力称
   A. 特异度
   B. 阳性结果的预测值
   C. 变异度
   D. 阴性结果的预测值
   E. 灵敏度

【答案】E

【考点】诊断或筛检试验的评价指标

【解析】灵敏度又称真阳性率，是指金标准确诊的病例中被评试验也判断为阳性者所占的百分比。故选E。

【避错】部分考生误选为特异度。混淆两个概念。特异度是金标准诊断为非病例中被评试验也判断为阴性者所占的比例。

7. 在流行病学研究方法中，实验性研究与观察性研究的根本区别是
   A. 随机抽样
   B. 设立对照组
   C. 均衡性检验
   D. 控制样本含量
   E. 人为控制研究条件

【答案】E

【考点】流行病学的研究方法与基本特征

【解析】流行病学的研究方法：观测法、实验法、数理法。流行病学研究中的实验法也称实验流行病学或流行病学实验。该方法将来自同一总体的研究对象随机分为实验组和对照组，实验组给予实验因素，对照组不给予该因素，然后前瞻性地随访各组的结局并比较其差别的程度，从而判断实验因素的效果。观察性研究不用设立对照组。故选E。

【避错】本题易错选C，部分考生认为均衡性实验即通过控制实验条件改变某些影响因素，从而易选C，增大对流行病学的研究方法与基本特征可避免出错。

8. 不是推论病因与疾病因果关联的标准为
   A. 关联的强度
   B. 关联的时间性
   C. 关联的特异性
   D. 关联的可重复性
   E. 关联的地区性

【答案】D

【考点】病因推断的标准

【解析】病因推断的标准包括关联的强度、关联的时间性、关联的特异性、关联的地区性。

【避错】本题较简单，通过分析选项可以发现可重复性并不能反映病因与疾病因果之间的关系，当然了解病因推断的标准更有助于答题。

9. 一种筛检乳腺癌的试验用于研究经病理检查证实患有乳腺癌的400例妇女和未患乳腺癌的400名妇女，结果患癌组有100例阳性，未患癌组有50例阳性，该试验能将实际无病判定为阴性的能力是
   A. 100/300=0.33
   B. 100/400=0.25
   C. 100/150=0.67
   D. 50/400=0.125
   E. 350/400=0.87

【答案】E

【考点】诊断或筛检试验的评价指标

【解析】试验中实际无病的是400人，被该实验准确判断为阴性的是350，故选E。

【避错】本题易错选D，可能是由于审题不清。

10. 某医师观察某新药对预防流感的效果见表3-9-1

表3-9-1 某新药预防流感的效果

组别	观察人数	未发病人数	发病率/%
未服药组	180	130	27.78
服药组	230	190	17.39

下列说法最合适的是

A. 服药组的发病率低于未发病率，可以认为该药有效

B. 由于两组发病率相差不大，不能认为该药预防流感有效

C. 由于未设对照组，不能认为该药预防流感有效

D. 本资料应作假设检验后再作结论

E. 因为有抽样误差存在，不能作出结论

【答案】D

【考点】流行病学实验性研究和假设检验的概念理解和应用

【解析】流行病学研究中的实验法也称实验流行病学或流行病学实验。该方法将来自同一总体的研究对象随机分为实验组和对照组，实验组给予实验因素，对照组不给予该因素，然后前瞻性地随访各组的结局并比较其差别的程度，从而判断实验因素的效果。假设检验亦称显著性检验，是用来判断样本与样本，样本与总体的差异是由抽样误差引起还是本质差别造成的统计推断方法。故本题应作假设检验后再作结论，故选 D。

【避错】本题易错选 A，部分考生看到题目中未服药组发病率为 27.78%，服药组的发病率为 17.39%，就认为此药有显著效果，从而选 A，加大对流行病学实验性研究和假设检验的概念理解和应用的了解可避免犯错。

11. 对脑血管梗死的危险因素进行了病例对照研究，脑血管硬塞患者 100 人，其中 A 型性格 45 人；非脑血管梗死患者 100 人，A 型性格 25 人。A 型性格的 *OR* 值为

A. 0.25

B. 0.45

C. 2.45

D. 1.8

E. 0.2

【答案】D

【考点】*OR* 值的计算

【解析】*OR* 值等于病例组的暴露比值除以对照组的暴露比值。本题病例组暴露比值为 45，对照组暴露比值为 25，所以 $OR=45/25=1.8$。故选 D。

【避错】本题属于纯公式考查型题，若考生对 *OR* 值公式不熟悉或者记忆不牢固，则本题选错的可能性非常大，错选项皆有可能，牢记常用公式有助于答题。

12. 流行病学实验中，需要确定实验观察期限，若欲观察氟防龋的效果，至少应持续的时间是

A. 2 周

B. 半年

C. 1 年

D. 1 年半

E. 2 年

【答案】E

【考点】试验研究设计

【解析】本题属于自身对照临床试验，即不另设对照组，仅比较同一批研究对象试验前后观察指标的差别，说明临床干预措施的效果。欲观察氟防龋的效果，所需要的时间要长，至少 2 年。故选 E。

【避错】本题属于单一知识点的考查，若考生对流行病学实验中试验研究设计的时间不了解的话，答题的可能性比较大，错选项皆有可能，故需要增加知识点的覆盖面并加以背诵，以免出错。

13. 下列叙述中不属于信息偏倚的是

A. 检查器械造成的测量偏倚

B. 调查对象引起的回忆偏倚

C. 检查者本身偏倚引起的偏倚

D. 检查者之间偏倚引起的偏倚

E. 调查对象的代表性差引起的偏倚

【答案】E

【考点】产生信息偏倚的原因

【解析】信息偏倚又称观察偏倚、测量偏倚，是指演技过程中进行信息收集时产生的系统误差。测量方法的缺陷、诊断标准不明确或资料的缺失遗漏等都是信息偏倚的来源。常见的信息偏倚有诊断怀疑偏倚、暴露怀疑偏倚、回忆偏倚、报告偏倚、测量偏倚（所用的仪器、试剂、方法、条件的不标准，以及操作人员的技术不熟练等）、错误分类偏倚。

【避错】本题较易错选 A，因为部分考生认为检查器械造成的测量偏倚应该属于误差，故不属于信息偏倚，增加对产生信息偏倚的原因的了解有助于答题。

14. 为了解某地区 50 岁中年人患牙周炎的情况，要求抽样误差为 10%，从该地区中心医院病历中随机抽取 1000 份病历进行调查，得患病率达 80%，最后发现检查结果与实际情况不符，这种误差属于

A. 随机误差

B. 信息偏倚

C. 选择偏倚

D. 检查者偏倚

E. 无应答偏倚

【答案】C

【考点】误差的产生原因和鉴别

【解析】随机误差也称为偶然误差和不定误差，是由于在测定过程中一系列有关因素微小的随机波动而形成的具有相互抵偿性的误差。选择偏倚是指人们喜欢把事物分为典型的几个类别，然后，在对事件进行概率估计时，过分强调这种典型类别的重要性，而不顾有关其他潜在可能性的证据。选择偏倚的后果势必使人们倾向于在实际上是随机的数据序列中洞察到这种模式，从而造成系统性的预测偏差。故选C。

【避错】本题易选择A，因为部分考生认为抽样是从病历中随机抽取而进行的调查，故应该说属于随机误差，加大对各个误差的产生原因的掌握可避免犯错。

15. 频数表的两个特征是

A. 计算指标与统计处理
B. 三态分布与偏态分布
C. 集中趋势与离散程度
D. 分布类型与对称程度
E. 集中程度与离散趋势

【答案】C

【考点】频数表

【解析】频数表是统计描述中经常使用的基本工具之一。特征：集中趋势和离散程度。身高有高有矮，但多数人身高集中在中间部分组段，以中等身高居多，此为集中趋势；由中等身高到较矮或较高的频数分布逐渐减少，反映了离散程度。对于数值变量资料，可从集中趋势和离散程度两个侧面去分析其规律性。故选C。

【避错】本题属于理解记忆题。易误选E。频数表是用统计指标、统计图或统计表描述资料的分布规律及其数量特征。特征：集中趋势和离散程度，而非集中程度与离散趋势。

16. 某内科医师出门诊，发现心脑血管系统、呼吸系统、肿瘤等疾病占大多数，为整理各系统疾病，确定指标的性质是

A. 半定量指标
B. 定量指标
C. 等级指标
D. 分类指标
E. 定性指标

【答案】E

【考点】定性指标

【解析】定性分析是主要凭分析者的直觉、经验，凭分析对象过去和现在的延续状况及最新的信息资料，对分析对象的性质、特点、发展变化规律作出判断的一种方法。定量指标一般是指可以量化的指标，比如数字或者可以比较的等级，像A、B、C等。原则上讲不能定量的指标就可以看作是定性指标。故选E。

【避错】本题属于概念理解题。易误选B。定量分析指分析一个被研究对象所包含成分的数量关系或所具备性质间的数量关系。定性分析是对分析对象的性质、特点、发展变化规律作出判断。

17. 为研究职业接触放射性物质与骨瘤发生的关系，某人选取1000名接触放射性物质的女职工和1000名电话员作为研究对象，观察1950—1980年间的骨瘤发生率，结果接触放射性物质的女工中有20例骨瘤患者，而电话员中仅有4例，这种研究属于

A. 横断面研究
B. 实验研究
C. 队列研究
D. 临床研究
E. 病例对照研究

【答案】C

【考点】队列研究

【解析】队列研究是将人群按是否暴露于某可疑因素及其暴露程度分为不同的亚组，追踪其各自的结局，比较不同亚组之间频率的差异，从而判定暴露因子与结局之间有无因果关联及关联大小的一种观察性研究方法。题中放射性物质为暴露因子，结局为患骨瘤，研究的是放射性物质与骨瘤发生的关系。故选C。

【避错】本题属于概念理解题。易误选E。病例对照研究是以现在确诊的患有某特定疾病的患者作为病例，以不患有该病但具有可比性的个体作为对照，通过询问，实验室检查或复查病史，搜集既往各种可能的危险因素的暴露史，测量并比较病例组与对照组中各因素的暴露比例，经统计学检验，若两组差别有意义，则可认为因素与疾病之间存在着统计学上的关联。

（18～19题共用题干）

某县级市为流行性乙型脑炎（乙脑）常年流行地区，人口100万。2005年5月至7月间该市共发生40例乙脑病例。其他月份无病例，共死亡4例。

18. 2005年该市乙脑发病率为

A. 2.0/10万
B. 10%
C. 5%
D. 4.0/10万
E. 0.4/10万

【答案】D

【考点】发病率的计算

【解析】发病率通常是指至少一年时间内，某人群新发生该病的频率，计算公式：发病率＝发生该病的人数/该人群人数，故此题选 D。

【避错】此题易错选 E，将发病率和死亡率弄混，死亡率为该病死亡人数占总人数的比例，可得出 E 的错误选项。

19. 2005 年该市乙脑病死率为

A. 2.0/10 万

B. 10%

C. 0.4/10 万

D. 5%

E. 4.0/10 万

【答案】B

【考点】病死率的计算

【解析】病死率是指在一定时期内，某病的全部患者因该病死亡者所占的比例，计算公式如下：病死率＝因该病死亡人数/该病患病人数，此题 2005 年该病患病人数 40，因该病死亡人数 4，故此题选 B。

【避错】此题易错选 C，错误地认为病死率为该病死亡人数占总人口的比例，因该病死亡人数为 4，总人口为 100 万，从而得出 C 的错误选项。

（20～21 题共用题干）

拟了解居民经常吃排骨汤与血压间的关系，故对某城市社区 35 岁以上的居民按是否经常进食排骨汤分组，连续观察了 10 年，随访两组高血压的发病率。

20. 该类研究为

A. 病例对照研究

B. 病例随访研究

C. 临床观察研究

D. 队列研究

E. 现况研究

【答案】D

【考点】队列研究的定义

【解析】队列研究是将一个范围明确的人群按是否暴露于某可疑因素或暴露程度分为不同的亚组，追踪各组的结局并比较其差异，从而判定暴露因素与结局之间有无关联及关联程度的大小的一种观察性研究方法。例中即使队列研究，故选 D。

【避错】部分考生误选为 A，病例对照研究是先有结果，推导可能的危险因素，是前瞻性研究。

21. 最能反映暴露因素与高血压之间关系的指标为

A. 发病率

B. 患病率

C. 罹患率

D. 比值比

E. 相对危险度

【答案】E

【考点】*RR* 的定义

【解析】相对危险度是暴露组发病率和非暴露组发病率的比值，反映暴露因素与疾病之间的关系。故选 E。

【避错】部分考生误选比值比 *OR*，*OR* 用于病例对照研究，而 *RR* 用于队列研究。

（22～24 题共用备选答案）

A. 检查者偏倚

B. 回忆偏倚

C. 报告偏倚

D. 选择偏倚

E. 无应答偏倚

22. 可以通过调查前做标准一致性试验防止的是

【答案】A

23. 在调查过程中，因随意选择样本人群造成的是

【答案】D

24. 由于某些原因受检者未接受检查而造成的偏倚是

【答案】E

【考点】流行病学检查

【解析】检查者本身偏倚指一名检查者对同一名患者（或健康者）做口腔检查时，前后两次检查结果不一致。防止检查者偏倚的办法：①疾病的诊断标准要明确。②调查前要认真培训，对于诊断标准要统一认识。③调查前要做标准一致性试验。在调查过程中样本人群的选择不是按照抽样设计的方案进行，而是随意选择，由于调查对象的代表性很差，破坏了同质性，使调查结果与总体人群患病情况之间产生误差，称为选择偏倚，故 23 题选 D。无应答偏倚是指在随机抽样时，属于样本人群中的受检者，由于主观或客观原因未能接受检查，故 24 题选 E。

【避错】23 题不易错选，随意选择调查对象造成选择偏倚。24 题不易错选，无应答偏倚实际就是漏查。

（25～26 题共用备选答案）

A. 患病率

B. 发病率

C. 续发率

D. 救治率

E. 致死率

25. 在新型冠状病毒感染的临床抢救中，最能体现抢救效果的是

【答案】E

26. 最能体现传染病传染力度的是

【答案】C

【考点】疾病分布的常用测量指标

【解析】续发率指在某些传染病最短潜伏期到最长潜伏期之间，易感接触者中发病的人数占所有易感接触者总数的百分率。致死率表示一定时期内，患某病的全部患者中因该病死亡者所占的比例。故25题选E，26题选C。

【避错】25题易错选D，救治率成功率可以体现抢救效果，不是救治率。26题易错选A，患病率是指测量人群新病例发生频率。

（27～28题共用备选答案）

A. 普查
B. 捷径调查
C. 分层抽样
D. 系统抽样
E. 试点调查

27. 将抽查对象按次序编号，先随机抽取第一个调查对象然后再按一定间隔随机抽样，这是

【答案】D

28. 一个居民小区的每个人都做检查，以准确获得该小区疾病的基线资料，这是

【答案】A

【考点】流行病学调查方法

【解析】系统抽样：系统抽样又称等距抽样或机械抽样，即先将总体中的全部个体按与研究现象无关的特征排序编号；然后根据样本含量大小，规定抽样间隔 k；随机选定第 i（$i<k$）号个体开始，每隔一个 k，抽取一个个体，组成样本。普查为在特定时间对特定范围内人群中每一个成员进行的普查。故27题选D，28题选A。

【避错】部分考生会误选为分层抽样，混淆系统抽样和分层抽样。分层抽样是先将总体中全部个体按对主要研究指标影响较大的某种特征分成若干"层"，再从每一层内随机抽取一定数量的观察单位组成样本。

考点：临床预防服务

1. 健康维护计划的制订原则不包括

A. 健康为导向
B. 个人积极参与
C. 普适性
D. 综合性利用
E. 动态性

【答案】C

【考点】健康维护计划

【解析】健康维护计划是指在明确个人健康危险因素分布的基础上，有针对性地制订将来一段时间内个体化的维护健康的方案，并以此来实施个性化的健康指导。原则包括健康为导向、个性化、综合性利用、动态性、个人积极参与。故选C。

【避错】本题不易选错。健康维护计划的制订是个性化的，不具有普适性。

2. 咨询者既要注意咨询对象的名誉，也要保护其隐私权说的是

A. 如实信赖原则
B. 整体性原则
C. 发展性原则
D. 保密性原则
E. 预防性原则

【答案】D

【考点】健康咨询的原则

【解析】咨询者可能被告知一些个人的隐私和令人尴尬的事情，咨询者一定要为求助者保守这些隐私。这是保守秘密原则。故选D。

【避错】本题误选概率很小，只要知道句子意思，一般都能选对。

3. 5A戒烟法中的第四步重点放在

A. 识别戒烟愿望
B. 建议戒烟者戒烟
C. 帮助制订戒烟计划
D. 劝阻吸烟者戒烟
E. 准备戒烟方案

【答案】C

【考点】健康咨询的基本模式，临床戒烟指导

【解析】健康咨询的第四步为协助，为患者找到可能遇到的障碍，帮助确定正确的策略、解决问题的技巧及获得社会支持。做好戒烟准备，制订一个个体化的、合理可行的戒烟计划，可增加成功戒烟的概率。戒烟的第四步主要放在帮助制订戒烟计划。故本题答案为C。

【避错】部分考生误选为E，戒烟方案是提前就有的，戒烟计划的制订才是戒烟咨询第四步的关键。

4. 男，15岁。最近出现视物不清，且逐渐加重，全身皮肤干燥、脱屑。该患者可能缺乏

A. 钙
B. 维生素A
C. 维生素 B_2
D. 维生素PP
E. 维生素C

【答案】B

【考点】维生素A缺乏症

【解析】维生素A缺乏可导致暗适应能力下降，结膜干燥角化可形成眼干燥症，严重可致失明；皮肤

干燥；儿童生长发育迟缓，易感染；血红蛋白合成代谢障碍，免疫功能低下。题中患者符合维生素A缺乏的表现。钙缺乏可引起骨骼病变，如儿童佝偻病、成人骨质软化及老年人骨质疏松症。维生素 B_2（核黄素）缺乏可出现口角炎、眼睑缘炎和阴囊皮炎等。维生素PP（烟酸）缺乏可引起皮炎、舌炎、肠炎、精神异常及周围神经炎等疾病。故选B。

【避错】本题易错选E。维生素C缺乏可引起维生素C缺乏症（坏血病），临床症状为牙龈肿胀、出血，结膜出血和关节疼痛等。

（5~7题共用题干）

某妇女月经特点是经量过多，经期延长。近几个月来感到头晕，上楼感气短、心跳加快，下蹲后站起来时眼冒金星。实验室检查：血红蛋白102g/L，红细胞呈小细胞低色素性。

5. 可初步确诊为

A. 缺铁性贫血

B. 地中海贫血

C. 再生障碍性贫血

D. 巨幼细胞贫血

E. 溶血性贫血

【答案】A

【考点】缺铁性贫血的诊断

【解析】缺铁性贫血是由于血红素合成量减少而形成的一种小细胞低色素性贫血，多种原因引起慢性失血是最常见原因，主要见于月经过多、反复鼻出血、咯血、消化道出血等。该妇女月经量过多，有头晕、气短等贫血症状，血红蛋白降低，结合其红细胞改变，考虑为缺铁性贫血。故本题选A。

【避错】此题易错选D，巨幼细胞贫血常为大细胞性贫血，是由于缺乏维生素 B_{12} 和叶酸引起。

6. 在饮食中应增加

A. 水果

B. 蔬菜

C. 豆类

D. 肉类

E. 谷类

【答案】D

【考点】膳食中铁的来源

【解析】该妇女诊断为缺铁性贫血，治疗应增加营养、补充铁剂。膳食中铁的良好来源是动物肝脏、动物全血、畜禽肉类、鱼类、海带、黑木耳等。故选D。

【避错】此题易错选C，豆类主要补充蛋白质。

7. 在食物中应尽量减少摄入

A. 有机酸

B. 单糖

C. 氨基酸

D. 浓茶

E. 维生素C

【答案】D

【考点】影响铁吸收的因素

【解析】浓茶与咖啡中的鞣酸可与食物铁结合而妨碍食物中铁的吸收。为增加食物铁的吸收，提倡均衡饮食的同时，还应指导患者多吃富含维生素C的食物。故本题选D。

【避错】此题易错选E，主要是未仔细审题，题目问的是少摄入，而不是多摄入，应看清题目。

（8~9题共用题干）

某医师开展心血管疾病的危险因素调查。

8. 不属于个体因素的危险因素是

A. 遗传

B. 生活方式

C. 生物因素

D. 肥胖

E. 吸烟

【答案】C

【考点】健康危险因素分类

【解析】生物危险因素影响的是群体的健康，是群体危险因素，不是个体危险因素。故选C。

【避错】部分考生误选为E，认为吸烟对他人健康也会有影响，但是吸烟主要影响的是个人的健康，是属于个体的危险因素。

9. 不属于环境因素的危险因素是

A. 微量元素

B. 病毒感染

C. 社会-心理因素

D. 寒冷

E. 年龄

【答案】E

【考点】健康危险因素的分类

【解析】环境危险因素包括自然环境危险因素和社会环境危险因素。①自然环境危险因素包括生物性危险因素、物理化学危险因素。②社会环境危险因素：社会经济的发展程度是与健康呈现密切的正相联系。只有年龄不是环境危险因素，故选E。

【避错】部分考生会误选为C，错误地理解了环境危险因素为只有自然环境危险因素，社会心理因素属于社会环境危险因素。

（10~12题共用备选答案）

A. 减少被动吸烟的策略与措施

B. 减少新吸烟者的策略与措施

C. 适合社区戒烟的策略与措施
D. 适合于卫生保健系统水平上开展戒烟的系统策略及措施
E. 临床场所医师日常诊疗时的戒烟策略及措施

10. 提高烟草制品的价格属于
【答案】B

11. 制定公共场所禁烟的规定属于
【答案】A

12. 医院应把识别烟草使用情况纳入常规诊疗属于
【答案】E
【考点】人群烟草控制策略
【解析】提高烟草的价格是减少烟草使用，鼓励烟草使用者戒烟的最有效方法，会使新吸烟者的数量减少。在公共场合禁烟自然是为了让吸二手烟的人数减少，减少被动吸烟。医院识别烟草使用情况纳入常规诊疗属于医师日常诊疗时的戒烟策略，可以通过排除法得到答案。故10题选B，11题选A，12题选E。
【避错】部分考生会将医院应把识别烟草使用情况纳入常规诊疗误认为是D项。卫生保健系统水平上的开展戒烟主要为提供戒烟的帮助。

考点：社区公共卫生

1. 以下属于环境中的二次污染物是
A. 汞
B. 镉
C. 二氧化碳
D. 光化学烟雾
E. 二手烟
【答案】D
【考点】环境污染物
【解析】二次污染物指排入环境中的一次污染物在环境物理、化学、生物因素作用下本身发生变化，或在环境中与其他化学物质发生化学反应，形成理化性质与一次污染物不同的新污染物。光化学烟雾是大气中存在的碳氢化物和氮氧化物等在强烈日光紫外线作用下，经过一系列光化学反应而生成的浅蓝色烟雾，属于二次污染物。故选D。
【避错】本题易错选E。二手烟指不吸烟者吸入吸烟者呼出的烟雾及卷烟燃烧产生的烟雾，属于一次污染物。

2. 不是硅沉着病诊断主要依据的是
A. 接触粉尘的职业史
B. 临床症状及肺功能检查
C. CT检查
D. 胸部X线检查
E. 该单位历年硅沉着病发病资料
【答案】B
【考点】硅沉着病的诊断依据
【解析】硅沉着病的诊断依据：接触粉尘的职业史、CT检查、胸部X线检查、该单位历年硅沉着病发病资料。故选B。
【避错】本题易错选E，部分考生认为A属于病因，B属于临床症状与体征，C和D属于辅助检查，从而易选E，其实5个选项都对，但因题目要求为主要依据，故选B。

3. 甲类传染病是指
A. 鼠疫、狂犬病
B. 黑热病、炭疽
C. 鼠疫、霍乱
D. 鼠疫、炭疽
E. 炭疽、霍乱
【答案】C
【考点】传染病分类
【解析】甲类传染病又称强制管理传染病，包括鼠疫、霍乱。故本题选C。
【避错】本题属于单一知识点的考查，若考生对传染病分类不了解的话，答错的可能性比较大，错选项皆有可能，故需牢记甲类传染病，熟悉乙类传染病，以免出错。

4. 造成或者可能造成社会公众健康损害的突发公共卫生事件是指
A. 甲类或乙类传染病流行
B. 重大传染病疫情、群体性不明原因疾病、重大和职业中毒以及其他严重影响公众健康的事件
C. 环境污染
D. 寄生虫病疫情
E. 水灾、地震等严重危害公众生命财产安全的自然灾害
【答案】B
【考点】突发公共卫生事件
【解析】突发公共卫生事件是指突然发生，造成或者可能造成重大人员伤亡、财产损失、生态环境破坏和严重社会危害，危及公共安全的紧急事件。故选B。
【避错】本题较简单，认真分析题意可知题干主要提到的是突发公共卫生事件，仔细查看选项不难发现A、B、D属于卫生事件，而B表述更加符合题意。

5. 职业性中暑的发生是由于
A. 高温作业，末梢血管扩张所引起的
B. 高温作业末梢血管扩张，血容量减少引起的

C. 高温作业时热平衡失调所引起的

D. 高温作业水盐代谢障碍引起的

E. 在高温作业环境下热平衡失调和/或水盐代谢紊乱所引起的

【答案】E

【考点】职业性中暑

【解析】职业性中暑是在高温作业环境下，由于热平衡和/或水盐代谢紊乱而引起的以中枢神经系统和/或心血管障碍为主要表现的急性疾病。在预防职业性中暑方面，用人单位要加强作业场所高温作业的管理，如合理设计工艺流程，改进生产设备和劳动者的操作方法，避免其直接接触生产性热源，或利用自然通风和机械通风对工作场所进行降温以及利用水或导热系数小的材料进行隔热等。故选 E。

【避错】本题属于概念理解题。本题易误选 C 或 D。这两个选项都不完整。职业性中暑是由于在高温作业环境下热平衡失调和/或水盐代谢紊乱所引起的。

6. 某家庭 4 人在门窗紧闭的室内围着炭火炉吃火锅后不久，均出现头痛、头晕等症状，随后口唇呈樱桃红色，多汗、意识模糊。最可能的原因是

A. 砷中毒

B. 硫化氢中毒

C. 二氧化碳中毒

D. 一氧化碳中毒

E. 亚硝酸盐中毒

【答案】D

【考点】一氧化碳中毒的诊断

【解析】根据患者的表现诊断为一氧化碳中毒。砷中毒表现为口咽部有烧灼感，口中有金属异味，口渴及吞咽困难。亚硝酸盐中毒主要表现为口唇、耳郭、指（趾）甲及全身皮肤、黏膜处呈现不同程度青紫色。故选 D。

【避错】此题不易错选，口唇呈樱桃红色常为一氧化碳中毒的特征性表现。

7. 某石棉厂工人，工作 30 年。近期频繁出现心悸、气短等症状，经 X 线检查发现该工人肺部有团块状阴影。确诊为硅沉着病。该病属于

A. 职业性伤害

B. 职业性工伤

C. 职业病

D. 职业性损伤

E. 工作有关疾病

【答案】C

【考点】职业病

【解析】职业病是指企业、事业单位和个体经济组织的劳动者在职业活动中，因接触粉尘、放射线物质和其他有毒、有害物质等因素引起的疾病。硅沉着病是长期吸入含游离 SiO_2 的粉尘，沉着于肺组织所引起的一种常见职业病。故本题选 C。

【避错】本题不易错选，本题是一道常识性题目，了解职业病的概念即可。

8. 某厂喷漆工，工龄 5 年，近半年来出现头痛、头晕、乏力、恶心、牙龈出血等症状，实验室检查白细胞 3.5×10^9/L，血小板 55×10^9/L。该工人最可诊断为

A. 急性苯中毒

B. 观察对象

C. 慢性轻度苯中毒

D. 慢性中度苯中毒

E. 慢性重度苯中毒

【答案】D

【考点】慢性中度苯中毒

【解析】慢性苯中毒的症状是逐渐发生的。中毒情况因工作环境、个人健康状况及对毒物敏感性等而不同，且与性别、年龄等也有一定关系。轻度中毒常有头晕、头痛、乏力、失眠、记忆力减退等症状，易感染和/或出血倾向等。在连续 3 个月内每 2 周复查一次血常规，符合下列之一者：①白细胞计数大多低于 4×10^9/L 或中性粒细胞低于 2×10^9/L。②血小板计数大多低于 60×10^9/L。中度中毒：在轻度中毒基础上，符合下列之一者：①白细胞计数低于 4×10^9/L 或中性粒细胞低于 2×10^9/L，伴血小板计数低于 60×10^9/L。②白细胞计数低于 3×10^9/L 或中性粒细胞低于 1.5×10^9/L。故选 D。

【避错】本题属于记忆题。易误选 C。应区分轻度及中度中毒。中度中毒：白细胞计数低于 4×10^9/L 或中性粒细胞低于 2×10^9/L，伴血小板计数低于 60×10^9/L。

9. 男，55 岁。自述头痛、乏力，声音嘶哑，吞咽困难。查体：视力下降，上睑下垂，瞳孔散大，对光反射迟钝。据悉近 2 周以来，进食过自制的臭豆腐及鱼制品。该患者最可能的诊断是

A. 致病性大肠埃希菌中毒

B. 沙门菌属食物中毒

C. 毒蕈中毒

D. 肉毒毒素中毒

E. 副溶血性弧菌中毒

【答案】D

【考点】肉毒毒素中毒的诊断及鉴别

【解析】肉毒毒素中毒早期症状有恶心、呕吐及腹泻等，继之出现头痛、头晕、眩晕、软弱无力，中毒的重要特征为视力紊乱：复视、斜视、瞳孔散大、

视物模糊，同时伴有眼球震颤，这是眼内外肌麻痹的结果。严重患者有吞噬、咀嚼、语言、呼吸等困难，排痰及抬头困难，共济失调等，神志清楚。

【避错】本题容易误选E，若考生对常见几种常见致病菌导致食物中毒的临床表现不了解，或者记忆不清的话答错的可能性较大，副溶血性弧菌中毒主要见于食用海产品和盐渍食品。

10. 一位68岁的健康老年人进行饮食咨询，给他提出的建议不应包括

A. 少量多餐
B. 精米精面为主食
C. 多吃蔬菜
D. 饮食清淡
E. 饮食多样化

【答案】B

【考点】特殊人群营养指导

【解析】精米、精面都被去掉了大量的糊粉层，而糊粉层中含有丰富的B族维生素、矿物质和蛋白质等。米、面加工得越精细，糊粉层含量越低，营养素含量越少，即营养价值越低。故不应该建议精米精面饮食，故选B。

【避错】部分考生误选为A，认为少量多餐没有必要。少食多餐有助于消化，保持血糖的控制等优势，故建议少食多餐。

11. 某一家4口，晨起先后出现恶心、呕吐、腹痛、腹泻，大便呈黄绿色水样便，有恶臭，4人伴有体温升高，其中3人为38℃左右，1人为40℃。据了解发病的前晚，晚餐进食米饭、肉炖蛋、炒青菜、肉丝榨菜蛋汤。可能引起食物中毒的细菌是

A. 沙门菌
B. 变形杆菌
C. 肉毒梭菌
D. 副溶血性弧菌
E. 葡萄球菌

【答案】A

【考点】食物中毒

【解析】集体发病典型的胃肠道症状和黄绿色水样便、高热、进食肉食等均表明是沙门菌食物中毒。故选A。

【避错】部分考生误选为其他选项，是因为对细菌性食物中毒不能分辨病因。变形杆菌中毒，起病急骤，有恶臭的水样便、含黏液，里急后重，B错误。肉毒梭菌感染的多为发酵产品，且多为神经系统受损，C错误。副溶血性弧菌为食用海鲜产品导致，D错误。葡萄球菌感染多表现为呕吐为主，呕吐物可呈胆汁，含血液或黏液，E错误。

（12～13题共用题干）

某医院门诊在较短时间内相继接诊了50余名患者，其主要临床表现是上腹部阵发性绞痛，继之腹泻，呈血水样，1日10余次，少数人有脓血便，里急后重不明显。除恶心、呕吐外，少数人有畏寒、发热（37.5～40.0℃）、乏力、脱水等现象，所有患者均在同一宾馆就餐，初步诊断为食物中毒。

12. 患者共同的食物最有可能的是

A. 肉类食品
B. 海产品
C. 凉拌菜
D. 罐头食品
E. 米饭

【答案】B

【考点】食物中毒

【解析】副溶血性弧菌食物中毒时，发病初期有上腹部疼痛或胃痉挛，继之出现恶心、呕吐、腹泻、发热等症状。发病5小时后腹痛加剧，以脐部阵发性绞痛为特点，可有血水样便、脓血便、里急后重不明显，中毒食品主要是海产品中。故选B。

【避错】本题易错选C。罐头食品多见肉毒梭菌食物中毒。

13. 调查处理过程中，首先应

A. 将患者的排泄物送检
B. 迅速向防疫站报告，并查封可疑食物
C. 了解中毒的原因和污染源
D. 对剩余的可疑食品进行消毒或销毁
E. 检查该宾馆食堂的卫生状况、操作规程等

【答案】B

【考点】食物中毒的处理措施

【解析】经过调查初步确定的可疑食物应首先进行查封，以防止食物中毒的继续发生，同时向防疫部门报告。故选B。

【避错】本题易错选E。对剩余的可疑食品进行消毒或销毁，检查该宾馆食堂的卫生状况、操作规程等是向防疫部门报告、查封可疑食物之后采取的措施。

（14～15题共用备选答案）

A. 接触传播
B. 诊疗手术传播
C. 水和食物传播
D. 各种制剂传播
E. 虫媒传播

14. 不是主要的医院内感染常见传播途径是

【答案】E

15. 可引起疾病暴发的是

【答案】C

【考点】疾病的流行过程及特征

【解析】医院内感染常见传播途径包括接触传播、诊疗手术传播、水和食物传播、各种制剂传播。暴发，是指在局限的区域范围和短时间内突然发生许多同类病例的现象，主要是通过水和食物传播。故14题选E，15题选C。

【避错】14题易错选C，因为部分考生认为医院内水和食物控制较好，尤其水较安全，相比卫生较差的地方水的安全性较高，15题较易，因为大部分考生都知道水和食物的传播最广最快，了解疾病的流行过程及特征可减少答错。

（16～18题共用备选答案）

A. 肉制品、剩米饭

B. 鱼虾蟹贝类等

C. 禽蛋类

D. 面包、面条等食品

E. 臭豆腐、豆酱等

16. 沙门菌属食物中毒的好发食品是

【答案】C

17. 副溶血性弧菌食物中毒好发食品是

【答案】B

18. 葡萄球菌食物中毒的好发食品是

【答案】A

【考点】食物中毒

【解析】沙门菌属食物中毒：①中毒全年都可发生，但多以夏季为主，主要在5～10月，7～9月最多。②中毒食品以动物性食品为多见，禽蛋类多见。③中毒原因主要是由加工食品用具，容器或食品存储场所生熟不分，交叉污染，食前未加热处理或加热不彻底引起。16题选C。副溶血性弧菌食物中毒的流行病学特点：①有明显的地区性和季节性，日本及我国沿海地区为高发区，以7～9月多见。②引起中毒的食物主要是海产食品和盐渍食品。17题选B。葡萄球菌食物中毒引起本病的细菌仅限于血浆凝固酶阳性的金葡菌，且其中仅部分菌株能产生肠毒素。寄生人体皮肤、鼻腔、鼻咽部、指甲及各种皮肤化脓灶的金葡菌，可污染淀粉类（剩饭、粥、米面等）、牛乳及乳制品、鱼、肉、蛋类等，被污染食物在室温20～22℃搁置5小时，病菌大量繁殖产生肠毒素。18题选A。

【避错】本题属于记忆题。沙门菌属食物中毒：禽蛋类；副溶血性弧菌食物中毒：海产食品和盐渍食品；葡萄球菌食物中毒：可污染淀粉类（剩饭、粥、米面等）。

（19～20题共用备选答案）

A. 肝

B. 肾

C. 脑组织

D. 骨骼

E. 脂肪组织

19. 铅进入机体后主要贮存在

【答案】D

20. 汞进入机体后主要贮存在

【答案】B

【考点】重金属中毒

【解析】铅吸收后进入血液循环，主要以磷酸氢铅（$PbHPO_4$）、甘油磷酸化合物、蛋白复合物或铅离子状态分布全身各组织，主要在细胞核和质的可溶性部分以及线粒体、溶酶体、微粒体。最后约有95%的铅以不溶性的正磷酸铅［$Pb_3(PO_4)_2$］稳定地沉积于骨骼系统，其中以长骨小梁为最多。仅5%左右的铅存留于肝、肾、脑、心、脾、基底核、皮质灰白质等器官和血液中。19题选D。血中的汞99%以上与血浆蛋白结合；少量汞则与含巯基或其他配位体的低分子物质结合，生成“可扩散型”汞，是向全身组织输送的主要形式。二者间有着动态平衡的关系。Hg^{2+}最初广泛分布于全身组织，后渐集中于肾皮质，与肾小管细胞胞质中的金属硫蛋白结合而被解毒，并进而为溶酶体吞噬、“隔离”，后者又不断被细胞排入管腔使肾汞得以逐渐清除。20题选B。

【避错】本题属于记忆题。铅进入机体后主要贮存在骨骼系统；汞进入机体后主要贮存在肾。

第四部分
口腔医学综合

第十章　口腔组织病理学

考点：牙体组织

1. 关于透明牙本质的叙述，不正确的是
   A. 属于再矿化
   B. 位于修复性牙本质的外侧
   C. 其中的成牙本质细胞突起变性
   D. 此区小管的折光率与周围间质无明显差异
   E. 是牙本质受到急性刺激形成的

【答案】E

【考点】透明牙本质的特点

【解析】牙本质受到外界刺激后，除形成修复性牙本质外，还可引起牙本质小管内的成牙本质细胞突起变性，然后有矿物盐沉着而封闭小管，这样可阻止外界刺激传入牙髓。此部分矿化的牙本质中，小管和周围间质的折光性差别不大，在磨片上呈透明状，称为透明牙本质，也称硬化性牙本质。故选 E。

【避错】本题易错选其他选项。透明牙本质的形成属于增龄性变化，年龄增长和病理性刺激可使牙本质形成透明牙本质。

2. 牙釉质中的蛋白质主要有
   A. 釉原蛋白、非釉原蛋白和蛋白酶
   B. 釉原蛋白、非釉原蛋白和角蛋白
   C. 釉原蛋白、非釉原蛋白和基质
   D. 釉原蛋白、非釉原蛋白和糖蛋白
   E. 釉原蛋白、非釉原蛋白和胶原蛋白

【答案】A

【考点】牙釉质的理化特性

【解析】成熟牙釉质中的有机物不足 1%，主要由蛋白质和脂类所组成。蛋白质主要包括釉原蛋白、非釉原蛋白和蛋白酶三大类。故选 A。

【避错】本题不易错选，为记忆性题目，注意看清选项，避免错选。

3. 以下矿化程度最低的牙本质为
   A. 管周牙本质
   B. 管间牙本质
   C. 球间牙本质
   D. 修复性牙本质
   E. 继发性牙本质

【答案】C

【考点】牙本质的矿化

【解析】在牙本质钙化不良时，钙质小球之间遗留一些未钙化的间质，其中仍有牙本质小管通过，此未钙化的区域称为球间牙本质。管周牙本质比其他部位牙本质矿化程度高，含胶原纤维少。继发性牙本质是牙发育至根尖孔形成后，在一生中仍继续不断形成的牙本质。修复性牙本质是牙釉质表面遭受破坏时，牙髓深层新形成的牙本质。故选 C。

【避错】本题易错选 B，管间牙本质位于管周牙本质之间，矿化程度较管周牙本质低，但不是最低的。

4. 釉柱的直径一般为
   A. 1 ~ 2μm
   B. 4 ~ 6μm
   C. 9 ~ 10μm
   D. 20 ~ 30μm
   E. 50 ~ 100μm

【答案】B

【考点】牙釉质的基本结构

【解析】牙釉质的基本结构是釉柱。釉柱是细长的柱状结构，起自釉质牙本质界，呈放射状，贯穿釉质全层，达到牙齿的表面。釉柱的直径一般为 4 ~ 6μm，由于牙釉质表面积比釉质牙本质界处宽大，因此，釉柱的直径在表面者较深部的稍大。故选 B。

【避错】本题为记忆性题，易错选，重点在于数值的记忆。

5. 成釉器可以形成
   A. 牙周膜
   B. 牙骨质
   C. 牙槽骨
   D. 牙釉质
   E. 牙本质

【答案】D

【考点】牙胚的形成与分化

【解析】完整的牙胚由三部分组成：成釉器起源于口腔外胚层，形成牙釉质，故D正确；牙乳头起源于外胚间充质，形成牙髓和牙本质，故E错误；牙囊起源于外胚间充质，形成牙骨质、牙周膜和固有牙槽骨，故A、B、C错误，该题选D。

【避错】该题易错选E。但牙本质是由牙乳头分化而成，而非成釉器。

6. 磨片中可见到新生线的牙是

A. 上颌中切牙

B. 下颌中切牙

C. 上颌第一磨牙

D. 下颌第二磨牙

E. 智齿

【答案】C

【考点】新生线

【解析】在乳牙和第一磨牙，其牙本质因部分形成于出生前，部分形成于出生后，两者之间有一条明显的生长线，即新生线。故此题选C。

【避错】此题易错选A，上颌中切牙较其他牙萌出时间为早，但也是出生后才开始形成，因此无新生线。

7. 胶原纤维排列与牙本质小管平行的牙本质是

A. 管周牙本质

B. 管间牙本质

C. 前期牙本质

D. 球间牙本质

E. 罩牙本质

【答案】E

【考点】罩牙本质的特点

【解析】管周牙本质构成牙本质小管的壁，其不断沉积最终可使小管闭塞。它不含胶原纤维，故排除A。管间牙本质位于管周牙本质之间，其内胶原纤维较多，基本上为Ⅰ型胶原，围绕小管成网状交织排列，并与小管垂直，故排除B。形成后尚未钙化的牙本质称为前期牙本质。罩牙本质是牙冠部最先形成的紧靠釉质牙本质界的一层原发性牙本质，其基质胶原纤维排列与小管平行，与釉质牙本质界垂直，故此题选E。

【避错】此题易错选C，前期牙本质包括罩牙本质和继发性牙本质，只有罩牙本质的胶原纤维排列平行于牙本质小管，选择前期牙本质的范围过大，选择罩牙本质更准确。

8. 釉质牙本质界的形态特点是

A. 直线相连接

B. 小弧形线相连

C. 指状镶嵌

D. 桥粒连接

E. 曲线相连

【答案】B

【考点】釉质牙本质界

【解析】牙釉质和牙本质相交不是一条直线，而是由许多小弧形线相连而成。从三维的角度来看，整个釉质牙本质界是由许多紧挨着的圆弧形小凹所构成，小凹突向牙本质，而凹面正与成釉细胞的托姆斯突的形态相吻合。故此题选B。

【避错】此题易错选D，桥粒连接为结缔组织的特点，不是釉质牙本质界的特点。

9. 生理情况下，牙齿发育完成以后形成的牙本质是

A. 原发性牙本质

B. 继发性牙本质

C. 修复性牙本质

D. 管间牙本质

E. 透明牙本质

【答案】B

【考点】牙本质形成特点

【解析】当牙发育至根尖孔形成时，牙发育即完成，至此以前形成的牙本质称原发性牙本质。但此后牙本质仍在一生中不断形成，这种牙发育完成后形成的牙本质即继发性牙本质。在受损处相对的髓腔壁处形成牙本质以保护牙髓，此种牙本质称为修复性牙本质。管间牙本质和透明牙本质都在牙齿发育前完成。所以A、C、D、E错误，B正确。

【避错】本题容易错选C，修复性牙本质是牙髓受到刺激时形成的牙本质，继发性牙本质是在牙齿发育后形成牙本质。掌握不同时期和不同原因形成的牙本质的区别。

10. 下列关于托姆斯颗粒层的描述不正确的是

A. 位于牙冠部

B. 位于牙根部

C. 属于矿化不全

D. 位于透明层的内侧

E. 同一牙齿厚薄不一

【答案】A

【考点】牙本质间质

【解析】在牙齿纵剖磨片中，可见牙根部牙本质透明层的内侧有一层颗粒状的未矿化区，称为托姆斯颗粒层，磨片下为不透光的黑色区。故选A。

【避错】本题容易误选E。托姆斯颗粒层位于牙根部，厚度不一，是未矿化区。

11. 牙釉质的基本结构是釉柱，釉柱自釉质牙本质界至牙表面的行程并不是完全呈直线，较直的部分是
   A. 近表面1/2
   B. 近表面1/3
   C. 内1/2
   D. 内1/3
   E. 内2/3

【答案】B

【考点】牙釉质的组织结构

【解析】釉柱自釉质牙本质界至牙表面的行程并不完全呈直线，近表面1/3较直，称为直釉；而内2/3弯曲，在切缘及牙尖处绞绕弯曲更为明显，称为绞釉。

【避错】本题容易错选A，考生往往不知道具体数值是多少，这就要求考生复习时更认真仔细。

12. 牙骨质与骨组织的不同之处在于
   A. 层板状排列
   B. 有陷窝
   C. 能新生
   D. 无血管
   E. 有细胞

【答案】D

【考点】牙骨质的组织结构

【解析】与骨密质相似，由细胞和矿化的细胞间质组成。细胞位于陷窝内，并有增生沉积线。但不同于骨的是牙骨质无哈弗斯管，也无血管和神经。

【避错】本题容易错选E，混淆牙骨质无细胞层这个知识点。本题考查牙骨质和骨组织的组织学区别，要熟记牙骨质没有血管和神经，这样就不会出错。

13. 正常情况下，最易引起牙本质敏感症的釉质牙骨质界结构为
   A. 少量牙骨质覆盖在牙釉质表面
   B. 多量牙骨质覆盖在牙釉质表面
   C. 牙釉质与牙骨质端端相接
   D. 牙釉质与牙骨质分离
   E. 全部牙骨质覆盖在牙釉质表面

【答案】D

【考点】釉质牙骨质界结构

【解析】牙釉质和牙骨质在牙颈部相接，其相接处有3种不同情况：①约60%是牙骨质少许覆盖在牙釉质表面。②约30%是牙釉质和牙骨质端端相接。③约10%是二者不相接，该处牙本质暴露，而为牙龈所覆盖。在后一种情况下，一旦牙龈萎缩，暴露的牙本质易发生过敏。故此题选D。

【避错】由题意可知牙本质敏感肯定是牙本质暴露，而有可能暴露的唯一结构就是牙釉质和牙骨质分离。

（14～15题共用备选答案）
   A. 成纤维细胞
   B. 血管内皮细胞
   C. 成牙本质细胞
   D. 未分化细胞
   E. 树突状细胞

14. 牙髓中有免疫防御功能的细胞是

【答案】E

15. 牙髓中的主要细胞是

【答案】A

【考点】牙髓中的细胞及功能

【解析】①成牙本质细胞主要功能是形成牙本质。②未分化细胞在受到刺激时，可分化成结缔组织中任何一类细胞。③树突状细胞见于整个牙髓，是牙髓免疫防御系统重要的组成部分。故14题选E。④成纤维细胞称为牙髓细胞，是牙髓中主要细胞，有合成胶原的功能，故15题选A。⑤淋巴细胞是牙髓中主要免疫反应细胞。⑥牙髓中还含有血管周细胞、血管内皮细胞、施万细胞等。

【避错】14题易错选D，未分化细胞在炎症时，可以形成巨噬细胞，其形成的巨噬细胞有免疫防御功能，但并非未分化细胞本身。15题易错选E，树突状细胞虽见于整个牙髓，但主要分布在牙髓中央区的血管周围和牙髓的外周区，并不能说是牙髓中的主要细胞。

（16～20题共用备选答案）
   A. 继发性牙本质
   B. 前期牙本质
   C. 原发性牙本质
   D. 球间牙本质
   E. 髓周牙本质

16. 牙根发育完成后再形成的牙本质是

【答案】A

17. 牙齿发育过程中所形成的牙本质是

【答案】C

18. 在成牙本质细胞与矿化牙本质之间的一层未矿化的牙本质是

【答案】B

19. 牙本质钙质小球之间遗留的未矿化的间质是

【答案】D

20. 在罩牙本质和透明层内侧的牙本质称

【答案】E

【考点】各种牙本质

【解析】当牙发育至根尖孔形成时，牙发育即完成，至此以前形成的牙本质称原发性牙本质，故

17 题选 C。但此后牙本质仍在一生中不断形成，这种牙发育完成后形成的牙本质即继发性牙本质，故 16 题选 A。牙本质的形成是持续性的，在成牙本质细胞和矿化牙本质之间是一层未钙化的牙本质，称为前期牙本质，故 18 题选 B。在牙本质钙化不良时，钙质小球之间遗留一些未钙化的间质，其中仍有牙本质小管通过，此未钙化的区域称为球间牙本质，故 19 题选 D。在罩牙本质和透明层内侧的牙本质称髓周牙本质，故 20 题选 E。

【避错】本题考查各种牙本质的形成时间和原因，需要区别记忆，把握每种牙本质的形成条件即可避免混淆。

（21～23 题共用备选答案）

A. 釉质生长线

B. 釉板

C. 釉丛

D. 釉梭

E. 绞釉

21. 减少牙釉质折裂机会的结构是

【答案】E

22. 成牙本质细胞突起形成的结构是

【答案】D

23. 到达牙冠表面形成釉面横纹的是

【答案】A

【考点】牙体解剖生理

【解析】釉柱自釉质牙本质界至牙表面的行程并不完全呈直线，近表面 1/3 较直，称为直釉；内 2/3 弯曲，在切缘及牙尖处绞绕弯曲更为明显，称为绞釉，可以增强牙釉质对咬合力的抵抗，故第 21 题选 E。釉梭是位于釉质牙本质界的纺锤状结构，在牙尖部位较多见。目前认为它与成牙本质细胞胞质突的末端膨大并穿过釉质牙本质界包埋在牙釉质中有关，故第 22 题选 D。釉面横纹是指牙釉质表面呈平行排列并与牙长轴垂直的浅凹线纹，间隔为 30～100μm 宽，在牙颈部尤为明显，呈叠瓦状。这是牙呈节律性发育的现象，也是牙釉质生长线到达牙表面的部位。故第 23 题选 A。

【避错】备选答案是牙体组织这个知识点的最基本概念，考生复习时应该注意不同牙釉质的结构特点及临床意义。

考点：牙周组织

1. 上皮根鞘的残余上皮是

A. 成釉器

B. 牙乳头

C. 牙囊

D. 缩余釉上皮

E. 牙周上皮剩余

【答案】E

【考点】牙周膜的组织结构

【解析】在牙周膜中，邻近牙根表面的纤维间隙中可见到小的上皮条索或上皮团，与牙根表面平行排列，即牙周上皮剩余，也称马拉瑟（Malassez）上皮剩余。这是牙根发育期间上皮根鞘残留下来的上皮细胞。在光镜下细胞较小，呈立方形或卵圆形，胞质少，嗜碱性。故选 E。

【避错】本题易错选 A。牙板向深层结缔组织生长，其末端细胞增生，进而发育成成釉器。

2. 牙髓和牙周膜中均含有

A. 成牙本质细胞

B. 成骨细胞

C. 成釉细胞

D. 成牙骨质细胞

E. 未分化间充质细胞

【答案】E

【考点】牙髓的组织结构、牙周膜的组织结构

【解析】牙髓中所包含的细胞有成牙本质细胞、成纤维细胞、巨噬细胞、未分化的间充质细胞、树突状细胞、淋巴细胞、血管周细胞、血管内皮细胞以及施万细胞等。牙周膜中所含有的细胞有成纤维细胞、牙周膜干细胞（存在于牙周膜中的一种未分化的间充质细胞）、成牙骨质细胞、上皮剩余、成骨细胞和破骨细胞。故牙髓和牙周膜中均含有的是成纤维细胞和未分化的间充质细胞，故 E 正确，A、B、C、D 错误。

【避错】该题易错选 A。牙髓中含有成牙本质细胞，但其不存在于牙周膜中。

3. 关于牙槽骨不正确的为

A. 分为固有牙槽骨、骨密质和骨松质

B. 是高度可塑性组织

C. 受压则增生，受牵引则吸收

D. 可以进行改建

E. 牙槽骨受全身骨代谢的影响

【答案】C

【考点】牙槽骨的组织结构、生物学特性

【解析】牙槽骨按其解剖部位可分为固有牙槽骨、骨密质、骨松质，A 不选。牙槽骨是高度可塑性组织，也是人体骨骼最活跃的部分，B 不选。它不但随着牙的生长发育、脱落替换和咀嚼压力而变动，而且也随着牙的移动而不断地改建，D 不选。牙槽骨具有受压力被吸收，受牵引力会增生的特性，C 不选。牙槽骨与身体其他骨一样可出现生理性的骨质疏松，E

不选。故选C。

【避错】该题易错选E。牙槽骨虽然解剖位置特殊，牙对其发育及维持起至关重要的决定，可随着牙的移动发生改建，代谢活跃。但其亦受全身骨代谢的影响，同其他骨组织一样，随年龄增长牙槽嵴高度降低，骨密度减低，骨质疏松等。

4. 牙周膜中可以转化为其他细胞成分的细胞是

A. 成纤维细胞

B. 上皮剩余

C. 成骨细胞

D. 成牙骨质细胞

E. 间充质细胞

【答案】E

【考点】牙周膜的组织结构

【解析】存在于牙周膜中的间充质细胞实际上是一种未分化的间充质干细胞，又称牙周膜干细胞，具有自我更新及多向分化潜能，不仅能维持牙周组织的稳态，而且参与牙周组织的再生，故选E。

【避错】该题易错选A。成纤维细胞是牙周膜中数量最多、功能最重要的细胞，具有独特且高效的合成与分解胞外基质中胶原蛋白的能力，但它虽可以合成胶原蛋白，却并不能转化为其他细胞成分。

5. 牙槽骨的生物学特点是

A. 形态结构稳定

B. 对压力有较强的耐受性

C. 受牵拉时增生

D. 一般不吸收

E. 不受牙的影响

【答案】C

【考点】牙槽骨生物学特点

【解析】牙槽骨为适应内、外环境的变化，在一生中不断发生改建。一般牙槽骨在受压的情况下发生吸收，在受到牵拉时增生。故此题选C。

【避错】此题易错选B，牙槽骨对压力耐受性较牙骨质差。

6. 龈谷的组织学特点是

A. 覆盖无角化上皮

B. 上皮钉突数量少

C. 无炎症细胞浸润

D. 含有黏膜下层

E. 含有颗粒层

【答案】A

【考点】龈谷上皮特征

【解析】龈谷上皮为薄的无角化上皮，有上皮钉突伸入结缔组织中（B错误），固有层常见炎症细胞（C错误）。牙龈是口腔黏膜的一部分，由上皮层和固有层组成，无黏膜下层（D错误）。龈谷是无角化上皮，故不含颗粒层（E错误）。故此题选A。

【避错】此题易错选B选项，龈谷组织学上有上皮钉突深入结缔组织中，不能说上皮钉突数量少。

7. 口腔黏膜上皮中无

A. 颗粒层

B. 透明层

C. 棘细胞层

D. 基底层

E. 角化层

【答案】B

【考点】口腔黏膜上皮组织结构

【解析】典型的口腔上皮由四层细胞构成，从深层至表面依次为基底层、棘层、颗粒层、角化层。故排除A、C、D、E，选B。

【避错】此题易错选E，大多数口腔黏膜中都有角化层。

8. 关于固有牙槽骨不正确的为

A. 衬于牙槽窝的内壁

B. 又称筛状板

C. 属于束状骨

D. X线上称硬骨板

E. X线片上为围绕牙根的黑色透光带

【答案】E

【考点】牙槽骨的结构

【解析】固有牙槽骨位于牙槽窝内壁（A对），包绕牙根并与牙周膜相邻。固有牙槽骨是一层多孔的骨板，所以又称筛状板，B正确。组织学上固有牙槽骨属于骨密质，选项C正确。在X线片上表现为围绕牙周膜外侧的一条白色阻射线，称硬骨板，选项D正确。故答案选择E。

【避错】本题易错选C。固有牙槽骨在组织学上属于骨密质。

9. 下列有关结合上皮的描述，错误的是

A. 是无角化的鳞状上皮

B. 无上皮钉突

C. 向根方逐渐变薄

D. 通过桥粒附着在牙齿表面

E. 在牙面上的位置因年龄而异

【答案】D

【考点】结合上皮的组织学特点

【解析】结合上皮是牙龈上皮附着在牙表面的一条带状上皮，从龈沟底开始，向根尖方向附着在釉质或牙骨质的表面。结合上皮是无角化的鳞状上皮，在龈沟底部含15～30层细胞，向根尖方向逐渐变薄，含3～4层细胞。通过半桥粒附着在牙齿表面，在牙面上的位置因年龄而异。故选 D。

【避错】本题易错选 B。结合上皮无上皮钉突，但如受到刺激，可见上皮钉突增生伸入结缔组织中。

10. 牙周膜主纤维束中数量最多的是

A. 牙槽嵴组
B. 水平组
C. 斜行组
D. 根尖组
E. 根间组

【答案】C

【考点】牙周膜纤维数量

【解析】牙周膜的主纤维束分为牙槽嵴组、水平组、斜行组、根尖组和根间组。其中，斜行组是牙周膜中数量最多、力量最强的一组纤维。除牙颈部和根尖区外，都是斜行组纤维分布的区域。纤维起于牙骨质，纤维方向向根方倾斜约 45°埋入牙槽骨的一端近牙颈部，将牙悬吊在牙槽窝。故选 C。

【避错】本题易错选 B。水平组在牙槽嵴纤维的根方，呈水平方向分布，是维持牙直立的主要力量。

（11～13 题共用备选答案）

A. 朗格汉斯细胞
B. 梅克尔细胞
C. 角质形成细胞
D. 组织细胞
E. 成纤维细胞

11. 与感觉功能有关的细胞是

【答案】B

12. 与免疫功能有关的细胞是

【答案】A

13. 构成黏膜上皮的主要细胞是

【答案】C

【考点】不同口腔黏膜细胞的作用

【解析】梅克尔细胞是一种压力或触觉感受细胞，故 11 题选 B。朗格汉斯细胞作为一种抗原提呈细胞，可以激活 T 淋巴细胞，与黏膜的免疫功能密切相关，故 12 题选 A。口腔黏膜上皮属复层鳞状上皮，主要由角质形成细胞和少数非角质形成细胞组成，故 13 题选 C。

【避错】11 题易错选 E，成纤维细胞参与纤维组织形成，与感觉功能无关。12 题易错选 B，梅克尔细胞与神经系统连接，与感觉功能有关。13 题易错选 A，朗格汉斯细胞属非角质形成细胞。

（14～17 题共用备选答案）

A. 牙槽嵴组
B. 水平组
C. 斜行组
D. 根间组
E. 根尖组

14. 呈放射状，保护根尖孔血管和神经的是

【答案】E

15. 位于多根牙的根分叉之间，防止牙根向冠方移动的是

【答案】D

16. 起自牙槽嵴顶，呈放射状向牙冠方向走行，将牙向牙槽窝内牵引的是

【答案】A

17. 与牙弓的𬌗平面大致平行，是维持牙直立的主要力量的是

【答案】B

【考点】牙周膜中主纤维的分布及功能

【解析】牙槽嵴组纤维起于牙槽嵴顶，呈放射状向牙冠方向走行，止于牙颈部的牙骨质。功能是将牙齿向牙槽窝内牵引，抵抗侧方力，保持牙的直立，故 16 题选 A。水平组在牙槽嵴纤维的根方，呈水平方向分布，与牙弓的𬌗平面大致平行。一端埋入牙骨质，另一端埋入牙槽骨中。功能是维持牙直立的主要力量。故 17 题选 B。根尖组起于根尖区牙骨质，呈放射状至根尖周围的牙槽骨，具有固定牙根尖的作用，故 14 题选 E。根间组只存在于多根牙，起自根分叉处的牙根间骨隔顶，至根分叉区牙骨质，有防止牙根向冠方移动的作用，故 15 题选 D。

【避错】本题考查牙周膜中各种纤维的分布及功能。17 题易错选 C。水平组呈水平方向分布，是维持牙直立的主要力量。斜行组是牙周膜中数量最多、力量最强的一组纤维，起悬吊牙齿的作用。

考点：口腔黏膜

1. 下列部位除哪项外，口腔黏膜上皮均有角化

A. 唇红
B. 硬腭
C. 牙龈
D. 舌腹
E. 舌背

【答案】D

【考点】口腔黏膜所在部位

【解析】口腔黏膜根据其所在的部位和功能，可分为咀嚼黏膜、被覆黏膜和特殊黏膜。舌腹的黏膜属于被覆黏膜，黏膜光滑而薄，上皮无角化，结缔组织乳头多而短。黏膜下层不明显。故选 D。

【避错】本题易错选其他选项。唇红的上皮薄、有角化。咀嚼黏膜（如牙龈、硬腭）上皮表层有正

角化或不全角化。舌背黏膜中的丝状乳头表面有透明角化上皮细胞。

2. 口腔黏膜上皮中的透明细胞是

A. 角化细胞

B. 粒细胞

C. 棘细胞

D. 基底细胞

E. 朗格汉斯细胞

【答案】E

【考点】口腔黏膜

【解析】口腔黏膜上皮层分布着一些不参与上皮细胞增生和成熟的非角质形成细胞，约占口腔上皮细胞总数的10%，细胞内无张力细丝和桥粒，在制片过程中皱缩，环绕胞核形成一个透明环，所以又称透明细胞，这些细胞包括黑色素细胞、朗格汉斯细胞及梅克尔细胞。故本题选E。

【避错】本题易错选B，颗粒层位于角化层深面，一般由2～3层扁平细胞组成，胞质内含嗜碱性透明角质颗粒，容易被“透明”迷惑而误选。

3. 不属于硬腭部软组织特点的是

A. 黏膜下层前部无腺体

B. 黏膜下层后部无腭腺

C. 两侧部黏骨膜较厚

D. 中部黏骨膜缺乏弹性

E. 骨膜与黏膜、黏膜下层附着紧密

【答案】B

【考点】咀嚼黏膜的组织结构

【解析】硬腭黏膜呈浅粉红色，表面角化层较厚，以正角化为主。牙龈区和中间区无黏膜下层，固有层与骨膜紧密相连；脂肪区和腺区有黏膜下层。黏膜下层的前部为脂肪区，其内无腺体，故A不选，黏膜下层的后部即腺区内的腺体与软腭的腺体连为一体，为纯黏液腺，故该题选B。咀嚼黏膜固有层深部或直接附着在骨膜上，形成黏骨膜，或借黏膜下层与骨膜紧密相连，故E不选。两侧部黏骨膜即牙龈区黏骨膜与牙龈组织相续较厚，中部黏骨膜为中间区黏骨膜，连接两侧脂肪区及腺区，缺乏弹性，故C、D不选。

【避错】该题易错选A。应注意硬腭黏膜的前部为脂肪区，不含腺体，后部为腺区，内含腭腺。

4. 在人类退化为5～8条平行皱襞的是

A. 丝状乳头

B. 菌状乳头

C. 轮廓乳头

D. 叶状乳头

E. 味蕾

【答案】D

【考点】舌乳头的组织结构

【解析】舌背黏膜表面有许多小突起，称为舌乳头。其中丝状乳头数目最多，遍布于舌背，舌尖部最多，故排除A。菌状乳头数目较少，分散于丝状乳头之间，位于舌尖和舌侧缘，色泽较红，故排除B。轮廓乳头在舌乳头中体积最大，数目最少，有8～12个，沿界沟前方排成一列，故排除C。叶状乳头位于舌侧缘后部，在人类中此乳头为退化器官，呈5～8条平行排列的皱襞，该题选D。在舌背黏膜上还存在一种特殊的器官——味蕾，是味觉感受器，主要分布于轮廓乳头靠近轮廓沟的侧壁上皮，其他处如菌状乳头、软腭、会厌等上皮内亦可见味蕾分布，故排除E。

【避错】该题易错选C。轮廓乳头和叶状乳头是舌乳头中较特殊的两种黏膜，但轮廓乳头沿界沟分布，数目为8～12个，注意区分。

5. 下列哪项不是被覆黏膜的特征

A. 无颗粒层

B. 无角化层

C. 上皮钉突短

D. 固有层界限不清

E. 无黏膜下层

【答案】E

【考点】被覆黏膜的组织结构

【解析】被覆黏膜无角化，故B不选。上皮与结缔组织交界比较平坦，结缔组织乳头较短粗，故C、D不选。有较疏松的黏膜下层，故该题选E。被覆黏膜为非角化上皮，由基底层、棘层、中间层和表层构成，无颗粒层，排除A。故本题选E。

【避错】该题易错选A。被覆黏膜为非角化上皮，由基底层、棘层、中间层和表层构成，无颗粒层，此为角化上皮与非角化上皮的重要区别。牙龈及舌背黏膜无黏膜下层，被覆黏膜则有黏膜下层。

6. 口腔黏膜中无黏膜下层的是

A. 唇黏膜

B. 颊黏膜

C. 口底黏膜

D. 舌腹黏膜

E. 舌背黏膜

【答案】E

【考点】口腔黏膜的分类与组织结构

【解析】唇、颊、口底及舌腹黏膜属被覆黏膜，均具有黏膜下层，故A、B、C、D均不选。舌背黏膜为特殊黏膜，无黏膜下层，该题选E。

【避错】该题易错选D。要注意特殊黏膜只有舌背黏膜，舌腹黏膜不属于特殊黏膜而是被覆黏膜。另外，口腔内除舌背黏膜外，牙龈亦无黏膜下层。

7. 下列哪项不是咀嚼黏膜的特征

A. 有角化层

B. 颗粒层不明显

C. 上皮钉突多而细长

D. 固有层较厚

E. 胶原纤维粗大

【答案】B

【考点】咀嚼黏膜的结构与功能

【解析】咀嚼黏膜包括硬腭和牙龈黏膜。其特点是上皮较厚，表层有角化，可为正角化或不全角化，故 A 正确。固有层厚，胶原纤维粗大。故 D、E 正确。固有层的乳头多而长，与上皮钉突呈指状镶嵌，形成良好的机械附着，故 C 正确。有颗粒层，细胞间隙宽并见细胞间桥。答案应选 B。

【避错】本题易错选 C。咀嚼黏膜固有层的乳头多而长，与上皮钉突呈指状镶嵌，形成良好的机械附着。故上皮钉突多而细长。

8. 复层鳞状上皮由表层向内的排列顺序为

A. 颗粒层、角化层、棘层、基底层

B. 角化层、颗粒层、棘层、基底层

C. 颗粒层、棘层、角化层、基底层

D. 基底层、棘层、颗粒层、角化层

E. 基底层、角化层、棘层、颗粒层

【答案】B

【考点】角化的口腔上皮分层

【解析】角化的鳞状上皮主要由角质形成细胞构成，由表层至深层共分为 4 层，分别为角化层、颗粒层、棘层和基底层。故选 B。

【避错】本题易选错 D。题干问角化上皮由表层向内，而不是由内向表层。做题时要注意审清题干。

9. 口腔特殊黏膜是

A. 舌腹黏膜

B. 舌背黏膜

C. 口底黏膜

D. 牙槽黏膜

E. 唇黏膜

【答案】B

【考点】口腔的特殊黏膜

【解析】口腔黏膜的形态结构依所在部位及功能特点的不同而有所不同。硬腭和牙龈黏膜在咀嚼过程中经常受摩擦，所以有角化层，称咀嚼黏膜；舌背黏膜与味觉感受和咀嚼有关，形成特殊的结构味蕾及乳头，称特殊黏膜；其他部位黏膜主要起衬覆作用，结构疏松，无角化，故称被覆黏膜。故此题选 B。

【避错】口腔黏膜中的特殊黏膜只有舌背黏膜，注意不要记忆混淆。

（10～13 题共用备选答案）

A. 丝状乳头

B. 菌状乳头

C. 轮廓乳头

D. 叶状乳头

E. 味蕾

10. 体积较小，数目最多，呈锥体形，舌尖部最多的是

【答案】A

11. 数目较少，分散于丝状乳头之间，呈圆形，头大颈细的是

【答案】B

12. 体积最大，数目最少，排列在界沟前方的是

【答案】C

13. 是味觉感受器，位于轮廓乳头的环沟侧壁上的是

【答案】E

【考点】舌背黏膜表面不同类型的乳头

【解析】丝状乳头数目最多，体积较小，舌尖部最多，乳头表面有透明角化上皮细胞。上皮的浅层细胞经常有角化和剥脱现象，故 10 题选 A。菌状乳头分散于丝状乳头之间，呈圆形，头大颈细，有的菌状乳头的上皮内可见少数味蕾，故 11 题选 B。轮廓乳头沿界沟的前方排列成一行。体积最大，数目最少，故 12 题选 C。在轮廓乳头的环沟侧壁上皮内，有许多染色浅淡的卵圆形小体，称味蕾，有感受味觉的功能，故 13 题选 E。叶状乳头位于舌侧缘的后部。在人类此乳头已退化为 5～8 条平行的皱襞。正常时此乳头不明显，一旦发生炎症则可引起肿痛。

【避错】本题考查舌背黏膜表面的不同类型的乳头，需要区别记忆，把握每种舌乳头的部位、数目、功能即可正确作答。

考点：唾液腺

1. 关于唾液腺的排泄管，叙述正确的是

A. 与闰管相延续

B. 又称纹管

C. 穿行于小叶间结缔组织中

D. 管壁由单层柱状上皮组成

E. 为唾液腺导管最细小的终末分支部分

【答案】C

【考点】唾液腺导管

【解析】排泄管起于小叶内，与分泌管相延续。出小叶后穿行于小叶间结缔组织中，称为小叶间导管。管壁细胞变为复层或假复层柱状上皮。此上皮除

含有类似分泌管（纹管）的柱状细胞外，还含有许多小的基底样细胞。各小叶间导管汇集成更大的总排泄管，开口于口腔。故选C。

【避错】本题易错选E。闰管是唾液腺导管最细小的终末分支部分，连接腺泡与分泌管。

2. 黏液细胞的组织学特点是

A. 胞质内含嗜酸性颗粒

B. 胞质内含角质颗粒

C. 胞质内含嗜碱性颗粒

D. 胞质透明呈网状结构

E. 细胞内含酶原颗粒

【答案】D

【考点】唾液腺的组织学结构

【解析】黏液性腺泡呈管状，由黏液细胞组成。光镜下，黏液细胞呈锥形，胞质内含丰富的黏原颗粒，在固定及染色过程中，黏原颗粒常被破坏，胞质透明呈网状结构。故选D。

【避错】本题易错选E。浆液细胞内含酶原颗粒，注意区分。

3. 黏膜下层无小唾液腺分布的是

A. 颊

B. 软腭

C. 舌腹

D. 唇红

E. 硬腭

【答案】D

【考点】小唾液腺的组织学特点

【解析】唇、颊、磨牙后区、腭、舌等处，是小唾液腺主要的分布部位。但唇红部黏膜下层无小唾液及皮脂腺，故易干裂，该题选D，排除A、B、C、E。

【避错】该题易错选E，硬腭黏膜腺区内的腺体与软腭连为一体，其内是含有小唾液腺（腭腺）的。

4. 基底部有纵纹，能主动吸收Na^+的唾液腺上皮细胞是

A. 闰管细胞

B. 肌上皮细胞

C. 分泌管细胞

D. 浆液性腺泡细胞

E. 黏液性腺泡细胞

【答案】C

【考点】唾液腺的组织结构

【解析】唾液腺实质由基本分泌单位、皮脂腺和肌上皮细胞组成。基本分泌单位包括腺泡与导管系统。腺泡由腺细胞、基膜及位于两者之间的肌上皮细胞组成，腺泡细胞分浆液性和黏液性两种。导管系统由闰管、分泌管和排泄管组成。浆液性腺泡细胞合成、贮存和分泌蛋白质，故排除D。黏液性腺泡细胞合成碳水化合物，故排除E。闰管细胞具有碳酸酐酶活性，分泌HCO_3^-至腺泡腔，并从腺泡产物中吸收Cl^-，故排除A。分泌管细胞基底部有垂直于基底面的纵纹，能主动吸收Na^+，排出K^+和HCO_3^-并转运水，改变原始唾液量，并使分泌物低渗，故该题选C。肌上皮细胞有收缩功能，可协助腺泡或导管排出分泌物，故排除B。

【避错】该题易错选A。但闰管细胞分泌HCO_3^-，吸收Cl^-，而分泌管细胞吸收Na^+，排出K^+和HCO_3^-并转运水，注意区分。

5. 在小唾液腺中，属于纯黏液腺的是

A. 腭腺

B. 唇腺

C. 磨牙后腺

D. 味腺

E. 颊腺

【答案】A

【考点】小唾液腺的组织学特点

【解析】黏液腺泡为主的混合腺包括唇腺、颊腺、磨牙后腺、舌下腺，排除B、C、E。浆液性腺泡为主的混合性腺包括下颌下腺。纯黏液腺包括舌腭腺、腭腺、舌后腺，故该题选A。纯浆液腺包括腮腺、味腺，排除D。

【避错】该题易错选D。味腺为纯浆液腺而非纯黏液腺。

6. 能形成半月板的结构是

A. 浆液性腺泡

B. 黏液性腺泡

C. 混合性腺泡

D. 闰管

E. 分泌管

【答案】C

【考点】唾液腺的组织结构

【解析】浆液性腺泡顶端胞质内可见大量折光性很强的分泌颗粒，称酶原颗粒。黏液性腺泡胞质内含丰富的黏原颗粒，在固定及染色过程中，黏原颗粒常被破坏，故胞质透明，呈网状结构。混合性腺泡由黏液细胞和浆液细胞组成。前者组成腺泡的大部分，紧接闰管；后者呈新月状覆盖于腺泡的盲端表面，又称半月板。故答案选择C。

【避错】本题易错选A，半月板结构是由混合性腺泡中的浆液细胞形成，不是浆液性腺泡形成。注意

区分。

7. 以下属纯浆液腺的小唾液腺是

A. 唇腺

B. 颊腺

C. 味腺

D. 舌后腺

E. 舌前腺

【答案】C

【考点】唾液腺的分类

【解析】小唾液腺包括唇腺、颊腺、舌腺、腭腺、舌腭腺和磨牙后腺等。舌腺可分成几组：舌前腺位于舌腹面舌系带两侧近舌尖处黏膜下，以黏液性腺泡为主，仅有少数混合腺泡；舌根部和舌边缘区有舌后腺，是纯黏液腺；轮廓乳头环沟下方的味腺是纯浆液腺，位于轮廓乳头下方的舌肌纤维之间，导管开口在轮廓乳头的沟内和叶状乳头之间的沟内。

【避错】此题易误选 D，舌后腺属于纯黏液腺，需要区别的是纯浆液腺只有 2 个：腮腺、味腺。纯黏液性腺：腭腺、舌后腺、舌腭腺。剩下的口腔唾液腺均为混合性腺。

（8～10 题共用备选答案）

A. 腮腺

B. 下颌下腺

C. 舌下腺

D. 唇腺

E. 腭腺

8. 属于大唾液腺，纯浆液腺的是

【答案】A

9. 属于大唾液腺，混合性腺以浆液性腺泡为主的是

【答案】B

10. 属于小唾液腺，混合性腺以黏液性腺泡为主的是

【答案】D

【考点】唾液腺的分布及组织学特点

【解析】大唾液腺包括腮腺、下颌下腺、舌下腺。腮腺是纯浆液腺，故 8 题选 A。下颌下腺为混合腺，以浆液性腺泡为主，故 9 题选 B。小唾液腺包括唇腺、颊腺、舌腺、腭腺、舌腭腺和磨牙后腺。其中唇腺、颊腺、磨牙后腺属于混合性腺体，但以黏液性腺泡为主，故 10 题选 D。舌腭腺、腭腺属于纯黏液腺。味腺属于纯浆液腺。

【避错】本题考查唾液腺的分布及组织学特点，需要区别记忆，纯浆液腺有腮腺和味腺。纯黏液腺有舌腭腺和腭腺。混合性腺以浆液性腺泡为主的是下颌下腺。其余的腺体都是以黏液性腺泡为主的混合性腺。

考点：口腔颌面部发育

1. 面部的发育来自

A. 上颌突和球状突

B. 侧腭突和球状突

C. 侧腭突和侧鼻突

D. 额鼻突和下颌突

E. 侧腭突和上颌突

【答案】D

【考点】颌面部的发育

【解析】面部的发育始于胚胎第 3 周。此时前脑的下端出现额鼻突。由于迁移的神经嵴细胞的增生，在额鼻突两侧的下方出现第 1 鳃弓，即下颌突。约在胚胎第 24 天，第 1 鳃弓上出现另一个突起，即上颌突。此时的原口界限上有迅速增大的额鼻突，下有第 1 鳃弓（此时称下颌突），两侧为上颌突。口凹与前肠之间有口咽膜相隔。胚胎第 3 周末口咽膜开始破裂，口腔与前肠相通。胚胎第 4 周末额鼻突的末端被 2 个凹陷分成 3 个突起，中间的称为中鼻突，两侧的称为侧鼻突。至胚胎第 5 周，中鼻突生长迅速，其末端出现 2 个突起，称为球状突。故选 D。

【避错】本题易错选其他选项。面部是由下颌突、上颌突、侧鼻突和中鼻突（包括球状突）相互联合而成。

2. 唇裂发生的时间是胚胎第

A. 1～3 周

B. 4～5 周

C. 6～7 周

D. 8～9 周

E. 10～11 周

【答案】C

【考点】面部的发育

【解析】在胚胎第 6～7 周时，面部各突起如未能正常联合，则形成面部发育异常，常见有唇裂、面裂等。唇裂多见于上唇，由一侧或两侧的球状突与上颌突未融合或部分融合所致。故选 C。

【避错】本题易错选其他选项，主要是对时间记忆混淆。题目考查的其实是面部联合的时间，注意掌握。

3. 口腔颌面部发育中发生融合的部位是

A. 人中

B. 口角

C. 腭部

D. 颊部

E. 下颌

【答案】C

【考点】腭的发育过程

【解析】胚胎第8周时，左右侧腭突与前腭突自外向内向后逐渐联合，同时左右侧腭突在中线处自前向后逐渐融合，并与向下生长的鼻中隔融合。这是口腔颌面部发育中唯一发生融合的部位。故本题选C。

【避错】本题易错选B，胚胎第6周时，上颌突和下颌突由后向前联合，形成面颊部，其联合的终点为口角。应当注意口腔颌面部发育中唯一发生融合的部位是腭部。

4. 口腔颌面部发育基本上在哪期发育完成

A. 受孕后1周

B. 受孕后2周

C. 受孕后10周

D. 受孕后3～8周

E. 受孕后9周

【答案】D

【考点】口腔颌面部的发育

【解析】口腔颌面部发育始于胚胎第3周，在前脑的下端，出现了额鼻突。额鼻突的下方是第1鳃弓，即下颌突。大约第24天时，在下颌突两端的上缘，又长出两个圆形隆起，即上颌突。胚胎第4周末，额鼻突的末端被两个凹陷分成三个突起，中间的称为中鼻突，两侧的称为侧鼻突。第5周，中鼻突生长迅速，其末端出现两个突起，称为球状突。约在第6周，已形成的突起一方面继续生长，另一方面又与相邻的或对侧的突起联合。至第8周面部各突起联合完毕。故答案选择D。

【避错】本题易错选为E。受孕第9周后开始腭部的发育。

5. 原始口腔在第4周时是由以下哪组突起形成的

A. 上颌突、下颌突和额鼻突

B. 中鼻突、侧鼻突和上颌突

C. 中鼻突、侧鼻突和下颌突

D. 球状突、侧鼻突和上颌突

E. 球状突、上颌突和下颌突

【答案】A

【考点】面部的发育

【解析】胚胎第3周出现了额鼻突。额鼻突的下方是第1鳃弓，即下颌突。下颌突的发育特别迅速，由两侧向前、向中线生长，并在中缝处联合。大约第24天时，在下颌突两端的上缘，又长出两个圆形隆起，即上颌突。这时上以额鼻突，下以下颌突，两侧以上颌突为界，围成一个凹陷，称为口凹，就是未来的口腔，故本题选A。

【避错】本题易错选E，球状突是第5周，中鼻突生长迅速，其末端出现两个突起。

6. 斜面裂形成的原因是

A. 中鼻突与侧鼻突未联合或联合不全

B. 侧鼻突与上颌突未联合或联合不全

C. 中鼻突与上颌突未联合或联合不全

D. 上颌突与下颌突未联合或联合不全

E. 上颌突与球状突未联合或联合不全

【答案】B

【考点】口腔颌面部的发育异常

【解析】上颌突与下颌突未联合或联合不全形成横面裂，故选项D错误。上颌突与球状突未联合或联合不全形成唇裂，故选项E错误。中鼻突与侧鼻突未联合或联合不全形成鼻的发育不良，故选项A错误。中鼻突生长迅速，其末端出现两个突起，称为球状突。故中鼻突与上颌突未联合或联合不全形成唇裂，故选项C错误。侧鼻突与上颌突未联合或联合不全形成斜面裂，故选项B正确。

【避错】本题易错选D。上颌突与下颌突未联合或联合不全形成横面裂。

7. 侧腭突来源于

A. 上颌突

B. 下颌突

C. 侧鼻突

D. 球状突

E. 中鼻突

【答案】A

【考点】口腔腭部的发育

【解析】腭部主要由两个前腭突和两个侧腭突发育而来。前腭突来自中鼻突的球状突，侧腭突来自上颌突，故答案选择A。至胎儿第9周时，左右侧腭突与前腭突自外向内、向后方逐渐联合。同时，左右侧腭突在中缝处自前向后逐渐融合，并与向下生长的鼻中隔发生融合。这是口腔颌面部发育中唯一发生融合的部位。

【避错】本题易错选为D。两个球状突中央部分联合，形成人中。球状突与同侧的上颌突联合形成上唇，而不是形成侧腭突。

8. 女孩，3岁。自出生时右上唇唇裂，检查见患儿右侧上唇Ⅲ度唇裂，至鼻底，右侧鼻翼塌陷。该患儿唇裂的原因是

A. 上颌突和下颌突联合不全

B. 两侧下颌突联合不全

C. 一侧球状突和上颌突联合不全

D. 球状突和侧鼻突联合不全
E. 中鼻突与侧鼻突联合不全

【答案】C

【考点】面部的发育异常

【解析】上颌突和下颌突联合不全导致横面裂。唇裂多见于上唇，是由一侧或两侧球状突与上颌突联合不全所致。故选 C。

【避错】本题易错选 B，两侧下颌突联合不全导致下唇唇裂。

9. 男孩，1 岁。自出生时发现“大嘴”，检查见左侧口裂大，止于口角耳屏连线 1/2 处，口腔内组织暴露。该患儿的畸形是由于
A. 上颌突和下颌突联合不全
B. 两侧下颌突联合不全
C. 一侧上颌突和球状突联合不全
D. 球状突和侧鼻突联合不全
E. 中鼻突和侧鼻突联合不全

【答案】A

【考点】面部的发育异常

【解析】上唇裂：球状突和上颌突未联合或部分联合，故排除 C。上唇正中裂：两侧球状突中央部分未联合或部分联合。下唇裂：两侧下颌突在中线处未联合，排除 B。横面裂：上颌突与下颌突未联合或部分联合，裂隙可自口角至耳屏前，较轻微者可为大口畸形（联合过多则为小口畸形）。斜面裂：上颌突与侧鼻突未联合，裂隙自上唇沿着鼻翼基部至眼睑下缘。侧鼻裂：侧鼻突与中鼻突之间发育不全，在鼻部形成纵裂，排除 D、E。故选 A。

【避错】此题易错选 C。但上颌突与球状突联合不全形成的为唇裂，裂隙从唇红至鼻孔底部，结合解剖部位可与横面裂相区分。

（10～13 题共用备选答案）
A. 单侧唇裂
B. 斜面裂
C. 横面裂
D. 腭裂
E. 颌裂

10. 球状突与上颌突未联合或联合不全形成

【答案】A

11. 两个侧腭突未融合或融合不全形成

【答案】D

12. 上颌突与下颌突未联合或联合不全形成

【答案】C

13. 前腭突与上颌突未联合或联合不全形成

【答案】E

【考点】口腔颌面部的发育异常

【解析】球状突与上颌突未联合或联合不全形成单侧唇裂。两侧球状突在中央部分未联合或部分联合，则形成上唇正中裂，故 10 题选 A。两个侧腭突未融合或融合不全形成腭裂。腭裂可发生于单侧，也可发生于双侧。约 80% 的腭裂患者伴有单侧或双侧唇裂，故 11 题选择 D。上颌突与下颌突未联合或联合不全形成横面裂。裂隙可自口角至耳屏前。如为部分联合则形成大口畸形；如联合过多则形成小口畸形，故 12 题选 C。前腭突与上颌突未联合或联合不全形成颌裂，常伴有唇裂或腭裂，故 13 题选 E。

【避错】本题考查口腔颌面部的发育异常。需要区别记忆，把握每种突起的正常联合即可避免混淆。

考点：牙的发育

1. 乳牙牙胚发生的时间为
A. 胚胎第 1 个月
B. 胚胎第 2 个月
C. 胚胎第 3～4 个月
D. 新生儿出生后 3～4 个月
E. 新生儿出生时

【答案】B

【考点】牙胚的发生和分化

【解析】牙齿的发育是一个长期、复杂的生物学过程，包括上皮与间充质相互作用、细胞分化、形态发生、组织矿化和牙萌出等几个阶段。乳牙从胚胎第 2 个月开始发生，至 3 岁多牙根发育完成，故此题选 B。

【避错】此题易错选 E，认为新生儿时牙齿还未萌出，牙齿的发育从这个阶段开始进行，忽略了其胚胎时期的发育。

2. 关于牙的发育错误的是
A. 牙胚由牙板及邻近的外胚间充质发育而来
B. 帽状期成釉器细胞分化为三层
C. 多根牙的形成是由上皮隔的发育所决定的
D. 最早形成的牙体组织为釉基质
E. 蕾状期成釉器的细胞无明显分化

【答案】D

【考点】牙的发育

【解析】牙胚由增生的牙板上皮及其下方的外胚间充质发育而成，A 不选。蕾状期在上皮下方和周围的外胚间充质细胞增生，密集在一起包绕上皮芽，但未见细胞的分化，E 不选。帽状期成釉器分化为三层细胞，即内釉上皮层、外釉上皮层及星网状层，排除

B。牙根的长度、弯曲度、厚度和牙根的数量，都是由上皮隔和邻近的外胚间叶细胞所决定的，C不选。牙釉质和牙本质的形成过程是交替进行的，成牙本质细胞先形成一层牙本质并向牙髓中央后退，紧接着成釉细胞分泌一层牙釉质并向外周后退，如此交叉进行，层层沉积，直达到牙冠的厚度，故牙本质应先于釉基质，故该题选D。

【避错】该题易错选C。上皮根鞘对于牙根的正常发育十分重要，但牙根的数量是由上皮隔决定的，应注意区别。

3. 根部牙本质的形成取决于

A. 成釉器

B. 牙乳头

C. 牙囊

D. 上皮根鞘

E. 上皮隔

【答案】D

【考点】牙本质的形成

【解析】牙根部牙本质的形成与冠部牙本质形成相似但又有所不同，根部牙本质的形成略晚。上皮根鞘的内层细胞启动了成牙本质细胞的分化从而形成了根部牙本质，故选D。

【避错】该题易错选B。牙乳头形成牙本质，但冠部的牙本质形成是由生长中心处的内釉上皮细胞释放的生长因子和信号分子诱导的，而根部牙本质是由上皮根鞘启动的，应注意区分。

4. 乳牙的发育约是从胚胎第几周开始的

A. 2

B. 4

C. 6

D. 8

E. 10

【答案】D

【考点】牙胚的发生时间

【解析】乳牙的发育是从胚胎第8周开始的，故该题选D。

【避错】该题易错选E。乳牙牙胚在胚胎第10周发生，而乳牙的发育是从胚胎第8周开始。

5. 能增强牙釉质抗剪切强度的结构是

A. 釉柱

B. 直釉

C. 绞釉

D. 釉丛

E. 釉梭

【答案】C

【考点】牙釉质的组织结构

【解析】釉柱是牙釉质的基本结构，其走行方向反映了成釉细胞形成牙釉质时的后退路线，故A不选。釉梭起源于釉质牙本质界伸向牙釉质的纺锤状结构，形成于牙釉质发生早期，是成牙本质细胞的突起在牙釉质内的残留，并无其他意义，E不选。釉丛为牙釉质的发育缺陷，排除D。釉柱自釉质牙本质界至牙表面的行程并不完全呈直线，近表面1/3较直，称为直釉；内2/3弯曲，在牙切缘及牙尖处绞绕弯曲更为明显，称为绞釉，可以增强牙釉质对咬合力的抵抗，B不选，选C。

【避错】该题易错选A。釉柱是牙釉质的基本结构，对抗咬合力，而绞釉则增强了牙釉质的抗剪切强度，注意区分。

6. 牙釉质外观呈淡黄色的原因是

A. 牙釉质形成不全

B. 牙釉质矿化不全

C. 牙釉质矿化程度高，透出深部牙本质的颜色

D. 色素沉着

E. 氟牙症

【答案】C

【考点】牙釉质的理化特性

【解析】牙釉质外观呈乳白色或淡黄色。其颜色与牙釉质的厚度和矿化程度有关，矿化程度越高，牙釉质越透明，其深部牙本质的黄色越容易透过而成淡黄色；矿化程度低则釉质透明度差，牙本质的颜色不能透过而呈乳白色，故该题选C。

【避错】该题易错选B。误认为乳白色为正常，而将正常的淡黄色误视为因矿化不全引起的现象。

7. 在牙骨质中，全部为细胞牙骨质区域的可能是

A. 自牙颈部至近根尖1/3处

B. 根中1/3处

C. 根尖1/3处

D. 根尖2/3处

E. 自牙颈部至近根尖2/3处

【答案】C

【考点】牙骨质的组织结构

【解析】无细胞牙骨质也称原发性牙骨质，紧贴于中间牙骨质表面，主要由牙骨质层板构成而无细胞，分布于自牙颈部至近根尖1/3处，牙颈部往往全部由无细胞牙骨质占据，故A、B、D、E不对。细胞牙骨质也称继发性牙骨质，常位于无细胞牙骨质表面，或者细胞牙骨质和无细胞牙骨质交替排列，但在根尖1/3处可以全部为细胞牙骨质，故选C。

【避错】此题易错选A项，无细胞牙骨质分布于

自牙颈部至近根尖1/3处，而细胞牙骨质常位于无细胞牙骨质表面，故细胞牙骨质分布区域与无细胞牙骨质是相互重叠的，但要注意只有在根尖1/3处可以全部为细胞牙骨质。

8. 牙周膜内的上皮剩余来源于
A. 牙板上皮
B. 前庭板上皮
C. 缩余釉上皮
D. 上皮根鞘
E. 口腔黏膜上皮

【答案】D

【考点】上皮剩余的组织学来源

【解析】断裂的上皮根鞘细胞进一步离开牙根表面，部分保留在发育的牙周膜中，这就是上皮剩余。故此题选D。

【避错】此题易错选A，牙板上皮发育为牙胚进而分化为牙体组织而非牙周膜。

9. 钟状晚期成釉器外釉上皮的形态特点是
A. 直线排列的低柱状细胞
B. 直线排列的假复层柱状上皮
C. 与牙囊组织无明显关系
D. 皱褶样排列的低立方状细胞
E. 皱褶样排列的高柱状细胞

【答案】D

【考点】成釉器钟状晚期外釉上皮的形态

【解析】成釉器的周边是一单层立方状细胞，称外釉上皮，借牙板与口腔上皮相连。在钟状期晚期，当牙釉质开始形成时，平整排列的上皮形成许多褶，邻近牙囊的间充质细胞进入褶之间，内含毛细血管，为成釉器旺盛的代谢活动提供丰富的营养。

【避错】此题易错选A，直线排列的低柱状细胞是钟状期早期的表现。

10. 牙发育时的上皮根鞘
A. 由内釉上皮和外釉上皮构成
B. 由内釉上皮和星网状层细胞构成
C. 由内釉上皮、中间层和外釉上皮构成
D. 由内釉上皮、星网状层和外釉上皮构成
E. 由内釉上皮、星网状层、中间层和外釉上皮构成

【答案】A

【考点】上皮根鞘的组织学来源

【解析】内釉和外釉上皮细胞在颈环处增生，向未来的根尖孔方向生长，而同时牙冠向口腔方向做萌出运动。这样内、外釉上皮的增生呈桶状，这些呈双层增生的上皮桶，称为上皮根鞘。故此题选A。

【避错】此题易错选C，上皮根鞘由内釉上皮和外釉上皮构成，中间层不参与其构成。

11. 决定牙齿形态的重要结构是
A. 成釉器
B. 牙囊
C. 牙乳头
D. 缩余釉上皮
E. 上皮根鞘

【答案】C

【考点】牙乳头的作用

【解析】牙乳头在牙发育中有重要作用。现已证明，牙乳头是决定牙形状的重要因素。例如，将切牙的成釉器与磨牙的牙乳头重新组合，结果形成磨牙；与此相反，切牙的牙乳头与磨牙成釉器重新组合，结果形成切牙。牙乳头还可以诱导非牙源性的口腔上皮形成成釉器。故本题选C。

【避错】此题易错选A选项，成釉器发育为牙釉质，而主要决定牙齿形态的是形成牙髓和牙本质的牙乳头。

12. 下列哪种不属于牙源性上皮
A. 成釉器上皮
B. 牙龈上皮
C. 缩余釉上皮
D. 牙周上皮剩余
E. 牙板上皮剩余

【答案】B

【考点】牙源性上皮

【解析】牙釉质发育完成后，成釉细胞、中间层细胞与外釉上皮细胞结合，形成一层鳞状上皮覆盖在釉小皮上，称为缩余釉上皮。当牙齿萌出至口腔时，缩余釉上皮在牙颈部形成牙龈的结合上皮。断裂的上皮根鞘细胞进一步离开根面，大部分被吸收，部分可遗留在发育中的牙周膜中，称为上皮剩余，又称牙周上皮剩余。残留的牙板上皮以上皮岛或上皮团的形式存在于颌骨或牙龈中，称为牙板上皮剩余。因此A、C、D、E均是牙源性上皮，故正确答案选择B。

【避错】本题易错选为E。牙板上皮剩余为残留的牙板上皮以上皮岛或上皮团的形式存在于颌骨或牙龈中。属于牙源性上皮。

13. 牙本质和牙骨质来源于
A. 上皮细胞
B. 骨髓细胞
C. 成牙本质细胞
D. 间充质细胞
E. 骨细胞

【答案】D

【考点】牙本质和牙骨质形成

【解析】上皮根鞘的内层细胞诱导邻近的牙髓细

胞，分化为成牙本质细胞，形成牙本质。间充质细胞立即进入断裂的上皮细胞之间，并与牙根部牙本质接触，在该处分化成成牙骨质细胞，并分泌牙骨质基质，经矿化后形成牙骨质。故答案选择D。

【避错】本题易错选为C，成牙本质细胞不能形成牙骨质。

14. 牙发育时，X线片上最先出现的是

A. 牙骨质

B. 牙本质

C. 牙釉质

D. 低密度牙髓影

E. 圆形密度低的牙囊影

【答案】E

【考点】牙的发育

【解析】牙胚早期显示在颌骨内为一边缘清晰的圆形密度低的影像，为牙囊影像，外围有一致密线条影，为其周围的骨密质边缘。故本题选E。

【避错】本题容易出错的是C，因为看到成釉器就先想到牙釉质，其实是成牙本质细胞先形成一层牙本质并向牙髓中央后退，紧接着成釉细胞分泌一层牙釉质并向外周后退。

15. 形成牙髓的组织是

A. 上皮根鞘

B. 牙乳头

C. 上皮隔

D. 成釉器

E. 牙囊

【答案】B

【考点】牙髓组织胚胎学

【解析】牙胚由三部分组成：①成釉器，起源于口腔外胚层，形成釉质。②牙乳头，起源于外胚间充质，形成牙髓和牙本质。③牙囊，起源于外胚间充质，形成牙骨质、牙周膜和固有牙槽骨。故此题选B。

【避错】本题容易误选的是E，本题如果熟记牙胚各部分形成的牙体结构就不会出错，复习时可以按解析理清各个部分内容，避免考试时出错。

16. 残留的牙板上皮以上皮岛或上皮团的形式存在于颌骨或牙龈中，婴儿出生后不久，偶见牙龈上出现针头大小的白色突起，即为上皮珠，俗称

A. 马牙

B. 上皮隔

C. 釉小皮

D. 上皮剩余

E. 牙蕾

【答案】A

【考点】牙板的结局

【解析】婴儿出生后不久，偶见牙龈上出现针头大小的白色突起，即为上皮珠，俗称马牙，可自行脱落，在某些情况下，残留的牙板上皮可成为牙源性上皮性肿瘤或囊肿的起源。故此题选A。

【避错】本题考查马牙的诊断，根据题意一般就可以判断，只要看过一般出错可能性很小。

（17～19题共用备选答案）

A. 修复性牙本质

B. 球间牙本质

C. 髓周牙本质

D. 托姆斯颗粒层

E. 前期牙本质

17. 牙本质钙化不良时，钙球之间遗留的未被钙化的牙本质为

【答案】B

18. 牙齿在病理情况下形成的为

【答案】A

19. 根部牙本质透明层的内侧一层颗粒状未钙化区为

【答案】D

【考点】牙本质的组织结构，牙本质的反应性改变

【解析】牙本质主要是球形钙化，由很多钙质小球融合而成，在牙本质钙化不良时，钙质小球之间遗留一些未被钙化的间质，称为球间牙本质，故17题选B。当牙釉质表面因磨损、酸蚀、龋等而遭受破坏时，其深部牙本质暴露，成牙本质细胞受到程度不等刺激，并部分发生变性。牙髓深层的未分化细胞可移向该处取代变性细胞而分化为成牙本质细胞，并与尚有功能的成牙本质细胞一起共同分泌牙本质基质，继而矿化，形成修复性牙本质，故18题选A。在牙纵剖磨片中见根部牙本质透明层的内侧有一层颗粒状的未矿化区，称托姆斯颗粒层，故19题选D。

【避错】17题易错选A，修复性牙本质虽是在病理情况下形成的，但亦是经过矿化形成的，而非未被钙化的牙本质。18题易错选B，球间牙本质是在牙本质钙化不良时形成的，在氟牙症和维生素D缺乏时球间牙本质明显增多，而非直接的病理刺激形成。19题易错选E，前期牙本质实际上是在成牙本质细胞和矿化牙本质之间的一层尚未矿化的牙本质。考点相关知识点涵盖概念较多，易混淆，需注意。

考点：牙的发育异常

1. 关于先天性梅毒牙的叙述，不正确的是

A. 是由于梅毒螺旋体感染使牙釉质发育障碍

B. 病变在上颌中切牙最为明显

C. 第二恒磨牙的病变称为桑葚牙
D. 可伴有牙本质发育障碍
E. 病变切牙称为哈钦森切牙

【答案】C

【考点】先天性梅毒牙的特点

【解析】先天性梅毒牙的病变切牙称为哈钦森（Hutchinson）切牙，其近远中面向切缘逐渐变细，形成螺丝刀样外观，切缘中间常有一新月形凹陷或深裂隙。这些改变在上颌中切牙最为明显。第一恒磨牙的病变称为桑葚牙。同时可伴有牙本质发育障碍。故选C。

【避错】本题易错选A。梅毒螺旋体感染牙胚，侵犯成釉器使牙釉质发育障碍，产生先天性梅毒牙，注意记忆。

2. 牙本质发育不全的组织学表现是
A. 牙髓腔增大
B. 牙本质小管细小
C. 牙本质小管致密
D. 球间牙本质明显增多
E. 釉质牙本质界凹凸不平明显

【答案】D

【考点】牙本质结构异常

【解析】牙本质发育不全的组织学表现：牙本质内小管数目减少，方向紊乱，许多小管形态不规则，管径增大，并存在无小管的牙本质区，故B、C不选。牙本质基质可呈颗粒状，并见小球间钙化，故D项正确。异常牙本质的过度形成导致髓室、根管部分或完全消失，故A不选。釉质牙本质界呈直线而非波浪形，表面釉质易剥脱，E不选。

【避错】该题易错选B。实际上在牙本质发育不全症中管径增粗，而非变细小。

3. 属于氟牙症病理改变的是
A. 釉柱间区发育不全或消失
B. 球间牙本质明显增多
C. 牙本质小管稀疏
D. 釉质牙本质界变得平直
E. 髓腔狭窄或闭锁

【答案】A

【考点】氟牙症病理学改变

【解析】氟离子加速钙离子向晶体沉积，改变其矿化动力学，使局部牙釉质过度矿化和矿化不全，晶体形态异常，甚至不能形成釉柱，形成氟化釉质的组织学特征——过度矿化和矿化不全相伴随。故此题选A。

【避错】此题易错选B，氟牙症主要影响牙釉质，因此不会引起牙本质结构的改变。

4. 男，20岁。前牙有暗黄色斑点。病变牙的磨片显示釉柱间质矿化不良，而釉质表层过度矿化。最可能的诊断是
A. 牙釉质发育不全
B. 氟牙症
C. 遗传性乳光牙本质
D. 四环素牙
E. 畸形中央尖

【答案】B

【考点】氟牙症的组织学特点

【解析】氟牙症病变轻者牙釉质上出现无光泽的白色斑点、斑块或条纹；中等程度者病变区呈黄色、棕色、黑色，可伴有牙釉质形成障碍，牙面上出现不规则凹陷；在严重病例，窝状凹陷相互融合，牙正常形态丧失。发育不全使釉面横纹中断，在发育缺陷区牙面上可见清楚的釉柱末端。镜下可见牙釉质矿化不良，尤其是在釉柱之间及有机物较多的薄弱处。但牙釉质表层过度矿化，釉柱方向不规则，釉质牙本质界的弧形结构较正常牙更加明显。表层钙化良好，其深方的表层下区存在弥漫性的矿化不良。故选B。

【避错】本题易错选A。牙釉质发育不全很难找到明确的病因，表面的白垩色斑点或者斑块沿釉质生长线方向，而氟斑牙往往病损呈云雾状，边界并不清楚。

（5～6题共用备选答案）
A. 乳牙早失
B. 乳牙滞留
C. 乳牙迟萌
D. 乳牙早萌
E. 恒牙早萌

5. 下乳前牙无明显松动，但舌侧萌出新牙，这种现象为

【答案】B

6. 女孩，6岁。右下第一乳磨牙松动，牙龈肿胀，颊侧第一前磨牙部分萌出，这种现象为

【答案】E

【考点】牙发育异常的表现

【解析】乳牙滞留是指继承恒牙已经萌出，未能按时脱落的乳牙；或者恒牙未萌出，保留在恒牙列中的乳牙。故5题选B。恒牙早萌与乳磨牙根尖周病变或乳牙过早脱落有关，乳磨牙根尖周病变将继承恒牙胚周围的牙槽骨破坏使恒牙过早萌出，结合患者年龄，故6题选E。

【避错】5题不易错选，乳牙滞留常见于下颌乳中切牙滞留，中切牙舌侧萌出，呈双排牙现象，其次第一乳磨牙的残冠或残根滞留于继承前磨牙的颊侧。

第二乳磨牙常因继承恒牙先天缺失而滞留。6题易错选A，乳牙早失的原因之一为恒牙异位萌出，乳牙根过早吸收脱落，题干中牙齿并未异位，排除乳牙早失。

（7～10题共用备选答案）

A. 牙釉质发育不全

B. 氟牙症

C. 四环素牙

D. 牙本质发育不全

E. 牙骨质发育不全

7. 在牙齿发育阶段，如果饮用水中氟含量高于百万分之一，或经其他途径摄入过多的氟，可导致牙釉质形成不全和钙化不全的是

【答案】B

8. 在牙的发育阶段，由于局部和全身因素造成牙釉质结构异常称为

【答案】A

9. 在牙的发育阶段，服用过量的四环素族药物，使牙着色形成

【答案】C

10. 是一种常染色体遗传病，牙冠呈微黄半透明，光照下呈现乳光色的是

【答案】D

【考点】牙结构异常

【解析】在牙齿发育阶段，如果饮用水中氟含量高于百万分之一，或经其他途径摄入过多的氟，氟离子可导致牙釉质形成不全和钙化不全，这种牙釉质的发育障碍即为氟牙症，7题选B。在牙的发育阶段，由于局部和全身因素造成牙釉质结构异常称为牙釉质发育不全，8题选A。在牙的发育期，全身性应用四环素族药物可导致药物在牙硬组织和骨组织中沉积形成四环素牙，9题选C。牙本质发育不全即遗传性乳光牙本质，为常染色体显性遗传病，牙冠呈微黄半透明，光照下呈现乳光色，10题选D。

【避错】7题易错选A，氟牙症是牙釉质发育不全的特殊类型，病因为氟摄入过量，不可以偏概全。8题易错选B，氟牙症仅是其中一种由全身因素造成的牙釉质发育不全，注意概念的区分。9题易错选D，四环素牙是色素在牙本质的沉着，而非牙本质的结构不良。10题易错选E，牙骨质发育不全表现为牙齿早失，牙本质形成可正常、可异常及未形成正常的牙周连接。

考点：龋病

1. 平滑面龋的病损形态是

A. 三角形，顶向窝沟壁

B. 浅碟状，口大底浅

C. 烧瓶状，口小底大

D. 三角形，顶向釉质牙本质界

E. 烧瓶状，口大底小

【答案】D

【考点】平滑面龋的病理变化

【解析】光镜下观察牙釉质早期平滑面龋纵磨片，最早可见病损区的釉柱横纹和生长线变得明显，以后逐渐有色素沉着，当牙釉质龋继续发展，牙釉质深层受累，病损呈三角形，三角形的顶部向着釉质牙本质界，基底部位于牙釉质表面，三角形顶部为病变最早、最活跃的部分。故选D。

【避错】本题易错选A。窝沟龋的龋损形态也呈三角形，但基底部向着釉质牙本质界，顶部向着窝沟壁，注意区别。

2. 关于早期牙釉质龋病变，错误的是

A. 肉眼观察为灰白色不透明区

B. 透明层位于病损前沿

C. 脱矿主要发生在表层

D. 暗层孔隙增加，占牙釉质容积的2%～4%

E. 病损体部生长线及横纹较清楚

【答案】C

【考点】牙釉质龋的病理变化

【解析】早期表现为牙表面白垩色不透明区，A不选。光镜下观察牙釉质早期平滑面龋纵磨片，最早显示为病损区的釉质横纹和生长线变得明显，故E不选。病变由深层到表层可分为四层，即透明层、暗层、病损体部、表层。透明层位于病损的最前沿，B不选。暗层较透明层孔隙增加，孔隙容积为2%～4%，排除D。病损体部为牙釉质龋中最严重的层次，而非表层，该题选C。

【避错】该题易错选E。在病损体部，牙釉质横纹和生长线较为明显，但其机制尚不完全清楚，有人认为这是条带再矿化所致。

（3～5题共用备选答案）

A. 0.1%

B. 1%

C. 2%～4%

D. 5%

E. 25%

3. 正常牙釉质中孔隙容积占

【答案】A

4. 早期牙釉质龋透明层孔隙所占容积为

【答案】B

5. 早期牙釉质龋表层孔隙所占容积为

【答案】D

【考点】牙釉质龋的病理变化

【解析】正常牙釉质中孔隙容积占牙釉质容积0.1%，3题选A。透明层的孔隙容积约为1%，4题选B，暗层孔隙容积为2%~4%，病损体部的孔隙容积为5%，中心处可达25%，而表层的孔隙容积为5%，5题选D。

【避错】3题易错选E，正常晶体间孔隙的直径为25~40nm，而非25%。4题易错选C，暗层孔隙容积为2%~4%，而非表层。5题易错选E，实际表层的脱矿程度较病损体部轻，其孔隙为5%，低于病损体部的最大值25%。

考点：牙髓病

1. 下列不属于慢性闭锁性牙髓炎病理变化的是
   A. 血管扩张充血
   B. 淋巴细胞、浆细胞、巨噬细胞浸润
   C. 肉芽组织形成
   D. 上皮增生
   E. 脓肿形成

【答案】D

【考点】慢性闭锁性牙髓炎病理变化

【解析】慢性闭锁性牙髓炎表现为慢性的炎症过程，血管扩张充血，有淋巴细胞、浆细胞、巨噬细胞、中性粒细胞浸润，或有毛细血管增生，成纤维细胞增生活跃，肉芽组织形成，渗出不明显。机体抵抗力弱而刺激较强时，可形成慢性脓肿。故选D。

【避错】本题不易选错。上皮增生见于慢性增生性牙髓炎。

2. 急性牙髓炎的主要病理变化是
   A. 淋巴细胞浸润
   B. 浆细胞浸润
   C. 肉芽组织形成
   D. 巨噬细胞浸润
   E. 中性粒细胞浸润

【答案】E

【考点】急性牙髓炎的主要病理变化

【解析】早期病变局限在龋洞下方，具有浆液性炎症的特征。大量中性粒细胞游出集聚。白细胞发生变性坏死，释放溶酶体酶，使自身和坏死组织溶解液化，脓肿形成。若病变局限，可形成小脓肿。如得不到及时治疗，炎症过程可迅速扩展到全部牙髓，形成多个小脓肿，使整个牙髓组织迅速液化坏死，称为急性化脓性牙髓炎。故此题选E。

【避错】此题易错选A，慢性牙髓炎可有淋巴细胞浸润，急性牙髓炎无此病理变化。

3. 慢性牙髓炎的主要病理学特征是
   A. 中性粒细胞浸润
   B. 血管扩张充血
   C. 肉芽组织形成
   D. 组织变性坏死
   E. 纤维组织增生

【答案】C

【考点】慢性牙髓炎的病理变化

【解析】慢性牙髓炎的病理改变包括炎性肉芽组织形成，淋巴细胞浸润；组织水肿，淋巴细胞及浆细胞浸润；溃疡形成，其下方散在淋巴细胞浸润；牙髓组织增生形成息肉。故此题选C。

【避错】本题容易出错的是A，考生需要记住中性粒细胞多数出现在急性炎症，这样就可以避免这个错误。

（4~5题共用题干）

男孩，12岁。前牙外伤后3个月牙齿冷热痛，并发现左侧中切牙逐渐变色，显出粉红色斑点。X线检查患牙牙冠显示卵圆形透影区，打开髓腔发现内为一团鲜红色肉芽组织。病理检查见牙髓被增生的肉芽组织替代，边缘可见多核的破骨细胞。

4. 应诊断为
   A. 慢性增生性牙髓炎
   B. 慢性闭锁性牙髓炎
   C. 急性化脓性牙髓炎
   D. 牙髓变性
   E. 牙内吸收

【答案】E

【考点】牙内吸收的病理变化

【解析】牙内吸收是由于某些刺激因素而致牙髓被肉芽组织取代，吸收如发生在冠部，可使牙冠显示出粉红色斑点，X线片可见患牙显示圆形或卵圆形透射区，病理检查可见牙髓变成肉芽组织，牙本质呈现凹陷性吸收，边缘可见多核的破骨细胞，故该题选E。慢性牙髓炎多继发于龋病，且病理检查中不会出现破骨细胞，故排除A、B。急性化脓性牙髓炎疼痛剧烈，且病理变化中可见脓肿的形成，伴有大量的炎症细胞，而非肉芽组织，排除C。牙髓变性通常是缓慢的渐进性过程，一般不引起临床症状，故排除D。

【避错】该题易错选A。慢性增生性牙髓炎多见于儿童和青少年，且多见于乳磨牙或第一磨牙，牙髓血运丰富，使炎性肉芽组织增生为息肉状经穿髓孔突出，又称牙髓息肉，但患牙有大而深的龋洞，内有充满整个龋洞的红色肉芽组织，题干中患牙并无龋洞，且慢性增生性牙髓炎病理检查不会出现破骨细胞。

5. 该病变是由于
   A. 外伤后牙髓被肉芽组织替代，激活破骨细胞，使牙髓腔内壁向牙表面吸收

B. 牙髓组织血运不足
C. 长期营养不良组织变性
D. 牙髓代谢障碍出现退行性变
E. 根尖孔狭窄

【答案】A

【考点】牙内吸收的病理变化

【解析】牙内吸收是由于某些刺激因素而致牙髓被肉芽组织取代，激活破骨细胞，导致从髓腔内壁开始由内向外的吸收过程，故该题选A。牙髓变性是由于牙髓组织受到长期慢性刺激，或因根尖孔狭窄，牙髓血供不足，使牙髓组织代谢障碍而出现不同类型的退行性变，故排除B、C、D、E。

【避错】该题易错选B。应注意牙内吸收是由于某些刺激因素而致牙髓被肉芽组织取代，而非牙髓血运不足导致的牙髓纤维变性。

考点：根尖周炎

1. 泡沫细胞多见于
A. 致密性骨炎
B. 根尖周肉芽肿
C. 化脓性根尖周炎
D. 慢性根尖周脓肿
E. 浆液性根尖周炎

【答案】B

【考点】根尖周肉芽肿的病理变化

【解析】慢性根尖周炎中最多见的是根尖周肉芽肿。慢性根尖周炎以淋巴细胞、浆细胞和巨噬细胞浸润根尖周组织并有肉芽组织形成为其特征。巨噬细胞吞噬脂质后可形成片状聚集的泡沫细胞。故本题选B。

【避错】此题易错选D，慢性根尖周脓肿可见中性粒细胞、巨噬细胞、淋巴细胞和浆细胞浸润，但未见巨噬细胞吞噬脂质后形成的泡沫细胞。

2. 下列哪项不符合慢性根尖周脓肿的病理改变
A. 根尖瘘管形成
B. 根尖大片钙化
C. 根尖肉芽组织形成
D. 根尖牙槽骨吸收
E. 根尖牙骨质破坏

【答案】B

【考点】慢性根尖周炎的病理变化

【解析】慢性根尖周脓肿的病理变化：根尖附着有脓性分泌物，根尖区牙周膜内脓肿形成，脓肿中央为液化坏死组织和脓细胞，脓肿周围为炎性肉芽组织，外周为纤维结缔组织包绕，根尖牙槽骨和牙骨质呈不同程度的吸收，窝内富于破骨细胞，可表现为有瘘，故A、C、D、E不选。根尖大片钙化可见于根尖致密性骨炎而非慢性根尖周脓肿，故该题选B。

【避错】该题易错选A。慢性根尖周脓肿可表现为有瘘和无瘘，故有瘘者可见根尖瘘管的形成。

考点：牙周组织疾病

1. 慢性龈炎时，上皮下方的炎症细胞浸润层中的主要浸润细胞自上而下依次为
A. 淋巴细胞、中性粒细胞
B. 中性粒细胞、淋巴细胞
C. 浆细胞、淋巴细胞
D. 淋巴细胞、巨噬细胞
E. 肥大细胞、中性粒细胞

【答案】B

【考点】慢性龈炎和龈增生的病理变化

【解析】慢性龈炎在沟内上皮的下方可见中性粒细胞浸润，再下方为大量的淋巴细胞（主要为T淋巴细胞）。故选B。

【避错】本题易错选A。注意审题，避免将中性粒细胞和淋巴细胞的位置混淆。

2. 慢性龈炎的病理变化主要是
A. 牙龈上皮出血
B. 牙龈上皮增生
C. 牙龈上皮脓肿
D. 龈沟壁处有炎症细胞浸润
E. 沟内上皮向根方增殖

【答案】D

【考点】慢性龈炎的病理变化

【解析】慢性龈炎的病理变化主要在牙龈的龈沟壁处有炎症细胞浸润，故选D。慢性龈炎主要分为两种类型：炎症水肿型（龈缘红肿、光亮、松软、易出血）；另一种为纤维增生型（一般病程较长，龈缘肿胀、坚实，色浅，呈炎症性增生），A、B、C只是两种类型中某一类型的表现，故不选。E项沟内上皮向根方增殖为牙周炎表现，故不选。

【避错】该题易错选E。将牙周炎的病理变化与牙龈炎相混淆。

3. 下列哪项不是活动期牙周炎的病理变化
A. 牙周袋内有大量炎性渗出物
B. 沟内上皮出现糜烂
C. 结合上皮向根方增殖
D. 牙槽骨出现活跃破骨细胞
E. 牙周膜间隙变窄

【答案】E

【考点】活动期牙周炎的病理变化

【解析】活动期牙周炎病理改变：牙面上可见有菌斑、软垢、牙石堆积；牙周袋内有大量炎性渗出物，故A不选；沟内上皮出现糜烂溃疡，故B不选；结合上皮向根方增生、延伸，形成深牙周袋，周围有密集的炎症细胞，故C不选；上皮下胶原纤维水肿、变性、消失，大部分被炎症细胞所替代；牙槽骨出现活跃的破骨细胞骨吸收陷窝，D不选；牙周膜基质及胶原变性，牙周膜间隙增宽，而非变窄，该题选E；深牙周袋致使牙骨质暴露，可见牙石紧密附着。

【避错】该题易错选D。静止期牙周炎一般看不到活跃的破骨细胞，而活动期则可见。

4. 牙周袋形成，尚无明显牙槽骨吸收的病理变化见于牙周炎的

A. 始发期

B. 早期病变

C. 病损确立期

D. 进展期

E. 静止期

【答案】C

【考点】牙周炎病损确立期的病理表现

【解析】牙周炎的发展是一个连续过程，现将菌斑诱发的炎症过程人为地分为始发期、早期、病损确立期及进展期4个阶段。在病损确立期，结合上皮继续向根方增殖，形成较浅的牙周袋。此时炎症仅限于软组织中，尚未见明显的牙槽骨吸收。

【避错】本题容易误选D，进展期已经可以见到明显的牙槽骨吸收，与题干要求不符。

考点：口腔黏膜病

1. 可在上皮内形成微小脓肿的疾病是

A. 肉芽肿性唇炎

B. 念珠菌病

C. 天疱疮

D. 扁平苔藓

E. 盘状红斑狼疮

【答案】B

【考点】念珠菌病的病理变化

【解析】念珠菌病的黏膜病变一般为亚急性或慢性炎症。念珠菌侵入组织，引起上皮表层水肿，角化层内有中性粒细胞浸润，常形成微小脓肿。上皮棘层增生，上皮钉突呈圆形，基底膜部分被炎症破坏。故选B。

【避错】本题易错选C。天疱疮的病理特征为棘层松解和上皮内疱形成。

2. 下列不属于口腔扁平苔藓病理表现的是

A. 上皮不全角化

B. 基底细胞液化变性

C. 黏膜固有层淋巴细胞带状浸润

D. 出现胶样小体

E. 胶原纤维变性

【答案】E

【考点】口腔扁平苔藓的病理表现

【解析】口腔扁平苔藓的典型病理表现：上皮不全角化、基底层液化变性及固有层有密集的淋巴细胞呈带状浸润；颗粒层明显，棘层肥厚者居多，上皮钉突呈不规则延长，其下端有时变尖呈锯齿状；在上皮的棘层、基底层或黏膜固有层可见呈圆形或卵圆形的胶样小体。故选E。

【避错】本题易错选D。A、B、C为扁平苔藓的典型病理表现，D选项易被忽略，注意记忆。

3. 女，47岁。下唇黏膜糜烂半年，检查见下唇中部有1.0cm×0.8cm病变区，黏膜糜烂充血，边缘可见灰白色条纹，活检镜下可见上皮变薄，上皮钉突呈锯齿状，黏膜固有层淋巴细胞带状浸润，首先考虑的是

A. 白斑

B. 盘状红斑狼疮

C. 扁平苔藓

D. 口腔黏膜下纤维化

E. 上皮异常增生

【答案】C

【考点】扁平苔藓的病理变化

【解析】扁平苔藓黏膜病变常为双侧对称分布，最常见于颊黏膜，多见于舌、唇、牙龈等部位。典型病损是在黏膜上出现白色或灰白色的条纹，条纹之间的黏膜发红，临床分型中以网纹型最为多见。基底细胞层液化、变性，因此，基底细胞排列紊乱，基底膜界限不清，基底细胞液化明显者可形成上皮下疱。黏膜固有层有密集的淋巴细胞浸润带，其浸润范围一般不达到黏膜下层。故选C。

【避错】本题易错选A。白斑表现为白色斑块，口腔白斑时黏膜不充血。

4. 男，50岁。口腔黏膜白色斑块3年，最近1个月进食疼痛。检查见左侧颊黏膜及舌背白色斑块，其中舌背处斑块中心部位有溃疡形成，溃疡边缘呈堤状高起。应首先考虑的诊断是

A. 口腔白斑

B. 白斑癌变

C. 口腔红斑

D. 扁平苔藓

E. 白色海绵状斑痣

【答案】B

【考点】常见口腔黏膜病

【解析】白斑区发现溃疡或基底变硬、表面增厚显著时应考虑白斑发生癌变。且该患者病变时间较长、自觉症状加重、出现刺激痛，应首先考虑白斑癌变，该题选 B。

【避错】该题易错选 A。但要注意患者出现自觉症状加重，且伴有溃疡等症状，首先应该考虑癌变，确诊需进一步病理检查。

(5 ~6 题共用备选答案)

A. 丘疹

B. 上皮异常增生

C. 溃疡

D. 基底细胞空泡性变

E. 糜烂

5. 红斑狼疮可见

【答案】D

6. 棘细胞层出现成群角化可见于

【答案】B

【考点】口腔黏膜病的基本病理变化

【解析】基底细胞空泡性变及液化为基底细胞内水肿，较轻时细胞稍增大，胞质呈空泡状，称空泡性变；水肿严重时，基底细胞即发生液化溶解破碎，基底细胞排列不齐，基底膜不清，甚至消失。此种病变常见于扁平苔藓和红斑狼疮。故 5 题选 D。上皮异常增生可发生以下变化：①上皮基底细胞极性消失。②出现一层以上基底样细胞。③核质比例增高。④上皮钉突呈滴状。⑤上皮层次紊乱。⑥有丝分裂象增加，可见少数异常有丝分裂。⑦上皮浅表 1/2 出现有丝分裂。⑧细胞多形性。⑨细胞核浓染。⑩核仁增大。⑪细胞黏着力下降。⑫在棘细胞层中单个或成团细胞角化。故 6 题选 B。

【避错】5 题易错选 E，慢性红斑狼疮的口腔临床表现可见红斑、糜烂、出血，但最主要的病理变化为基底细胞空泡性变。6 题不易错选。

(7 ~9 题共用备选答案)

A. 口腔白斑

B. 口腔扁平苔藓

C. 天疱疮

D. 含牙囊肿

E. 牙源性角化囊性瘤

7. 上皮异常增生常见于

【答案】A

8. 基底细胞空泡性变和液化常见于

【答案】B

9. 基底细胞排列整齐似栅栏状常见于

【答案】E

【考点】口腔黏膜疾病和囊肿的病理表现

【解析】部分白斑伴有上皮异常增生，其恶变潜能随上皮异常增生程度的增加而增大。故 7 题选 A。扁平苔藓基底细胞层液化、变性，因此，基底细胞排列紊乱，基底膜界限不清，基底细胞液化明显者可形成上皮下疱。故 8 题选 B。牙源性角化囊性瘤基底细胞层界限清楚，常由柱状细胞组成，胞核着色深，呈栅栏状排列。故 9 题选 E。

【避错】白斑和扁平苔藓的区别主要是在基底膜的变化，此处是个常考点。同时白斑可见上皮异常增生，是白斑癌变的一个病变基础，也是白斑的病理特征之一。基底细胞呈栅栏状排列是牙源性角化囊性瘤的典型病理特征，这也是考试常考点。

考点：口腔颌面部囊肿

1. 外渗性黏液囊肿的特点为

A. 复层鳞状上皮衬里

B. 假复层纤毛柱状上皮衬里

C. 扁平上皮衬里

D. 矮柱状上皮衬里

E. 无衬里上皮

【答案】E

【考点】外渗性黏液囊肿的病理特点

【解析】黏液囊肿可分为外渗性黏液囊肿和黏液潴留囊肿两种类型。外渗性黏液囊肿通常是机械性外伤致唾液腺导管破裂，黏液外溢进入结缔组织支架之中，黏液池被炎性肉芽组织和结缔组织包绕或局限，没有衬里上皮。黏液潴留囊肿被认为是唾液腺导管受阻塞，唾液潴留致导管扩张形成囊性病损。

【避错】此题易错选 C，黏液囊肿中的潴留囊肿可有扁平上皮衬里。但外渗性黏液囊肿无此特点。

2. 残余上皮可发生囊肿或鳃瘘的结构是

A. 咽囊

B. 原腭

C. 嗅窝

D. 颈囊

E. 奇结节

【答案】D

【考点】残余上皮

【解析】颈囊的残余上皮可发生囊肿或鳃瘘。如果囊肿与外部相通，即形成鳃瘘，其开口可位于颈部胸锁乳突肌前缘任何部位。少见情况下，开口可位于扁桃体隐窝处或有颈部及扁桃体处双开口。

【避错】此题易错选 A，咽囊不易发生囊肿及鳃瘘。

3. 男，20 岁。颈部肿物 10 个月，无痛性生长。查体：胸锁乳突肌前缘可触及一柔软肿物，活动、边界清楚。病理学检查见囊性肿物，囊肿为复层鳞状上皮衬里，囊壁可见大量淋巴细胞，局部见淋巴滤泡形成。应诊断为
A. 鳃裂囊肿
B. 黏液囊肿
C. 皮样囊肿
D. 多形性腺瘤
E. 黏液表皮样癌

【答案】A

【考点】非牙源性囊肿

【解析】鳃裂囊肿常位于颈上部近下颌角处，胸锁乳突肌上 1/3 前缘，好发于 20～40 岁的年轻患者，囊性肿物柔软，界限清楚，可活动，无明显症状。囊肿内含黄绿色或棕色清亮液体，有时为胶样或黏液样，镜下见囊壁内衬复层鳞状上皮，纤维囊壁内含大量淋巴样组织，形成淋巴滤泡，故该题选 A。

【避错】该题易错选 C。皮样囊肿囊壁内有皮肤附属器，且无淋巴滤泡。

4. 男，29 岁。腭前部肿胀 3 个月。X 线片见腭中线前部一圆形透射区。镜下见衬里上皮为复层鳞状上皮和假复层纤毛柱状上皮。最可能的病理诊断是
A. 鼻腭管囊肿
B. 鼻唇囊肿
C. 球状上颌囊肿
D. 根尖囊肿
E. 牙源性角化囊性瘤

【答案】A

【考点】鼻腭管囊肿的病理诊断

【解析】鼻腭管囊肿可发生于任何年龄，临床上最常见的表现为腭中线前部的肿胀，有时可伴疼痛或瘘管形成。鼻腭管囊肿可见内衬复层鳞状上皮、含黏液细胞的假复层纤毛柱状上皮、立方上皮或柱状上皮，这些上皮类型可单独或联合存在。故选 A。

【避错】本题易错选 B。鼻唇囊肿属软组织囊肿，在 X 线片上不易发现。

5. 女孩，10 岁。下唇出现结节半年，时大时小。切除后制片检查，镜下可见组织内大量黏液及泡沫细胞。本病应诊断为
A. 纤维瘤
B. 黏液囊肿
C. 皮样囊肿
D. 多形性腺瘤
E. 黏液表皮样癌

【答案】B

【考点】黏液囊肿的组织病理学

【解析】黏液囊肿常发生于下唇黏膜，按位于组织内的深度不同，可以为浅在性黏液囊肿，也可是深在性的，大小不等。黏液囊肿可自行消退或破溃，其黏液性内容物可以排出或不排出，故可反复发作。多形性腺瘤多表现为耳下区的韧实肿块。黏液表皮样癌是由黏液细胞、中间细胞和表皮样细胞构成的恶性涎腺上皮性肿瘤，可伴有柱状细胞、透明细胞和大嗜酸性粒细胞形态特征。故选 B。

【避错】本题易错选 C。皮样囊肿触之有面团样柔韧感，囊壁内含有皮肤附属器，如毛发、毛囊、皮脂腺、汗腺等结构。

（6～7 题共用题干）

女，38 岁。左侧下颌骨无痛性肿胀半年余，检查见双侧下颌不对称，左侧下颌角处膨隆。X 线检查见一圆形透影区，边界清楚，囊腔内含牙一枚。术中见囊壁较薄，囊腔内含有一牙冠，囊壁附着于牙齿颈部，囊液呈黄褐色。镜下见纤维囊壁内衬复层鳞状上皮，上皮扁平，无角化，无上皮钉突，纤维囊壁内可见牙源性上皮团块。

6. 患者应诊断为
A. 含牙囊肿
B. 萌出囊肿
C. 腺牙源性囊肿
D. 甲状舌管囊肿
E. 畸胎样囊肿

【答案】A

【考点】牙源性囊肿的诊断

【解析】含牙囊肿又称滤泡囊肿，指包含 1 个未萌牙的牙冠并且附着于该牙牙颈部的囊肿。多发生于 10～39 岁患者，发病部位以下颌智齿区多见，X 线检查为一境界清楚的透光区，内含未萌出牙的牙冠。肉眼见囊壁较薄，内含牙冠，囊壁附着于牙颈部，囊液多黄色；镜下见纤维结缔组织囊壁内衬较薄的复层鳞状上皮，仅由 2～5 层扁平细胞或矮立方细胞构成，无角化，没有上皮钉突，类似于缩余釉上皮；囊壁内可有牙源性上皮岛，故该题选 A。

【避错】该题易错选 B，萌出囊肿发生于骨外软组织内的含牙囊肿。表现为正在萌出牙上方的光滑肿物，呈淡蓝色或粉红色，质柔软且有波动感。

7. 形成该囊肿的原因是
A. 牙冠形成后，缩余釉上皮和牙面之间液体积聚
B. 甲状舌管残余上皮发生
C. 舌下腺或颌下腺导管破裂渗出

D. 缩余釉上皮和牙面之间液体潴留
E. 来自鳃裂或咽囊的上皮残余

【答案】A

【考点】含牙囊肿的病理变化

【解析】含牙囊肿一般发生于牙冠形成后，缩余釉上皮和牙面之间液体蓄积而成囊肿，该题选A。B项为甲状舌管囊肿的病因。C项为黏液囊肿的病因。D项为萌出囊肿的病因。E项为鳃裂囊肿的病因。

【避错】该题易错选D，萌出囊肿是由于萌出牙的缩余釉上皮和釉质之间液体潴留而形成的囊肿。含牙囊肿则发生于牙冠形成后。

（8～9题共用备选答案）

A. 纤维囊壁中含有淋巴样组织
B. 纤维囊壁中含有甲状腺滤泡
C. 纤维囊壁中含有皮脂腺
D. 纤维囊壁中含有微小囊肿
E. 纤维囊壁中含有较大的血管和神经束

8. 鼻腭管囊肿的特点是

【答案】E

9. 牙源性角化囊肿的特点是

【答案】D

【考点】鼻腭管囊肿、牙源性角化囊肿的特点

【解析】鼻腭管囊肿的结缔组织囊壁内可含有较大的血管和神经束，为通过切牙管的鼻腭神经和血管结构，囊壁内有时可见小灶性黏液腺和散在的慢性炎症细胞浸润。故8题选E。牙源性角化囊肿肉眼可见囊肿壁较薄，囊腔内常含有黄白色发亮的片状物或干酪样物质，纤维组织囊壁内有时可见微小的子囊和/或上皮岛。故9题选D。

【避错】8题易错选B。甲状腺舌管囊肿的纤维囊壁内偶见甲状腺或黏液腺组织。9题易错选A。鳃裂囊肿的纤维囊壁内含有大量淋巴样组织并形成淋巴滤泡。

考点：口腔颌面部肿瘤

1. 低分化鳞状细胞癌的特征是

A. 角化珠形成多
B. 细胞间桥明显
C. 细胞核分裂少
D. 细胞多形性不明显
E. 以不成熟细胞为主

【答案】E

【考点】鳞状细胞癌的特征

【解析】口腔鳞癌分为高、中、低分化三级，高分化鳞癌与正常鳞状上皮颇为类似，即含有数量不等的基底细胞和具有细胞间桥的鳞状细胞，角化明显，核分裂象少，胞核和细胞多形性不明显，中度分化鳞癌具有明显的核的多形性和核分裂，低分化鳞癌以不成熟细胞为主，有大量的正常或不正常核分裂，角化非常少见，细胞间桥几乎不能发现。

【避错】本题易错选D。核分裂象少，胞核和细胞多形性不明显是高分化鳞癌的特点，容易记混错选。

2. 男，45岁。左口底肿块1年，有疼痛及麻木感。病理检查见肿物呈灰白色，无包膜，镜下见肿物由立方状及多角形细胞组成小腺管状及实性团块结构，可见围绕神经生长。首先应该考虑的是

A. 腺淋巴瘤
B. 腺泡细胞癌
C. 多形性腺瘤
D. 鳃裂囊肿
E. 腺样囊性癌

【答案】E

【考点】腺样囊性癌的诊断

【解析】腺样囊性癌可发生于任何年龄，但以40～60岁居多。无明显性别差异，可发生于任何唾液腺，但以腮腺和腭腺居多，发生于舌下腺者首先应考虑为腺样囊性癌。其早期即可侵袭神经出现麻木、疼痛感。肉眼观察为圆形、结节状或不规则形，无包膜、界限不清，切面灰白，可见出血和囊性变。镜下可见导管内衬上皮细胞和变异肌上皮细胞，导管内衬上皮细胞呈立方状，卵圆形。瘤细胞大小一致，异型性不明显，常见侵袭神经及其他周围组织，根据肿瘤细胞的类型及排列方式分为3种组织类型：腺性型、管状型、充实型，故该题选E。

【避错】该题易错选B。但腺泡细胞癌镜下可见特征性微嗜碱性酶原颗粒，可相鉴别。

3. 男，67岁。右舌根侧缘溃疡半年，伴有进食疼痛。检查可见与下颌第二、第三磨牙对应处有舌缘溃疡，1.0cm×1.5cm大小，边缘隆起，灰白色，触之较硬，轻压痛，镜下见增生的鳞状细胞团块向结缔组织浸润，上皮细胞可见间变及异常核分裂，上皮团块内有角化珠形成。应诊断为

A. 嗜酸性溃疡
B. 舌鳞癌
C. 叶状乳头炎
D. 腺周口疮
E. 恶性淋巴瘤

【答案】B

【考点】舌鳞癌的组织病理学

【解析】口腔癌可发生于口腔黏膜的任何部位，舌是常见部位之一。鳞状细胞癌是常见的病理类型，

肉眼观常呈菜花状，也可坏死脱落而形成溃疡。癌组织切面呈灰白或浅褐色，向深部结缔组织浸润性生长，边界不清。镜下观，在分化好的鳞状细胞癌中，细胞间还可见到细胞间桥，癌巢的中央可出现层状角化物，称为角化珠或癌珠。根据题干信息，考虑舌鳞癌的可能性大。故选 B。

【避错】本题易错选 D。腺周口疮的溃疡边缘不规则呈瓣状隆起，中央凹陷，状似“弹坑”。底不平、微硬呈小结节状，溃疡周围红晕明显。局部有剧烈疼痛及可伴局部淋巴结肿大、发热等全身症状。

4. 男，38 岁。右下颌角及升支处无痛性、渐进性颌骨膨大 8 年，X 线示多囊性骨损害。病理检查见病变由孤立的上皮岛组成，上皮岛的中心部细胞呈星形，排列疏松，其周边部围绕一层柱状细胞，核远离基底膜呈栅栏状排列。最可能的病理诊断是

A. 滤泡型成釉细胞瘤
B. 丛状型成釉细胞瘤
C. 牙源性钙化上皮瘤
D. 牙源性腺样瘤
E. 牙源性鳞状细胞瘤

【答案】A

【考点】成釉细胞瘤的组织病理学

【解析】成釉细胞瘤常见于 30～49 岁人群，下颌较上颌多见，其中下颌磨牙区和下颌升支部为最常见的发病部位。滤泡型成釉细胞瘤的组织病理学表现：肿瘤形成孤立性上皮岛，上皮岛中心部由多边形或多角形细胞组成，这些细胞之间彼此疏松连接，类似于成釉器的星网状层，上皮岛周边围绕一层立方状或柱状细胞，类似于成釉细胞或前成釉细胞，细胞核呈栅栏状排列并远离基底膜，即极性倒置。上皮岛中央的星网状区常发生囊性变。滤泡之间的肿瘤间质为疏松结缔组织。故选 A。

【避错】本题易错选 B。丛状型成釉细胞瘤的上皮增殖呈网状连结的上皮条索，其周边部位是一层立方或柱状细胞，被周边细胞包围的中心部细胞类似于星网状层细胞，但其含量较滤泡型者少。其囊性变是在肿瘤间质内。

（5～7 题共用备选答案）

A. 腺淋巴瘤
B. 多形性腺瘤
C. 腺样囊性癌
D. 黏液表皮样癌
E. 恶性多形性腺瘤

5. 含黏液样组织和软骨组织的是

【答案】B

6. 筛状结构是其组织学特点之一的肿瘤是

【答案】C

7. 含有中间细胞的肿瘤是

【答案】D

【考点】涎腺上皮性肿瘤的病变特点

【解析】①腺淋巴瘤由上皮和淋巴样组织构成。②恶性多形性腺瘤表现为多形性腺瘤组织学结构中有恶性成分，恶性成分中最常见的是低分化腺癌或未分化癌所呈特点。③多形性腺瘤是以结构多形性而不是细胞多形性为特征的肿瘤，通常上皮和变异肌上皮成分与黏液、黏液样组织或软骨样组织混合存在，故 5 题选 B。④腺样囊性癌由上皮细胞和肌上皮细胞排列成管状、筛状、实性巢等结构。故 6 题选 C。⑤黏液表皮样癌的肿瘤实质由黏液细胞、表皮样细胞、中间细胞构成。故 7 题选 D。

【避错】5 题易错选 D，黏液表皮样癌的肿瘤实质中含有黏液细胞，但不含软骨样组织。6 题易错选 A 选项，腺淋巴瘤中含有的上皮细胞形成了腺管和囊腔样结构，有乳头突入，但并不是形成筛状结构。7 题易错选 C，腺样囊性癌的肿瘤实质细胞主要为导管内衬上皮细胞和变异肌上皮细胞，不含中间细胞。

（8～10 题共用备选答案）

A. 肿瘤中有软骨样组织
B. 肿瘤中有牙乳头样组织
C. 肿瘤中有筛孔样结构
D. 肿瘤中有牙体组织
E. 肿瘤由黏液样细胞、表皮样细胞和中间细胞组成

8. 腺样囊性癌

【答案】C

9. 黏液表皮样癌

【答案】E

10. 多形性腺瘤

【答案】A

【考点】肿瘤的组织病理

【解析】筛孔状结构是腺样囊性癌较特征性的结构。故 8 题选 C。黏液表皮样癌镜下观察由黏液细胞、表皮样细胞和中间细胞组成。故 9 题选 E。多形性腺瘤瘤组织中可见浅蓝色的软骨样组织，半透明胶冻状的黏液样组织以及灰白色圆形的小块角化物。组织具有多形性或“混合性”特征，即肿瘤性上皮细胞与黏液样、软骨样组织混杂在一起。故 10 题选 A。

【避错】本题主要考查各种肿瘤的组织学特征，从考题来看考查的均是典型特征，所以只要考生复习时记住典型特征，在考试中就会配伍成功，做此类题就会得心应手。

第十一章　口腔解剖生理学

考点：牙体解剖生理

1. 两牙之间都以近中面相接触的是

A. 中切牙与中切牙

B. 中切牙与侧切牙

C. 侧切牙与尖牙

D. 尖牙与前磨牙

E. 前磨牙与前磨牙

【答案】A

【考点】牙体解剖

【解析】同一牙弓内相邻两牙相互接触的面，称为邻面。每个牙冠均包括两个邻面，牙冠离中线较近的邻面称为近中面；牙冠离中线较远的邻面称为远中面。中切牙与中切牙之间以近中面相接触。故选A。

【避错】本题易错选其他选项。应熟练掌握近中面与远中面的概念，理解记忆。

2. 以下符合牙演化特点的是

A. 牙数由少到多

B. 牙根从无到有

C. 形态从复杂到简单

D. 从单牙列到多牙列

E. 生长部位从集中到分散

【答案】B

【考点】牙的演化

【解析】牙的演化特点：①牙齿数量从多到少。②牙体形态由单一到复杂。③替换次数从多牙列发展为双牙列。④牙根从无到有。⑤牙附着于颌骨的方式，由端生牙到侧生牙，再发展为槽生牙。⑥生长部位从散在于广泛部位到集中于上、下颌骨。故选B。

【避错】本题易错选A。牙演化特点之一是牙齿数量由多到少。

3. 正确的乳牙萌出顺序是

A. Ⅰ、Ⅱ、Ⅲ、Ⅳ、Ⅴ

B. Ⅰ、Ⅱ、Ⅲ、Ⅴ、Ⅳ

C. Ⅰ、Ⅱ、Ⅳ、Ⅲ、Ⅴ

D. Ⅰ、Ⅱ、Ⅳ、Ⅴ、Ⅲ

E. Ⅰ、Ⅱ、Ⅴ、Ⅲ、Ⅳ

【答案】C

【考点】乳牙的萌出

【解析】乳牙胚从胚胎第2个月即发生，5～6个月开始钙化，至出生时颌骨内20个乳牙胚均已形成，婴儿于出生后6个月乳牙开始萌出，至2岁6个月左右全部萌出。一般情况下乳牙的萌出顺序为Ⅰ、Ⅱ、Ⅳ、Ⅲ、Ⅴ，故本题选C。

【避错】本题易错选D，恒牙萌出也有一定的顺序：上颌多为6→1→2→4→3→5→7，或6→1→2→4→5→3→7，下颌多为6→1→2→3→4→5→7，或6→1→2→4→3→5→7。避免由于记忆不准确而误选。

4. 牙的“接触区”是指

A. 牙冠邻面的突出点

B. 轴面上的外形高点

C. 牙冠邻面最高的部分

D. 牙与牙互相接触的部位

E. 相邻牙冠邻面互相接触的区域

【答案】E

【考点】接触区的定义

【解析】牙与牙在邻面相互接触的区域称接触区，或称邻接处。

【避错】本题易错选D，接触区指的是邻面相互接触的区域，而D没有加以限定。

5. 下列关于乳、恒牙区别的描述，正确的是

A. 乳牙体积小，牙冠呈淡黄色

B. 乳牙颈嵴不突出，冠根不分明

C. 下颌乳切牙舌面边缘嵴比下颌切牙明显

D. 乳磨牙的形态与相应的磨牙形态相似

E. 乳磨牙根干短，根分叉小

【答案】C

【考点】乳牙外形及临床应用解剖

【解析】乳牙外形特点：①体积小，牙冠短小，乳白色。②颈嵴突出，冠根分明。③上颌乳尖牙的牙尖偏远中。④下颌乳前牙舌面边缘嵴与颈嵴都比恒牙明显。⑤下颌第一乳磨牙牙冠不同于任何恒牙。⑥下颌第二乳磨牙的近中颊尖、远中颊尖及远中尖的大小基本相等。⑦乳磨牙根干短，根分叉大。

【避错】本题易错选D，乳前牙包括下颌乳中切牙、乳侧切牙和乳尖牙，各牙都与同名恒牙相似，但下颌乳前磨牙不同于任何恒牙。

6. 对三角嵴的解释哪一个是正确的

A. 两斜面相交而成

B. 位于殆面，由牙尖的两斜面相遇而成

C. 三个面相交而成

D. 从牙尖顶伸向牙颈部的纵向隆起

E. 两轴面相交而成

【答案】B

【考点】牙体解剖的一般概念

【解析】三角嵴为殆面牙尖两斜面汇合而成的细长形的牙釉质隆起，每条三角嵴均由近中和远中两斜面汇合而成。故选 B。

【避错】此题易错选 D，误将轴嵴记作三角嵴，轴嵴为轴面上从牙尖顶伸向牙颈的纵向隆起，而三角嵴位于殆面牙尖上。

7. 牙的功能不包括

A. 切割食物的功能

B. 捣碎和磨细食物

C. 发音和言语功能

D. 保持面部的协调美观

E. 保持口腔清洁

【答案】E

【考点】牙的生理功能

【解析】牙具有咀嚼功能，还可以刺激颌骨、面部的正常发育，增进牙周组织健康，反射性地刺激胃肠蠕动及胰胆等消化液的分泌。牙具有发音和言语功能，因此 C 正确。完整的牙弓维持着面部外形的自然和美观，因此牙齿能够保持面部的协调美观，D 正确。口腔的自洁作用需要舌和唾液腺的参与，牙不具有保持口腔清洁的作用，因此 E 错误，故本题选 E。

【避错】此题易错选 D，牙齿能够保持面部的协调美观，但是牙齿不能够保持口腔清洁。

8. 上颌中切牙牙冠唇面形态中哪一点是错误的

A. 梯形

B. 切颈径小于近远中径

C. 近中切角似直角

D. 远中切角圆钝

E. 切 1/3 有两条发育沟

【答案】B

【考点】上颌中切牙的形态

【解析】上颌中切牙的唇面略呈梯形，切颈径大于近远中径，故 A 正确，B 错误；切缘与近中缘相交而成的近中切角近似直角，与远中缘相交而成的远中切角略为圆钝，故 C、D 正确。上颌中切牙的切 1/3 可见两条发育沟，故 E 正确。

【避错】此题易错选 C 或者 D，需要记住上颌中切牙的特征性形态，近中切角直立，远中切角圆钝。

9. 下颌第一前磨牙形态中哪一点是错误的

A. 可见近中面沟

B. 唇面五边形

C. 颊尖明显大于舌尖

D. 可见横嵴

E. 牙冠舌倾

【答案】A

【考点】下颌第一前磨牙的形态特征

【解析】下颌第一前磨牙为前磨牙中体积最小、颊舌尖高度差别最大、殆面有横嵴者，故 C、D 正确；下颌第一前磨牙的颊面呈五边形，颊面向舌侧倾斜显著，从而牙冠舌倾，故 B、E 正确。近中面沟为上颌第一前磨牙的特征性结构，故 A 错误。

【避错】此题易错选 B，需要记住下颌第一前磨牙的颊面形态呈五边形，颊面向舌侧倾斜显著，牙冠舌倾。

10. 根尖孔的位置多位于

A. 根尖舌侧

B. 根尖唇侧

C. 根尖颊侧

D. 根尖近中侧

E. 根尖远中侧

【答案】A

【考点】牙髓腔解剖

【解析】根管在牙根表面的开口称为根尖孔，根尖孔以位居根尖舌侧者最多，其余依次为远中、近中和唇、颊侧。故选 A。

【避错】此题易错选 C，根尖孔以位于根尖颊侧者最少。

11. 下颌第二乳磨牙和下颌第一磨牙形态近似，位置彼此相邻，容易混淆，下列哪项不是第二乳磨牙的特点

A. 牙冠短小，色白

B. 牙冠颈部明显缩小，颈嵴较突，牙冠由颈部向殆方缩小

C. 近中颊尖、远中颊尖及远中尖的大小约相等

D. 第二乳磨牙的根干短，牙根向外张开

E. 近中颊尖、远中颊尖大小相等，远中尖最小

【答案】E

【考点】下颌第二乳磨牙特点

【解析】下颌第二乳磨牙的牙冠较第一磨牙小、色乳白，故 A 正确。下颌第二乳磨牙的牙冠近颈缘明显缩小，颈嵴较突，牙冠向殆方缩小，近颈部大而殆面小，故 B 正确。下颌第二乳磨牙的近中颊尖、远中颊尖及远中尖的大小约相等，而下颌第一磨牙此三尖中，以远中尖最小，故 C 正确，E 错误。上颌第二乳磨牙为三根，下颌者为二根，但根柱短，牙根向周围张开，因而 D 正确。故选 E。

【避错】此题易错选 C，与下颌第一磨牙相比，下颌第二乳磨牙的近中三尖相等，而下颌第一磨牙的三尖中以远中尖最小。

12. 髓腔形态的生理和病理变化中哪一点是错误的

A. 髓腔的大小随着年龄的增长而不断缩小

B. 乳牙髓腔比恒牙大

C. 青少年的恒牙髓腔比老年者大
D. 髓室顶、髓角随着牙的不断磨耗而降低
E. 外伤、龋病对牙体的侵袭使髓腔缩小

【答案】B

【考点】髓腔的增龄及病理变化

【解析】随着年龄的增长，髓腔内壁有继发性牙本质沉积，使髓腔的体积逐渐减小，髓角变低，故A、D正确。髓腔病理性变化，如外伤，龋病等致使牙本质暴露，在受伤处相对的髓腔壁上形成修复性牙本质，使髓腔缩小，故E正确。乳牙的髓腔从相对比例看较恒牙大，但并未真正大于恒牙，B错误，青少年恒牙的髓腔比老年人的大，C正确。因此选B。

【避错】此题易错选A，随着年龄的增长，髓腔内壁有继发性牙本质沉积，髓腔体积变小，髓角变低，髓室底变凸，髓室高度变小，根管变细，根尖孔窄小。

13. 乳牙在口内最长可存留
A. 6年
B. 8年
C. 10年
D. 12年
E. 15年

【答案】C

【考点】牙的萌出及乳恒更替

【解析】婴儿出生后约半岁乳牙开始萌出，约2岁半萌出20个乳牙。6～7岁至12～13岁，乳牙逐渐脱落，为恒牙所代替，因此，乳牙在口腔内的时间，短者5～6年，长者可达10年左右。因此本题选C。

【避错】此题易错选A，误认为乳牙6～7岁开始脱落则认为可保留6年，没有看清题干所问为最长时间，乳牙在口腔内的时间长者可达10年左右。

14. 下列哪项不是乳牙髓腔的特点
A. 髓腔大
B. 髓角高
C. 根管细
D. 根尖孔大
E. 髓壁薄

【答案】C

【考点】乳牙髓腔形态

【解析】乳牙髓腔特点：髓室大，髓壁薄，髓角高，根管粗，根管方向斜度较大，根尖孔大，故A、B、D、E正确，C错误。因此本题选C。

【避错】此题易错选B，髓角高是乳牙髓腔的特点，根管细是老年恒牙的特点。

15. 右侧下颌第二前磨牙依照国际牙科联合会系统记录牙位的方法应该记录为
A. 15
B. 20
C. 25
D. 35
E. 45

【答案】E

【考点】临床牙位记录

【解析】国际牙科联合会系统恒牙区：1表示恒牙右上区，2表示恒牙左上区，3表示恒牙左下区，4表示恒牙右下区，5表示乳牙右上区，6表示乳牙左上区，7表示乳牙左下区，8表示乳牙右下区。右侧下颌第二前磨牙为45，故选E。

【避错】此题易错选D，牙位记录时面对患者，顺时针记录，35为左下第二前磨牙，45为右下第二前磨牙。

16. 近中面存在发育沟的牙体是
A. 上颌第一前磨牙
B. 上颌第二前磨牙
C. 下颌第一前磨牙
D. 下颌第二前磨牙
E. 上颌第一、第二前磨牙

【答案】A

【考点】牙体外形及生理意义

【解析】上颌第一前磨牙为前磨牙中体积最大，颊尖偏向远中和有近中沟由近中点隙越过近中边缘嵴至近中面者。近中面近颈部明显凹陷，有沟从𬌗面近中边缘嵴跨过至近中面的𬌗1/3处。故本题选A。

【避错】此题易错选E，近中面有发育沟的为上颌第一前磨牙的特征性结构，上颌第二前磨牙没有该结构。

17. 不具备宽冠窄根特点的乳牙是
A. 上颌乳中切牙
B. 上颌乳侧切牙
C. 下颌乳侧切牙
D. 上颌乳尖牙
E. 下颌乳尖牙

【答案】A

【考点】牙体外形及生理意义

【解析】上颌乳中切牙的重要解剖标志为宽冠宽根，因此本题选A。

【避错】此题易错选C，下颌乳侧切牙为宽冠窄根，而上颌乳中切牙为宽冠宽根。

18. 上颌前牙牙冠近远中倾斜角度从小到大排列是
A. 中切牙、尖牙、侧切牙
B. 中切牙、侧切牙、尖牙

C. 侧切牙、中切牙、尖牙
D. 侧切牙、尖牙、中切牙
E. 尖牙、中切牙、侧切牙

【答案】A

【考点】牙体外形及生理意义

【解析】正常情况下，上颌中切牙较正或稍向近中倾斜，上颌尖牙略向近中倾斜，上颌侧切牙是上前牙中向近中倾斜程度最大者，故近中倾斜角度由小到大排列为中切牙、尖牙、侧切牙。故选A。

【避错】此题易错选C，上颌前牙向近中倾斜角度由大到小为231，下颌前牙则为321。

19. 上颌尖牙的萌出时间是
A. 7岁左右
B. 8岁左右
C. 9岁左右
D. 11岁左右
E. 13岁左右

【答案】D

【考点】牙体外形及生理意义

【解析】上颌尖牙的萌出时间在11～12岁，因此D选项正确。

【避错】此题易错选C，9～10岁时应该是下颌尖牙的萌出时间。

20. 下颌第二前磨牙牙冠的形态为
A. 长方形
B. 正方形
C. 方圆形
D. 斜方形
E. 圆形

【答案】C

【考点】下颌第二前磨牙的牙冠形态

【解析】下颌第二前磨牙牙冠外形方圆，牙冠𬌗颈高度、颊舌厚度和近远中宽度相近，舌面与颊面大小约相等。因此本题选C。

【避错】此题易错选E，可能考虑牙形有方圆形，尖圆形和卵圆形，注意此处问题是下颌第二前磨牙牙冠形态，其外形方圆。

21. 对牙根的解释哪一种是正确的
A. 固定在牙槽窝内的部分
B. 支持的部分
C. 被牙骨质所包裹的牙体部分
D. 被牙本质所包裹的牙体部分
E. 发挥咀嚼功能的部分

【答案】C

【考点】牙体外形及生理意义

【解析】牙根分为解剖牙根和临床牙根，解剖牙根系牙骨质覆盖的部分，牙根与牙冠以牙颈为界；临床牙根为牙体在口腔内不能见到的部分，以牙龈为界。因此本题选C。

【避错】此题易错选A，牙周膜是连接牙槽骨和牙之间的结缔组织，通过横行贯通纤维将牙根悬挂固定在牙槽窝内。

22. 下颌第一前磨牙的特征是
A. 颊尖略大于舌尖
B. 颊尖约等于舌尖
C. 舌侧可出现两个牙尖
D. 颊尖偏向牙长轴的舌侧
E. 颊尖偏向牙长轴的颊侧

【答案】D

【考点】下颌第一前磨牙解剖特点

【解析】下颌第一前磨牙是前磨牙中体积最小、颊舌尖高度差别最大、𬌗面有横嵴者，其特点如下：颊尖高耸、长大尖锐，偏向近中。舌面短小，舌尖明显小于颊尖，因此A、B均错误，颊尖偏向牙长轴的舌侧，D正确，E错误。下颌第一前磨牙有一个舌尖，C是错误的。故选D。

【避错】此题易错选A，下颌第一前磨牙颊尖远大于舌尖，而不是“略大于”。

23. 人类的牙属于
A. 槽生牙
B. 侧生牙
C. 端生牙
D. 多牙列
E. 单牙列

【答案】A

【考点】人牙齿的演化特点

【解析】牙齿根据其附着于颌骨的方式分为两类，一类为侧生牙，一类为槽生牙。有完善的牙根，位于牙槽窝内者称为槽生牙。人类牙齿属于槽生牙，选A。侧生牙是指不仅牙的基部与颌骨相连，且其一侧附着于颌骨的内缘，如一些爬行类动物牙齿，故B不正确。端生牙是指牙齿无牙根，借纤维膜附着于颌骨边缘，如鱼类的牙齿，故也不选C。多牙列是指在每一牙的舌侧，有若干后备牙，牙脱落后由新牙补充，去旧更新，终生不止，而人类一生只换牙一次，属于双牙列，故D、E均不正确。

【避错】此题易错选D，多牙列的概念是指超过三副牙列，人类一生有两副牙列，因此为双牙列。

24. 𬌗面点隙是指
A. 2条或2条以上发育沟相交所形成的点状凹陷
B. 2条或2条以上牙尖嵴相交所形成的点状凹陷
C. 3条或3条以上发育沟相交所形成的点状凹陷

D. 3条或3条以上牙尖嵴相交所形成的点状凹陷
E. 3条或3条以上牙裂隙相交所形成的点状凹陷

【答案】C

【考点】点隙

【解析】上下颌后牙相对而发生咀嚼作用的一面称之为殆面，发育沟是指牙生长发育时，两生长叶相连所形成的明显而有规则的浅沟，点隙为3条或3条以上发育沟的汇合处所成的点状凹陷，所以选项C正确。

【避错】此题易错选D，牙尖嵴为牙齿上的突起，因此相交无法形成凹陷，殆面点隙是发育沟相交所形成的点状凹陷。

25. 下颌磨牙髓室底距根分叉的距离约为
A. 1.0mm
B. 2.0mm
C. 3.0mm
D. 4.0mm
E. 5.0mm

【答案】B

【考点】下颌磨牙髓室底的特点

【解析】下颌第一磨牙髓室呈矮立方形，髓室顶形凹，与髓室顶对应的髓室壁为髓室底，髓室底距根分叉的距离约为2.0mm，所以B正确。

【避错】此题易错选C，考生应牢记下颌磨牙髓室底距根分叉的距离，髓室顶、底之间的距离均为2mm。

26. 乳牙与恒牙的鉴别中，错误的是
A. 乳牙根分叉大
B. 乳牙冠根分界明显
C. 乳磨牙体积依次减小
D. 乳牙颈嵴明显突出
E. 乳牙体积小，色乳白

【答案】C

【考点】乳牙和恒牙鉴别

【解析】与恒牙比较，乳牙具有以下特点：体积小，牙冠短而宽，乳白色；乳牙颈部缩窄，唇颈嵴、颊颈嵴突出，殆面缩窄，冠根分明，根分叉较大；乳前牙通常是宽冠窄根，上颌乳尖牙的近中牙尖嵴长于远中牙尖嵴，牙尖偏远中；下颌第二乳磨牙三个颊尖等大。故本题选C。

【避错】此题易错选E，乳牙与恒牙相比颜色偏白，呈乳白色。

27. 外形高点位于中1/3处的是
A. 切牙唇侧
B. 切牙舌侧
C. 尖牙舌侧
D. 磨牙舌侧
E. 尖牙颊侧

【答案】D

【考点】不同牙位外形高点的位置

【解析】切牙唇侧外形高点位于颈1/3，切牙舌侧上颌舌窝较深，下颌舌窝较浅；尖牙颊侧外形高点在中1/3与颈1/3交界处的唇轴嵴上，尖牙舌侧舌面隆突显著，有一舌轴嵴；磨牙舌面舌轴嵴不明显，外形高点在中1/3，故本题选D。

【避错】此题易错选C，尖牙属于前牙，舌侧的外形高点应位于舌隆突处。

28. 属于上颌中切牙特点的是
A. 近中切角为直角，远中切角为锐角
B. 舌窝浅，不明显
C. 牙冠由3个生长叶组成
D. 切嵴位于牙体长轴的唇侧
E. 近中面稍短，较圆突

【答案】D

【考点】上颌中切牙的解剖形态

【解析】上颌中切牙唇面略呈梯形，切1/3可见两条发育沟，切缘与近中缘相交而成的近中切角近似直角，与远中缘相交而成的远中切角略为圆钝，A不正确；舌面较唇面小，中央凹陷成窝称舌窝，周边围以突起的嵴，B不正确；多数牙由4个生长叶发育而成，少数由5个生长叶发育而成，上颌中切牙由4个生长叶发育而成，C是错误的。近中面似三角形，远中面稍短而圆突，E不正确；侧面观察，切嵴在牙体长轴的唇侧，故选D。

【避错】此题易错选A，远中切角一般为钝角。

29. 属于点角的是
A. 中切牙的近中切角
B. 第一磨牙远中殆角
C. 侧切牙的近中唇面角
D. 尖牙近远中牙尖嵴的交角
E. 前磨牙的近中颊面角

【答案】B

【考点】点角的概念

【解析】三面相交处成一点称点角。中切牙近中切角由切缘和近中缘相交，不属于点角，A错误；第一磨牙远中殆角分远中舌殆角和远中颊殆角，远中舌殆角由殆面、远中邻面、舌面相交构成，远中颊殆角由殆面、远中邻面、颊面相交构成，称点角，故B正确。侧切牙的近中唇面角由唇面和邻面构成，C错误；尖牙近远中牙尖嵴的交角由两条嵴构成，不属于点角，D错误；前磨牙的近中颊面角由近中邻面和颊面构成，故E错误。

【避错】此题易错选A，中切牙的近中切角应为面角。

30. 形态不同于任何恒牙的是
    A. 上颌乳尖牙
    B. 下颌第一乳磨牙
    C. 下颌第二乳磨牙
    D. 上颌第一乳磨牙
    E. 上颌第二乳磨牙

【答案】B

【考点】下颌第一乳磨牙形态特征

【解析】下颌第一乳磨牙形态不似任何恒牙，其𬌗面为不规则的四边形，其近中边缘嵴特短，近中颊尖大于远中颊尖，近中颈嵴最突；颊面为四边形，近中缘长且直，远中缘特短且突；舌面可见长而尖的近中舌尖和短小而圆的远中舌尖；牙根分为近中及远中两根，根分叉大，故B正确。上、下颌第二乳磨牙各与同颌的第一磨牙形态近似；上颌第一乳磨牙𬌗面形态似上颌前磨牙，上颌乳尖牙牙冠外形与上颌恒尖牙相似，但体积明显缩小，故A、C、D、E均不正确。

【避错】此题易错选C，下颌第二乳磨牙类似于下颌磨牙，因此可排除。

31. 上颌第一磨牙𬌗面发育沟包括
    A. 近中舌沟、远中舌沟、近中邻沟、中央沟
    B. 颊沟、舌沟、近中舌沟、远中沟
    C. 颊沟、远中舌沟、近中沟、远中沟
    D. 远中舌沟、近中舌沟、中央沟、远中沟
    E. 颊沟、舌沟、远中舌沟、中央沟

【答案】C

【考点】上颌第一磨牙𬌗面解剖形态

【解析】上颌第一磨牙𬌗面呈斜方形，结构复杂，颊沟自中央点隙伸向颊侧，在两颊尖之间经颊𬌗边缘嵴而至颊面，近中沟自中央点隙伸向近中，止于近𬌗边缘嵴之内，远中舌沟一端至远中边缘嵴内，另一端经两舌尖之间越过舌𬌗边缘嵴至舌面，远中沟自中央点隙伸向远中，止于远𬌗边缘嵴之内，因此本题选C。

【避错】此题易错选E，上颌第一磨牙无中央沟，也无舌沟。

32. 根管口是指
    A. 髓室和根管的交界处
    B. 根管末端的开口处
    C. 髓腔的开口处
    D. 髓室的开口处
    E. 根管的开口处

【答案】A

【考点】根管口的位置

【解析】根管口是指髓室底上与根管的移行处，故A正确。B、C、D、E的表述均不准确。

【避错】此题易错选E，没有根管的开口处这种说法。

33. 左侧上颌第一前磨牙应记录为
    A. $\underline{\text{Ⅳ}|}$
    B. $\underline{|\text{5C}}$
    C. $\underline{|4}$
    D. $\overline{|\ 35}$
    E. $\underline{|\text{D}}$

【答案】C

【考点】临床牙位记录方法

【解析】A为右侧上颌第一乳磨牙；B无此表达方法；C为左侧上颌第一前磨牙；D为左侧下颌尖牙和第二前磨牙；E为左侧上颌第一乳磨牙。故本题选C。

【避错】比较容易出错的是左右的区分，其实简单的方法就是对照自己的牙齿即可避错，复习时应该注意举一反三。

34. 牙的萌出时间是指牙冠
    A. 发育开始的时间
    B. 钙化开始的时间
    C. 完整形成的时间
    D. 达到咬合的时间
    E. 破龈而出的时间

【答案】E

【考点】牙的萌出

【解析】牙萌出的时间是指出龈的时间，牙胚破龈而出的现象称为出龈。因此E正确。从牙冠出龈至到达咬合接触的全过程称为萌出，而非萌出时间。

【避错】本题容易出错的是几个时间点都比较接近，但是按字面意思，“萌出”即穿出牙龈，只要了解了这几个时间点的顺序，就可以避错，在复习时可以运用时间轴来加深印象。

35. 对结节的解释是
    A. 牙面上近似锥体形的隆起
    B. 牙冠表面釉质的线状隆起
    C. 牙冠部釉质过度钙化形成的小突起
    D. 前牙舌面半月形釉质突起
    E. 前牙切嵴舌侧的长条形水平隆起

【答案】C

【考点】结节的定义

【解析】牙尖：牙冠上近似锥体形、突出成尖的部分称为牙尖；嵴：牙冠上细长形的牙釉质隆起均称为嵴；结节：牙冠部釉质过度钙化形成的小突起（C对）；舌面隆突：前牙舌面近颈部的半月形隆突起，

系前牙的解剖特征之一；切嵴：为切牙切缘舌侧横形长条形的牙釉质隆起。故本题选C。

【避错】本题只要掌握了各个解剖标志的定义，就可以避错。这几个解剖标志都是其中的重点，应该逐个掌握。

36. 以下对牙颈曲线的描述哪个是错误的

A. 牙颈缘在牙冠各轴面均呈弧形曲线

B. 颈曲线在唇颊面呈凸向殆缘方的弧线

C. 颈曲线在近中面呈凸向殆缘方的弧线

D. 颈曲线在远中面呈凸向殆缘方的弧线

E. 颈曲线在舌面呈凸向根方的弧线

【答案】B

【考点】牙颈曲线的特点

【解析】正常情况下，牙根整个包埋于牙槽骨中。牙冠与牙根交界处呈一弧形曲线，称为牙颈，又称牙颈曲线，在唇颊面呈凸向牙根方的弧线，故B错。其余选项都是对的，故选B。

【避错】本题需要区分颈曲线各个面的方向，故不掌握清楚容易出错，复习时可以结合雕牙时冠根部的形态就可以很容易记住各个面的曲线形态。

37. 畸形中央尖最多发生于

A. 下颌第一前磨牙

B. 下颌第二前磨牙

C. 上颌第二前磨牙

D. 上颌第一磨牙

E. 下颌第一磨牙

【答案】B

【考点】牙体发育畸形

【解析】畸形中央尖可见于诸前磨牙，但以下颌第二前磨牙多见，故选B。

【避错】本题容易出错是在下颌第一前磨牙还是第二前磨牙，按比例来说下颌第二前磨牙最多见。

38. 所谓“管间侧支”是指

A. 相邻根管间的交通支

B. 根管的细小分支

C. 垂直于主根管的分支

D. 主根管分支贯穿牙本质和牙骨质达牙周膜

E. 根管在根尖部分歧

【答案】A

【考点】管间侧支的定义

【解析】管间侧支为发自相邻根管间的交通支，多见于双根管型，即A；根管侧支为发自根管的细小分支，常与根管呈接近垂直角度，贯穿牙本质和牙骨质，通向牙周膜，即B、C、D；根尖分叉为根管在根尖分散成2个或2个以上的细小分支，此时根管不复存在；根尖分歧为根管在根尖分出细小分支，此时根管仍存在。因此本题正确答案为A。

【避错】本题容易误选B、C、D，混淆“根管侧支”和“管间侧支”的概念。一个巧妙的方法，管间即代表有两个以上的管，那即为相邻根管。

39. 最早脱落的乳牙是

A. 上颌乳中切牙

B. 下颌乳中切牙

C. 上颌乳侧切牙

D. 下颌乳侧切牙

E. 上颌乳尖牙

【答案】B

【考点】乳牙的萌出和更替

【解析】乳牙于出生后半岁左右萌出，约2岁半全部出齐。其萌出顺序为乳中切牙、乳侧切牙、第一乳磨牙、乳尖牙、第二乳磨牙，通常下颌牙萌出早于上颌同名牙，故本题选B。

【避错】容易出错的是A，其实对照萌出顺序我们可以发现，恒牙也是下颌先萌出，故先脱落的必然是下颌乳中切牙，这种题目稍微仔细些审题就可以避免不应该的丢分。

40. “临床牙冠”指

A. 暴露于口腔的牙体部分

B. 被牙龈覆盖的牙体部分

C. 发挥咀嚼功能的牙体部分

D. 被牙本质所覆盖的牙体部分

E. 被牙釉质所覆盖的牙体部分

【答案】A

【考点】临床牙冠的定义

【解析】临床牙冠：为牙体露于口腔的部分，牙冠和牙根以牙龈为界。解剖牙冠是指牙釉质覆盖的部分，牙冠与牙根以牙颈为界；故选A。

【避错】本题容易混淆的是A和E。其实临床牙冠就是肉眼可以看到的部分，这就不包括牙龈下的牙釉质；而解剖牙冠是指所有牙釉质。概念区分清楚就可以避免错误。

41. 上颌第一磨牙有三个牙根，即

A. 近中根、远中根、舌根

B. 颊根、近中舌根、远中舌根

C. 近中根、远中颊根、远中舌根

D. 近中颊根、近中舌根、远中根

E. 近中颊根、远中颊根、舌根

【答案】E

【考点】上颌第一磨牙的特点

【解析】上颌第一磨牙的三个牙根为近中颊根、远中颊根、舌根（颊二舌一），故本题选E。

【避错】本题是简单的送分题，主要考查第一磨牙的牙体解剖，B 项可见于下颌第二磨牙，注意区分。

42. 男，17 岁。近来饮冷水时，左上后牙有一过性疼痛。检查：左上第一磨牙近中邻面有深龋洞，在治疗龋病过程中最易出现意外穿髓的部位是

A. 近中颊侧髓角和远中颊侧髓角
B. 近中舌侧髓角和远中舌侧髓角
C. 近中颊侧髓角和近中舌侧髓角
D. 远中颊侧髓角和远中舌侧髓角
E. 近中颊侧髓角和远中舌侧髓角

【答案】C

【考点】磨牙的解剖形态

【解析】上颌第一磨牙的髓室类似立方体，颊舌径>近远中径。髓室顶形凹，最凹处约与颈缘平齐。髓室顶上近颊髓角和近舌髓角较高，牙体预备时避免穿髓。故选 C。

【避错】本题不易错选。下颌第一前磨牙因牙冠向舌侧斜度大，故颊尖位于牙冠中份，髓角又高。

43. 男，50 岁。因深楔状缺损致左侧上颌尖牙牙冠折断。现已行完善根充及桩核修复，即将开始用冠修复尖牙外形。临床检查：尖牙在牙弓中的位置及咬合关系基本正常，对侧尖牙外形正常。在形成冠外形时，下列说法正确的是

A. 在邻面，与侧切牙相邻的面比与前磨牙相邻面更为突出且短小
B. 从唇面观，近中牙尖嵴比远中牙尖嵴更长
C. 在舌窝中央，没有明显的纵嵴出现
D. 与侧切牙的接触区距牙尖嵴近，与前磨牙的接触区距牙尖嵴远且偏舌侧
E. 唇面外形高点在中 1/3 处

【答案】D

【考点】尖牙的解剖形态

【解析】上颌尖牙唇面的外形高点在中 1/3 与颈 1/3 交界处的唇轴嵴上。由牙尖伸向舌隆突有一纵嵴称为舌轴嵴，舌窝被舌轴嵴分成较小的近中舌窝和较大的远中舌窝。唇面似圆五边形，颈缘呈弧形，近中缘长，近中斜缘短，远中斜缘长，远中缘短。邻面，近中接触区距近中切角较近，远中接触区则距远中切角稍远。故选 D。

【避错】本题易错选 A。上颌尖牙邻面：似三角形，较切牙邻面突出。远中面比近中面更突且短小。

44. 男孩，10 岁。左侧上颌牙列包括第一磨牙、第二前磨牙、第一前磨牙、乳尖牙、侧切牙、中切牙，采用国际牙科联合会系统应记录为

A. 36、65、34、63、32、31
B. 16、15、44、43、12、11
C. 26、25、54、53、22、21
D. 26、25、24、63、22、21
E. 16、25、14、43、12、11

【答案】D

【考点】临床牙位记录

【解析】国际牙科联合会系统恒牙区：1 表示恒牙右上区，2 表示恒牙左上区，3 表示恒牙左下区，4 表示恒牙右下区，5 表示乳牙右上区，6 表示乳牙左上区，7 表示乳牙左下区，8 表示乳牙右下区。因而左侧上颌第一磨牙、第二前磨牙、第一前磨牙、乳尖牙、侧切牙、中切牙分别为 26、25、24、63、22、21。故选 D。

【避错】此题易错选 C，牙位记录时面对患者，顺时针记录，左侧上颌第一磨牙、第二前磨牙、第一前磨牙、乳尖牙、侧切牙、中切牙分别为 26、25、24、63、22、21。

45. 男孩，10 岁。下颌一牙体的特点是：颊面近似为一以近中缘为底的三角形；两颊尖之间有颊沟；颊颈嵴近中部分最突出，呈明显的结节状；近中面近似一以颈缘为底的三角形；殆面近似为一以远中缘为底的三角形。该牙是

A. 下颌第一磨牙
B. 下颌第二磨牙
C. 下颌第三磨牙（智齿）
D. 下颌第一乳磨牙
E. 下颌第二乳磨牙

【答案】D

【考点】牙体外形

【解析】下颌第一乳磨牙的特征，颊面虽为四边形，但近中缘长而直，远中缘特短且突，呈以近中缘为底的三角形；两颊尖之间有颊沟，近中颊尖大于远中颊尖，近中颈嵴最突，殆面为不规则的四边形，其近中边缘嵴特短，可呈远中缘为底的三角形，因此本题该牙为下颌第一乳磨牙，故本题选 D。

【避错】此题易错选 A，难以辨别下颌第一磨牙和下颌第一乳磨牙的外形特征。两者主要区别为下颌第一乳磨牙的颊面近似以近中缘为底的三角形。

（46～47 题共用题干）

切牙唇面近远中切角存在差异或相似。

46. 下颌中切牙近远中切角大小为

A. 近远中切角相似，均为锐角
B. 近中切角为近似直角，远中切角为一圆钝角
C. 近远中切角相似，均为钝角
D. 近中切角为锐角，远中切角为一圆弧角
E. 近远中切角相似，均为直角

【答案】E

【考点】下颌中切牙的切角大小

【解析】下颌中切牙形态最为对称，离体后较难区分左右，近中切角与远中切角相等，故本题选E。

【避错】本题易错选B。下颌中切牙近远中切角均为直角。

47. 上颌中切牙近中切角

A. 与远中切角相似

B. 近似直角

C. 为一圆钝角

D. 为一圆弧角

E. 为一锐角

【答案】B

【考点】牙体外形

【解析】上颌中切牙切缘与近中缘相交而成的近中切角近似直角，与远中缘相交而成的远中切角略为圆钝，故本题选B。

【避错】本题易错选A，由于混淆上下颌中切牙的切角大小而误选。下颌中切牙的近中切角与远中切角相似。

(48~50题共用备选答案)

A. 上颌第一前磨牙

B. 上颌第一磨牙

C. 下颌第一前磨牙

D. 下颌第二前磨牙

E. 上颌第二前磨牙

48. 有近中舌沟的牙是

【答案】C

49. 近中沟延伸到𬌗面的牙是

【答案】A

50. 有远中舌沟的牙是

【答案】B

【考点】牙体解剖生理

【解析】横嵴是下颌第一前磨牙的重要解剖标志。近远中点隙之间的中央沟被横嵴分成近中沟和远中沟，其中近中沟跨过边缘嵴至舌面，称为近中舌沟，故48题选C。上颌第一前磨牙，邻面似四边形，颈部较宽，近中面近颈部凹陷，有沟从𬌗面跨过近中边缘嵴至近中面的𬌗1/3处，称为近中沟，故49题选A。上颌第一磨牙𬌗面有3条发育沟，颊沟由中央点隙伸向颊侧，在两颊尖之间跨过颊𬌗边缘嵴至颊面。近中沟由中央点隙伸向近中，止于近中边缘嵴内。远中舌沟一端止于远中边缘嵴内，另一端经两舌尖之间跨过舌𬌗边缘嵴至舌面，故50题选B。

【避错】49题易错选E，上颌第二前磨牙𬌗面轮廓不如上颌第一前磨牙明显，颊舌尖的高度大小相近，颊舌两尖均偏近中。中央窝较浅，中央沟短，近远中点隙相距较近，无沟跨过近中边缘嵴至近中面。

(51~53题共用备选答案)

A. 牙冠上3条发育沟相交形成

B. 牙冠上2个面相交形成

C. 牙冠上3个面相交形成

D. 牙冠上3条沟相交形成

E. 牙冠上2条沟相交形成

51. 线角是由

【答案】B

52. 点角是由

【答案】C

53. 点隙是由

【答案】A

【考点】牙体解剖的应用名词

【解析】牙冠上2个相邻牙面相交处形成一线，在该线上所成的角称为线角。牙冠上3个相邻牙面相交处形成一点，在该点上所成的角称为点角。3条或3条以上发育沟的汇合处，或某些发育沟的末端所形成的点状凹陷称为点隙。故51题选B，52题选C，53题选A。

【避错】51、52题相对简单，53题易错选D、E，主要是未审清选项，看错了数值和限定词，应注意避免此类错误。

(54~56题共用备选答案)

A. 上颌第一磨牙

B. 上颌第二磨牙

C. 下颌第一磨牙

D. 下颌第二磨牙

E. 下颌第二乳磨牙

54. 𬌗面具有四个或五个牙尖的牙体是

【答案】D

55. 颊侧三牙尖大小相似的牙体是

【答案】E

56. 近中舌尖占舌面大部分的牙体是

【答案】B

【考点】牙体外形

【解析】下颌第二磨牙的牙冠𬌗面可分为四尖型和五尖型，因此54题选D；下颌第二乳磨牙的近中颊尖、远中颊尖及远中尖的大小相等，因此55题选E；上颌第二磨牙近中舌尖占舌面的大部分，因此56题选B。

【避错】54题易错选A，因为上颌第一磨牙舌面可能有卡氏尖，但是题干上问的是𬌗面，因此为下颌第二磨牙。55题易错选C，下颌第一磨牙的牙尖中以远中尖最小。56题不易错选。

(57~58题共用备选答案)

A. 上颌第一前磨牙

B. 上颌第二前磨牙
C. 上颌第一磨牙
D. 上颌第二磨牙
E. 上颌第三磨牙（智齿）

57. 根尖与上颌窦最接近的是

【答案】C

58. 远中舌尖很小甚或缺如的是

【答案】E

【考点】磨牙的牙体外形

【解析】上颌窦左右各一个，其位置在眼眶底部、鼻腔外侧、口腔硬腭上方之间，它开口在鼻腔的中鼻道内。上颌窦是鼻窦的一部分，上颌第一磨牙与上颌窦底距离最近，故57题选C；上颌第三磨牙（智齿）远中舌尖很小甚或缺如，故颊面宽而舌面窄，𬌗面呈圆三角形。故58题选E。

【避错】57、58题易错选D，上颌第一磨牙与上颌窦底距离最近，上颌第二磨牙次之，上颌第二磨牙近中舌尖占舌面大部分，远中舌尖极小，但上颌第三磨牙（智齿）远中舌尖很小甚或缺如。

（59～60题共用备选答案）

A. 下颌第三磨牙（智齿）
B. 上颌第二前磨牙
C. 上颌第一磨牙
D. 上颌第二磨牙
E. 上颌第三磨牙（智齿）

59. 形态、大小、位置变异最多的是

【答案】E

60. 根尖距上颌窦下壁最近的是

【答案】C

【考点】磨牙的牙体外形

【解析】上颌第三磨牙（智齿）形态变异最多，下颌第三磨牙（智齿）形态变异较多，故59题选E；上颌窦左右各一个，其位置在眼眶底部、鼻腔外侧、口腔硬腭上方之间，它开口在鼻腔的中鼻道内。上颌窦是鼻窦的一部分，上颌第一磨牙与上颌窦底距离最近，故60题选C。

【避错】59题易错选A，下颌第三磨牙（智齿）形态变异较多。60题易错选E，上颌第一磨牙与上颌窦距离最近。

（61～63题共用备选答案）

A. 18%
B. 38%
C. 46%
D. 60%
E. 86%

61. 上颌第二前磨牙单根管者约为

【答案】E

62. 上颌第二磨牙近中颊根颊舌向双根管者约为

【答案】B

63. 下颌第一磨牙的远中根颊舌向双根管者约为

【答案】C

【考点】恒牙根管形态特点

【解析】上颌第二前磨牙单根管者约为86%，故61题选E；上颌第二磨牙近中颊根颊舌向双根管者约为38%，故62题选B；下颌第一磨牙的远中根颊舌向双根管者约为46%，故63题选C。

【避错】本题是常识题，需要在复习时加以总结记忆，否则容易出现错误。

（64～65题共用备选答案）

A. 上颌乳尖牙
B. 下颌乳尖牙
C. 上颌第一前磨牙
D. 上颌第一乳磨牙
E. 下颌第一乳磨牙

64. 颊尖偏远中的是

【答案】C

65. 牙尖偏远中的是

【答案】A

【考点】牙体解剖生理

【解析】上颌第一前磨牙是前磨牙中唯一颊尖偏远中者，64题选C。上颌乳尖牙牙尖偏远中，是区别左右上颌乳尖牙和上颌尖牙最主要的标志，65题选A。

【避错】本题容易出错在将两题答案混淆，需要我们复习时注意区分。颊尖偏远中的为上颌第一前磨牙，而牙尖偏远中的为上颌乳尖牙。

（66～68题共用备选答案）

A. 上颌第一磨牙
B. 上颌第二磨牙
C. 下颌第二磨牙
D. 下颌第一磨牙
E. 上颌中切牙

66. 最早萌出的恒牙是

【答案】D

67. 牙𬌗面发育沟呈“+”字形的是

【答案】C

68. 牙冠的相对颊黏膜上是腮腺管口的是

【答案】B

【考点】牙体解剖生理

【解析】下颌第一磨牙为恒牙中萌出最早的牙，故66题选D；下颌第二磨牙𬌗面发育沟呈“+”字形：即颊沟、舌沟、近中沟、远中沟，发育沟和边缘嵴使整个𬌗面似一“田”字形，为下颌第二磨牙的主要类型，故67题选C；上颌第二磨牙牙冠相对的颊黏膜上有腮腺导管的开口，故68题选B。

【避错】本题考查的是牙体解剖的常识，66题注意下颌第一磨牙的特殊情况；67题一般出现“+”字对称的为下颌第二磨牙，上颌磨牙有斜嵴，明显不成立；一般腮腺开口于上颌第二磨牙区域。

（69~71题共用备选答案）

A. 上颌尖牙
B. 上颌第一磨牙
C. 下颌第一磨牙
D. 上颌第一乳磨牙
E. 下颌第二乳磨牙

69. 有三个等大颊尖的是

【答案】E

70. 𬌗面有明显斜嵴的是

【答案】B

71. 唇面似圆五边形的是

【答案】A

【考点】牙体外形

【解析】下颌第二乳磨牙的近中颊尖、远中颊尖及远中尖的大小约相等，故69题选E；远中颊尖三角嵴与近中舌尖三角嵴相连成嵴，称为斜嵴，为上颌第一磨牙的解剖特征，故70题选B；上颌尖牙唇面似圆五边形，上、下颌第一磨牙颊面略呈梯形，故71题选A。

【避错】本题考查的是牙体形态的特殊点，69题是下颌第二乳磨牙的特征，正是这个特征可以把它与第一磨牙区分开来；70题看到斜嵴马上联想上颌第一磨牙；71题是上颌尖牙的特征。这些需要我们在复习中认真总结整理。

考点：牙列、𬌗及颌位

1. 没有咬合关系的颌位是

A. 牙尖交错𬌗位
B. 下颌姿势位
C. 正中关系
D. 肌位
E. 后退接触位

【答案】B

【考点】颌位

【解析】当头处于直立位，口腔在不咀嚼、不吞咽、不说话的时候，下颌处于休息状态，上、下颌牙弓自然分开，从后向前保持着一个楔形间隙，称为息止𬌗间隙，又称自由间隙（2~4mm）。此时下颌所处的位置，称为下颌姿势位。故选B。

【避错】本题易错选D。由下颌姿势位通过主动肌肉收缩上提下颌达到初始的𬌗接触状态时，下颌的位置为肌接触位（肌位）。

2. 关于“𬌗”面的描述正确的为

A. 牙冠发生接触的一面
B. 牙冠有咀嚼接触的一面
C. 牙冠上有牙尖突起的部位
D. 上、下颌牙齿在咬合时接触的部位
E. 上、下颌的后牙在咬合时发生接触的面

【答案】E

【考点】𬌗面的定义

【解析】𬌗面：上下颌后牙咬合时发生接触的一面称为𬌗面。故本题选E。

【避错】本题易错选D，上下颌后牙咬合时发生接触的一面称为𬌗面，但是前牙无𬌗面，其切端舌侧有切咬功能的嵴称为切嵴。

（3~5题共用备选答案）

A. 前牙区出现间隙，前牙切缘和磨牙𬌗面磨耗明显
B. 前牙区出现间隙，前牙切缘和磨牙𬌗面无明显磨耗
C. 最后磨牙远中面平齐
D. 磨牙呈中性𬌗关系
E. 浅覆𬌗，深覆盖

3. 2岁6个月至4岁儿童，𬌗的特征有

【答案】C

4. 4~6岁儿童，𬌗的特征有

【答案】A

5. 正常恒牙𬌗的特征有

【答案】D

【考点】牙列与咬合的生长发育

【解析】约在婴儿第6个月时乳牙开始萌出，开始建𬌗，经过乳牙𬌗、混牙𬌗（替牙𬌗）及恒牙𬌗3个发育阶段，直到智齿萌出才完成建𬌗过程。2岁6个月至4岁儿童𬌗的特征为牙排列紧密而无明显间隙，乳牙切缘与𬌗平面无明显磨耗，上、下颌第二乳磨牙的远中面彼此相齐等，故3题选C。至4~6岁，牙排列不紧密，前牙间隙逐渐形成，牙的切缘及𬌗面产生显著消耗；故4题选A。上颌第一磨牙近中颊尖咬合在下颌第一磨牙的近中颊沟内，称中性𬌗关系，正常恒牙𬌗具有此特征，故5题选D。

【避错】3题与4题均易错选E。2岁6个月至4岁儿童由于牙根发育未完成，𬌗间高度不足，而呈深覆𬌗。4~6岁儿童随着下颌牙弓前移，上下切牙呈对刃或极浅的覆𬌗覆盖关系，故E错误。5题易错选C，最后磨牙远中面平齐通常指乳牙列末端第二乳

磨牙的垂直型末端平面关系，而非正常恒牙殆。

（6～8 题共用备选答案）

A. 髁突位于下颌窝中央，前、后、上间隙基本相等

B. 颞肌后束、二腹肌前腹、下颌舌骨肌和颏舌骨肌等舌骨上肌收缩

C. 髁突的横嵴、关节盘中带、关节结节顶三者相对

D. 工作侧同名牙尖及非工作侧异名牙尖相对

E. 上下颌牙列之间保持息止殆间隙

6. 为最大开殆时各结构正常的位置关系的是

【答案】C

7. 为后退接触位正常时的条件的是

【答案】B

8. 为侧方咬合时的条件的是

【答案】D

【考点】下颌运动的相关概念

【解析】最大开殆时髁突的横嵴、关节盘中带、关节结节顶三者相对，故 6 题选 C；侧方咬合时工作侧同名牙尖及非工作侧异名牙尖相对，故 8 题选 D；颞肌后束、二腹肌前腹、下颌舌骨肌和颏舌骨肌等舌骨上肌收缩时为后退接触位，故 7 题选 B。牙尖交错位髁突在下颌窝中基本处于中央位置，即关节的前、后、上间隙基本相等。下颌姿势位时上下颌牙列之间保持息止颌间隙。

【避错】6 题易错选 B，当颞肌后束、二腹肌前腹、下颌舌骨肌和颏舌骨肌等舌骨上肌收缩时，为闭口位，因此为后退接触位。7 题易错选 C，髁突的横嵴、关节盘中带、关节结节顶三者相对时为开口位，因此为最大开殆。8 题一般不难选择。

考点：口腔功能

1. 唾液使口腔保持中性的作用是

A. 溶媒作用

B. 缓冲和稀释作用

C. 冲洗作用

D. 保护作用

E. 清洁作用

【答案】B

【考点】唾液的作用

【解析】唾液的缓冲和稀释作用：唾液可以缓冲口腔内的酸碱度；当刺激性强的物质进入口腔时，唾液分泌增多以稀释其浓度；唾液可缓冲过冷或者过热的刺激，使口腔组织得到保护。故选 B。

【避错】本题易错选 D。保护作用指唾液中的黏蛋白吸附至口腔黏膜表面，形成一层薄膜，既可以防止组织脱水，又可以阻止外源性刺激物进入黏膜内。唾液黏蛋白或糖蛋白吸附至牙面形成生物膜，能修复和保护牙釉质表面，影响口腔微生物对牙面的附着。

2. 人群中最多见的咀嚼运动类型是

A. 双侧同时咀嚼

B. 双侧交替咀嚼

C. 右侧咀嚼

D. 左侧咀嚼

E. 后牙咀嚼

【答案】B

【考点】咀嚼运动类型

【解析】双侧交替咀嚼指双侧咀嚼运动多为多向、双侧交替的咀嚼运动，约占 78%，其中有主次之分。对全部牙支持组织起到功能刺激作用，有利于殆的稳定及牙的自洁作用。故选 B。

【避错】本题易错选 A。双侧同时性咀嚼常出现在咀嚼食物的末期，即吞咽之前，10%～20% 的个体属此类型。

3. 口腔一般感觉的敏感性依次为

A. 痛觉>压觉>冷觉>温觉

B. 压觉>冷觉>温觉>痛觉

C. 冷觉>温觉>痛觉>压觉

D. 温觉>痛觉>压觉>冷觉

E. 痛觉>压觉>温觉>冷觉

【答案】A

【考点】口腔感觉

【解析】口腔感觉主要包括痛觉、温度觉（冷觉、热觉）、触压觉、本体感觉和味觉。口腔一般感觉的敏感性依次为痛觉>压觉>冷觉>温觉。故选 A。

【避错】本题易错选 E。口腔黏膜的冷点多于温点，故对冷觉比对温觉要敏感。

4. 提高咀嚼效率的主要因素是

A. 牙的数目多

B. 牙的体积大

C. 牙排列整齐

D. 牙形态正常

E. 牙接触面积大

【答案】E

【考点】影响咀嚼效率的因素

【解析】咀嚼效率是指机体在一定时间内，对定量食物嚼细的程度，影响咀嚼效率的因素有牙齿的功能性接触面积，牙周组织，颞下颌关节疾病，全身性疾病或口腔内软组织炎症、外伤后遗症等，其他如疲劳、精神紧张等，所以 E 正确。

【避错】此题不易错选，在咀嚼功能正常的情况下，

上下颌牙齿的功能性接触面积可以代表牙齿分裂或咀嚼食物的潜在能力，接触面积越大，咀嚼效率越高。

5. 正常人腮腺及下颌下腺分泌量占总唾液分泌量的
   A. 75%
   B. 80%
   C. 85%
   D. 90%
   E. 95%

【答案】D

【考点】唾液分泌量

【解析】唾液是口腔3对大唾液腺（腮腺、下颌下腺、舌下腺）及众多小唾液腺所分泌的混合液的总称，正常人每天唾液量为1000～1500ml，其中来自腮腺及下颌下腺的分泌量占总唾液分泌量的90%，所以D正确。

【避错】此题易错选C，腮腺及下颌下腺分泌量占总唾液分泌量的90%。

6. 䝋力的定义为
   A. 咀嚼肌所能发挥的最大力
   B. 咀嚼运动时，牙所承受的实际压力
   C. 咀嚼运动时，咀嚼肌实际发生之力
   D. 牙周膜的最大耐受力
   E. 粉碎食物所需的最小力

【答案】B

【考点】䝋力的定义

【解析】䝋力是指上下牙咬合时，牙周组织所承受之力。咀嚼活动时，咀嚼肌并未用其力，这种实际咀嚼肌力量，称为咀嚼压力，又称䝋力。故选B。咀嚼肌力为升颌肌群收缩时所能发挥的最大力，又称咀嚼力，即C。D为最大䝋力。E为日常咀嚼食物所需的䝋力。

【避错】本题容易出错的是D。䝋力其实是在牙周膜耐受力的正常范围之内，而最大䝋力则是牙周膜的最大耐受力，概念需要区分清楚。

7. 女，50岁。右上第一前磨牙、右上第一磨牙、右上第二磨牙、右上第三磨牙、左上侧切牙缺失。此时，患者的咀嚼运动类型为
   A. 单侧咀嚼
   B. 双侧同时咀嚼
   C. 双侧交替咀嚼
   D. 前牙咀嚼
   E. 后牙咀嚼

【答案】A

【考点】口腔生理功能

【解析】单侧或前伸咀嚼运动，常是䝋障碍适应的结果。以软食为主的人或由于牙齿、牙周异常所产生䝋干扰者，多属此类。这是不正常的咀嚼运动。此类约占12%。故选A。

【避错】本题不易错选。该患者右侧牙缺失较多，一般会选单侧咀嚼。

（8～9题共用备选答案）
   A. Meckel环形小体
   B. 克劳斯（Krause）终球
   C. 鲁菲尼（Ruffini）小体
   D. 游离神经末梢
   E. Meissner触觉小体

8. 热觉感受器为

【答案】C

9. 痛觉感受器为

【答案】D

【考点】皮肤感受器的功能

【解析】Meckel环形小体主要是感受轻微的触觉刺激。克劳斯终球长期被视为冷觉感受器。Meissner触觉小体功能是感觉触觉。鲁菲尼小体是热感觉器、触觉感受器，位于真皮内。游离神经末梢主要是痛觉感受器。故8题选C，9题选D。

【避错】8题易错选B，克劳斯终球仅感受冷刺激而不能感受热刺激。9题易错选A，如上所述，Meckel环形小体只能感受轻微的触觉刺激。

（10～12题共用备选答案）
   A. 3mm
   B. 10mm
   C. 12～16mm
   D. 18～25mm
   E. 40～50mm

10. 正常下颌铰链开口度为

【答案】D

11. 下颌最大前伸范围是

【答案】B

12. 下颌功能性前伸范围是

【答案】A

【考点】下颌功能范围

【解析】髁突在关节盘下做前后方向的单纯转动运动，又称铰链运动，这种运动可以一直持续到切牙处的张口度到18～25mm时，该距离称为铰链开口度，故10题选D；下颌最大前伸范围是10mm，故11题选B；下颌功能性前伸范围是3mm，故12题选A。

【避错】本题针对下颌运动范围的一组辨别记忆题，下颌运动的三个数字常用到：3、10、18，需要考试复习时理清下颌运动的范围并避免混淆。

考点：运动系统、脉管及神经解剖

1. 下列不属于软腭肌的是

A. 降肌

B. 腭帆张肌

C. 腭咽肌

D. 腭帆提肌

E. 腭舌肌

【答案】A

【考点】口腔颌面颈部肌群

【解析】腭肌形成软腭的主体，主要由腭帆张肌、腭咽肌、腭帆提肌、腭垂肌、腭舌肌 5 对肌肉组成。故选 A。

【避错】本题属于记忆性题，容易选错，注意牢记各肌肉的名称和其功能作用。

2. 面瘫时额纹消失，累及受损的面神经分支是

A. 颈支

B. 颞支

C. 颊支

D. 颧支

E. 下颌缘支

【答案】B

【考点】面神经颅外段分支受损表现

【解析】面神经有五组分支，包括：①颞支，受损时同侧额纹消失。②颧支，损伤后眼睑不能闭合。③颊支，损伤可出现鼻唇沟变浅或消失、鼓腮无力、上唇运动力减弱或偏斜以及食物积存于颊龈沟等症状。④下颌缘支，损伤可导致患侧口角下垂及流涎。⑤颈支。故本题选 B。

【避错】易错选其他选项，主要是混淆面神经各分支受损后表现，可结合其神经分布来记忆受损表现。

3. 关于下颌支的内面结构叙述，不正确的是

A. 下颌孔的前方为下颌小舌，为蝶下颌韧带的附着处

B. 下颌孔的后上方有下颌神经沟

C. 下颌孔的前上方有下颌隆突

D. 下颌孔的下方有下颌舌骨沟

E. 下颌小舌的后下方骨面粗糙称为咬肌粗隆

【答案】E

【考点】下颌支的解剖

【解析】下颌支的内面结构：在下颌孔前方有锐薄的小骨片，称为下颌小舌，为蝶下颌韧带附着处；在下颌孔上方有下颌神经沟，下牙槽神经、血管由此进入下颌孔；在下颌孔的前上方，有由喙突往下后及髁突往前下汇合成的骨嵴称下颌隆突；下颌孔的下方有一向下前的沟，称下颌舌骨沟；下颌小舌的后下方，骨面粗糙，称为翼肌粗隆，为翼内肌的附着处，咬肌粗隆位于下颌支外面下部粗糙处。故此题选 E。

【避错】此题易错选 C，下颌孔的前上方有下颌隆突，切勿与下颌体部内侧面的骨性膨隆混淆。

4. 面神经属于

A. 运动神经

B. 交感神经

C. 感觉神经

D. 副交感神经

E. 混合性神经

【答案】E

【考点】面神经的成分

【解析】面神经有两根，其中运动根较大，含有运动纤维，感觉根较小，在脑桥小脑角处，恰位于运动根与前庭蜗神经根之间，故又称中间神经，含有副交感神经纤维及味觉纤维，因此，面神经为混合性神经，所以 E 正确。

【避错】本题易错选 A，面神经除了含有运动神经外，还含有特殊的神经纤维，如味觉神经纤维，分布舌前 2/3 的味蕾。

5. 下颌骨髁突的结构特点是

A. 内外径长，前后径短；前斜面大，后斜面小

B. 内外径长，前后径短；前、后斜面大小相同

C. 内外径长，前后径短；前斜面小，后斜面大

D. 内外径短，前后径长；前斜面小，后斜面大

E. 内外径短，前后径长；前、后斜面大小相同

【答案】C

【考点】下颌骨的结构特点

【解析】下颌骨髁突略呈椭圆形，其前后径较短，内外径较长。髁突头上面有一横嵴将其分为前后两斜面，前斜面较小，后斜面较大。故本题选 C。

【避错】本题容易错选 A，下颌骨髁突内外径长，前后径短这点比较好区分，但是前后面的大小容易混淆，复习粗心的考生容易记反，复习时如果在脑海中记忆髁突的空间结构，可以规避这种错误。

6. 翼突支柱将咀嚼压力传导至颅底是通过

A. 蝶骨翼突，上颌牙槽突的后端

B. 上颌骨腭突，腭骨垂直部

C. 颧牙槽嵴，上颌牙槽突的后端

D. 腭骨垂直部，颧牙槽嵴

E. 蝶骨翼突，上颌骨腭突

【答案】A

【考点】咀嚼压力传导

【解析】上颌骨与咀嚼功能关系密切，形成3对支柱，均下起于上颌骨牙槽突，上达颅底。尖牙支柱：主要传导尖牙区的咀嚼压力，该支柱其余上颌尖牙区的牙槽突，上行经眶内缘至额骨。颧突支柱：主要传导第一磨牙区的咀嚼压力，该支柱起于上颌第一磨牙区的牙槽突，沿颧牙槽嵴上行达颧骨分两支，一支经眶外缘至额骨；另一支向外后经颧弓而达颅底。翼突支柱：主要传导磨牙区的咀嚼压力，该支柱由蝶骨翼突与上颌骨牙槽突的后端相互连接而构成，将咀嚼压力传至颅底。故本题选A。

【避错】关于上颌骨3个支柱的记忆。尖牙支柱：位置靠前，尖（尖牙）—内（眶内缘）—额（额骨）；颧突支柱：磨（磨牙区）—外（眶外缘）—额（额骨）—颧（颧弓）；翼突支柱：牙槽突—翼突。

7. 舌骨舌肌浅面自上而下依次排列的是

A. 舌神经，舌下神经，下颌下腺导管

B. 舌下神经，舌神经，下颌下腺导管

C. 舌下神经，下颌下腺导管，舌神经

D. 舌神经，下颌下腺导管，舌下神经

E. 下颌下腺导管，舌神经，舌下神经

【答案】D

【考点】下颌下三角的解剖

【解析】在下颌下三角，舌神经、下颌下腺导管、舌下神经均位于舌骨舌肌的浅面，自上而下依次排列为舌神经、下颌下腺导管及舌下神经。故本题选D。

【避错】本题容易出错的是C，顺序的混淆，需要熟记从上到下是舌、下颌下腺、舌下，反过来考亦有可能，考生在审题时应注意。

8. 颈总动脉分叉处约平于

A. 舌骨大角

B. 环状软骨上缘

C. 环状软骨下缘

D. 甲状软骨上缘

E. 甲状软骨下缘

【答案】D

【考点】颈动脉三角的解剖

【解析】颈总动脉分叉处约平甲状软骨上缘，环状软骨在甲状软骨的下方，甲状软骨下缘与环状软骨之间有环甲膜相连。故本题选D。

【避错】本题容易出错的是E，主要是由于记忆不清引起的混淆，考官的出题思路也是考查考生本考点掌握得是否清晰，因此考生在复习过程中一定要记忆清晰，多理解记忆而不是单纯死记硬背。

9. 一颅底骨折患者出现同侧面肌麻痹及同侧舌前2/3味觉丧失，是因为

A. 面神经在鼓索分出处的远端损伤

B. 面神经在分出鼓索与镫骨神经之间损伤

C. 面神经在分出镫骨神经与膝状神经节之间损伤

D. 面神经在膝状神经节与内耳门之间损伤

E. 前庭蜗神经损伤

【答案】B

【考点】面神经损害定位

【解析】面神经损害定位：茎乳孔以外——面瘫；鼓索与镫骨肌神经节之间——面瘫+味觉丧失+唾液腺分泌障碍；镫骨肌与膝状神经节之间——面瘫+味觉丧失+唾液腺分泌障碍+听觉改变；膝状神经节——面瘫+味觉丧失+唾液腺、泪腺分泌障碍+听觉改变，因而本题同侧面肌麻痹及同侧味觉丧失，应该在镫骨肌与膝状神经节之间损伤，故选B。

【避错】此题易错选A，但是鼓索分出处的远端只会造成面肌麻痹，不会造成味觉改变。

（10～11题共用题干）

患者1个月前接受腮腺摘除术，术后患侧鼻唇沟变浅或消失，面部不对称。

10. 损伤了面神经的哪个分支

A. 颞支

B. 颧支

C. 颊支

D. 下颌缘支

E. 颈支

【答案】C

【考点】面神经分支的损伤

【解析】面神经的颊支损伤可出现鼻唇沟变浅或消失、鼓腮无力、上唇运动力减弱或偏斜以及食物积存于颊部等症状。故选C。

【避错】此题易错选D，下颌缘支主要是会造成口角歪斜。

11. 显露面神经该分支的标志为

A. 颞浅动脉前约1cm处

B. 耳垂下缘与目外眦的连线上

C. 腮腺导管上、下1cm处

D. 咬肌前缘与下颌骨下缘相交处

E. 耳屏基部前1cm处

【答案】C

【考点】面部局部解剖

【解析】颊支与腮腺导管关系密切，在行腮腺切除手术时，可以腮腺导管为标志，寻找并解剖面神经颊支，颊支分为位于腮腺导管上方的上颊支及位于腮

腺导管下方的下颊支。故本题选 C。

【避错】此题易错选 B，腮腺导管的体表投影为耳垂至鼻翼与口角间中点连线的 1/3 处，寻找面神经之前先找腮腺导管。

（12～14 题共用备选答案）

A. 上颌骨
B. 下颌骨
C. 颧骨
D. 腭骨
E. 颞骨

12. 下颌关节窝位于哪一骨骼

【答案】E

13. 构成硬腭后 1/4 的骨骼是

【答案】D

14. 面部骨中唯一能活动的骨骼是

【答案】B

【考点】颌面部骨的组成

【解析】颞骨的颧突前根起始处形成一短半圆柱状的关节结节，关节结节后方、鼓部前方有关节窝，为颞下颌关节的组成部分，故 12 题选 E。上颌骨腭突参与构成硬腭前 3/4，腭骨水平部构成鼻腔底和硬腭的后 1/4，故 13 题选 D。下颌骨是颌面部骨中唯一能活动的骨，故 14 题选 B。

【避错】12 题易错选 B，下颌体在正中联合两旁近下颌骨下缘处，左右各有一隆起的额结节。13 题易错选 A，上颌骨腭突参与构成硬腭前 3/4，腭骨水平部构成鼻腔底和硬腭的后 1/4。14 题一般不会错。

考点：口腔颌面部局部解剖

1. 在腮腺浅叶前缘，神经血管排列由上到下依次为

A. 面神经颧支、面神经上颊支、腮腺导管、面神经下颊支
B. 面神经颧支、面神经上颊支、腮腺导管、面神经下颊支、面神经下颌缘支
C. 面动脉、面横动脉、面神经颧支、腮腺导管
D. 面横动脉、面神经颧支、面神经上颊支、腮腺导管、面神经下颊支、面神经下颌缘支
E. 面神经颧支、面横动脉、面神经上颊支、腮腺导管、面神经下颊支

【答案】D

【考点】腮腺咬肌区的解剖特点

【解析】腮腺浅叶前缘神经血管排列从上向下依次为面横动脉、面神经颧支、面神经上颊支、腮腺导管、面神经下颊支及下颌缘支。故选 D。

【避错】本题易错选 B，面横动脉也位于腮腺浅叶前缘。

2. 下列关于二腹肌的描述，正确的是

A. 为舌骨下肌群
B. 为颏舌骨肌的拮抗肌
C. 前腹由二腹肌神经支配
D. 后腹由舌下神经支配
E. 有下拉下颌骨、上提舌骨的作用

【答案】E

【考点】二腹肌

【解析】舌骨上肌群包括二腹肌、下颌舌骨肌、颏舌骨肌和茎突舌骨肌。主要作用为降下颌。当下颌骨被固定时二腹肌可上提颌骨，舌骨被固定时，可向下牵拉下颌骨。故本题选 E。

【避错】本题易错选 C，二腹肌前腹由下颌神经的下颌舌骨肌神经支配，后腹由面神经的二腹肌肌支支配。

3. 面神经管段的分支有

A. 岩大神经、镫骨肌神经、鼓索
B. 镫骨肌神经、茎突舌肌神经、耳后神经
C. 鼓膜张肌神经、腭帆张肌神经、二腹肌神经
D. 耳后神经、茎突舌骨肌神经、二腹肌神经
E. 鼓膜张肌神经、茎突舌肌神经、腭帆张肌神经

【答案】A

【考点】面神经管段的分支

【解析】面神经管段的分支：①岩大神经，主要含有副交感节前纤维，其节后纤维分布于泪腺以及鼻和腭黏膜的腺体。②镫骨肌神经，支配镫骨肌。③鼓索，含有两种纤维，即味觉纤维和副交感纤维。故本题选 A。

【避错】本题易错选 D，从茎突孔到开始分支的这一段，称为面神经主干，长 1.5～2.0cm。此段在茎突孔附近发出分支分布于耳后肌、二腹肌和茎突舌骨肌，此段不属于面神经管段，属于颅外段。

4. 在面侧深区中，从翼外肌上缘穿出的组织结构有

A. 颞深前、后神经，咬肌神经
B. 上颌神经，上颌动脉
C. 翼丛，下颌神经
D. 舌神经，下牙槽神经
E. 耳颞神经，翼内、外肌神经

【答案】A

【考点】面侧深区的解剖特点

【解析】翼外肌的浅面有翼丛和上颌动脉，深面有下颌神经及其分支，其中耳颞神经行向后，翼内、

外肌神经分别至翼内、外肌，翼外肌上缘有颞深前、后神经和咬肌神经穿出，翼外肌两头之间有上颌动脉穿入和颊神经穿出。故选A。

【避错】本题易错选D，舌神经和下牙槽神经是由翼外肌的下缘穿出，容易记反而误选。

5. 符合颌面部软组织特点的是

A. 皮肤厚，皮下组织疏松

B. 汗腺丰富，皮脂腺少

C. 血管较少，血运较差

D. 皮肤皱纹的走向有一定规律

E. 皮下组织中有咀嚼肌

【答案】D

【考点】颌面部软组织特点

【解析】皮肤薄而柔软，皮下组织疏松，易于伸展移动，故A错；富于皮脂腺、毛囊和汗腺，故B错；血管密集，血运丰富，故C错；有皮肤皱纹，走向有一定的规律，D正确；皮下组织中有表情肌，手术或创伤处理时应注意表情肌的缝合，以免影响表情肌的功能；皮下组织中没有咀嚼肌，E错误。故选D。

【避错】此题易错选E，要注意皮下组织中有表情肌而没有咀嚼肌。

6. 下列关于唇的解剖层次描述哪一项是错误的

A. 最外层为皮肤，富于毛囊、皮脂腺和汗腺

B. 皮肤下为浅筋膜，较疏松

C. 中间为肌层，主要是口轮匝肌

D. 肌层内侧紧贴黏膜

E. 黏膜上有黏液腺开口

【答案】D

【考点】唇的解剖层次

【解析】上唇的解剖层次结构由外向内分成5层：①皮肤，富于毛囊、皮脂腺和汗腺。②浅筋膜，比较疏松。③肌层，主要为口轮匝肌。④黏膜下层，有黏液腺和上、下唇动脉。⑤黏膜，有黏液腺的开口。故选D。

【避错】此题易错选E，唇的黏膜上也有黏液腺体唇腺的开口。肌层内侧为黏膜下层。

7. 舌前2/3的边缘及外侧淋巴管一部分引流至下颌下淋巴结，另一部分引流至

A. 颏下淋巴结

B. 肩胛舌骨肌淋巴结

C. 颈深上淋巴结

D. 锁骨上窝淋巴结

E. 耳后淋巴结

【答案】C

【考点】头颈部淋巴结

【解析】舌的淋巴回流：舌尖淋巴管大部分至颏下淋巴结，另一部分至颈肩胛舌骨肌淋巴结；舌前2/3的边缘或外侧淋巴管一部分至下颌下淋巴结，另一部分淋巴管引流至颈深上淋巴结（特别是颈总动脉分支处的淋巴结）；舌中央淋巴管引流舌中缝两旁的淋巴液，经颏舌肌之间下行，然后向左右汇入颈深上淋巴结，亦有穿过下颌舌骨肌注入下颌下淋巴结者。靠近正中面的淋巴管，部分交叉至对侧。舌后1/3的淋巴管引流至两侧颈深上淋巴结。故选C。

【避错】此题易错选A，舌尖的淋巴管回流至颏下淋巴结，而舌前2/3边缘的引流至下颌下及颈深上淋巴结。

8. 舌下腺和下颌下腺导管位于哪个分区

A. 下颌下区

B. 舌下区

C. 颏下区

D. 腮腺咬肌区

E. 面侧深区

【答案】B

【考点】舌下区

【解析】舌下区位于舌和口底黏膜之下，下颌舌骨肌和舌骨舌肌之上，前界及两侧界为下颌体的内侧面，后部止于舌根。舌下区内有舌下腺、下颌下腺管、舌神经、舌下神经及舌下神经伴行静脉、舌下动脉等。故本题选B。

【避错】此题易错选A或者C，下颌下区有下颌下腺、下颌下淋巴结、面动静脉、舌神经、下颌下腺导管及舌下神经。本题应抓住主干，舌下腺应该位于舌下区。

9. 颞下颌关节的功能面是

A. 关节结节前斜面和髁突前斜面

B. 关节结节后斜面和髁突后斜面

C. 关节结节后斜面和髁突前斜面

D. 关节结节前斜面和髁突后斜面

E. 关节结节顶面和髁突前后斜面

【答案】C

【考点】颞下颌关节的解剖

【解析】颞下颌关节为人体最复杂的关节之一，髁突略呈椭圆形，侧面观，一横嵴将髁突顶分为前后两个斜面，前斜面较小，为功能面，是关节的负重区，许多关节病最早破坏此区，后斜面较大。关节结节位于颧弓根部，分2个斜面，前斜面斜度较小，后斜面是关节的负重区，所以颞下颌关节的功能面是关节结节后斜面和髁突前斜面。因此C正确，A、B、D、E均错误。

【避错】此题易错选 A，关节结节后斜面和髁状突前斜面为功能面，须牢记。

10. 关于关节盘结构的描述，正确的是

A. 后带无滑膜层覆盖

B. 前带是穿孔好发部位

C. 中间带是关节负重区

D. 双板区上层止于髁状突后斜面

E. 双板区下层止于髁状突前斜面

【答案】C

【考点】关节盘结构

【解析】关节盘在关节窝和髁突之间，呈卵圆形，内外径大于前后径，分为前带、中间带、后带和双板区。前带较厚，前后径窄，表面有滑膜覆盖；后带最厚，前后径最宽，没有血管和神经，表面有滑膜覆盖；中间带最薄，前后径窄，是关节的负重区，无软骨细胞，无血管和神经；双板区分上层和下层，上层止于鼓鳞裂和岩鳞裂，即颞后附着，下层止于髁突后斜面的后端，即下颌后附着，上下层间充满富于神经血管的疏松结缔组织，是关节盘最好发的穿孔、破裂部位，所以 C 正确，A、B、D、E 均错误。

【避错】此题易错选 B，前带较中间带厚度更厚，因此中间带更易发生穿孔破裂。

11. 关于翼外肌起点的描述正确的是

A. 上头起自蝶骨大翼的颌下面和颞下嵴

B. 下头起自翼外板的内侧面和腭骨锥突

C. 上头起自翼外板的内侧和腭骨锥突

D. 上头起自蝶骨大翼的颞下面和颞下嵴

E. 上头起自腭骨锥突和上颌结节

【答案】D

【考点】翼外肌的解剖特点

【解析】翼外肌位于颞下窝，有上下两头，上头较小，起自蝶骨大翼的颞下面和颞下嵴，下头较大，起自翼外板的外侧面，所以 D 正确，A、B、C、E 均错误。

【避错】此题易错选 B，翼外板的内侧面和腭骨锥突为翼内肌深头的起点。

12. 汇合形成面后静脉的是

A. 面前静脉、颞浅静脉

B. 颞浅静脉、颌内静脉

C. 翼静脉丛、颌内静脉

D. 面前静脉、耳后静脉

E. 翼静脉丛、耳后静脉

【答案】B

【考点】面后静脉的组成

【解析】面后静脉又称下颌后静脉，由颞浅静脉和上颌静脉（又称颌内静脉）在腮腺内于下颌骨髁突颈部后方合成，在腮腺下端穿出，继续下行经二腹肌和茎突舌骨肌浅或深面至下颌角，所以 B 正确。

【避错】此题易错选 D，面后静脉是由颞浅静脉和颌内静脉汇合而成。

13. 属于舌下区重要结构的是

A. 舌下襞

B. 舌下肉阜

C. 舌下神经

D. 舌下肌群

E. 二腹肌

【答案】C

【考点】舌下区的解剖

【解析】舌下区位于舌和口底黏膜之下，下颌舌骨肌及舌骨舌肌之上，前及两侧为下颌体的内侧面，后部止于舌根。舌系带两侧的口底黏膜上各有一个小突起，称为舌下肉阜，为下颌下腺导管及舌下腺导管的共同开口；舌下肉阜两侧各有一条向后外斜行的舌下襞，为舌下腺小管的开口部位；舌下神经属躯体运动性神经，支配全部舌内、外肌（腭舌肌除外）；舌下肌群主要作用是下拉舌骨等，所以舌下区重要的结构是舌下神经，C 正确，A、B、D、E 错误。

【避错】此题易错选 E，二腹肌应位于下颌下区而非舌下区。

14. 对口腔的描述中，正确的是

A. 以下颌舌骨肌为底

B. 经口裂通向外界

C. 向后借软腭与咽分界

D. 固有口腔前界为唇和颊

E. 口腔前庭的顶为腭

【答案】B

【考点】口腔的解剖结构

【解析】口腔是消化管的起始部分，前借口裂与外界相通，故 B 正确，后经咽峡与咽相续，故 C 选项错误；口腔借上、下牙弓分为前外侧部的口前庭和后内侧部的固有口腔；口腔前庭的前壁为唇、侧壁为颊，不选 D；固有口腔的顶为腭，故不选 E；底为舌下区，也不选 A，故选 B。

【避错】本题容易出错的是口腔前庭和固有口腔的内容，其实很简单，就是闭口时的牙列将二者分隔，具体内容结合解剖特点就可以一目了然。

15. 磨牙后垫

A. 为磨牙区后部的软组织

B. 为覆盖磨牙后三角的软组织垫

C. 为覆盖上颌智齿后方的软组织垫

D. 其深面为翼下颌韧带

E. 为覆盖磨牙后三角的脂肪垫

【答案】B

【考点】磨牙后垫的概念

【解析】磨牙后区是由磨牙后三角及磨牙后垫组成。磨牙后三角位于下颌智齿的后方，A的位置描述不准确，C项上颌智齿不对，磨牙后区指的是下颌磨牙，故本题选B。

【避错】本题考查磨牙后垫的准确概念，其应是下颌磨牙后方的软组织垫，熟悉这就不会引起混淆。

(16～17题共用备选答案)

A. 颞下颌韧带

B. 蝶下颌韧带

C. 关节囊

D. 茎突下颌韧带

E. 盘锤韧带

16. 限制下颌过度向前运动的结构是

【答案】D

17. 悬吊下颌并保护进入下颌孔的血管、神经的结构是

【答案】B

【考点】关节韧带

【解析】茎突下颌韧带又称后韧带，起于茎突，向前下止于下颌角和下颌支后缘，可限制下颌过度前伸。故16题选D。蝶下颌韧带又称内侧韧带，起于蝶骨角棘，止于下颌升支的下颌小舌和下颌孔下缘，可保护进入下颌孔的血管、神经。在迅速大张口时，具有悬吊下颌、防止张口过大的作用。故17题选B。

【避错】16、17题均易错选A。颞下颌韧带可防止髁突向外侧脱位。

(18～19题共用备选答案)

A. 切导斜度

B. 髁道斜度

C. 横𬌗曲线曲度

D. 纵𬌗曲线曲度

E. 补偿曲线

18. 上颌颊舌尖倾斜影响

【答案】C

19. 磨牙近远中向倾斜影响

【答案】D

【考点】𬌗曲线

【解析】上颌两侧磨牙在牙槽中的位置均略向颊侧倾斜，使舌尖的位置低于颊尖，因此，连接两侧同名磨牙的颊尖、舌尖形成一条凸向下的曲线，称横𬌗曲线。故18题选C。纵𬌗曲线是连接下颌切牙的切嵴、尖牙的牙尖以及前磨牙、磨牙的颊尖所形成的一条凹向上的曲线。该曲线在切牙段较平，自尖牙起向后则逐渐降低，于第一磨牙远颊尖处为最低点，而后第二磨牙、第三磨牙（智齿）处又逐渐升高。故19题选D。

【避错】18、19题都易错选E，从第一磨牙的远中颊尖起逐渐向上弯曲，称补偿曲线。

(20～21题共用备选答案)

A. 中性𬌗

B. 远中𬌗

C. 近中𬌗

D. 牙尖交错𬌗

E. 前伸𬌗

20. 牙尖交错位时上颌第一磨牙近中颊尖咬在下颌第一磨牙颊沟的近中为

【答案】B

21. 牙尖交错𬌗时上颌第一磨牙近中颊尖咬在下颌第一磨牙颊沟的远中为

【答案】C

【考点】上下颌位关系

【解析】中性𬌗是指牙尖交错位时上颌第一磨牙近中颊尖咬在下颌第一磨牙近中颊沟内；远中𬌗是指牙尖交错位时上颌第一磨牙近中颊尖咬在下颌第一磨牙颊沟的近中，所以20题选B；近中𬌗是指牙尖交错位时上颌第一磨牙近中颊尖咬在下颌第一磨牙颊沟的远中，故21题选C；牙尖交错𬌗是指上、下颌牙牙尖交错，达到最广泛、最紧密接触时的一种咬合关系；前伸𬌗是指下颌由牙尖交错位依切导向前、下运动至前牙切缘相对时，后牙保持接触关系。

【避错】20题易错选C，21题易错选B选项，近远中𬌗关系是下颌第一磨牙颊沟相对于上颌第一磨牙近中颊尖的位置，下颌第一磨牙颊沟在上颌第一磨牙近中颊尖远中的为远中𬌗，反之为近中𬌗。

第十二章　牙体牙髓病学

考点：龋病

1. 浅龋最常用的常规诊断方法是
   A. 温度刺激试验
   B. 视诊法
   C. 透照法
   D. X线检查
   E. 叩诊法

【答案】D

【考点】浅龋的诊断

【解析】浅龋位于牙釉质内，患者一般无主观症状，受到外界的物理和化学刺激，如冷、热、酸、甜刺激时亦无明显反应。最常使用的常规诊断方法是X线检查，有利于发现隐蔽部位的龋损。故选D。

【避错】本题易错选A。浅龋患者牙髓活力测验结果正常。

2. 龈上菌斑的主要成分是
   A. 未矿化的细菌和基质
   B. 细菌和矿化的基质
   C. 矿化的细菌和未矿化的基质
   D. 唾液蛋白和专性厌氧菌
   E. 糖蛋白和链球菌

【答案】A

【考点】牙菌斑的主要成分

【解析】龈上菌斑是未矿化的细菌性沉积物牢固地黏附于牙面和修复体表面，由黏性基质和嵌入其中的细菌构成的膜样物质。基质的主要成分是唾液糖蛋白和细菌的胞外聚合物。故本题选A。

【避错】本题易错选B，考生只记得细菌和基质，忽略了是未矿化的细菌。

3. 慢性龋的临床特点为
   A. 着色深
   B. 病变范围广
   C. 质地软
   D. 病程短
   E. 易穿通牙髓

【答案】A

【考点】慢性龋的临床特点

【解析】慢性龋发展速度缓慢，持续数年不累及牙髓，慢性龋在一定条件下可以变成急性龋，龋坏组织呈棕褐色或棕黑色，较干燥，用刮匙不易剔除，髓腔内成牙本质细胞受到长期慢性刺激，修复牙本质形成多。排除法选A。

【避错】本题易错选B，猖獗龋的特点是病变范围广，短时间内全口多个牙发生较严重龋坏。

4. 根据G. V. Black分类，$\underline{1|}$舌侧窝龋制备的洞形是
   A. Ⅰ类洞
   B. Ⅱ类洞
   C. Ⅲ类洞
   D. Ⅳ类洞
   E. Ⅴ类洞

【答案】A

【考点】窝洞的分类

【解析】Ⅰ类洞：发生于所有牙齿的发育窝、沟内的龋损所制备的窝洞，包括磨牙𬌗面窝沟洞、磨牙颊（舌）面的颊（舌）沟洞、前磨牙的𬌗面窝沟洞、上前牙的腭面窝沟洞。以磨牙𬌗面洞最具典型性。故本题选A。

【避错】本题易错选E，Ⅴ类洞是所有牙齿颊、舌面近龈1/3处的龋损所制备的窝洞。

5. 牙体缺损直接黏接修复术中，自酸蚀黏接系统主要针对的牙体组织是
   A. 牙釉质
   B. 牙本质
   C. 牙骨质
   D. 牙釉质和牙本质
   E. 牙本质和牙骨质

【答案】D

【考点】自酸蚀黏接系统

【解析】牙本质黏接系统根据作用基质不同分为酸蚀-冲洗黏接剂和自酸蚀黏接剂两大类。自酸蚀黏接系统具有操作简便、技术敏感性低，封闭牙本质小管好等优点，但对牙釉质的黏接强度相对较低。故本题选D。

【避错】本题易错选A。牙釉质黏接系统由牙釉质酸蚀剂和牙釉质黏接剂构成，目前牙釉质黏接系统在临床上很少应用于牙体修复。

6. 龋病发展过程
   A. 先破坏牙本质，再破坏牙釉质，最后崩解成龋洞
   B. 先破坏牙釉质，然后是牙骨质，最后崩解成龋洞
   C. 先有色素沉着，牙本质崩解成龋洞

D. 先破坏牙釉质，然后是牙本质，最后崩解成龋洞

E. 先破坏牙本质，然后是牙骨质，最后崩解成龋洞

【答案】D

【考点】龋病的发展过程

【解析】牙釉质龋的主要病变过程是牙无机物脱矿，有机物分解，早期脱矿表现为牙表面白垩色不透明区，随后色素沉着变为黄棕色，病变区粗糙，最终组织崩解龋洞形成。牙本质龋由牙釉质龋或者牙根部牙骨质龋进一步向深层发展而来。因此答案选D。

【避错】本题易错选C，色素沉着先在牙釉质发生，牙釉质崩解后才进展为牙本质龋。

7. 中龋的临床表现是

A. 龋洞形成在釉质层，患者主观症状不明显

B. 龋洞形成，患者对酸、甜食物敏感

C. 龋洞形成，对温度变化的刺激敏感

D. 龋洞形成，食物嵌入洞内疼痛明显

E. 龋洞形成，患者出现自发性疼痛

【答案】B

【考点】中龋的临床表现

【解析】中龋的前沿位于牙本质浅层，已形成明显的龋洞，冷热酸甜刺激进入窝洞时引起一过性敏感症状，去除刺激后症状消失，尤其是酸甜刺激，无自发性疼痛。答案选B。

【避错】易错选答案D，中龋虽然龋洞形成，但食物嵌入洞内后不引起疼痛。

8. 树脂充填体为加宽牙釉质酸蚀刻带的宽度，洞缘牙釉质壁应制成

A. 30°角短斜面

B. 45°角短斜面

C. 60°角短斜面

D. 135°角内倾斜面

E. 120°角内倾斜面

【答案】B

【考点】复合树脂黏接修复洞形制备特点。

【解析】树脂充填体为加宽牙釉质酸蚀刻带的宽度，洞缘牙釉质壁应制成45°角短斜面，过小不利于固位，过大会切除过多牙体组织。故本题答案为B。

【避错】本题属于记忆性题目。

9. 食物是引起龋病的因素，以下观点哪项错

A. 食物在牙面滞留会引起龋病

B. 吃糖量比吃糖次数对于龋病的发生更重要

C. 食物糖含量与龋病发生有关

D. 食物物理性状与龋病发生密切相关

E. 蔗糖必须通过细菌的作用才能致龋

【答案】B

【考点】龋病的病因

【解析】龋病的饮食因素：糖类与龋病发生有着密切的关系，进食频率能够促进龋病的活跃性，含糖食物的硬度、粗糙度、黏稠度等物理性状与其在口腔中的溶解、停留时间和在牙面黏附情况有密切关系。蔗糖作为细菌代谢的底物，在代谢过程中为细菌提供营养，其终末产物可造成牙的破坏。因此答案选B。

【避错】易错答案为E，蔗糖本身没有致龋性，只有被细菌利用后才能致龋。

10. 手术治疗龋病，备洞时不应该的是

A. 以病变范围为基础设计外形，并做预防性扩展

B. 制备抗力形

C. 制备固位形

D. 去尽所有的洞口无基釉

E. 邻面洞的龈壁要做成向龈方的斜面

【答案】E

【考点】窝洞预备

【解析】邻面洞的阶梯结构中，邻面的龈壁应与牙长轴垂直，位于接触点根方的健康牙体组织上，并要有一定的深度，这样邻面龈壁才能承担𬌗力。故答案选E。

【避错】本题易误选D，无基釉缺乏牙本质支持，在承受咬合力时易折裂，除前牙外，一般情况下都应去除所有无基釉，故D是正确做法。

11. 治疗下颌第二前磨牙远中𬌗面龋，应制备什么洞

A. 远中𬌗面洞

B. 远中颊面洞

C. 远中单面洞

D. 远中舌面洞

E. 远中腭面洞

【答案】A

【考点】窝洞的分类和预备

【解析】Ⅱ类洞是发生在后牙邻面的龋损所制备的窝洞，包括磨牙和前磨牙的邻面洞、邻𬌗面洞和邻颊面洞。远中𬌗面龋应制备成远中邻𬌗面洞。故本题答案为A。

【避错】本题易误选C，下颌第一前磨牙，颊尖高舌尖低，洞底应呈斜平面，制备远中单面洞。

12. 复合树脂最大的优点是

A. 耐磨

B. 耐塑性强

C. 溶解度低

D. 美观

E. 体积变化小

【答案】D

【考点】复合树脂的特点

【解析】复合树脂是目前应用最广泛的牙色修复材料，美观，可塑性强，抗压但不耐磨，易发生聚合收缩，因此选 D。

【避错】部分考生易误选 C，复合树脂溶解度低，不足以引起毒性反应，但这不是复合树脂最突出的优点。

13. 关于牙髓活力冷测验的描述正确的是

A. 从可疑患牙前面的牙齿开始

B. 二氧化碳不可用于冷测验

C. 使用小冰棒冷测验，应接触在牙龈表面

D. 测试前应该擦干牙齿表面

E. 氯乙烷棉球测试后牙时应该接触牙齿咬𬌗面

【答案】D

【考点】牙髓活力冷测验方法和注意事项

【解析】冷测验选用冷水、小冰棒、氯乙烷、二氧化碳或雪等作为冷刺激源，在患牙唇、颊面中 1/3 处进行测试。牙髓活力测验时，先测对照牙（对侧同名牙或邻牙），再测可疑牙，冷测验从可疑患牙后面的牙齿开始。冷测验时应擦干牙面，热测验时应保持牙面湿润。因此答案选 D。

【避错】本题易误选 A，冷测验应从可疑患牙后面的牙齿开始，而不是可疑患牙前面的牙开始。

14. 下列哪项操作的后果无法达到良好的抗力形

A. 洞底要平，洞底轴壁与髓壁相交形成的轴髓线角不应过于锋锐

B. 洞形要有一定的深度

C. 邻𬌗洞应制成阶梯

D. 邻𬌗洞邻面部分龈壁应做成斜向龈方的斜面

E. 去除薄壁弱尖

【答案】D

【考点】窝洞的抗力形

【解析】窝洞的抗力形包括窝洞要有一定深度、底平、壁直、点线角圆钝，双面洞的洞底应形成阶梯结构，去除薄壁弱尖，邻𬌗洞邻面部分龈壁应与牙长轴垂直且要有一定深度才能承担咬合力。故本题答案为 D。

【避错】本题易误选 E，薄壁弱尖是牙齿的脆弱部分，应酌情降低高度，减少𬌗力负担。

15. 下列备洞原则哪项是错误的

A. 尽可能去除腐坏组织

B. 底平壁直、点线角清晰

C. 洞缘外形线应备成圆缓曲线

D. 不向髓腔方向加压

E. 做预防性扩展

【答案】E

【考点】窝洞预备基本原则和要求

【解析】窝洞预备时应去净龋坏组织、保护牙髓组织、尽量保留健康牙体组织、注意患者全身状况，窝洞做最低程度扩展，只扩展到健康牙体组织且尽量位于牙龈边缘的𬌗方，尽量不做预防性扩展。因此答案选 E。

【避错】本题易误选 D，不向髓腔方向加压是保护牙髓组织的内容，故不选。

16. 牙体黏接修复术洞形制备的特点是

A. 前牙切角缺损不必磨除正常牙釉质

B. 洞缘的牙釉质壁不必做短斜面

C. 可不做预防性扩展

D. 不承受𬌗力处，可形成盒状洞形

E. 垫底时可过多覆盖牙本质

【答案】C

【考点】牙体黏接修复术的牙体预备特点

【解析】由于牙体黏接技术的应用，使得牙体新型充填材料——复合树脂与牙体组织的黏性增强，因此，备洞时在固位形方面的要求降低了，不必制出标准的盒形洞，尤其在不受力的部位如Ⅴ类、Ⅳ类洞，不必按照 G. V. Black 洞形原则制备，去除腐质即可，甚至对楔状缺损的修复可以不磨牙。因此，可不做预防性扩展，最大限度地保留了健康的牙体组织。本题 C 项是正确的。

【避错】此题易错选 D，银汞充填必须制备成盒状洞形，但树脂充填有化学结合的发生，因此不要求制备标准的盒装洞形。

17. 意外穿髓，穿髓孔直径<0. 5mm 的恒牙可选用

A. 间接盖髓术

B. 直接盖髓术

C. 安抚治疗后永久填充

D. 双层垫底后永久填充

E. 局部麻醉下开髓引流

【答案】B

【考点】意外露髓的治疗

【解析】意外穿髓的牙髓多为正常牙髓，处理则应视患者年龄、患牙部位和穿髓空大小而选择不同的牙髓治疗方法。穿髓孔直径<0. 5mm 的恒牙可选用直接盖髓术。故本题选 B。

【避错】此题易错选 A，因为此牙已露髓，因此不宜使用间接盖髓术。

18. 变异链球菌菌体表面的黏附素是

A. 杂聚糖和果聚糖

B. 葡聚糖和果聚糖

C. 表面蛋白和脂磷壁酸

D. 唾液糖蛋白和胶状物

E. 乳酸脱氧酶和烯醇酶

【答案】C

【考点】变异链球菌黏附素组成

【解析】变异链球菌表面蛋白和脂磷壁酸是菌体表面黏附素，它们与获得性膜中的不同受体结合，促进该菌黏附和菌斑的形成。故选C。

【避错】此题易错选B选项，葡聚糖和果聚糖构成菌斑基质及糖原储备，并非黏附素。

19. 活髓切断术，临床用氧化锌丁香油糊剂暂封窝洞，观察时间为

A. 3～5天

B. 1周

C. 2周

D. 3周

E. 1～2个月

【答案】C

【考点】活髓切断术氧化锌暂封时间

【解析】活髓切断术可以一次完成并充填，也可以用暂封材料暂时充填窝洞，观察2周，无异常时再换永久充填。断髓后出血暗红，不易止血或髓室内有坏死、化脓现象时，应改做根管治疗。活髓切断术术后应定期复查，如有炎症反应或叩痛，应改做根管治疗。

【避错】此题易错选B，1周封药时间过短，不足以判断是否并发牙髓炎。

20. 恒牙龋齿患龋率最高的牙齿是

A. 上颌第一磨牙

B. 下颌第一磨牙

C. 上颌第二磨牙

D. 下颌第二磨牙

E. 下颌前磨牙

【答案】B

【考点】恒牙龋齿患龋率特点

【解析】恒牙龋齿患龋率最高的牙齿是下颌第一磨牙，其次为上颌第一磨牙和下颌第二磨牙，故选B。其他选项错误。

【避错】此题最容易混淆的选项是A。上颌第一磨牙由于位置的关系，食物残渣相对于下颌第一磨牙来说不容易存留，而且其颊侧即腮腺导管开口，对其冲刷作用也使其相对来说不易产生龋齿，故A错误。

21. 静止龋产生的条件为

A. 机体抵抗力增加

B. 局部致龋因素消失

C. 唾液分泌增加

D. 牙面再矿化能力增加

E. 服用抗生素

【答案】B

【考点】静止龋产生的条件

【解析】龋病发展到某一阶段时，由于病变环境发生变化，隐蔽部位变的开放，原有致病条件发生了变化，龋病不再继续进行，但损害仍保持原状，这种特殊的龋损称为静止龋，也是一种慢性龋。故只有B项正确。其他选项均不符合静止龋的定义。

【避错】此题最容易混淆的选项是D。静止龋的产生是由于致病条件变化而使损害停止，而牙面再矿化能力增加并不能说明损害是否停止，不能确定静止龋的产生。故D错误。

22. 浅龋与氟牙症相鉴别的重要参考因素是

A. 牙齿的色泽改变

B. 有无牙体组织缺损

C. 病变牙位的多少

D. 地区流行情况

E. 对温度反应情况

【答案】D

【考点】浅龋与氟牙症的鉴别

【解析】浅龋部位色泽变黑或白垩色点或斑，早期不易察觉，轻微牙体组织缺损；氟牙症受损牙面呈白垩色或深褐色，其地区流行情况是与浅龋相鉴别的重要参考因素，故选D。其他方面没有明显区别。

【避错】此题最容易混淆的选项是C。氟牙症患牙为对称性分布，但浅龋的发生也具有一定对称性，并不能作为两者区别的重要参考因素。

23. 龋病的药物治疗中常用药物不包括

A. 75%氟化钠甘油糊剂

B. 8%氟化亚锡溶液

C. 含氟凝胶

D. 碘酚

E. 硝酸银

【答案】D

【考点】龋病的药物治疗

【解析】龋病的药物治疗中常用药物有氟化物和硝酸银，其中常用的氟化物有75%氟化钠甘油糊剂、8%氟化亚锡溶液、酸性磷酸氟化钠溶液、含氟凝胶及含氟涂料等。硝酸银常用制剂有10%硝酸银和氨硝酸银，不包括碘酚，故选D。

【避错】此题最容易混淆的选项是E。主观印象认为硝酸银腐蚀性太强，不能用于龋病的药物治疗。

24. 银汞化合物调和24小时后产生0.01%～0.05%的

膨胀有利于洞壁密合，下列膨胀较少的是

A. 缩短调和时间

B. 锌含量大于1%

C. 减少充填压力

D. 铜含量2%

E. 适当增大合金粉粒度

【答案】D

【考点】银汞合金膨胀的影响因素

【解析】影响银汞合金膨胀的因素有调和时间、锌含量、铜含量、温度、合金粉粒度及充填压力等，铜含量减小时膨胀会减少，故选D。其他均能使膨胀增加。

【避错】此题最容易混淆的选项是C。主观印象认为充填压力越大膨胀就越大。

25. 银汞合金充填后，患牙可用于咀嚼需等待的时间是

A. 3小时

B. 6小时

C. 12小时

D. 24小时

E. 48小时

【答案】D

【考点】银汞合金特性

【解析】银汞合金的充填应在6~7分钟内完成，调制后20分钟以内可塑性大，24小时后待完全硬固后方可打磨抛光，可于24小时后咀嚼。故选D。

【避错】此题选错可出现于对银汞合金充填后的程序时间的掌握。

26. 某医师1周前做的10例窝沟封闭中，有4例封闭脱落，分析其失败的最主要的原因是

A. 牙面清洁不彻底

B. 酸蚀面积太小

C. 酸蚀时间不够

D. 酸蚀后唾液污染

E. 光固化的时间太短

【答案】D

【考点】窝沟封闭脱落失败的原因

【解析】窝沟封闭脱落发生在1周后，最主要的原因为酸蚀后唾液污染。其他选项所说的情况下，脱落的时间应在1天之内。故选D。

【避错】此题选错主要是因为对窝沟封闭失败的原因的分析不清楚。酸蚀后唾液污染所造成的封闭脱落所用时间较长，而酸蚀面积太小、酸蚀时间不够、光固化的时间太短等所造成的封闭脱落一般较早出现。

27. 口腔检查时，不正确的医患体位为

A. 医师位于手术椅的右后方或右前方

B. 医师检查患者时可取坐位或站位

C. 医师检查口腔时可以弯腰或仰视

D. 患者位置应稳定舒适而便于检查

E. 患者头部不应过度后仰而易疲劳

【答案】C

【考点】口腔检查时的医、患体位

【解析】口腔检查一般来说，患者的头、颈和背部应在一条直线上，取半卧位或平卧位，头部与术者的肘部在同一水平。患者应稳定舒适而便于检查，头部不应过分后仰而易疲劳。治疗上颌牙时，使上颌平面与地面成45°角。治疗下颌牙时，使下颌平面与地面尽可能平行。医师可取坐位或站位。头、颈、胸、背和腰部呈自然直立位。自患者头顶后方到前方60°左右的范围为医师活动区域。因此C错误。

【避错】本题一般出错概率比较小，医师检查口腔弯腰或者仰视属于不正确的体位，并不利于医师检查患者病情。

28. 浅龋与轻度牙釉质发育不全的鉴别要点，除外

A. 好发牙位不同

B. 好发部位不同

C. 患区质地不同

D. 患区光滑度不同

E. 患牙牙体形态不同

【答案】E

【考点】浅龋与轻度牙釉质发育不全的鉴别

【解析】牙釉质发育不全是牙发育过程中，成釉器的某一部分受到损害所致，可造成牙釉质表面不同程度的实质性缺陷，甚至牙冠的缺损，牙釉质发育不全时也有变黄或变褐的情况，但探诊时损害局部硬而光滑，病变呈对称性，这些特征均有别于浅龋。因此选E。

【避错】所谓“鉴别点”即是不同点，这两种疾病都存在色、形的改变，但从牙体形态不能对浅龋和轻度牙釉质发育不全作出鉴别。

29. 检查邻面龋的最好方法是

A. 叩诊

B. 探诊

C. 扪诊

D. X线片

E. 温度测验

【答案】D

【考点】邻面龋的检查方法

【解析】邻面龋、继发龋或隐匿性龋不易用探针查出，此时可用X线片进行检查。龋病在X线片上

显示透射影像。本题应选 D。

【避错】此题常考，难度不大，考生掌握原则即是 X 线可检查龋齿部位、程度、邻面龋和继发龋及根尖周病。

30. 女，20 岁。因左下后牛冷热痛而就诊，无自发痛。检查发现$\overline{|6}$深龋，探痛，但未穿髓，无叩痛。在治疗该深龋时，错误的操作是

A. 由于窝洞较深，洞底不必磨平

B. 为避免穿髓，可适当保留少量软化牙本质

C. 用大球钻以先中央后四周的方式逐步去除腐质

D. 可疑有牙髓暴露而又不能肯定时，做安抚治疗观察

E. 接近髓角时如患者特别敏感，应注意检查有无牙髓暴露

【答案】C

【考点】深龋治疗

【解析】深龋的治疗原则如下。①停止龋病发展，促进牙髓的防御性反应。②保护牙髓；备洞尽量减少产热，应有冷却；以球钻作间断磨除，不向洞底加压；深洞行双层垫底；洞底可保留脱矿软化牙本质。③正确判断牙髓状况，是深龋治疗成功的基础。安抚治疗：备洞时，洞深近髓角较敏感者选用氧化锌丁香油糊剂充填，观察 1～2 周，无症状才做永久性充填。故选 C。

【避错】本题易错选 A。去除深龋龋坏牙本质后洞底一般不平，或呈圆弧形。在预备窝洞时，只能按备洞原则将侧壁磨平直，切忌将洞底磨平，否则可造成髓腔穿通。

31. 男，30 岁。左上后牙中龋复合树脂黏接修复后 1 天咬物疼痛，检查：$\underline{|6^{O}}$充填体完整，温度测验同对照牙，叩痛（±）。患牙的治疗措施是

A. 调𬌗观察

B. 去充填物后安抚

C. 去充填物后垫底充填

D. 去充填物后间接盖髓

E. 开髓引流

【答案】A

【考点】龋病治疗后的问题及处理

【解析】充填体完整，温度测验同对照牙，说明牙髓正常，同时患者出现咬合痛，应该是牙周性疼痛的咀嚼痛，考虑是充填物过高引起患牙早接触，牙周膜的调节失去平衡，引起牙周创伤，应进行调𬌗观察。故本题选 A。

【避错】本题易错选 B，去充填物后安抚属于牙髓充血的治疗措施。

32. 女，21 岁。主诉左下后牙进食痛 1 周，平时仅有冷食痛。查$\overline{|6^{D}}$龋洞深，叩痛（-）。下面最重要的检查应是

A. 咬诊

B. 松动度

C. 温度测验

D. 电活力测验

E. X 线检查

【答案】C

【考点】深龋与牙髓炎的鉴别

【解析】该患者的龋洞情况已达深龋，牙髓状态尚不清楚，为鉴别深龋和牙髓炎应做牙髓活力温度测验，深龋时反应同对照牙，而可复性牙髓炎时出现一过性敏感，因此答案选 C。

【避错】易错选答案 D，牙髓活力电测验只能反映患者牙髓活力的有无，不能指示不同的病理状态。

33. 女，44 岁。因右上后牙遇冷热敏感 1 周就诊。检查发现$\underline{7^{DO}|}$龋，洞底较深、近髓。去腐质过程中患者疼痛明显，首选的治疗方法应是

A. 局部麻醉下开髓做牙髓治疗

B. 可进行安抚治疗或间接盖髓

C. 氢氧化钙制剂直接盖髓

D. 聚羧酸锌水门汀垫底永久充填

E. 氧化锌丁香油水门汀垫底永久充填

【答案】B

【考点】深龋的治疗方法

【解析】洞底较深、近髓，去腐质过程中患者疼痛明显，可先用氧化锌丁香油水门汀做安抚治疗或间接盖髓，待 1～2 周症状消除后再行复合树脂黏接修复或垫底充填。因此答案选 B。

【避错】易错选答案 E，当患牙有温度刺激痛的症状但程度不严重，刺激去除后疼痛消失，洞底软龋能去净，这类患牙可以行氧化锌丁香油水门汀垫底永久充填。

34. 男，22 岁。左下后牙近来常嵌塞食物疼痛，遇冷热甜酸刺激时敏感，但无自发痛。检查发现$\overline{|6^{D}}$，深龋，探洞底敏感，无叩痛。治疗前应当判明的主要问题是

A. 龋洞的大小

B. 龋洞的位置

C. 龋坏组织的多少

D. 腐质颜色的深浅

E. 牙本质-牙髓复合体反应

【答案】E

【考点】深龋和牙髓炎的鉴别

【解析】患牙深龋探诊敏感但无自发痛，治疗前应鉴别深龋和牙髓炎以选择不同的治疗方案，牙髓牙本质复合体是一个生理性复合体，外界对牙本质的刺激都可以影响到牙髓，近髓深龋可通过牙髓牙本质复合体反应牙髓状态，故本题选 E。

【避错】本题易误选其他选项，近髓深龋一定要与牙髓炎鉴别后选择合适的治疗方法。

35. 女，27 岁。左上第一磨牙深龋，去腐质后未穿髓，垫底做银汞合金充填，最适合的单层垫底材料是

A. 聚羧酸锌水门汀

B. 磷酸锌水门汀

C. 氧化锌丁香油水门汀

D. 乙二胺四乙酸（EDTA）

E. 氢氧化钙

【答案】A

【考点】各种垫底材料的选择要点

【解析】磷酸锌水门汀刺激牙髓，主要用于无髓牙做暂时充填，深龋窝洞间接垫底，黏固嵌体、桥、冠。氧化锌丁香油水门汀有安抚镇痛作用，但抗压强度低，可作为深龋的第一层垫底材料、用作根管充填的封闭剂、窝洞的暂封。氢氧化钙强度不足，用作垫底时需再覆盖其他具有强度的垫底材料。聚羧酸锌水门汀抗压强度大，黏着力大，对牙髓刺激小，可作为良好的垫底材料，因此答案选 A。

【避错】易错选答案 C，氧化锌丁香油水门汀黏着力大，对牙髓刺激小，但强度低，只能作为深龋的第一层垫底材料。

36. 男，55 岁。主诉左下后牙嵌塞食物，有时遇冷热刺激敏感。⌈6 见深龋，去腐后未见穿髓。拟作成远中洞充填，修复时邻面部分应设计的主要固位形是

A. 侧壁固位

B. 牙本质钉固位

C. 倒凹固位

D. 梯形固位

E. 鸠尾固位

【答案】D

【考点】窝洞的固位形

【解析】窝洞的固位形包括侧壁固位、倒凹固位、梯形固位、鸠尾固位。根据题干可知最后形成的预备洞形应该属于Ⅱ类洞，该类洞邻面部分设计的主要固位形是梯形固位，以防止充填体𬌗向脱位，所以答案为 D。

【避错】易错选答案 A，侧壁固位要求窝洞有足够的深度，呈底平壁直的盒状洞形，故不选。

37. 女，30 岁。半年前在某医院做过右下后牙龋洞银汞合金充填，现牙体折裂一小块，要求重新充填。检查银汞合金充填，舌侧壁牙体折裂一小块。引起折裂的最可能原因是

A. 充填材料过度收缩

B. 洞形的点、线角太钝

C. 鸠尾峡过窄

D. 食物嵌塞

E. 制洞时未去除无基釉

【答案】E

【考点】窝洞的抗力形

【解析】窝洞的抗力形包括洞深、盒状洞形、阶梯结构、窝洞外形、去除无基釉或避免形成无基釉、去除薄壁弱尖。题中舌侧壁牙体折裂一小块是由于备洞时未去除无基釉或形成无基釉，因此答案选 E。

【避错】本题易误选其他选项，但未去除无基釉才是引起折裂最可能的原因。

38. 女，30 岁。右下后牙进食嵌塞痛 2 周，偶有喝冷水疼痛，无自发痛。检查发现右下第一磨牙𬌗面深龋洞，冷测验反应正常，冷刺激入洞出现一过性敏感，叩痛（-），去净腐质后洞底无穿髓孔，该患牙应做的治疗是

A. 双层垫底后充填

B. 安抚治疗以消除症状

C. 活髓切断术

D. 直接盖髓术

E. 根管治疗

【答案】A

【考点】深龋的治疗

【解析】患牙有温度刺激症状但程度不严重，刺激去除后疼痛立即消失，洞底龋坏组织能去净，可直接用复合树脂黏接修复或用银汞合金充填，但需双层垫底。故答案为 A。

【避错】易错选答案 B，安抚治疗用于主观症状较明显、温度刺激痛较重、洞底龋坏组织能去净但极近髓的患牙。

39. 女，28 岁。邻𬌗嵌体戴入 3 个月后出现冷、热刺激痛。最有可能的原因是

A. 嵌体咬合过高

B. 急性牙髓炎

C. 继发龋

D. 急性根尖周炎

E. 急性牙周炎

【答案】C

【考点】继发龋

【解析】继发龋是指做过牙体治疗或牙体修复的患牙，在充填体或修复体边缘的牙体组织上或与材料接触的洞壁、洞底发生的龋。患牙嵌体治疗后3个月即出现冷、热刺激痛，可诊断为继发龋。故本题答案为C。

【避错】易错选答案A，嵌体咬合过高在短时间内即可出现疼痛。

40. 患者右侧牙剧痛来急诊。查见右上第一磨牙𬌗面深龋，叩痛（+）。要做温度测验时，最好的对照牙应选

A. 右下第一磨牙

B. 左上第一磨牙

C. 左下第一磨牙

D. 右上第二磨牙

E. 左上第二磨牙

【答案】B

【考点】牙髓活力温度测验

【解析】在测可疑患牙前，应先测验对侧牙，在无对侧牙时可测验邻近1～2颗正常牙，一方面形成对照，另一方面让患者能体验被测验的感受，从而减轻患者的紧张不安。故选B。

【避错】此题考察对照牙选择原则这个知识点，临床上对照牙一般采用对侧同名牙，本病例患者为右上第一磨牙患病，对照牙即为左侧第一磨牙。

41. 临床上去除龋坏组织的标准主要根据

A. 洞壁牙体组织的颜色深浅

B. 洞壁牙体组织的硬度

C. 洞底的位置

D. 预计剩余牙体组织的多少

E. 患者的敏感程度

【答案】B

【考点】去净龋坏组织的标准

【解析】去腐时，临床上很难确定细菌的侵入范围，一般根据牙本质的硬度和着色两个标准来判断。硬度标准，通过术者的触觉来判断。临床上不必去除所有着色的牙本质，慢性龋时牙本质较正常牙本质色深但质地较硬的应予保留。急性龋时脱矿层较厚，着色较浅，临床上很难判断龋坏组织是否去净。因此，临床一般通过探查时的感觉来判断。故选B。

【避错】本题容易出错的是A选项，其实不能单纯看颜色深浅，有的静止龋因为染色颜色很深，但是硬度很高，如果全部按颜色标准去龋可能露髓。对静止龋的去腐的程度判断不能依靠颜色判断。

42. Ⅴ类洞制备的要点包括

A. 倒凹固位应做于龈轴和𬌗（切）轴线角处

B. 倒凹固位应做于近中轴和远中轴线角处

C. 近远中壁和釉柱垂直

D. 对抗力形要求高

E. 洞壁与轴壁平行

【答案】A

【考点】窝洞制备的要求

【解析】Ⅴ类洞制备要求：龈壁与龈缘平行，呈与颈曲线相应的圆弧形龈壁与洞底（轴壁）垂直，近、远中壁的牙釉质略向外敞开。Ⅴ类洞一般不直接承受咬合力。为了与颈部所受的弯曲力抗衡，在𬌗轴线角和龈轴线角做倒凹或固位沟。因此正确答案为A。

【避错】Ⅴ类洞就应想到是在颈部的洞形，应在窝洞的上下两端（龈端和𬌗端）做倒凹。

43. 平滑面浅龋临床表现的描述，正确的是

A. 邻面龋斑常呈肾形

B. 龋病病变呈口小底大的形状

C. 龋斑不可能自行恢复

D. 龈缘处的龋斑呈圆形

E. 平滑面浅龋常发生在邻面接触点的冠方

【答案】A

【考点】平滑面浅龋的临床表现

【解析】平滑面浅龋是发生在颊舌平滑面牙釉质或根面牙骨质的龋，窝沟深龋X线可见口小底大的形状，而光滑面为口大底小形状，所以B不选。局限于釉质的浅龋通过去除龋坏因素外能够在唾液中再矿化，所以C不选。发生于牙颈部的龋坏常呈肾形，而不是圆形，所以D不选。常见于颊舌牙颈部，所以E不对，此题选A。

【避错】本题容易出错的是C，其实浅龋只是轻微脱矿的话是可以自行再矿化恢复的。

44. 女，40岁。因右下第一中切牙缺失要求修复。临床检查时发现右下侧切牙近中面牙釉质呈白垩色及黄褐色斑点，牙釉质有缺损，诊断为光滑面浅龋。应做的治疗是

A. 药物治疗

B. 再矿化治疗

C. 玻璃离子水门汀充填

D. 复合树脂充填

E. 银汞合金充填

【答案】A

【考点】龋病的治疗措施

【解析】药物治疗适应证为恒牙早期牙釉质龋，

尚未形成龋洞者，特别是位于易于清洁的平滑面龋损，故选A。

【避错】本题容易出错的是B，一般考生读题后会知道使用保守治疗方法，再矿化治疗适用于光滑面早期釉质龋，如白垩斑或褐斑，没有形成组织缺损时使用，故本题考虑用药物治疗。

45. 男孩，12岁。|6 殆面龋洞，备洞时意外露髓，针尖大小。临床处理应选择

A. 直接盖髓术

B. 间接盖髓术

C. 活髓切断术

D. 干髓术

E. 根管治疗

【答案】A

【考点】直接盖髓术的适应证

【解析】直接盖髓术适应证：根尖孔尚未发育完全的年轻恒牙；因机械性或外伤性露髓的年轻恒牙；根尖已发育完全，机械性或外伤性露髓，穿髓孔直径不超过0.5mm的恒牙。因为该患牙为年轻恒牙，且已露髓，牙髓活力正常，且无感染，故应采取直接盖髓术。可排除B、C、D、E为牙髓炎的治疗方法，该牙为深龋，故可排除。选A。

【避错】本题容易出错的是E，看到露髓就考虑根管治疗，但这是年轻恒牙，应先保髓。

46. 男，50岁。半年前右上后牙龋病做了充填治疗后一直食物嵌塞，近1周来出现持续性自发性钝痛并有牙龈出血。最可能的原因是

A. 充填时未垫底

B. 备洞时产热过多

C. 深龋使用刺激性较强的消毒药物

D. 充填时接触点恢复不良

E. 备洞时意外穿髓

【答案】D

【考点】充填治疗的并发症

【解析】接触点恢复不良，造成食物嵌塞，引发牙龈炎症，出现自发性钝痛、牙龈萎缩及牙槽骨吸收，因此正确答案为D。

【避错】本题考察的是对疾病的原因的分析，而不是诊断，结合患者的充填治疗史，最可能的原因是充填物接触不良。

(47～48题共用题干)

男，36岁。左上后牙食物嵌塞痛2周。检查：|6^{M} 边缘嵴处色暗，邻面探及龋洞，有酸痛感，叩痛（±），龈乳头探出血，牙周探诊深度2～3mm。|5 颊面颈部见褐色斑，探粗糙感，|56 温度测验正常。X线片示|6 龋损达牙本质浅层，|5 未见异常。

47. |6 的诊断是

A. 浅龋

B. 中龋

C. 深龋

D. 根面龋

E. 急性龋

【答案】B

【考点】龋病的分类

【解析】浅龋一般指牙釉质龋和牙骨质龋，无明显牙体缺损，或仅有牙面局部色泽改变。中龋指龋发展到牙本质浅层，中龋一般可见有洞形成。深龋是指已发展到牙本质深层的龋坏，临床上有明显的龋洞形成。故选B。

【避错】本题易错选C，深龋是已发展到牙本质深层的龋坏，中龋指龋发展到牙本质浅层。

48. |5 的诊断是

A. 牙着色

B. 浅龋

C. 中龋

D. 牙本质敏感症

E. 氟牙症

【答案】B

【考点】龋病的分类

【解析】浅龋一般指牙釉质龋和牙骨质龋，龋发生在唇/颊面时，可见到白垩色或黄褐色改变，局部斑点状缺损，质软；发生在牙根面的浅龋，探查时可以感觉表面粗糙，弥散范围大，浅龋时，患者一般无明显自觉症状。故选B。

【避错】本题易错选E，中等程度氟牙症病变区呈黄色、棕色、黑色，可伴有程度不同的牙釉质形成障碍，牙面上出现不规则凹陷。

(49～51题共用题干)

女，20岁。2周来右上后牙遇冷热过敏。检查发现 6DO| 深龋，探之未穿髓，病变组织颜色较浅，易剔除。

49. 这种龋齿称为

A. 急性龋

B. 慢性龋

C. 静止龋

D. 继发龋

E. 干性龋

【答案】A

【考点】龋病的分类

【解析】龋病根据病变的进展速度分为急性龋、

慢性龋、静止龋。急性龋内软化牙本质较多，病变组织着色浅，病变范围广，质地较湿软，容易用挖匙去除，又称为湿性龋。因此答案选 A。

【避错】本题题干描述具有特征性，较为简单，一般不易出错。

50. 做诊断时应与之鉴别的主要疾病是

A. 慢性牙髓炎

B. 磨牙症

C. 牙本质敏感

D. 急性牙髓炎

E. 牙隐裂

【答案】A

【考点】深龋和牙髓炎的鉴别

【解析】患者考虑为深龋，应注意与可复性牙髓炎和慢性牙髓炎相鉴别，故本题答案为 A。

【避错】本题易误选 D，急性牙髓炎有显著的自发痛。

51. 在做鉴别诊断时，比较有价值的检查方法是

A. X 线检查

B. 冷热测验

C. 探诊

D. 咬诊

E. 叩诊

【答案】B

【考点】深龋和牙髓炎的鉴别

【解析】为鉴别深龋和牙髓炎，应做牙髓温度测验，深龋时反应同对照牙，而可复性牙髓炎时出现一过性敏感，故本题答案为 B。

【避错】易错答案为 A，牙髓炎时，X 线检查没有变化，无法鉴别。

(52～54 题共用题干)

男，16 岁。左下后牙龋洞，无明显自发疼痛，食物嵌入时痛。检查：$\overline{6|}$ 殆面龋，软化牙本质较多，叩痛（-），冷测验敏感，电活力测验正常。去除无基釉后去腐敏感，不能全部去净。

52. 患牙可能的诊断是

A. 中龋

B. 深龋

C. 慢性龋

D. 慢性牙髓炎

E. 急性牙髓炎

【答案】B

【考点】深龋的诊断

【解析】患者没有明显的自发痛，排除急性牙髓炎的可能。食物嵌入时剧烈疼痛，同时患者有深达牙本质深层的龋洞，符合深龋的临床表现，可诊断为深龋，故选 B。

【避错】本题容易错选 D，慢性牙髓炎与深龋区别的点是深龋时食物嵌入由于食物的压力，产生疼痛比较剧烈，而深龋遇冷热刺激时疼痛也较为剧烈。慢性牙髓炎冷热刺激没有深龋敏感，故本题选慢性牙髓炎是不合适的。

53. 该牙的初诊治疗是

A. 垫底充填

B. 安抚治疗

C. 间接盖髓——垫底充填

D. 活髓切断术

E. 双层垫底后充填

【答案】B

【考点】深龋的治疗

【解析】深龋的安抚治疗适用于一些深龋患者，无自发痛，但有明显的激发痛，备洞过程中极其敏感。这类患者应先做安抚治疗，待症状消除后再做进一步处理。故本题选 B。

【避错】本题容易误选 C，间接盖髓术适用于软化牙本质不能一次去净，牙髓-牙本质反应能力正常，无明显主观症状的深龋，本题患者已经具有明显的冷热刺激痛，有明显的主观症状，故不选 C。

54. 充填时垫底材料选用

A. 磷酸锌水门汀单层

B. 聚羧酸锌水门汀单层

C. 玻璃离子水门汀单层

D. 氧化锌丁香油水门汀和磷酸锌水门汀双层

E. 氢氧化钙制剂

【答案】D

【考点】深龋垫底材料选择

【解析】深龋一般需双层垫底后再充填。先用氧化锌丁香油水门汀垫底保护牙髓，再垫磷酸锌水门汀，也可用聚羧酸锌水门汀或玻璃离子水门汀只垫一层。故本题选 D。

【避错】本题容易错选 A，深龋要用双层垫底，磷酸锌水门汀适用于单层垫底的中龋龋洞。

(55～56 题共用备选答案)

A. Ⅰ类洞

B. Ⅱ类洞

C. Ⅲ类洞

D. Ⅳ类洞

E. Ⅴ类洞

55. 下尖牙远中龋损制备 DL 的窝洞属于

【答案】C

56. 下颌第一磨牙颊面窝沟制备BO窝洞属于

【答案】A

【考点】窝洞的分类

【解析】颊面为B，𬌗面为O，Ⅰ类洞包括磨牙面窝沟洞、磨牙颊（舌）面的颊（舌）沟洞、前磨牙的𬌗面窝沟洞、上前牙的腭面窝沟洞，故56题选A。远中面为D，唇面为L，发生于前牙邻面未损伤切角的龋损所制备的窝洞，称为Ⅲ类洞。包括切牙、尖牙的邻面洞、邻腭（舌）面洞、邻唇面洞。以切牙的邻腭面洞为典型代表，故55题选C。

【避错】55题易错选D，Ⅳ类洞为发生于前牙邻面并损伤切角的龋损所制备的窝洞。包括切牙和尖牙的邻唇、邻（舌）面洞，目前Ⅳ类洞含义已延伸，包括因牙外伤引起切角缺损的洞。56题易错选B，发生于后牙邻面的龋损所制备的窝洞，称为Ⅱ类洞。包括磨牙和前磨牙的邻面洞、邻𬌗面洞和邻颊（舌）面洞，以磨牙邻𬌗面洞为典型代表。

（57～58题共用备选答案）

A. 银汞合金

B. 复合树脂

C. 氢氧化钙

D. 牙胶

E. 磷酸锌水门汀

57. 常用的后牙充填材料是

【答案】A

58. 常见的垫底材料是

【答案】E

【考点】充填材料和垫底材料

【解析】银汞合金具有较大的抗压强度、硬度和耐磨性，且操作方便、价格低廉、性能稳定，是后牙的主要充填材料。常用的垫底材料有氧化锌丁香油水门汀、磷酸锌水门汀、聚羧酸锌水门汀及玻璃离子水门汀。因此57题选A，58题选E。

【避错】57题易误选B，复合树脂需要用黏接剂处理后再充填。58题易误选C，氢氧化钙是常见的衬洞剂。

（59～62题共用备选答案）

A. 血链球菌

B. 轻链球菌

C. 变异链球菌

D. 乳杆菌

E. 放线菌

59. 最早定居到获得性膜上的细菌是

【答案】A

60. 深龋洞中能大量分离到的细菌是

【答案】D

61. 龈下菌群和根面龋中最常发现的细菌是

【答案】E

62. 目前认为致龋性最强的细菌是

【答案】C

【考点】致龋细菌的生物特性

【解析】变异链球菌能引起磨牙的窝沟龋、平滑面龋和根面龋，是目前认为致龋性最强的细菌，故62题选C。放线菌主要引起根面龋，是龈下菌群和根面龋中最常发现的细菌，故61题选E。血链球菌、唾液链球菌、乳杆菌、肠球菌等仅偶尔引起窝沟龋。最早定居到获得性膜上的细菌是血链球菌，故59题选A，深龋洞中能大量分离到的细菌是乳杆菌，故60题选D。

【避错】对致龋细菌的生物特性要记忆清楚。最早黏附的细菌是血链球菌、致龋能力最强的是变异链球菌，二者容易混淆。根面龋常见放线菌，窝沟龋最常见乳杆菌，二者容易混淆。

（63～64题共用备选答案）

A. 变异链球菌

B. 乳杆菌

C. 放线菌

D. 韦永菌

E. 棒状杆菌

63. 窝沟龋中最多的是

【答案】A

64. 致龋力最强的是

【答案】A

【考点】龋病的致病菌

【解析】窝沟龋中最多的是变异链球菌，且其致病性最强。变异链球菌致病过程中涉及的最重要物质是蔗糖，蔗糖不仅是变异链球菌的主要能量来源，其代谢蔗糖的生化活动在致龋过程中也发挥重要作用。故63题、64题均选A。

【避错】变异链球菌的生理特性需要牢记，这组题比较典型，考生需要巩固记忆。

（65～66题共用备选答案）

A. 下颌第一磨牙

B. 上颌第一磨牙

C. 对称性的牙

D. 上颌侧切牙

E. 全口牙

65. 在恒牙列中患龋率最高的牙是

【答案】A

66. 牙釉质发育不全常发生在

【答案】C

【考点】口腔疾病的好发部位

【解析】在恒牙列中，下颌第一磨牙的患龋率最高，故65题选A，其次是下颌第二磨牙，以后依次是上颌第一磨牙、上颌第二磨牙、前磨牙、第三磨牙（智齿）、上颌前牙。患龋率最低的是下颌前牙。釉质发育不全病变为对称性，故66题选C。

【避错】患龋率最高的为下颌第一磨牙，因其在恒牙列中萌出最早，窝沟较多，患龋率最高。而牙釉质发育不全的临床发病特点也需要谨记。

考点：牙发育异常

1. 四环素牙着色是由于药物导致
   A. 牙釉质发育不全
   B. 氟磷酸钙替代羟基磷灰石
   C. 牙本质结构混乱
   D. 四环素氟化钙复合物沉积
   E. 四环素正磷酸盐复合物形成

【答案】E

【考点】四环素牙形成机制

【解析】四环素分子具有螯合性质，可与牙组织形成稳固的四环素钙正磷酸盐复合物，该物质呈现出带荧光的黄色，致使牙齿变色。着色物主要存在于牙本质中。四环素钙复合物沉积过程中，也可抑制成牙本质细胞合成胶原，还可抑制矿盐的沉积，在牙釉质发育期，四环素也可影响牙釉质的正常发育，故此题选E。

【避错】此题易错选D，是未看清选项，仅因为看见D选项中的四环素而错选，从而忽略了之后的氟化钙。

2. 成釉器形态分化异常、牙乳头增生突起所致的牙发育异常称为
   A. 牙内陷
   B. 融合牙
   C. 双生牙
   D. 畸形中央尖
   E. 牙釉质发育不全

【答案】D

【考点】牙形态异常

【解析】畸形中央尖是𬌗面中央窝处长出的一个额外牙尖，最多见于下颌前磨牙，常对称发生，它是牙齿在发育期间，成釉器形态分化异常所致的牙形态发育异常。故本题选D。

【避错】本题易错选A，牙内陷是一种常见的牙发育畸形，是由于发育时期成釉器局部过度增殖或成釉器过度卷曲重叠，深入到牙乳头当中，不是牙乳头突起所致。

3. 牙中牙是
   A. 融合牙
   B. 双生牙
   C. 牙内陷
   D. 额外牙
   E. 畸形中央尖

【答案】C

【考点】牙内陷

【解析】牙内陷好发于上颌侧切牙，包括畸形舌侧窝、畸形根面沟、畸形舌侧尖、牙中牙，其中牙中牙是牙内陷最严重的一种。因此答案选C。

【避错】本题易误选E，畸形中央尖多见于下颌前磨牙，位于𬌗面中央窝，呈圆锥形突起。

4. 氟牙症的临床表现特点是
   A. 在阳光照射下呈现明亮的黄色荧光
   B. 多发生于乳牙且乳牙着色比恒牙明显
   C. 对摩擦的耐受性强，对酸蚀的抵抗力弱
   D. 可发生在单个牙或一组牙
   E. 同一时期萌出的牙，釉质上有白垩色到褐色的斑块

【答案】E

【考点】氟牙症的临床表现

【解析】氟牙症临床表现的特点包括：①在同一时期萌出的牙釉质上有白垩色到褐色的斑块，严重者还并发有牙釉质的实质缺损（E对）。临床上常按其轻、中、重度而分为白垩型（轻度）、着色型（中度）和缺损型（重度）3种类型。②多见于恒牙，发生在乳牙者甚少，程度亦较轻。这是由于乳牙的发生分别在胚胎期和乳婴期，而胎盘对氟有一定的屏障作用。因此，氟牙症一般见于恒牙，但如氟摄入量过多，超过其筛除功能的限度时，也能不规则地表现在乳牙上。③对摩擦的耐受性差，但对酸蚀的抵抗力强。④严重的慢性氟中毒患者，可有骨骼的增生性变化，骨膜、韧带等均可钙化，并从而产生腰、腿和全身关节症状。故本题选E。

【避错】此题易错选D，氟牙症大多发生于全口多数牙。

5. 关于氟牙症发病情况的描述，不正确的是
   A. 氟主要损害牙釉质发育期牙胚的造釉细胞
   B. 4岁后才迁入高氟区者不出现氟牙症
   C. 饮水氟含量过高是主要病因
   D. 胎盘对氟有一定的屏障作用
   E. 多见于恒牙

【答案】B

【考点】氟牙症流行病学及临床特点

【解析】饮水氟含量过高是主要病因，氟主要损

害牙釉质发育期牙胚的造釉细胞，因此，过多的氟只有在牙齿发育矿化期进入机体，才能发生氟牙症。若在6岁之前，长期居住在饮水中氟含量高的流行区，即使日后迁往他处，也不能避免以后萌出的恒牙受累；反之，如7岁后才迁入高氟区者，则不出现氟牙症，B项的4岁时间不对。氟牙症多见于恒牙，发生在乳牙者甚少，程度亦较轻。这是由于乳牙的发生分别在胚胎期和乳婴期，而胎盘对氟有一定的屏障作用。因此，氟牙症一般见于恒牙，但如氟摄入量过多，超过其筛除功能的限度时，也能不规则地表现在乳牙上。故本题选B。

【避错】此题易错选A，氟牙症是成釉细胞变性导致的结果。

6. 牙釉质发育不良，其表面上形成凹陷的原因如下，除外

A. 造釉细胞分泌牙釉质基质障碍

B. 牙乳头组织向造釉器突起

C. 牙釉质基质不能及时矿化而塌陷

D. 成牙本质细胞变性，不能形成正常牙本质

E. 造釉细胞不能分化成高柱状细胞

【答案】B

【考点】牙釉质发育不良的病因

【解析】牙釉质发育不良的可能病因：①造釉细胞分泌牙釉质基质障碍。②牙釉质基质不能及时矿化而塌陷。③成牙本质细胞变性，不能形成正常牙本质。④造釉细胞不能分化成高柱状细胞。本题选B。

【避错】此题易错选C，牙釉质基质不能及时矿化是牙釉质发育不良，表面形成凹陷的原因之一。

7. 四环素牙的临床表现如下，除外

A. 前牙着色比后牙明显

B. 四环素的疗程数与着色程度成正比

C. 乳牙着色比恒牙明显

D. 牙釉质着色较牙本质深

E. 在牙着色的同时，还有骨组织的着色

【答案】D

【考点】四环素牙的临床表现

【解析】四环素牙的临床表现：牙着色，初呈黄色，在阳光照射下则呈现明亮的黄色荧光，以后逐渐由黄色变成棕褐色或深灰色。一般说来，前牙比后牙着色明显；乳牙着色又比恒牙明显，因为乳牙的牙釉质较薄、较透明，不易遮盖牙本质中四环素结合物的颜色。牙着色程度与四环素的种类、剂量和给药次数有关。一般认为，缩水四环素、地美环素。盐酸四环素引起的着色比土霉素、金霉素明显。在恒牙，四环素的疗程数与着色程度成正比关系，但是一个短期内的大剂量服用比长期给服相等的总剂量作用更大。在牙着色的同时，还有骨组织的着色；然而牙的着色都是永久的。此外，四环素还可在母体通过胎盘引起乳牙着色。四环素对牙的主要影响是着色，有时也合并牙釉质发育不全。牙本质着色比牙釉质严重，故D是不正确。

【避错】此题易错选A，四环素牙前牙着色比后牙明显，A项是正确。

8. 成牙本质细胞变性，不能形成正常牙本质是由于缺乏

A. 维生素D

B. 维生素A

C. 维生素C

D. 钙

E. 磷

【答案】C

【考点】维生素C缺乏的牙本质表现

【解析】牙本质的形成是由成牙本质细胞完成的，其在镜下可分为分泌型和静止型及两者间的过渡型细胞。维生素C缺乏时，牙本质表现为成牙本质细胞变性。故本题选C。

【避错】此题易错选A，维生素D缺乏可引起牙釉质发育不全，不会引起牙本质损害。

9. 额外牙常发生在

A. 上颌中切牙之间

B. 下颌切牙之间

C. 下颌前磨牙之间

D. 上颌侧切牙远中

E. 智齿远中

【答案】A

【考点】额外牙好发牙位

【解析】额外牙最常见于上颌两中切牙之间，其次是侧切牙与尖牙之间，下颌少见。故选A。

【避错】本题部分考生容易误选D，对额外牙的临床表现记忆不清，多生牙最常见于上颌中切牙之间。

10. 男，20岁。左上侧切牙舌侧窝呈囊状深陷，变黑发软，叩痛（-），冷热诊无异常，未穿髓，其诊断和处理是

A. 舌面点隙龋，充填治疗

B. 畸形舌侧窝，预防性充填

C. 牙中牙，间接盖髓

D. 畸形舌侧窝伴深龋，间接盖髓

E. 畸形舌侧窝伴慢性牙髓炎，根管治疗

【答案】D

【考点】牙发育异常

【解析】患牙为上侧切牙，舌侧窝呈囊状深陷，

变黑发软，冷热诊无异常，未穿髓，应诊断为畸形舌侧窝伴深龋，未出现牙髓病变，处理应选择间接盖髓。故选D。

【避错】本题易错选E。该患者“叩痛（-），冷热诊无异常，未穿髓”，考虑牙髓无病变，不考虑根管治疗。

11. 男孩，10岁。2岁前生活在农村，该地区饮用水氟浓度为1.8mg/L，2岁后迁入城市，社区饮水氟浓度为0.3mg/L。不可能出现氟牙症的恒牙是

A. 尖牙

B. 中切牙

C. 侧切牙

D. 第一磨牙

E. 第二前磨牙

【答案】E

【考点】氟牙症的临床特点

【解析】患氟牙症牙数的多少取决于牙发育矿化时期在高氟区生活时间的长短，出生至出生后在高氟区居住多年可使全口受累，如2岁前生活在高氟区，以后迁至非高氟区，恒氟牙症可只累及前牙和第一磨牙，7岁以后再迁入高氟区则不会出现氟牙症。故选E。

【避错】本题易错选D，因第一磨牙虽在6岁萌出，但恒牙胚在胎儿时期就已存在，2岁前在高氟地区会受累。

12. 女，30岁。因幼时经常服用四环素而致全口四环素牙，影响美观要求脱色。行脱色治疗时，选用最适宜的药物是

A. 30%氢氧化钙

B. 30%次氯酸钠

C. 30%过氧化氢

D. 30%磷酸

E. 30% EDTA

【答案】C

【考点】四环素牙的治疗

【解析】脱色法可用于不伴有釉质缺损的四环素牙，采用30%过氧化氢液作为脱色剂行外脱色或内脱色。高浓度的过氧化氢可使釉质酸蚀脱矿，呈白垩色，降低釉质原有的透明度，使已着色的牙本质反应度降低。故本题答案为C。

【避错】记忆性题目，较为简单，不易出错。

13. 男孩，12岁。全口牙齿呈均匀灰色，个别牙齿表面釉质缺损。诊断为

A. 氟牙症

B. 四环素牙

C. 遗传性乳光牙本质

D. 牙釉质发育不全

E. 先天性梅毒牙

【答案】B

【考点】四环素牙临床特点

【解析】四环素牙根据其形成过程、着色程度和范围变化可分为轻度、中度、重度和极重度，牙面呈黄色、灰色到棕黄色、黑灰色甚至黑色、蓝紫色，并可伴有不同程度的牙釉质发育不全，因此答案选B。

【避错】本题易误选A或D，氟牙症有高氟区生活史，牙釉质发育不全一般成组、对称出现。

14. 男，26岁。因左下后牙反复肿痛就诊。临床检查：左下第二前磨牙䂼面牙本质暴露，探诊（-），叩痛（+），X线片示根尖暗影，根尖孔呈喇叭口状。推测其可能的原因为

A. 磨耗

B. 䂼创伤

C. 畸形中央尖

D. 遗传性乳光牙本质

E. 牙釉质发育不全

【答案】C

【考点】畸形中央尖的临床表现

【解析】畸形中央尖多见于下颌第二前磨牙，位于䂼面中央窝处，半数有髓角伸入。中央尖折断或磨损后，表现为圆形或椭圆形黑环，圆锥形中央尖萌出后不久折断，使牙髓感染坏死，影响根尖的继续发育，X线检查可见髓室顶中心有向䂼面中央部突起的畸形部分，并常见未发育完成呈喇叭形的根尖部。根据题干，本题选C。

【避错】易错答案为A，磨耗虽然能使䂼面牙本质暴露，但是根尖发育一般是正常的。

15. 患者要求前牙美观治疗，自觉牙齿萌出后牙面有花斑，而且周围邻面也有类似表现。检查：全口牙列均可见不同程度的散在黄褐色及白垩状斑。该患牙诊断为

A. 牙釉质发育不全

B. 氟牙症

C. 四环素牙

D. 浅龋

E. 遗传性乳光牙本质

【答案】B

【考点】氟牙症的诊断

【解析】氟牙症在临床上表现为牙釉质上着色的斑块或缺损。牙釉质发育不全表现为对称性发生病损，不同轻重程度的牙釉质缺陷性改变，有婴幼儿期有关病史，所以A错误。四环素牙牙齿呈黄色，散布牙齿以牙本质为主的帽状染色，所以C错误。浅龋除

了颜色改变外探诊质软，所以 D 错误。遗传性乳光牙本质牙齿伴有半透明或乳光色，容易磨耗，所以 E 错。故此题选 B。

【避错】本题容易出错的选项是 A，而它与氟牙症最主要的区别是它发生于特定牙位而不是全口。

（16～18 题共用题干）

男，30 岁。因牙齿颜色不正常，要求治疗。检查：上颌中切牙、尖牙、第一磨牙、下颌前牙及第一磨牙牙面呈白垩色，伴带状缺损。

16. 该疾病应诊断为
  A. 氟牙症
  B. 四环素牙
  C. 先天性梅毒牙
  D. 牙釉质发育不全
  E. 遗传性牙本质发育不全

【答案】D

【考点】牙釉质发育不全的临床特点

【解析】牙釉质发育不全多发生在恒牙列，乳牙列少见，恒牙受累表现在同一时期发育的牙齿，成组、对称的出现，轻症仅有色泽和透明度的改变，呈白垩状牙釉质，或有少量浅沟、小凹点或横纹；重症牙实质性缺损，牙釉质表面出现带状或窝状棕色凹陷，受累牙呈对称性。根据题干描述可知该患者为牙釉质发育不全，因此答案选 D。

【避错】易错答案为 A，氟牙症有高氟区生活史。

17. 下列符合该病的描述为
  A. 患者具有特定地区的生活史
  B. 乳牙罹患率高
  C. 与微生物感染有关
  D. 患牙对酸的抵抗力强，但不耐摩擦
  E. 双侧对称发病

【答案】E

【考点】牙釉质发育不全的临床特点

【解析】牙釉质发育不全多发生在恒牙列，乳牙列少见，恒牙受累表现在同一时期发育的牙齿，成组、对称的出现，轻症仅有色泽和透明度的改变，呈白垩状牙釉质，或有少量浅沟、小凹点或横纹；重症牙实质性缺损，牙釉质表面出现带状或窝状棕色凹陷，受累牙呈对称性。因此答案选 E。

【避错】易错答案为 A，具有特定地区生活史不是牙釉质发育不全的特点而是氟牙症的特点。

18. 患牙发育障碍的发生时间是
  A. 1 岁以内
  B. 1～2 岁
  C. 2～3 岁
  D. 3～4 岁
  E. 4 岁以上

【答案】C

【考点】牙釉质发育不全的病因和发病机制

【解析】根据牙釉质发育不全的部位，推断致病因素作用的时间：11、13、16、21、23、26、31、32、33、36、41、42、43、46（FDI 记录法）的切缘或牙尖出现牙釉质发育不全，表示致病因素发生在 1 岁以内。因 12、22 牙釉质和牙本质在出生后 1 年左右才开始沉积，所以 12、22 的切缘被累及时，可推断致病因素已延续到出生后的第 2 年。如前牙未受累，主要表现在 14、15、17、24、25、27、34、35、37、44、45、47，则致病因素的发生在 3 岁以后。根据题干可判断该患者患牙发育障碍的发生时间是 2～3 岁，故选 C。

【避错】本题易误选其他选项，可能是由于为正确判断患牙的位置。

（19～20 题共用题干）

男，15 岁。左下颌后牙自发痛、夜间痛 1 天。口腔检查：左下第二前磨牙牙冠完整，无明显龋损，𬌗面可见黑色圆点，温度刺激试验无反应，叩痛（++），牙周无明显异常。

19. 为明确诊断和制订正确的治疗计划还应做的辅助检查是
  A. 牙髓活力电测验
  B. 咬诊
  C. 染色检查
  D. 细菌培养
  E. 拍 X 线片

【答案】E

【考点】畸形中央尖的临床特点和诊断

【解析】为明确诊断和制订正确的治疗计划还应拍 X 线片，因此答案选 E。

【避错】易错答案为 A，患牙温度测验无反应，牙髓活力电测验没有意义。

20. 该患牙可诊断为
  A. 静止龋
  B. 牙隐裂
  C. 畸形中央尖
  D. 牙釉质发育不全
  E. 磨损

【答案】C

【考点】畸形中央尖的临床特点和诊断

【解析】畸形中央尖多见于下颌第二前磨牙，位于𬌗面中央窝处，半数有髓角伸入。中央尖折断或磨损后，表现为圆形或椭圆形黑环，圆锥形中央尖萌出后不久折断，使牙髓感染坏死，影响根尖的继续发育，X线检查可见髓室顶中心有向殆面中央部突起的畸形部分，并常见未发育完成呈喇叭形的根尖部。根据题干可诊断为畸形中央尖，故本题答案为C。

【避错】易错答案为E，磨损的患牙殆面没有黑色圆点，而是均匀的牙本质层。

（21～22题共用备选答案）

A. 牙釉质发育不全
B. 四环素牙
C. 畸形中央尖
D. 氟牙症
E. 畸形舌侧窝

21. 耐磨性差但耐酸蚀的疾病是

【答案】D

22. 既可发生在单颗牙，也可发生于一组牙的是

【答案】A

【考点】牙发育异常的临床类型

【解析】氟牙症临床表现的特点是在同一时期萌出的牙釉质上有白垩色到褐色的斑块，多见于恒牙，发生在乳牙者甚少，对摩擦的耐受性差，但对酸蚀的抵抗力强，故21题选D。牙釉质发育不全在乳、恒牙列均可发生，乳牙受累较少见。恒牙受累表现在同一时期发育的牙齿，成组、对称地出现牙釉质发育不全的形态异常。既可发生在单颗牙，也可发生于一组牙，故22题选A。

【避错】21题易错选B，四环素对牙的主要影响是着色，恒牙列全口均发生。22题易错选C，畸形中央尖多见于下颌前磨牙，尤以第二前磨牙最多见，常为对称性发生。

（23～25题共用备选答案）

A. 细菌感染
B. 四环素类抗生素
C. 高氟地区居住史
D. 全身疾病或营养障碍
E. 遗传因素

23. 龋病病因是

【答案】A

24. 氟牙症的病因是

【答案】C

25. 牙釉质发育不全的主要病因是

【答案】D

【考点】常见口腔疾病的病因

【解析】龋病病因四联因素主要包括微生物、食物、宿主和时间，主要病因是细菌感染，故23题选A。氟牙症主要发生于牙齿发育阶段有高氟地区居住史，故24题选C。牙釉质发育不全的主要病因是牙齿发育阶段有影响牙釉质发育的因素存在，包括营养不良、全身疾病、母体全身疾病和乳牙根尖处病变，故25题选D。

【避错】对不同病种的病因要记忆清楚。

（26～28题共用备选答案）

A. 不处理
B. 少量多次磨除
C. 干髓术
D. 根管治疗术
E. 根尖诱导成形术

26. 圆而钝的畸形中央尖可

【答案】A

27. 长而尖的畸形中央尖可

【答案】B

28. 畸形中央尖已折断伴有根尖周病变的年轻恒牙可做

【答案】E

【考点】畸形中央尖的治疗

【解析】畸形中央尖的治疗：①对圆钝而无妨碍的中央尖可不做处理，故26题选A。②尖而长的中央尖可磨除后制备洞形，常规盖髓治疗；或少量多次调磨，使髓角处形成足够的修复性牙本质，故27题选B。③中央尖折断、已引起牙髓或根尖周病变时，为促使牙根继续发育，采用根尖发育形成术或根尖诱导形成术，故28题选E。

【避错】本题考查不同情况下畸形中央尖的处理方法，对畸形中央尖的治疗一定要明确。

（29～31题共用备选答案）

A. 牙结构异常
B. 牙形态异常
C. 牙数目异常
D. 牙萌出异常
E. 着色牙

29. 牙中牙属于

【答案】B

30. 氟牙症属于

【答案】E

31. 额外牙属于

【答案】C

【考点】牙发育异常的分类

【解析】牙发育异常有如下几种。①牙结构异常：牙釉质发育异常、牙本质发育异常等。②牙数目异常：额外牙、先天缺牙等，故31题选C。③牙形态异常：牙中牙及牙萌出异常等，故29题选B。④着色牙：氟牙症、四环素牙等，故30题选E。

【避错】本组题考查牙体的发育异常的分类及每类的代表疾病，做本组题需要了解每种疾病的发病原

因即可避错。

考点：牙急性损伤

1. 以下关于根折牙临床表现的描述，不正确的是
   A. 外伤性纵折很多见
   B. 最常见的根折为根尖 1/3 折断
   C. 多见于牙根完全形成的成人牙齿
   D. 根折恒牙的牙髓坏死率为 20% ~24%
   E. 部分根折患牙的牙髓出现“休克”现象

【答案】 A

【考点】 根折

【解析】 外伤性根折多见于牙根完全形成的成人牙，年轻恒牙的支持组织不如牙根形成后牢固，外伤时常被撕脱或脱位，一般不致引起根折。引起根折的外力多为直接打击和面部着地时的撞击。最常见者为根尖 1/3，其折裂线与牙长轴垂直或有一定斜度，外伤性纵折很少见。故选 A。

【避错】 本题易错选 E。部分根折患牙由于外伤后牙髓血管和神经受损伤，导致牙髓组织“休克”，在电活力测试时无活力反应，6 ~8 周后可出现反应，但部分根折恒牙可发展为牙髓坏死。

2. 牙体冠折后，牙髓有活力，应在多长时间实施永久性修复
   A. 12 小时之内
   B. 24 小时之内
   C. 1 周之内
   D. 6 ~8 周
   E. 3 个月之后

【答案】 D

【考点】 牙体冠折的治疗

【解析】 冠折缺损少，牙本质未露，磨光锐缘；牙本质暴露，轻度敏感者，行脱敏治疗。敏感较重者，临时塑料冠，氧化锌丁香油酚水门汀黏固，6 ~8 周后，氢氧化钙制剂垫底，复合树脂修复牙髓暴露的前牙，牙根发育完成者应行牙髓摘除术；年轻恒牙根据牙髓暴露的多少和污染程度做活髓切断术，以利牙根的继续发育。凡有活力的牙髓，在治疗后 1、3、6 个月及以后定期复查，检查牙髓活力；牙的永久性修复应在受伤后 6 ~8 周进行。故选 D。

【避错】 此题选错的原因是对牙体冠折的治疗方法不明确。

3. 全脱位的外伤牙进行再植，效果好的是在脱位后
   A. 90 分钟以内
   B. 100 分钟以内
   C. 2 小时以内
   D. 3 小时以内
   E. 4 小时以内

【答案】 C

【考点】 龋病牙体缺损的治疗

【解析】 对于完全性脱位牙若在 2 小时内再植的，应在术后 3 ~4 周再作根管治疗。如果脱位在 2 小时后再就诊者，体外进行根管治疗，并经根面和牙槽窝刮治后，将患牙植入固定。故选 C。

【避错】 脱位牙再植是有时间限定的，最好是在 2 小时内进行。

4. 男孩，12 岁。2 天前碰伤$\lfloor 1$，牙轻度松动，自觉有伸长感，检查牙髓活力试验同正常牙，轻叩痛。诊断为
   A. 牙震荡
   B. 牙周炎
   C. 牙髓坏死
   D. 牙轻度脱位
   E. 根折

【答案】 A

【考点】 牙震荡的临床特点和诊断

【解析】 牙震荡患牙轻微酸痛感、伸长感，牙冠完整，轻微松动或不松动，无移位，温度测验可为一过性敏感，牙髓活力测验从略敏感到无反应不一，X 线表现正常或根尖牙周膜增宽，因此该患牙为牙震荡，答案选 A。

【避错】 易错答案为 E，根折牙髓活力试验多无反应。

5. 男，40 岁。无外伤史，下颌第一磨牙根尖片示牙齿无龋坏，近中牙槽突垂直吸收，近中牙根纵向折断。应诊断为
   A. 牙根内吸收
   B. 根折
   C. 牙根折裂
   D. 牙周炎
   E. 致密性骨炎

【答案】 C

【考点】 牙根折裂的临床表现

【解析】 牙根纵折分为早期、中期、晚期 3 个阶段：①早期特征为患侧根管腔在近根尖 1/2 ~2/3 处明显增宽，增宽线色深，边界清楚，患侧根管腔与健侧根管腔不成比例。②中期特征为患侧根管腔全长增宽，至冠根颈部，牙周间隙增宽，周围有骨袋形成。③晚期特征为牙折片游离或移位，根分歧部骨质丧失或周围牙槽骨弥散性稀疏。根据题干，患牙为牙根折裂，答案选 C。

【避错】 易错选答案 A，牙根内吸收不引起牙槽

突垂直吸收。

6. 男，38 岁。1 天前骑自行车跌倒，上前牙受伤，现咬合痛。检查：1|牙冠完整，叩痛（+），电活力测验无反应，松动 I 度，牙龈无红肿，X 线片示根尖 1/3 处有根折线。该牙的处理应为

A. 调𬌗、固定

B. 立即做根管治疗术

C. 立即做根尖切除术

D. 不做任何处理

E. 拔除患牙

【答案】A

【考点】根尖 1/3 根折的治疗

【解析】患者的牙髓活力测验无反应，也许是进入“牙髓休克”状态，可能 6~8 周后出现反应，故此情况下，不可立即进行牙髓治疗，而是应该首先进行调𬌗，夹板固定，故本题选 A。

【避错】本题容易误选 D，不做任何处理也是不正确的，根尖 1/3 折断应该降低咬合，夹板固定患牙，但不做处理可能造成牙髓的进一步损伤。

7. 男，30 岁。上颌前牙因外伤折断就医。检查：右上颌中切牙横向折断，断面位于龈下 3mm，根稳固，X 线片显示根面高于牙槽突 1mm，根管治疗完善。在修复前还需做何适当处理

A. 洁治

B. 刮治

C. 龈切除

D. 拍摄𬌗片

E. 牙槽骨修整

【答案】C

【考点】龈切除术的适应证

【解析】龈切除术适应证为牙龈肥大、增生，牙冠显得矮短，有假性牙周袋存在，或龈边缘肥厚、不整齐，经基础治疗后，未能恢复正常形态者。根据题意本题选 C。

【避错】本题容易出错的是 E 选项，本题龈面高于牙槽突，可以只进行龈切除。

（8~9 题共用题干）

男，31 岁。右上前牙外伤折断半小时。检查：1|近中切缘斜折，缺损范围约为冠 1/5，牙本质暴露，未见露髓孔，探诊敏感，无松动，X 线片示 1|牙根无异常。

8. 检查该患牙牙髓活力的时间应在外伤后

A. 即刻

B. 1~2 周

C. 3~4 周

D. 6~8 周

E. 10~12 周

【答案】D

【考点】牙折的检查

【解析】对于未暴露的牙髓，患者开始就诊时，牙髓活力测验无反应，但 6~8 周后可出现反应，由于无活力反应是牙髓在外伤时血管和神经受损伤所引起的“休克”所致，随其“休克”的逐渐恢复而再出现活力，故此题选 D。

【避错】此题易错选 A，忽略了牙髓自我保护的能力，武断地认为应即刻对患牙进行牙髓活力测验。

9. 如该牙检查后采取了根管治疗术，按照世界卫生组织规定，疗效评定的时间应在术后

A. 3 个月

B. 6 个月

C. 1 年

D. 1 年半

E. 2 年

【答案】E

【考点】根管治疗疗效的评定

【解析】关于疗效评估观察时间，世界卫生组织规定的观察期为术后 2 年。评定标准如下。①痊愈：无自觉症状，临床检查无异常，功能良好，X 线片显示根尖周组织影响无异常。②有效：无自觉症状，临床检查无异常，功能良好，X 线片显示根尖周透射区明显减小。③无效：有自觉症状，临床检查异常，功能不好，X 线片显示根尖周透射区不变或增大，或术前无根尖病变，术后出现根尖透射区，故此题选 E。

【避错】此题易错选 C，1 年以内的疗效可作为初步观察，但难以定论，2~3 年或更长时间的观察则比较准确。

（10~11 题共用题干）

男孩，13 岁。主诉摔伤上前牙 3 小时，伤后自觉患牙松动、疼痛。临床检查见|2 临床牙冠变短，与对颌牙失去咬合，未露髓，牙齿动度约 2mm，叩痛（+），X 线检查未见患牙牙根连续性破坏。

10. 该疾病应诊断为

A. 牙震荡

B. 部分牙脱位

C. 嵌入性牙脱位

D. 完全牙脱位

E. 牙折

【答案】C

【考点】嵌入性牙脱位的临床特点和诊断

【解析】嵌入性牙脱位患牙向深部嵌入，临床牙冠变短，其𬌗面或切缘低于正常牙，X 线片示牙根尖与牙槽窝无明显间隙，根尖周膜间隙消失，根据题

干，患牙嵌入性脱位，答案选 C。

【避错】易错答案为 A，部分牙脱位包括脱出性脱位、侧向脱位和嵌入性脱位。

11. 对该病的治疗，正确的是
   A. 即刻复位，固定
   B. 根管治疗后复位，固定
   C. 对症治疗，观察其自然萌出
   D. 复位后 4 周，行根管治疗
   E. 降低咬合，使患牙休息

【答案】C

【考点】嵌入性牙脱位的治疗原则

【解析】嵌入性的牙脱位，在复位后 2 周应做根管治疗术，因为这些牙通常伴有牙髓坏死，而且容易发生牙根吸收。对嵌入性脱位牙的年轻恒牙，不可强行拉出复位，以免造成更大的创伤，诱发牙根和边缘牙槽突的吸收。因此，对症处理，继续观察，任其自然萌出是最可取的处理方法，一般在半年内患牙能萌出到原来的位置，该患者属于年轻恒牙，故答案为 C。

【避错】易错选答案 A，即刻复位固定是针对成人恒牙而言，该患者属于年轻恒牙，故应选择对症治疗，观察至其自然萌出。

（12 ~ 13 题共用备选答案）
   A. 牙震荡
   B. 牙脱位
   C. 冠折
   D. 根折
   E. 冠根折

12. $\lfloor 1$ 外伤后自觉伸长松动、疼痛，检查无明显移位，应诊断为

【答案】A

13. $1 \rfloor$ 外伤后向深部嵌入，牙冠外露部分变短，应诊断为

【答案】B

【考点】牙外伤的临床表现

【解析】牙震荡临床表现：自觉伸长松动、疼痛，检查无明显移位，故 12 题选 A。牙受外力作用而脱离牙槽窝者称牙脱位，根据外力方向，可有牙脱出、向根尖方向嵌入或唇（舌）向移位等情况，故 13 题选 B。

【避错】由于对牙外伤临床表现得不清楚，易选择错误。牙外伤分为牙震荡、牙脱位、牙折，牙震荡损伤最小，牙齿脱离原有位置称为牙脱位，牙折分为冠折、根折、冠根联合折。

考点：牙慢性损伤

1. 选磨方法中，错误的有
   A. 一般先磨改正中𬌗的早接触区，不轻易磨改功能牙尖
   B. 侧方𬌗的磨改要兼顾工作侧与非工作侧
   C. 选磨工作应一次完成，减少患者就诊次数
   D. 选磨结束必须用硬橡皮轮将牙面抛光，以减少菌斑的堆积
   E. 对于因选磨暴露牙本质出现敏感症状的，应进行脱敏治疗

【答案】C

【考点】牙齿选磨方法

【解析】牙齿选磨的方法包括：一般先磨改正中𬌗的早接触区，不轻易磨改功能牙尖；侧𬌗的磨改要兼顾工作侧与非工作侧；选磨工作应少量多次完成；选磨结束必须用硬橡皮轮将牙面抛光，以减少菌斑的堆积；对于因选磨暴露牙本质出现过敏症状的，应进行脱敏治疗。因此 C 错误。

【避错】本题易错选 A，不轻易磨改功能牙尖，否则会破坏非正中𬌗关系，而选磨是一个不可逆的过程，选磨工作应少量多次完成，以免发生牙本质敏感或一次磨除过多而露髓。

2. 对于明显的牙隐裂可用何种方法加以诊断
   A. 牙周探针
   B. 电活力计
   C. 染色剂染色
   D. 叩诊
   E. 薄蜡片咬诊

【答案】C

【考点】牙隐裂的诊断

【解析】牙隐裂可根据病史和症状诊断，患牙一般有较长期的咬合不适及咬在某一特殊部位时的剧烈疼痛。也可通过叩诊定位患牙。最常用的方法是用 2.5% 碘酊或其他染料类药物使牙面裂纹清晰可见。

【避错】本题部分考生易错选 D，叩诊只是帮助患牙定位，叩痛最明显的部位则为隐裂所在部位。

3. 前磨牙楔状缺损应选用的最佳充填材料是
   A. 树脂改性的玻璃离子水门汀
   B. 化学固化复合树脂
   C. 磷酸锌水门汀
   D. 银汞合金
   E. 聚羧酸锌水门汀

【答案】A

【考点】楔状缺损充填材料的选择

【解析】临床上充填楔状缺损时，选用何种材料，应遵循以下原则。①重视美观：前牙颜色接近于正常牙色，修复后的牙齿能增加美的感觉。②注重职业、工种要求：最好选用较理想的复合树脂充填缺损。③注意耐磨性：抗压耐磨性好的材料是银汞合金，适用于磨牙颈部、𬌗面洞的充填。如果口内牙齿上有义齿支托或卡环通过缺损区，应该考虑选用耐磨损材料，如前牙使用光固化复合树脂，后牙应用银汞合金材料充填。故最佳的材料是树脂改性的玻璃离子水门汀。

【避错】此题易错选B，化学固化复合树脂较易变色，临床中已很少使用。

4. 牙隐裂好发于

A. 下颌第一磨牙
B. 上颌第一磨牙
C. 下颌第二磨牙
D. 上颌第二磨牙
E. 上颌前磨牙

【答案】B

【考点】牙隐裂好发牙位

【解析】牙隐裂好发牙位为上颌磨牙，其次是下颌磨牙和上颌前磨牙。上颌第一磨牙又明显多于上颌第二磨牙，尤其近中舌尖更易发生。故选B。

【避错】此题易错选A选项，下颌第一磨牙也可发生隐裂，但发生概率小于上颌第一磨牙。

5. 严重𬌗面磨损引起颞下颌关节紊乱病的主要原因是

A. 颌间垂直距离过短，引起关节损伤
B. 边缘嵴和发育沟缺损，导致𬌗面外形不完整
C. 不均匀磨损遗留高陡牙尖，造成咬合创伤
D. 牙本质敏感，造成𬌗力不足，损害关节
E. 长期的咀嚼使𬌗力应力集中，损害关节

【答案】A

【考点】严重𬌗面磨损的影响

【解析】严重的𬌗面磨损会引起各种并发症，严重的𬌗面磨损引起颞下颌关节功能紊乱综合征，主要原因是颌间垂直距离过短，从而引起颞下颌关节病损。故选A。

【避错】此题易错选D，牙本质敏感症不是造成颞下颌关节紊乱病的直接原因。

6. 楔状缺损好发于

A. 下前牙
B. 上前牙
C. 上下颌尖牙和前磨牙
D. 上颌磨牙
E. 下颌磨牙

【答案】C

【考点】楔状缺损的好发牙位

【解析】楔状缺损好发于上下颌尖牙、前磨牙和第一磨牙，尤其是第一前磨牙，位于牙弓弧度最突出处，一般有牙龈退缩。缺损程度由浅到深，可出现不同的并发症，最早发生的是牙本质敏感症。故本题选C。

【避错】本题易错选其他选项，楔状缺损好发于上下颌尖牙和前磨牙。

7. 男，32岁。自诉近1个月来进食时，右上后牙偶有疼痛感。检查后诊断为右上第一磨牙隐裂，尚未涉及牙髓。首先采用的治疗方案是

A. 铸造金属全冠诊断性暂时修复
B. 塑料全冠
C. 烤瓷全冠诊断性暂时修复
D. 不做任何处理
E. 调𬌗

【答案】E

【考点】牙隐裂的治疗

【解析】患者为右上第一磨牙隐裂，尚未涉及牙髓，首先应采用保守性治疗，减少患牙所受的𬌗力，以免该牙发生牙本质敏感、充血，甚至牙髓炎。调𬌗，密切观察该牙的进展为目前的最佳选择。故选E。

【避错】本题易错选A、B、C，裂纹到达牙本质深层、可能累及牙髓时，应做牙髓治疗，治疗前应先行降𬌗，治疗期间可做带环保护，治疗完成后要及时进行冠修复。

8. 男，41岁。因近来牙齿冷热酸甜敏感不适就诊。患者在酿酒厂工作30年。检查：牙列唇颊面、𬌗面等有不同程度牙体硬组织缺损，探诊敏感，温度测验敏感。最可能的诊断为

A. 牙隐裂
B. 牙釉质发育不全
C. 牙酸蚀症
D. 氟牙症
E. 龋病

【答案】C

【考点】牙体慢性损伤中的酸蚀症

【解析】酸蚀症是因长期接触酸或酸酐造成牙体硬组织丧失的疾病，最初只有牙齿感觉敏感，以后逐渐出现实质缺损。研究发现制酸、汽车电池、电镀材料、化肥、酿酒行业有关人员是酸蚀症高危人群。

【避错】本题较为简单，根据患者的职业以及临床表现即可作出判断。

9. 男，50岁。左下第二磨牙隐裂，拟行根管治疗，X线片显示左下第二磨牙近中根管中度弯曲。宜选

择哪种方法进行根管预备
A. 镍钛器械+逐步深入法
B. 镍钛器械+标准法
C. 镍钛器械+逐步后退法
D. 不锈钢器械+逐步后退法
E. 不锈钢器械+标准法

【答案】C

【考点】根管预备的方法及器械选择

【解析】标准法适用于较直的根管，不宜在弯曲根管使用，因为随着机械直径的增加，器械的韧性降低，预备弯曲根管就可能造成一些并发症，而逐步后退法可以避免标准法在弯曲根管中产生的并发症，并预备出较大的锥度，适用于轻中度的弯曲根管。镍钛器械相比不锈钢器械有柔韧性好、强度高、有记忆功能等优点，更适用于弯曲根管的预备，因此选 C。

【避错】本题部分考生易错选 A，逐步深入法也适用于弯曲根管的预备，但它采用反弯曲预备手法。

10. 男，45 岁，教师。因进食时牙酸痛。检查：$\begin{array}{c|c}61&26\\\hline 63&46\end{array}$牙龈萎缩，无龋，牙颈部楔状缺损，牙清洁，每日刷牙 2 次。造成楔状缺损的原因，不必考虑
A. 刷牙方法不正确
B. 牙刷毛太硬
C. 刷牙用力过大
D. 喜进甜食
E. 牙膏中摩擦剂粗糙

【答案】D

【考点】楔状缺损的原因

【解析】楔状缺损的病因如下。①刷牙：是最主要的原因，如刷牙方法不正确，刷牙用力过大；牙膏中摩擦剂粗糙，对牙齿的磨耗。②牙颈部的结构。③酸的作用。④牙体组织的疲劳。⑤殆力。故本题选 D。

【避错】本题作答时首先考虑患者拟诊断为楔状缺损，喜进甜食对龋的发生有相关性，与楔状缺损发生不相关，选 D 相对比较容易。

11. 男，50 岁。因右侧上后牙咬物痛 3 个月就诊。自述咬在某一特定位置时引起较强烈的痛。检查：$\underline{6|}$殆面磨损，可见牙本质暴露，颊尖高陡，近中边缘嵴至舌尖方向似有隐裂。进一步确定隐裂的检查方法是
A. 叩诊检查
B. 温度测验
C. 碘酊染色
D. 电活力测验
E. X 线检查

【答案】C

【考点】牙隐裂的诊断

【解析】浅表的隐裂常无自觉症状，较深时遇冷热刺激敏感，或有咬合不适感。检查牙隐裂是一般可用尖锐的探针探查，如隐裂不明显，可涂以碘酊，使渗入隐裂染色而将其显示清楚。故选 C。

【避错】本题题干提示患者有固定位置咬合痛，最可能是牙隐裂，而隐裂最好的方法就是碘酊染色。

（12～13 题共用题干）

男，45 岁。右上后牙咬合痛 2 个多月。检查：右上第一磨牙近中边缘嵴可疑裂纹，探痛（-），叩痛（±），冷热刺激可引起疼痛，去除刺激 1 分钟左右疼痛可缓解。

12. 该患者主诉咬合痛最可能的原因是
A. 牙隐裂
B. 牙本质敏感症
C. 磨损
D. 慢性牙髓炎
E. 创伤

【答案】A

【考点】牙隐裂

【解析】牙隐裂好发于中老年的后牙殆面，以上颌第一磨牙最常见。患者最常见的主诉是较长时间的咀嚼不适或咬合痛。患者右上第一磨牙近中边缘嵴可疑裂纹，叩痛（±），冷热刺激可引起疼痛，去除刺激 1 分钟左右疼痛可缓解，最可能的原因为牙隐裂。故选 A。

【避错】本题易错选 D。慢性牙髓炎去除刺激疼痛不缓解。

13. 该患者还应做的检查是
A. 根尖片
B. 染色检查
C. 咬合片
D. 光导纤维
E. 试验性备洞

【答案】B

【考点】牙隐裂

【解析】患者考虑牙隐裂可能，应做裂纹的染色检查，2.5% 碘酊或其他染料类药物使牙面裂纹清晰可见。故选 B。

【避错】本题易错选 C。咬合片对诊断牙隐裂无意义。

（14～16 题共用题干）

女，32 岁。左上后牙冷热刺激疼痛 2 周，无自发痛史。检查：左上第一、第二前磨牙颊侧颈部缺损至

牙本质浅层，表面坚硬光滑，无色素沉着，探诊敏感，冷测验敏感，刺激去除后即缓解，叩痛（-），牙周检查（-）。

14. 该牙可诊断为
  A. 磨损
  B. 楔状缺损
  C. 牙隐裂
  D. 深龋
  E. 牙周萎缩

【答案】B

【考点】楔状缺损的临床特点和诊断

【解析】楔状缺损可分为浅形、深形和穿髓形三型。好发于上下颌尖牙和前磨牙，尤其是第一前磨牙，颈部缺损边缘整齐，表面坚硬而光滑，一般为牙组织本色，早期出现牙本质敏感症，根据题干描述，患牙为楔状缺损，因此为B。

【避错】本题易错选D，颈部缺损边缘整齐，表面坚硬而光滑，一般为牙组织本色，以上是楔状缺损与龋病的重要鉴别点。

15. 其主要病因是
  A. 刷牙
  B. 牙颈部结构薄弱
  C. 牙体组织疲劳
  D. 酸的作用
  E. 应力集中

【答案】A

【考点】楔状缺损的病因

【解析】楔状缺损的病因：①不恰当的刷牙方法。②酸的作用。③牙颈部结构的特点。④牙体组织疲劳。⑤𬌗力。唇颊侧牙面横刷法是最先提出的导致楔状缺损发生的因素，不刷牙者很少发生，离体实验横刷牙颈部可以制造楔状缺损，因此本题选A。

【避错】本题易错选B，多数人的牙颈部结构薄弱，耐磨能力最低，但楔状缺损患者还是少数，只有配合了不恰当的刷牙方法，才提高楔状缺损的发病率。

16. 最佳治疗方法是
  A. 改正刷牙方式，无须特别治疗
  B. 再矿化治疗
  C. 脱敏
  D. 玻璃离子充填
  E. 药物治疗

【答案】C

【考点】楔状缺损的治疗方法

【解析】楔状缺损的治疗方法：①对因治疗，改正刷牙方法，避免横刷，选用较软的牙刷及含颗粒较细的牙膏，改正喜吃酸食的习惯，治疗胃病，调整咬合力负担等。②对症治疗，有牙本质敏感症者，应行脱敏疗法，有牙髓或根尖周病时，可行相应治疗。③硬组织缺损者应用充填法修复。题中患牙已出现症状，应行脱敏治疗，因此本题选C。

【避错】本题易错选D，病变到牙本质浅层，仅引起牙本质敏感症，缺损较大者可用充填法，用玻璃离子水门汀或复合树脂充填。

考点：牙本质敏感症

1. 牙本质敏感症的疼痛特点为
  A. 机械刺激痛最明显
  B. 酸刺激最敏感
  C. 甜刺激最敏感
  D. 冷刺激痛最明显
  E. 热刺激痛最明显

【答案】A

【考点】牙本质敏感症的临床表现

【解析】牙本质敏感症表现为激发痛明显，以机械刺激最为显著，其次为冷、酸、甜等，刺激去除后疼痛立即消失，用探针尖在牙面上寻找一个或数个敏感点或敏感区，引起患者特殊的酸软痛症状。故本题选A。

【避错】本题不易错选，牙本质敏感的敏感点多发现在𬌗面釉质牙本质界，牙本质暴露处或牙颈部釉质牙骨质界处，可发现在一个或多个牙上。

2. 75%氟化钠甘油糊剂的作用是
  A. 治疗牙本质敏感症
  B. 治疗牙周病
  C. 治疗牙髓病
  D. 治疗根尖周病
  E. 用于龋洞消毒

【答案】A

【考点】治疗牙本质敏感症的药物

【解析】75%氟化钠甘油糊剂可渗入牙齿硬组织中，使硬组织中的氢氧磷灰石变为氟磷灰石，从而增强硬组织的抗酸能力，并能改变唾液的性质。唾液中含氟化物可以抑制乳杆菌的生长，减少乳杆菌的数目。同时还可抑制唾液中的一些酶的活性，使产酸和牙齿脱钙受到抑制，也可促进牙本质的继续钙化或产生修复性牙本质，并能减少牙本质小管的直径，减少液压传导，从而隔绝外界刺激。适用于防治牙颈部过敏和龋齿。因此选A。

【避错】本题部分考生易错选E，75%氟化钠甘油糊剂可用于预防龋齿，不能用于龋洞消毒。

3. 治疗牙本质敏感症的药物不包括
   A. 麝香草酚
   B. 75%氟化钠甘油糊剂
   C. 10%氨硝酸银
   D. 塑化剂
   E. 2%碘酊

【答案】E

【考点】治疗牙本质敏感症的药物

【解析】治疗牙本质敏感症的药物如下。①氟化物：有多种形式的氟化物可用来处理牙本质敏感症，如0.76%单氟磷酸钠凝胶、75%氟化钠甘油、2%氟化钠液等。②氯化锶：10%氯化锶，75%氯化锶甘油或25%氯化锶液等。③氟化氨银：38%氟化氨银。④碘化银：3%碘酊和10%～30%硝酸银。⑤树脂类脱敏剂：主要由甲基丙烯酸羟（基）乙基酯（HEMA）和GA构成，也有的由二、三甲基丙烯酸甲基和二季戊四醇五异丁烯酸磷酸单酯构成。⑥其他药物：4%硫酸镁液、5%硝酸钾液、30%草酸钾液皆可用于牙本质敏感症的治疗。因此选E。

【避错】本题易错选D，塑化剂临床用来使牙本质小管闭锁，从而治疗牙本质敏感症。塑化剂一般为酚醛树脂类，可以归类为树脂类脱敏剂。

4. 牙本质敏感症的首选治疗方法是
   A. 药物脱敏
   B. 牙髓治疗
   C. 牙周治疗
   D. 垫底充填
   E. 树脂充填

【答案】A

【考点】牙本质敏感症的治疗方法

【解析】牙本质敏感症有效的治疗方法是封闭牙本质小管，以减少或避免牙本质内的液体流动，一般首先采用药物脱敏治疗，因此本题选A。

【避错】本题易错选B，牙髓治疗一般用于磨损严重接近牙髓，症状明显且脱敏无效者。

5. 牙本质敏感症主要表现为
   A. 自发痛
   B. 咬合痛
   C. 刺激痛
   D. 放射痛
   E. 迟缓痛

【答案】C

【考点】牙本质敏感症的临床表现

【解析】牙本质敏感症主要表现为激发痛，以机械刺激最为显著，其次为冷、酸、甜等，刺激去除后疼痛立即消失。因此答案选C。

【避错】本题易错选A，牙本质敏感症很少出现自发痛，除非已累及牙髓。

6. 正常情况下，最易引起牙本质敏感症的釉质牙骨质界结构为
   A. 少量牙骨质覆盖在牙釉质表面
   B. 多量牙骨质覆盖在牙釉质表面
   C. 牙釉质与牙骨质端端相接
   D. 牙釉质与牙骨质分离
   E. 牙釉质与牙骨质部分分离，部分覆盖

【答案】D

【考点】牙本质敏感症组织学病变基础

【解析】本题考查牙本质敏感症发病的组织学基础，凡是能引起牙釉质完整性受到破坏，牙本质暴露的各种牙体疾病，如磨耗、楔状缺损、牙折、龋病以及牙周萎缩致牙颈部暴露等均可发生牙本质敏感症。如果牙釉质和牙骨质分离，颈部的牙本质暴露，容易出现颈部过敏，故选D。

【避错】此题最容易混淆的选项是E。牙釉质与牙骨质部分分离，部分覆盖不是最常见的原因。

7. 银化合物治疗牙本质敏感症是利用其
   A. 抗菌作用
   B. 抗牙菌斑作用
   C. 机械性阻塞作用
   D. 抑制黏附作用
   E. 减少酸产生作用

【答案】C

【考点】牙本质敏感症治疗

【解析】银化合物治疗牙本质敏感症是利用其机械性阻塞作用，阻止刺激通过牙本质小管传到牙髓。故选C。

【避错】此题最容易混淆的选项是A。银化合物没有抗菌作用。

8. 下列哪种疾病不引起牙本质敏感症
   A. 磨损
   B. 龋病
   C. 牙周萎缩，牙颈部外露
   D. 牙髓坏死
   E. 楔状缺损

【答案】D

【考点】牙本质敏感症原因

【解析】牙本质敏感症原因：①各种原因引起的牙本质暴露（如磨耗、楔状缺损、酸蚀、牙龈萎缩、外伤等），使牙釉质缺损，牙本质暴露，外界的刺激通过牙本质神经造牙本质细胞质突起传入引起过敏症状。②全身状况不佳，如神经衰弱、妊娠期等全身应激性增高，神经末梢的敏感性也增高，往往过敏症状

也明显。故选D。

【避错】此题最容易混淆的选项是B。龋病的牙齿也会产生牙本质小管暴露，造成牙本质敏感症。

9. 牙髓活力温度测验的结果表示为

A. 0°、1°、2°、3°

B. 20、30、60、80

C. （-）、（+）、（++）、（+++）

D. 正常、敏感、迟钝、无反应

E. 无痛、一过性痛、持续痛、剧痛

【答案】D

【考点】牙髓活力温度测验的结果

【解析】测验的结果是与患者本人正常健康牙齿对照的结果，因而不能简单用（+）、（-）表示。具体表示法如下：不同状态的牙髓会诱发不同的反应，或敏感，或疼痛，或迟钝，或无反应。故选D。

【避错】本题需要注意的是C和E，C项说的检查标准是叩诊结果表示，E项是形容的疼痛的程度和性质，需要和牙髓活力温度测验相区别。

10. 电诊法检查牙髓活力应该

A. 先测患牙

B. 先测对照牙

C. 对照牙可任意挑选

D. 死髓牙可做对照牙

E. 无髓牙可做对照牙

【答案】B

【考点】牙髓活力测验的操作

【解析】牙髓活力测验须先测对照牙，再测患牙，还必须结合其他检查结果综合判断。无论冷测验或热测验，测验部位均应在牙齿的唇面或颊面中1/3处，因该处釉质较完整，引起反应有可比性。故本题选B。

【避错】牙髓活力测验都是先测对照牙再测患牙。对照牙的选择也遵循一定原则：正常的对侧同名牙或邻牙。死髓牙和无髓牙显然不对，同时对照牙也不能随意选择。

11. 男，73岁。进食时自觉右下后牙酸痛，无自发痛史。临床检查：右下第一、二磨牙磨耗严重，探诊敏感，冷测验（-），叩痛（-），松动（-），牙结石Ⅰ度。其可能的诊断为

A. 浅龋

B. 中龋

C. 深龋

D. 牙釉质发育不全

E. 牙本质敏感症

【答案】E

【考点】牙本质敏感症的临床表现

【解析】牙本质敏感症主要表现为激发痛，以机械刺激最为显著，其次为冷、酸、甜等，刺激去除后疼痛立即消失。最可靠的诊断方法是用尖锐的探针在牙面上滑动，患牙探针敏感，结合临床检查可诊断为牙本质敏感症，故本题选E。

【避错】本题部分考生易错选B，中龋时牙本质呈黄褐或深褐色，同时出现主观症状。对酸甜饮食敏感，过冷过热饮食也能产生酸痛感觉，冷刺激尤为显著，但刺激去除后症状立即消失。龋洞中还有食物残渣、细菌等。而重度磨耗最容易出现的并发症是牙本质敏感症。

12. 女，40岁。左下后牙冷热及刷牙时酸痛感，刺激去除后酸痛感立即消失。检查：左下颌第一磨牙𬌗面磨损，暴露牙本质，探诊颊𬌗斜面有酸痛区，叩痛（-）。该患者首先考虑的疾病是

A. 牙隐裂

B. 磨损

C. 磨牙症

D. 酸蚀症

E. 牙本质敏感症

【答案】E

【考点】牙本质敏感症的诊断

【解析】牙本质敏感症是牙在受到外界刺激，如温度、化学物质以及机械作用等所引起的酸痛症状，其特点是发作迅速、疼痛尖锐、时间短暂。探诊是临床检查牙本质敏感症最常用的方法。故本题选E。

【避错】根据题意“暴露牙本质”和“酸痛敏感”即可确定是牙本质敏感症。

（13～14题共用题干）

男，45岁。左下后牙咬硬物时偶有酸痛，位置固定，与冷热刺激无关。

13. 若考虑为左下第二磨牙牙本质敏感症，应首选的检查是

A. 叩诊

B. 冷热诊

C. 探诊

D. 温度测试

E. 牙齿松动度

【答案】C

【考点】牙本质敏感症的辅助检查

【解析】牙本质敏感症的主要表现是刺激痛，以机械刺激引发的症状最为显著，其次是化学和温度刺激。刷牙、进食硬韧食物、遇到酸、甜、冷、热刺激均可导致患牙明显的酸痛。检查时，探诊为主要方法，用探针的尖端轻轻划过牙齿的可疑部位，观察患者的反应。故选C。

【避错】本题易错选 B。冷热诊也会导致牙齿酸痛，但探诊是最主要的方法。

14. 若确诊为左下第二磨牙牙本质敏感症，应先采取哪种治疗方案
A. 备洞，银汞合金充填
B. 牙髓治疗
C. 窝沟封闭
D. 脱敏
E. 全冠修复

【答案】D

【考点】牙本质敏感症的治疗

【解析】牙本质敏感症者如果牙本质暴露的程度不重，可先采用保守的脱敏治疗。故选 D。

【避错】本题不易错选。长期不愈的重症患者，必要时采取有创性的治疗，如根管治疗。

（15～16 题共用备选答案）
A. 叩诊
B. 探诊
C. 温度测验
D. X 线检查
E. 电活力测验

15. 牙髓炎患牙的定位用

【答案】C

16. 检查牙本质敏感症临床常用

【答案】B

【考点】牙髓炎、牙本质敏感症的检查方法

【解析】牙髓炎患牙的牙髓组织有炎症充血，故对温度测验敏感，故 15 题选 C。牙本质敏感症患牙有牙本质小管暴露，对探诊敏感，故 16 题选 B。

【避错】对牙髓炎、牙本质敏感症的本质一定要清楚。牙髓炎患牙的牙髓组织有炎症充血，故对温度测验敏感。牙本质敏感症患牙有牙本质小管暴露，对探诊敏感。

考点：牙髓病

1. 牙髓活力温度测验时的温度为
A. 低于 10℃或高于 30℃
B. 低于 10℃或高于 40℃
C. 低于 10℃或高于 60℃
D. 低于 20℃或高于 40℃
E. 低于 30℃或高于 60℃

【答案】C

【考点】牙髓活力温度测验

【解析】正常牙髓对外界温度有一定的耐受能力，对牙面受到的 20～50℃范围内的温度变化并不感到疼痛。牙髓有病变时，对低于 10℃的冷刺激和/或高于 60℃的热刺激可能表现出异常的反应。临床上可利用冷刺激或热刺激对患牙进行测试，观其反应帮助诊断牙髓状态。故选 C。

【避错】本题易错选其他选项。牙髓活力温度测验包括冷测验（低于 10℃的冷刺激）和热测验（高于 60℃的热刺激）。

2. 感染根管内的主要细菌是
A. 变异链球菌
B. 韦氏球菌
C. 金黄色葡萄球菌
D. 肺炎链球菌
E. 产黑色素类杆菌

【答案】E

【考点】感染根管内的主要细菌

【解析】感染根管内氧气含量低，主要为专性厌氧菌感染。变异链球菌、韦氏球菌、金黄色葡萄球菌、肺炎链球菌均为需氧菌，产黑色素类杆菌是厌氧菌。故选 E。

【避错】本题易错选其他选项。重点在于对根管感染特点的掌握，主要为厌氧菌感染，并注意区别不同细菌的生活属性。

3. 不可复性牙髓炎的治疗应选择
A. 安抚治疗
B. 间接盖髓术
C. 活髓切断术
D. 根管治疗术
E. 根尖手术

【答案】D

【考点】不可复性牙髓炎的治疗

【解析】不可复性牙髓炎是病变较为严重的牙髓炎症，此类牙髓炎症发展的最终结果为全部牙髓坏死，几乎没有恢复正常的可能，因此需进行根管治疗术，其他选项均为活髓保存的治疗，故此题选 D。

【避错】此题易错选 C，认为活髓切断术也是对牙髓进行了处理，活髓切断术的适应证为病变局限于冠髓的年轻恒牙，不可复性牙髓炎的病变可发生于牙髓的某一局部，也可能涉及全部牙髓。

4. 关于逆行性牙髓炎，下列说法错误的是
A. 其感染源于深牙周袋
B. 细菌可通过根尖孔或侧副根管进入牙髓
C. 牙髓感染的走向为从根部牙髓向冠部牙髓
D. 由根分叉部感染引起的牙髓炎多为局限性牙髓炎
E. 由根尖方向逆行感染引起的牙髓炎，疼痛并不剧烈

【答案】E

【考点】逆行性牙髓炎的定义

【解析】逆行性牙髓炎的感染来源于深牙周袋，袋内细菌及毒素通过根尖孔或侧、副根管逆行进入牙髓，引起根部牙髓的慢性炎症，也可由局限的慢性牙髓炎急性发作。牙髓感染的走向通常为从根部牙髓向冠部牙髓，故名逆行性牙髓炎。而由根尖方向引起的逆行性牙髓炎对牙髓血运影响极大，临床上可以急性症状表现出来。因此E项表述是错误的。故选E。

【避错】本题易错选D，感染通过近牙颈部和根分叉部侧支根管引起的牙髓炎多为局限性牙髓炎，疼痛并不非常剧烈。

5. 关于可复性牙髓炎，下列哪项是不正确的

A. 是牙髓组织的初期炎症

B. 患牙冷刺激即出现瞬间的疼痛反应，刺激去除则疼痛消失

C. 叩诊无不适感或疼痛

D. 有自发性疼痛史

E. 电活力测验敏感

【答案】D

【考点】可复性牙髓炎的概念和诊断

【解析】可复性牙髓炎是牙髓组织以血管扩张、充血为主要病理变化的初期炎症表现，患牙受到冷热刺激或酸甜刺激时，立即出现瞬间的疼痛反应，尤其对冷刺激更敏感，刺激一去除疼痛即消失。没有自发性疼痛。叩诊反应同正常对照牙。因此答案选D。

【避错】本题易错选A，可复性牙髓炎是牙髓组织以血管扩张、充血为主要病理变化的初期炎症表现，相当于牙髓病的组织病理学分类中的牙髓充血。

6. 下列哪项不是急性牙髓炎的临床诊断要点

A. 温度测验敏感

B. 典型的疼痛症状

C. 可查到引起牙髓炎的病因

D. 牙髓活力测验值低

E. 明显叩痛

【答案】E

【考点】急性牙髓炎的临床诊断要点

【解析】急性牙髓炎的临床诊断要点：①典型的疼痛症状，自发性阵发性痛、夜间痛、刺激痛，疼痛不能定位。②患牙可查到引起牙髓病变的牙体损害或其他病因。③牙髓活力温度测验结果可帮助定位患牙。牙髓炎尚未累及根尖组织，叩诊无明显不适，因此选E。

【避错】本题易错选C，患牙可查到接近髓腔的深龋或其他牙体硬组织疾病，也可见牙冠有充填体存在，或可查到患牙有深牙周袋。

7. 若诊断为逆行性牙髓炎，检查最重要的是

A. 牙龈出血

B. 龈下牙石

C. 牙周溢脓

D. 深牙周袋

E. 深的龋洞

【答案】D

【考点】逆行性牙髓炎的检查

【解析】逆行性牙髓炎的感染来源于深牙周袋，袋内细菌及毒素通过根尖孔或侧副根管逆行进入牙髓，引起根部牙髓的慢性炎症，也可由局限的慢性牙髓炎急性发作。牙髓感染的走向通常为从根部牙髓向冠部牙髓。因此本题选D。

【避错】本题部分考生易错选C，牙周溢脓不一定有波及根尖的深牙周袋。

8. 急性化脓性牙髓炎（牙髓炎晚期）最突出的症状是

A. 紧咬牙可缓解

B. 咬合痛明显，不能对𬌗

C. 不能平卧，直立可缓解

D. 热刺激痛加重，冷水可缓解

E. 阵发性痛加剧，无法缓解

【答案】D

【考点】急性化脓性牙髓炎的症状

【解析】牙髓炎有不同的分型，其中最典型的症状是急性化脓性牙髓炎造成的强烈疼痛。牙髓炎的症状表现为牙齿有阵发性、放射性尖锐疼痛，夜间加重，令人难以忍受。牙髓炎早期，疼痛时间短，间歇时间长；炎症晚期，疼痛时间长，间歇时间短，疼痛可放射到同侧的面部及耳颈部。化脓性牙髓炎常为急性浆液性牙髓炎进一步发展的结果，牙髓组织发生化脓性炎症。化脓性牙髓炎病史要点：①有剧烈的自发性跳痛，影响睡眠。②热刺激可加重疼痛，冷水或冷空气可缓解疼痛。化脓性牙髓炎检查要点：①可查到近髓的深龋存在。②剧烈难忍的跳痛，夜晚躺下时加剧。③疼痛常放射到对颌、颞部和邻牙。④晚期可出现叩痛。

【避错】本题易错选E，急性化脓性牙髓炎的特殊反应是热刺激极敏感、冷刺激可缓解疼痛。

9. 引起逆行性牙髓炎的临床表现不正确的是

A. 可探及深的牙周袋

B. 严重的根分叉病变

C. 可有叩痛

D. 患牙的不同部位温度测验可有不同反应

E. 可探及深龋洞

【答案】E

【考点】逆行性牙髓炎的临床检查

【解析】逆行性牙髓炎患牙有深达根尖区的牙周袋或较为严重的根分叉病变。无引发牙髓炎的深龋或其他牙体硬组织疾病。对多根患牙的牙冠不同部位进行温度测验，其反应可为激发痛、迟钝或无反应。患牙对叩诊的反应可为轻度疼痛到中度疼痛。因此答案选 E。

【避错】本题易错选 C，急性牙髓炎早期患牙对叩诊无明显不适，逆行性牙髓炎患牙一般无引起牙髓病变的牙体硬组织疾病。

10. 以下哪一种牙髓炎多发生在年轻人

A. 慢性溃疡性牙髓炎

B. 慢性增生性牙髓炎

C. 牙髓变性

D. 慢性闭锁性牙髓炎

E. 牙髓坏死

【答案】B

【考点】慢性增生性牙髓炎发生条件

【解析】慢性增生性牙髓炎发生条件有两个，即患牙根尖孔粗大，血运丰富以及穿髓孔较大，足以允许炎症增生呈息肉状并自髓腔突出。因此慢性增生性牙髓炎多见于青少年患者。因此答案选 B。

【避错】本题易错选 D，慢性闭锁性牙髓炎可发生在任何年龄。

11. 在 X 线片上，髓室及根管影像完全消失，不能分辨出髓腔界线，表示有

A. 牙髓充血

B. 牙髓炎

C. 弥散性牙髓钙化

D. 牙髓坏死

E. 牙内吸收

【答案】C

【考点】弥散性牙髓钙化的 X 线影像

【解析】弥散性牙髓钙化表现为髓腔及根管钙化。髓石可为圆形或针状；X 线表现为正常髓腔及根管影像完全消失。故选 C。

【避错】此题易错选 D 选项，牙髓坏死在 X 片上可无异常表现。

12. 牙髓失活剂使用不当，可引起

A. 弥散性硬化性骨髓炎

B. 颌骨化学性坏死

C. 牙骨质增生

D. 牙髓钙化

E. 牙内吸收

【答案】B

【考点】牙髓失活剂使用不当后果

【解析】使用牙髓失活剂不当时，失活剂的毒性作用没有自限性，会扩展到根尖孔以外，引起颌骨化学性坏死。故选 B。

【避错】此题易错选 A，失活剂使用不当不会引起硬化性骨髓炎。骨髓炎是由感染因素引起的。

13. 对急性牙痛患者在未明确患牙前，切忌

A. 先问全身情况

B. 先做局部麻醉镇痛

C. 先行温度测验

D. 先做患牙探诊

E. 先服镇痛药

【答案】B

【考点】急性牙痛的紧急处理要点

【解析】急性牙痛患者应询问全身情况，行温度测验，做患牙探诊，口服镇痛药缓解疼痛，但是不能立刻行局部麻醉镇痛，因为盲目局部麻醉镇痛不利于确定患牙。故本题选 B。

【避错】此题易错选 E 选项，服用镇痛药可以减缓患者自发痛症状，但不会影响进行温度测验、牙髓活力测验等检查。

14. 髓腔预备的要求如下，除外的是

A. 除净髓室顶

B. 尽量扩大根管口

C. 磨除牙本质突起

D. 按牙位正确开髓

E. 洞壁与根管连成一线

【答案】B

【考点】髓腔预备要点

【解析】髓腔预备的要求如下：根据不同牙位确定不同髓腔入口的部位，揭髓室顶，暴露髓室；磨除牙本质突起以保证洞壁与根管连成一线。在此基础上，避免破坏过多的牙体组织。尽量扩大根管口违反了保守牙体组织的原则，故选 B。

【避错】此题易错选 E，髓腔预备应使洞壁与根管连成一线，E 是正确的。

15. 引起牙髓活力电测验假阴性的原因不包括

A. 测试前使用过麻醉药

B. 根尖尚未形成的牙齿

C. 刚受过外伤的牙齿

D. 牙髓治疗的牙齿

E. 根管内过度钙化的牙齿

【答案】D

【考点】引起牙髓活力电测验假阴性的原因

【解析】引起牙髓活力电测验假阴性的原因：①患者事前用过镇痛药、麻醉药或含酒精饮料等，使之不能正常的感知电刺激。②探头或电极未能有效地

接触釉质，妨碍了电流到达牙髓。③根尖尚未发育完全的新萌出牙，其牙髓通常对电刺激无反应。④根管内过度钙化的牙，其牙髓对电刺激通常无反应，常见于一些老年患牙。⑤刚受过外伤的患牙可能对电刺激无反应。本题用排除法选D。

【避错】此题最容易混淆的选项是B。根尖尚未形成的牙齿对电刺激反应不敏感，易产生假阴性。

16. 引起牙髓病的主要因素为

A. 细菌感染

B. 物理因素

C. 化学因素

D. 免疫因素

E. 特种因素

【答案】A

【考点】牙髓病的病因

【解析】引起牙髓病的原因有细菌因素、物理因素和化学刺激以及免疫反应等，其中主要因素为细菌因素。故选A。

【避错】此题最容易混淆的选项是C。酸性环境对牙齿的作用归根还属于细菌因素。

17. 慢性闭锁性牙髓炎的临床表现除外下列哪项

A. 不定时的自发痛

B. 热测验引起迟缓性疼痛

C. 洞内探及穿髓孔

D. 可有自发性疼痛史

E. 叩诊多有不适感

【答案】C

【考点】慢性闭锁性牙髓炎的临床表现

【解析】慢性闭锁性牙髓炎症状：无明显自发痛，有长期冷、热刺激痛史。检查：①牙体硬组织损害。②龋洞探诊患者感觉较为迟钝，无穿髓孔（C错误）。③患牙对温度测验的反应多为热测验引起迟缓性痛或表现为迟钝。④多为轻度叩痛（+）或叩诊不适感（+）。故选C。

【避错】此题最容易混淆的选项是E。慢性闭锁性牙髓炎多为轻度叩痛（+）或叩诊不适感（+）。

18. 在诊断深龋和可复性牙髓炎时，用了冷水做温度测验，应避免

A. 隔离唾液

B. 干燥牙面

C. 先测下牙后测上牙

D. 冷水进入窝洞内

E. 先测对照牙

【答案】D

【考点】深龋和可复性牙髓炎的鉴别

【解析】深龋和可复性牙髓炎在对冷刺激反应时，前者较一般，后者较剧烈，如冷水进入窝洞内，深龋患牙也可产生剧烈的疼痛反应，则影响结果的判断。故选D。

【避错】本题容易误选C，C是做温度测验的注意事项，但此题主要从可复性牙髓炎和深龋的区别角度考虑。

19. 随着年龄的增大，后牙𬌗面有磨耗，根尖部牙骨质沉积使牙根增长，若做根管治疗其根管工作长度

A. 变长

B. 变短

C. 没变化

D. 因人而异

E. 先变长后变短

【答案】B

【考点】根管治疗工作长度

【解析】根管治疗工作长度，从牙冠参照点到根管的根尖狭窄部的长度，即为根管预备的长度。根尖部牙骨质沉积使牙根增长，但根管的根尖狭窄部并没有变化位置，加上𬌗面有磨耗，根管工作长度变短。故选B。

【避错】此题最容易混淆的选项是A。根尖部牙骨质沉积使牙根增长，但根管的根尖狭窄部并没有变化位置。

20. 年轻恒牙活髓切断术的主要目的为

A. 保护牙髓活力，牙根继续发育

B. 维持牙列完整行使功能

C. 不刺激根尖周组织

D. 牙髓活力正常有利于颌骨及颅面的发育

E. 减少患者就诊次数

【答案】A

【考点】牙髓切断术目的

【解析】牙髓切断术主要用于根尖未发育完成的年轻恒牙，无论是龋源性、外伤性或者机械性露髓，均可行牙髓切断术，目的是保存活髓，直到牙根发育完成。故选A。

【避错】此题最容易混淆的选项是C。其目的并非不刺激根尖周组织，目的主要是保护活髓，促进牙根继续发育。

21. 成人患牙三氧化二砷封药时间为

A. 30～40分钟

B. 24～48小时

C. 3天

D. 半个月

E. 1个月

【答案】B

【考点】三氧化二砷的应用

【解析】三氧化二砷作用于牙髓，麻痹神经纤维，破坏分解髓鞘和轴索；使血管扩张，充血，出血形成血栓，造成循环障碍，并通过细胞膜作用于线粒体，破坏细胞呼吸，使其丧失生活功能。一般封药24～48小时，可以达到去除冠髓时无痛的效果，但三氧化二砷对组织的毒性作用没有自限性，封药时间过长会破坏根尖周组织。根尖孔尚未形成的患牙，不宜使用三氧化二砷失活。故选B。

【避错】部分考生会选C，三氧化二砷是最强的失活剂，必须2天后复诊，这个是在临床中特别要注意的，因此不应出错。

22. 确定残髓炎最可靠的方法是

A. 电活力测验

B. 化学测验

C. 温度测验

D. 探查根管深部

E. 探查牙周袋

【答案】D

【考点】残髓炎的诊断方法

【解析】残髓炎诊断要点：①有牙髓治疗史。②有牙髓炎症状表现。③强温度刺激患牙有迟缓性痛以及叩诊疼痛。④探查根管有疼痛感觉即可确诊。

【避错】本题容易错选C，因为残髓炎患者会有温度刺激痛，但是最可靠的方法还是根管深部探诊，残髓炎最具特征性的表现是根管探痛，因此诊断最可靠的即为探查根管。

23. 下颌第一前磨牙开髓时，最易侧穿的部位是

A. 舌侧

B. 近中颈部

C. 远中颈部

D. 颊侧

E. 根管

【答案】A

【考点】上下前牙的髓腔解剖特点及开髓法

【解析】下颌前磨牙的牙冠向舌侧倾斜，髓室不在𬌗面的正中央下方，而是偏向颊尖处。颊尖大，颊髓线角粗而明显，钻针进入的位置应偏近颊尖，开髓时容易舌侧侧穿，故选A。

【避错】本题容易出错的是D，其实此牙因为过于舌倾，因此是舌侧容易穿孔。

24. 女，45岁。主诉左下后牙食物嵌塞痛。医师检查做左下第二磨牙温度测验后，患牙感觉疼痛且持续一段时间。温度测验的记录应为

A. 痛

B. （++）

C. 敏感

D. 中等痛

E. 持续痛

【答案】C

【考点】牙髓活力温度测验

【解析】牙髓活力温度测验结果是患牙与患者本人正常牙的牙髓对温度的反应比较后的结果。常规应用“正常、敏感、迟钝、迟缓痛”等记录结果。“敏感”：温度刺激引起疼痛反应，疼痛程度较重，刺激反应较快。刺激源去除后疼痛仍持续一段时间，表示被测试牙有不可复性的牙髓炎症。本例中该患牙温度测验的记录应为“敏感”。故选C。

【避错】本题易错选B。牙髓活力温度测验的结果是与患者本人正常健康牙齿对照的结果，不能简单用（+）、（-）表示。

25. 男，52岁。3日来右下牙痛为阵发性。进冷热食均痛，夜间痛不能入睡，痛时引起耳后痛。2年来牙痛反复发作，外院曾诊断为“三叉神经痛”，服药治疗无效而来求治。该患者主诉疾病最可能是

A. 急性牙髓炎

B. 慢性牙髓炎急性发作

C. 急性根尖周炎

D. 急性中耳炎

E. 三叉神经痛

【答案】B

【考点】慢性牙髓炎急性发作

【解析】患者有自发痛、冷热刺激痛、夜间痛、放射痛，提示有急性牙髓炎，结合其有2年牙痛反复发作史，故最可能的诊断为慢性牙髓炎急性发作。急性根尖周炎无冷热刺激痛。急性中耳炎一般无牙痛表现。三叉神经痛的疼痛常有扳机点。故选B。

【避错】本题易错选A。注意审题，结合患者的病史去考虑诊断，不要忽略2年牙痛反复发作史。

26. 女，36岁。右上后牙遇冷水痛5天，平时无其他不适。检查见右上第一前磨牙𬌗面龋深达牙本质中层，叩痛（-），冷测验引起尖锐痛，刺激去除后疼痛持续数十秒。最可能的诊断是

A. 深龋

B. 牙本质敏感症

C. 可复性牙髓炎

D. 急性牙髓炎

E. 慢性牙髓炎

【答案】E

【考点】慢性牙髓炎的诊断

【解析】患者右上第一前磨牙𬌗面龋深达牙本质

中层，无自发痛，有冷刺激痛，刺激去除后疼痛持续数十秒，首先考虑为慢性牙髓炎。深龋无冷测验敏感。可复性牙髓炎冷测验一过性敏感。急性牙髓炎有自发痛。故选E。

【避错】本题易错选B，牙本质敏感症表现为激发痛，刺激去除后疼痛立即消失。

27. 女，32岁。近1周来右上后牙持续钝痛，头痛，体温高，全身不适。检查右上牙未见任何牙体疾病，但654|均有叩痛（+），温度测验同对照牙，右侧面颊相应处有扪压痛。最可能的诊断是

A. 急性牙髓炎
B. 慢性牙髓炎
C. 急性根尖周炎
D. 急性上颌窦炎
E. 三叉神经痛

【答案】D

【考点】急性上颌窦炎的临床表现

【解析】患者近1周来右上后牙持续钝痛，检查右上牙未见任何牙体疾病，温度测验同对照牙，提示牙痛的原因为非牙源性；上颌窦底部距上颌后牙很近，炎症时常波及附近牙的根尖周组织，引起654|叩痛（+），结合其伴有头痛、体温高和全身不适，右侧面颊相应处有扪压痛，提示右侧急性上颌窦炎的可能性大。三叉神经痛有“扳机点”引发痛，可排除。故选D。

【避错】本题易错选C，急性根尖周炎也有患牙咬合痛，能定位，有患牙深及牙髓的牙体疾病、既往牙体或牙髓治疗史、深牙周袋等。

28. 女孩，13岁。进食时左下牙轻微疼痛半年，最近1周发现有红色组织从牙洞中长出。检查见残冠，龋洞内可见一团红色肉芽组织，触之不敏感。应考虑诊断为

A. 慢性闭锁性牙髓炎
B. 慢性溃疡性牙髓炎
C. 牙髓变性
D. 慢性增生性牙髓炎
E. 急性牙髓炎

【答案】D

【考点】慢性增生性牙髓炎的诊断

【解析】慢性增生性牙髓炎多发生于青少年的乳、磨牙，无自发痛；大而深的龋洞中有红色的肉芽组织（牙髓息肉）充满龋洞；探诊不痛但易出血。故选D。

【避错】此本题易错选A，慢性闭锁性牙髓炎可见龋洞深，探诊不敏感、未露髓；对冷、热测验不敏感或热测验引起迟缓痛。

29. 男，18岁。上前牙受伤，但未折断。半年后，该牙逐渐变色。变色的原因是

A. 患牙失去血液供应
B. 细菌分解产物进入牙本质小管
C. 脓性分泌物进入牙本质小管
D. 胆固醇结晶进入牙本质小管
E. 血红蛋白的分解产物进入牙本质小管

【答案】E

【考点】牙外伤变色的原因

【解析】外伤牙变色是由牙髓出血导致的。牙齿外伤后牙髓血管破裂，血液渗入牙本质小管，血红蛋白分解为有色化合物，使牙齿变色。故选E。

【避错】本题易错选D。根尖周囊肿的囊液涂片可见胆固醇结晶。

30. 女，56岁。左下后牙冷、热痛3月余，自发痛1周。检查：|6牙冠完整，中央沟色素深，探诊卡探针，温度测验激发痛，叩痛（+），松动Ⅱ度，牙龈退缩，根分叉外露，牙周探诊深度7mm，X线片示牙槽骨吸收达根中1/2，根尖周未见异常。患牙最有可能的诊断是

A. 隐裂
B. 可复性牙髓炎
C. 急性牙髓炎
D. 慢性牙髓炎
E. 逆行性牙髓炎

【答案】E

【考点】逆行性牙髓炎的诊断

【解析】逆行性牙髓炎感染来源于患牙牙周病所致的深牙周袋。可表现为典型的急性牙髓炎症状，也可表现为慢性牙髓炎的症状，有口臭、牙齿松动、咬合无力等长期牙周炎史，有深达根尖区的深牙周袋或较为严重的根分叉病变。结合题干，故本题选E。

【避错】本题易错选C，考生没有注意到患者有牙周炎病史，从而误选急性牙髓炎。

31. 女，22岁。主诉牙龈出血半年就诊。检查发现，右后牙区牙面大量牙石，牙龈红肿，探诊出血，右上第一磨牙深龋洞，有部分充填物，探痛出血。诊断龈炎、慢性牙髓炎。龈炎的主要原因是

A. 不良充填物
B. 深龋
C. 偏侧咀嚼
D. 食物嵌塞
E. 慢性牙髓炎

【答案】C

【考点】龈炎的病因

【解析】患者右后牙区牙面大量牙石，说明该侧因废用而形成牙石，菌斑附着引起龈炎，进而导致牙

龈出血。因此答案选 C。

【避错】本题部分考生易错选 A，患牙虽有充填物，但不一定是能够刺激牙龈的不良充填体。

32. 一患者上中切牙因冠折 1/4（未露髓），进行金属烤瓷冠修复，但黏固已 1 个多月，自诉遇冷热刺激后疼痛明显。其原因最可能是

A. 创伤性咬合

B. 根尖周炎

C. 牙髓炎

D. 牙周炎

E. 牙本质敏感症

【答案】C

【考点】戴冠后疼痛的处理

【解析】金属烤瓷冠修复黏固已 1 个多月，遇冷热刺激后疼痛明显，一般考虑牙髓炎。创伤性咬合的疼痛一般在戴冠后短时间内即可出现；根尖周炎会出现咬合痛；牙周炎一般不会出现冷热刺激后疼痛；戴冠后牙本质敏感症状一段时间后能缓解。因此答案选 C。

【避错】本题易错选 A，创伤性咬合的疼痛一般在戴冠后短时间内即可出现明显疼痛。

33. 男，20 岁。6| 深龋，曾有过夜间疼痛，遇冷热痛，检查：龋未穿髓，电测反应迟钝，叩痛（±）。应诊断为

A. 可复性牙髓炎

B. 慢性闭锁性牙髓炎

C. 慢性增生性牙髓炎

D. 慢性溃疡性牙髓炎

E. 牙髓坏死

【答案】B

【考点】慢性闭锁性牙髓炎的症状和检查

【解析】慢性闭锁性牙髓炎的症状：无明显的自发痛，曾有过急性发作的病例或由急性牙髓炎转化而来的病例则可诉及有过剧烈自发痛的病史，也有从无自发痛症状者。有长期的冷、热刺激痛病史。检查：①查及深龋洞，冠部充填体或其他近髓的牙体硬组织疾病。②洞内探诊患牙感觉较为迟钝，去净腐质后无肉眼可见的露髓孔。③患牙对温度测验的反应多为热测验引起迟缓性痛，或表现为迟钝。④多有轻度叩痛（+）或叩诊不适感（±）。根据题干可判断患牙为慢性闭锁性牙髓炎。故选 B。

【避错】本题易错答案为 E，牙髓坏死牙冠可存在深龋洞或其他牙体硬组织疾病，或是有充填体、深牙周袋等，牙髓活力测验无反应。

34. 男，35 岁。因夜间右侧牙痛不能眠来急诊。牙痛涉及右侧牙和面颞部，检查见 $6^{O}|$ 深龋。患者右侧面和颞部痛的性质属于

A. 钝痛

B. 激发痛

C. 自发痛

D. 阵发性痛

E. 放射性痛

【答案】E

【考点】急性牙髓炎的疼痛特点

【解析】急性牙髓炎典型的疼痛特点包括自发性阵发性痛、夜间痛、温度刺激加剧疼痛、疼痛不能自行定位。疼痛不能自行定位：疼痛发作时，患者大多不能明确指出患牙所在，且疼痛呈放射性或牵扯性，常常是沿三叉神经第二支或第三支分布区域放射至患牙同侧的上、下颌牙或头、颞、面部。但这种放射痛不会发生到患牙的对侧区域。因此选 E。

【避错】本题易错选 C，自发痛是牙齿本身未经任何刺激而产生的疼痛。

35. 女，26 岁。2 周前因 $|4^{B}$ 楔状缺损引起可复性牙髓炎来院做间接盖髓术，术后已无症状，这次修复选用的材料应是

A. 银汞合金

B. 复合树脂（自酸蚀）

C. 磷酸锌水门汀

D. 玻璃离子水门汀

E. 氧化锌丁香油水门汀

【答案】B

【考点】可复性牙髓炎

【解析】可复性牙髓炎恢复后可以做充填，应尽量减少操作对牙髓的刺激，而又要达到充填恢复缺损耐用美观的要求，故选用的材料应是复合树脂。故选 B。

【避错】本题易错选 E。氧化锌丁香油水门汀有安抚牙髓的作用，可用于安抚治疗。

36. 男，20 岁。1 日前左上中切牙外伤。检查：患牙冠折露髓，叩痛（+），不松动，冷测验一过性敏感，X 线检查未见根折。治疗应为

A. 间接盖髓术

B. 直接盖髓术

C. 活髓切断术

D. 根管治疗

E. 根尖诱导成形术

【答案】D

【考点】外伤露髓的处理

【解析】根管治疗适用于牙根已发育完成，牙冠

折断牙髓暴露者；牙冠折断虽未露髓，但修复设计需进行全冠或桩核冠修复者；根折患牙断根尚可保留用于修复者。该患者患牙根尖已发育完全，外伤致冠折露髓可拔髓后行根管治疗。故选 D。

【避错】本题易错选 B 或 C，直接盖髓或活髓切断都是针对根尖尚未发育完全的患牙。

37. 男，26 岁。2 周前因$\underline{|6}^{DO}$龋洞在外院做银汞合金充填。术后遇冷敏感症状加重，叩痛（+），近日有阵发性自发痛，昨晚因疼痛难以入眠。诊断最可能为

A. 继发龋

B. 牙髓坏死

C. 急性牙髓炎

D. 慢性牙髓炎

E. 可复性牙髓炎

【答案】C

【考点】急性牙髓炎的检查和诊断要点

【解析】急性牙髓炎典型的疼痛特点包括自发性阵发性痛、夜间痛、温度刺激加剧疼痛、疼痛不能自行定位。患牙可查及接近髓腔的深龋或其他牙体硬组织疾病，也可见牙冠有充填体存在或有深牙周袋。因此答案选 C。

【避错】本题易错选 A，继发龋由于充填物边缘或窝洞周围牙体组织破裂，形成菌斑滞留区，或修复材料与牙体组织不密合，留有小的缝隙，可能成为致病条件，但 2 周内不可能出现如此严重的症状。

38. 男，60 岁。右上后牙剧烈自发性疼痛 2 天就诊。疼痛呈放射性向头部放射。检查见右上第一磨牙远中邻面深龋洞，探及穿髓孔，探诊（+++），出血，冷测验（++），叩痛（±），松动（-），牙周检查（-）。可能的诊断为

A. 深龋

B. 慢性牙髓炎

C. 慢性牙髓炎急性发作

D. 可复性牙髓炎

E. 牙本质敏感症

【答案】C

【考点】慢性牙髓炎急性发作症状

【解析】右上第一磨牙远中邻面深龋洞探及穿髓孔，剧烈自发性疼痛，出血，患者表现为急性牙髓炎的症状，结合患者病史，考虑为慢性牙髓炎急性发作，故选 C。

【避错】此题最容易混淆的选项是 A。深龋没有穿髓孔。

39. 男孩，10 岁。右下后牙疼痛多日。右下第一磨牙龋，已穿髓，探痛明显，叩痛（±），温度测验敏感，牙龈未见瘘管。临床治疗宜采用

A. 塑化术

B. 干髓术

C. 盖髓术

D. 活髓切断术

E. 牙髓摘除术

【答案】E

【考点】牙髓炎的治疗方法

【解析】①间接盖髓术适应证：深龋或牙折近髓引起的早期可逆性牙髓炎。②直接盖髓术适应证：牙体预备或去除龋坏组织时的意外穿髓，外伤露髓时间较短且穿髓孔小于 1mm。③活髓切断术适应证：不宜做盖髓治疗，或盖髓治疗失败的年轻恒牙、外伤露髓或局限于冠髓的牙髓。④干髓术适应证：成年人后牙的局部性牙髓炎，根髓完整者。⑤牙髓摘除术适应证：各型牙髓炎患牙；意外穿髓者；外伤牙冠折断在龈上者。该患牙为年轻恒牙，根尖孔尚未发育完全，因此不能采用塑化治疗。该患牙有叩诊不适，因此根髓也有炎症，不可采取 A、B、C、D。故选 E。

【避错】本题容易出错的选项是 D，因为年轻恒牙有要求根尖诱导不能轻易去髓，但是本题有前提是 10 岁，此时第一磨牙根尖已经发育完成，故可以牙髓摘除。

40. 男，30 岁。$\underline{|1}$变色。患牙无自发痛和冷热刺激痛史。2 年前患牙曾有外伤史，未做过治疗。查：牙冠完整，呈暗黄色，无光泽，叩痛（-），温度及电活力测验无反应，X 线片未见根尖周明显异常。患牙应诊断为

A. 牙髓纤维性变

B. 牙髓坏死

C. 牙髓钙变

D. 牙内吸收

E. 牙髓充血

【答案】B

【考点】牙髓坏死的诊断

【解析】患牙一般无自觉症状，也可见牙冠变为粉红色或暗红色、灰黄色，失去光泽。有外伤史。牙冠完整，牙髓活力测验无反应。冷热测验无反应。叩诊同正常对照牙或不适感。牙龈无根尖来源的瘘管。X 线片未见根尖周明显异常，说明根尖区无炎症，通过主诉和检查即可诊断为牙髓坏死。故选 B。

【避错】温度是牙髓最敏感的指标，而题干温度测验无反应，即基本可以确定牙髓坏死。

41. 男，30 岁。主诉左下后牙钝痛半年。检查：

$\overline{6|}$船面深龋，探诊不敏感，机械去腐反应迟钝，叩痛（+），冷热测验迟缓性反应痛。主诉牙的治疗方法应为

A. 直接盖髓术

B. 安抚治疗

C. 活髓切断术

D. 干髓术

E. 根管治疗

【答案】 E

【考点】 慢性闭锁性牙髓炎的诊断和治疗

【解析】 经检查该患牙有深龋洞，洞内探诊患牙感觉为迟钝，去净腐质后无肉眼可见的露髓孔。患牙热测验迟缓性痛，有轻度叩痛，以上可诊断为慢性闭锁性牙髓炎。而闭锁性牙髓炎炎症侵及根髓，有叩痛，只有经过完整的根管治疗才能彻底治愈，故选 E。

【避错】 本题从题干描述可以首先诊断为慢性闭锁性牙髓炎，该病最好是根管治疗，由此可以排除其他选项。

（42 ~ 44 题共用题干）

女，30 岁。右上后牙因深龋复合树脂充填治疗 1 天后出现自发痛，喝冷水可缓解。检查：右上第二磨牙远中邻船树脂充填物，热测验（+++），冷测验（-），叩痛（±），松动（-）。

42. 该患牙拟诊为

A. 急性根尖周炎

B. 牙髓充血

C. 残髓炎

D. 咬合创伤

E. 急性化脓性牙髓炎

【答案】 E

【考点】 急性化脓性牙髓炎的临床表现

【解析】 急性化脓性牙髓炎病史要点：①有剧烈的自发性跳痛，影响睡眠。②热刺激可加重疼痛，冷水或冷空气可缓解疼痛。化脓性牙髓炎检查要点：①可查到近髓的深龋存在。②剧烈的跳痛难忍，夜晚躺下时加剧。③疼痛常放射到对颌、颞部和邻牙。④晚期可出现叩痛。因此本题选 E。

【避错】 本题易错选 C，残髓炎对患牙施以强冷或强热刺激进行温度测验，其反应可为迟缓性痛或仅诉有所感觉。叩诊轻度疼痛（+）或不适感（±）。急性化脓性牙髓炎的特殊反应是热刺激极敏感、冷刺激可缓解疼痛。

43. 推测其原因可能为

A. 复合树脂化学刺激

B. 垫底材料选择不当

C. 对牙髓状态判断失误

D. 充填体悬突

E. 异种金属电流作用

【答案】 C

【考点】 牙髓炎的诊断

【解析】 深龋复合树脂充填治疗 1 天后即出现自发痛，热痛冷缓解的急性化脓性牙髓炎症状，不可能是因为垫底材料或充填材料的化学刺激引起，只能是治疗前对牙髓状态判断错误。D、E 两项题中均未提及。因此答案选 C。

【避错】 本题易错选 A，治疗前对牙髓状态判断错误才能出现较短时间内的发生急性牙髓炎的情况。

44. 该牙正确的治疗方案为

A. 去除充填物，安抚治疗

B. 调船，继续观察

C. 重新选择垫底材料后充填

D. 根管治疗

E. 口服抗生素

【答案】 D

【考点】 急性化脓性牙髓炎的治疗

【解析】 牙髓病治疗首先应缓解疼痛并去除感染物，一旦患牙的急性炎症症状得到控制，则要对患者进行全面检查和常规治疗，即行根管治疗。故选 D。

【避错】 本题易错选 E，急性化脓性牙髓炎首要的是开放引流，口服抗生素效果欠佳。

（45 ~ 47 题共用题干）

男，60 岁。1 年来右侧上后牙痛，多在傍晚发生，并涉及右眶下部和颞部。患者数年前曾有头痛及流涕史。检查：$\underline{6^{O}5^{DO}|}$深龋，扪痛（-），叩痛（+）。

45. 为明确诊断必须做的检查是

A. 牙髓活力电测验

B. 牙髓活力温度测验

C. 耳鼻喉科会诊

D. X 线检查

E. 松动度检查

【答案】 B

【考点】 牙髓炎的辅助检查

【解析】 $\underline{65|}$深龋，叩痛（+），可怀疑有牙髓炎症，需要鉴别可逆性牙髓炎或者牙髓充血或者急性牙髓炎，所以需要做牙髓温度测验，所以 B 正确。

【避错】 本题易错选 C，患者数年前曾有头痛及流涕史，但牙痛是现在的。

46. 该患者主诉疾病最可能是

A. 深龋
B. 慢性鼻窦炎
C. 急性牙髓炎
D. 慢性牙髓炎
E. 可复性牙髓炎

【答案】D

【考点】牙髓炎的诊断

【解析】此患者疼痛持续近1年，所以应该不是急性牙髓炎，而是慢性牙髓炎，所以D正确，C错误；深龋不会夜间痛，所以A错误；慢性鼻窦炎有流鼻涕，上颌窦区压痛，所以B错误；可复性牙髓炎没有自发疼痛，所以E不符合症状。因此本题选D。

【避错】本题易错选B，慢性鼻窦炎有流鼻涕，上颌窦区压痛。

47. 治疗设计中最重要的是
A. 垫底充填
B. 根管治疗
C. 盖髓治疗
D. 拔除残根
E. 耳鼻喉科就诊

【答案】B

【考点】慢性牙髓炎的治疗

【解析】盖髓治疗用于深龋未穿髓或深龋露髓孔比较小，所以C错误；垫底充填是在根管充填之后垫底充填，A错误；此患者牙冠完整，所以不需要拔除残根，D错误；不需要耳鼻喉科就诊，E错误；慢性牙髓炎需要进行彻底的根管治疗，去除感染，然后进行严密充填，预防再感染。故选B。

【避错】本题易错选E，诊断明确排除是鼻窦炎则可以确定E为错误选项。

（48～49题共用题干）

女，25岁。主诉右下磨牙进食时不适数日。检查：6|殆面龋洞，达牙本质层，未露髓，探痛，叩痛（-），无松动，冷测验一过性敏感。

48. 该牙的诊断应为
A. 中龋
B. 牙髓充血
C. 浆液性牙髓炎
D. 慢性牙髓炎
E. 牙本质敏感症

【答案】B

【考点】牙髓充血的诊断

【解析】可复性牙髓炎的临床表现：患牙对冷热温度刺激一过性敏感，没有自发痛史，无叩痛。中龋无食物嵌塞痛，可排除A。D、C有自发痛史，且温度刺激引起的疼痛反应程度重，持续时间较长，有时还可出现轻度叩痛。牙本质敏感症往往对探、触等机械刺激和酸、甜等化学刺激更敏感，E错误。故本题选B。

【避错】本题解题关键是“一过性敏感”，表明为可复性牙髓炎，即牙髓充血。

49. 治疗的方法为
A. 磨除法
B. 再矿化法
C. 药物治疗
D. 磷酸锌水门汀充填
E. 氧化锌丁香油水门汀安抚

【答案】E

【考点】牙髓充血的治疗

【解析】治疗牙髓充血的原则是除去刺激因素，使牙髓康复。深龋引起，则行间接盖髓术安抚治疗。待充血恢复后行永久充填。故选E。

【避错】既然诊断为牙髓充血，应安抚。本题容易出错的是D和E选项，对于活髓不能用磷酸锌水门汀，因为其游离的磷酸会对牙髓有刺激。

（50～51题共用题干）

男，40岁。戴用下颌磨牙修复体1年余，近来出现对冷热刺激敏感，并有自发痛而就诊。检查：下颌第一磨牙PFM全冠修复体，叩痛（±），触点及边缘良好。

50. 该病例出现自发性疼痛的原因可能是
A. 继发龋
B. 牙髓炎
C. 金属微电流刺激
D. 水门汀选用不当
E. 意外穿髓或管壁侧穿

【答案】B

【考点】牙髓炎的临床特点

【解析】该患者有自发痛可排除继发龋。患牙为PFM全冠，因此，无金属微电流。触点及边缘良好，D错误。意外穿髓或管壁侧穿短期内即可发现。牙髓炎有自发痛史和对冷热刺激敏感。因此可诊断为牙髓炎，故选B。

【避错】本题容易出错的是A，不过根据题意“触点和边缘良好”即可加以排除。

51. 视目前该病例的具体情况，可供选择的进一步检查与处理方案是
A. 检查咬合
B. 拆除修复体
C. X线检查

D. 冠边缘贴合情况

E. 温度测验与牙髓治疗

【答案】E

【考点】牙髓炎的诊断和治疗

【解析】牙髓炎时冷热测验可激发患牙的剧烈疼痛，进行根管治疗才可彻底治愈，故选 E。

【避错】既然考虑为牙髓炎，就应牙髓确诊后进行牙髓治疗。本题容易出错的是 B 选项，拆冠不是那么急迫的事情，应该在解除疼痛即牙髓治疗结束后。

（52～54 题共用题干）

男，60 岁。左侧后牙自发痛 2 天。1 年多来该侧后牙遇冷或热痛。2 天前开始，夜间痛不能入睡。检查：6| 深龋，探诊敏感，叩痛（+），不松动。冷测验引起剧痛。

52. 该患牙的诊断最可能是

A. 深龋

B. 三叉神经痛

C. 急性牙髓炎

D. 可复性牙髓炎

E. 慢性牙髓炎急性发作

【答案】E

【考点】牙髓炎的诊断

【解析】该患者有自发痛史和冷热刺激痛病史，可诊断为慢性牙髓炎。近 2 天出现夜间痛、探诊引起剧烈疼痛、冷测验激发痛可诊断为慢性牙髓炎的急性发作。故选 E。

【避错】本题容易出错的是 C 选项，只看到表面现象，没看到有最佳选项，因患者有长期疼痛病史，因此最佳诊断是慢性牙髓炎急性发作。

53. “夜间痛”的性质是

A. 激发痛

B. 自发痛

C. 牵涉性痛

D. 放射性痛

E. 迟缓性疼痛

【答案】B

【考点】牙髓炎的临床特点

【解析】牙髓炎的临床表现：自发性阵发性痛、夜间痛（自发性）、温度刺激加剧疼痛、疼痛不能自行定位（且疼痛呈放射性或牵涉性），故选 B。

【避错】本题是常识题，考查牙髓炎疼痛性质，夜间痛也是自发痛，只是在夜间发生而已。

54. 该患牙的治疗是

A. 根管治疗

B. 盖髓治疗

C. 干髓治疗

D. 充填治疗

E. 射频治疗

【答案】A

【考点】慢性牙髓炎的治疗

【解析】直接盖髓术适应证：牙体预备或去除龋坏组织时的意外穿髓，外伤露髓时间较短且穿髓孔小于 1mm。干髓术适应证：成年人后牙的局部性牙髓炎，根髓完整者。慢性牙髓炎的炎症已到根髓，根管治疗是牙髓病和根尖周病首选方法，故选 A。

【避错】牙髓炎最佳治疗肯定是根管治疗。考生容易错选 C 项，但是现在临床上普遍使用的是根管治疗。

（55～57 题共用题干）

男，50 岁。1 周来右侧后牙咬物不适，冷水引起疼痛。近 2 天来，夜间痛影响睡眠，并引起半侧头、面部痛，疼痛不能定位。检查时见右侧上、下第一磨牙均有殆面龋洞。

55. 为确定牙位进行的一项检查是

A. 探诊

B. 叩诊

C. 松动度检查

D. 温度测验

E. X 线检查

【答案】D

【考点】口腔临床检查的选择

【解析】牙髓活力温度测验结果可帮助定位患牙，有牵涉痛，同侧牙均可能引起疼痛，因此不能用探诊和叩诊确定患牙。温度刺激患牙，可引起剧烈的疼痛，可确定患牙。X 线检查不能用于诊断牙髓炎，故选 D。

【避错】本题考虑患者是急性牙髓炎发作，容易混淆的是 E 项，X 线检查对牙髓炎的诊断意义不大，温度测验是牙髓病的最佳方法，能定位牙位。

56. 患牙的诊断最可能是

A. 深龋

B. 可复性牙髓炎

C. 急性牙髓炎

D. 慢性牙髓炎

E. 牙髓坏死

【答案】C

【考点】急性牙髓炎的诊断

【解析】急性牙髓炎的临床表现：自发性阵发性痛、夜间痛（自发性）、温度刺激加剧疼痛、疼痛不能自行定位（且疼痛呈放射性或牵涉性，放射至同侧上下颌牙或头、颞、面部）。故选 C。

【避错】本题根据题意，确定关键词即可作出诊断。本题需要分辨的是 B 项，要掌握急性牙髓炎和可复性牙髓炎最明显的区别是自发痛，前者有自发性、夜间痛，只要患者有这两种临床表现对疾病的诊断具有指导意义。

57. 如经检查后不能确定患牙的位置，应做

A. 咬诊

B. 麻醉测试

C. 温度测验

D. 牙周袋探诊

E. X 线检查

【答案】B

【考点】口腔临床检查的选择

【解析】选择性麻醉是通过局部麻醉的方法来判定引起疼痛的患牙。当其他诊断方法对两颗可疑患牙不能作最后鉴别，且两颗牙分别位于上、下颌或该两颗牙均在上颌但不相邻时，采用选择性麻醉。如果两颗可疑痛源牙分别位于上下颌，正确的方法是对上颌牙进行有效的局部麻醉，若疼痛消失，则该上颌牙为痛源牙；若疼痛仍存在，则表明下颌牙为痛源牙。

【避错】本题 C 项混淆性最大，需要结合其他题目一同考虑，本题前面已经述及为确定患牙牙位使用了温度测验，如果还不能确定牙位，此时该使用什么方法，从逻辑推理角度考虑温度测验是不合理的，温度测验还不能定位，可以选择性麻醉。

（58～60 题共用题干）

男，35 岁。2 周来右侧后牙咬物不适，喝热水引起疼痛。近 3 天来，夜间痛影响睡眠，并引起半侧耳后部痛，服镇痛片无效。检查时见右侧上、下后牙多个充填体。

58. 应进一步做的主要检查是

A. 叩诊

B. 探诊

C. 扪诊

D. 牙髓活力温度测验

E. X 线检查

【答案】D

【考点】牙髓炎的诊断

【解析】牙髓活力温度测验结果可帮助定位患牙，有牵涉痛，同侧牙均可能引起疼痛，因此不能用探诊和叩诊确定患牙。温度刺激患牙，可引起剧烈的疼痛，可确定患牙。X 线检查不能用于诊断牙髓炎。故本题选 D。

【避错】此题考察的实属牙髓炎的检查方法的选择，容易混淆的是 E 项，判断牙髓状况温度测验比 X 线准确直观。X 线一般不用于牙髓炎的诊断检查。

59. 应考虑的诊断最可能是

A. 急性牙髓炎

B. 急性根尖炎

C. 慢性牙髓炎

D. 慢性根尖炎急性发作

E. 慢性牙髓炎急性发作

【答案】E

【考点】牙髓炎的诊断

【解析】该患者有自发痛史和冷热刺激痛病史，可诊断为慢性牙髓炎。近 3 天出现夜间痛、疼痛呈放射性、牵涉性。不能定位患牙。患牙有充填治疗史，可诊断为慢性牙髓炎的急性发作，故选 E。

【避错】本题容易误选 D，首先需要鉴别的是患者是牙髓炎还是根尖周炎，根尖周炎患牙会有咬合痛，牙髓基本是坏死状态，因此温度刺激基本没有反应，显然与题干描述不同，本题患者拟诊为牙髓炎。

60. 对主诉牙的首诊处置应是

A. 开髓拔髓

B. 局部封闭，观察

C. 服抗炎药、镇痛药

D. 针灸并服中草药

E. 拔除患牙

【答案】A

【考点】急性牙髓炎的处理

【解析】急性牙髓炎的应急处理为开髓引流。目的是引流炎性渗出物和缓解因之形成的髓腔高压，以减轻疼痛。局部麻醉下直接摘除牙髓，行根管的初步清理与成行，在髓腔内或根管内可放置氢氧化钙封药，暂封髓洞，后续完成根管治疗。局部封闭会增大髓腔压力，使疼痛严重。服用抗炎药、镇痛药，针灸并服中草药均起辅助作用，不作为首选。治疗的原则为保存患牙，该牙有治疗价值时不可拔出，且炎症急性期不可拔牙。综上本题选 A。

【避错】急性牙髓炎急诊处理以开髓拔髓，解除压力为原则。

（61～62 题共用题干）

女，30 岁。半年前左上后牙龋洞一次性充填治疗，近 2 天出现冷热痛，夜间痛。检查：|7 殆面银汞充填物完整，叩痛（-），冷测验（+）。

61. 患牙最可能的诊断是

A. 继发龋

B. 可复性牙髓炎

C. 急性牙髓炎

D. 慢性牙髓炎
E. 根尖周炎
【答案】C
【考点】急性牙髓炎诊断
【解析】本题患者有龋洞充填治疗史，可能是对牙髓的情况判断失误，进行了一次性充填，引起牙髓炎的急性发作，表现为夜间痛、冷热刺激痛，故本题选C。
【避错】此题最容易混淆的是继发龋。继发龋没有自发痛，夜间痛等症状。

62. 患牙的首次治疗方法是
A. 调𬌗观察
B. 更换充填材料
C. 开髓开放
D. 安抚治疗
E. 给抗炎镇痛药
【答案】C
【考点】急性牙髓炎症状及治疗
【解析】患者近日有自发痛，夜间痛，刺激痛，表明为急性牙髓炎。治疗：首先开髓减压，暂时充填，然后再做根管治疗。故本题选C。
【避错】本题容易误选D，安抚治疗是深龋的治疗方法，此患者已经发展为牙髓炎，急性发作情况下必须开髓引流，缓解疼痛。

(63～65题共用题干)
男，40岁。2周来右侧咬物不适，冷水引起疼痛，近2天来夜间疼痛，影响睡眠，并引起半侧头痛，疼痛不能定位，检查见右侧上、下磨牙𬌗面均有深的龋洞。

63. 根据患者疼痛的性质，患牙最可能诊断为
A. 急性牙髓炎
B. 急性冠周炎
C. 三叉神经痛
D. 急性上颌窦炎
E. 急性中耳炎
【答案】A
【考点】急性牙髓炎的诊断和鉴别诊断
【解析】急性牙髓炎临床表现有剧烈自发性阵发性疼痛、夜间痛、温度刺激加剧疼痛、疼痛不能自行定位等特点，检查可见牙体硬组织损坏或有冠修复体和充填体、深牙周袋；探诊常可引起剧烈疼痛；温度测验时，患牙的反应极其敏感或表现为激发痛，刺激源去除后疼痛要持续一段时间；牙髓活力电测验时早期反应敏感，晚期反应迟钝；叩诊早期无症状，晚期表现为垂直叩痛。本题患者情况符合急性牙髓炎表现，故选A。
【避错】此题最容易混淆的是急性冠周炎。急性冠周炎多发生于下颌第三磨牙（智齿），疼痛常能定位，并常有张口受限，且冷刺激疼痛能减轻。

64. 为确定患牙进行的检查是
A. 探诊
B. 叩诊
C. 温度测验
D. X线检查
E. 松动度检查
【答案】C
【考点】急性牙髓炎的检查
【解析】急性牙髓炎主要是判断患牙位置和牙髓的状况，最常用的检查方法是温度测验，可准确地把握牙髓的状况，故本题选C。探诊、叩诊、X线检查及松动度检查对牙髓的状态不能很好判断。
【避错】本题容易误选B，叩诊有助于判断根尖是否发生病变，但判断牙髓状态主要是靠温度测验。

65. 对患牙的应急处理为
A. 拔除
B. 开髓拔髓
C. 抗炎镇痛
D. 安抚治疗
E. 间接盖髓充填
【答案】B
【考点】急性牙髓炎应急治疗
【解析】急性牙髓炎的应急处理目的是引流炎症渗出物和因之而形成的髓腔高压，缓解剧痛摘除牙髓。故本题应该选B。
【避错】本题容易误选E，注意本题患者已经发展至急性牙髓炎阶段，单纯的间接盖髓和安抚治疗已经意义不大，并且会使病情恶化。

(66～68题共用备选答案)
A. 急性浆液性牙髓炎
B. 急性化脓性牙髓炎
C. 闭锁性牙髓炎
D. 慢性增生性牙髓炎
E. 慢性溃疡性牙髓炎

66. 炎性增生的牙髓组织从露髓孔穿出为
【答案】D

67. 血管扩张充血，脓液溢出，组织水肿为
【答案】A

68. 肉芽组织，纤维组织包绕的脓肿形成，无穿髓孔为

【答案】C

【考点】牙髓炎的病理表现

【解析】急性浆液性牙髓炎：牙髓血管扩张充血，血管通透性增加，液体渗出，组织水肿，沿血管壁周围有纤维蛋白渗出，故67题选A。慢性闭锁性牙髓炎：牙髓充血，髓角脓肿形成，脓肿周围常有肉芽组织包绕，而其余牙髓组织正常，未见穿髓孔，故68题选C。慢性增生性牙髓炎：有较大的穿髓孔，增生的炎性肉芽组织充填于龋洞中或突出于龋洞外，表面为炎性渗出物和坏死组织被覆，深层炎症细胞浸润，故66题选D。

【避错】66题易错选E，慢性溃疡性牙髓炎可见有较大的穿髓孔，穿髓孔表面为炎性渗出物、食物残渣及坏死物质覆盖，下方为炎性肉芽组织和新生的胶原纤维，深部有活力牙髓组织，表现为血管充血扩张，散在淋巴细胞、浆细胞、巨噬细胞等慢性炎症细胞浸润；67题、68题易相互选错，主要鉴别点在于有无脓液的渗出。

（69～70题共用备选答案）

A. 可复性牙髓炎

B. 急性牙髓炎

C. 牙髓钙化

D. 慢性牙髓炎

E. 牙髓坏死

69. 温度测验一过性敏感，提示牙髓状态为

【答案】A

70. 温度测验引起剧烈放射疼痛，提示牙髓状态为

【答案】B

【考点】牙髓炎的疼痛特点

【解析】可复性牙髓炎到温度刺激尤其是冷刺激时，产生短暂、尖锐的疼痛，在刺激除去后，疼痛很快消失或仅延续数秒。急性牙髓炎温度刺激引起剧烈疼痛或疼痛加重，疼痛不能定位，有放射性痛。故69题选A，70题选B。

【避错】69题易错选E，牙髓坏死温度测验常为迟钝或无反应；70题易错选D，慢性牙髓炎温度测验常为迟钝。

（71～72题共用备选答案）

A. 扪诊法

B. 电诊法

C. 染色法

D. 温度测验

E. X线检查

检查下列疾病必须应用的方法是

71. 慢性根尖周炎

【答案】E

72. 牙髓坏死

【答案】B

【考点】慢性根尖周炎和牙髓坏死的鉴别诊断

【解析】慢性根尖周炎的确诊可通过X线检查，若发现有根尖周骨质影像密度减低或根周膜影像模糊、增宽，即可诊断为根尖疾病，而牙髓坏死根尖周影像无明显变化，牙髓活力测验无反应。因此71题选E，72题选B。

【避错】此题较简单，一般不易选错。X线片显示牙髓坏死根尖周影像无明显变化。慢性根尖周炎根尖周骨质影像密度减低或根周膜影像模糊、增宽。

（73～76题共用备选答案）

A. 电诊法

B. X线检查

C. 染色法

D. 麻醉疗法

E. 嗅诊

下列疾病必须应用的检查方法是

73. 慢性根尖周炎

【答案】B

74. 鉴别急性牙髓炎上下牙位

【答案】D

75. 牙隐裂

【答案】C

76. 牙髓坏死

【答案】A

【考点】不同疾病的特异检查方法

【解析】慢性根尖周炎X线表现：①根尖周肉芽肿的根尖部有圆形的透射影像，边界清晰，周围骨质正常或稍显致密。透影区范围较小，直径一般不超过1cm。②慢性根尖周脓肿的透影区边界不清楚，形态也不规则，周围骨质较疏松而呈云雾状。③根尖周囊肿可见较大的圆形透影区，边界清楚，并有一圈由致密骨组成的阻射骨白线围绕。④根尖周致密性骨炎表现为根尖部局限性的骨质致密阻射影像，无透射区，多在下颌后牙发现，故鉴别各种不同类型根尖周炎应该用X线辅助检查，故73题选B。鉴别急性牙髓炎上下牙位可用麻醉疗法，故74题选D。牙隐裂可用染色法，可见一条染色的线，75题选C。牙髓坏死可用电诊法，测定牙髓有无活力，76题选A。

【避错】要明确不同疾病的特异检查方法。慢性根尖周炎常用X线检查。鉴别急性牙髓炎上下牙位常

用麻醉疗法。牙隐裂常用染色法。牙髓坏死常用电诊法。

（77～79题共用备选答案）

A. 木榴油

B. 樟脑酚合剂

C. 70%～75%乙醇

D. 甲醛甲酚

E. 麝香草酚乙醇溶液

与以下所描述性质相符的药物是

77. 有较好的镇痛作用和弱的消毒作用

【答案】B

78. 有较强的消毒作用，对根尖周组织的刺激性小

【答案】A

79. 有较强的消毒作用并有明显刺激性

【答案】D

【考点】各治疗药物特点

【解析】樟脑酚合剂有较好的镇痛作用和弱的消毒作用，故77题选B。木榴油有较强的消毒作用，对根尖周组织的刺激性小，故78题选A。甲醛甲酚有较强的消毒作用并有明显刺激性，故79题选D。

【避错】明确各治疗药物特点。

（80～82题共用备选答案）

A. 年轻恒牙早期急性牙髓炎

B. 年轻恒牙牙髓充血

C. 年轻恒牙晚期牙髓炎

D. 乳牙牙髓坏死

E. 年轻恒牙根尖周病

下列治疗适用于

80. 糊剂根管充填

【答案】D

81. 间接盖髓术

【答案】B

82. 活髓切断术

【答案】A

【考点】牙髓病变的治疗

【解析】乳牙牙髓坏死一般用糊剂根管充填，故80题选D。活髓切断术适应证：不宜做盖髓治疗，或盖髓治疗失败的年轻恒牙；外伤露髓或局限于冠髓的牙髓，故82题选A。间接盖髓术：深龋引起的可复性牙髓炎；外伤冠折或牙体预备后的大面积牙本质暴露，故81题选B。

【避错】本题综合了牙髓炎各种治疗方法的适应证，只有掌握了各种方法的原理才会理解采用此方法的理由，才能避错。

考点：根尖周病

1. 急性根尖周炎浆液期初期特有的自觉症状是

A. 咬合轻钝痛

B. 牙根部发木感

C. 根尖部不适感

D. 紧咬时疼痛缓解

E. 患牙浮出感觉

【答案】D

【考点】急性根尖周炎

【解析】急性根尖周炎浆液期初期，根周膜的血管扩张充血，咬合压力将血管中的血液暂时挤走，根尖周间隙压力减少，此时紧咬可使疼痛缓解，是急性根尖周炎特有的自觉症状。故选D。

【避错】本题易错选其他选项。咬合轻钝痛、牙根部发木感、根尖部不适感、患牙浮出感觉也是急性根尖周炎浆液期的症状，但并不是特有的。

2. 急性根尖周脓肿的临床症状，不确切的是

A. 呈自发性、持续性跳痛

B. 患牙浮起感明显

C. 咬合时疼痛加重

D. 叩痛（++）

E. 深牙周袋

【答案】E

【考点】急性根尖周脓肿的临床症状

【解析】急性根尖周脓肿根据脓液相对集聚区域的不同，可分为3个阶段：根尖脓肿、骨膜下脓肿、黏膜下脓肿。各阶段都有自发性、持续性跳痛，患牙浮起感明显，咬合时疼痛加重，叩痛等症状，但一般无牙周袋，所以E不确切。

【避错】本题易错选B，骨膜下脓肿期患牙浮起、松动明显。急性根尖周脓肿和急性牙周脓肿的鉴别点之一就是无牙周袋。

3. 根尖周囊肿的诊断依据如下，除外

A. 牙髓电测无活力

B. 无叩诊和扪诊异常

C. 根管内浅黄透明液体

D. 囊液中见到胆固醇结晶

E. 根尖周X线透射区周边白线

【答案】B

【考点】根尖周囊肿的诊断依据

【解析】叩诊和扪诊用于评价根尖周炎症状态，并非根尖周囊肿的诊断依据，其他选项均为根尖周囊肿的诊断依据。因此答案选B。

【避错】本题易错选E，较大的根尖周囊肿可见有较大的圆形透影区，边界很清楚，并有一圈由致密骨组成的阻射骨白线围绕。

4. 不符合急性化脓性根尖周炎骨膜下脓肿阶段的临床表现的是

A. 体温升高可达38℃

B. 患牙Ⅲ度松动，叩痛（+++），牙龈扪诊可及深部波动感

C. 根尖区黏膜肿胀局限，半球形隆起

D. 严重的病例可出现颌面部蜂窝织炎

E. 末梢白细胞计数多在（10～12）$\times 10^9$/L

【答案】C

【考点】急性化脓性根尖周炎骨膜下脓肿阶段的临床表现

【解析】骨膜下脓肿患牙持续性、搏动性跳痛更加剧烈，疼痛达到最高峰。患者体温升高可达38℃。末梢血常规白细胞增多，计数多在（10～12）$\times 10^9$/L，患牙叩痛（+++），Ⅲ度松动，牙龈扪诊可及深部波动感，严重的病例可出现颌面部蜂窝织炎，因此A、B、D、E均正确，C错误。因此本题选C。

【避错】本题易错选D，严重的病例可在相应的颌面部出现蜂窝织炎，表现为软组织肿胀、压痛，致使面容改变。根尖区黏膜肿胀局限，半球形隆起是黏膜下脓肿的表现。

5. 急性根尖周炎应急处理错误的是

A. 在局部麻醉下进行

B. 开通髓腔，引流根管

C. 穿通根尖孔

D. 有脓肿时切开排脓

E. 拔除患牙

【答案】E

【考点】急性根尖周炎应急处理方法

【解析】急性根尖周炎应急处理时，治疗应开髓拔髓，开放引流，脓肿形成后应切开引流，给予抗炎镇痛药物；急性期症状缓解后做根管治疗术或牙髓塑化治疗，根据保留患牙的原则，不建议直接拔除患牙，同时患者处在急性期，马上拔除患牙会造成干扰，E是错误的。

【避错】此题易错选A，急性根尖周炎时牙髓可能尚有活力，应注意在局部麻醉下进行，减轻患者痛苦。

6. 根尖周病的感染主要来自

A. 邻牙根尖周病变

B. 邻近器官病变

C. 牙髓感染

D. 牙周病变

E. 菌血症

【答案】C

【考点】根尖周病感染途径

【解析】根尖周病最常见的感染来自牙髓病，其次是牙周病通过根尖孔、侧副根管及牙本质小管而继发，血源性感染比较少见。故本题选C。

【避错】此题易错选D选项，牙周感染也是根尖周病的一个感染途径，但并非最主要的途径。

7. 能促进根尖周组织修复的充填材料是

A. 氢氧化钙

B. 氯仿牙胶

C. 氧化锌丁香油水门汀

D. 桉油牙胶

E. 碘仿糊剂

【答案】A

【考点】氢氧化钙的作用

【解析】氢氧化钙与氧化锌丁香油水门汀相似，对牙髓的刺激性小，可促进修复性牙本质的生成；高钙离子浓度，可促进钙盐的沉积；强碱性，有一定的抗菌、抗炎性能；有良好的隔垫性，但不能隔绝电的传导。故临床上可将其用于充填材料，促进根尖周组织修复。故本题选A。

【避错】此题易错选E，碘仿糊剂可用于感染渗出根管，减少渗出物十分有效，但无促进根尖周组织修复的作用。

8. 试测主牙胶尖合适的重要指标是

A. 与牙根管的长度一致

B. 达到患牙根管的工作长度

C. 在取出时根尖部有回拉阻力

D. 刚能进入根管的根尖狭窄部

E. 与根备后的根管锥度一致

【答案】C

【考点】根管充填时主尖要求

【解析】试测主牙胶尖合适的最重要指标：在取出时根尖部有回拉阻力。其他通过X线片测试长度的方法因拍摄角度的不同有可能使长度出现偏差。

【避错】此题易错选D，主牙胶尖应避免进入根尖狭窄部，进入则容易出现超充。

9. 急性化脓性根尖周炎最常见的排脓途径为

A. 根尖孔—根管—冠部缺损

B. 根尖周—骨膜下—黏膜下

C. 根尖周—骨膜下—皮肤

D. 根尖周—骨膜下—上颌窦

E. 根尖部—牙周袋

【答案】B

【考点】急性化脓性根尖周炎排脓途径

【解析】A 选项的排脓途径需具备以下条件：根尖孔粗大，根管通畅，患者缺损呈开放状态。E 途径也必须是在患有严重牙周病的情况下。C、D 只有少数病例发生。故排除 A、C、D、E，答案选择 B。

【避错】本题部分考生题会误选为 A 或 E。熟悉急性化脓性根尖周炎排脓的几种途径：①脓液通过骨髓腔到达骨外板并穿破骨密质达到骨膜下脓肿，最后穿破骨膜突破黏膜或皮肤排脓，突破口常常靠近唇颊侧牙龈。②根管粗大及根尖孔也较大的牙经龋洞排脓。③有严重牙周炎的患者也可经深的牙周袋排脓，一般不会答错本题。

10. 慢性根尖周炎中的主要病变类型是

A. 根尖周肉芽肿

B. 致密性骨炎

C. 牙槽脓肿

D. 根尖周脓肿

E. 根尖周囊肿

【答案】A

【考点】慢性根尖周炎病变类型

【解析】慢性根尖周炎是指根管内由于长期有感染及病原刺激存在，根尖周围组织呈现慢性炎性反应，表现为炎性肉芽组织形成和牙槽骨破坏。病变类型包括根尖周肉芽肿、慢性根尖周脓肿、根尖周囊肿和根尖周致密性骨炎。其中，最主要的病变类型是根尖周肉芽肿。故选 A。

【避错】此题易错选 D，根尖脓肿是慢性根尖周炎的一个类型，但并非主要类型。

11. 根管治疗时器械折断根管内的常见原因除外

A. 器械陈旧有折痕

B. 操作方法不当

C. 器械质量不佳

D. 开髓不充分，进路不通畅

E. 根管消毒不彻底

【答案】E

【考点】根管治疗时器械折断根管内的常见原因

【解析】根管治疗时器械折断根管内的常见原因有器械陈旧有折痕、操作方法不当、器械质量不佳、开髓不充分，进路不通畅等，综上本题选 E。

【避错】本题较为简单，根管治疗时器械折断是较常见的并发症，需要对根管治疗的原因进行分析，才能避免器械折断的发生。

12. 急性浆液性根尖周炎的临床表现如下，除外

A. 自发痛

B. 患牙浮出感

C. 咬紧牙时疼痛缓解

D. 叩诊痛

E. 温度测验敏感

【答案】E

【考点】急性浆液性根尖周炎的临床表现

【解析】急性浆液性根尖周炎临床表现主要为患牙咬合痛；患牙初期只有不舒服、发木、浮出发胀，咬紧患牙稍感舒服；病变可继续发展，出现自发性、持续性钝痛，咬合时疼痛剧烈；患者能指明患牙，疼痛范围局限于患牙根部，不引起放射。本题用排除法选 E。

【避错】急性浆液性根尖周炎时牙髓已经坏死，没有明显的牙髓炎症表现，考生要注意区别。

13. 调整咬合的目的除外

A. 增加牙齿承受的咀嚼力

B. 使损伤的牙周组织得以恢复

C. 尽量将侧向力转为垂直向力

D. 使𬌗力重新分配

E. 使牙周支持力平衡

【答案】A

【考点】调整咬合的目的

【解析】调整咬合的目的：使损伤的牙周组织得以恢复、尽量将侧向力转为垂直向力使𬌗力重新分配，较小牙齿承受的咀嚼力，使牙周支持力平衡。故选 A。

【避错】本题容易错选 E，增加牙齿承受的咀嚼力，会使充填体容易脱落，不是调整咬合的目的。

14. 不适用于根管冲洗的溶液有

A. 3% 过氧化氢

B. 30% 过氧化氢

C. 5.25% 次氯酸钠

D. 2% 氯亚明

E. 生理盐水

【答案】B

【考点】根管冲洗的溶液

【解析】常用的冲洗液有很多：5.25% 次氯酸钠、3% 过氧化氢、氯己定、EDTA、柠檬酸、生理盐水。30% 过氧化氢浓度过大，产生的气体易通过根尖孔进入牙周组织，引起气肿。故选 B。

【避错】本题容易错选 A，主要是对过氧化氢的

浓度把握不准确，故本题解题的关键是牢记过氧化氢的浓度。

15. 根尖狭窄部距根尖部

A. 0.1~0.2mm

B. 0.3~0.4mm

C. 0.5~1.0mm

D. 1.1~1.5mm

E. 1.6~2.0mm

【答案】C

【考点】根尖狭窄部

【解析】从牙冠参照点到根管的根尖狭窄部的长度，即为根管预备的长度。根尖狭窄部距根尖部0.5~1.0mm。故选C。

【避错】本题属于数字记忆类题目，相对较为简单，如果记忆不牢固，容易错选B。

16. 年轻恒牙的X线牙片显示未发育完成的根尖开口区有界限清晰透影，周围有完整骨硬板围绕，临床无异常症状。应提示为

A. 慢性根尖周肉芽肿

B. 慢性根尖周脓肿

C. 慢性根尖周囊肿

D. 慢性牙髓炎

E. 牙乳头

【答案】C

【考点】慢性根尖周炎的鉴别诊断

【解析】不同类型的慢性根尖周炎在X线各有特点：①根尖周肉芽肿的根尖部有圆形的透射影像，边界清晰，周围骨质正常或稍显致密。透影区范围较小，直径一般不超过1cm。②慢性根尖周脓肿的透影区边界不清楚，形状也不规则，周围骨质较疏松而呈云雾状。③根尖周囊肿可见较大的圆形透影区，边界清楚，并有一圈由致密骨组成的阻射白线围绕（C符合）。④根尖周致密性骨炎表现为根尖部局限性的骨质致密阻射影像，故本题选C。

【避错】本题要求判断慢性根尖周炎三种类型的X片表现，“透射影”和“完整骨硬板”是根尖周囊肿特点。

17. 急性牙槽脓肿的排脓通路对根尖周组织破坏最小的是

A. 穿通唇颊侧骨壁

B. 穿通舌腭侧骨壁

C. 通过根尖孔经根管从龋洞排出

D. 向上颌窦内排脓

E. 通过牙周膜从龈沟或牙周袋排脓

【答案】C

【考点】急性牙槽脓肿的排脓通路

【解析】急性牙槽脓肿中A、B选项多见，破溃后形成经久不愈的瘘管。C对根尖周组织的破坏最小。D在临床较为少见。E为成人患牙排脓方式，多发生于同时患有牙周病的情况下，通常预后极差。故本题选C。

【避错】此题易错选E，通过牙周膜从龈沟或牙周袋排脓对牙周组织损伤也较大，所以不正确。

18. X线片诊断根尖周囊肿的指标是

A. 椭圆形透射区，边界较清晰，周围骨质疏松

B. 较大圆形透射区，边界清楚，周围有阻射白线

C. 透射区形态不规则，边缘模糊，周围骨质稀疏

D. 透射区形态不规则，边缘清楚，周围稍致密

E. 椭圆形透射区，边界模糊，周围骨质稍致密

【答案】B

【考点】根尖周囊肿的诊断

【解析】较小的根尖周囊肿在根尖片上显示的透射影像与根尖周肉芽肿难以区别，根尖周囊肿可见较大的圆形透影区，边界清楚，并有一圈由致密骨组成的阻射骨白线围绕。故选B。

【避错】根尖周囊肿X线为圆形透射区，周围有白线。考生复习时需要掌握上述解析中关于三种根尖周炎的X线表现。

19. 根尖脓肿与骨膜下脓肿的鉴别点是

A. 疼痛程度不同

B. 脓肿部位不同

C. 牙髓有无活力

D. 松动度的有无

E. 扪诊有无波动感

【答案】E

【考点】根尖脓肿与骨膜下脓肿的鉴别

【解析】根尖周膜中的组织细胞被细菌及其产生的毒素破坏致死，坏死的细胞溶解、液化后就形成了脓液。脓液最初只局限在根尖孔附近的牙周膜，炎症细胞浸润主要在根尖孔附近的牙槽骨骨髓腔中。此阶段称为根尖脓肿。炎症细胞自根尖孔附近的牙槽骨骨髓腔迅速向整个牙槽骨内扩散，脓液穿过骨松质到达骨外板，再通过骨皮质上的营养孔到达骨膜下。由于骨膜坚韧、致密、不易穿破，脓液在此处积聚，造成局部压力升高，此阶段称为骨膜下脓肿，此处扪诊有波动感。因此根尖脓肿与骨膜下脓肿鉴别要点是扪诊

有无波动感。故选 E。

【避错】本题容易出错的是 A，因为骨膜下穿透疼痛特别剧烈，但是这种判断比较难以成为鉴别点，故最佳是有无波动感。

20. 男，30 岁。半年前因左下第一磨牙咀嚼痛到某医院充填过，但一直咀嚼不适，2 周前又发生明显咀嚼痛。根尖处牙龈红肿、压痛，叩痛（++）。X 线片示充填体已进入髓室内，根尖周有豌豆大小的透射区。最可能的诊断是

A. 急性牙髓炎
B. 急性根尖周炎
C. 慢性根尖周炎
D. 慢性牙髓炎急性发作
E. 颌骨内囊肿

【答案】C

【考点】慢性根尖周炎的诊断

【解析】慢性根尖周炎的患牙有牙髓病史、反复肿痛史，或牙髓治疗史，一般无明显的自觉症状，患牙可在咀嚼时有不适感，也有因主诉牙龈起脓疱而就诊。X 线检查见围绕患牙根尖部的透射区是诊断本病的关键依据。该患者表现符合上述特点，考虑为慢性根尖周炎。故选 C。

【避错】本题不易错选，无自发痛可排除牙髓和根尖周的急性炎症。

21. 男，46 岁。右上后牙食物嵌塞 1 年。检查：$\underline{4^{D}|}$ 颈部深龋洞，探及穿髓孔，无探痛，叩痛（±），牙髓活力温度测验无反应。X 线片见 $\underline{4|}$ 根尖周 3mm×4mm 透射影，边界清晰。患牙首次就诊时的处理措施为

A. 口服抗生素
B. 开髓开放
C. 根管治疗
D. 根尖手术
E. 拔除患牙

【答案】C

【考点】慢性根尖周炎的治疗方法

【解析】根尖周肉芽肿的根尖部透射影圆形，范围较小，直径小于 1cm，边界清晰，周围骨质正常或稍显致密，属于慢性根尖周炎的一种，慢性根尖周炎首次治疗应采取根管治疗术，故本题选 C。

【避错】本题易错选 B，急性牙髓炎包括慢性牙髓炎的急性发作，剧烈疼痛时要打开髓腔，引流减压缓解疼痛，摘除牙髓。

22. 女，42 岁。左上后牙半年前曾出现自发痛、夜间痛，现已缓解，现因左上后牙咬物痛 3 天，来诊。检查：左上第一磨牙远中邻面深龋近髓，探诊，略松动。该患者左上第一磨牙最可能的诊断为

A. 深龋
B. 可复性牙髓炎
C. 急性牙髓炎
D. 慢性闭锁性牙髓炎
E. 慢性根尖周炎

【答案】E

【考点】慢性根尖周炎的诊断

【解析】患者的自发痛和夜间痛已缓解，现在有咬合痛，加上患者的近髓龋洞探诊（-），叩痛（+），可诊断为慢性根尖周炎。如有 X 线片可帮助确诊。因此本题选 E。

【避错】本题易错选 D，慢性闭锁性牙髓炎有长期的冷、热刺激痛病史，无明显的自发痛，洞内探诊患牙感觉较为迟钝。

23. 女，23 岁。上前牙 2 年前不慎折断，未及时处理，现上唇肿胀。检查发现 $\underline{|1}$ 牙冠冠折 3/4，叩痛（+++），根管口暴露，探诊（-），牙体变色，前庭沟变浅，并有波动。为缓解疼痛、消除急性炎症，对该病例应及时进行以下应急处理，除了

A. 根管开放引流
B. 抗炎镇痛
C. 拔牙引流
D. 切开排脓
E. 根管冲洗上药

【答案】C

【考点】急性根尖脓肿的治疗

【解析】根据题干可诊断患牙为急性根尖脓肿，急性根尖脓肿的应急处理包括开髓引流、切开排脓、安抚治疗、调𬌗磨改、抗炎镇痛。因此 A、B、D、E 正确，而急性炎症期是禁忌拔牙的，因此 C 错误。

【避错】本题易错选 A，看见题干中出现应急处理则选开放引流，没有看清题干。急性炎症期禁忌拔牙。

24. 男，32 岁。2 天来右下后牙痛，不能咬物。半年前发现右下后牙龈有小包，平时无明显不适。检查见 $\overline{6^{\circ}|1}$ 深龋，穿髓孔探无感觉，叩诊（±），$\overline{87|}$ 间根尖处牙龈有瘘管开口，压挤出少许脓液。$\overline{8|}$ 前倾阻生，龈红肿明显，探龈袋深部有脓液。X 线片见 $\overline{6|}$ 远中根尖周 X 线透射区不规则，边界模糊。为确诊牙龈瘘管的病源牙，应做

A. 瘘管探诊
B. 牙周袋探诊
C. X 线检查
D. 瘘管诊断丝 X 线片

E. 牙周袋诊断丝X线片

【答案】D

【考点】根尖周病的诊断

【解析】有窦型慢性根尖周炎者可查及窦道开口。此时应通过认真仔细的检查找出窦道口与患牙的关系，必要时可自窦道口插入诊断丝拍摄X线示踪片以确定窦道的来源，避免将窦道口附近的健康牙误诊为患牙。位于牙龈的窦道口常呈粟粒大小的乳头形状，在皮肤表面开口的窦道（皮窦）多为黄豆大小的肉芽肿样。挤压窦道口有时可有脓液溢出，也有窦道口呈假性闭合的状态。故选D。

【避错】本题易错选A。瘘管可查及瘘管开口，但确定不了患牙。诊断丝X线片可定位有瘘管的病源牙。

25. 女，26岁。3年前|1曾受外伤，未经任何治疗，近1个月来发现|1唇侧略有膨隆，无明显疼痛。检查：|1牙冠色泽变暗，Ⅰ度松动，叩痛（+）；扪诊|1唇侧乒乓球感，无波动感；牙髓活力测验无反应。首选的诊断是

A. 牙槽脓肿

B. 角化囊性瘤

C. 根尖周炎

D. 根尖周囊肿

E. 牙瘤

【答案】D

【考点】根尖周囊肿的诊断

【解析】根尖周囊肿由根尖周肉芽肿发展而来，也可能是慢性牙槽脓肿发展而来。根尖周囊肿生长很慢，多无自觉症状，由于患牙牙髓已坏死，牙体变色、呈深灰色、牙体无光泽。根尖周囊肿大小不定，小囊肿在牙龈表面多无异常表现，囊肿发展较大时，可见患牙根尖部的牙龈处呈半球状隆起，不红，扪时有乒乓球感，有弹性。有叩诊不适感。根管内溢出黄色清亮液体。囊肿过分增大时，因周围骨质吸收并压迫邻牙，造成邻牙移位或使邻牙牙根吸收。故选D。

【避错】本题容易出错的是C，因为看到叩痛就作出选择，但是更确切的选择应该是根据乒乓球感表明是根尖周囊肿。

26. 男，30岁。4|深龋引起急性根尖周炎在某院开髓治疗后，仍有剧烈疼痛，而且面部开始肿胀。检查见髓腔开放，开髓孔大，根管内无腐屑和渗出物，叩诊（+++），牙龈轻红肿，已服抗炎药。最可能的原因是

A. 开髓孔过小

B. 根管不通畅

C. 有其他感染源

D. 抗感染力不强

E. 根尖孔不通畅

【答案】E

【考点】急性根尖周炎

【解析】根据题干信息，患牙急性根尖周炎髓腔已开放，开髓孔大、根管内无腐屑；服抗炎药表明已加强了抗感染处理。病例未提示有其他感染源的可能；而患牙叩诊（+++）和牙龈轻红肿提示急性根尖周炎仍处于急性根尖周脓肿阶段，根管内无渗出物，因此，最可能的原因是根尖孔不通畅使根尖部积聚脓液得不到引流。故选E。

【避错】本题易错选B。注意审题，题干中的根管内无腐屑和渗出物，不要误认为是根管不通畅的原因。

（27～28题共用题干）

男，58岁。右下后牙自发性跳痛2天，咀嚼食物时疼痛加剧。检查：7|远中殆面深龋洞，探诊可及牙髓，温度测验无反应，叩痛（++），松动Ⅰ度，牙龈潮红，扪压患牙根尖部疼痛。X线片见7|根尖未见明显异常。

27. 主诉牙的诊断是

A. 深龋

B. 可复性牙髓炎

C. 急性牙髓炎

D. 急性根尖周炎

E. 慢性根尖周炎

【答案】D

【考点】急性根尖周炎的鉴别诊断

【解析】该患者牙髓活力温度测验无反应，排除B、C。深龋的表述太片面，与此次主诉不太符合，排除A。患者有自发痛且X线片根尖未见异常，排除E。急性根尖周炎有自发痛、叩痛、牙齿松动、牙齿温度测验无反应等临床特点，X线检查根尖周组织影像并无明显异常表现，故此题选D。

【避错】此题易错选E，由于慢性根尖周炎牙髓活力温度测验亦无反应，与急性根尖周炎的牙髓活力温度测验相同，但慢性根尖周炎一般无自发痛，X线检查可见围绕患牙根尖部的透射区。

28. 患牙的治疗方案是

A. 树脂充填

B. 间接盖髓术

C. 根管治疗术

D. 直接盖髓术

E. 拔除

【答案】C

【考点】急性根尖周炎的治疗

【解析】患牙Ⅰ度松动不符合牙体拔除术的适应证，排除E。患牙牙髓活力温度测验无反应，牙髓已坏死，不可行间接、直接盖髓术，更不可行直接树脂充填，排除A、B、D。急性根尖周炎首选根管治疗术。故此题选C。

【避错】此题易错选A，由于根管治疗完成后应对患牙牙冠进行修复，易选择树脂充填，但本题患牙牙髓已坏死，应先进行根管治疗。

（29～31题共用题干）

男，28岁。下颌第一磨牙咬合不适1周，自感患牙伸长，初时紧咬牙可缓解不适，昨天开始不敢咬牙并出现自发痛，无放射痛。检查：下颌第一磨牙远中颌面深龋及髓，探诊（-），可疑叩痛，牙齿不松动，龈（-），根尖区压痛（+）。

29. 根据上述材料，最可能的诊断为
   A. 急性牙髓炎
   B. 急性根尖周炎
   C. 急性牙周炎
   D. 急性龈炎
   E. 材料不足，无法作出任何诊断

【答案】B

【考点】急性根尖周炎的临床表现

【解析】根据题目信息患牙可定位明确，排除A；牙齿不松动，龈（-），根尖区压痛（+），可排除C、D；初期紧咬牙可缓解不适，现出现自发痛不敢咬合，可疑叩痛，可确诊为急性根尖周炎。因此本题选B。

【避错】本题易错答案为E，初期紧咬牙可缓解不适，现出现自发痛不敢咬合，是急性根尖周炎的明确表现。

30. 为明确诊断，还需做以下一系列检查，其中哪一项是最没有必要的
   A. X线检查
   B. 冷热测验
   C. 电活力测验
   D. 牙面染色
   E. 外周血白细胞计数

【答案】D

【考点】急性根尖周炎的诊断

【解析】急性根尖周炎的诊断和鉴别诊断可通过牙髓活力温度测验、X线检查、牙髓活力电测验、查血常规等方法，牙面染色是诊断牙隐裂的方法，因此答案选D。

【避错】急性根尖周炎牙面有龋坏或其他牙体硬组织疾病，牙面染色对诊断没有意义。

31. 应急处理首选
   A. 服用抗炎镇痛药
   B. 根尖区牙龈切开引流
   C. 针刺镇痛，并用氢氧化钙直接盖髓安抚
   D. 去腐、开髓，安抚镇痛
   E. 去除病髓后开放引流

【答案】E

【考点】急性根尖周炎的应急处理

【解析】急性根尖周炎的应急处理是在局部麻醉下开通髓腔引流通道，穿通根尖孔，使根尖渗出物及脓液通过根管得到引流，以缓解根尖部的压力，解除疼痛。故选E。

【避错】本题易错选答案D，引流后根尖部压力得以缓解，安抚治疗用于根管外伤和化学药物刺激引起的根尖周炎。置氧化锌丁香油棉球阻碍脓肿引流。

（32～33题共用题干）

男孩，14岁。上颌牙龈时常流脓多日。检查：|6 深龋，探无穿髓孔，松动Ⅱ度，叩痛（±），温测无反应，患牙颊侧根尖处有一瘘管。

32. 为明确诊断，需做的检查是
   A. 电活力测验
   B. 涂片检查
   C. 瘘管检查
   D. X线片
   E. 穿刺

【答案】D

【考点】慢性根尖周炎的诊断

【解析】牙龈瘘管一般由于牙根尖部的慢性炎症，未明确诊断可自窦道口插入诊断丝拍摄X线片以确定窦道来源，避免将窦道口附近的健康牙误诊为患牙。故选D。

【避错】本题易错答案为C，由根尖炎症引起的瘘管在治疗炎症消除后会自愈，不需做瘘管检查。

33. 临床治疗宜采用
   A. 活髓切断
   B. 塑化治疗
   C. 开放引流
   D. 根管治疗
   E. 干髓术

【答案】D

【考点】慢性根尖周炎的治疗

【解析】慢性根尖周炎的患牙牙髓组织坏死或坏疽，根管严重感染，应采用根管治疗彻底去除感染后严密封闭根管。因此答案选D。

【避错】本题易错答案为C，急性炎症开放引流，慢性炎症根管治疗。

（34～35题共用题干）

女，43岁。左下后牙肿痛3天就诊。检查见左下

第一磨牙远中颈部龋，龋深及牙髓，无探痛，Ⅲ度松动，叩痛（+++），颊侧根尖部龈红肿，扪痛，有波动感。左面下部轻度肿胀，体温38℃。

34. 诊断最可能是

A. 急性化脓性牙髓炎

B. 急性化脓性根尖周炎

C. 急性颌骨骨髓炎

D. 急性牙周脓肿

E. 急性蜂窝织炎

【答案】 B

【考点】 急性化脓性根尖周炎的诊断

【解析】 急性化脓性根尖周炎中根尖脓肿表现为自发痛、跳痛、不敢对殆；有伸长感。口腔检查可见患牙叩痛（++）~（+++），松动Ⅱ~Ⅲ度；根尖部牙龈潮红，但尚无明显肿胀，扪诊感轻微疼痛；相应的下颌下淋巴结或颏下淋巴结可有肿大及压痛。与本患者表现相符合，故本题选 B。

【避错】 本题容易误选 D，牙周脓肿和根尖周脓肿的患病部位不同，且牙周脓肿多是由牙周病引起，可鉴别两种不同的疾病。

35. 当日就诊处理应为

A. 开髓开放、抗炎镇痛

B. 开髓开放、切开引流

C. 切开引流、抗炎镇痛

D. 开髓开放、切开引流、抗炎镇痛

E. 拔牙、抗炎镇痛

【答案】 D

【考点】 急性化脓性根尖周炎治疗

【解析】 急性根尖周炎应急处理的目的是引流炎症渗出物和缓解根尖部的压力，解除疼痛。操作是局部麻醉下开通髓腔引流通道，穿通根尖孔，使根尖渗出物及脓液通过根管得到引流。故本题选 D。

【避错】 本题容易错选 B，此选项没有 D 项全面，因此审题一定要清楚，选择最优选项。

（36~38 题共用题干）

女，30 岁。喜酸食，左下前牙胀痛，伸长感 3 天来诊。检查：前牙开殆，左下中切牙牙体未见明显龋坏，牙体变色，切缘磨耗重，唇舌侧牙齿表面呈熔融状外观，叩痛（++），X 线片示根尖区暗影，龈正常，未探及牙周袋。

36. 最有可能的诊断是

A. 创伤

B. 牙髓坏死

C. 急性根尖周炎

D. 牙周脓肿

E. 磨耗

【答案】 C

【考点】 急性根尖周炎的诊断

【解析】 根据患者左下前牙胀痛，伸长感，叩痛（++），X 线片示根尖区暗影，龈正常，未探及牙周袋，可知是急性根尖周炎浆液期。故选 C。

【避错】 本题易错选 A。牙髓坏死可有牙体变色，牙冠可存在深龋洞或其他牙体硬组织疾病，X 线示根尖周影像无明显异常或根周膜影像模糊增宽。

37. 可能的病因为

A. 创伤

B. 酸蚀

C. 牙菌斑

D. 夜磨牙

E. 牙周逆行感染

【答案】 B

【考点】 急性根尖周炎的病因

【解析】 酸蚀症酸蚀指数 1 度：仅牙釉质受累。唇、腭面牙釉质表面横纹消失，牙面异样平滑，呈熔融状，吹干后色泽晦暗；切端牙釉质外表熔融状，殆面牙尖圆钝，外表熔融状，无明显实质缺失。故选 B。

【避错】 本题易错选 D。夜磨牙可造成明显的牙体磨损，多在夜间睡眠中发生。

38. 除常规治疗外，应给予患者的口腔卫生指导是

A. 自我菌斑控制

B. 治疗磨牙症

C. 减少酸性食物摄入

D. 定期做牙周治疗

E. 配合药物治疗

【答案】 C

【考点】 酸蚀症的治疗

【解析】 酸蚀症治疗原则：调整喜酸性饮食习惯和频繁刷牙习惯；改进生产设备，防止空气酸雾或酸酐浓度过高。治疗有关的全身疾病。注意酸性药物的使用。牙敏感症、牙髓炎和根尖周病的治疗。牙体缺损用复合树脂修复、高嵌体或冠修复。吃酸食后漱口，定期用 3% 的碳酸氢钠溶液漱口，用有再矿化作用的牙膏刷牙等。故选 C。

【避错】 本题易错选 B。本题注意诊断的正确性，以免选错治疗措施。

（39~40 题共用备选答案）

A. 距根尖端 1.5mm，根尖部根管内无任何 X 线透射影像

B. 在距根尖端 5mm 处从近中侧穿，根尖部根管内无根充物

C. 齐根尖端，根尖部近根管壁处有线状 X 线透

射影像

D. 出根尖孔约 1.5mm，根尖部根管内无任何 X 线透射影像

E. 仅在一个根管内，另一根根管内无任何根充物

39. 根管充填后，X 线片示根管充填为欠填的影像是

【答案】C

40. 根管充填后，X 线片示根管充填为恰填的影像是

【答案】A

41. 根管充填后，X 线片示根管充填为超填的影像是

【答案】D

【考点】根管充填效果评价

【解析】欠填在 X 线相片上表现为根管内充填物距根尖端 2mm 以上或充填物的根尖部仍可见 X 线透射影像，故 39 题选 C；恰填为充填合格，X 线相片上表现为根管内充填物恰好严密填满根尖狭窄部以上的空间，充填物距根尖端 0.5～2.0mm，且根尖部无 X 线投射的根管影像，故 40 题选 A；超填分为两种情况，一种是根管内充填致密，根充物超出根尖孔，另一种是根管内充填不致密，根充物超出根尖孔，故 41 题选 D。

【避错】本题常由于混淆欠填、恰填和超填而错选。B 所述属侧穿，E 所述属遗漏根管。

（42～45 题共用备选答案）

A. 药物性根尖周炎

B. 咬合创伤

C. 残髓炎

D. 药物性牙周组织坏死

E. 慢性根尖炎

42. 充填物过高，咬合时出现早接触可引起

【答案】B

43. 牙髓失活时，把亚硝酸失活剂放于邻面，由于封闭不严，药物渗漏可引起

【答案】D

44. 失活剂封药时间过长可引起

【答案】A

45. 根髓失活不全，干髓术后数周至数年后又出现牙髓炎症状，称为

【答案】C

【考点】牙髓治疗常见并发症的原因

【解析】充填物过高，咬合时出现早接触可引起牙周损害及炎症，引起咬合创伤，故 42 题选 B。牙髓失活时，把亚硝酸失活剂放于邻面，由于封闭不严，渗漏的药物对牙周组织可产生毒性作用，引起牙周组织的坏死，故 43 题选 D。失活剂封药时间过长可是其毒性作用蔓延至根尖周组织，引起药物性根尖周炎，故 44 题选 A。根髓失活不全，干髓术后数周至数年后又出现牙髓炎症状，说明对牙髓的失活不全，仍然留有感染物质，导致长时间后又发生牙髓感染症状，称为残髓炎，故 45 题选 C。

【避错】此组题目主要考察不同病因引起的根尖周组织疾病，容易混淆的是 A、D 选项。牙周组织疾病和根尖周疾病的发病部位有所不同，可从这点上进行区别。

（46～48 题共用备选答案）

A. 氧化锌丁香油糊剂

B. 碘仿糊剂

C. 牙胶尖

D. 氢氧化钙糊剂

E. 酚醛树脂液

46. 根管治疗时，根尖渗出液多时，应选用

【答案】B

47. 根管充填时，常用的充填糊剂是

【答案】A

48. 老年人根管狭窄时，应选用

【答案】E

【考点】根管治疗的充填剂

【解析】碘仿糊剂适用于根管治疗时，根尖渗出液多时，故 46 题选 B。氧化锌丁香油糊剂是根管充填时，常用的充填糊剂，故 47 题选 A。当根管狭窄而未钙化时选用酚醛树脂液进行塑化治疗，故 48 题选 E。

【避错】本题是各种根管治疗材料的总结题，如果考生掌握了上面的知识，这题就应该水到渠成了。

考点：牙吸收

1. 牙内吸收患牙的牙髓为

A. 部分坏死

B. 炎症组织

C. 弥漫钙化

D. 肉芽组织

E. 网状萎缩

【答案】D

【考点】牙内吸收牙髓病变特点

【解析】牙内吸收是指正常的牙髓组织变为肉芽组织，其中的破牙本质细胞从髓腔内部开始吸收牙体硬组织，使髓腔壁变薄，严重者可造成病理性牙折。故选 D。

【避错】本题易错选 B。牙内吸收牙髓表现为肉

芽组织增生。

2. 关于牙内吸收的描述，错误的是

A. 病因尚不明确

B. 一般无自觉症状

C. 牙髓测验反应可正常

D. 多发生于外伤牙和再植牙

E. 不会出现病理性牙折

【答案】E

【考点】牙内吸收的特点

【解析】牙内吸收是指正常的牙髓组织肉芽性变，分化出破牙本质细胞从髓腔内部吸收牙体硬组织，致髓腔壁变薄，严重者可造成病理性牙折。其原因和机制尚不明了，可能与局部的前期牙本质破坏或形成受阻有关。临床上牙内吸收多发生于乳牙，恒牙偶有发生，见于受过外伤的牙、再植牙及做过活髓切断术或盖髓术的牙。一般无自觉症状，多于X线检查时偶然发现。故选E。

【避错】本题易错选C。牙内吸收患牙对牙髓测验的反应可正常，也可表现为敏感或迟钝。

考点：牙髓根尖周病的治疗

1. 上颌第一前磨牙的开髓入口洞形应为

A. 圆形

B. 长椭圆形

C. 卵圆形

D. 三角形

E. 长方形

【答案】B

【考点】恒牙髓腔应用解剖

【解析】上颌前磨牙组入口洞形：颊舌径为颊舌三角嵴中点之间、近远中向中1/3的长椭圆形。故本题选B。

【避错】本题易错选C，下颌前磨牙𬌗面开髓呈卵圆形。

2. 关于氢氧化钙，下列说法不正确的是

A. 氢氧化钙是最具疗效的盖髓剂之一

B. 对牙髓组织无毒性、无渗透性

C. 有抗炎和减轻疼痛的作用

D. 用于盖髓的氢氧化钙，pH为9～12

E. 直接接触牙髓后，牙髓组织可发生凝固性坏死

【答案】B

【考点】氢氧化钙的特性

【解析】氢氧化钙呈碱性，pH为9～12，可中和炎症所产生的酸性产物，有利于消除炎症和减轻疼痛。氢氧化钙在形成牙本质桥的过程中还可作为一种诱导剂，激活成牙本质细胞碱性磷酸酶而促进硬组织的形成。此外，氢氧化钙还具有一定的抗菌作用。氢氧化钙直接接触牙髓后，牙髓组织发生凝固性坏死，坏死下方出现炎症反应，并在此界面上形成牙本质桥。牙髓组织中的未分化间充质细胞在氢氧化钙诱导下，可分化为成牙本质细胞，分泌牙本质基质，由牙髓血运供给的钙离子进入牙本质基质，钙化后形成修复性牙本质。氢氧化钙对牙髓组织无毒性、有渗透性。因此选B。

【避错】本题易错选D，由于考生对氢氧化钙的pH记忆不清选错。氢氧化钙的pH为9～12。但牙髓组织有渗透性。

3. 下列哪项不是直接盖髓术的适应证

A. 根尖孔未发育完全，外伤露髓

B. 因龋露髓的乳牙

C. 意外穿髓孔直径不超过0.5mm的恒牙

D. 穿髓孔为1.1mm，根尖尚未发育完全的恒牙

E. 外伤露髓，穿髓孔直径不超过0.5mm

【答案】D

【考点】直接盖髓术的适应证

【解析】直接盖髓术的适应证包括根尖孔未发育完全，因机械性或外伤性露髓的年轻恒牙；根尖已发育完成，机械性或外伤性露髓，穿髓孔直径不超过0.5mm的恒牙。因此答案选D。

【避错】本题易错选E，根尖未发育完全的年轻恒牙，牙髓暴露的直径大于1mm，则不宜行盖髓术，应行活髓切断术以保存未感染的根髓，使牙根发育完成。

4. 有关活髓切断术不正确的是

A. 可用于根尖尚未发育完成的年轻恒牙外伤露髓

B. 可用于成年人急性牙髓炎

C. 不主张用于成年人龋源性露髓

D. 操作中不要将氢氧化钙压入牙髓组织

E. 牙髓断面出血不可以使用棉球压迫止血

【答案】B

【考点】活髓切断术的适应证

【解析】活髓切断术用于根尖尚未发育完成的年轻恒牙，无论是龋源性、外伤性或机械性露髓，均可行牙髓切断术以保存活髓，直到牙根发育完全。成年人急性牙髓炎成年人龋源性露髓应行根管治疗；操作中将氢氧化钙覆盖在牙髓断面即可，维持牙髓正常的状态和功能，牙髓断面出血不可以使用棉球压迫止血。因此答案选B。

【避错】本题易错答案为 E，牙髓断面出血不可以使用棉球压迫止血，以免影响牙髓正常的状态和功能。

5. 以下拔髓操作不合要求的是

A. 钻针方向与牙长轴平行

B. 由较突出的髓角处穿孔进入髓腔

C. 用球钻提拉式磨除髓室顶

D. 只要暴露根管口即可

E. 拔髓针遇阻力不能强行推进

【答案】D

【考点】拔髓术的要求

【解析】正确的开髓基本要求是使根管器械尽可能地循直线方向进入根管，因此在钻磨时钻针方向与牙长轴平行，由较突出的髓角处穿孔进入髓腔，用球钻提拉式磨除髓室顶，洞口一般以去除髓室顶后不妨碍器械进入根管为准。拔髓针遇阻力不能强行推进，以免断针。因此答案选 D。

【避错】本题易错选 C，揭髓室顶要用球钻提拉式磨除，否则容易底穿。

6. 关于牙髓病治疗中的防护措施不正确的是

A. 治疗中应戴手套、帽子和口罩自我防护

B. 在患者胸前铺治疗巾隔离污染

C. 诊室内的工作台、地面及空气应定期消毒

D. 治疗前请患者用氯己定漱口

E. 光固化灯及牙椅照明灯拉手等不必采用隔离防护措施

【答案】E

【考点】牙髓病治疗中的防护措施

【解析】牙髓病治疗中的防护措施包括医务人员的自我防护和对患者的防护。首先诊室内的工作台、地面及空气应定期消毒，操作器械应经消毒灭菌处理；自我防护包括治疗中应戴手套、帽子和口罩；对患者的保护包括在患者胸前铺治疗巾隔离污染、治疗前请患者用氯己定漱口等；光固化灯及牙椅照明灯拉手等应贴一次性无菌塑料膜。因此答案选 E。

【避错】本题较简单，一般不易选错，治疗前请患者用氯己定漱口可消除菌斑减少感染。

7. 根管治疗中发生的并发症，可能会引起严重后果的是

A. 器械折断

B. 髓底穿透

C. 侧壁穿透

D. 急性根尖炎

E. 器械误吞误吸

【答案】E

【考点】根管治疗的并发症

【解析】根管治疗的并发症包括急性炎症反应、器械分离于根管内、髓腔穿孔、器械落入消化道及呼吸道、皮下气肿、牙折等，其中器械落入消化道及呼吸道是最严重的并发症，容易有生命危险。因此此题选 E。

【避错】本题易误选 B 或 C，髓底穿透和侧壁穿透只是对牙及牙槽骨引起的并发症，而器械误吞误吸处理不当会有生命危险。

8. 治疗牙髓及根尖周病一般不会用到的药物是

A. 丁香油

B. 甲酚甲醛液

C. 根管充填剂

D. 碘甘油

E. 碘仿糊剂

【答案】D

【考点】根管治疗药物

【解析】丁香油有镇痛和麻醉作用，用于化学性、机械性根尖周炎或活髓拔除后封入根管，有较好的安抚镇痛作用。甲酚甲醛液常用于牙髓坏死的患牙，可以除臭杀菌。根管充填剂主要用于根管治疗最后的严密充填。碘仿糊剂可用于渗出液较多的根管。碘甘油用于口腔黏膜溃疡、龈炎及冠周炎与根管治疗无关，根管治疗一般不会用到，因此答案选 D。

【避错】本题易错选 E，由于没有认清选项而错选。碘甘油为消毒防腐剂，其作用机制是使菌体蛋白质变性、死亡，对细菌、真菌、病毒均有杀灭作用。

9. 髓腔预备的要求如下，除外

A. 除净髓室顶

B. 尽量扩大根管口

C. 磨除牙本质突起

D. 按牙位正确开髓

E. 洞壁与根管连成一线

【答案】B

【考点】髓腔预备要点

【解析】髓腔预备的要求如下：根据不同牙位确定不同髓腔入口的部位，揭髓室顶，暴露髓室；磨除牙本质突起以保证洞壁与根管连成一线。在此基础上，避免破坏过多的牙体组织。尽量扩大根管口违反了保守牙体组织的原则，故选 B。

【避错】此题易错选 E，髓腔预备应使洞壁与根管连成一线，E 是正确的。

10. 对牙髓组织刺激最小的材料为

A. 氧化锌丁香油水门汀

B. 磷酸锌水门汀

C. 聚羧酸水门汀
D. 氢氧化钙
E. 玻璃离子

【答案】D

【考点】常用水门汀对牙髓组织的作用

【解析】氢氧化钙有抑菌作用、促进牙体组织矿化等作用，其对牙髓组织的刺激最小。故选 D。其他水门汀材料对牙髓组织都有一定刺激。

【避错】本题容易误选 A，氧化锌丁香油水门汀虽可用于安抚牙髓，但对牙髓刺激最小的仍是氢氧化钙。

11. 根尖发育已完成的恒牙牙髓炎症波及根髓时治疗方法是
A. 干髓术
B. 活髓切断术
C. 直接盖髓术
D. 牙髓摘除术
E. 间接盖髓术

【答案】D

【考点】恒牙牙髓炎的治疗方法

【解析】牙髓摘除术适应证：各型牙髓炎患牙，选 D；意外穿髓者；外伤牙冠折断在龈上者。

【避错】本题容易出错的是 A，根尖发育完成的恒牙牙髓炎首选根管治疗。

12. 直接盖髓术最重要的注意事项是
A. 无痛术
B. 动作轻巧
C. 去净腐质
D. 无菌操作
E. 充分止血

【答案】D

【考点】直接盖髓术的注意事项

【解析】口腔任何操作首要遵循无菌原则，故选 D。

【避错】本题容易误选 C，直接盖髓术是用于处理露髓范围<0.5mm 的穿髓意外，要求严格无菌操作，防止因为操作不当将细菌带进牙髓内，引起牙髓炎。

13. 间接盖髓术的适应证是
A. 中龋
B. 浅龋
C. 意外穿髓
D. 去腐未净穿髓
E. 可复性牙髓炎

【答案】E

【考点】间接盖髓术的适应证

【解析】间接盖髓术适应证是深龋引起的可复性牙髓炎、外伤冠折或牙体预备后的大面积牙本质暴露，故选 E。

【避错】本题容易错选 C，意外穿髓范围<0.5mm，使用直接盖髓术。间接盖髓要求记住两种情况：深龋未露髓和可复性牙髓炎。

14. 根管预备前必须完成的重要步骤是
A. 测定工作长度
B. 根管内清洗
C. 根管口预备
D. 拍 X 线片
E. 进入髓腔

【答案】A

【考点】根管预备的操作步骤

【解析】根管预备前的步骤：牙髓失活术、拔髓和测量根管长度。根管预备步骤：扩大根管与冲洗根管交替。其中测量根管长度是最基础的步骤，因此选 A。

【避错】本题容易错选 D，拍牙片是根管治疗前医师诊断的辅助检查方法，而根管治疗第一步也是最重要的是确定工作长度。

15. 有关活髓切断术的叙述，哪一项是不必要的
A. 术前口服抗生素
B. 局部麻醉，橡皮障隔湿
C. 去净腐质，消毒窝洞
D. 去净髓室顶，切除冠髓
E. 止血、放盖髓剂、氧化锌丁香油暂封窝洞

【答案】A

【考点】活髓切断术的操作

【解析】操作步骤：①隔湿患牙，对患牙行局部麻醉，在整个过程中必须遵循无菌操作的原则，用橡皮障隔湿患牙，或直接用棉卷隔湿，并注意吸唾和及时更换棉卷，保持术区干燥，防止牙髓组织再污染。②去净龋坏组织，以温水清洗窝洞，去除食物残渣和表面腐质。制备洞形并以 3% 过氧化氢清洗窝洞。③确定入口部位。④切除冠髓，若牙髓组织断面出血过多，可用小棉球蘸少许生理盐水或 0.1% 肾上腺素，置根管口压迫止血。操作中不可用气枪，以免造成组织脱水和损伤。⑤放置盖髓剂，术后可进行永久充填或观察 1～2 周，若无症状，则去除部分暂封剂，聚羧酸锌水门汀或磷酸锌水门汀垫底，银汞合金或复合树脂充填。活髓切断术术前口服抗生素是没有必要的，因此选 A。

【避错】本题考查活髓切断术的步骤，牙髓炎症不需口服抗生素。活髓切断术需要严格的遵循无菌操作的原则，同时注意隔湿、消毒。

16. 男，50 岁。2 周前发现右下后牙龈有小包。平时无明显不适，曾在外院拍 X 线片。查见右下第一前磨牙咬面龋洞深，探无感觉，叩诊异常感，右下第一磨牙近中根尖部龈瘘管。X 线片见右下第一前磨牙根尖 X 线透射区不规则，边界模糊，右下第三磨牙前倾阻生，余未见异常。主诉牙治疗设计应为

A. 保髓治疗
B. 干髓治疗
C. 根管治疗
D. 塑化治疗
E. 患牙拔除

【答案】C

【考点】慢性根尖周炎的治疗

【解析】根据右下第一前磨牙咬面龋洞深，探诊无感觉，叩诊异常感，右下第一磨牙近中根尖部龈瘘管，考虑为慢性根尖周炎；结合 X 线片表现，可诊断为慢性根尖周脓肿或慢性牙槽脓肿。慢性根尖周脓肿根管内已发生严重的不可复性感染，保髓治疗毫无意义，应施行根管治疗以去除感染，消除病灶，杜绝再感染，保留患牙。故选 C。

【避错】本题易错选 B。干髓治疗一般不作为常规的治疗方法。

17. 男，65 岁。因下前牙急性骨膜下脓肿就诊，第一次的处理如下，除外

A. 开髓拔髓
B. 荡洗封药
C. 根管机械预备
D. 脓肿切开引流
E. 应用抗炎和镇痛药

【答案】C

【考点】骨膜下脓肿治疗

【解析】患者为 65 岁男性，下前牙急性骨膜下脓肿就诊，考虑患者痛苦较大，常伴有全身症状，不宜做根管机械预备，应在炎症控制后再进行。故选 C。

【避错】本题不易错选。急性骨膜下脓肿时，一般待急性症状缓解后予以根管治疗。

18. 女孩，14 岁。偶然发现右下后牙颊侧牙龈有小脓包前来就诊。查右下第二前磨牙畸形中央尖折断，Ⅰ度松动，颊侧牙龈有窦道口，X 线片见根长为 9mm，根尖呈燕尾状敞开，根尖周 X 线透射区 4mm×5mm，边界模糊不清。该主诉牙的治疗应选用

A. 拔除
B. 干髓治疗
C. 塑化治疗
D. 根管治疗
E. 根尖诱导形成术

【答案】E

【考点】年轻恒牙治疗

【解析】根尖诱导成形术用于根尖未完全形成之前发生牙髓严重病变或根尖周炎症的年轻恒牙。患者 14 岁，患牙为根尖未发育完成的年轻恒牙，可选用根尖诱导形成术。故选 E。

【避错】本题易错选 D。一般牙髓有病变或根尖周炎症时行根管治疗，但年轻恒牙除外。

19. 男，70 岁。3 周前左侧上颌前部肿痛，经抗炎药治疗后现已缓解。检查见|2 残根，不松动，X 线片见|2 根尖周透射区约 3mm×5mm，根尖部少量外吸收。当天应做的治疗为

A. 塑化治疗
B. 覆盖义齿
C. 根尖手术
D. 根管治疗
E. 拔除患牙

【答案】D

【考点】根尖周炎的治疗

【解析】患者考虑为急性根尖周炎转为慢性，首先应清除感染源。因存在残根，故牙髓炎症是引起根尖周炎的主要原因，应做根管治疗。由于根尖部存在外吸收，覆盖义齿应在完善的炎症治疗基础上进行；治疗应尽量保存患牙，在根尖周病变较大或合并其他疾病经治疗无效时，或可疑为病灶牙时，才考虑拔除患牙。故选 D。

【避错】本题易错选 C，根尖手术适用于根管治疗或再治疗失败、严重的根管解剖变异、需要通过探查手术明确诊断的情况。

20. 男孩，5 岁。1^{ML}| 龋深及髓，探诊无反应，叩痛（+++），唇侧牙龈充血，无明显肿胀，扪痛，松动Ⅱ度。当天宜采用的处理措施是

A. 封丁香油球安抚
B. 全身应用抗生素
C. 髓腔开放引流
D. 牙龈切开引流
E. 活髓切断术

【答案】C

【考点】急性化脓性根尖周炎的治疗

【解析】患儿出现牙龈充血、扪痛，牙松动，牙髓探诊无反应，叩痛（+++），考虑为化脓性根尖周炎，应对脓液进行引流。由于乳牙根尖孔粗大，根管通畅，龋洞开放，故可开放髓腔，使脓液从根尖孔，

经根管由龋洞排出。患儿牙髓探诊无反应，提示可能坏死，活髓切断术已无意义。故选 C。

【避错】本题易错选 D，牙龈切开引流相较于髓腔开放引流，可加速牙周组织破坏，使牙齿松动加重。

21. 男，15 岁。因 $\overline{6}|$ 急性根尖周炎进行根管治疗，在根管预备后，选择 5% 次氯酸钠、3% 过氧化氢交替冲洗根管。选择该组冲洗液的原因不包括

A. 能溶解根管壁牙本质

B. 能产生新生氧

C. 有充分发泡作用，能使根管内碎屑朝着牙冠方向排出

D. 有很强的杀菌作用

E. 对坏死组织有溶解作用

【答案】A

【考点】根管冲洗剂的作用

【解析】①次氯酸钠具有氧化作用、新生氧作用和氯化作用，其杀菌作用主要来自水解生成的次氯酸的氧化作用；此外，还有较强的溶解组织的作用，一般认为 2.00%～5.25% 的浓度对残余牙髓组织和有机碎屑的溶解作用最明显。②过氧化氢遇到组织中的过氧化氢酶时立即分解释出新生氧，从而发挥杀菌作用和除臭作用；主要用以清洗污秽的创面，因气泡能使创面或根管中的脓块、血块及坏死组织松动而排出。故选 A。

【避错】本题不易选错，17% EDTA 与 5.25% 的次氯酸钠交替冲洗根管能有效去除根管壁的玷污层。

22. 男，25 岁。右下后牙充填体部分脱落 1 周，咬物不适，无肿痛，2 年前曾做过治疗。检查：$\overline{6}|$ DO 银汞充填体大部分脱落，剩余牙体组织较少，洞内探软，冷测验无反应，叩痛（-）。X 线片：$\overline{6}|$ 根管内透射影，远中根充物距根尖 4mm。$\overline{6}|$ 首选的治疗方案是

A. 玻璃离子暂封观察

B. 根尖手术

C. 重新充填

D. 根管再治疗

E. 全冠修复

【答案】D

【考点】根尖周病的治疗

【解析】患者洞内探软，$\overline{6}|$ DO 银汞充填体大部分脱落，剩余牙体组织较少，需做桩冠修复。但 X 线显示 $\overline{6}|$ 根管内透射影，远中根充物距根尖 4mm，表现为根管欠填。在做新修复体之前，应对欠填根管进行再治疗。

【避错】本题易错选 C，对于根管欠填的患牙，尽管无临床症状和体征，在做新的修复体前也应考虑根管再治疗。

23. 男，35 岁。因下前牙急性根尖周炎进行根管治疗，第一次的处理必须做

A. 开髓开放

B. 局部麻醉

C. 开髓拔髓开放

D. 开髓封失活剂

E. 麻醉下拔除

【答案】C

【考点】急性根尖周炎的应急处理

【解析】急性根尖周炎的急症处理是在局部麻醉下开通髓腔建立引流，首选开髓拔髓开放，故 C 正确。单纯开髓开放没有清除根管系统内坏死的牙髓，A 错误。局部麻醉不是全部的处理，B 错误。因急性根尖周炎，牙髓坏死，不必封失活剂，D 错误。没有拔除指征，E 错误。因此答案选 C。

【避错】本题易错答案为 A，只开髓开放不拔髓，根尖孔不畅通，无法达到引流目的。

24. 男，30 岁，深龋引起急性根尖周炎，在外院开髓治疗后，仍有剧烈疼痛，伴面部肿胀。分析原因如下，除外

A. 开髓孔过小

B. 根管不通畅

C. 根尖孔不通畅

D. 抗感染力弱

E. 开髓后反应

【答案】E

【考点】急性根尖周炎的应急处理

【解析】急性根尖周炎的应急处理是在局部麻醉下开通髓腔引流通道，穿通根尖孔，使根尖渗出物及脓液通过根管得到引流，以缓解根尖部的压力，解除疼痛。但患者症状未得到缓解，说明开髓引流不通畅，而开髓孔过小、根管不通畅、根尖孔不通畅、抗感染力弱都是引起疼痛的原因，因此答案选 E。

【避错】本题易错选 B，根管不通畅也可引起开髓后疼痛，但开髓后反应一般不加剧炎症。

25. 男，40 岁。诊断为急性根尖周炎，要行根管治疗，开始 1 周症状明显缓解，后因工作忙未及时就诊，3 个月期间换了 3 次甲醛甲酚（FC），封药后症状加重。分析其原因，考虑主要是

A. 感染没有控制

B. 药效丧失

C. 药物半抗原作用

D. 机体抵抗力降低

E. 化学性根尖周炎

【答案】C

【考点】FC 的特性

【解析】患者根管治疗开始 1 周症状明显缓解，说明髓腔引流效果好，感染得到控制；FC 有较强的毒性和刺激性，甲醛类药物可作为半抗原与牙髓和根尖周组织的宿主蛋白结合，形成免疫原引起机体免疫反应，FC 对根尖周组织有毒性作用，有研究认为 FC 中的半抗原主要来自酚。许多根管治疗药物如甲醛甲酚、樟脑酚等是半抗原。因此本题选 C。

【避错】本题易错选 E，化学性根尖周炎多为塑化剂流失至根尖周组织，对根尖周组织造成化学性刺激引起。

26. 男，36 岁。左上前牙慢性根尖周炎，拟行根管治疗，X 线片示该牙根尖孔尚未形成。为了确定工作长度，宜选择以下哪种方法

A. 感觉法

B. 拍 X 线片

C. 根管长度电测法

D. 冠根比例计算法

E. 平均长度法

【答案】B

【考点】根管工作长度的测量

【解析】患牙根尖孔尚未形成不能采用感觉法和根管长度电测法，否则容易造成破坏根尖组织或测量结果不准确等；拍 X 线片可通过调整 X 线投照角度使牙长度既不变长也不缩短，判断根管长度。因此选 B。

【避错】本题易错选 D，由于患牙根尖未发育完全，冠根比例与正常牙有差异因此冠根比例计算法和平均长度法不宜采用。

27. 男，41 岁。左上后牙自发性持续性跳痛 2 天。检查：左上第二前磨牙𬌗面近远中向可见隐裂，冷测验无反应，叩痛（+++），松动Ⅱ度。可诊断为

A. 牙隐裂

B. 急性浆液性牙髓炎

C. 急性浆液性根尖周炎

D. 急性化脓性牙髓炎

E. 急性化脓性根尖周炎

【答案】E

【考点】急性化脓性根尖周炎的诊断

【解析】急性化脓性根尖周炎根尖脓肿典型的疼痛特点是自发性持续性跳痛，患牙叩痛（++）~（++++），且伴有牙齿松动Ⅱ度至Ⅲ度，检查可见牙体硬组织疾病，因此本题选 E。

【避错】本题易错答案为 A，牙隐裂只是可能引起急性化脓性根尖周炎的牙体硬组织疾病。表浅的隐裂常无明显症状，较深时则遇冷热刺激敏感，或有咬合不适感。

28. 女，36 岁。左下第二磨牙根尖周炎，拟行根管治疗。X 线片示根管较细，中段影像模糊。根管预备过程中可选用的理想化学预备药物为

A. 次氯酸钠

B. 过氧化氢

C. 乙二胺四乙酸（EDTA）

D. 氯仿

E. 氯胺-T

【答案】C

【考点】EDTA 的特性

【解析】EDTA 对于根管钙化、狭窄和根管内异物效果较好，还能增加药物对牙本质小管的渗透性，有一定的润滑作用。因此答案选 C。

【避错】本题易错答案为 A 和 B，次氯酸钠溶解坏死组织，过氧化氢有发泡作用，能够使根管内碎屑朝着牙冠方向排出。两者在杀菌方面效果好，但对狭窄根管作用不佳。

（29 ~ 31 题共用题干）

男孩，7 岁。上前牙冠外伤半小时就诊。口腔检查见右上中切牙冠斜折，探及穿髓孔，叩诊（+），X 线片示患牙根尖未发育完成。

29. 若对患牙进行牙髓活力电测试，与对照牙比较，其最可能的结果为

A. 敏感

B. 迟钝

C. 正常

D. 无反应

E. 非常敏感

【答案】D

【考点】牙髓活力电测验

【解析】牙外伤后会出现“牙髓休克”的现象，对患牙进行牙髓活力电测验可能结果为无反应。故选 D。

【避错】本题不易错选。注意审题，牙髓活力电测验用于反映患牙牙髓活力的有无。

30. 首选治疗为

A. 活髓切断术

B. 根尖诱导成形术

C. 牙髓摘除术

D. 直接盖髓术

E. 根管治疗术

【答案】A

【考点】年轻恒牙治疗

【解析】由于外伤露髓，患牙根尖未发育完成，应行牙髓切断术，保护根髓，促进根尖发育。在牙根发育完成后，进行牙髓摘除术及根管治疗。故选 A。

【避错】本题易错选 B。如果牙髓切断术失败，可进行根尖诱导成形术或根尖外科手术。

31. 进行这种治疗成功的关键是

A. 盖髓剂的选择

B. 无菌操作

C. 正确的开髓

D. 局麻方式的选择

E. 正确选择暂封剂

【答案】B

【考点】活髓切断术

【解析】活髓切断术的治疗过程中必须遵循无菌操作原则，防止牙髓再感染。用橡皮障隔离患牙，或直接用棉卷隔湿，并注意吸唾和及时更换棉卷，保持术区干燥。故选 B。

【避错】本题不易错选。无菌操作是活髓切断术治疗成功的关键。

(32～33 题共用题干)

男孩，14 岁。上颌牙龈溢脓月余。$\underline{1^{ML}|}$型龋，无探痛，叩痛（±），温度测验无反应，唇侧牙龈根尖处见一瘘管，挤压少量溢脓，松动（-）。

32. 临床诊断应为

A. 根尖周炎

B. 牙髓坏死

C. 牙周炎

D. 残髓炎

E. 龋齿

【答案】A

【考点】根尖周炎的诊断

【解析】慢性根尖周炎可查及深龋洞或充填体，深洞内温度测验无反应，牙髓活力测验无反应。可查及窦道开口，窦道口有脓液溢出。牙髓坏死无根尖来源的瘘管。牙周炎无牙体硬组织疾病，且有深牙周袋。残髓炎探及深部时有感觉或疼痛。龋齿无自发痛，无叩痛，无瘘管等，故选 A。

【避错】本题容易出错的是 B，综合题意最确切应该是根尖周炎。做类似病例题一定要综合全部临床资料。

33. 临床治疗宜采用

A. 活髓切断术

B. 姑息治疗

C. 根管治疗

D. 干髓术

E. 塑化术

【答案】C

【考点】慢性根尖周炎的治疗

【解析】活髓切断术适应证：不宜做盖髓治疗，或盖髓治疗失败的年轻恒牙、外伤露髓或局限于冠髓的牙髓。干髓术适应证成年人后牙的局部性牙髓炎，根髓完整者。根管治疗术是治疗牙髓炎和根尖周炎的首选方法，选 C。塑化术易使牙冠变色，前牙禁忌。

【避错】本题相对容易，根尖周炎治疗首选根管治疗。

(34～35 题共用题干)

男，30 岁。左下前磨牙冷热不适数月。检查：左下 5 颈部缺损，已露髓，探痛，叩痛（+），无松动，热测验引起痛。

34. 应诊断为

A. 楔状缺损

B. 深龋

C. 酸蚀症

D. 慢性牙髓炎

E. 慢性根尖周炎

【答案】D

【考点】慢性牙髓炎的诊断

【解析】慢性牙髓炎一般不发生剧烈的自发性疼痛，病程较长，可有较长时间的冷热刺激痛史，炎症容易波及全部牙髓及根尖部的牙周膜，致使患牙常表现为咬合不适或轻度叩痛。根据题中提供的信息，患牙可诊断为由缺损露髓引起的慢性牙髓炎，因此答案选 D。

【避错】本题易错答案为 A，患牙有缺损但不一定是楔状缺损，即使是楔状缺损，但目前的症状已不再局限于缺损而是牙髓炎症状。

35. 选用的治疗方法是

A. 盖髓术

B. 活髓切断术

C. 干髓术

D. 根管治疗

E. 塑化治疗

【答案】D

【考点】慢性牙髓炎的治疗

【解析】慢性牙髓炎的牙髓和根管内都已被感染，针对感染的根管应行根管治疗，彻底清理后严密充填，因此答案选 D。

【避错】本题易错选 B，牙髓切断术适用于根尖已发育完成的年轻恒牙，无论是龋源性、外伤件或机械性露髓，均可行牙髓切断术以保存活髓，直到牙根发育完成。

(36～37 题共用备选答案)

A. 氢氧化钙制剂

B. 玻璃离子水门汀

C. 氧化锌丁香油水门汀

D. 磷酸锌水门汀

E. 复合树脂

36. 根管治疗后患牙永久性冠方封闭材料应采用

【答案】E

37. 直接盖髓术常用的材料是

【答案】A

【考点】牙体牙髓病中材料的应用。

【解析】玻璃离子水门汀可用于根面龋、急性龋和猖獗龋的修复，乳牙所有洞形的修复、垫底、暂封、黏固修复体。氧化锌丁香油多用于暂时黏接、充填、垫底。磷酸锌水门汀可用于牙体缺损的暂时性和较长期的充填修复，还可用作黏接剂或洞衬剂。复合树脂广泛应用于牙体缺损的直接充填修复。故36题选E。氢氧化钙制剂是最成熟理想的盖髓剂，用于盖髓术和活髓切断术，故37题选A。

【避错】36题易错选B，但由于复合树脂与牙釉质的黏接性和复合树脂的机械强度远高于玻璃离子水门汀，所以玻璃离子水门汀不能进行永久性充填。37题易错选C，氧化锌丁香油水门汀因为对牙髓有安抚作用而作垫底材料或间接盖髓剂，与牙髓直接接触可导致牙髓的中度炎症反应，故不能作直接盖髓剂。

（38～40题共用备选答案）

A. 药物性根尖周炎

B. 咬合创伤

C. 残髓炎

D. 药物性牙周组织坏死

E. 慢性根尖炎

38. 充填物过高，咬合时出现早接触可引起

【答案】B

39. 失活剂封药时间过长可引起

【答案】A

40. 根髓失活不全，干髓术后数周至数年后又出现牙髓炎症状，称为

【答案】C

【考点】各类疾病的诱因

【解析】充填物过高，咬合时出现早接触可引起咀嚼疼痛，属牙周性疼痛，即咬合创伤，因此38题选B；失活剂封药时间过长可引起药物性根尖周炎，因为失活剂一般为多聚甲醛或金属砷等有毒制剂，封药时间过长药物可以通过根尖孔扩散到根尖周组织，引起药物性根尖周炎，因此39题选A；残髓炎发生在经牙髓治疗后的患牙，由于残留了少量炎症根髓或多根牙遗漏了未做处理的根管，因此40题选C。

【避错】39题易错选D或E，药物性牙周组织坏死可由失活剂封闭不严密导致，药物性根尖周炎是由药物使用不当或者失活剂封药时间过长引起。慢性根尖炎一般由牙体硬组织疾病发展而来。

（41～44题共用备选答案）

A. 直接盖髓术

B. 间接盖髓术

C. 牙髓切断术

D. 牙髓开放术

E. 安抚治疗

41. 有症状不可复性牙髓炎剧烈疼痛时应急处理应做

【答案】D

42. 深龋引起的可复性牙髓炎，牙髓活力测验正常，X线显示根尖周组织正常的恒牙可做

【答案】B

43. 根尖孔未形成，因外伤露髓的年轻恒牙可做

【答案】A

44. 深龋备洞极敏感

【答案】E

【考点】不同治疗方法适应证

【解析】直接盖髓术适应证：①根尖孔尚未发育完全，因机械性或外伤性露髓的年轻恒牙。②根尖已发育完全，机械性或外伤性露髓，穿孔直径不超过0.5mm的恒牙，故43题选A。间接盖髓术适应证：①深龋、外伤等造成近髓的患牙。②深龋引起的可复性牙髓炎，牙髓活力测验在正常范围，X线片显示根尖周组织正常的恒牙。③无明显自发痛，除腐质未见穿髓却难判断是慢性牙髓炎或可复性牙髓炎时，可采用间接盖髓术作为诊断性，故42题选B。感染的牙髓应急的处理方法是开髓引流，故41题选D。深龋如有明显的刺激痛，备洞时较为敏感，可选先安抚治疗，再进行永久性充填，故44题选E。

【避错】要明确不同治疗方法的适应证。有症状不可复性牙髓炎剧烈疼痛时应急处理牙髓开放术。深龋引起的可复性牙髓炎，牙髓活力测验正常，X线显示根尖周组织正常的恒牙间接盖髓术。根尖孔未形成，因外伤露髓的年轻恒牙行直接盖髓术。深龋备洞极敏感说明牙髓组织有充血，先行安抚治疗。

（45～47题共用备选答案）

A. 开髓开放

B. 开髓封失活剂

C. 开髓拔髓开放

D. 麻醉拔髓+根管封药

E. 开髓开放+切开引流

以下疾病的首诊处理

45. 急性牙髓炎

【答案】D

46. 急性根尖炎

【答案】C

47. 急性骨膜下脓肿

【答案】E

【考点】急性牙髓牙周疾病的处理

【解析】急性牙髓炎应急处理的目的是引流炎症渗出物和缓解因之而形成的髓腔高压，以减轻剧痛。应在局部麻醉下开髓，摘除牙髓，可进行根管的初步清理与成形，在髓腔内或根管内可放置氢氧化钙封药，用暂封材料严密封闭开髓洞，后续完成根管治疗。确诊牙髓炎而无根尖周炎迹象的患牙，可直接完成根管治疗，故45题选D。急性根尖周炎的应急处理是开髓拔髓开放，以使根尖部的炎症排出，故46题选C。脓肿形成后应开髓引流并切开排脓，故47题选E。

【避错】本题考查牙髓炎症进展的3种情况，局限于牙髓炎只需局部麻醉下拔髓，根管封药；根尖周炎就需要加上拔髓；骨膜下脓肿需要切开排脓。

第十三章 牙周病学

考点：概述

1. X线片能反映牙槽骨吸收方式和程度，但不包括

A. 垂直型或角形吸收

B. 凹坑状吸收

C. 水平型吸收

D. 牙槽骨高度降低

E. 牙槽骨密度减低

【答案】B

【考点】牙周疾病的X线检查

【解析】检查牙周组织时常拍根尖片、殆翼片及曲面体层片。牙周炎时，在X线片上牙槽骨吸收的类型表现为水平型吸收和垂直型吸收。故选B。

【避错】本题易错选D。X线片显示牙槽嵴的高度降低，但吸收的边缘整齐，骨峰顶端有致密的硬骨板，骨小梁致密且排列整齐，表明牙槽骨的破坏已停止或有修复。

2. 下列细菌中属于红色复合体的是

A. 简明弯曲菌

B. 中间普氏菌

C. 具核梭杆菌

D. 齿垢密螺旋体

E. 血链球菌

【答案】D

【考点】龈下细菌的微生物复合体种类

【解析】龈下细菌的聚集有一定规律，按其聚集特性及与牙周状况的关系，分为6种主要微生物复合体。第一复合体（红色复合体）为与牙周炎紧密相关的菌群，包括福赛坦菌，牙龈卟啉单胞菌、齿垢密螺旋体。中间普氏菌、具核梭杆菌属于第二复合体（橙色复合体）；血链球菌属于第三复合体（黄色复合体）；简明弯曲菌属于第四复合体（绿色复合体）。故选D。

【避错】本题易错选其他选项。主要是易混淆6种主要微生物复合体，应区分记忆。

3. 证据充分的牙周致病菌是

A. 中间普氏菌和牙龈卟啉单胞菌

B. 伴放线聚集杆菌和牙龈卟啉单胞菌

C. 齿垢密螺旋体和伴放线聚集杆菌

D. 齿垢密螺旋体和福赛坦氏菌

E. 具核梭杆菌和伴放线聚集杆菌

【答案】B

【考点】牙周病的致病菌

【解析】证据充分的牙周致病菌有伴放线聚集杆菌、牙龈卟啉单胞菌、福赛坦氏菌。中等证据的致病菌有直肠弯曲杆菌、缠结优杆菌、具核梭杆菌、中间普氏菌、变黑普氏菌、微小消化链球菌、中间链球菌、齿垢密螺旋体。故选B。

【避错】本题易错选A，中间普氏菌为中等证据致病菌，是妊娠期龈炎的优势菌。

4. 用于牙周袋深度检查的工具是

A. 普通的弯探针

B. 有刻度的尖探针

C. 有刻度的钝头探针

D. 无刻度的钝头探针

E. Nabers 探针

【答案】C

【考点】牙周探诊的工具

【解析】牙周探针的尖端为钝头，顶端直径为0.5mm，探针上有刻度，以提插方式移动探针，探查每个牙的各个牙面的龈沟或牙周袋情况，以了解牙周袋的位置、范围、深度及形状。故本题选C。

【避错】本题易错选E，Nabers探针也属于牙周探诊的工具，但Nabers探针专用于根分叉探诊。

5. 口腔内牙石沉积最多的牙面是

A. 上颌前牙的唇面

B. 上颌前牙的腭面

C. 下颌前牙的唇面
D. 下颌前牙的舌面
E. 下颌磨牙的舌面
【答案】D
【考点】牙石的好发部位
【解析】牙石是沉积在牙面或修复体上的已钙化的或正在钙化的菌斑及沉积物，由唾液或龈沟液中的矿物盐逐渐沉积而成，常见于唾液腺开口处的牙齿表面，如上颌第一磨牙颊面和下颌前牙的舌面。故选 D。
【避错】本题易错选 E，下颌下腺导管口开口于舌下阜，舌下腺直接开口于口底黏膜。导管口的开口位置容易误导错选 E。

6. 牙石中最主要的成分是
A. 有机盐
B. 细菌
C. 无机盐
D. 厌氧菌和螺旋体
E. 需氧菌和革兰阳性球菌
【答案】C
【考点】牙周疾病的病因学
【解析】牙结石开始时是软的，会因逐渐的钙化而变硬，它是由 75% 的磷酸钙，15%～25% 的水、有机物、磷酸锰、矿酸钙及微量的钾、钠、铁所构成，并呈现出黄色、棕色或者黑色。故本题答案为 C。
【避错】此题易错选 B，牙石是在细菌的作用下形成的，非主要成分。

7. 下列何种疾病与牙周病没有密切关系
A. 糖尿病
B. 白血病
C. 心血管疾病
D. 大叶性肺炎
E. 再生障碍性贫血
【答案】D
【考点】牙周疾病与全身疾病和健康的关系
【解析】与牙周病有关的系统性疾病，如血液病（急性白血病、血小板减少性紫癜等）、心血管疾病、糖尿病或其他内分泌疾病、神经系统疾病、免疫功能缺陷以及某些遗传性疾病或有遗传易感因素等；同时发生在口腔及牙周组织的疾病，如口腔黏膜白斑、扁平苔藓、天疱疮、类天疱疮等均可同时发生于口腔黏膜和牙龈，正畸治疗史等。故本题答案为 D。
【避错】此题易错选 E，再生障碍性贫血与牙周病有密切关系。

8. 正常情况下牙槽嵴顶距釉质牙骨质界的距离，在 X 线片上通常为
A. <3mm
B. <2. 5mm
C. <2mm
D. <1. 5mm
E. <1mm
【答案】C
【考点】牙周疾病的检查
【解析】在标准根尖片上，当牙槽嵴顶到釉质牙骨质界的距离超过 2mm 时，则可认为有牙槽骨吸收。正常情况下牙槽嵴顶距釉质牙骨质界的距离，在 X 线片上通常为小于 2mm，故本题答案为 C。
【避错】此题易错选 B，牙槽骨吸收时牙槽嵴顶到釉质牙骨质界的距离超过 2mm。

9. 彻底去除牙石的主要原因是
A. 对组织有机械刺激作用
B. 内含细菌内毒素
C. 可引起牙龈萎缩
D. 是细菌滞留堆积的部位
E. 可引起牙龈增生
【答案】D
【考点】牙周疾病的病因学
【解析】牙结石对口腔而言是一种异物体，它会不断刺激牙周组织，并会压迫牙龈，影响血液循环，造成牙周组织的病菌感染，引起牙龈发炎萎缩，形成牙周袋。在牙周袋形成后，更易使食物残渣、牙菌斑和牙结石等的堆积，这种新的堆积又更进一步的破坏更深的牙周膜，如此不断的恶性循环的结果，终至牙周支持组织全部破坏殆尽，而使牙齿最终拔除。故选 D。
【避错】此题易错选 C，牙石可以造成牙龈萎缩，但不是牙石主要危害。

10. 牙周炎的组织破坏特点是
A. 持续性破坏
B. 长时间静止、短时间破坏
C. 长时间破坏、短时间静止
D. 进行性破坏
E. 渐进性破坏
【答案】B
【考点】牙周组织的防御机制
【解析】牙周炎是侵犯牙龈和牙周组织的慢性炎症，是一种破坏性疾病，其主要特征为牙周袋的形成及袋壁的炎症，牙槽骨吸收和牙齿逐渐松动，组织破坏是长时间静止、短时间破坏。故本题答案为 B。
【避错】此题易错选 C，牙周炎的组织破坏特点

是长时间静止、短时间破坏。

11. 牙齿松动与下述哪项因素关系不大

A. 牙槽骨吸收

B. 殆创伤

C. 牙周韧带的急性炎症

D. 女性激素水平变化

E. 牙龈纤维瘤

【答案】E

【考点】牙周炎的伴发病变

【解析】牙周炎牙槽骨吸收这种松动多不伴有牙齿明显的疼痛不适，如果牙齿的咬合状况不良或有夜磨牙、紧咬牙的不良习惯，对牙齿的咬合造成了创伤，长期也会造成牙齿的松动。如果牙齿松动的情况伴有牙齿咬合疼痛或在牙龈疼痛后发生，多是牙周膜组织的急性炎症水肿造成了牙齿的松动。女性激素水平的变化可能会引起牙齿松动度的改变，如在月经期可能出现轻度的牙齿松动。故本题答案为E。

【避错】此题易错选D，女性激素水平的变化可能会引起牙齿松动度的改变，如在月经期可能出现轻度的牙齿松动。

12. 牙周病患者主诉症状通常为

A. 牙齿移位

B. 口腔异味

C. 食物嵌塞

D. 牙龈出血

E. 牙齿松动

【答案】D

【考点】牙周疾病的检查

【解析】牙龈出血常为牙周病患者的主诉症状，多在刷牙或咬硬食物时发生，偶也可有自发出血，故本题答案为D。

【避错】此题易错选C，牙周病会使牙齿移位，使食物嵌塞，但不是最常见的主诉症状。

13. 下列哪项不是引起牙齿松动的原因

A. 殆创伤

B. 牙周袋深部刮治

C. 牙周膜急性炎症

D. 牙周翻瓣术后

E. 牙槽骨吸收达1/2以上

【答案】B

【考点】引起牙齿松动的原因

【解析】牙周袋深部刮治属于牙周基础治疗的一部分，牙周治疗的目的是去除牢固黏附在牙面或根面的龈上、龈下牙石，菌斑生物膜和内毒素，去除感染牙骨质，抛光根面，形成牙周细胞附着并增殖的有利环境，牙周治疗有利于牙齿的牢固，所以B符合题意。殆创伤是指由于咬合关系不正常或咬合力量不协调引起的牙周支持组织损伤，其会增加牙的松动度，A不正确，牙周急性炎症和牙槽骨吸收1/2以上也可增加牙齿的松动度，所以C、E不正确。牙周瓣膜术后早期由于术后反应也会引起牙齿轻度松动，故本题选B。

【避错】此题易错选D，牙周翻瓣术过程要破坏牙周组织，因此会引起牙齿松动。

14. 牙周病预防重点集中在

A. 牙石的控制

B. 消除菌斑

C. 控制致病菌

D. 控制唾液菌量

E. 控制菌斑

【答案】E

【考点】牙周病的预防

【解析】菌斑是细菌在牙面上的聚集，它是引起牙周病的主要病源因素。因此，牙周病预防的关键在于菌斑控制，加强自我清洁牙齿，有效的菌斑控制可使牙龈炎症消退，所以E正确。牙石即使天天刷牙也难以清除干净，需要专业洁牙，所以A不正确。完全消除菌斑难以完成，所以B不正确。进行牙周机械治疗及使用牙周治疗药物均可在一定程度上控制致病菌及控制唾液菌量，所以C、D不正确。

【避错】此题易错选B，口腔不是无菌环境，不断有食物进入口腔，因此不可能完全消除菌斑。

15. 下列哪项不是由局部刺激因素引起的牙周疾病

A. 单纯性龈炎

B. 成年人牙周炎

C. 多发性龈脓肿

D. 龈乳头炎

E. 增生性龈炎

【答案】C

【考点】牙周疾病的局部刺激因素

【解析】急性多发性龈脓肿是一种比较少见的临床症状较重的牙龈急性炎症，局限于龈乳头，主要发生于青壮年男性。患病前大多已有全口性的慢性龈炎，当身体抵抗力减低，如在感冒发热、过度疲劳、睡眠不足等情况下，局部细菌大量繁殖和毒力增强，便可发生本病。多发性龈脓肿不属于局部刺激因素引起的牙周病，因此C正确。增生性龈炎又称肥大性龈炎，由于牙石、牙垢、食物嵌塞等局部刺激物，咬合关系不良，如错殆等，都可引起慢性炎症肥大，所以E不正确。局部刺激因素还可引起单纯性龈炎、成年人牙周炎、龈乳头炎。所以 A、B、D 不正确。

【避错】此题易错选 E，此处要注意增生性龈炎和药物性牙龈肥大的鉴别诊断，药物性牙龈肥大有全身疾病史，配合有导致牙龈增生的药物服用史，而增生性龈炎是在原有成人龈炎的基础上局部因素（牙石、口呼吸、错𬌗畸形）刺激引起的。

16. 关于生物学宽度正确的是

A. 龈沟底与牙槽嵴顶之间的恒定距离约 2mm

B. 龈沟底与牙槽嵴顶之间的距离约 2mm，其改变可反映牙周状况

C. 牙周炎时牙槽骨水平吸收，生物学宽度增大

D. 牙周萎缩时生物学宽度变小

E. 随年龄增长上皮附着根向迁移，生物学宽度变小

【答案】A

【考点】生物学宽度概念

【解析】生物学宽度是指龈沟底与牙槽嵴顶之间的恒定距离约 2mm，即使随着年龄的增大或在病变情况下，上皮附着向根方迁移牙槽嵴顶亦随之降低，但龈沟（袋）底与牙槽嵴顶间的生物学宽度仍保持不变，故 A 正确，B、C、D、E 均错误。

【避错】此题易错选 E，上皮附着向根方迁移牙槽嵴顶亦随之降低，但龈沟（袋）底与牙槽嵴顶间的生物学宽度仍保持不变。

17. 以下哪个不是龈下牙石的临床特征

A. 色浅或深褐色、黑褐色

B. 位于龈沟内

C. 新形成者松软多孔，表面可覆盖菌斑

D. 较大块者可在 X 线片显示

E. 体积较小，与龈袋和牙周袋一致

【答案】C

【考点】龈下牙石的概念

【解析】龈下牙石体积小而硬，所以 C 不正确，龈下牙石呈褐色或黑色，故 A 正确，一般位于龈下及牙周袋内，B 也正确，体积较大者可在 X 线上显示，D 正确，体积小而硬，E 正确。

【避错】此题易错选 E，龈下牙石体积较大者完全可以在 X 线片上显示。

18. 牙齿的Ⅱ度松动，是指

A. 颊（唇）舌向松动

B. 近远中向松动

C. 颊（唇）舌向+近远中向松动

D. 垂直向松动

E. 颊（唇）舌向+近远中向+垂直向松动

【答案】C

【考点】牙齿Ⅱ度松动的定义

【解析】牙齿Ⅰ度松动是指颊（唇）舌向松动，Ⅱ度松动是指颊（唇）舌向+近远中向松动，Ⅲ度松动是指颊（唇）舌向+近远中向+垂直向松动，所以 C 正确。

【避错】此题易错选 B，Ⅱ度松动是指颊（唇）舌向+近远中向松动，而不是单纯的近远中向松动

19. 关于龈沟液以下不正确的是

A. 牙龈健康者极少有龈沟液

B. 炎症时龈沟液明显增多

C. 其主要成分与血清相似

D. 龈沟液中有免疫球蛋白具有抗特异性致病菌的作用

E. 龈沟液中无白细胞等防御细胞

【答案】E

【考点】对龈沟液的理解

【解析】龈沟液中有补体-抗体系统成分、各种电解质、蛋白质、葡萄糖、酶等，也包含白细胞（主要为通过龈沟上皮迁移而出的中性粒细胞）、脱落的上皮细胞等，故 E 不正确。牙龈健康者只有极少量的龈沟液，故 A 正确；龈沟液增多是牙周炎的早期表现之一，B 正确；龈沟液液体的成分主要来自血清，C 正确；龈沟液中的免疫球蛋白与口腔防御功能有关，具有针对不同致病菌的特异抗体功能，其中 IgG 水平高于 IgA 和 IgM，故 D 正确。

【避错】此题易错选 A，龈沟液在正常牙龈龈沟中也会出现。

20. 以下哪种纤维组织不属于牙龈纤维

A. 龈牙纤维

B. 牙槽嵴纤维

C. 牙周膜纤维

D. 环行纤维

E. 越隔纤维

【答案】B

【考点】牙龈纤维

【解析】牙龈纤维按排列方向分为 4 组，分别为龈牙纤维、牙周膜纤维、环形纤维、越隔纤维，故 B 是错误的。

【避错】此题易错选 A，记忆性错误，牙槽嵴纤维属于牙周膜纤维，不属于牙龈纤维。

21. 影响口腔生态系的主要因素不包括

A. 宿主因素

B. 细菌因素

C. 营养因素

D. 物理化学因素

E. 居住地因素

【答案】E

【考点】对牙周生态系的理解

【解析】牙周生态系是指牙周正常菌群之间及它们与宿主之间的相互作用。微生物的相互作用（共聚、协同、竞争、拮抗），宿主的健康状况（包括口腔卫生习惯、口腔疾病和治疗、口腔矫治器和义齿、全身性疾病激素分泌、遗传和种族因素、烟酒嗜好等）牙周环境的特性如氧化还原电势、pH、氧气、二氧化碳、温度、湿度、渗透压、营养源等均可影响牙周生态系变化，故A、B、C、D均正确，E错误。

【避错】此题易错选D，牙周生态系变化与居住地无关。

22. 获得性膜是指

A. 牙萌出时牙面上胚胎来源的有机物

B. 牙面上积累的食物残渣沉积物

C. 吸附至牙面的唾液蛋白或糖蛋白

D. 均匀分布于牙面上的微生物层

E. 在菌斑-牙界面由菌斑微生物所分泌的蛋白膜

【答案】C

【考点】获得性薄膜的概念

【解析】获得性薄膜是指由唾液蛋白或糖蛋白吸附至牙面，形成的一层无结构、无细胞的薄膜，故C正确、E错误，获得性薄膜由蛋白质、碳水化合物和脂肪组成，A、C错误，其在牙龈缘较厚，牙尖区较薄，故D错误。

【避错】此题易错选E，获得性薄膜是由唾液蛋白或糖蛋白吸附至牙面形成的薄膜。

23. 关于㓫创伤下列哪一项是正确的

A. 单纯㓫创伤会加重牙周炎症

B. 单纯㓫创伤会造成骨下袋

C. 治疗牙周炎消除㓫创伤是第一位的

D. 㓫创伤会增加牙的松动度，所以松动度增加是诊断㓫创伤的唯一指征

E. 自限性牙松动，没有炎症时不造成牙周组织破坏

【答案】E

【考点】㓫创伤与牙周炎的关系

【解析】目前对㓫创伤与牙周炎的关系认识如下：①单纯、短期的㓫创伤不会引起牙周袋，也不会引起或加重牙龈的炎症。②㓫创伤会增加牙的松动度，但松动度增加不一定是诊断㓫创伤的唯一指征，因为牙周膜增宽和牙松动可能是以往㓫创伤的结果。③当长期的㓫创伤伴随严重的牙周炎或明显的局部刺激因素时，它会加重牙周袋和牙槽骨吸收。④自限性牙松动在没有牙龈炎症的情况下，不造成牙周组织的破坏，故E正确，A、B、D错误。在牙周炎的治疗中，消除炎症是第一位的，C错误。

【避错】此题易错选A，单纯的㓫创伤不会加重牙周袋，它只在菌斑引起牙周炎时起协同破坏作用。

24. 复方氯己定含漱剂的组成为

A. 氯己定+甲硝唑

B. 氯己定+土霉素

C. 氯己定+金霉素

D. 氯己定+四环素

E. 氯己定+碘仿

【答案】A

【考点】对牙周病药物治疗的记忆

【解析】复方氯己定主要组成成分为氯己定和甲硝唑，故A正确，这是记忆题。

【避错】此题易错选D，记忆性错误。四环素可用于牙周疾病局部用药，氯己定含漱液主要成分除氯己定外，还含有甲硝唑。

25. 菌斑指数与软垢指数的相同点是

A. 只考虑龈缘处菌斑厚度

B. 不估计牙面菌斑的面积

C. 检查前先漱口

D. 吹干牙面后检查

E. 使用镰形探针

【答案】E

【考点】菌斑指数与软垢指数的检查方法

【解析】菌斑指数是根据牙面菌斑的厚度记分而不根据菌斑覆盖面积记分，用于评价口腔卫生状况和衡量牙周病防治效果。软垢指数检查软垢时视诊为主，根据软垢面积按标准记分，当视诊困难时，可用镰形探针轻刮牙颈部，再根据软垢面积记分。两者的共同点是都可以用镰形探针，故选E。

【避错】此题易错选C，菌斑指数检查前应漱口，软垢指数检查前不能漱口，漱口可起到清洁软垢的效果，使结果不准确。

26. 男，38岁。左上第一磨牙和第二磨牙间牙龈反复肿胀半年，经常食物嵌塞，应做的进一步检查不包括

A. 邻面龋

B. 两牙接触关系

C. 两牙牙冠外形

D. 对颌牙齿情况

E. 活体组织检查

【答案】E

【考点】食物嵌塞

【解析】食物嵌塞主要是各种原因使牙齿和牙齿之间有食物嵌塞在牙齿的邻面，导致的一系列的病变。如果患者邻面有龋齿，就会破坏邻面接触点，可能引起食物嵌塞，嵌塞在邻面导致龈乳头炎。如果牙齿与牙齿之间牙龈乳头有萎缩，像这种牙周炎症导致的牙龈萎缩也会出现食物嵌塞。活体组织检查一般常用于肿瘤性疾病等的诊断。故选 E。

【避错】本题易错选 D。如果患者对颌牙齿有充填式牙尖，也有可能会出现食物嵌塞。有食物嵌塞时，应根据具体病因做相应的治疗。

27. 女，26 岁。右下后牙牙龈易出血 1 个月，可自行止住。检查：牙石（+），$\overline{5|}$ 近中见树脂充填，探及充填物悬突，$\underline{|54}$ 间龈乳头充血，探诊易出血。右下后牙出现症状的主要促进因素是

A. 牙菌斑

B. 医源性因素

C. 殆创伤

D. 性激素

E. 牙石

【答案】B

【考点】牙龈炎症的影响因素

【解析】根据题干，患者全口牙均有少量牙石，排除 E。因右下后牙有明显的局部促进因素即充填体悬突，可导致菌斑滞留，故考虑为治疗不当所致；牙菌斑是疾病的始动因素。故选 B。

【避错】本题易错选 C，充填物悬突不属于殆创伤。

（28～30 题共用题干）

牙周检查时利用牙周探针来进行牙周探诊。

28. 牙周探诊的主要目的是了解

A. 牙周袋的深度和附着水平

B. 龈下牙石的分布

C. 是否有袋内溢脓

D. 根面龋

E. 牙龈退缩程度

【答案】A

【考点】牙周组织检查

【解析】以提插方式移动探针，探查每个牙的各个牙面的龈沟或牙周袋情况，以了解牙周袋的位置、范围、深度及形状。探查牙齿邻面牙周袋时，探针要紧贴牙邻面接触点探入，并将探针向龈谷方向稍倾斜，以探测到邻面牙周袋的最深处。探诊应有顺序。故本题答案为 A。

【避错】此题易错选 B，牙周探针可以探诊龈下牙石，但不是牙周探针主要作用。

29. 牙周探诊时，探诊压力应掌握在

A. 小于 10g

B. 10～15g

C. 20～25g

D. 30g 左右

E. 30～50g

【答案】C

【考点】牙周组织检查

【解析】牙周探针时用改良握笔式握持探针。以口内相邻牙的面或近切缘处的唇面作支点，也可采用口外支点。探诊力量要轻，为 20～25g。探入时探针应与牙体长轴平行。探针应紧贴牙面，避免进入软组织，避开牙石而到达袋底，故本题答案为 C。

【避错】此题易错选 D，探诊力量要轻，为 20～25g。

30. 牙龈组织炎症较重时，用正常力量探诊，探针尖端往往终止在

A. 正好在龈沟底部

B. 达不到龈沟底部

C. 结合上皮内

D. 穿过结合上皮到达结缔组织

E. 釉质牙骨质界处

【答案】D

【考点】牙周组织检查

【解析】牙龈病可能会由于牙龈水肿出现“假性牙周袋”，使探诊深度超过 2mm。而牙周炎患者，由于纤维变性破坏、结合上皮向根方增殖而形成“真性牙周袋”。牙周袋的形成说明炎症已从牙龈发展到牙周支持组织，使较深层的牙周组织感染，慢性破坏，脓性分泌物可以从牙周袋溢出。

【避错】此题易错选 C，在健康的龈沟内，用正常力量探诊，探针尖端应终止在结合上皮中部。

（31～33 题共用备选答案）

A. 釉质牙骨质界至其根方龈缘的距离

B. 龈缘至袋底的距离

C. 龈缘至牙槽嵴顶的距离

D. 袋底至釉质牙骨质界的距离

E. 袋底至牙槽嵴顶的距离

31. 探诊深度是指

【答案】B

32. 附着丧失是指

【答案】D

33. 牙龈退缩是指

【答案】A

【考点】口腔基本概念

【解析】探诊深度是使用专用的牙周探针所测得的龈袋或牙周袋的深度，即龈缘至袋底或龈沟底的距离，是重要的牙周临床指标，故31题选B。附着水平是指袋（沟）底至釉质牙骨质界的距离，也称临床附着水平，是反映牙周组织破坏程度的重度指标之一，有无附着丧失是区别龈炎和牙周炎的重要指标，故32题选D。牙龈退缩是指牙龈缘向釉质牙骨质界的根方退缩致使牙根暴露，故33题选A。

【避错】31题易错选D，附着水平是探诊深度减去釉质牙骨质界至龈缘的距离。32题不易错选，有无附着丧失是区别牙龈炎和牙周炎的重要指标。33题易错选E，通常将龈沟底与牙槽嵴顶之间的恒定距离称为生物学宽度。

（34～36题共用备选答案）

A. 探诊深度

B. 牙周附着水平

C. 牙松动度

D. 探诊出血

E. 牙龈退缩

34. 能准确地反映牙周组织破坏程度的指标是

【答案】B

35. 能判断牙龈有无炎症的重要指标是

【答案】D

36. 与前牙美观密切相关的指标是

【答案】E

【考点】牙周疾病的检查

【解析】附着丧失是牙周支持组织破坏的结果，是区别龈炎和牙周炎的重要标志，能较客观地反映出牙周组织破坏程度，故34题选B。健康的牙龈在刷牙或探测龈沟时均不引起出血，探诊后出血是诊断牙龈有无炎症的重要客观指标，故35题选D。牙龈退缩常造成的后果有牙根敏感，食物嵌塞和根面龋，影响美观，当前牙唇侧出现牙龈退缩时造成牙冠变长，牙缝增大，十分影响患者美观，故36题选E。

【避错】牙周袋测量深度后，探针沿根面退出，探及釉质牙骨质界，测得釉质牙骨质界到龈缘距离，将袋深减去该距离即为附着丧失程度。探诊深度也是为了测量附着丧失，所以34题易错选A。35题一般不易错选。附着丧失是牙周支持组织破坏的结果，能较客观地反映出牙周组织破坏程度，容易与牙龈退缩混淆，故36题易错选B。

（37～39题共用备选答案）

A. 大量中性粒细胞浸润

B. 大量T淋巴细胞浸润

C. 大量B淋巴细胞浸润

D. 破骨细胞活跃

E. 粗大的胶原纤维束增生

37. 属于牙周炎进展期的病理变化是

【答案】D

38. 属于牙周炎修复期的病理变化是

【答案】E

39. 属于牙周炎始发期的病理变化是

【答案】A

【考点】对牙周病临床病理的理解

【解析】牙周炎进展期的病理变化为结合上皮继续加深，形成深牙周袋，上皮下结缔组织的基质及胶原纤维变性、溶解，大部丧失。破骨细胞活跃，牙槽骨吸收、破坏明显。炎症浸润向深部蔓延、扩展，浆细胞增多，故37题选D。牙周炎修复期的病理变化为沟内或袋壁上皮及结合上皮周围的炎症明显减少，在牙周袋与牙槽骨之间可见大量新生的纤维结缔组织，或可见粗大的胶原纤维束增生，其间可见少量的慢性炎症细胞浸润，还可见新生的毛细血管，故38题选E。牙周炎始发期病理改变为毛细血管扩张充血，通透性增加，上皮及其下方结缔组织内有大量中性粒细胞浸润，其下方可见少量淋巴细胞及巨噬细胞，故39题选A。

【避错】本组小题主要考查不同牙周炎进展期的病理表现，37题容易误选A，38题容易误选C，39题容易误选B。掌握牙周病不同时期病理表现可以避免混淆。

（40～42题共用备选答案）

A. 龈上菌斑

B. 附着性龈下菌斑

C. 非附着性龈下菌斑

D. 陈旧的龈上菌斑

E. 窝沟处龈上菌斑

40. 与龈下牙石形成有关的是

【答案】B

41. 主要为革兰阴性厌氧菌构成的菌斑是

【答案】C

42. 被认为是牙周炎“进展前沿”的菌斑是

【答案】C

【考点】对附着性龈下菌斑与非附着性龈下菌斑的理解

【解析】附着性龈下菌斑主要为革兰阳性球菌、杆菌及丝状菌，与牙石的形成、根面龋、根面吸收及牙周炎有关，故40题选B；非附着性龈下菌斑主要为革兰阴性厌氧菌，其在牙周炎快速进展时明显增多，毒理增强，与牙槽骨的快速破坏有关，与牙周炎的发生发展关系密切，被认为是牙周炎“进展前沿”的菌斑，故41、42题均选C。

【避错】本组题目主要考查龈上菌斑和龈下菌斑的细菌组成及作用，题目较为简单。但此考点是牙周病学考试中常考的知识点。

考点：牙龈疾病

1. 与药物性牙龈肥大有关的药物是
 A. 地高辛
 B. 制霉菌素
 C. 利多卡因
 D. 环孢素
 E. 头孢菌素

【答案】D

【考点】药物性牙龈肥大的病因

【解析】长期服用抗癫痫药物（苯妥英钠）、钙通道阻滞药（硝苯地平、维拉帕米等）、免疫抑制药（环孢素）等是药物性牙龈肥大发生的主要原因。故本题选D。

【避错】此题易错选A，地高辛常引起心脏反应、中枢神经系统反应。

2. 下列致病菌与慢性龈炎无关的是
 A. 牙龈二氧化碳嗜纤维菌
 B. 伴放线聚集杆菌
 C. 黏性放线菌
 D. 内氏放线菌
 E. 微小消化链球菌

【答案】B

【考点】各型牙周病有关的致病菌

【解析】慢性龈炎的致病菌种类：黏性放线菌、内氏放线菌、微小消化链球菌、黄褐二氧化碳嗜纤维菌、牙龈二氧化碳嗜纤维菌。伴放线聚集杆菌是局限侵袭性牙周炎的致病菌。故本题选B。

【避错】本题属于记忆题，伴放线聚集杆菌是局限侵袭性牙周炎的致病菌，出现率较为普遍容易混淆。对龈炎致病菌不了解易错选。

3. 引起牙龈剥脱的是
 A. B族维生素缺乏
 B. 维生素A缺乏
 C. 维生素C缺乏
 D. 妇女妊娠
 E. 扁平苔藓

【答案】E

【考点】牙龈疾病

【解析】维生素A、B族维生素、维生素C缺乏会造成牙龈的出血、溃疡，妊娠妇女会造成牙龈的增生。扁平苔藓会引起牙龈剥脱。

【避错】此题易错选A选项，缺乏维生素会造成牙龈出血和溃疡。

4. 妊娠期龈炎的表现是
 A. 牙龈肥大鲜红
 B. 龈缘菲薄紧贴牙面
 C. 牙龈质地坚韧
 D. 龈沟深度2mm以内
 E. 探诊后牙龈不出血

【答案】A

【考点】牙龈疾病表现

【解析】妊娠期龈炎以前牙区为主要区域，龈缘和龈乳头呈鲜红或发绀，松软、光亮、肿胀、肥大，有龈袋形成，轻探易出血。故本题答案为A。

【避错】此题易错选C，正常的牙龈质地坚韧。

5. 以下是超声波洁牙器的使用方法，明显有误的是
 A. 将工作头放在牙面上，并紧密接触，以利于牙石的去除
 B. 工作头与牙面小于15°角
 C. 放稳支点
 D. 右手指前后运动，使牙石在工作头快速的震动下层层剥脱
 E. 右手握持器械须稳而轻

【答案】A

【考点】牙周疾病的基础治疗

【解析】超声波洁牙器右手握持器械须稳而轻，前后运动，使牙石在工作头快速的震动下层层剥脱，工作头与牙面成平行或小于15°角。超声洁牙机的工作端要与牙石相接触，不能直接接触牙面，会在釉质表面造成划痕。故本题答案为A。

【避错】此题易错选B，超声波洁牙器工作头与牙面成平行或小于15°角。

6. 妊娠期龈炎的治疗，不正确的
 A. 去除局部刺激物
 B. 局部应用1%过氧化氢液含漱
 C. 严格控制菌斑
 D. 全身应用抗生素
 E. 适时手术治疗

【答案】D

【考点】妊娠期龈炎治疗

【解析】妊娠期龈炎治疗原则，去除局部刺激物，进行认真的口腔卫生教育，严格控制菌斑，对于较严

重者龈袋溢脓局部应用1%过氧化氢液含漱。对于一些体积大的龈瘤可适时手术治疗。但应注意，尽量避免全身应用抗生素，故本题答案为D。

【避错】此题易错选E，对于一些体积大的龈瘤可适时手术治疗。手术时期选择在妊娠的4～6个月内。

7. 关于牙冠延长术不正确的是

A. 翻瓣术结合骨切除术

B. 切除部分牙龈和牙槽骨

C. 只切除牙龈不切除牙槽骨

D. 牙根过短不能做冠延长术

E. 牙折达到龈下，影响修复者需做冠延长术

【答案】C

【考点】牙周病的手术治疗

【解析】牙冠延长术是通过手术的方法，降低龈缘的位置，暴露健康的牙齿的结构，使临床牙冠加长，从而利于牙齿的修复。其重点是切除牙龈的同时，需去除冠向部分牙槽骨，以此来增加牙槽嵴顶以上的牙体组织长度，保持正常的生物学宽度，如果只切牙龈而不切牙槽骨，则牙龈还会重新生长至术前水平，达不到牙冠延长术的目的。故本题答案为C。

【避错】此题易错选E，牙冠延长术最早是用来修复劈裂的牙根的，有些牙根劈裂以后到了牙龈之下，由于传统的修复材料对牙龈的刺激以及牙龈覆盖不宜采集印模等原因，如果保留这样的牙根，就需要先做一个牙龈切除手术（牙冠延长术）来使断面暴露出来。

8. 以下哪个不是慢性龈缘炎的临床表现

A. 牙龈碰触易出血

B. 龈袋加深，探诊深度可超过3mm

C. 部分患者可发展成牙周炎

D. 龈红肿松软

E. 有轻度的附着丧失

【答案】E

【考点】牙龈疾病

【解析】慢性龈缘炎的临床表现为牙龈质地松软质脆，缺乏弹性，并可有轻度肿胀，以致牙龈边缘变厚，龈乳头变圆钝。附着龈水肿时，点彩消失，表面光滑发亮。探诊时牙龈易出血。龈沟可加深达3mm以上，形成假性牙周袋，但上皮附着（龈沟底）仍位于正常的釉质牙骨质界处。部分患者可发展成牙周炎，故本题答案为E。

【避错】此题易错选C，慢性龈缘炎如不处理会发展成慢性牙周炎。

9. 治疗慢性龈炎的首选方法是

A. 龈下刮治术

B. 龈上洁治术

C. 全身药物治疗

D. 牙周手术

E. 松牙固定术

【答案】B

【考点】牙龈疾病

【解析】由于边缘性龈炎无深层牙周组织破坏，清除局部刺激因素，如牙石、食物嵌塞、不良修复体等能有效地治疗边缘性龈炎，因此治疗慢性龈炎首选方法是定期实施龈上洁治术彻底清除菌斑等刺激因素。如果炎症较重，可配合局部药物治疗及全身药物治疗。龈下刮治术、松牙固定术和牙周手术都是针对有牙槽骨吸收的牙周炎的有效方法。故本题答案为B。

【避错】此题易错选A，慢性龈炎无深层牙周组织破坏不需要龈下刮治术。

10. 治疗急性坏死溃疡性龈炎最敏感的抑菌药物是

A. 四环素

B. 金霉素

C. 磺胺类

D. 甲硝唑

E. 青霉素

【答案】D

【考点】急性坏死溃疡性龈炎的药物治疗

【解析】急性坏死性龈炎急性期治疗首先轻轻除去坏死组织，初步刮除大块牙石；局部用氧化剂如1%～3%过氧化氢溶液冲洗和反复含漱，全身给予维生素C等支持治疗。重症者口服甲硝唑0.2g，每日3次；及时进行口腔卫生宣教，更换牙刷，所以D正确。其他选项的药物均不是治疗急性坏死溃疡性牙龈炎最敏感的药物。故此题选D。

【避错】此题易错选E，青霉素在牙龈牙周炎症中一般作用较差。

11. 急性牙间龈乳头炎的病因应除外

A. 硬食物刺伤

B. 局部用药

C. 充填物悬突

D. 食物嵌塞

E. 邻面龋

【答案】B

【考点】急性牙间龈乳头炎病因

【解析】主要因为牙间隙处的机械、化学刺激所致，如食物嵌塞、不恰当地剔牙、硬食物刺伤、邻面龋的尖锐边缘等；不良修复体如充填体悬突、义齿卡环以及不良的松压固定等刺激也是其发病的可能原因。所以B不是急性牙间龈乳头炎的病因，故本题应

选 B。

【避错】此题易错选 E，邻面龋可导致食物嵌塞从而诱发牙龈乳头急性炎症。

12. 实验性龈炎证明的是

A. 牙石与龈炎关系不密切

B. 单纯菌斑控制难以消除龈炎

C. 牙菌斑是牙周病的始动因素

D. 咬合创伤导致龈炎发生

E. 吐舌习惯是龈炎的重要病因

【答案】C

【考点】实验性龈炎的意义

【解析】1965 年 Löe 等报道的实验性龈炎对细菌引起牙周病提供了有力的证据，所以 C 正确。牙石是龈炎的局部刺激因素，所以 A 不正确。菌斑控制是防止龈炎及牙周疾病的首要因素，所以 B 不正确。咬合创伤和不良习惯（吐舌习惯）是牙周病的局部刺激因素，所以 D、E 不正确。因此该题应选 C。

【避错】此题易错选 A，实验性龈炎中无法证明牙石与龈炎的关系是否密切。

13. 局部病变涂片革兰染色有大量螺旋体和梭形杆菌时，有助于诊断的疾病是

A. 急性龈乳头炎

B. 慢性龈炎

C. 疱疹性龈口炎

D. 慢性坏死溃疡性龈炎

E. 急性坏死溃疡性龈炎

【答案】E

【考点】急性坏死溃疡性龈炎的病因

【解析】急性坏死溃疡性龈炎的病因是由于某些原因降低了局部抵抗力，存在于龈炎和牙周炎菌斑中的梭形杆菌和螺旋体大量繁殖，直接或间接地造成牙龈的坏死和炎症，所以 E 正确。急性龈乳头炎主要由于牙间隙处的机械、化学刺激所致，如食物嵌塞、不恰当地剔牙等，所以 A 不正确。龈缘附近的牙面上长期积聚的牙菌斑是引起慢性龈缘炎的始动因子，龈缘菌斑主要是革兰阳性丝状菌，如放线菌，所以 B 不正确。疱疹性龈口炎是一种由单纯性疱疹病毒引起的感染，涉及口腔、咽喉及脸部，所以 C 不正确。

【避错】此题易错选 C，疱疹性龈口炎为病毒感染引起，不会检出螺旋体和梭形杆菌。

14. 假性牙周袋与真性牙周袋的区别是

A. 牙周袋的深度

B. 牙周袋的形状

C. 牙周袋底的位置

D. 牙龈有无增生或肿胀

E. 牙龈有无炎症

【答案】C

【考点】假性牙周袋与真性牙周袋的鉴别

【解析】假性牙周袋是由于牙龈组织水肿或肿胀导致的探诊深度加深，而实际上并没有附着丧失，真性牙周袋是由于有附着丧失，导致牙周袋的位置超过釉质牙骨质界而使探诊深度加深，故其二者的区别在于牙周袋底的位置，故选 C。

【避错】此题易错选 D，牙龈有无增生或肿胀并不是鉴别假性牙周袋与真性牙周袋的标准。

15. 急性龈乳头炎的一些临床表现易与牙髓炎混淆，除了

A. 明显的自发痛

B. 中等度的冷热刺激痛

C. 龈乳头发红肿胀，探触痛明显，易出血

D. 跳痛

E. 可有轻度叩痛

【答案】C

【考点】急性龈乳头炎与牙髓炎的鉴别

【解析】急性龈乳头炎的临床表现为龈乳头发红肿胀，探触和吸吮时易出血，有自发性的胀痛和明显的探触痛，故 C 正确；急性龈乳头炎也可有中等度的冷热刺激痛、轻度叩痛、跳痛，这些同时也是牙髓炎的临床表现，需鉴别，故 A、B、D、E 错误。

【避错】此题易错选 B，急性龈乳头炎可有冷热刺激痛，所以这一临床表现不能作为急性龈乳头炎和牙髓炎的鉴别点。

16. 慢性龈炎的诊断要点如下，错误的是

A. 龈出血

B. 龈肿胀

C. 形成真性牙周袋

D. 牙不松动

E. 无牙槽骨吸收

【答案】C

【考点】慢性龈炎的诊断要点

【解析】慢性龈炎诊断：根据临床表现即可诊断，病损部位局限于游离龈和龈乳头。牙龈变为鲜红或暗红色，炎性充血可波及附着龈。龈乳头圆钝肥大，点彩消失，表面光亮。牙龈轻触即出血，患者常因刷牙或咬硬物出血而就诊。龈沟可加深达 3mm 以上，形成假性牙周袋。是否有附着丧失是区别龈炎和牙周炎的重要指征。龈炎牙齿无松动且无牙槽骨的吸收。故本题答案选 C。

【避错】本题容易误选 D，其实牙不松动反映的是牙槽骨没有吸收，龈炎时牙槽骨是没有吸收的，因

此符合龈炎的病理表现。

17. 急性多发性龈脓肿最佳治疗方案为
A. 局部治疗配合抗生素治疗
B. 氯己定液含漱1周后配合局部治疗
C. 2% H_2O_2 含漱1周，再做局部治疗
D. 局部治疗配合中西医结合疗法
E. 局部治疗配合支持疗法

【答案】D

【考点】急性多发性龈脓肿的治疗

【解析】治疗急性多发性龈脓肿中西医结合治疗优于单纯用抗菌药物。急性症状控制后及时进行彻底的局部治疗，消除炎症，防止复发。A、B、C、E均属局部治疗，正确答案选D。

【避错】此题易错选A，多发性龈脓肿仅使用抗生素治疗效果欠佳，应使用中西医结合疗法治疗。

18. 男，38岁。牙龈红肿伴疼痛1天。检查见左上牙龈肿胀，牙龈边缘呈虫蚀状破坏，龈乳头坏死，龈沟液涂片见大量梭形杆菌及螺旋体。应考虑为
A. 牙龈增生
B. 疱疹性龈炎
C. 急性坏死性溃疡性龈炎
D. 浆细胞性龈炎
E. 慢性龈炎

【答案】C

【考点】急性坏死性溃疡性龈炎的诊断

【解析】急性坏死性溃疡性龈炎急性起病，患者疼痛明显，初起时龈乳头充血水肿，在个别龈乳头的顶端发生坏死性溃疡，上覆有灰白色污秽的坏死物。病变迅速沿牙龈达缘向邻牙扩展，使龈缘如虫蚀状，坏死区出现灰褐色假膜，易于擦去。坏死物涂片检查可见大量梭形杆菌和螺旋体。根据患者表现，其最可能为急性坏死性溃疡性龈炎。故选C。

【避错】本题易错选B。疱疹性龈炎起病急，牙龈充血水肿波及全部牙龈，可有簇状小水疱，假膜不易擦去，无组织坏死，无腐败性口臭。

19. 男，30岁。牙床肿大，近半年加重。检查：全口牙龈肿大，上前牙龈明显，质硬，触诊出血，袋深3～5mm，增生龈覆盖1/2牙冠，龈缘有菌斑。X线片示牙槽骨无吸收。有服环孢素史。临床诊断为药物性牙龈肥大。患者在基础治疗后应采取的手术方法是
A. 翻瓣术
B. 龈下刮治术
C. 牙龈切除术
D. 袋壁刮治术
E. 引导性牙周组织再生术

【答案】C

【考点】药物性牙龈增生的治疗

【解析】牙龈切除术是用手术方法切除肥大增生的牙龈组织或后牙某些部位的中等深度牙周袋，重建牙龈的生理外形及正常的龈沟。药物性牙龈肥大经基础治疗后可采用牙龈切除术。故选C。

【避错】本题易错选B，龈下刮治术属于基础治疗。

20. 女，26岁。刷牙时牙龈出血3周，停经12周。检查：牙面大量菌斑，牙龈红肿，探诊易出血，未探及釉质牙骨质界。该患者诊断为
A. 慢性龈炎
B. 妊娠期龈炎
C. 药物性牙龈肥大
D. 急性坏死溃疡性龈炎
E. 急性龈乳头炎

【答案】B

【考点】妊娠期龈炎的诊断

【解析】妊娠期龈炎是指妇女在妊娠期间，由于体内雌激素水平的变化，使原有龈炎加重。从妊娠2～3个月开始出现症状，常发生在个别或全口牙龈，牙龈呈鲜红或暗红色，质地松软，表面光滑，触之极易出血，一般无疼痛，但重者可有溃疡或假膜。结合题干本题选B。

【避错】本题易错选A，部分考生由于没有注意到患者停经12周的描述，从而选择了慢性龈炎。

21. 男，18岁。牙龈肥大3个月，服用苯妥英钠半年。检查见上、下颌牙牙龈乳头圆钝，覆盖1/3牙面，未探及釉质牙骨质界。该患者应诊断为
A. 慢性龈炎
B. 慢性牙周炎
C. 药物性牙龈肥大
D. 急性坏死溃疡性龈炎
E. 急性龈乳头炎

【答案】C

【考点】药物性牙龈肥大

【解析】药物性牙龈肥大又称药物性牙龈增生，本病是指全身用药引起牙龈肥大，与长期用药有关，此病主要由服用抗癫痫药物如苯妥英钠、钙通道阻滞药、免疫抑制药等引起。故选C。

【避错】本题易错选A，慢性龈炎也可造成龈沟加深，形成假性牙周袋，无附着丧失，主要是菌斑引起，无服药史。

22. 女，40岁。主诉牙龈增生2年，有高血压病史。

检查：全口牙龈增生，覆盖牙冠的1/3～1/2，牙龈乳头因增生而相连，牙龈表面有的呈桑椹状，牙龈质地坚实，呈暗红色。造成以上症状的原因是患者可能服用了

A. 苯巴比妥钠
B. 环孢素
C. 硝酸异山梨酯
D. 硝苯地平
E. 硝普钠

【答案】D

【考点】药物性牙龈肥大

【解析】药物性牙龈肥大的牙龈组织一般呈淡粉红色，质地坚韧，略有弹性，一般不易出血。多数患者无自觉症状，无疼痛。由于牙龈增生肿大，使龈沟加深，形成假性牙周袋。菌斑的堆积，使之合并有程度不同的牙龈炎症，此时牙龈可呈深红或紫红色，质地较松软，牙龈边缘部分易于出血，其原因是长期服用抗癫痫药苯妥英钠、免疫抑制剂环孢素和钙通道阻滞药硝苯地平等药物者，该患者有高血压病史，因此最可能是服用了硝苯地平，答案为D。

【避错】本题易误选E，硝普钠通常用于高血压急症或急性左心力衰竭，不是长期服用，故不会引起药物性牙龈肥大。

23. 女，30岁。牙龈易出血2个月。检查：全口牙龈色红、松软光亮，右下尖牙与侧切牙间的龈乳头肥大成瘤样，鲜红色，有蒂。为了明确诊断，最应注意询问的是

A. 吸烟史
B. 家族史
C. 消瘦状况
D. 服药情况
E. 月经情况

【答案】E

【考点】妊娠期龈瘤病因

【解析】妊娠期龈瘤（又称孕瘤），可发生于单个牙的牙龈乳头，前牙尤其是下前牙唇侧龈乳头较多见，多发生于个别牙排列不齐的、菌斑容易堆积部位的龈乳头。通常始发于妊娠第3个月，迅速增大，色泽鲜红光亮或暗紫，表面光滑，质地松软，极易出血。瘤体常呈扁圆形向近远中扩延，有的呈小的分叶状，有蒂或无蒂。一般直径不超过2cm，但严重的病例可因瘤体较大而妨碍进食或被咬破而出血感染。患者常因出血和妨碍进食而就诊。故应询问月经情况，判断是否为妊娠，答案为E。

【避错】此题易错选D，药物性牙龈肥大的牙龈组织一般呈淡粉红色，质地坚韧，略有弹性。

24. 女，20岁。偶有咬硬物出血1年。检查牙石（+），大多数牙的牙龈缘及乳头轻度红、水肿，探诊出血，邻面探诊深度3～4mm，但未探及釉质牙骨质界，牙无松动。最可能的诊断是

A. 慢性牙周炎
B. 妊娠期龈炎
C. 慢性龈炎
D. 药物性牙龈肥大
E. 白血病的牙龈病损

【答案】C

【考点】慢性龈炎诊断

【解析】慢性龈炎游离龈和龈乳头变为鲜红或暗红色。炎性水肿明显的患者，牙龈表面光亮，尤以龈乳头处明显。牙龈质地缺乏弹性，当牙龈有炎症时，由于组织的水肿或增生，龈沟的探诊深度可达3mm以上，但上皮附着（龈沟底）的位置仍在釉质牙骨质界处，临床上不能探到釉质牙骨质界，患龈炎时，用钝头探针轻探龈沟即可引起出血，即探诊后出血，故本题答案为C。

【避错】此题易错选A，牙周炎会出现附着丧失和牙槽骨的吸收。因此应仔细检查有无附着丧失和牙槽骨的吸收，必要时可拍摄X线片以确定诊断。

25. 男，32岁。主诉牙龈疼痛、出血，伴腐败性口臭，有低热。该患者最有可能的诊断是

A. 疱疹性龈口炎
B. 慢性龈炎
C. 复发性口腔溃疡
D. 急性坏死溃疡性龈炎
E. 慢性牙周炎

【答案】D

【考点】急性坏死溃疡性龈炎诊断

【解析】急性坏死溃疡性龈炎有典型的腐败性口臭由于组织的坏死，患者常有特殊的腐败性恶臭。与疱疹性龈口炎、慢性龈炎、复发性口腔溃疡、慢性牙周炎不同。一般慢性龈炎、慢性牙周炎疼痛也不明显。故本题答案为D。

【避错】此题易错选C，复发性口腔溃疡即病损面覆盖黄色假膜，周边有充血红晕带，中央凹陷，灼痛明显，不伴腐败性口臭。

26. 女，24岁。戴正畸矫正器数月，近1个月来刷牙时牙龈出血，不伴疼痛，龈乳头呈球状增生，质地松软。最有可能的诊断是

A. 青春期龈炎
B. 慢性龈炎

C. 牙龈纤维瘤病
D. 急性坏死溃疡性龈炎
E. 疱疹性龈炎

【答案】A

【考点】青春期龈炎诊断

【解析】青春期人群因乳恒牙更替、牙齿排列不齐、口呼吸及戴矫治器等造成牙齿不易清洁，加之该年龄段患者不易保持良好的口腔卫生习惯，易造成菌斑滞留，引起龈炎。本病好发于前牙唇侧的牙龈乳头和龈缘，牙龈肿胀较明显，龈乳头常呈球状突起，颜色暗红或鲜红，光亮，质地软，探诊出血明显（轻刺激即可引起出血，这也成为患者常见的主诉症状）。龈沟可加深形成假性牙周袋，但附着水平无变化，亦无牙槽骨吸收。舌侧牙龈较少受累及。故本题答案为A。

【避错】此题易错选B，慢性龈炎一般牙石菌斑较多。

27. 女，28岁。右上后牙突然自发痛1天，否认咬硬物史。临床检查：局部牙龈乳头充血水肿，牙间有嵌塞食物残渣，未见龋及牙体缺损。最可能的诊断是

A. 急性坏死溃疡性龈炎
B. 殆创伤
C. 急性多发性龈脓肿
D. 逆行性牙髓炎
E. 急性龈乳头炎

【答案】E

【考点】急性龈乳头炎诊断

【解析】牙龈乳头受到机械或化学的刺激，是引起急性龈乳头炎的直接原因。食物嵌塞造成牙龈乳头的压迫及食物发酵产物的刺激可引起龈乳头的急性炎症。局部牙龈乳头发红肿胀，探触和吸吮时易出血，有自发性的胀痛和明显的探触痛。检查可见龈乳头鲜红肿胀，探触痛明显，易出血，牙可有轻度叩痛。故本题答案为E。

【避错】此题易错选C，急性多发性龈脓肿开始时牙龈乳头鲜红、肿胀、发亮，唾液黏稠，服用一般抗菌药物多无效。随即发生多个牙龈乳头的肿胀和跳痛，每个红肿的龈乳头内有小脓肿形成，此时患者感到剧烈疼痛，数日后脓肿可自行破溃。

28. 男，58岁。高血压病史多年，诊断为药物性牙龈肥大。该患者的治疗方案如下，哪一项不正确

A. 口腔卫生宣教
B. 牙周基础治疗
C. 全身应用抗菌药物
D. 最好换另一类降压药
E. 必要时可做牙周手术

【答案】C

【考点】药物性牙龈肥大治疗

【解析】药物性牙龈肥大治疗原则为停止使用引起牙龈增生的药物，这是对药物性牙龈肥大的最根本的治疗。去除局部刺激因素，通过洁治、刮治以清除菌斑、牙石，并消除其他一切导致菌斑滞留的因素。对牙龈炎症明显的患者，可用3%过氧化氢液冲洗龈袋，并在袋内置入抗菌、消炎的药物，经上述治疗后增生的牙龈如仍不能完全消退者，可采用手术治疗——牙龈切除术和牙龈成形术。故本题答案为C。

【避错】此题易错选D。停止使用引起牙龈增生的药物是对药物性牙龈肥大的最根本的治疗。如病情不允许停药，要与相关的专科医师协商，考虑更换其他药物或与其他药物交替使用，以减轻副作用。

29. 女，30岁。因牙龈出血就诊。检查：口腔卫生较差，有少量龈上牙石，边缘龈红肿明显，触之易出血。对该患者正确的处理原则是口腔卫生指导和

A. 龈上洁治术
B. 口服药物控制炎症
C. 局部用药控制炎症
D. 通过局部用药和控制炎症后行龈上洁治术
E. 通过口服用药和控制炎症后行龈上洁治术

【答案】D

【考点】慢性龈炎的治疗

【解析】牙龈出血为龈炎的早期表现，边缘龈红肿，可诊断为慢性龈炎。治疗慢性龈炎首先去除病因，触之易出血，炎症明显，配合局部药物治疗，在控制炎症的基础上进行龈上洁治术。正确答案为D。

【避错】此题易错选E，龈炎一般不需要口服用药，局部用药即可，E项的口服用药是不合适的。

30. 男，27岁。1年来牙床肿胀，影响上下唇活动。检查：$\frac{321|123}{321|123}$唇侧龈增生，龈乳头明显突出，部分前牙被覆盖，袋深5～6mm，探诊无出血。X线片未见牙槽骨吸收。既往有癫痫史。该患者经多次牙周治疗无效，选择的治疗方法应是

A. 龈翻瓣术
B. 龈上洁治
C. 龈下刮治
D. 局部用药
E. 龈切除术

【答案】E

【考点】龈切除术的适应证

【解析】翻瓣术是用手术方法将部分牙周袋及袋内翻，并翻起牙龈的黏骨膜瓣，在直观下刮净龈下牙石和肉芽组织，必要时可修整牙槽骨，然后将牙龈复位、缝合，达到消除牙周袋，或使牙周袋变浅的目的，A 错误；经多次牙周治疗无效，所以 B、C、D 错误；龈切除术适应证为牙龈肥大、增生，牙冠显得矮短，有假性牙周袋存在，或龈边缘肥厚、不整齐，经基础治疗后，未能恢复正常形态者。故选 E。

【避错】此题易错选 A，龈翻瓣术适用于牙周病的治疗，本题患者属于药物增生性龈炎，要想改变牙龈形态，应该选用牙龈切除术。

31. 男，18 岁。上前区牙龈肿大。病史有上颌窦炎，曾消炎治疗，无其他特殊用药史。分析病因

A. 口呼吸

B. 口腔卫生不良

C. 药物性龈增生

D. 刷牙方式不正确

E. 殆创伤

【答案】A

【考点】牙龈肿大的病因

【解析】不良习惯口呼吸可造成上前龈炎及牙龈肥大，根据题意可知 A 正确。口腔卫生不良可造成全口牙龈红肿，易出血而不局限于上前牙，故 B 错误；根据题意无特殊用过可造成牙龈肿大的药物，可排除 C；刷牙方式不正确主要造成牙软硬组织的损伤，故 D 错误；殆创伤亦不会造成牙龈肿大，排除 E。

【避错】此题易错选 B，口腔卫生不良会引起全口牙龈红肿而不局限于上前牙。

32. 男，33 岁。有 9 年吸烟史。牙龈自发出血伴牙龈疼痛、口腔奇臭、不敢刷牙 3 天，无发热。检查：牙石（+++），龈缘呈虫蚀状，表面覆盖坏死假膜，易于擦去。最可能的诊断是

A. 急性龈乳头炎

B. 增生性龈炎

C. 急性坏死溃疡性龈炎

D. 疱疹性龈口炎

E. 急性龈脓肿

【答案】C

【考点】急性坏死溃疡性龈炎临床表现及诊断

【解析】急性坏死溃疡性龈炎典型临床表现为以龈乳头和龈缘的坏死为特征损害，龈缘呈虫蚀状，坏死区出现灰褐色假膜，易于擦去，患处牙龈极易出血甚至伴自发性出血并伴有明显疼痛，有典型的腐败性口臭，根据题意，故 C 正确。急性龈乳头炎一般无自发性出血，牙龈在冷热刺激时可有疼痛，故 A 错误；增生性龈炎以牙龈增生为主要表现，一般无疼痛，故 B 错误；疱疹性龈口炎表现为多个米粒大小甚至绿豆大小的疱疹，故 D 错误；急性龈脓肿可在龈乳头内形成小脓肿，牙龈以外的口腔黏膜往往也充血红肿，但无破损或假膜形成，故 E 错误。

【避错】此题易选 A，急性龈乳头炎虽也有疼痛，但是是冷热水刺激后的激发痛。

（33～35 题共用题干）

男，19 岁。患病 1 周，牙龈乳头坏死，前牙唇侧明显，坏死形成溃疡处凹陷，表面灰白色假膜，触之出血明显，口腔有腐性口臭。体温 37.8℃，颏下淋巴结肿痛，既往未出现全身明显异常现象。

33. 下列最有辅助诊断意义的检查是

A. 白细胞分类

B. 脱落细胞检查

C. 革兰染色涂片

D. X 线片

E. 组织病理学检查

【答案】C

【考点】急性坏死性溃疡性龈炎的辅助检查

【解析】急性坏死性溃疡性龈炎是口腔内原已存在的梭形杆菌和螺旋体大量增加和侵入组织，直接或间接地造成的牙龈上皮和结缔组织浅层的非特异性急性坏死性炎症。根据题干信息，患者可能为急性坏死性溃疡性龈炎。因此有意义的辅助诊断是革兰染色涂片，以检查有无致病细菌的存在。故选 C。

【避错】本题易错选 A。怀疑急性坏死性溃疡性龈炎时，细菌学检查可选用革兰染色涂片，白细胞分类对本病无明显的诊断意义。

34. 预计检查后异常表现在

A. 中性粒细胞减少

B. 细胞核分化异常

C. 螺旋体和梭形杆菌数量明显增加

D. 牙槽骨不同程度吸收

E. 龈坏死表现

【答案】C

【考点】急性坏死性溃疡性龈炎的辅助检查

【解析】病变区的细菌学涂片检查可见大量梭形杆菌和螺旋体与坏死组织及其他细菌混杂，这有助于急性坏死性溃疡性龈炎的诊断。故选 C。

【避错】本题不易错选。急性坏死性溃疡性龈炎时，坏死物涂片检查可见大量梭形杆菌和螺旋体。

35. 在局部处理的同时，选择全身最佳用药是

A. 四环素

B. 青霉素
C. 金霉素
D. 卡那霉素
E. 甲硝唑

【答案】E

【考点】急性坏死性溃疡性龈炎的治疗

【解析】急性坏死性溃疡性龈炎的治疗应着眼于消灭致病菌，本病常为厌氧菌感染，全身最佳用药可选择甲硝唑。故选E。

【避错】本题易错选A。四环素对厌氧菌的作用不及甲硝唑。

(36~38题共用题干)

男，32岁。右上后牙持续胀痛不能咬物，无冷热刺激痛病史。检查发现右上第二磨牙远中牙龈红肿，探诊出血。智齿伸长无对颌牙。

36. 初步诊断为
A. 冠周炎
B. 龈乳头炎
C. 急性牙周脓肿
D. 慢性龈炎
E. 𬌗创伤

【答案】B

【考点】急性龈乳头炎的临床表现及诊断

【解析】龈乳头炎的临床表现为龈乳头发红肿胀，探触和吸吮时易出血，可有轻度叩痛根据题意，选B；冠周炎表现为智齿周围牙龈红肿，故A错误；急性牙周脓肿表现为牙龈呈椭圆形或半球状肿胀突起，故C错误；慢性龈炎主要表现为刷牙或咬硬物时牙龈出血，龈缘变厚，无胀痛，故D错误；单纯的𬌗创伤不会造成或加重牙龈的炎症，故E错误。

【避错】本题易错选A，冠周炎主要表现为智齿周围牙龈红肿而不局限于第二磨牙远中牙龈。

37. 分析主要原因是
A. 食物嵌塞
B. 𬌗创伤
C. 牙石
D. 口腔卫生不良
E. 不良剔牙习惯

【答案】A

【考点】龈乳头炎形成的主要原因

【解析】龈乳头炎形成的原因主要是食物嵌塞，不良剔牙习惯，根据题意由于智齿伸长导致食物嵌塞，故选A。

【避错】此题易错选E，不良剔牙习惯也是龈乳头炎形成的主要原因，但在本题中该病形成主要是由于智齿伸长导致食物嵌塞所致。

38. 最佳治疗方案为
A. 切开引流，局部冲洗上药，急性炎症消退后牙周治疗
B. 彻底清洁局部，冲洗上药
C. 彻底清洁局部，冲洗上药，调整咬合
D. 彻底清洁局部，冲洗上药，炎症消退后拔除智齿
E. 彻底清洁局部，冲洗上药，及时修复对颌牙

【答案】D

【考点】形成原因及治疗

【解析】急性龈乳头炎治疗主要以局部治疗为主：彻底清洁局部，冲洗上药。本题中由于智齿伸长导致食物嵌塞，引起龈乳头炎，故炎症消退后还应拔除智齿，选D。切开引流，局部冲洗上药，急性炎症消退后牙周治疗是牙周脓肿的治疗方案，故A错误。

【避错】此题易错选B，本题中该病主要由于智齿伸长导致食物嵌塞，引起龈乳头炎，故炎症消退后还应拔除智齿。

(39~41题共用题干)

男，20岁。全口多数牙龈均有不同程度的充血、水肿，以下前牙牙龈肿胀明显，牙龈呈暗红色，牙颈部可见堆积的软垢和牙石，舌侧较多，触之牙龈易出血，牙无松动，X线片未见异常。

39. 该病最可能的诊断是
A. 牙周炎
B. 慢性龈炎
C. 青春期龈炎
D. 单纯性肥大性龈炎
E. 牙龈纤维增生

【答案】B

【考点】龈炎的鉴别诊断

【解析】根据描述可诊断为龈缘炎。青春期龈炎患者牙龈的炎症反应超过了局部刺激物所能引起的程度，与题意不符，C错误；X线未见异常且牙齿无松动，A不符；牙龈纤维增生是遗传性疾病，牙龈广泛的逐渐增生，可累及全口的牙龈缘、龈乳头和附着龈，甚至达膜龈联合，牙齿常发生挤压移位。牙龈颜色正常组织坚韧。E错误。牙龈肿胀肥大，呈深红色或暗红色，组织松软，探诊易出血。牙龈乳头呈球状突起。肿胀的牙龈常可覆盖前牙唇的1/3或更多。由于牙龈肥大，使龈沟加深而形成龈袋，袋内易藏食物，细菌易滋生，自洁作用差，故炎症加重。自觉症状可有刺激性牙龈出血、发胀、口臭等。病变后期，因纤维增生而使牙龈质地较为坚韧，炎症也有减轻，

又称增生性龈炎。D 错误。

【避错】此题易错选 C，此题患者年龄不符合青春期龈炎特点。

40. 引起该疾病的主要病因是

A. 吸烟

B. 食物嵌塞

C. 不良的修复体

D. 软垢与牙石

E. 不良的刷牙方法

【答案】D

【考点】龈炎的病因

【解析】龈缘附近牙面堆积的牙菌斑是慢性龈炎的始动因子，牙石软垢促进菌斑形成，加重牙龈炎症，故选 D。

【避错】本题容易混淆的选项是 B，菌斑是龈炎的始动因子，牙石、食物嵌塞、不良修复体、牙齿不齐、口呼吸等因素是牙龈炎的促进因子，但是本题题干中明确写清牙颈部有软垢和牙石，本题优先选 D 项，做题时一定要审清题目，结合题干回答。

41. 对该病最适宜的治疗措施是

A. 洁治术

B. 保持口腔清洁

C. 局部用抗炎药

D. 全身用抗炎药

E. 牙龈切除术

【答案】A

【考点】龈炎的治疗

【解析】龈炎的治疗原则：去除刺激因素，在炎症明显时局部使用药物控制炎症。因其无全身慢性炎症，不应全身使用抗炎药物。为防止复发，应对患者进行口腔卫生宣教，指导并教会患者控制菌斑的方法，保持良好的口腔卫生。龈切除术适应证为牙龈肥大、增生，牙冠显得矮短，有假性牙周袋存在，或龈边缘肥厚、不整齐，经基础治疗后，未能恢复正常形态者，故选 A。

【避错】本题部分考生容易选择 C，龈炎最直接的局部处理是龈上洁治术，局部用药液可以辅助，但是没有洁治术效果明显和直接，选 A 是最适合的。

（42～44 题共用题干）

女，30 岁。妊娠 3 个月。因右下后牙疼痛 2 天就诊。检查：口腔卫生较差，边缘龈红肿明显，$\left.\frac{6}{6}\right|$深龋洞，牙髓活力测验正常，$\overline{7|}$深龋洞，髓腔开放，牙髓无活力，叩痛（++），余未见异常。

42. 对该患者的处理原则是

A. 通过应急治疗控制炎症及疼痛后于妊娠 4～6 个月时完成治疗

B. 口服药物控制炎症及疼痛后于妊娠 4～6 个月时完成治疗

C. 静脉给予药物控制炎症及疼痛后于产后再完成治疗

D. 通过应急治疗控制炎症及疼痛后于产后再完成治疗

E. 行牙髓治疗

【答案】A

【考点】妊娠期牙髓炎症的处理原则

【解析】妊娠 1～3 个月为危险期，易流产，不能服用药物和进行牙体治疗，B、C、E 错误；妊娠 4～6 个月为安全期，可进行治疗而不必等到产后。A 正确，D 错误。故本题选 A。

【避错】本题容易错选 B，一般考生会记住孕妇的口腔疾病的处理最好在妊娠 4～6 个月，却忘了孕妇全身用药的禁忌，本题既要考虑避免孕妇全身使用抗生素，又要考虑治疗时间要控制在妊娠 4～6 个月，综合考虑选 A。

43. 对该患者牙龈出血的处理原则是

A. 口腔卫生指导

B. 即行牙周基础治疗

C. 采取局部用药控制炎症

D. 采取口服药物控制炎症

E. 于产后再完成牙周基础治疗

【答案】A

【考点】妊娠期龈炎的处理原则

【解析】妊娠期龈炎的治疗原则：认真地进行口腔护理治疗，严格控制菌斑的发展。牙龈炎症明显、龈袋有溢脓时，可用 1% 过氧化氢液和生理盐水冲洗，加强漱口。妊娠 3 个月不可服用药物和进行治疗，以免导致流产。故本题选 A。

【避错】此题易错选 C，该患者出现牙龈出血提示牙龈炎症，但因处在妊娠期，不宜局部用药以免对胎儿造成影响。

44. 对该患者$\left.\frac{6}{6}\right|$的正确处理原则是

A. 尽早行常规充填治疗

B. 暂不处理，待产后再行根管治疗

C. 暂对症治疗，待产后行彻底治疗

D. 暂不处理，待妊娠 4～6 个月时完成治疗

E. 暂对症治疗，于妊娠 4～6 个月完成治疗

【答案】E

【考点】妊娠期牙髓炎症的处理原则

【解析】妊娠 4～6 个月为安全期，可进行治疗。目前是妊娠 3 个月，应该对症治疗，先缓解患者症

状，故选E。

【避错】此题易错选A，对龋洞尽早进行充填治疗是一般龋齿的治疗原则，但因患者处于妊娠期、为防止疼痛对胎儿造成不利影响，应尽量选在妊娠期4~6个月时进行。

（45~47题共用题干）

女孩，13岁。前牙唇侧龈乳头呈球状突起，松软光亮，局部刺激物不明显，探诊未见附着丧失。

45. 最可能的诊断为

A. 青少年牙周炎

B. 妊娠期龈炎

C. 药物性牙龈肥大

D. 青春期龈炎

E. 增生性龈炎

【答案】D

【考点】青春期龈炎的诊断

【解析】患者13岁，为青春期。青春期龈炎的诊断要点为牙龈的炎症反应超过了局部刺激物所能引起的程度，即牙龈的炎症程度与局部刺激程度不成正比，故选D。

【避错】此题易错选A，该患者年龄符合青少年牙周炎特点。但无明显附着丧失，因此不能诊断为牙周炎。

46. 造成此患者牙龈肥大的可能原因中不包括

A. 口呼吸

B. 吐舌习惯

C. 激素水平的改变

D. 上唇短

E. 刷牙不认真

【答案】B

【考点】青春期龈炎的病因

【解析】青春期龈炎的局部因素为菌斑，这一年龄段的人群，由于乳牙与恒牙的更替、牙齿排列不齐、口呼吸、上唇短等造成牙齿不洁，加之该年龄段患者不易保持良好的卫生习惯，易造成菌斑滞留，引起龈炎，而牙石一般较少。全身因素为体内性激素水平的变化。因此，此题选B。

【避错】此题易错选C，注意审题，题目问的是“不包括”，考生往往容易错将正确的答案选上，因此做题时一定要考虑题干给出的关键词及其透露处的信息。

47. 此患者的治疗措施如下，不正确的是

A. 改正不良习惯

B. 教会正确的刷牙方法

C. 调节激素水平

D. 牙周基础治疗

E. 养成上、下唇闭合习惯

【答案】C

【考点】青春期龈炎的治疗

【解析】青春期龈炎反映了性激素对牙龈炎症的暂时性增强，青春期过后，牙龈炎症可部分消退，但原有的龈炎不会自然消退，因此，去除局部刺激因素仍是青春期龈炎治疗的关键。通过基础治疗配合局部药物治疗，多数患者可痊愈，完成治疗后定期复查，教会患者正确刷牙和控制菌斑的方法，养成上下唇闭合习惯，以防复发。因此本题正确答案为C。

【避错】此题易错选A，青春期龈炎的治疗中改正患者不良习惯十分重要。青春期患者不应该调节激素水平，因为调节激素水平可能会影响患者的生长发育，本题C项不合适。

（48~49题共用题干）

女，28岁。近4个月来全口牙龈逐渐肿大，刷牙时牙龈易出血，偶有牙龈自发出血史。

48. 若患者怀疑为白血病在口腔的表现，确诊的方法为

A. 活检

B. 脱落细胞涂片

C. 白细胞吞噬功能

D. 白细胞趋化功能

E. 查血常规

【答案】E

【考点】白血病的诊断

【解析】白血病口腔病损确诊通过血常规及血涂片检查，发现血细胞数目及形态异常即可确诊。本题正确答案为E。

【避错】此题易错选A，活检不能作为确诊白血病的方法。

49. 若诊断为白血病，在口腔还会表现为

A. 牙龈苍白、松软脆弱

B. 牙龈色鲜红、光亮，质软

C. 牙龈呈波动感

D. 牙龈表面有假膜

E. 牙龈表面有疱疹

【答案】A

【考点】白血病的口腔表现

【解析】白血病的牙龈病损主要表现：牙龈肿大，颜色暗红、发绀或苍白，组织松软脆弱或中等硬度，表面光亮。牙龈肿胀常为全口性且可覆盖部分牙面；牙龈一般有明显的炎症；由于大量幼稚血细胞浸润积聚，末梢血管栓塞，龈缘处组织坏死，溃疡和假膜形成；牙龈有明显出血现象且不易止住；严重患者还可能出现口腔黏膜坏死或剧烈的牙痛等症状。因此本题选A。

【避错】此题易错选 B，牙龈色鲜红、光亮，质软为一般牙龈炎症表现，白血病表现为牙龈苍白等。

（50～52 题共用题干）

女，58 岁。高血压病史 10 年。临床检查：全口龈缘及龈乳头充血水肿，牙龈增生覆盖牙冠的 1/2 左右，牙周探诊深度（PD）：4～7mm，上前牙出现移位。

50. 最有可能的诊断是

A. 维生素 C 缺乏症

B. 药物性牙龈肥大

C. 慢性龈炎

D. 牙龈纤维瘤病

E. 伴糖尿病牙周炎

【答案】B

【考点】药物性牙龈肥大诊断

【解析】牙龈增生起始于龈乳头，呈小球状突起于牙龈表面。继之，肥大的龈乳头增大并互相靠近或相连并向龈缘扩展，有时可覆盖大部或全部牙冠，严重时波及附着龈。龈乳头可呈球状、结节状，肥大的牙龈表面可呈桑椹状或呈分叶状，肥大的牙龈基底与正常牙龈之间可有明显的沟状界线。肥大的牙龈还可将牙齿挤压移位，这种情况多见于上前牙。牙龈增生肿大，使龈沟加深，形成假性牙周袋。药物性牙龈肥大常发生于全口牙龈，但以上、下前牙区为重。它只发生于有牙区，拔牙后，肥大的牙龈组织可自行消退。故选 B。

【避错】此题易错选 C，以牙龈增生为主要表现的慢性龈炎：一般炎症较明显，好发于前牙的唇侧和牙龈乳头，增生程度较轻，覆盖牙冠一般不超过 1/3，有明显的局部刺激因素，无长期服药史。

51. 此患者可能是哪一种药物引起的牙龈肥大

A. 苯妥英钠

B. 阿司匹林

C. 环孢素

D. 硝苯地平

E. 硝酸异山梨酯

【答案】D

【考点】药物性牙龈肥大诊断

【解析】硝苯地平属于钙通道阻滞药，对高血压、冠心病患者具有扩张周围血管和冠状动脉的作用。该患者有高血压病史，故最可能引起药物性牙龈肥大的是硝苯地平，答案为 D。

【避错】本题易误选 E，硝酸异山梨酯主要用于治疗冠心病、心绞痛以及高血压急症，与患者病史不相符，故不选。

52. 该患者的治疗方案不包括

A. 口腔卫生宣教

B. 牙周洁治、刮治

C. 应用钙通道阻滞药降压

D. 必要时可做牙周手术

E. 定期复查

【答案】C

【考点】药物性牙龈肥大治疗

【解析】药物性牙龈肥大治疗原则：停止使用引起牙龈增生的药物，这是对药物性牙龈肥大的最根本的治疗；去除局部刺激因素；通过洁治、刮治以清除菌斑、牙石，并消除其他一切导致菌斑滞留的因素。对牙龈炎症明显的患者，可用 3% 过氧化氢液冲洗龈袋，并在袋内置入抗菌、抗炎的药物，经上述治疗后增生的牙龈如仍不能完全消退者，可采用手术治疗——牙龈切除术和牙龈成形术。故本题答案为 C。

【避错】此题易错选 D。药物性牙龈肥大必要时做牙龈切除术和牙龈成形术。

（53～55 题共用备选答案）

A. 牙龈成形术

B. 牙冠延长术

C. 根向复位瓣术

D. 引导性组织再生术+植骨术

E. 截根术

下列情况最可能采取的术式是

53. 慢性龈炎经牙周基础治疗后炎症消退，牙龈形态仍不能恢复正常

【答案】A

54. 牙折裂达龈下，影响修复治疗

【答案】B

55. 角化龈过窄，牙周袋底超过膜龈联合

【答案】C

【考点】牙周手术

【解析】慢性龈炎经牙周基础治疗后炎症消退，牙龈形态仍不能恢复正常，可行牙龈成形术，以期恢复牙龈生理形态，便于自洁，故 53 题选 A；牙折裂达龈下可行牙冠延长术，以保持生物学宽度，故 54 题选 B。角化龈过窄、牙周袋底超过膜龈联合可行根向复位瓣术，以消除牙周袋，保留角化龈，故 55 题选 C。

【避错】部分考生易误选 D 或 E，Ⅱ度根分叉病变的龈缘足够高，可行引导性组织再生术和植骨术，以期获得牙周组织再生，形成新附着。截根术对于上颌磨牙颊根的病变效果甚佳。

（56～57 题共用备选答案）

A. HIV 感染

B. 牙龈纤维瘤病

C. 妊娠期龈炎

D. 急性坏死溃疡性龈炎

E. 增生性龈炎

56. 牙菌斑中中间普氏菌显著明显增多

【答案】C

57. 龈缘成虫蚀状，表面有假膜

【答案】D

【考点】牙龈疾病

【解析】中间普氏菌被认为是与妊娠期龈炎关系最密切的细菌。急性坏死溃疡性龈炎病变迅速沿牙龈边缘向邻牙扩展，使龈缘如虫蚀状，坏死区出现灰褐色假膜，易于擦去，去除坏死组织后，其下为出血创面。故56题选C，57题选D。

【避错】56题易误选B，牙龈纤维瘤病牙龈广泛地逐渐增生，可累及全口的牙龈缘、龈乳头和附着龈，甚至达膜龈联合处，以上颌磨牙腭侧最为严重，增生的牙龈可覆盖部分或整个牙冠。

（58～59题共用备选答案）

A. 30%过氧化氢

B. 3%过氧化氢

C. 0.12%氯己定

D. 2%盐酸米诺环素

E. 碘甘油

58. 医师用于急性坏死溃疡性龈炎清创的药物是

【答案】B

59. 用于牙周局部的缓释抗菌药物为

【答案】D

【考点】急性坏死溃疡性龈炎的局部治疗和牙周局部的缓释抗菌药物

【解析】医师急性坏死溃疡性龈炎清创时主要局部使用氧化剂，用1%～3%过氧化氢溶液局部擦拭、冲洗，故58题选B；牙周炎常用缓释抗菌药物有米诺环素及甲硝唑，故59题选D。30%过氧化氢浓度过高对黏膜有腐蚀作用，故A错误；0.12%氯己定是牙周炎常用冲洗药物。

【避错】58题易错选A，临床使用的过氧化氢一般浓度为3%，59题易错选C，0.12%氯己定是牙周炎常用冲洗药物而不是牙周局部的缓释抗菌药物。

（60～63题共用备选答案）

A. 前牙唇面牙龈肿胀明显，龈乳头呈球状突起

B. 牙龈增生龈乳头呈球状、结节状，牙龈表面可呈桑椹状或分叶状

C. 牙龈鲜红肿大，松软而脆弱，表面呈结节状或分叶状，上皮菲薄呈半透明状

D. 牙龈增生广泛可覆盖部分或整个牙冠，以上颌磨牙腭侧最重

E. 牙龈肿大可覆盖部分牙面，颜色暗红发绀或苍白，组织松软脆弱，可伴有牙齿松动。

下列疾病的牙龈增生程度

60. 牙龈纤维瘤病

【答案】D

61. 药物性牙龈肥大

【答案】B

62. 白血病的牙龈病损

【答案】E

63. 青春期龈炎

【答案】A

【考点】牙龈纤维瘤病、药物性牙龈肥大、白血病的牙龈病损、青春期龈炎的临床表现

【解析】牙龈纤维瘤病甚至到表现为牙龈广泛地逐渐增生，可累及全口的牙龈缘、龈乳头和附着龈，膜龈联合处，上颌磨牙腭侧最重，故60题选D。药物性牙龈肥大起始于唇颊侧或舌腭侧龈乳头，龈乳头呈小球状突起于牙龈表面，结节状，牙龈表面可呈桑椹状或分叶状，故61题选B。白血病的牙龈病损其典型临床表现是牙龈肿大，颜色暗红发绀或苍白，组织松软脆弱，表面光亮，牙龈肿胀常为全口性，且可覆盖部分牙面，故62题选E。青春期龈炎好发于以前牙唇侧龈乳头和龈缘肿胀明显，舌侧较少发生，龈乳头常呈球状突起，色暗红或鲜红，光亮质地软，故63题选A。

【避错】本组题目主要考查常见的牙龈病损的临床特征，容易混淆的是牙龈纤维瘤病、药物性牙龈肥大临床表现，主要药物性牙龈肥大具有服药史的特点，因此临床表现也与服用药物有关。而青春期龈炎主要是前牙区发病重。

考点：牙周炎

1. 龈上洁治术不必做的操作是

A. 改良握笔法握持器械

B. 放稳支点

C. 仔细探查牙石的位置

D. 刀刃与牙面成80°角左右

E. 以腕部发力刮除牙石

【答案】C

【考点】洁治术

【解析】手工洁治时，洁治器应从颊、舌两侧均深入邻面越过一半，以保证刮净邻面的牙石，并将上、下颌牙分为上、下颌及左、中、右六个区段，逐区逐牙进行洁治，以避免遗漏须洁治的牙。洁治完成后须用尖探针仔细检查是否干净，尤其是邻面和龈缘处，避免遗漏牙石。故选C。

【避错】本题易错选B。手工洁治时，只有放稳支点和正确地握持器械，才能在洁治用力的过程中始终保持力的稳定，不至于突然滑脱而损伤牙龈或口腔

黏膜。

2. 翻瓣术中最关键的切口是

A. 沟内切口

B. 纵形切口

C. 内斜切口

D. 牙间切口

E. 垂直切口

【答案】C

【考点】牙周翻瓣术

【解析】内斜切口是翻瓣术中最关键的切口。该切口与龈缘的距离及切入的角度，可根据手术目的而定，并可根据牙龈的厚度、欲将龈瓣复位的位置等情况作适当调整。故本题选 C。

【避错】本题易错选 A、D，沟内切口、牙间切口、内斜切口都属于水平切口，但其中最关键的是内斜切口。

3. 牙周翻瓣术中垂直切口位置是

A. 腭侧

B. 牙齿颊面中央

C. 牙齿颊面的轴角处

D. 龈乳头中央

E. 不应越过膜龈联合

【答案】C

【考点】翻瓣术切口的设计

【解析】牙周翻瓣术：在水平切口的近中端或近、远中两端做纵向切口（垂直切口），纵切口的位置应位于牙的颊面轴角处，将龈乳头包括在龈瓣内，以利于术后缝合。切忌在龈乳头中央或颊面中央处做纵切口，尽量避免在舌腭侧做纵切口，以免伤及血管、神经。故本题选 C。

【避错】此题易错选 D，如做根向复位瓣术时，必须在近、远中两侧做纵切口，且切口应达膜龈联合的根方、接近移行沟处，以使龈瓣能整体向根方移位。

4. 牙周炎的药物治疗原则是

A. 尽量采用全身给药途径

B. 用药前应“搅乱”菌斑生物膜的结构

C. 中度牙周炎常规使用抗菌药物

D. 轻度牙周炎常规使用抗菌药物

E. 选择广谱抗菌药物

【答案】B

【考点】牙周炎药物治疗原则

【解析】①尽量采用局部给药途径，以避免和减少耐药菌株和毒副作用的产生，排除 A。②用药前应清除菌斑、牙石，“搅乱”生物膜的结构，B 正确。③遵循循证医学的原则，合理使用药物，一般情况下，龈炎和轻、中度的牙周炎不应使用抗菌药物，排除 C、D。④有针对性地用药，应尽量做细菌学检查及药敏试验，有针对性地选择窄谱的抗菌药物，排除 E。故此题选 B。

【避错】此题易错选 E。应有针对性地用药，尽量做细菌学检查及药敏试验，有针对性地选择窄谱的抗菌药物。

5. 牙周炎骨吸收的最初表现是

A. 牙槽骨高度降低

B. 牙槽骨密度减低

C. 牙槽嵴顶的硬骨板消失或嵴顶模糊呈虫蚀状

D. 牙周膜增宽

E. 牙槽骨呈垂直型吸收

【答案】C

【考点】牙周炎病理

【解析】慢性牙周炎探诊时能发现牙周袋形成，探诊深度超过 3mm 且能探到釉质牙骨质界，即已有附着丧失。最初在 X 线片上牙槽嵴顶的硬骨板消失或嵴顶模糊呈虫蚀状随后可见牙槽嵴顶高度降低，有水平或垂直骨吸收。牙周附着丧失和牙槽骨吸收发展到一定程度，在多根牙可累及根分叉区，并出现牙松动、病理性移位，甚至发生急性牙周脓肿等表现。故本题选 C。

【避错】此题易错选 E，侵袭性牙周炎在 X 线片上牙槽骨呈垂直型吸收。

6. 缓释抗菌药物治疗牙周炎的优点除外

A. 用药剂量小

B. 局部浓度高

C. 维持时间长

D. 疗效高

E. 给药频率高

【答案】E

【考点】牙周炎治疗

【解析】缓释抗菌药物的优点：①牙周袋内药物浓度高。②药物作用时间延长。③显著减少用药剂量，避免或减少毒性反应。④减少给药频率，减少患者复诊次数。⑤由医师给药，依从性好。缺点：①对已侵入牙周袋壁组织中的病原微生物无效。②对舌背、扁桃体及颊黏膜等处的致病菌无作用。③如有多个患牙，需逐一放置药物，较费时。④可能诱导袋内耐药菌株的产生。故本题答案为 E。

【避错】此题易错选 C，控释抗菌药物可以延长药物作用的时间。

7. 牙周-牙髓联合病变治疗的原则不正确的是

A. 尽量查清病源，确定治疗的主次

B. 一般来说，死髓牙先做牙髓治疗，配合一般牙周治疗

C. 逆行性牙髓炎，如牙周病变十分严重，不易

彻底控制炎症，可直接拔除

D. 对牙周袋深而牙髓活力迟钝的牙，不宜过于保守，应同时做牙髓治疗，以利于牙周病变的愈合

E. 先治疗牙髓疾病，后治疗牙周疾病

【答案】E

【考点】牙周-牙髓联合病变治疗的原则

【解析】应尽量找出原发病变，积极地处理牙周、牙髓两方面的病灶，彻底消除感染源。对牙周袋较深而牙髓活力虽尚存但已迟钝的牙，不宜过于保守，应同时做牙髓治疗，这有利于牙周病变的愈合。逆行性牙髓炎，如牙周病变已十分严重，不易彻底控制炎症，或患牙过于松动，则可直接拔牙镇痛。总之，应尽量查清病源，以确定治疗的主次。在不能确定的情况下，死髓牙先做根管治疗，配合牙周治疗；活髓牙则先做系统的牙周治疗和调𬌗，若疗效不佳，再视情况行牙髓治疗。故本题答案为E。

【避错】此题易错选D，如果牙周袋能消除或变浅，病变能得到控制，则可先做牙髓治疗，同时开始牙周炎的一系列治疗。

8. 治疗急性牙周脓肿，最不必要的是

A. 使用足量的抗生素和镇痛药

B. 脓肿切开引流

C. 降低咬合

D. 进行翻瓣手术

E. 用口腔含漱剂改善局部环境

【答案】D

【考点】牙周脓肿治疗

【解析】急性牙周脓肿的治疗原则是抗炎镇痛、防止感染扩散以及使脓液引流。在脓肿初期脓液尚未形成前，可清除大块牙石，冲洗牙周袋，将防腐抗菌药引入袋内，必要时全身给予抗生素或支持疗法。当脓液形成且局限，出现波动时，可进行引流。切开引流后的数日应嘱患者用盐水或氯己定等含漱。对于患牙浮出而咬合接触疼痛者，可将明显的早接触点调磨，使患牙获得迅速恢复的机会。慢性牙周脓肿可在洁治的基础上直接进行牙周手术。根据不同情况，作脓肿切除术，或翻瓣手术。故本题答案为D。

【避错】此题易错选C，对于患牙浮出而咬合接触疼痛者，可将明显的早接触点调磨，使患牙获得迅速恢复的机会。

9. 松动牙固定术不能达到的目的是

A. 减轻松动牙齿的𬌗力负担

B. 分散𬌗力

C. 以相邻健康牙分担患牙所承受的来自各个方向的力

D. 永久保存病变的牙齿，以维持牙列的完整

E. 有利于牙周组织愈合

【答案】D

【考点】松动牙固定术

【解析】松动牙的固定是通过牙周夹板将松动的患牙连接，并固定在健康稳固的邻牙上，形成一个咀嚼群体，当其中某一颗牙受力时，𬌗力就会同时传递到被固定的相邻牙的牙周组织，从而分散了𬌗力，减轻了患牙的负担，调动了牙周组织的代偿能力，为牙周组织的修复和行使正常的功能创造了条件，有利于牙周组织的愈合，故本题答案为D。

【避错】此题易错选E，因外伤而松动的牙，用夹板固定后，有利于牙周组织的修复。

10. 牙周翻瓣术适应证

A. 牙龈增生经局部处理无明显改善者

B. 经基础治疗后牙周袋深≥5mm，探诊后出血

C. 牙松动Ⅱ度以上

D. 牙龈长期溢脓

E. 牙龈长期出血、疼痛

【答案】B

【考点】牙周翻瓣术适应证

【解析】牙周翻瓣术适应证：深牙周袋或复杂性牙周袋，经基础治疗后牙周袋仍在5mm以上，且探诊后出血者；牙周袋底超过膜龈联合界，不宜做牙周袋切除者；有骨下袋形成，需做骨修整或需进行植骨者；根分叉病变伴深牙周袋或牙周-牙髓联合病变患者，需直视下平整根面，并暴露根分叉，或需截除某一患根者。故本题答案为B。

【避错】此题易错选A，牙周袋底超过膜龈联合界，不宜做牙周袋切除者，适宜做牙周翻瓣术。

11. 牙周脓肿的表现，下面哪一项是确切的

A. 牙髓失去活力

B. 有龋坏的存在

C. 疼痛明显

D. 牙槽骨有破坏，可有骨下袋

E. 根尖周一般有骨质破坏

【答案】D

【考点】牙周脓肿临床表现

【解析】急性牙周脓肿发病突然，在患牙的唇颊侧或舌腭侧牙龈形成椭圆形或半球状的肿胀突起。牙龈发红、水肿，表面光亮疼痛较明显，可有搏动性疼痛。急性牙周脓肿患者一般无明显的全身症状，可有局部淋巴结肿大，或白细胞轻度增多。X线片牙槽骨嵴有破坏，可有骨下袋。故本题答案为D。

【避错】此题易错选E，牙槽脓肿根尖周一般有骨质破坏。

12. 牙周病治疗常用的局部冲洗药物有

A. 3%过氧化氢溶液

B. 聚维酮碘溶液
C. 碘甘油溶液
D. 碘酚溶液
E. 0.05% 氟化亚锡溶液
【答案】A
【考点】牙周病的治疗
【解析】常用的冲洗药物：3% 过氧化氢液治疗急性牙周感染如急性坏死溃疡性龈炎有较好的疗效，洁治术及根面平整术后辅助用 H_2O_2 冲洗，有助于清除袋内残余的牙石碎片及肉芽组织，故本题答案为 A。
【避错】此题易错选 C，碘甘油、复方碘液等消炎收敛药物有较强的消毒防腐作用，具有灭菌、除脓、镇痛、收敛等作用，可在牙周袋内适当涂药。

13. 牙周病最重要的临床表现之一是
A. 牙齿移位
B. 牙周溢脓
C. 口臭
D. 牙周袋形成
E. 牙龈肿胀、出血、疼痛
【答案】D
【考点】牙周炎临床表现
【解析】牙周病临床表现：牙龈的炎症为鲜红或暗红色；外形，在牙石堆积处有不同程度的炎性肿胀甚至增生；质地，松软；由于袋内壁常有上皮溃疡和结缔组织的炎症，故探诊极易出血，甚至流脓。探诊时能发现牙周袋形成，探诊深度超过 3mm 且能探到釉质牙骨质界，即已有附着丧失。牙周附着丧失和牙槽骨吸收发展到一定程度，在多根牙可累及根分叉区，并出现牙松动、病理性移位，甚至发生急性牙周脓肿等表现。牙周病最重要的临床表现是牙周袋形成。故本题答案为 D。
【避错】此题易错选 E，龈炎也会出现牙龈肿胀、出血、疼痛。

14. 关于牙周病牙槽骨破坏的形式下面哪一个描述是错误的
A. 水平吸收是最常见的吸收方式
B. 垂直吸收大多形成骨下袋
C. 凹坑状吸收是指附着龈下牙槽骨的吸收
D. 反波浪形骨吸收可伴随急性坏死溃疡性龈炎出现
E. 牙槽骨吸收的同时也会有代偿性的修复表现
【答案】C
【考点】牙周组织的防御机制
【解析】凹坑状吸收指牙槽间隔的骨嵴顶吸收，其中央与龈谷相应的部分破坏迅速，而颊舌侧骨质仍保留，形成弹坑状或火山口状缺损。故错误描述是 C。
【避错】此题易错选 A，牙槽骨水平型吸收是最常见的吸收方式。

15. 对牙周组织破坏最大的殆力因素是
A. 垂直向力过大
B. 侧向力过大
C. 扭力过大
D. 咬合力不均匀
E. 牙周支持力不足
【答案】C
【考点】殆及咬合功能的检查
【解析】使牙发生扭转的咬合力为扭转力，扭转力对牙周组织的损伤最大。故本题答案为 C。
【避错】此题易错选 A，由于牙周膜主纤维的排列呈水平或斜行方向，对于与牙长轴一致的垂直压力具有最大耐受性。

16. 导致牙周炎临床症状的主要病理变化是
A. 牙龈出血与牙齿移位
B. 牙周袋形成与牙周溢脓
C. 牙周袋形成与牙槽骨吸收
D. 牙周膜间隙增宽与牙槽骨吸收
E. 牙周膜间隙变窄与牙槽骨吸收
【答案】C
【考点】牙周炎的病理变化
【解析】牙周炎是由菌斑微生物引起的牙周组织炎症性破坏性疾病。主要病理变化为牙结合上皮破坏致使牙周袋形成，牙槽骨吸收。故选 C。
【避错】此题易错选 B，牙周溢脓不是导致牙周炎临床症状的主要病理变化。而是临床症状之一。

17. 与牙周炎发生发展有关的全身疾病如下，除外
A. 糖尿病
B. 血液疾病
C. 遗传疾病
D. 骨肿瘤
E. 慢性肾病
【答案】D
【考点】牙周炎的全身因素
【解析】与牙周炎发生发展有关的全身疾病主要包括糖尿病、吞噬细胞数目的减少和功能的异常、艾滋病、骨质疏松症、其他系统疾病等。可用排除法选 D。
【避错】此题易错选 A，糖尿病患者机体抵抗力下降，使牙槽骨吸收加剧，使牙周炎表现加重。

18. 龈下刮治中，刮除牙石时刮治器工作面与根面的最佳角度为
A. 0°
B. 30°
C. 45°

D. 80°

E. 90°

【答案】D

【考点】龈下刮治术的正确操作

【解析】龈下刮治术：选用适当的刮匙，认清工作刃，匙形器放入牙周袋时应使工作端的平面与牙根面平行，到达袋底后，与根面间逐渐成45°角，以探查根面牙石，探到牙石根方后，随即与牙石成约80°左右的角，使刮治术顺利进行，操作完成后，仍回到与根面平行的位置，取出器械。故选D。

【避错】此题易错选E选项，刮治器工作面与根面不宜过大否则易造成刮治器的侧面与牙石接触。

19. 基础治疗后，牙周袋深度超过几毫米时需做翻瓣刮治术

A. 3mm

B. 4mm

C. 5mm

D. 6mm

E. 2mm

【答案】C

【考点】翻瓣刮治术的适应证

【解析】经基础治疗后，牙周袋深度仍>5mm，探诊后有出血或溢脓，可考虑手术治疗，C正确。

【避错】此题易错选D，记忆性错误，基础治疗后是否做翻瓣刮治主要是依据牙周袋探诊深度，深度超过5mm，可选用翻瓣刮治。

20. 下列疾病中与牙周炎发病关系密切的是

A. 唐氏综合征

B. 胃溃疡

C. 心脏病

D. 肾盂肾炎

E. 高血压

【答案】A

【考点】与牙周炎发病关系密切的全身疾病

【解析】唐氏综合征与牙周炎关系密切，几乎所有该病患者都有严重牙周炎，且其牙周破坏程度远超过菌斑、牙石等局部刺激的量，故选A。

【避错】此题易错选C，心脏病，如急性心肌梗死、慢性冠心病，与牙周炎的关系不能称为“密切关系”。

21. 用3%过氧化氢做牙周袋内冲洗的作用是

A. 具有广谱杀菌作用

B. 改变牙周袋内厌氧环境

C. 作用时间长杀菌效率高

D. 迅速吸附于细菌表面而发挥杀菌作用

E. 使胞质沉淀而杀菌

【答案】B

【考点】3%过氧化氢做牙周袋局部治疗牙周炎的作用机制

【解析】对牙周袋的冲洗主要是针对袋内的抗厌氧菌治疗，3%过氧化氢可在袋内产生大量气泡，有清创、止血、灭菌、除臭等作用，并改变袋内厌氧环境，抑制厌氧菌生长，故B正确。

【避错】此题易错选C，3%过氧化氢并无杀菌作用。

22. 目前较公认的重度牙周炎的高危因素之一是

A. 饮酒

B. 吸烟

C. 嚼口香糖

D. 常饮甜饮料

E. 饮茶

【答案】B

【考点】牙周炎高危因素

【解析】吸烟是牙周炎的高危因素，其增加了附着丧失和骨丧失的危险性，牙槽骨的吸收程度与吸烟量有关，故B正确。

【避错】此题易错选A，饮酒确实是许多疾病的高危因素，但不是牙周炎的高危因素。

23. 局限型侵袭性牙周炎的临床表现不包括

A. 一般始于青春期前后，女性多于男性

B. 早期即出现牙齿松动

C. 病程进展快

D. 典型的患牙局限于第一磨牙和上下切牙

E. 早期患者的口腔卫生很差

【答案】E

【考点】局限型侵袭性牙周炎的临床表现

【解析】局限型侵袭性牙周炎的临床特点为女性多见，始于青春期前后，早期患者的牙石菌斑量很少，牙龈表面炎症轻微却已有深牙周袋，牙齿松动，典型的病变局限于第一磨牙和上下切牙，故E错误，A、B、C、D皆正确。

【避错】此题易错选A，局限型侵袭性牙周炎是女性好发于男性的，A项是正确的，注意题干“不包括”。

24. 男，20岁。临床诊断为局限型侵袭性牙周炎，在牙周基础治疗的同时准备给予全身抗生素治疗，最佳选择是

A. 甲硝唑+阿莫西林

B. 替硝唑

C. 青霉素

D. 非甾体抗炎药

E. 链霉素

【答案】A

【考点】牙周病的全身用药

【解析】药物治疗是基础治疗和手术治疗的一种辅助手段，为了避免药物滥用，在牙周药物治疗过程中应针对性用药。甲硝唑与其他药物如阿莫西林、螺旋霉素或四环素等联合使用，治疗由伴放线聚集杆菌（微需氧菌）感染所致的侵袭性牙周炎和难治性牙周炎等效果显著，故本题选 A。

【避错】本题易错选 B、C，替硝唑与青霉素都可用于治疗牙周病，但牙周病是多种细菌的混合感染，临床上应采取 2 种抗菌药物的联合应用，发挥药物的协同作用，有利于提高疗效。

25. 男，38 岁。刷牙出血半年。检查：全口牙石（++），牙龈红肿，松动牙不明显，全口根尖片显示有骨吸收的位点>30%。应诊断为

A. 局限型慢性牙周炎

B. 慢性龈炎

C. 广泛型慢性牙周炎

D. 广泛型侵袭性牙周炎

E. 局限型侵袭性牙周炎

【答案】C

【考点】慢性牙周炎的分型及诊断

【解析】慢性牙周炎表现为有刷牙或进食时的牙龈出血或口内异味，牙龈呈为鲜红或暗红色，在牙石堆积处有不同程度的炎性肿胀甚至增生，探诊易出血。根据附着丧失和骨吸收波及的范围（患牙数）可将慢性牙周炎分为局限型和广泛型。全口牙中有附着丧失和骨吸收的位点数≤30%，为局限型；若>30%的位点受累，则为广泛型。根据患者表现诊断为广泛型慢性牙周炎。侵袭性牙周炎具有家族聚集性，进展迅速。故本题选 C。

【避错】此题易错选 A，主要是对慢性牙周炎分型的数值记忆错误，全口根尖片显示骨吸收的位点数≤30%时为局限型。

26. 男，27 岁。右上后牙龈下刮治后仍有肿胀。检查：$\underline{7|}$冠远中边缘与龈缘平齐，探诊深度 8mm。X 线片示$\underline{7|}$根充满，远中边缘根长 1/3。$\underline{7|}$远中处如果考虑行楔形瓣切除术，该处应采用的缝合方式为

A. 水平褥式缝合

B. 间断缝合

C. 锚式缝合

D. 悬吊缝合

E. 垂直褥式缝合

【答案】C

【考点】龈瓣缝合的方法

【解析】锚式缝合是将最后一个磨牙远中的龈瓣或缺牙隙处的龈瓣以锚样的方式固定在邻近的牙上。适用于最后一个磨牙远中楔形瓣的缝合，或与缺牙间隙相邻处的龈瓣闭合。故选 C。

【避错】此题易错选 A，水平褥式缝合适用于两牙之间有较大缝隙或龋乳头较宽时。

27. 男，27 岁。右上后牙龈下刮治后仍有肿胀。检查：$\underline{7|}$冠远中边缘与龈缘平齐，探诊深度 8mm。X 线片：$\underline{7|}$远中未见埋伏牙，牙槽骨水平吸收达根长 2/3。如果拟行龈瓣手术，$\underline{7|}$远中处应采取的切口为

A. 外斜切口

B. 沟内切口

C. 内斜切口

D. 垂直切口

E. 楔形切口

【答案】D

【考点】牙龈翻瓣术

【解析】垂直切口，用手术刀在病变区两端正常牙龈组织上做 2 个纵向切口，直达骨面，切口从龈缘至膜龈联合处，牙龈乳头的近中或远中面，切于健康组织上，避免切在病变组织上。故本题选 D。

【避错】本题易错选 C，用手术刀在术区距龈缘 1～2mm 处切开，刀与牙体长轴冠方交角成 10°，一刀切至袋底，将袋内壁上皮及炎性肉芽组织切除，没有近远中的区分。

28. 男，38 岁。全口牙出血，咀嚼无力，且刚完成彻底的牙周系统治疗，无明显系统性疾病。检查：牙周袋深度较之前增加。X 线片示牙槽骨吸收有明显发展。口腔卫生情况良好，初步诊断为

A. 青少年牙周炎

B. 与糖尿病有关的牙周炎

C. 成人牙周炎

D. 快速进展性牙周炎

E. 顽固性牙周炎

【答案】E

【考点】顽固性牙周炎诊断

【解析】顽固性牙周炎是指有些牙周炎患者对常规牙周治疗包括洁治、龈下刮治、牙周手术和抗生素治疗反应很差，或在经过彻底治疗后的短期内疾病继续加重而原因不明。本类疾病须与牙周炎的复发严格区分，后者是指在牙周治疗结束后病程得到控制，以后由于菌斑、牙石等局部激惹因子的重新形成，使病变复发。必须排除因治疗不彻底、病因未消除或治疗不当而造成治疗反应差的可能。故本题答案为 E。

【避错】此题易错选 D，快速进展性牙周炎患者的菌斑、牙石量很少，牙龈表面的炎症轻微，但却已有深牙周袋。

29. 男，17 岁。诉牙齿出血，咀嚼无力 1 月余，检查：切牙和第一磨牙松动 I 度，切牙唇侧移位，

牙周袋5～6mm，第一磨牙牙周袋6mm，菌斑指数和龈炎指数1，探诊牙龈出血，初步诊断为

A. 成年人牙周炎
B. 青少年牙周炎
C. 快速进展性牙周炎
D. 青春期龈炎
E. 青春前期牙周炎

【答案】B

【考点】青少年牙周炎诊断

【解析】青少年牙周炎是指发生在青少年时期的一种特殊类型的牙周炎。病情发展较快，病变早期就可出现牙齿的松动、移位，特别是上颌切牙和第一磨牙更为明显，严重时上颌前牙呈扇形展开。形成深而窄的牙周袋，但牙龈炎症往往不明显，口腔卫生情况一般较好。牙周病发展速度很快，早期患者的菌斑、牙石很少，牙龈炎症轻微，但有深牙周袋形成，袋底部位可有龈下菌斑，袋壁有炎症，探诊易出血，晚期可发生牙周脓肿。故本题答案为B。

【避错】此题易错选C。快速进展性牙周炎病损呈弥漫型，累及大多数牙。

30. 女，50岁。下前牙松动1年。检查：$\overline{1|1}$松动Ⅰ度，牙石（+++），牙龈退缩3mm，探诊深度4mm。全口其他牙结石（++），牙龈缘及乳头暗红，探诊出血（+），探诊深度普遍5～6mm，有附着丧失。最可能的诊断为

A. 龈乳头炎
B. 慢性牙周炎
C. 慢性龈缘炎
D. 牙周-牙髓联合病变
E. 快速进展性牙周炎

【答案】B

【考点】慢性牙周炎诊断

【解析】该患者有附着丧失，故为牙周炎而非牙龈炎，排除A、C。未提及牙髓状况故不能诊断为牙周-牙髓联合病变，排除D。患者考虑到年龄已50岁，且松动牙仅为下前牙，病程进展较慢，故排除E。综上选B。

【避错】此题易错选D，未提及牙髓状况故不能诊断为牙周-牙髓联合病变。

31. 男，54岁。为慢性牙周炎患者，牙周基础治疗后6周复查时，多数牙牙颈部有菌斑，但无牙石，牙龈边缘仍有轻度充血、水肿。影响其疗效的主要因素是

A. 釉突
B. 创伤
C. 未做手术治疗
D. 洁治不彻底
E. 自我菌斑控制不佳

【答案】E

【考点】牙周炎病因

【解析】菌斑在牙面上不断快速地形成着，在清洁过的牙面上数秒钟内即可有新的细菌黏附，若停止刷牙8小时后细菌数即可达到10^3～$10^4/mm^2$，24小时后可增加100～1000倍。因此不能单靠医师的治疗，必须向患者仔细讲明菌斑的危害，如何发现和清除，并使其充分理解坚持不懈地清除菌斑的重要性，该患者多数牙牙颈部有菌斑，因此自我菌斑控制不佳是影响其疗效的主要因素，故本题选E。

【避错】此题易错选B，创伤不会造成牙龈边缘仍有轻度充血、水肿。

32. 女，46岁。左上后牙突然肿起2天。2周前刚结束牙龈下刮治治疗，急诊诊断为急性牙周脓肿。脓肿形成最可能的主要原因是

A. 牙髓炎症
B. 食物嵌塞
C. 口腔卫生保持不良
D. 牙周袋深处牙石未刮净
E. 咬合创伤

【答案】D

【考点】牙周脓肿发病因素

【解析】牙周脓肿形成的原因：①迂回曲折的、涉及多个牙面的复杂型深牙周袋，脓性渗出物不能顺利引流，特别是累及根分叉区时。②洁治或刮治时，动作粗暴，将牙石碎片推入牙周袋深部组织，或损伤牙龈组织。③深牙周袋的刮治术不彻底，袋口虽然紧缩，但袋底处的炎症仍然存在，且得不到引流。④有牙周炎的患牙（或无牙周袋的牙齿）遭受创伤，或牙髓治疗时根管及髓室底侧穿、牙根纵裂等。⑤机体抵抗力下降或有严重全身疾病，如糖尿病等。根据题干可知最佳答案为D。

【避错】此题易错选A，有牙周炎的患牙（或无牙周袋的牙齿）遭受创伤，或牙髓治疗时根管及髓室底侧穿、牙根纵裂等，有时也可引起牙周脓肿。但不是主要原因。

33. 男，26岁。主诉近1年来刷牙时牙龈偶有出血，不伴疼痛。检查：牙周探诊深度3～4mm；下前牙舌侧有附着丧失2～3mm。此患者最可能的诊断是

A. 急性坏死溃疡性龈炎
B. 慢性龈炎
C. 青春期龈炎
D. 侵袭性牙周炎
E. 慢性牙周炎

【答案】D

【考点】侵袭性牙周炎诊断

【解析】该患者有附着丧失，故为牙周炎而非牙龈炎，排除 A、B、C。患者年龄 26 岁，且近 1 年下前牙舌侧有附着丧失 2～3mm。病程进展较快，故排除 E。综上选 D。

【避错】此题易错选 E，慢性牙周炎患者年龄大，病程进展较慢。

34. 女，18 岁。诊断为局限型侵袭性牙周炎。X 线片示双侧下颌第一磨牙近远中牙槽骨垂直吸收根长的 1/3。下列哪项体征最不可能出现
A. 牙齿松动Ⅰ～Ⅱ度
B. 牙龈退缩
C. 牙龈呈实质性增生
D. 殆创伤
E. 根分叉病变

【答案】C

【考点】侵袭性牙周炎诊断

【解析】患者诊断为局限型侵袭性牙周炎，双侧下颌第一磨牙近远中牙槽骨垂直吸收，就会造成牙齿松动和根分叉病变，以及殆创伤。牙周炎会使牙龈退缩，但不会造成牙龈的实质性增生，故选 C。

【避错】此题易错选 E，快速的牙周附着丧失和骨吸收是侵袭性牙周炎的主要特点。

35. 女，30 岁。主诉近 1 年来自觉全口牙齿松动，咀嚼力量减弱。若诊断为广泛型侵袭性牙周炎，临床检查最有可能的发现是
A. 多数牙移位
B. 多发的牙周脓肿
C. 磨牙根分叉病变Ⅲ度
D. 多数牙牙槽骨呈中度吸收
E. 多数牙牙龈退缩明显

【答案】D

【考点】侵袭性牙周炎诊断

【解析】患者诊断为广泛型侵袭性牙周炎，快速的牙周附着丧失和骨吸收是侵袭性牙周炎的主要特点。故选 D。

【避错】此题易错选 E，慢性牙周炎多数牙牙龈退缩明显。

36. 男，35 岁。主诉左上后牙牙龈肿痛 2 天。检查：左上 6 颊侧牙龈卵圆形肿胀，波动感（+），牙周探诊深度（PD）7mm，探袋内溢脓，电活力测验正常。最可能的诊断是
A. 急性牙槽脓肿
B. 急性多发性牙周脓肿
C. 逆行性牙髓炎
D. 急性牙周脓肿
E. 根分叉病变

【答案】D

【考点】牙周脓肿诊断

【解析】牙龈卵圆形肿胀，波动感（+），PD 7mm，探袋内溢脓排除 E。电活力测验正常排除选项 A、C，患者左上 6 颊侧牙龈卵圆形肿胀，排除 B，故本题答案为 D。

【避错】此题易错选 A，急性牙槽脓肿范围较弥散，中心位于龈颊沟附近，一般无牙髓活力。

37. 男，36 岁。检查：$\lfloor 6$ 颊侧牙龈卵圆形肿胀，波动感（+），袋深 8mm。若此患者诊断为急性牙周脓肿，首诊应选择的治疗措施不包括
A. 深刮除净龈下牙石
B. 切开引流
C. 局部牙周袋内用药
D. 调磨明显的早接触点
E. 全身抗生素+支持疗法

【答案】A

【考点】牙周脓肿的治疗

【解析】急性牙周脓肿的治疗原则是抗炎镇痛、防止感染扩散以及使脓液引流。在脓肿初期脓液尚未形成前，可清除大块牙石，冲洗牙周袋，将防腐抗菌药引入袋内，无须深刮除净龈下牙石。必要时全身给以抗生素或支持疗法。当脓液形成且局限，出现波动时，可进行引流。切开引流后的数日应嘱患者用盐水或氯己定等含漱。对于患牙浮出而咬合接触疼痛者，可将明显的早接触点调磨，使患牙获得迅速恢复的机会。故本题答案为 A。

【避错】此题易错选 D，对于患牙浮出而咬合接触疼痛者，可将明显的早接触点调磨，使患牙获得迅速恢复的机会。

38. 女，45 岁。右下后牙颊侧牙龈肿胀、疼痛 3 天。检查：右下第一、二磨牙间颊侧牙龈呈卵圆形膨隆，有波动感，右下第一磨牙松动Ⅱ度，诊断是急性牙周脓肿，若与牙槽脓肿鉴别诊断，不必要的一项检查是
A. 牙髓活力
B. 牙周袋的存在
C. X 线片
D. 是否有龈下牙石
E. 叩痛程度

【答案】D

【考点】牙周脓肿与牙槽脓肿的鉴别

【解析】牙周脓肿感染来源为牙周袋，有牙髓活力，叩痛程度相对较轻，X 线见牙槽骨嵴有破坏，而牙槽脓肿感染来源为牙髓病或根尖周病，故牙髓一般无活力，叩痛很重，X 线见根尖周有骨质破坏也可无，故 D 错误，其余均正确。

【避错】此题易错选 A，牙周脓肿与牙槽脓肿的

感染来源不同，所以牙槽脓肿牙髓一般无活力。

39. 女，45岁。$\overline{6|}$牙周反复肿痛来诊，初诊为慢性牙周炎。X线片显示：环绕$\overline{6|}$牙根的白色阻射线消失。这表明哪种组织有破坏

A. 牙本质

B. 牙骨质

C. 牙周膜

D. 牙槽骨

E. 牙龈组织

【答案】D

【考点】慢性牙周炎的临床表现

【解析】正常情况下，固有牙槽骨在X线上呈围绕牙根连续的致密白线称为硬骨板。当有炎症时则开始吸收，硬骨板消失、模糊或中断，故本题选D。

【避错】此题易错选B，牙骨质X线片上呈白色阻射。但是牙根周围的白色阻射线是牙槽骨的影响。并且牙周炎不会破坏牙骨质。

40. 男，45岁。全口牙龈反复肿痛。检查：全口牙龈肿胀充血，$\frac{6|6}{61|16}$明显松动Ⅰ～Ⅱ度。袋深4～6mm，$\overline{6|6}$深袋内溢脓，全口牙颈部菌斑，$\overline{321|123}$牙石。X线片示，全口牙槽骨有不同程度的吸收。该病诊断为

A. 青少年牙周炎

B. 成人牙周炎

C. 牙周-牙髓联合病变

D. 牙周脓肿

E. 牙周创伤

【答案】B

【考点】成人牙周炎的诊断

【解析】成人牙周炎多发生于35岁以上者，一般同时侵犯口腔内多个牙，且有一定的对称性。磨牙和下前牙以及邻面有菌斑牙石堆积，病情严重。有4～6cm牙周袋为中度牙周袋。临床表现主要症状为牙周袋形成、牙龈有炎症和牙龈出血，牙槽骨吸收、晚期牙齿松动。伴发症状：牙周脓肿。因此可诊断为成人牙周炎。故选B。

【避错】此题易错选D，牙周脓肿常局限在某一两颗牙齿，而此患者多数牙都有牙周炎表现应诊断为牙周炎。

41. 女，19岁。感觉牙齿咀嚼无力2年。检查：$\frac{6|6}{6|6}$松动Ⅱ度，$\frac{21|12}{21|12}$松动Ⅰ度，牙龈轻度肿胀，菌斑少，袋深4～6mm，X线片：$\frac{6|6}{6|6}$牙槽骨明显吸收，而牙槽骨吸收为角状。该病最可能的诊断为

A. 成人牙周炎

B. 牙周脓肿

C. 青少年牙周炎

D. 牙周-牙髓联合病变

E. 慢性根尖周炎

【答案】C

【考点】青少年牙周炎的诊断

【解析】患者正值青春期。突出表现：菌斑牙石量少，牙龈表面的炎症轻微，但却已有深牙周袋，牙周组织破坏程度与局部刺激物的量不成正比；有好发牙位，第一磨牙和上下颌切牙；第一磨牙近远中均有垂直型吸收即角形吸收（典型的弧形吸收），根据以上特征可诊断为青少年牙周炎，故选C。

【避错】此题易错选A，成人牙周炎也有牙周袋形成，牙齿松动等症状，但一般早期不出现牙齿松动，也没有牙槽骨角形吸收的特点。

42. 女，15岁。双侧下颌第一磨牙松动Ⅰ度。有浅牙周袋，袋内检出大量伴放线聚集杆菌。对该患者适宜的预防和药物治疗为

A. 青霉素

B. 多西环素

C. 螺旋霉素

D. 卡那霉素

E. 万古霉素

【答案】B

【考点】常用的口腔抗菌药物

【解析】四环素族药物对多种牙周致病菌都有抑制作用，特别是对伴放线聚集杆具有较强的抑制作用。牙周治疗常用的四环素族药物：四环素、多西环素、米诺环素。因此正确答案为B。

【避错】此题易错选A，青霉素对牙周袋病菌抑制作用较差。

（43～44题共用题干）

男，25岁。前牙松动1年。否认外伤史及药物过敏史。检查：全口牙石（+），牙龈轻度红肿，$\frac{21|12}{21|126}$牙周探诊深度：4～7mm，附着丧失4～6mm，未探及根分叉病变。牙齿松动Ⅰ～Ⅱ度。余牙未探及釉质牙骨质界。

43. 为明确诊断和制订治疗方案还需要的辅助检查是

A. 白细胞趋化功能

B. 拍摄全口根尖片

C. 免疫反应检查

D. 血常规

E. 龈下细菌检测

【答案】B

【考点】侵袭性牙周炎的辅助检查

【解析】牙周组织的X线检查常用3种投照方法：

根尖片、殆翼片及曲面体层片。根尖片最常用，在我国应用最广的是分角线投照技术。侵袭性牙周炎分为广泛型侵袭性牙周炎和局限型侵袭性牙周炎，要通过拍摄全口根尖片来鉴别诊断。故选 B。

【避错】此题易错选 A，检查发现中性粒细胞有趋化和吞噬功能的异常，有助于本病的诊断，但不是诊断所必需的。

44. 该患者最可能的诊断是

A. 中毒慢性牙周炎

B. 局限型侵袭性牙周炎

C. 轻度慢性牙周炎

D. 广泛型侵袭性牙周炎

E. 重度慢性牙周炎

【答案】B

【考点】侵袭性牙周炎的分型及诊断

【解析】局限型侵袭性牙周炎的临床特点：早期无明显症状，就诊时常已 20 岁左右；牙周组织破坏程度与局部刺激物的量不成比例；典型的患牙局限于第一磨牙和上下切牙，多为左右对称；X 线片所见第一磨牙的邻面有垂直型骨吸收；病程进展快；早期出现牙齿松动和移位；具有家族聚集性。该患者全口牙石（+），牙龈轻度红肿，说明口内情况还算正常；牙周探诊深度 4 ~ 7mm，说明有较深的牙周袋；牙周组织的破坏程度和口腔的卫生状况不成比例。根据患者表现诊断为局限型侵袭性牙周炎，故选 B。

【避错】此题不易错选，牙周破坏程度与年龄不相称，即年龄在 35 岁以下和有重度牙周破坏，常是侵袭性牙周炎诊断的重要指征。

（45 ~ 46 题共用题干）

男，42 岁。右下后牙肿痛不适 2 周。检查：牙石（++），全口牙龈红肿，牙周探诊深度：4 ~ 6mm，右下后牙较重，在$\overline{6|}$颊侧根分叉处可水平探入，但未贯通，有牙龈完全覆盖。

45. 应诊断为

A. 广泛型侵袭性牙周炎

B. 慢性牙周炎

C. 牙周脓肿

D. 局限型侵袭性牙周炎

E. 慢性龈炎

【答案】B

【考点】慢性牙周炎的诊断

【解析】侵袭性牙周炎年龄一般在 35 岁以下，无明显的全身疾病，快速的骨吸收和附着丧失，家族聚集性，牙周组织破坏程度与菌斑及局部刺激量不一致，排除 A、D。牙周脓肿仅局限于龈乳头及龈缘，呈局限性肿胀，无牙周炎的病史，无牙周袋，X 线片无牙槽骨吸收，排除 C。慢性龈炎龈缘附近牙面有明显的菌斑、牙石堆积以及存在其他菌斑滞留因素等，排除 E。故选 B。

【避错】此题易错选 D，局限型侵袭性牙周炎一般牙龈表面的炎症轻微，与患者情况不符。

46. $\overline{6|}$的根分叉病变为

A. 0 度

B. Ⅰ度

C. Ⅱ度

D. Ⅲ度

E. Ⅳ度

【答案】C

【考点】根分叉病变的分度

【解析】根分叉病变分为四度。①Ⅰ度：从牙周袋内已能探到根分叉的外形，但尚不能水平探入分叉内。②Ⅱ度：临床探查时探针可从水平方向部分地进入分叉区内，但与对侧不相通。③Ⅲ度：根分叉区的牙槽骨全部吸收，形成“贯通性”病变，探针能水平通过分叉区，但它仍被牙周袋软组织覆盖而未直接暴露于口腔。④Ⅳ度：根间骨隔完全破坏，且牙龈退缩而使病变的根分叉区完全暴露于口腔。故选 C。

【避错】此题易错选 D，根分叉病变呈Ⅲ度时，已经形成“贯通性”病变。

（47 ~ 50 题共用题干）

男，20 岁。牙松动 1 年，否认全身性疾病史。检查：牙面少量牙石，全口牙龈红肿，探诊出血，全口根尖片：$\underline{6|}$近中牙槽骨角形吸收为根长的 1/2，上、下切牙牙槽骨吸收达根长 1/3，余牙无牙槽骨吸收。

47. 该患者应诊断为

A. 慢性牙周炎（轻度）

B. 慢性牙周炎（中度）

C. 慢性牙周炎（重度）

D. 局限型侵袭性牙周炎

E. 广泛型侵袭性牙周炎

【答案】D

【考点】局限型侵袭性牙周炎临床表现

【解析】局限型侵袭性牙周炎发病可始于青春期前后，牙周组织破坏程度与局部刺激物的量不成比例，典型的患牙局限于第一磨牙和上下切牙多为左右对称，X 线示第一磨牙邻面有垂直型骨吸收，早期出现牙齿松动和移位，家族中常有人患本病。故选 D。

【避错】本题易错选 E，广泛型侵袭性牙周炎表现为广泛的邻面附着丧失，累及除切牙和第一磨牙以外的恒牙至少 3 颗。

48. 诊断牙周炎的最主要依据是

A. 发现牙松动 1 年

B. 牙面存在牙石

C. 牙龈红肿

D. 探诊出血
E. 牙槽骨吸收
【答案】E
【考点】牙周炎的定义
【解析】牙周炎是由牙菌斑生物膜引起的牙周组织的感染性疾病，导致牙齿支持组织的破坏，牙周袋形成和炎症，附着丧失和牙槽骨吸收，最后可导致牙齿的丧失。晚期可出现其他病变，具体如下：①牙齿移位松动。②由于牙齿移位松动龈乳头退缩造成食物嵌塞。③由于牙周支持组织减少，造成继发性创伤𬌗。④牙龈退缩牙根暴露对温度刺激敏感。⑤急性牙周脓肿。⑥可引起逆行性牙髓炎。⑦可引起口臭。故选 E。
【避错】本题易错选 A，牙周病早期症状与慢性龈炎类似，晚期是会出现牙齿松动移位，但牙齿松动并不是判断牙周炎的依据。

49. 若该患者行全身抗生素治疗，常用的药物是
A. 甲硝唑和罗红霉素
B. 阿莫西林和螺旋霉素
C. 甲硝唑和阿莫西林
D. 罗红霉素
E. 螺旋霉素
【答案】C
【考点】局限性侵袭性牙周炎的治疗原则
【解析】早期治疗主要是彻底消除感染，全身服用抗生素以作为洁治的辅助治疗，四环素族药物可用米诺环素、多西环素，甲硝唑和阿莫西林配伍使用可有效抑制 Aa 和厌氧致病菌。故选 C。
【避错】本题易错选 A，罗红霉素和螺旋霉素同属于大环内酯类抗生素，对革兰阳性菌和厌氧菌有作用，但与甲硝唑作用重复。

50. 6| 牙周手术治疗最期望获得的愈合是
A. 炎症消退
B. 牙龈退缩
C. 瘢痕愈合
D. 长结合上皮愈合
E. 牙周组织再生
【答案】E
【考点】牙周手术治疗的术后愈合
【解析】术后的组织愈合转归有几种方式，常是数种兼有：①炎症消退，探诊深度减少。②牙龈退缩。③长结合上皮愈合，这是翻瓣术后常见的愈合方式。④牙周组织再生，是理想的愈合方式。故本题选 E。
【避错】本题易错选 D，长结合上皮愈合是翻瓣术后最常见的愈合方式，应注意区分。

(51～52 题共用题干)
男，33 岁。经检查初步印象是广泛型侵袭性牙周炎。

51. 确诊之前应做如下检查，除外
A. 测体温
B. 拍 X 线片
C. 牙周袋深度
D. 附着丧失
E. 局部刺激因素
【答案】A
【考点】侵袭性牙周炎诊断
【解析】广泛型侵袭性牙周炎的诊断拍 X 线片观察牙槽骨吸收情况。牙周探针检查牙周袋深度和附着丧失及局部刺激因素。测体温对广泛型侵袭性牙周炎的诊断无诊断意义。故本题答案为 A。
【避错】此题易错选 B，拍 X 线片观察牙槽骨吸收情况。

52. 若磨牙根分叉病变Ⅲ度，一般不采用的治疗方法是
A. 截根术
B. 植骨术
C. 隧道成形术
D. 根向复位瓣术
E. 切除新附着术
【答案】B
【考点】根分叉病变治疗方法
【解析】磨牙根分叉病变治疗方法是清除根分叉病变区内牙根面的牙石、菌斑，控制局部炎症；通过手术等方法，形成一个有利于患者自我控制菌斑，并长期保持疗效的局部解剖外形，防止病变继续加重或复发；对早期病变，争取有一定程度的牙周组织新附着。手术方法包括截根术、隧道成形术、根向复位瓣术及切除新附着术等，故本题答案为 B。
【避错】此题易错选 D。牙龈有退缩，术后难以完全覆盖分叉区者，可以做根向复位瓣手术和骨成形术，使根分叉区充分暴露，有利于控制菌斑和炎症并防止进一步附着丧失。

(53～55 题共用题干)
女，20 岁。因双侧后牙咀嚼无力而就诊。检查：双侧上第一磨牙松动Ⅱ度，下切牙松动Ⅰ度，口腔卫生尚好。如果初步印象为局限型侵袭性牙周炎。

53. 若需进一步确诊，下列哪一项辅助检查最关键
A. 查血
B. 询问家族史
C. 龈下菌斑涂片
D. 口腔卫生习惯
E. 拍 X 线片
【答案】E
【考点】侵袭性牙周炎的诊断

【解析】快速的牙周附着丧失和骨吸收是侵袭性牙周炎的主要特点。需要拍 X 线片检查骨吸收的情况。故本题答案为 E。

【避错】此题易错选 D，局限型患者的菌斑、牙石量很少，牙龈表面的炎症轻微，但却已有深牙周袋，牙周组织破坏程度与局部刺激物的量不成比例。

54. 最可能发现的体征是

A. 牙周袋探诊深度 PD>5mm

B. X 线片示上第一磨牙根周膜增宽

C. X 线片示上第一磨牙牙槽骨呈垂直吸收

D. 牙龈退缩

E. 切牙间隙增大

【答案】C

【考点】侵袭性牙周炎诊断

【解析】局限型侵袭性牙周炎主要特点是快速的骨吸收即牙槽骨呈垂直吸收。故本题答案为 C。

【避错】此题易错选 D，牙周炎会出现牙龈退缩，但不是局限型侵袭性牙周炎的特征。

55. 应选择的治疗方案中哪一项不正确

A. 牙周的基础治疗

B. 定期复治

C. 全身抗生素疗法，甲硝唑为首选药

D. 拍 X 线片，决定第一磨牙的治疗方案

E. 可定期做龈下菌斑细菌学检查

【答案】C

【考点】侵袭性牙周炎治疗计划

【解析】局限型侵袭性牙周炎治疗原则：早期治疗，防止复发，洁治、刮治和根面平整等基础治疗；根据每位患者菌斑和炎症的控制情况，确定复查的间隔期。拍 X 线片，决定第一磨牙的治疗方案，可定期做龈下菌斑细菌学检查。故本题选 C。

【避错】此题易错选 B，本病治疗后较易复发，因此应加强定期的复查和必要的后续治疗。根据每位患者菌斑和炎症的控制情况，确定复查的间隔期。

(56 ~ 57 题共用题干)

男，35 岁。左上第二磨牙腭侧牙龈肿胀、疼痛 2 天。检查：左上第二磨牙腭侧牙龈呈卵圆形红肿，波动感（+），初步考虑是急性牙周脓肿。

56. 确诊前做如下检查，除外

A. 牙周袋深度

B. 脓肿部位

C. 牙齿松动度

D. 殆力测定

E. 牙髓活力测验

【答案】D

【考点】牙周脓肿诊断

【解析】急性牙周脓肿需检查牙周袋深度，脓肿部位，牙齿松动度以及牙髓活力测验来鉴别牙周脓肿与牙槽脓肿，牙龈脓肿。故本题答案为 D。

【避错】此题易错选 E，牙髓活力测验用于鉴别牙周脓肿与牙槽脓肿。

57. 此患者首诊应选择的治疗措施不包括

A. 拔除无望保留的牙，以达彻底引流

B. 切开引流

C. 局部牙周袋内用药

D. 调磨明显的早接触点

E. 0.12% 氯己定含漱液含漱 3 天

【答案】A

【考点】牙周脓肿的治疗

【解析】急性牙周脓肿的治疗原则是抗炎镇痛、防止感染扩散以及使脓液引流。在脓肿初期脓液尚未形成时，可清除大块牙石，冲洗牙周袋，将防腐抗菌药引入袋内，不需要深刮除净龈下牙石。必要时全身给以抗生素或支持疗法。当脓液形成且局限，出现波动时，可进行引流。切开引流后的数日应嘱患者用盐水或氯己定等含漱。对于患牙浮出而咬合接触疼痛者，可将明显的早接触点调磨，使患牙获得迅速恢复的机会。故本题答案为 A。

【避错】此题易错选 D，对于患牙浮出而咬合接触疼痛者，可将明显的早接触点调磨，使患牙获得迅速恢复的机会。

(58 ~ 59 题共用题干)

男，45 岁。半年来反复发作全口牙龈红肿出血、疼痛，曾在外院治疗但效果不明显。检查发现全口牙龈明显红肿，质地松软，触易出血，多处牙周脓肿。

58. 考虑可能的诊断

A. 急性坏死溃疡性牙周炎

B. 合并糖尿病牙周炎

C. 侵袭性牙周炎

D. 慢性牙周炎急性活动期

E. 单纯急性多发性牙周脓肿

【答案】B

【考点】合并糖尿病牙周炎的临床表现

【解析】患者牙周组织的炎症加重，龈缘红肿呈肉芽状增生，易出血和发生牙周脓肿是合并糖尿病牙周炎的典型临床表现，故选 B；侵袭性牙周炎表现为局限于第一磨牙和切牙的牙槽骨快速吸收，故 C 错误；慢性牙周炎急性活动期表现为牙槽骨吸收迅速，故 D 错误。

【避错】此题易错选 E，单纯急性多发性牙周脓肿起病急病程短，不会半年来反复发作。

59. 最佳应急处理

A. 脓肿切开引流，漱口液含漱

B. 口服抗炎药，局部冲洗上药

C. 彻底洁治、刮治冲洗上药，口服抗炎药
D. 先口服抗炎药，做进一步检查后再确定治疗
E. 去除大块牙石，切开脓肿，漱口液含漱，全身用药

【答案】E

【考点】合并糖尿病的牙周治疗

【解析】合并糖尿病牙周炎的治疗为首先去除大块牙石，不做牙周彻底治疗，切开脓肿可配合全身用药，等脓肿消退后再做彻底牙周治疗，故 E 正确；A、B、C、D 皆不正确。

【避错】此题易错选 C，合并糖尿病牙周炎在初次治疗时不应彻底治疗，仅去除大块牙石即可。

（60～63 题共用题干）

女，26 岁。牙龈出血 3 年。检查见牙石，牙龈红肿，探诊出血。

60. 如果诊断为慢性龈缘炎，采用的主要治疗方法是
A. 根面平整术
B. 洁治术
C. 口服替硝唑
D. 翻瓣术
E. 牙冠延长术

【答案】B

【考点】慢性龈缘炎的治疗

【解析】慢性龈缘炎治疗以去除牙石为主，故应行洁治术，故选 B；根面平整术是牙周炎的治疗方法，A 错误；替硝唑主要用于杀灭厌氧菌，对治疗牙龈炎无效，C 错误；翻瓣术用于经牙周基础治疗后牙周袋深度仍>5mm 的牙周炎，D 错误；牙冠延长术用于临床牙冠过短的病例，E 不对。

【避错】此题易错选 A，慢性龈缘炎无附着丧失无牙周袋形成，故无须龈下刮治。

61. 如果患者戴有心脏起搏器，应注意的是
A. 只能用含漱法控制菌斑
B. 禁止做洁治术
C. 禁用超声洁牙机
D. 超声洁牙后服用抗生素
E. 超声洁牙前服用抗生素

【答案】C

【考点】超声洁治术的禁忌证

【解析】超声洁治术禁忌证为有传染性疾病的患者、戴心脏起搏器者、瓷修复体和黏着修复体，故选 C。

【避错】此题易错选 B，戴有心脏起搏器者可用手动器械去除牙石。

62. 如果患者治疗后 10 年来复诊，清除龈上牙石后，发现多数牙有 5～6mm 的牙周袋，此时应做的治疗是
A. 洁治术
B. 龈下刮治术
C. 牙周夹板
D. 翻瓣术
E. 牙龈成形术

【答案】B

【考点】牙周炎的治疗

【解析】10 年后该患者发展成了牙周炎，所以需要做的治疗是龈下刮治术，故选 B；牙周炎只做洁治术是不够的，必须配合龈下刮治术，A 错误；牙周夹板用于松动牙的固定，C 错误；翻瓣术用于经牙周基础治疗后牙周袋深度仍>5mm 的牙周炎，D 错误；牙龈成形术用于牙龈外形不佳的病例，E 错误。

【避错】此题易错选 A，牙周炎只做洁治术是不够的必须配合龈下刮治术。

63. 如果 X 片显示右下颌第一磨牙近中有窄而深的垂直型骨吸收，若采用手术治疗，最理想的手术方法为
A. 牙龈切除术
B. 改良性 Widman 翻瓣术
C. 截根术
D. 半牙切除术
E. 引导性组织再生术

【答案】E

【考点】牙周手术适应证

【解析】引导性组织再生术主要适用于下颌第一磨牙近中有窄而深的垂直型骨吸收，故选 E；牙龈成形术用于牙龈外形不佳的病例，A 不对；翻瓣术适用于经牙周基础治疗后牙周袋深度仍>5mm 的患牙，B 不对；截根术适用于多根牙的某一个或两个根（上颌磨牙）牙周组织破坏严重，且有Ⅲ度或Ⅳ度根分叉病变，而其余牙根病情较轻，牙齿松动不明显者，C 错误；半牙切除术的适应证：①下颌磨牙根分叉病变，其中一根受累较重，另一根健康，有支持骨不松动，并能进行根管治疗。②需留作基牙的患牙，尤其当患牙为牙列最远端的牙时，保留半个牙可作为修复体的基牙，避免做单端修复体，故 D 错误。

【避错】此题易错选 C，截根术是将患根分叉病变的多根牙中破坏最严重的一个或两个牙根截除。消灭分叉病变，同时保留牙冠和其余牙根，但本题患者用引导性组织再生术即可获得良好效果，不需要进行截根术。

（64～67 题共用题干）

男，38 岁。右下后牙冷热痛 2 周，自发痛 2 天。检查：右下后牙未见龋及根尖病变。右下第一磨牙颊

侧根分叉可探入，在颊侧中央有一窄而深达9mm的牙周袋，牙髓活力无反应，X线片：右下第一磨牙根分叉处可见一骨密度降低区。

64. 最可能的诊断是

A. 根分叉病变

B. 急性根尖炎

C. 牙周脓肿

D. 牙周-牙髓联合病变

E. 𬌗创伤

【答案】D

【考点】牙周-牙髓联合病变的诊断

【解析】根右下后牙未见龋及根尖病变。右下第一磨牙颊侧根分叉可探入，在颊侧中央有一窄而深达9mm的牙周袋，牙髓活力无反应，X线片：右下第一磨牙根分叉处可见一骨密度降低区，可得知该牙是由于深牙周袋引起牙髓病变，故选D；根分叉病变可表现为深牙周袋但不一定伴有牙髓活力无反应，A不对；急性根尖炎一般无深牙周袋，B错误；牙周脓肿表现为牙龈肿胀，呈球状椭圆形突起，C错误；单纯𬌗创伤不会引起牙周袋，E错误。

【避错】此题易错选A，根分叉病变可发生于任何类型牙周炎，不一定伴有牙髓坏死，本题患者明显出现牙髓炎症状，不仅仅是牙周疾病。

65. 可能的感染途径不包括

A. 牙周袋内毒素刺激

B. 根尖孔

C. 根分叉处副根管

D. 根尖1/3处的侧支根管

E. 根尖

【答案】E

【考点】牙周-牙髓联合病变的感染途径

【解析】牙周-牙髓联合病变的感染主要有以下途径牙周袋内毒素刺激、根尖孔、根分叉处副根管、根尖1/3处的侧支根管，故选E。

【避错】此题易错选A，选项A概括不全面，本题应从总体角度考虑牙周疾病感染牙髓的途径。

66. 牙髓治疗最应选择

A. 干髓术

B. 根管治疗

C. 塑化治疗

D. 空管治疗

E. 盖髓术

【答案】B

【考点】牙周-牙髓联合病变的治疗

【解析】牙周-牙髓联合病变的治疗以根管治疗配合牙周治疗同时进行，选B；干髓术适用于冠髓部分坏死的牙髓病变，或需利用髓室固位和其他需行牙髓失活的患者，主要用于后牙，A错误；塑化治疗及空管治疗由于其远期疗效不佳已渐被淘汰，C、D不对。

【避错】此题易错选C，塑化治疗由于其远期疗效不佳，并不是牙髓治疗的首选治疗。

67. 下面的治疗方案不正确的一项是

A. 牙周基础治疗

B. 调𬌗

C. 牙髓治疗后立即牙周手术

D. 局部用药

E. 同时牙髓治疗

【答案】C

【考点】牙周-牙髓联合病变的治疗

【解析】除了根管治疗外对于该牙还应进行调𬌗、牙周治疗可局部配合药物治疗，故选C。只有在牙周治疗后牙周袋仍>5mm时才需要手术治疗，故C错误。

【避错】本题容易错选E，对于牙周-牙髓联合病变，牙周基础治疗需与牙髓治疗同时进行，但手术治疗只有在牙周治疗后牙周袋仍>5mm时才需要，E项是正确的。

（68～73题共用题干）

男，45岁。主诉刷牙时牙龈出血，口腔有异味，双侧后牙及下前牙轻度松动，伴有咬合痛。

68. 主要应该进行的检查是

A. 邻面龋+叩诊

B. 食物嵌塞

C. 冷热刺激反应

D. 早接触+牙齿松动度

E. 牙周袋探诊+X线片

【答案】E

【考点】牙周炎辅助检查

【解析】探查时可见牙周附着丧失，形成牙周袋，牙齿有不同程度的松动，严重时形成牙周脓肿。X线片可见牙槽骨呈不同程度的吸收。严重时出现牙齿松动和咬合关系紊乱。因此本题应选E。

【避错】此题易错选B，如果是个别牙有牙龈出血，应考虑食物嵌塞，但此题多个牙有牙龈出血，牙齿松动应考虑牙周炎。

69. 如果拟诊为慢性牙周炎，主要致病菌是

A. 伴放线聚集杆菌

B. 牙龈类杆菌

C. 乳杆菌

D. 变异链球菌

E. 嗜二氧化碳噬纤维菌

【答案】B

【考点】慢性牙周炎的致病菌

【解析】牙龈类杆菌是慢性牙周炎的主要致病菌，患者龈下菌斑中可分离牙龈类杆菌，因此本题应选B。乳杆菌和变异链球菌是龋病的致病优势菌，而伴放线聚集杆菌是侵袭性牙周炎的优势菌，嗜二氧化碳噬纤维菌是青少年牙周炎的优势菌。

【避错】此题易错选D，变异链球菌是龋病的主要致病菌。而非牙周炎的主要致病菌。

70. 晚期可能出现的伴发症状

A. 中度深度牙周袋

B. 重度牙龈炎症

C. 急性牙周脓肿

D. 牙槽骨水平吸收

E. 牙齿松动咬合痛

【答案】C

【考点】牙周炎晚期伴发症状

【解析】晚期牙周炎晚期患者感局部剧烈跳痛，有时同时出现多个部位的脓肿，称多发性牙周脓肿。此时患者可有体温升高、全身不适，下颌下淋巴结肿大、压痛等症状。因此本题应选C。

【避错】此题易错选E，牙齿松动不是牙周炎的晚期表现，牙齿移位才是晚期表现。

71. 治疗的基本原则

A. 控制菌斑+彻底清除牙石

B. 控制菌斑+拔除松动牙

C. 松牙固定术

D. 牙周袋及根面药物处理

E. 牙周外科手术+全身治疗

【答案】A

【考点】成人牙周炎的治疗原则

【解析】针对局部刺激因素，可做龈上洁治术或龈下刮治术，必要时彻底清除牙石，调整咬合、消除食物嵌塞和纠正不良修复物。故本题选A。

【避错】此题易错选B，牙周病的治疗原则是彻底清除牙石，拔除松动牙是牙周病的治疗手段之一，但不是基本原则。

72. 下述牙周疗效维持及预防的叙述中，正确的是

A. 1～2年进行一次复查，复诊

B. 防治牙周炎1～2年做一次洁治

C. 局部龈无炎症可以不拍X线片

D. 牙周维护在治疗后的头3年最重要

E. 患者复查时重点要检查全身情况

【答案】D

【考点】慢性牙周炎的疗效维持及预防

【解析】牙周炎患者经过治疗后，仍应终生自我维护牙周健康，养成良好的口腔卫生习惯；定期进行专业维护，以防止牙周炎的复发，牙周维护在治疗后头3年最重要。此为牙周治疗的维护期。因此本题应选D。

【避错】此题易错选C，牙周疗效维持阶段应拍X线片以评估牙周治疗的效果。

73. 如果行牙周手术，改良翻瓣术的正确切口是

A. 内斜切口+沟内切口+水平切口

B. 水平切口+沟内切口

C. 纵形切口+沟内切口

D. 内斜切口+纵形切口

E. 弧形切口+纵形切口

【答案】A

【考点】牙周改良翻瓣术的切口

【解析】改良翻瓣术第一切口为内斜切口。第二切口为沟内切口。第三切口为水平切口。最后将软组织瓣复位、缝合、上塞治剂。因此本题应选A。

【避错】此题易错选D，除了水平切口+沟内切口外改良翻瓣术还需做内斜切口。

（74～77题共用题干）

男，25岁。口腔卫生情况不佳，左下第一磨牙有牙周-牙髓联合病变，疼痛剧烈，但患牙无松动。

74. 为了消除病痛，恢复健康，首先采取的措施应为

A. 早期充填

B. 开髓引流，阻止炎症扩展

C. 抗炎镇痛

D. 促进牙周软组织健康

E. 使用氟化物

【答案】B

【考点】牙周-牙髓联合病变的处理

【解析】由于牙髓根尖病引起牙周病变的患牙，应尽早根管治疗。较合理的顺序为：清除作为感染源的牙髓—清除牙周袋内的感染—完善的根管充填。因为疼痛剧烈，所以首先开髓引流。故选B。

【避错】此题易错选C，对于抗炎镇痛无法完全缓解症状的牙髓急性炎症，应进行开髓引流。

75. 上述治疗措施属于

A. 口腔健康教育

B. 特殊防护措施

C. 一级预防

D. 二级预防

E. 三级预防

【答案】D

【考点】牙周疾病的二级预防

【解析】牙周病二级预防旨在早期发现、早期诊断、早期治疗，减轻已发生的牙周病的严重程度，控制其发展。对局限于牙龈的病变，及时采取专业性洁治，去除菌斑和牙石，控制其进一步发展。采用X线

检查法定期追踪观察牙槽骨情况，根据情况采取适当的治疗，如洁治、根面平整或手术治疗等。去除促进牙周病发展的刺激因素，如去除不良修复体、治疗食物嵌塞、充填邻面龋损等，牙周组织的健康状况可得到显著改善。二级预防的效果是在一级预防基础上取得的，其长期效果与患者是否能长期坚持各种预防措施有关。因此正确答案为 D。

【避错】此题易错选 E，三级预防为尽量恢复、重建功能，牙髓治疗不属于此范畴。

76. 同时还应对其采取

A. 左下第一磨牙脱敏

B. 左下第一磨牙充填

C. 左下第一磨牙牙周治疗

D. 左下第一磨牙调𬌗

E. 左下第一磨牙拔除

【答案】C

【考点】牙周-牙髓联合病变的处理

【解析】牙髓病引起的牙周病，在开髓引流，缓解疼痛后，应及时进行牙周治疗。可排除 A、B、D、E，故选 C。

【避错】此题易错选 E，此题不属于拔牙适应证，应予保留。

77. 另外，还应嘱咐患者做好口腔保健，除了

A. 学习口腔健康知识

B. 养成良好的卫生习惯

C. 合理使用氟化物

D. 定期口腔检查

E. 经常自我检查龋活性

【答案】E

【考点】牙周-牙髓联合病变的保健

【解析】A、B、C、D 为患者自我维护，E 为医护人员的检查，故本题选 E。

【避错】此题易错选 D，牙周-牙髓联合病变应交代患者定期进行口腔检查，做到疾病早发现早治疗。

（78～80 题共用题干）

患者，25 岁。口腔卫生情况不佳，左下第一磨牙有牙髓-牙周联合病变，疼痛剧烈，但患牙无松动。患者为消除病痛，恢复健康，前来就诊。

78. 首先采取的措施是

A. 早期充填

B. 开髓引流，阻止炎症扩展

C. 抗炎镇痛

D. 促进牙周软组织健康

E. 使用氟化物

【答案】B

【考点】牙周-牙髓联合病变的治疗

【解析】有牙周-牙髓病变时，应尽量找出原发病变，彻底消除其感染源，同时也要积极地治疗牙周、牙髓两方面的病变。牙髓根尖周围的病损经彻底、正规的根管治疗后大多预后较好；而牙周病损的疗效则依病情严重程度而定，预测性不如牙髓病。故选 B。

【避错】此题不易选错，开髓引流为首先处理，可释放髓腔的压力。

79. 同时还应对其采取

A. 左下第一恒磨牙脱敏

B. 左下第一磨牙充填

C. 左下第一磨牙牙周治疗

D. 左下第一磨牙调𬌗

E. 左下第一磨牙拔除

【答案】C

【考点】牙周-牙髓联合病变的治疗

【解析】有牙周-牙髓联合病变时，应尽量找出原发病变，彻底消除其感染源，同时要积极治疗牙周、牙髓病变。故选 E。

【避错】此题不易选错。有牙周-牙髓联合病变时，牙髓治疗和牙周治疗都很重要。

80. 当日的治疗措施是

A. 拔牙

B. 龈下刮治

C. 脓肿切开引流

D. 开髓、拔髓引流

E. 急性期翻瓣手术

【答案】D

【考点】牙周-牙髓联合病变的治疗

【解析】当日可以行根管治疗，开髓拔髓，消除感染源。故选 D。

【避错】本题易错选 B。龈下刮治属于牙周治疗。

（81～83 题共用备选答案）

A. 病损确立期

B. 早期病变

C. 始发期

D. 进展期

E. 修复

81. 表现为活动期病理变化的是牙周炎发展过程的

【答案】D

82. 急性渗出性炎症反应出现在牙周炎发展过程的

【答案】C

83. 表现为宿主应答反应的综合活动期的是牙周炎发展过程的

【答案】A

【考点】牙周炎的病理变化

【解析】始发期：当菌斑沉积在牙面，牙龈炎症

很快发生，24小时内结合上皮下方的微血管丛即出现明显的变化表现为急性渗出性炎症反应，故82题选C；确立期病损：随着菌斑的不断沉积，牙龈炎症状况也进一步加重，组织和龈沟内的液体渗出和白细胞移出增加。此期有明显的炎症和水肿，牙龈暗红，龈沟加深，牙龈不在于牙面紧贴，但无附着丧失和牙槽骨的吸收，故83题选A。进展期：随着炎症的扩展和加重，上皮向根方生长并从冠方与牙面剥离，形成牙周袋，炎症细胞浸润向深部和根方的结缔组织延伸，故81题选D。

【避错】81题易错选E，修复期牙周炎炎症比较稳定，不会出现活动病理变化。82题易错选B，早期病变表现为白细胞增多，上皮下结缔组织出现大量淋巴细胞浸润。83题易错选D，进展期表现为深牙周袋形成，牙槽骨吸收破坏明显。

(84~86题共用备选答案)

A. 牙周探针

B. 尖探针

C. 洁治器

D. 刮治器

E. 骨锉

84. 探测牙周袋深度时应使用

【答案】A

85. 探测牙石部位时应使用

【答案】B

86. 清除龈上牙石时应使用

【答案】C

【考点】常用口腔检查器械

【解析】探测牙石部位时应使用尖探针，故85题选B；探测牙周袋深度时应使用牙周探针，故84题选A；清除龈上牙石时应使用洁治器，故86题选C。清除龈下牙石时使用刮治器；清除过高的骨棱、骨突、骨嵴时使用骨锉。

【避错】84题易错选B，尖探针不宜用于探测牙周深度，以免造成牙周组织损伤。85题易错选A，探测牙石部位不宜使用牙周探针而应使用尖探针。86题易错选D，刮治器用于检查龈下牙石而非龈上牙石。

(87~90题共用备选答案)

A. 根尖周多囊性透射区

B. 根尖周局限的致密性阻射影像

C. 根尖周弥散性透射区、边缘不整齐

D. 牙槽骨破坏、硬骨板消失、牙周间隙增宽

E. 根尖周有近圆形的边界清楚的透射区

87. 慢性牙槽脓肿X线片常显示

【答案】C

88. 慢性根尖周肉芽肿的X线片表现为

【答案】E

89. 慢性牙周炎的X线片可表现为

【答案】D

90. 慢性根尖周致密性骨炎X线片可表现为

【答案】B

【考点】慢性牙槽脓肿、慢性根尖周肉芽肿、慢性牙周炎、慢性根尖周致密性骨炎的X线表现

【解析】慢性牙槽脓肿X线表现为根尖周弥散性透射影，边界模糊，87题选C；慢性根尖周肉芽肿X线表现为根尖周有圆形投射影，边界清可见骨白线，88题选E；慢性牙周炎X线片可表现为牙槽骨破坏、硬骨板消失、牙周间隙增宽，89题选D；慢性根尖周致密性骨炎的X线表现根尖周局限的致密性阻射影像，90题选B。

【避错】本组题目主要考查常见的牙周疾病和根尖周疾病的X线表现及鉴别。要熟练掌握各种根尖周病、牙周病、根分叉疾病及牙槽脓肿的X线表现。

(91~93题共用备选答案)

A. 牙间间断缝合

B. 间断缝合

C. 悬吊缝合

D. 锚式缝合

E. 褥式缝合

91. 牙周手术时，颊舌侧龈瓣高度不一致时，应采用的缝合方法是

【答案】C

92. 牙周手术时，两牙之间有较大缝隙或龈乳头较宽时，应采用的缝合方法是

【答案】E

93. 牙周手术时，与缺牙间隙相邻处的龈瓣缝合，应采用的缝合方法是

【答案】D

【考点】牙周手术缝合方法

【解析】悬吊缝合主要是利用术区的牙齿来悬吊固定龈瓣，尤其适用于颊舌侧龈瓣高度不一致时，故91题选C；褥式缝合适用于两牙之间有较大缝隙或龈乳头较宽时，故92题选E；锚式缝合适用于最后一个磨牙远中楔形瓣的缝合，或与缺牙间隙相邻处的龈瓣闭合，故93题选D。

【避错】本组小题主要考查不同情况下牙周手术的缝合方法选择，容易混淆的是褥式缝合和锚式缝合的适应证。

(94~96题共用备选答案)

A. 牙龈切除术

B. 翻瓣术

C. 分根术

D. 冠延长术
E. 断根术

94. Ⅲ度根分叉病变应选择的手术是
【答案】C

95. 根分叉区根面牙石应选择的手术是
【答案】B

96. 药物性牙龈肥大应选择的手术是
【答案】A
【考点】牙周手术方法选择
【解析】分根术适用证：①下颌磨牙根分叉区Ⅲ度或Ⅳ度病变，局部的深牙周袋不能消除者。②患牙两根周围有充分的支持骨，牙无明显松动，故94题选C。翻瓣术适用于经牙周基础治疗后牙周袋深度仍>5mm的患牙，根分叉病变需在直视下清除牙石，平整根面者，故95题选B。牙龈切除术适合经牙周基础治疗后牙龈仍肥大、增生，形态不佳者，故96题选A。
【避错】94题易错选B，翻瓣术的主要目的是在直视下清除袋内病变或牙石。95题容易误选A，牙龈切除术适用于经基础治疗后牙龈仍肥大或形态不佳的假性牙周袋。96题较为容易，药物性牙龈肥大可选择牙龈切除术治疗。

（97～98题共用备选答案）
A. 慢性龈缘炎
B. 急性龈乳头炎
C. 青春期龈炎
D. 慢性牙周炎（早期）
E. 伴糖尿病的牙周炎

97. 病变较广泛，发病主要与大量菌斑堆积有关，有附着丧失的疾病是
【答案】D

98. 病变较广泛，出血重，溢脓，易于发生牙周脓肿的疾病是
【答案】E
【考点】慢性牙周炎与伴糖尿病的牙周炎的临床表现
【解析】慢性牙周炎主要表现为全口病变广泛，主要原因是由于患者口腔卫生差，大量菌斑堆积，可有刷牙或进食时牙龈出血或口内异味，有水平或垂直骨吸收，故97题选D；伴糖尿病的牙周炎患者牙周组织的炎症加重，龈缘红肿呈肉芽状增生，易出血和发生牙周脓肿，故98题选E。
【避错】97题易错选A，牙周炎与龈炎的区别在于牙周炎有附着丧失而龈炎没有。98题容易错选B，牙龈急性龈乳头炎的临床表现为龈乳头肿胀，出血，自发性疼痛和明显探痛，与98题干描述的表现不相符。

（99～101题共用备选答案）
A. 游离龈移植术
B. 冠延长术
C. 牙龈切除术
D. 引导性组织再生术
E. 侧向转位瓣术

99. 窄而深的三壁骨下袋，最适合做
【答案】D

100. Ⅱ度根分叉病变，龈组织高度能完全覆盖根分叉，可选择的手术是
【答案】D

101. 单个牙牙周组织萎缩，缺损窄，周围组织健康，可选择
【答案】E
【考点】牙周手术适应证
【解析】引导组织再生术适用于窄而深的骨内袋、Ⅱ度根分叉病变，故99题、100题选D；侧向转位瓣术适用于单个牙牙周组织萎缩，缺损窄的病变，故101题选E。牙龈切除术适合经牙周基础治疗后牙龈仍肥大、增生，形态不佳者；牙冠延长术适用于临床牙冠过短者。
【避错】本组题目考查常见的牙周疾病手术方法的适应证，为考试常考考点，考生要重点复习，区别记忆。

（102～105题共用备选答案）
A. 水平型骨吸收
B. 垂直型骨吸收
C. 凹坑状吸收
D. 反波浪形骨吸收
E. 弧形骨吸收

102. 侵袭性牙周炎下颌第一磨牙的骨吸收形式为
【答案】E

103. 形成骨上袋时的牙槽骨吸收形式为
【答案】A

104. 形成骨下袋时的牙槽骨吸收形式为
【答案】B

105. 牙槽间隔的骨嵴顶吸收
【答案】C
【考点】牙周炎牙槽骨吸收的特点
【解析】侵袭性牙周炎下颌第一磨牙呈典型的弧形吸收，故102题选E，骨上袋袋底位于釉质牙骨质界的根方、牙槽嵴的冠方，牙槽骨呈水平吸收，故103题选A；骨下袋牙周袋底位于牙槽嵴顶的根方，牙槽骨呈垂直型骨吸收，故104题选B；牙槽间隔一般呈反波浪吸收，故105题选C。

【避错】本组题目主要考查不同牙周疾病的牙槽骨吸收形式。容易混淆的是侵袭性牙周炎和慢性牙周炎的牙槽骨吸收形式，前者呈典型的弧形吸收，可用于二者区别。

考点：牙周炎的伴发病变

1. 关于根分叉病变的描述，不正确的是
   A. 下颌磨牙的颊、舌侧分叉较易探查
   B. 上颌磨牙邻面的根分叉探查应从腭侧进入
   C. 上颌磨牙根分叉区的病变常因与腭根重叠而不被显示
   D. X线片的表现常比实际病变轻
   E. 发生根分叉病变的患牙一般都是松动牙

【答案】E

【考点】根分叉病变的临床表现

【解析】根分叉病变的患牙可表现为牙周袋、牙周脓肿、根面龋或牙髓受累，一般早期牙齿不松动，晚期可出现牙松动。故选E。

【避错】本题易错选A。上颌磨牙的颊侧，以及下颌磨牙的颊、舌侧分叉一般较易探查，但上颌磨牙邻面的分叉病变较难探测。

2. 牙周脓肿的临床特点不包括
   A. 有牙周炎病史
   B. 可有波动感
   C. 牙龈呈椭圆形隆起
   D. 伴明显的牙齿松动
   E. 脓肿局限于龈乳头及龈缘

【答案】E

【考点】牙周脓肿的临床表现

【解析】牙周脓肿是牙周炎发展到中、后期的常见伴发症状。急性牙周脓肿发病突然，在患牙的唇颊侧或舌腭侧牙龈形成椭圆形或半球状的肿胀突起。牙龈发红、水肿，表面光亮。脓肿早期，炎症浸润广泛，使组织张力较大，疼痛较明显，可有搏动性疼痛；因牙周膜水肿而使牙有“浮起感”，叩痛、松动明显。脓肿后期，脓液局限，脓肿表面较软，扪诊可有波动感。故选E。

【避错】本题易错选其他选项。牙龈脓肿仅局限于龈乳头及龈缘，注意鉴别。

考点：种植体周组织及其疾病

1. 种植体周围组织疾病的始动因素是
   A. 种植体上的菌斑微生物
   B. 种植体数目过多
   C. 种植体植入过深
   D. 吸烟
   E. 种植体上部结构为固定义齿

【答案】A

【考点】种植体周围组织疾病的病因

【解析】种植体周围组织疾病与牙周疾病类似，菌斑聚集是导致疾病的始动因素。当软/硬组织存在炎症病损时，种植体周的菌斑主要由革兰阴性厌氧菌、产黑色素厌氧菌及螺旋体等组成。部分缺牙患者与无牙颌患者的种植体周菌斑组成有所不同。故选A。

【避错】本题易错选D。吸烟是影响种植体周骨丧失的一个重要因素，但不是始动因素。

2. 种植体周围炎的治疗不同于慢性牙周炎的是
   A. 指导菌斑控制
   B. 清除菌斑和牙石
   C. 消除过重的咬合负荷
   D. PD≥6mm伴探诊出血应使用抗生素
   E. PD≥5mm者可手术治疗

【答案】C

【考点】种植体周围炎的治疗

【解析】种植体周围疾病与牙周疾病类似，菌斑聚集是导致疾病的始动因子，种植体周围炎的初期治疗和二期手术治疗与牙周炎方法相似：指导菌斑控制、清除菌斑和牙石、探诊深度≥6mm伴探诊出血应使用抗生素、探诊深度≥5mm者可手术治疗，故本题选C。

【避错】本题易错选其他选项，咬合负载过重是种植体周围炎的重要促进因素，消除过重的咬合负荷是和慢性牙周炎治疗的不同之处。

3. 关于种植体周围黏膜炎的叙述，错误的是
   A. 主要由口腔卫生不良、菌斑刺激所致
   B. 病变不可逆转
   C. 表现为种植体周围黏膜红肿、探诊出血及溢脓
   D. 表现为种植体周围黏膜增生
   E. 不伴有骨吸收

【答案】B

【考点】种植体周围黏膜炎的临床表现

【解析】种植体周围黏膜炎主要是由于口腔卫生不良、菌斑刺激所致，A对；临床表现为种植体周围黏膜红肿、探诊出血及溢脓，不伴有骨吸收，有时也可表现为种植体周围黏膜增生，C、D、E对；经适当治疗病变可以逆转，B错。故选B。

【避错】此题易错选D，种植体周围黏膜炎有一类特殊表现为“增生性黏膜炎”。

第十四章　儿童口腔医学

考点：龋病

1. 年轻恒牙龋充填修复主要强调

A. 恢复咬合高度

B. 恢复解剖外形

C. 恢复牙体的色泽

D. 恢复牙体的强度

E. 恢复邻面接触点

【答案】B

【考点】牙体修复注意事项

【解析】混合牙列时期的年轻恒牙在牙列中有活跃的垂直向和水平向的移动度，所以在修复牙体时以恢复牙冠的解剖形态为目的，不强调恢复牙齿间的接触点，故此题选 B。

【避错】此题易错选 A，认为应当恢复咬合高度从而恢复其咬合能力，忽略了年轻恒牙垂直向的移动。

2. 据近几年临床资料显示，患龋率最高的乳牙是

A. 上颌乳磨牙

B. 上颌乳尖牙

C. 上颌乳切牙

D. 下颌乳磨牙

E. 下颌乳尖牙

【答案】D

【考点】乳牙龋的好发牙位

【解析】乳牙龋以下颌乳磨牙最多，上颌乳磨牙和上颌乳前牙为次，下颌乳前牙最少。乳牙龋的好发牙面为乳切牙的近中和唇面，乳尖牙的唇面和远中面，第一乳磨牙的𬌗面和远中面，第二乳磨牙的𬌗面和近中面。故本题选 D。

【避错】本题易错选 A，上颌乳磨牙由于位置关系，食物残渣相对于下颌乳磨牙来说不容易残留，不易产生龋齿。

3. 年轻恒牙深龋最常采用的治疗方法为

A. 直接盖髓术

B. 牙髓切断术

C. 根尖诱导成形术

D. 根管治疗术

E. 间接牙髓治疗术

【答案】E

【考点】年轻恒牙深龋的治疗方法

【解析】年轻恒牙牙根未发育完成，应该尽量保持牙髓活力以利于牙齿的进一步发育。年轻恒牙深龋治疗时，如果估计去净腐质可能露髓时，可以采用间接牙髓治疗（二次去腐法）保留部分软化牙本质避免露髓，采取氢氧化钙间接盖髓，妥善垫底后充填。氢氧化钙制剂 pH 在 11 以上，有一定杀菌作用，可以抑制龋蚀进展，促进脱矿牙本质再矿化，刺激修复性牙本质形成。10～12 周后再次治疗，去除软化牙本质，确定未露髓，再做间接盖髓，垫底、充填。故本题选 E。

【避错】本题易错选 A，直接盖髓术：应用药物直接覆盖在露髓处，保护牙髓。应用于备洞时的意外穿髓，露髓孔直径小于 1mm 的患牙；外伤冠折露髓的患牙，露髓孔小于 1mm 且外伤时间短。龋源性露髓很少应用。

4. 乳牙修复治疗下列哪一项描述是错误的

A. 广泛龋也可以树脂修复

B. 必须去净腐质

C. 必须采用双层垫底

D. 玻璃离子是较为理想的充填材料

E. 前牙后牙均可以采用复合树脂充填

【答案】C

【考点】乳牙修复治疗特点

【解析】乳牙修复治疗：广泛龋也可以树脂修复，必须去尽腐质，玻璃离子水门汀是较为理想的充填材料，前牙后牙均可以采用复合树脂充填。是否双层垫底需要看具体情况，龋坏的程度。而不是说必须双层垫底。故选 C。

【避错】本题易错选 A，乳前牙Ⅳ类洞、切端缺失或环状龋所致广泛性龋，常使牙冠的缺损多且涉及牙面广。用复合树脂作为修复材料，使用合适的塑料冠套成形法辅助充填。广泛龋也可以树脂修复。

5. 对于特别不配合的儿童，乳牙龋治疗可酌情采用药物治疗，但不包括下面哪一项

A. 2% 氟化钠

B. 8% 氟化亚锡

C. 氟化氨银

D. 酸性氟磷酸盐

E. 10% 的氟化钼酸铵

【答案】C

【考点】乳牙龋药物治疗

【解析】乳牙龋治疗可酌情采用药物治疗，常用的药物有 2% 氟化钠溶液、8% 氟化亚锡溶液、75% 氟化钠甘油糊剂、10% 氨硝酸银溶液、酸性氟磷酸盐、

10%的氟化钼酸铵、38%氟化氨银溶液、氟保护漆等，氨硝酸银和氟化氨银有腐蚀性，不用于不配合的儿童，故选C。

【避错】容易错选C项。应注意辨别。

6. 乳牙龋的特点如下，除了

A. 自觉症状不明显容易忽视

B. 龋蚀多发广泛

C. 静止龋、环状龋为主

D. 发病时间早，5~8岁达高峰

E. 龋齿进展快

【答案】C

【考点】乳牙龋特点

【解析】乳牙患病率高，发病时间早，牙齿萌出后不久即可患龋齿，1岁后乳牙患龋率直线上升，到5~8岁时达到高峰。好发急性龋。乳牙牙齿硬组织较薄，钙化程度低，耐酸能力差，很容易引起牙髓神经的感染。龋损呈多发性、广泛性。同一口腔中可同时出现多个牙齿的龋损，或在一个牙齿上多个牙面的龋损，有些牙釉质广泛剥脱，牙齿的原有形态消失。由于乳牙龋进展快，且往往没有自觉症状，容易被家长忽视。修复性牙本质形成活跃。因此本题选C。

【避错】此题易错选A。恒牙早期釉质龋也不易发现。临床上常见患儿龋已发展成牙髓病或根尖周病时才来就诊，乳牙龋常被家长忽视。

7. 有关乳牙龋的预防，哪一项是正确的

A. 乳牙龋的预防工作，应完全由家长完成

B. 出生6个月后，即应诱导幼儿刷牙

C. 饮食管理主要是进黏软甜食后要刷牙

D. 氟化亚锡和氟化氨银可作为预防药物使用

E. 对乳磨牙窝沟较深处可做窝沟封闭以防龋

【答案】E

【考点】乳牙龋的预防

【解析】乳牙龋的预防工作应由儿童和家长共同完成，以家长为主，故A错误。孩子约3岁时可以开始使用牙膏，刷牙主要还是靠父母来完成，故B错误。乳牙龋的预防需要平衡饮食，科学进甜食与糖。适当控制间食的次数。乳牙萌出，应天天清洁牙面，而不仅仅是在进黏软甜食后，故C选项不正确。氟化氨银毒性较大，不可作预防药物使用。故D错误。对龋患有易感倾向的年轻恒牙和乳磨牙可对其窄深的窝沟早期使用窝沟封闭剂。故此题选E。

【避错】此题易错选A，乳牙龋的预防勿忽视对家长的宣传，家长在婴幼儿期和学龄前期起主导作用，但不是完全由家长完成。

8. 乳牙充填后，继发龋是常见的并发症，下面哪一项是常见的原因

A. 乳牙牙龈乳头位置低，容易食物嵌塞

B. 乳牙釉质无机物含量高，儿童易食甜食，故易产酸脱矿

C. 软化牙本质去除过多

D. 乳牙备洞时不易达到抗力形和固位形，充填体易松动

E. 乳牙牙髓血运少，抵抗力低

【答案】D

【考点】乳牙继发龋特点

【解析】乳牙易产生继发龋的原因：乳牙矿化低，虽无机物多，但有机质含量高，易患龋，故排除B。乳牙牙龈乳头高，故排除A。制备洞形时儿童不合作，感染的软化牙本质不容易去净，故排除C。乳牙牙髓细胞丰富，故排除E。乳牙备洞时不易达到抗力形和固位形，充填体易松动，故选D。

【避错】此题易错选B，乳牙虽无机物多，但有机质含量高是易患龋的主要原因。

9. 下列哪一项不是乳牙拔除适应证

A. 牙冠破坏严重，无法修复的乳牙

B. 替换期，牙根吸收1/3以上，不能做根管治疗者

C. 根尖周炎症侵及恒牙牙胚，或恒牙牙根已形成3/4或恒牙牙胚顶端牙槽骨已消失

D. 外伤不能保留的乳牙

E. Ⅱ度松动的乳牙

【答案】E

【考点】乳牙拔牙适应证

【解析】乳牙拔除的适应证如下。①因咬合诱导需拔除的乳牙：a. 已处于脱落期的松动乳牙；b. 已过脱落期的滞留乳牙；c. 继承恒牙已萌出或萌出受阻，而相应位置的乳牙仍未脱落；d. 因正畸需要拔除的牙。②因病变不能保留的乳牙：a. 牙冠破坏严重，形成残冠或残根，已无法修复的乳牙；b. 患慢性根周炎的乳牙，牙根已吸收1/2以上，松动明显，根分叉及根尖处骨质破坏明显；c. 牙根因感染而影响吸收，使根尖露出于牙龈外，常致局部黏膜发生创伤性溃疡；d. 乳牙因外伤，牙根于近颈部1/2区折断者，或在骨折线上不能治愈的乳牙；e. 有病灶感染迹象而不能彻底治愈的乳牙，为消除感染源应拔除。故选E。

【避错】本题易错选C，根尖周炎的乳牙炎症已涉及继承恒牙牙胚是乳牙拔除的适应证。

10. 乳牙龋药物治疗时，具有腐蚀性的药物是

A. 2%氟化钠

B. 8%氟化钠

C. 10%酸性氟磷酸

D. 38% 氟化氨银
E. 8% 氟化亚锡溶液
【答案】D
【考点】乳牙龋的治疗
【解析】乳牙龋药物治疗时常用药物有 2% 氟化钠、8% 氟化亚锡、酸性氟磷酸盐、硝酸银、38% 氟化氨银和 10% 氟化钼酸铵等溶液。除硝酸银和氟化氨银外均无腐蚀性。38% 氟化氨银（即氟化二氨银）溶液对软组织有腐蚀性，故使用时应小心。所以此题选 D。
【避错】此题易错选 A，氟化钠较多用于防龋治疗但不具有腐蚀性，本题比较特殊，氟化氨银因为含有金属银可联想记忆——具有腐蚀性，易使牙齿变色。

11. 年轻恒牙的龋蚀特点中，错误的是
A. 病变组织分界不清
B. 牙髓易受细菌影响
C. 病变组织较软
D. 龋蚀组织染色淡
E. 多为慢性龋
【答案】E
【考点】年轻恒牙患龋特点
【解析】由于乳牙牙体硬组织矿化度低，又易脱钙，常见龋蚀进展快，呈急性龋、湿性龋。牙体因龋蚀能很快崩坏，在短期内易转变为牙髓炎、根尖周炎和残根残冠等。所以 A、B、C、D 正确，E 选项错误。故选 E。
【避错】此题易错选 D，年轻恒牙因其矿化程度较低，致龋进展快，因此染色较淡。

12. 奶瓶龋主要发生在
A. 下颌乳磨牙舌面
B. 上颌乳磨牙腭侧面
C. 下颌乳切牙的唇面
D. 上颌乳切牙的唇面
E. 下颌乳切牙的舌面
【答案】D
【考点】奶瓶龋的好发牙位和牙面
【解析】由于长时间用奶瓶人工喂养，瓶塞贴附于上颌乳前牙，乳牙刚萌出，结构不成熟，受牛奶饮料产酸作用而脱矿。其主要发生于上颌乳前牙唇面。故此题选 D。
【避错】此题易错选 C，下颌乳切牙不经常与奶瓶接触，因此不易患奶瓶龋。奶瓶龋比较特殊，其好发部位是上颌前牙，不是下颌前牙。

13. 乳牙龋充填治疗中不能用的垫底材料是
A. 聚羧酸锌水门汀
B. 磷酸锌水门汀
C. 玻璃离子水门汀
D. 丁香油水门汀
E. 硬性氢氧化钙
【答案】B
【考点】乳牙龋垫底材料的适应证
【解析】乳牙龋宜用的垫底材料应杀菌力强，有扩散性和渗透性，不使牙变色，对牙髓无刺激性并有镇痛、安抚的作用，B 对牙髓组织有刺激性，A 无刺激性，C 可缓释氟，D 可起到安抚的作用，E 可以促进修复性牙本质形成。故选 B。
【避错】此题易错选 E，硬性氢氧化钙易于垫底，龋洞备洞要求底平，而深龋不易达到要求，则要求垫底后再制备成底平，所以硬性的可制备，易于上层材料充填。

14. 乳牙龋的常见类型为
A. 急性龋、干性龋、环状龋
B. 慢性龋、静止性龋、奶瓶龋
C. 急性龋、环状龋、奶瓶龋
D. 奶瓶龋、干性龋、环状龋
E. 湿性龋、环状龋、慢性龋
【答案】C
【考点】乳牙龋的类型
【解析】乳牙釉质本质薄，钙化度低，抗酸力弱，自洁差，导致患龋率高，龋蚀进展快，所以常见的乳牙龋有湿性龋、奶瓶龋、环状龋、猖獗龋。A、B、D、E 皆有慢性龋，所以错误。
【避错】此题易错选 A、D，干性龋即慢性龋。

15. 临床上对乳牙近髓深龋的治疗最好采用
A. 直接盖髓术
B. 间接盖髓术
C. 冠髓切除术
D. 干髓术
E. 根管治疗
【答案】B
【考点】乳牙牙髓治疗
【解析】间接盖髓术的适应证：深龋近髓或外伤牙冠折断近髓无明显牙髓炎症状的患牙；症状轻微的轻度牙髓充血的患牙。故此题选 B。
【避错】本题容易出错的是 E。根据题意是深龋，而不是牙髓炎，因此还是以间接盖髓治疗。

16. 对乳磨牙实施窝沟封闭的最适宜年龄为
A. 2 ~ 3 岁
B. 3 ~ 4 岁
C. 5 ~ 6 岁
D. 7 ~ 8 岁
E. 9 ~ 10 岁

【答案】B

【考点】窝沟封闭术

【解析】理想的窝沟封闭手术应做3次，即3~4岁时乳磨牙做1次，6岁左右第一磨牙做1次，12岁左右再做第二磨牙。故此题选B。

【避错】本题容易出错的选项是A。窝沟封闭一定是在牙齿萌出后1年内进行，而乳磨牙是在2岁半全部萌出，因此窝沟封闭应在3~4岁进行。

17. 男孩，5岁。上颌前牙冷热痛1周，无自发痛及夜间痛史。检查：近中舌面中龋，探敏感，叩痛(-)，无穿髓点。充填治疗宜选用的材料是

A. 银汞合金

B. 玻璃离子水门汀

C. 复合树脂

D. 磷酸锌水门汀

E. 氧化锌丁香油糊膏

【答案】B

【考点】玻璃离子水门汀应用

【解析】由题目可知，患牙是乳前牙，中龋，玻璃离子水门汀对牙髓刺激性小，与牙体尤其是牙本质有黏接力，可缓释氟，抑制继发龋的发生，加之色泽和透明感近牙体，符合美观要求，复合树脂和磷酸锌水门汀刺激大，故排除C、D，氧化锌具有安抚作用，不适于做充填治疗，故排除E，因此选B。

【避错】此题易选错C，但是玻璃离子水门汀相比复合树脂对牙髓刺激小，与牙体有黏接力，可缓释氟。

18. 男孩，2岁。上前牙唇面广泛性龋坏，牛奶喂养，未刷过牙。诊断为

A. 静止龋

B. 湿性龋

C. 慢性龋

D. 奶瓶龋

E. 猖獗性龋

【答案】D

【考点】乳牙龋特点

【解析】奶瓶龋是一种由婴儿睡眠时不断吸吮奶瓶而造成的龋齿，医学上称为奶瓶龋（又称哺乳龋），表现为上颌乳切牙（即门牙）的唇侧面，及邻面龋较快发展成围绕牙冠的广泛性的环形龋，患龋病后不能自愈（即不能再长好）。故选D。

【避错】此题易选错E，猖獗龋是急性龋的一种，病变进展迅速，多数牙齿、多个牙面在短期内同时患龋，又称猛性龋，但是没有牛奶喂奶，未刷牙特点。

19. 女孩，10岁。右下后牙进食痛，冷热敏感。检查发现右下第一前磨牙远中龋，探腐质软，疼痛敏感，无叩痛，无松动。拟采取的治疗措施

A. 局部麻醉下开髓做牙髓治疗

B. 局部麻醉下开髓做活髓切断术

C. 去净腐质，做间接盖髓术

D. 去净腐质，做直接盖髓术

E. 去大部分腐质，安抚治疗

【答案】E

【考点】可复性牙髓炎

【解析】仅冷热敏感不能诊断为牙髓炎，故排除A、B。题干提示的疼痛敏感，且腐质软，为安抚治疗的适用范围，故排除C、D。安抚治疗：将具有安抚、镇痛、抗炎作用的药物封入窝洞，使牙髓充血恢复正常，消除临床症状的疗法。适应证：一些深龋患者，无自发痛，但有明显的激发痛，备洞过程中极其敏感。这类患者应该先做安抚治疗，待症状消除后再作进一步处理。故选E。

【避错】此题易错选C，间接盖髓术也适用于深龋近髓患者，可复性牙髓炎，题干提示的疼痛敏感，且腐质软，为安抚治疗的适用范围。

20. 女孩，6岁。口腔检查发现：右上颌第一磨牙𬌗面窝沟深，探诊有粗糙感，能卡住探针，余未见异常。据此，对该患牙最适宜的治疗方法是

A. 窝沟封闭

B. 常规髓病治疗

C. 常规银汞合金充填

D. 常规复合树脂充填

E. 非创伤性修复治疗

【答案】A

【考点】窝沟封闭术

【解析】窝沟封闭的适应证：窝沟深，特别是可以插入或卡住探针。患者其他牙，特别对侧同名牙患龋或有患龋倾向。故此题选A。

【避错】本题容易出错的选项是E，看到非创伤这个字眼而想当然认为无创伤，其实其只是用手动工具，前提是浅龋。而题意并没有龋的表述，所以应选择窝沟封闭。

(21~22题共用题干)

女孩，2岁。乳上中切牙、侧切牙、尖牙唇面和颊面龋损。患儿用奶瓶喂养，含奶瓶入睡，无刷牙习惯。

21. 本病例诊断是

A. 静止龋

B. 猖獗龋

C. 奶瓶龋

D. 急性龋

E. 慢性龋

【答案】C

【考点】奶瓶龋的临床表现及诊断

【解析】静止龋：在牙冠广泛崩解时，牙髓仍可正常，龋蚀可以停止进展，其表面硬化、光洁，呈褐色，A 错误。急性龋，由于乳牙牙体组织矿化度低，又易脱钙，常见龋蚀进展快，D 错误。奶瓶龋，因长期使用奶瓶而发生的早期广泛性龋齿，好发于上颌切牙的唇面，而在下颌切牙却无龋齿，C 正确。猖獗龋，突然发生，范围广，进展快速，侵及不易患龋的下颌乳前牙，而且随乳牙龋蚀的进展很快发生牙髓感染，B 错误。慢性龋，龋病停止进展，表面硬化，光洁，呈褐色，应局限于个别牙，而不能同时涉及多个牙，E 错误。故本题选 C。

【避错】此题易错选 B，猖獗龋涉及多个牙，但不仅局限于前牙的唇面，联系含奶瓶入睡这一特征，所以不对。

22. 此患儿的防龋指导中不正确的是

A. 培养睡前刷牙习惯

B. 进行饮食指导，少吃甜食及饮料

C. 用淡盐水含漱或擦洗牙面

D. 3 个月复查一次检查治疗情况

E. 牛奶内少加糖，含奶头入睡

【答案】E

【考点】乳牙龋的预防

【解析】乳牙龋的预防应由口腔医师、家长和幼儿园老师共同努力。出生 6 个月后，应由家长擦洗幼儿牙面，待幼儿 3 岁后吞咽功能发育完全再教导幼儿刷牙，A、C 正确。应教导幼儿少食零食和软甜食，B 正确，E 错误。氟化氨银有腐蚀性不适合作为预防药物使用。乳牙的殆面点隙裂沟是龋病的好发部位，及时进行窝沟封闭可有效降低龋病的发生，D 正确。本题选 E。

【避错】此题易错选 C，在儿童无自主行动能力或吞咽系统发育未完全时可由家长帮助用淡盐水含漱或擦洗牙面。

（23 ~26 题共用题干）

女孩，7 岁。进食冷饮时感到左下后牙酸痛 2 周。患儿无自发痛史，检查见 $\overline{6|}$ 颊殆牙面深龋，龋蚀范围稍广，腐质软而湿润，易挖除，但敏感。牙髓活力测验同正常牙，叩（-）。

23. 最可能的诊断是

A. 慢性根尖周炎

B. 急性牙髓炎

C. 急性龋

D. 慢性龋

E. 慢性闭锁性牙髓炎

【答案】C

【考点】急性龋

【解析】急性龋多发生在儿童和易感个体，龋的发展速度快，洞内软化牙本质较多，病变组织着色浅，病变范围较广，质地较湿软，容易以手用器械去除。探诊洞底敏感。根据患者表现，其最可能为急性龋。故选 C。

【避错】本题易错选 B。急性牙髓炎常有阵发性的自发性痛。牙髓活力温度测验反应敏感或激发痛，疼痛持续或出现热痛冷缓解。

24. 治疗方案应考虑

A. 间接盖髓术

B. 活髓切断术

C. 干髓术

D. 根管治疗术

E. 活髓摘除术

【答案】A

【考点】龋病的治疗

【解析】患儿深龋未露髓，髓腔内未出现炎症，不必打开髓腔处理牙髓，无须考虑活髓切断术、干髓术、根管治疗术及活髓摘除术。患儿深龋近髓，应做间接盖髓术。故选 A。

【避错】本题易错选 D。患儿无牙髓炎症，不宜进行根管治疗。

25. 首次就诊时，患牙应进行什么处理

A. 双层垫底即刻充填

B. 置放失活剂

C. 氧化锌丁香油糊剂暂充填

D. 活髓切断

E. 局麻下活髓摘除

【答案】C

【考点】龋病的治疗

【解析】患者深龋未露髓。对于深龋，难以确定牙髓状况时，可在盖髓后用氧化锌丁香油糊剂暂时充填观察，复诊时若无症状可去除表层暂时充填材料，垫底永久充填。故选 C。

【避错】本题易错选 B。患儿不使用根管治疗等牙髓治疗，不宜使用失活剂。

26. 若充填后远期出现激发痛和自发痛，最可能的原因是

A. 充填物有早接触

B. 充填物不密合

C. 继发龋伴发牙髓炎

D. 充填物形成悬突

E. 未恢复接触点

【答案】C

【考点】充填治疗并发症

【解析】充填后出现激发痛和自发痛，提示充填后出现了牙髓炎并发症，远期牙髓炎并发症一般是由于继发龋或深洞未垫底，腐质未除尽导致。故选C。

【避错】本题易错选B。充填物不密合一般不会出现自发痛。

(27～29题共用题干)

男孩，12岁。上前牙变黑，无疼痛及不适。检查：⌊1 近中邻面牙釉质呈黄褐色，表面探粗糙感，探诊无疼痛和不适，舌侧边缘嵴及唇面完整。

27. 诊断应考虑为

A. 浅龋

B. 中龋

C. 深龋

D. 牙本质浅层龋

E. 牙本质深层龋

【答案】A

【考点】龋齿的临床表现及诊断

【解析】浅龋位于牙釉质内，呈白垩色点或黄褐色斑块，探诊粗糙，患者一般无主观症状，遇物理化学刺激物明显反应，A正确。中龋为龋病进展到牙本质浅层，呈黄褐或深褐色，形成龋洞，探诊不适，出现主观症状，对酸甜食物和冷热温度有酸疼感觉，但刺激去除后症状立即消失，B错误。深龋为龋病进展到牙本质深层，形成较深龋洞，探诊疼痛，食物及温度刺激于洞中引起的疼痛较中龋剧烈，C错误。牙本质浅层龋即中龋，牙本质深层龋即深龋，D、E错误。本题选A。

【避错】此题易错选D，要熟悉龋病分型的龋坏部位。

28. 首选采用的修复是

A. 银汞合金充填术

B. 复合树脂黏接修复术

C. 银汞合金黏接修复术

D. 复合树脂嵌体修复术

E. 磷酸锌水门汀修复术

【答案】B

【考点】前牙龋坏的治疗

【解析】银汞合金适用于Ⅰ、Ⅱ、Ⅴ类洞，但其金属色不美观，多用于后牙，A错误；复合树脂适用于前牙Ⅰ、Ⅲ、Ⅴ类洞与后牙Ⅰ、Ⅱ、Ⅳ类洞，色泽美观，最适于前牙的浅中龋充填，B正确；磷酸锌水门汀由于对牙髓有刺激性，多用于双层垫底的第二层及乳牙的暂时充填，E错误。复合树脂嵌体适用于牙体缺损严重，不能耐受负荷及需要恢复咬合关系的龋齿，也可用于充填不能很好恢复邻接点易食物嵌塞的龋齿，D错误。无银汞合金黏接修复术，C错误。故本题选B。

【避错】此题易错选E，未掌握磷酸锌水门汀的适应证。

29. 在窝洞预备时应考虑

A. 按银汞合金修复术要求制备Ⅲ类洞

B. 按复合树脂修复术要求制备Ⅲ类洞

C. 按复合树脂修复术要求制备Ⅳ类洞

D. 尽量从唇面进入病变区

E. 可增加附加固位钉装置

【答案】B

【考点】龋洞的制备原则

【解析】Ⅲ类洞包括龋缺损范围小，舌壁较厚且邻牙缺失或邻间隙大者可在邻面做单面洞，以及龋缺损范围大，舌壁较薄制备邻舌洞。前牙不用银汞合金，A错误。Ⅳ类洞不直接承受咬合力，多为单面洞，C错误。前牙区为了美观除唇面缺损均应从舌侧进去病变区，D错误。附加固位钉装置用于牙体缺损较大，难以预备固位形，E错误。故本题选B。

【避错】此题易错选D，前牙区修复治疗一定要注意美观。

(30～31题共用备选答案)

A. 奶瓶龋

B. 环状龋

C. 猖獗龋

D. 静止龋

E. 继发龋

30. 常发生于上颌乳切牙的唇面，较快发展成广泛性龋的是

【答案】A

31. 包括涉及下前牙在内的绝大多数牙齿快速、广泛龋蚀的是

【答案】C

【考点】乳牙龋

【解析】奶瓶龋表现为好发于上颌乳切牙的唇面，而在下颌乳切牙却无龋齿。故30题选A。猖獗龋：突然发生、涉及牙位广泛，迅速形成龋洞，早期波及牙髓，且常发生在不易患龋的牙位和牙面上，如下颌前牙的唇面、近切端部位。故31题选C。

【避错】31题易错选B。环状龋表现为乳前牙的邻面以及唇面有广泛性环状龋损。

(32～34题共用备选答案)

A. 近中面、远中面、唇面

B. 近中面、远中面

C. 殆面、近中面

D. 唇面、远中面

E. 殆面、远中面

32. 上颌乳中切牙易患龋牙面是
【答案】A
33. 上颌乳尖牙易患龋牙面是
【答案】D
34. 第一乳磨牙易患龋牙面是
【答案】E
【考点】龋病易患龋部位
【解析】上颌乳中切牙患龋牙面依次为近中面、远中面、唇面。故32题选A。上颌乳尖牙多见于唇面，其次是远中面和近中面，故33题选D。第一乳磨牙多见于𬌗面，其次是远中面，故34题选E。
【避错】32题易错选C，第二磨牙多发生于𬌗面和近中面。上颌乳中切牙易患龋牙面是唇面、近中面，上颌乳尖牙易患龋牙面是唇面、远中面，第一乳磨牙易患龋牙面是近中面、𬌗面。

考点：牙髓病和根尖周病

1. 乳牙根管治疗术与恒牙根管治疗术最根本的区别是
A. 洞型制备不同
B. 消毒药物不同
C. 垫底材料不同
D. 根充材料不同
E. 充填材料不同
【答案】D
【考点】乳牙根尖周病的治疗
【解析】乳牙应采用可吸收的、不影响乳牙替换的根管充填材料，常用材料有氧化锌丁香油糊剂、碘仿糊剂、氧化锌碘糊剂、氢氧化钙糊剂等。目前临床上常用的恒牙根管充填材料是牙胶尖和根管封闭剂。故选D。
【避错】本题易错选B。乳牙根管消毒常用氢氧化钙制剂、甲醛甲酚、樟脑酚等，与恒牙根管消毒相同。
2. 乳牙牙根生理性吸收时，冠髓尚属正常，根髓的牙髓细胞减少，牙本质内壁形成吸收窝的时期是
A. 牙根完全吸收时
B. 牙根开始吸收时
C. 牙根吸收1/2
D. 牙根吸收1/4
E. 牙根吸收3/4
【答案】C
【考点】乳牙牙根吸收时牙髓的改变
【解析】①根吸收的初期：牙髓尚维持正常结构。②根吸收1/4时：冠髓无变化，根髓尚属正常。③根吸收1/2时：冠髓尚属正常，根髓吸收处牙髓细胞减少，纤维增加。造成牙本质细胞变性、消失，且髓腔内壁牙本质有吸收窝。④根吸收3/4时：正常的牙髓细胞减少，造成牙本质细胞广泛萎缩消失，神经纤维逐渐消失，并伴有内吸收。⑤乳牙脱落时：残存牙髓失去正常组织形态，无正常牙髓细胞，牙冠的牙本质发生内吸收。故选C。
【避错】本题易错选E。牙根吸收达3/4时，正常牙髓细胞减少，成牙本质细胞广泛萎缩、消失，而不是吸收形成吸收窝。
3. 年轻恒牙牙髓治疗原则为
A. 保留牙齿，维持间隙
B. 去除牙髓感染，修复牙齿外形
C. 恢复咀嚼功能，促进颌骨发育
D. 尽可能保护活髓和牙乳头
E. 保留牙齿，恢复咀嚼功能
【答案】D
【考点】年轻恒牙牙髓治疗原则
【解析】年轻恒牙牙髓治疗原则是尽力保存活髓组织，以保证牙根的继续发育和生理性牙本质的形成。如不能保存全部活髓，也应保存根部活髓。如不能保存根部活髓，也应保存牙齿。故选D。
【避错】此题易错选B，年轻恒牙要尽可能保护活髓。
4. 乳牙去净腐质点状露髓，可选择的治疗方法是
A. 活髓切断术
B. 直接盖髓术
C. 间接盖髓术
D. 根尖诱导成形术
E. 根管治疗术
【答案】B
【考点】直接盖髓术的适应证
【解析】直接盖髓术应用于备洞时的意外露髓，穿髓孔直径小于1mm的乳牙；根尖孔尚未发育完全，因机械性或外伤性露髓的年轻恒牙；根尖已发育完全，机械性或外伤性露髓，穿髓孔直径小于0.5mm的恒牙，故选择B。
【避错】本题易错选C，间接盖髓术适用于：①深龋、外伤等造成近髓的患牙。②深龋引起的可复性牙髓炎，牙髓活力测验在正常范围，X线片显示根尖周组织正常的恒牙。③无明显自发痛，除腐质未见穿髓却难判断是慢性牙髓炎或可复性牙髓炎时，可采用间接盖髓术作为诊断性治疗，故排除C。
5. 乳牙牙髓病及根尖周病治疗中，不宜使用的药物是
A. 5%次氯酸钠液

B. 三氧化二砷
C. 3%过氧化氢
D. 木榴油
E. 樟脑酚

【答案】B

【考点】乳牙牙髓病药物治疗的注意事项

【解析】三氧化二砷作为牙髓失活剂，作用迅速无自限性，若药物穿过薄层髓底或根尖孔，则可损伤牙周或根尖周围组织，甚至损伤乳磨牙根分歧下方的恒牙胚，故不宜用于乳牙失活。5%次氯酸钠液和3%过氧化氢可用于冲洗乳牙根管；蘸有木榴油和樟脑酚的棉球放置于髓室内，或制成棉捻置于根管内，起到根管消毒的作用。故此题选B。

【避错】此题易错选E，樟脑酚刺激性相对较弱，因此可以使用。

6. 下列有关年轻恒牙牙髓修复特点叙述中，错误的是
A. 比成熟恒牙牙髓组织疏松
B. 血管丰富，抗病能力和修复功能强
C. 牙乳头对感染的抵抗力强
D. 髓室内有感染坏死时，部分牙髓或根髓仍有活性
E. 根尖孔大、血运丰富，牙髓感染不易向根尖周扩散

【答案】E

【考点】年轻恒牙牙髓修复特点

【解析】年轻恒牙牙髓和根尖周组织疏松；牙髓血液丰富，生命力旺盛，因此其抗病能力和修复功能都较强，有利于控制感染和消除炎症，这也是临床上保存活髓疗法的有利条件；又因其牙髓组织疏松、根尖孔大、血运丰富，一旦发生炎症感染易于扩散。E是错误的，故此题选E。

【避错】此题易错选D，年轻恒牙血运丰富，感染易扩散，因此往往牙髓全部坏死。

7. 恒牙牙根未发育完全的死髓牙应采用的促使根尖继续形成的治疗方法是
A. 活髓切断术
B. 根管治疗术
C. 牙髓摘除术
D. 根尖诱导成形术
E. 倒充填术

【答案】D

【考点】根尖诱导成形术的作用

【解析】根尖诱导成形术是指牙根未完全形成之前而发生牙髓严重病变或尖周炎症的年轻恒牙，在消除感染或尖周炎症的基础上，用药物诱导根尖部的牙髓和/或根尖周组织形成硬组织，使牙根继续发育并使根尖形成的治疗方法。适应证：牙髓病变已波及根髓，而不能保留或不能全部保留根髓的年轻恒牙；牙髓全部坏死或并发尖周炎症的年轻恒牙。故此题选D。

【避错】此题易错选B，根管治疗术在恒牙牙髓病变中使用十分广泛，但不适用于牙根尚未发育完全的年轻恒牙。

8. 常见乳牙慢性牙槽脓肿排脓途径为
A. 舌侧牙龈
B. 唇侧牙龈
C. 龋洞
D. 龈沟
E. 根分叉处

【答案】B

【考点】乳牙慢性牙槽脓肿的排脓途径

【解析】慢性根尖周脓肿或牙槽脓肿往往在患牙附近留有瘘管孔，瘘管排脓多在唇侧或颊侧，因该侧牙槽骨壁较薄，利于排泄。故此题选B。

【避错】此题易错选A，舌侧牙龈比唇侧牙龈更致密，因此牙槽脓肿不易从此排出。

9. 年轻恒牙根尖区有局限骨致密，说明牙髓组织
A. 慢性炎症
B. 急性炎症
C. 坏死
D. 钙化变性
E. 内吸收

【答案】A

【考点】慢性根尖周炎的病理变化

【解析】当根尖周组织受到长期轻微、缓和的刺激，而患者的机体抵抗力又很强时，根尖部的牙槽骨并不发生吸收性破坏，反而表现为骨质的增殖，形成围绕根尖周围的一团致密骨。这种情况实际上是一种防御性反应，属于慢性根尖周炎的一种。故此题选A。

【避错】此题易错选C，致密性骨炎是慢性炎症所致改变，牙髓坏死不会导致此改变。

10. 意外穿髓的乳牙可行
A. 间接盖髓
B. 活髓切断
C. 干髓治疗
D. 垫底后充填
E. 根管治疗

【答案】B

【考点】乳牙的龋病及牙髓病治疗

【解析】间接盖髓用于软化牙本质不能一次去净，牙髓正常，无明显主观症状的深龋，A错误。活髓切

断，适用于意外穿髓，但根髓无感染的患牙，B 正确。干髓治疗适用于髓腔形态复杂不能进行完善根管治疗的患牙，C 错误。垫底后充填适用于深龋去净腐质的龋齿，D 错误。根管治疗全部牙髓均感染的患牙，E 错误。

【避错】 此题易错选 E，对于乳牙，年轻恒牙应尽量保存生活牙髓。

11\. 年轻恒牙露髓应尽量采用

A. 根充术

B. 干髓治疗

C. 根尖诱导成形术

D. 保髓治疗

E. 变异干髓术

【答案】 D

【考点】 年轻恒牙的牙髓治疗原则

【解析】 在年轻恒牙的牙髓病治疗中，保存生活牙髓应是最有益于年轻恒牙的首选治疗。治疗原则是尽力保存生活的牙髓组织，如不能保存全部活髓，也应保存根部活髓，根髓也不能保留则保留牙乳头，以利于年轻恒牙的根尖发育，D 正确，C 错误。根充术用于牙髓摘除术后，A 错误。干髓治疗适用于髓腔形态复杂不能进行完善根管治疗的患牙，B、E 错误。本题选 D。

【避错】 此题易错选 C 选项，根尖诱导成形术只有在牙髓不能保留的情况下为了根尖发育完成才使用。

12\. 发生于年轻恒牙的可复性牙髓炎，去净腐质未露髓者，首选治疗方法为

A. 局部麻醉下安抚引流

B. 安抚治疗

C. 间接盖髓

D. 活髓切断

E. 局部麻醉拔髓

【答案】 C

【考点】 年轻恒牙的可复性牙髓炎治疗

【解析】 间接盖髓术适用于深龋引起的可复性牙髓炎。安抚治疗是对于敏感疼痛，不能区分可复性牙髓炎和不可复性牙髓炎的患者，进行的诊断性治疗。题干明确为可复性牙髓炎，去净腐质未露髓者，首选治疗方法应为间接盖髓，故选 C。

【避错】 此题易错选 B，安抚治疗适用于敏感疼痛，不能区分可复性牙髓炎和不可复性牙髓炎的患者。

13\. 乳牙根尖周炎常出现瘘管的原因是

A. 儿童患龋率高，症状不明显

B. 患儿不易合作，治疗不彻底

C. 病变进展快和牙槽骨疏松

D. 乳牙根分歧大，髓腔大

E. 患儿身体抵抗力差

【答案】 C

【考点】 瘘管形成的机制

【解析】 病变进展快很快有脓液形成集聚在根尖组织，因为未通过人工方法建立引流，则沿阻力小的部位排除，而儿童骨质较疏松使脓液很容易穿过骨板，使牙龈出现瘘管，C 正确。儿童患龋率高，症状不明显，是由于乳牙的生理特点及饮食习惯造成的，与根尖炎无关，A 错误。男孩不易合作，治疗不彻底的远期预后有可能引起炎症，也可能没有症状出现，与瘘管形成关系不大，B 错误。乳牙根分歧大，有利于容纳继承恒牙的牙胚，D 错误。患儿身体抵抗力差是牙髓病变发展快的因素但不是出现瘘管的原因，E 错误。

【避错】 此题易错选 B，治疗不彻底有可能出现根尖炎症但并不是常出现瘘管的主要原因。

14\. 女孩，7 岁。现 $\overline{D|}$ 殆面龋未及时治疗。发现牙龈肿胀，经 X 线片的检查内容不包括

A. 釉质牙骨质界的位置

B. 有无髓底穿孔表现

C. 根尖周病变的范围

D. 其下发恒牙胚情况

E. 牙根吸收情况

【答案】 A

【考点】 儿童牙髓病和根尖周病的诊断方法

【解析】 X 线片可以显示乳牙根的吸收、恒牙牙胚的发育情况、年轻恒牙牙根的发育程度、显示有无根尖周病变，是否波及恒牙胚，帮助判断髓室底是否穿孔，龋损的深度与髓腔的关系，显示治疗后根尖周病变愈合情况和牙髓治疗效果。故本题选 A。

【避错】 本题不易错选。釉质牙骨质界的位置是牙周病的 X 线检查内容。

15\. 男孩，8 岁。左下后牙有洞，冷热刺激痛 1 年，近日疼痛加重 4 天，昨晚尤重，不能入眠。最可能的诊断

A. 深龋嵌塞食物

B. 急性牙髓炎

C. 慢性牙髓炎急性发作

D. 急性根尖周炎

E. 慢性根尖周炎急性发作

【答案】 C

【考点】 慢性牙髓炎急性发作特点

【解析】 慢性牙髓炎急性发作：剧烈的自发性疼痛，阵发性发作，遇冷、热刺激及夜间疼痛加重，疼痛为放射性，不能明确指出患牙。患牙长期冷热痛、

进食痛，偶有自发性钝痛等慢性牙髓炎病史。故选C。

【避错】此题易错选B，急性牙髓炎也是冷热刺激痛，但没有长时间疼痛史，为突发性的刺激性疼痛。慢性牙髓炎急性发作患牙长期冷热痛、进食痛，偶有自发性钝痛等慢性牙髓炎病史。

16. 男孩，7岁。$\underline{\text{V}^{o}|}$龋，备洞时意外穿髓，针尖大小。治疗方法宜采用

A. 干髓术

B. 直接盖髓术

C. 间接盖髓术

D. 根管充填术

E. 活髓切断术

【答案】B

【考点】直接盖髓术的适应证

【解析】干髓术适用于冠髓部分坏死的牙髓病变，或需利用髓室固位和其他需行牙髓失活的患者，主要用于后牙，故排除A。间接盖髓适用于深龋引起的可复性牙髓炎；无自发痛，除腐质后未见穿髓而难以判断的慢性牙髓炎（可作为诊断性治疗），故排除C。根管充填是根管治疗中的一步，故排除D。活髓切断术适用于年轻恒牙龋源性、外伤性或机械性露髓，不能行直接盖髓术者，故排除E。直接盖髓术适用于机械性、外伤性露髓，意外露髓，露髓孔小于1mm。本病例为儿童意外露髓，符合直接盖髓术适应证，故选B。

【避错】此题易错选C，间接盖髓适用于深龋引起的可复性牙髓炎；无自发痛，除腐质后未见穿髓而难以判断的慢性牙髓炎（可作为诊断性治疗）。

17. 女孩，5岁。$\underline{|\text{I}}$残冠，探无反应，叩痛（±），唇侧牙龈瘘管，松动Ⅱ度，X线片示$\underline{|1}$发育正常。临床治疗宜选择

A. 开放引流

B. 根管治疗

C. 根尖诱导术

D. 盖髓术

E. 拔除

【答案】E

【考点】牙拔除适应证

【解析】探针无反应，牙龈瘘管可判断是慢性炎症，开放引流是针对急性炎症，故排除A。牙齿松动Ⅱ度，残冠，故不考虑根管治疗和诱导术，排除B、C。盖髓术是一种保护活髓的方法，即用具有使牙髓病变恢复效应的制剂覆盖在近髓的牙本质上或已穿露的牙髓创面上，以保护牙髓，使其病变消除，故排除D。残冠为传染源，有牙龈瘘管，同时牙已松动，无保留价值，故应拔除，故此题选E。

【避错】此题易错选D，直接盖髓术一般不推荐用于乳牙。该患儿患牙已不具备保留价值，应拔除。

18. 女孩，7岁。右上中切牙冠折后1周内到医院就诊。检查：穿髓孔较大，探诊（-），冷热测验（-），叩痛明显。X线片示根尖孔未闭合。应选的治疗方法为

A. 直接盖髓

B. 活髓切断术

C. 根管治疗术

D. 根尖诱导成形术

E. 拔髓术

【答案】D

【考点】年轻恒牙的治疗

【解析】根尖诱导成形术的适应证：牙髓炎症已波及根髓，而不能保留或不能全部保留根髓的年轻恒牙；牙髓坏死或并发根尖周炎症的年轻恒牙。该牙牙髓已坏死，不能保留根髓，且根尖孔尚未闭合，故只能选用根尖诱导成形术，以促进牙根的发育。因此选D。

【避错】本题易错选B，活髓切断术适用于年轻恒牙龋源性、外伤性或机械性露髓，不能行直接盖髓术者。年轻恒牙牙髓感染局限于冠髓而根髓尚未受到侵犯的冠髓炎。

19. 男孩，7岁。左下第一磨牙殆面深龋，探诊已穿髓，有疼痛反应，无叩痛。X线片显示根尖孔呈漏斗状。治疗方法应首选

A. 干髓术

B. 活髓切断术

C. 牙髓摘除术

D. 牙髓塑化术

E. 直接盖髓术

【答案】B

【考点】乳牙牙髓病的治疗

【解析】活髓切断术的适应证：牙根尚未发育完成，因外伤冠折、意外穿髓或龋源性露髓的年轻恒牙。患儿根尖孔尚未形成，不能采用干髓术和牙髓摘除术，排除A、C；乳牙忌塑化治疗，排除D；深龋露髓，牙髓已受感染不宜采用直接盖髓术，排除E。故此题选B。

【避错】本题易错选的是C，认为牙髓不能保留就去除，但是题意中有“根尖漏斗状”语，表明根尖未发育完全，需要行根尖诱导，就需要保存部分牙髓。

（20～21题共用题干）

男孩，2岁半。因上前牙肿痛就诊，检查：A|A大面积龋坏，唇侧牙龈红肿，D|D𬌗面深龋洞，牙龈正常，牙面软垢较多。X线片：A|A牙冠低密度影像与髓腔相连，根尖周低密度影像，其下方恒牙胚周围骨白线清晰完整；D|D牙根尚未发育完成，根尖孔未闭合，根尖周骨硬板清晰连续。

20. 对A|A应采取的治疗方法是

A. 牙髓切断术

B. 根尖诱导成形术

C. 间接牙髓治疗术

D. 根管治疗术

E. 拔除后间隙保持

【答案】 D

【考点】 乳牙根尖周病的治疗

【解析】 根管治疗的原理是通过清创、机械和化学预备彻底去除根管内感染源，并严密充填根管防止再感染，达到促进根尖周病变愈合的目的，适用于患根尖周炎而具有保留价值的乳牙。故选D。

【避错】 本题易错选A，牙髓切断术适用于根尖未成形的牙。题中乳中切牙牙根已形成，根尖低密度阴影更适合根管治疗。

21. D|D去净腐质后，均有露髓点，直径大于1mm，应采取的治疗方法是

A. 间接盖髓术

B. 牙髓切断术

C. 直接盖髓术

D. 根尖诱导成形术

E. 根管治疗术

【答案】 B

【考点】 乳牙根尖周病的治疗

【解析】 乳牙牙髓切断术是在局部麻醉下将冠部牙髓组织切断和去除，保留根部生活牙髓的治疗方法。适用于根尖未发育完成的牙。有露髓点，不能使用间接盖髓术。露髓直径大于1mm，不能使用直接盖髓术。故选B。

【避错】 本题易错选A、C，但应注意有露髓点，不能使用间接盖髓术。露髓直径大于1mm，不能使用直接盖髓术。

（22～23题共用题干）

男孩，8岁。上前牙自发痛，冷热刺激加重。|1深龋，探痛，叩痛（+），未见穿髓孔，温度测验敏感，不松动，牙龈未见异常。

22. 临床拟诊断为

A. 深龋

B. 牙髓炎

C. 牙髓坏死

D. 牙髓变性

E. 急性根尖周炎

【答案】 B

【考点】 牙髓炎临床特点

【解析】 自发痛，深龋和牙髓坏死没有自发痛，故排除A、C。急性根尖周炎主要症状是咬合痛，故排除E，牙髓变性：X线片，如根管明显狭窄，甚至整个髓腔闭塞，多由弥散性钙化所致，多见于受过外伤的前牙。如髓室中有游离的或附着的致密阻射影像即为髓石，有时可压迫神经，引起疼痛。故排除D。自发痛，冷热刺激加重，温度测验敏感，这些症状提示存在牙髓炎症，故初步诊断为牙髓炎，故此题选B。

【避错】 此题易错选A，深龋没有叩痛。题目中自发痛，冷热刺激加重，温度测验敏感，这些症状提示存在牙髓炎症。

23. 治疗方法宜选择

A. 安抚

B. 根管充填

C. 开放引流

D. 活髓切断术

E. 根尖诱导成形术

【答案】 E

【考点】 根尖诱导成形术

【解析】 患牙为年轻恒牙，根尖孔粗大，应作根尖诱导成形术，即年轻恒牙出现牙髓感染时，用根管内治疗的方法诱导牙根继续发育，根尖孔缩小或封闭，之后再做根管治疗，故选E。

【避错】 此题易错选D，活髓切断术适用于年轻恒牙龋源性、外伤性或机械性露髓，不能行直接盖髓术者；年轻恒牙牙髓感染局限于冠髓而根髓尚未受到侵犯的冠髓炎。

（24～25题共用题干）

男孩，8岁。右下后牙冷热食刺激痛3日就诊。检查：右下第一磨牙𬌗面龋洞，深达牙本质中层，腐质黄软，无叩痛，温度测验同对照牙。牙龈无异常。

24. 此牙的诊断为

A. 浅龋

B. 深龋

C. 继发龋

D. 可复性牙髓炎

E. 慢性牙髓炎急性发作

【答案】 B

【考点】龋齿与牙髓炎的鉴别诊断

【解析】浅龋位于牙釉质层，褐色质硬，无自觉症状及温度刺激痛，A 错误。深龋，龋坏发展至牙本质深层，软化牙本质不易去净，食物或温度置于洞中有刺激痛，牙髓反应正常，B 正确。继发龋，有充填病史，充填物周围有龋坏，C 错误。可复性牙髓炎，有温度刺激痛，且刺激去除后疼痛持续数秒，D 错误。慢性牙髓炎急性发作，有较长的温度刺激痛史，后出现自发痛、夜间痛、放射痛，疼痛不能定位等自觉症状，E 错误。故选 B。

【避错】此题易错选 D，主要是涉及深龋和可复性牙髓炎的鉴别，患者温度测验结果同对照牙，说明牙髓尚未发生牙髓炎，故不选可复性牙髓炎。

25. 此牙的治疗原则是

A. 第一磨牙不一定保留

B. 腐质一定要去净，露髓后摘除牙髓

C. 可以不必恢复咬合高度

D. 尽量保护活髓，使牙齿继续发育

E. 摘除牙髓

【答案】D

【考点】年轻恒牙的龋病治疗原则

【解析】在年轻恒牙的牙髓病治疗中，保存活牙髓应是最有益于年轻恒牙的首选治疗。治疗原则是尽力保存生活的牙髓组织，如不能保存全部活髓，也应保存根部活髓，根髓也不能保留则保留牙乳头，以利于年轻恒牙的根尖发育，A、E 均错误，D 正确。年轻恒牙生命力强，腐质一次去不净可间接盖髓，尽量保留牙髓活力，B 错误。充填修复应恢复牙齿的解剖外形和咀嚼功能，故必须恢复咬合高度，C 错误。故选 D。

【避错】此题易错选 C，第一磨牙是恒牙𬌗的建𬌗关键，保持良好的第一磨牙的𬌗关系是建立一个恒牙平衡𬌗的关键。

考点：咬合发育问题

1. 乳牙早失后是否需做功能性间隙保持器主要应考虑

A. 患儿年龄和牙列拥挤情况

B. 牙萌出的先后顺序

C. 继承恒牙的发育情况

D. 继承恒牙胚是否先天缺失

E. 乳磨牙缺失的数目和部位

【答案】E

【考点】间隙保持器适应证

【解析】间隙保持器可分为 3 类：半固定式、固定式和可摘式功能性保持器。其中可摘式功能性保持器的适应证是乳磨牙缺失 2 个以上者或两侧磨牙缺失，或者伴有前牙缺失。故选 E。

【避错】本题易错选 A。功能性间隙保持器的作用主要是恢复后牙功能，因此与乳磨牙缺失的数目和部位关系密切，而与患儿年龄和牙列拥挤情况无关。

2. 女孩，10 岁。口腔检查时发现 $\underline{4|}$ 缺失，缺失牙间隙已明显缩小，拟采用哪种间隙保持器最为合适

A. 远中导板式间隙保持器

B. 丝圈式间隙保持器

C. 功能性活动保持器

D. 舌弓式间隙保持器

E. 间隙扩展装置

【答案】E

【考点】间隙保持器的选择

【解析】远中导板式间隙保持器用于第一磨牙异位萌出。丝圈式间隙保持器用于第一乳磨牙单侧缺失或第一磨牙萌出后，第二乳磨牙单侧缺失，本例中缺牙间隙已明显缩小，丝圈式间隙保持器已不再适用，应采用间隙扩展装置。功能性活动保持器用于多个乳牙丧失。舌弓式间隙保持器用于保持牙弓周长。故选 E。

【避错】本题易错选 B。缺牙间隙已明显缩小，丝圈式间隙保持器已不再适用，应采用间隙扩展装置。

3. 男孩，7 岁。上颌乳中切牙脱落 2 个月，中切牙一直未萌出。患儿发育正常，颌面部对称。此处牙床饱满，牙龈颜色正常，X 线片见有恒牙胚。临床处理宜选择

A. 切开导萌

B. 增加营养

C. 观察

D. 局部用药

E. 修复治疗

【答案】C

【考点】乳牙早失的治疗

【解析】乳牙早失后，牙齿间隙缩窄最快发生在乳牙缺失后的 6 个月内，余无异常的话，6 个月内可以先行观察。该患儿上颌乳中切牙脱落 2 个月，观察即可。故选 C。

【避错】本题易错选 A。乳牙早失后，6 个月内可以先行观察。

（4～6 题共用备选答案）

A. 远中导板式间隙保持器

B. 功能性活动保持器
C. 丝圈式间隙保持器
D. 舌弓式间隙保持器
E. 间隙扩展装置

4. 乳磨牙缺失2个以上者，应选择

【答案】B

5. 第一乳磨牙早失，应选择

【答案】C

6. 第二乳磨牙早失，第一磨牙尚未萌出或萌出不足者，应选择

【答案】A

【考点】保持器的应用

【解析】功能性活动保持器保持缺牙间隙的近远中长度，同时保持垂直高度，还能恢复咀嚼功能。其适应证：乳磨牙缺失2个以上者或两侧乳磨牙缺失，或者伴有前牙缺失，故4题选B。丝圈式间隙保持器适用于单侧第一乳磨牙早失。第一磨牙萌出后，第二乳磨牙单侧早期丧失，故5题选C。远中导板式间隙保持器适用于第二乳磨牙早失，第一磨牙尚未萌出或萌出中，故6题选A。

【避错】乳磨牙缺失2个以上者，应选择功能性活动保持器；第一乳磨牙早失，应选择丝圈式间隙保持器；第二乳磨牙早失，第一磨牙尚未萌出或萌出不足者，应选择远中导板式间隙保持器。

考点：牙发育问题

1. 有关乳牙滞留的描述错误的是

A. 继承恒牙已萌出，乳牙未按时脱落
B. 乳牙滞留应及时拔除
C. 无继承恒牙的滞留乳牙可以在口腔中维持相当长的时间
D. 恒牙未萌出，保留在恒牙列的乳牙
E. 常见于下颌乳中切牙

【答案】B

【考点】乳牙滞留

【解析】乳牙滞留是指继承恒牙已经萌出，未能按时脱落的乳牙，或者恒牙未萌出，保留在恒牙列中的乳牙。常见下颌乳中切牙滞留，中切牙于舌侧萌出，乳牙滞留于唇侧，呈现双排牙现象。其次为第一乳磨牙。第二乳磨牙常因继承恒牙胚先天缺失而滞留。继承恒牙已经萌出，滞留的乳牙应该拔除。因先天缺失继承恒牙导致的滞留乳牙可不予处理。故选B。

【避错】此题易忽略B，因先天缺失继承恒牙导致的滞留乳牙可不予处理。

2. 防止和治疗恒牙早萌的重要环节是

A. 佩戴阻萌器
B. 控制局部炎症和感染
C. 若对颌乳牙缺失，应防止早萌牙过长
D. 局部涂氟，预防龋病
E. 固定松动的早萌恒牙

【答案】B

【考点】恒牙早萌

【解析】控制乳磨牙根尖周围炎症是防止恒牙早萌的重要治疗环节。对早萌牙是否进行阻萌，需根据早萌牙的松动情况，以及对颌牙存在与否而定，如早萌牙松动不明显，则可不阻萌，若对颌乳牙缺失，为防止早萌牙过长，可做阻萌器。实践证明，控制乳牙根尖周围炎症感染比阻萌更重要。因此，拔除乳牙残根、残冠、治疗有根尖病变的邻牙，是保证早萌牙继续发育的重要环节。其次，应对早萌牙进行局部涂氟，预防龋病的发生。故选B。

【避错】此题易错选D，控制乳磨牙根尖周围炎症是防止恒牙早萌的重要治疗环节。其次才是应对早萌牙进行局部涂氟，预防龋病的发生。

3. 婴幼儿不良习惯造成错殆畸形时，应在几岁以后采用矫治器治疗

A. 2岁
B. 4岁
C. 6岁
D. 8岁
E. 12岁

【答案】C

【考点】儿童错殆畸形矫正

【解析】婴幼儿时期，由于吮吮动作本能的反射、喂养不足、某种惧怕或不愉快等心理因素，婴幼儿自发地产生吮拇指或示指、吮唇等不良习惯动作。可能会产生暂时性的开殆，持续到4岁以后，会引起口腔肌肉的异常功能及牙殆的变化，甚至错殆。关键取决于不良习惯持续的时间、发生的频率和作用的强度。故首先应判断不良习惯的原因，尽可能采取合适的护理和心理疏导的方法，使儿童尽早地放弃不良习惯。若在6岁以后，仍然不能克服不良习惯，应采用矫治器，帮助患儿克服不良习惯。故选C。

【避错】此题易错选D，12岁是替殆期，6岁以后，应采用矫治器，帮助患儿克服不良习惯。

4. 下列关于乳牙牙根吸收特点中正确的是

A. 乳牙牙根吸收是从根尖1/3的唇侧面开始的
B. 乳磨牙从根分叉内侧面开始吸收
C. 牙根吸收是在牙根形成后2～3年开始的

D. 恒牙先天性缺失时乳牙不脱落

E. 乳牙根吸收开始时不能做牙髓治疗

【答案】B

【考点】乳牙牙根吸收特点

【解析】乳牙牙根吸收是从根尖1/3的舌侧面开始的。排除A。牙根吸收时间各牙不一，如乳中切牙牙根形成于1岁半，4岁牙根开始吸收；第二乳磨牙牙根形成于3岁，8岁牙根开始吸收。排除C。恒牙先天性缺失时乳牙牙根的吸收仍可发生，但吸收缓慢，脱落较晚。排除D。乳牙根吸收开始时可以牙髓治疗。排除E。乳前牙牙根的吸收常从根尖1/3的舌侧面开始，乳磨牙牙根的吸收自根分叉的内侧面开始，斜面状地吸收。各牙根非同时、同样程度地吸收。下颌乳磨牙多为远中根比近中根先吸收，上颌乳磨牙之颊侧远中根和腭根比颊侧近中根易吸收。故选B。

【避错】此题易错选A，乳牙牙根吸收是从根尖1/3的舌侧面开始的，不是唇面。

5. 正常情况下，替牙一般是在什么时期

A. 新生婴儿到6个月

B. 7个月到3周岁

C. 儿童6~12岁

D. 12~21岁

E. 在第二磨牙萌出前都是替牙阶段

【答案】C

【考点】替牙期

【解析】乳牙从婴儿6个月左右开始萌出，到儿童6岁左右陆续发生生理性脱落，到12岁左右全部被恒牙替换。6~12岁为替牙期。

【避错】正常情况下，替牙一般是在儿童6~12岁。

6. 特纳（Turner）牙是由于

A. 服用四环素所致

B. 饮水氟含量过多所致

C. 患儿严重的发热性疾病所致

D. 先天发育缺陷

E. 乳牙根尖周严重感染所致

【答案】E

【考点】特纳牙病因

【解析】特纳牙：个别恒牙的牙釉质发育不全，常与其先行乳牙有关。因前磨牙的牙胚处在乳磨牙牙根分歧下方，难以避免乳磨牙根尖周炎症的影响（E正确），故个别牙的牙釉质发育不全，多见于前磨牙。个别前磨牙釉质形成和矿化障碍的现象首先由Turner报道，故又称特纳牙。故本题选E。

【避错】此题易错选A，服用过量四环素也可引起牙釉质发育不全，但称为四环素牙而不是特纳牙。

7. 牙齿固连是指

A. 乳牙过了替换年龄仍滞留于口腔

B. 两牙融合

C. 牙齿与骨组织融合

D. 牙根外露于龈黏膜外

E. 牙萌出困难

【答案】C

【考点】牙齿固连含义

【解析】牙齿固连反映的是生长发育期儿童的患牙不能保持其与邻牙一致的位置水平的一种普遍解释。固连描述的是牙骨质和牙本质与牙槽骨解剖学意义上融合的现象。故本题选C。

【避错】此题易错选B，牙齿固连是指牙骨质与牙槽骨的融合而非两牙的融合。

8. 乳牙拔除的指征是

A. 根分叉部X线透射区，牙根吸收未超过1/3

B. 外伤根尖1/3折断

C. 牙髓活力测验无反应

D. 根尖周脓肿，松动Ⅲ度

E. 根分叉病变，恒牙胚骨硬板未破坏

【答案】D

【考点】乳牙拔除的指征

【解析】乳牙拔除的指征：乳牙根管感染而牙根吸收1/3以上者，故排除A；乳牙因外伤，牙根于近颈部1/2区折断者，故排除B；根尖周炎的乳牙，根尖及根分叉去骨质破坏范围广，尤其是骨质破坏、炎症已涉及继承恒牙牙胚者，故排除E；若乳牙松动明显，则应该拔除，故选择D。

【避错】此题易错选C，牙髓无活力不是拔牙指征。

9. 下属那一项不是判断乳牙接近替换期的表现

A. 牙冠龋坏破坏大

B. 临床Ⅲ度松动

C. 恒牙牙根已形成1/2以上

D. 恒牙胚已接近乳牙根分叉

E. 乳牙根吸收超过1/2

【答案】A

【考点】替牙期乳牙的临床表现

【解析】牙冠龋坏破坏大与继承恒牙的发育萌出无关，A不对。替牙期乳牙的表现有乳牙松动，X片显示恒牙牙胚已形成1/2以上，恒牙胚接近乳牙根分叉，恒牙的压迫乳牙吸收已超过1/2。故本题选A。

【避错】此题易错选E，误认为乳牙牙根的病理性吸收，注意替牙期的牙齿发育及口腔变化的环境因素。

10. 恒牙迟萌的原因不包括

A. 乳牙根尖病变，导致牙槽骨吸收

B. 乳牙早失，导致牙龈咀嚼增厚

C. 额外牙，牙瘤存在

D. 间隙丧失，萌出困难

E. 恒牙牙根发育异常

【答案】A

【考点】恒牙迟萌的病因

【解析】恒牙迟萌最常见的原因为乳前牙早失，儿童习惯用牙龈咀嚼，造成牙龈角化增生，变得坚韧肥厚，使恒牙萌出困难，B正确。其次是乳尖牙和乳磨牙过早脱落，邻牙移位间隙缩小，致使恒牙萌出困难，D正确。再次是额外牙、牙瘤或囊肿的阻碍，C正确。还有遗传因素和发育迟缓等，E正确。本题用排除法，故选A。

【避错】此题易错选C，额外牙或牙瘤位于继承恒牙萌出的位子，致使恒牙胚不能萌出。

11. 额外牙最常见的位置为

A. 侧切牙区

B. 前磨牙区

C. 下前牙区

D. 上颌中切牙之间

E. 磨牙区

【答案】D

【考点】额外牙易发生部位

【解析】额外牙较少见于乳牙列，多见于混合牙列和恒牙列。好发于上颌中切牙之间，其次是牙弓末端智齿之后。前牙区比牙弓任何部位都多见，故本题选D。

【避错】此题易错选B，额外牙好发于前牙区，但最常见是中切牙之间。

12. 乳牙牙根开始吸收是在换牙前

A. 6～8个月

B. 9～10个月

C. 1年至1年半

D. 2～3年

E. 4～5年

【答案】D

【考点】乳牙退换的时间

【解析】乳牙牙根吸收有生理性和病理性两种，乳牙在替换期的吸收属于生理性吸收，呈间断性，有活动期和静止期。自乳牙牙根形成至牙根开始吸收开始这一段时期是乳牙的牙根稳定期，也是临床上牙髓和根管治疗最有利的时期，通常乳牙牙根开始吸收是在恒牙萌出前的2～3年，故本题选D。

【避错】乳牙一般在换牙前2～3年牙根吸收，这与恒牙牙根形成时间不谋而合，可以一起记忆，既巩固了知识点又可避免出错。

13. 无继承恒牙胚的乳牙临床处理原则为

A. 拔除

B. 保留

C. 根管治疗

D. 做烤瓷冠

E. 做嵌体

【答案】B

【考点】乳牙滞留的处理原则

【解析】恒牙先天缺失，乳牙的牙根不能吸收而滞留。此种情况可通过X线片确定有无恒牙，若无恒牙，可保留乳牙发挥咀嚼功能。故此题选B。

【避错】本题容易出错的是A，看到乳牙就考虑拔除这是不对的。因为没有恒牙胚，除非考虑种植一般情况下是保留。

14. 男孩，8岁。上中切牙间2mm间隙，上颌侧切牙萌出2/3。应进行以下哪项处理

A. 橡皮圈矫治关闭间隙

B. 上中切牙贴片固定矫治器矫治

C. 活动矫治器关闭间隙

D. 不做任何处理

E. 拍X线片除外多生牙

【答案】E

【考点】牙发育异常

【解析】多生牙好发于上颌中切牙之间，前牙区多见。多生牙可萌出于口腔内，也可以埋伏阻生，牙轴倾斜或倒置。多生牙常导致正常恒牙发育和萌出障碍，表现为恒牙迟萌或阻生、牙根弯曲、牙齿移位或萌出方向改变，伴乳牙滞留、邻牙扭转、牙间隙出现等。根据患儿表现，首先应先判断是否有多生牙，拍摄X线片可明确诊断，确定多生牙的数目和位置。故选E。

【避错】本题易错选A。混合牙列期恒中切牙萌出时牙冠常向远中倾斜，中间产生暂时性的间隙，此间隙随侧切牙和尖牙的萌出而逐渐关闭，擅自用橡皮圈矫治关闭间隙，可导致不可挽回的拔牙结果。

15. 男婴，8个月。上前牙未萌出。体检颌面部发育正常，对称，上颌左右乳中切牙局部牙龈颜色正常，扪无明显隆起，临床处理应选择

A. 拍曲面断层片

B. 增加营养

C. 切开导萌

D. 局部用药

E. 观察

【答案】E

【考点】乳牙的萌出

【解析】乳牙的萌出时间存在个体差异，上前牙在6～11个月萌出，余未见异常，可暂观察。故此题选E。

【避错】本题容易错选A，有的考生看到没有萌出就考虑拍片，但是没有考虑到患者8个月大的前提。

（16～17题共用备选答案）

A. 乳牙滞留

B. 诞生牙

C. 新生牙

D. 乳牙早失

E. 恒牙早萌

16. 婴儿出生时就有的牙齿是

【答案】B

17. 下颌乳中切牙替换时，若中切牙于舌侧萌出，常出现

【答案】A

【考点】牙齿萌出异常

【解析】①牙齿早萌：乳牙早萌（诞生牙为出生时即已萌出的牙，新生牙为出生后30天内萌出的牙）和恒牙早萌。②牙齿迟萌：分为乳牙迟萌和恒牙迟萌。③牙齿异位萌出：多见于上颌尖牙和上颌第一磨牙，其次是下颌侧切牙和下颌第一磨牙。乳牙滞留指继承恒牙已经萌出，未能按时脱落的乳牙，或恒牙未萌出，保留在恒牙列中的乳牙。故16题选B，17题选A。

【避错】16题易错选C，新生牙是出生后才萌出，出生时并没有。17题易错选E，恒牙早萌通常是由于乳牙过早脱落，使恒牙胚过早暴露。而乳牙滞留所带来的阻力常常导致恒牙的埋伏阻生或者异位萌出。故不选E。

考点：牙外伤

1. 前牙外伤后，以下哪种情况可考虑根管-正畸联合治疗

A. 冠折露髓

B. 牙齿侧方移位

C. 根中1/3折断

D. 牙齿完全脱出

E. 冠-根折

【答案】E

【考点】牙外伤的治疗

【解析】冠-根折指牙釉质、牙本质和牙骨质同时折断，在牙冠、牙根部均有折断。冠-根折比较复杂，可根据情况采取断冠粘接术，冠延长术和去骨术后牙冠修复，或根管-正畸联合治疗方法。故选E。

【避错】本题易错选C。近冠1/3折断可酌情采取断冠粘接术，根管治疗-正畸牵引，或保持间隙以利于永久修复。

2. 男孩，10岁。上颌前牙碰伤2小时。检查：$\underline{1|}$近中切角切断，牙本质暴露，未见穿髓点，有探痛，叩痛（±），不松，牙齿无移位，牙周膜和牙槽骨未见异常。临床治疗应采用

A. 间接盖髓术

B. 直接盖髓术

C. 根管治疗

D. 光固化修复

E. 活髓切断术

【答案】D

【考点】牙外伤的处理

【解析】未见穿髓点，排除B、C、E；光敏树脂因其颜色美观，操作方便，固位力较好，可一次修复牙体缺损等优越性，常用于前牙因牙体缺损而修复的病例。故此题选D。

【避错】本题如果看清题意选出D一般不会出错，到牙本质未露髓，不松动，均不是牙髓问题表现，理应排除其余几个选项。

3. 患儿，9岁。$\underline{1|}$区冠折1/3，露出鲜红牙髓，叩诊（+），不松，牙龈无明显异常，X线片示未见根折，根尖呈喇叭口状。治疗宜选择

A. 间接盖髓术

B. 直接盖髓术

C. 活髓切断术

D. 根管治疗

E. 干髓术

【答案】C

【考点】活髓切断术

【解析】冠折后，对年轻恒牙应根据牙髓暴露多少和污染程度做活髓切断术，以利于牙根的继续发育。间接盖髓术用于未露髓时。故选C。

【避错】本题易错选C。根管治疗用于根尖孔已完成的牙。

4. 患儿，9岁。左上侧切牙牙齿变色就诊。检查：冠折牙本质暴露，牙齿变色。冷热测验无反应，X线片示根尖喇叭口，硬骨板不连续。下列最重要的措施是

A. 拔髓，不要出根尖孔
B. 彻底去除根管内感染物质，消除炎症，保护牙乳头
C. 根管内不要封甲醛甲酚（FC）等刺激性大的药物
D. 用氢氧化钙糊剂充填，不要超填
E. 定期复查，更换糊剂

【答案】B

【考点】冠折

【解析】患者冠折，牙齿变色，冷热测验无反应，X线片示根尖喇叭口，骨硬板不连续说明牙髓已经坏死，这时首先要彻底去除根管内感染物质，消除炎症。故选B。

【避错】本题不易错选，重点在于审题，选择最重要的措施。

5. 女孩，2岁。前牙外伤半小时就诊。⌊A 挫入，牙冠向唇侧倾斜，不松动，牙龈淤血。患儿哭闹，无法拍摄根尖片。下一步的处理方法是
A. 观察
B. 根管治疗
C. 局部麻醉下复位固定
D. 3个月后牵引复位
E. 拔除

【答案】E

【考点】前牙外伤

【解析】根据患儿临床表现，牙挫入的方向表现为牙根向恒牙胚方向，有可能对恒牙造成影响，应拔除患牙。故选E。

【避错】本题易错选C。如果牙冠向舌侧倾斜，牙根有可能远离恒牙胚，可以观察自行萌出，不主张复位造成二次创伤。

（6～9题共用题干）

男孩，8岁，上前牙外伤折断1小时。局部检查右上中切牙牙冠斜折，切角缺损，牙髓暴露，触痛明显，松动（-）。

6. 哪项检查对确定患牙治疗方案最有帮助
A. 牙髓活力电测验
B. 根尖X线片
C. 全景曲面断层片
D. 咬合关系检查
E. 冷热测验

【答案】B

【考点】牙外伤的检查

【解析】一般的牙髓活力电测验不适于乳牙和年轻恒牙。根尖X线检查是常用的牙外伤检查手段，可以判断牙齿的整体情况。咬合关系检查是否存在咬合创伤。冷热测验不适合低龄儿童和非合作儿童，热测验应避免烫伤。故选B。

【避错】此题易错选C，全景曲面断层片不能清楚反应根尖，可以帮助诊断复杂性牙齿及其支持组织损伤。

7. 检查中，最有可能发现的情况是
A. 冷热测验反应敏感
B. 牙髓坏死，探触牙髓无反应，电活力测验（-）
C. 咬合关系紊乱
D. X线片示根尖孔呈喇叭口状
E. 牙周袋很深，唇侧牙龈瘘管

【答案】D

【考点】年轻恒牙特点

【解析】患牙为年轻恒牙，牙齿未发育完成，根尖孔呈喇叭口状。故选D。

【避错】此题易错选B，题干中只是切角缺损，折断1个小时，牙髓不一定坏死。

8. 首选的治疗是
A. 盖髓术
B. 根管治疗+桩冠修复
C. 牙髓摘除术
D. 根尖诱导成形术
E. 活髓切断术

【答案】E

【考点】活髓切断术适应证

【解析】活髓切断术是除去已有病变的冠髓，保留健康根髓的治疗方法。适用于乳牙、年轻恒牙，深龋去除腐质露髓，不适于盖髓时，或有过牙齿疼痛病史的磨牙、前磨牙；年轻恒牙牙根尚未完全发育完成的单根管牙，因外伤牙冠折断露髓，或意外穿髓孔较大者，活髓切断术是年轻恒牙露髓后的首选，故选E。

【避错】此题易错选C，牙髓摘除术适用于各种牙髓炎；成人由于增龄变化引起的牙髓退行性变；在牙体手术中的意外穿髓者；外伤牙冠折断在龈上者。

9. 若治疗成功，家长要求修复缺损的牙应
A. 嵌体修复
B. 局部麻醉备牙，全冠修复
C. 备洞，银汞充填
D. 支架固位，光敏树脂修复
E. 解释病情

【答案】D

【考点】缺损牙的修复方法

【解析】年经恒牙冠折造成切角缺损后牙齿最大直径变小，需要及时修复外形，常采用即刻光固化复

合树脂修复，故本题选D。待患儿成年后再做修复。

【避错】此题易错选B，全冠适用于牙体缺损较大，固位形、抗力形较差者。该患者支架固位，光敏树脂修复首先考虑。

（10～11题共用备选答案）

A. 年轻恒牙冠折牙本质暴露

B. 年轻恒牙根折

C. 全脱位半小时的恒牙

D. 乳牙嵌入

E. 乳牙牙齿震荡

10. 需氢氧化钙护髓的牙外伤

【答案】A

11. 需做再植术的是

【答案】C

【考点】年轻恒牙牙外伤的治疗方法

【解析】年轻恒牙牙本质薄，离髓腔近，外界刺激会通过牙本质小管传入牙髓，所以年轻恒牙冠折牙本质暴露，不论暴露程度，一定要进行护髓治疗，故10题选A。年轻恒牙根折的治疗原则是使断端复位，固定患牙，消除咬合创伤。乳牙嵌入不应拉出复位，以避免二次创伤。如嵌入乳牙不能自行萌出，说明与牙槽骨固连，为免影响恒牙萌出，应拔除。乳牙牙齿震荡可能产生牙髓病变，应根据年龄和具体情况考虑牙髓治疗或拔牙。全脱位恒牙在15～30分钟内再植成功率较高，故11题选C。

【避错】本组题目考查年轻恒牙和乳牙外伤时处理方法，需要针对不同情况全面分析并选择正确的治疗方法，主要原则是保髓保牙。

第十五章 口腔黏膜病学

考点：口腔黏膜感染性疾病

1. 当临床怀疑口腔念珠菌感染时，应首选的辅助检查是

A. 唾液细菌培养及鉴定

B. 活体组织检查

C. KOH直接镜检

D. C反应蛋白检测

E. 血清念珠菌抗体测定

【答案】C

【考点】口腔念珠菌感染的诊断

【解析】KOH直接镜检可见折光性强的芽生孢子和假菌丝，如查到大量的假菌丝，说明念珠菌处于致病状态。该方法对于确定念珠菌致病性有意义，在临床上最常用。故选C。

【避错】此题易错选E，血清念珠菌抗体测定因存在较强的免疫交叉反应性，故假阳性率（误检率）较高。

2. 疱疹性龈口炎最常见的发病人群是

A. 青年人

B. 学龄前儿童

C. 老年人

D. 新生儿

E. 中年人

【答案】B

【考点】疱疹性龈口炎的临床表现

【解析】疱疹性龈口炎以6岁以下儿童较多见，尤其是6个月至2岁更多，因为多数婴儿出生后，即有对抗单纯疱疹病毒的抗体，这是一种来自母体的被动免疫，4～6个月时即行消失，2岁前不会出现明显的抗体效价。故选B。

【避错】此题易错选D，鹅口疮以新生儿多见，注意典型疾病的发病人群的鉴别。

3. 目前治疗疱疹性口炎最有效的药物是

A. 米诺环素

B. 阿昔洛韦

C. 阿莫西林

D. 对乙酰氨基酚

E. 苯佐卡因

【答案】B

【考点】疱疹性口炎的治疗

【解析】目前认为核苷类药物是抗单纯疱疹病毒最有效的药物，主要是阿昔洛韦、伐昔洛韦、泛昔洛韦、更昔洛韦，故本题选B。

【避错】本题易错选A，米诺环素属于广谱四环素药物，对革兰阳性菌包括耐四环素的金色葡萄球菌、链球菌有效，主要用于牙周病的治疗。

4. 球菌性口炎的主要致病菌是

A. 金黄色葡萄球菌、甲型溶血性链球菌、肺炎链球菌、乳杆菌

B. 金黄色葡萄球菌、甲型溶血性链球菌、肺炎链球菌、淋球菌

C. 脑膜炎球菌、甲型溶血性链球菌、肺炎链球菌、乙型溶血性链球菌

D. 金黄色葡萄球菌、甲型溶血性链球菌、肺炎

链球菌、乙型溶血性链球菌

E. 乙型溶血性链球菌、甲型溶血性链球菌、肺炎链球菌、淋球菌

【答案】D

【考点】球菌性口炎的病因

【解析】球菌性口炎的主要致病菌是金黄色葡萄球菌、甲型溶血性链球菌、肺炎链球菌、乙型溶血性链球菌，往往是几种球菌同时致病，引起口腔黏膜的急性损害，故选D。乳杆菌可能和龋病的发生发展有关，与球菌性口炎无关，故A错误。淋球菌主要和淋病等性病有关，故B、E错误。脑膜炎球菌主要引起脑膜炎，故不选C。

【避错】此题容易误选A，要分清楚乳杆菌的主要作用，主要和龋病有关。

5. 急性红斑型念珠菌型口炎的临床表现是

A. 病损区黏膜充血，有散在的色白如雪的柔软小斑点

B. 病损区黏膜表现为结节状或颗粒状增生，或为固着紧密的白色角质斑块

C. 病损区黏膜呈亮红色水肿，或见斑点状假膜

D. 病损区黏膜充血糜烂，舌背乳头成团块萎缩，周围舌苔增厚

E. 病损区黏膜出现珠光白色网纹伴充血

【答案】D

【考点】口腔念珠菌病的临床表现

【解析】A为急性假膜型念珠菌性口炎的临床表现，新生儿多见，又称新生儿鹅口疮。B为慢性增殖型念珠菌病，恶变率较高，应注意早期活检。C为慢性红斑型（萎缩型）念珠菌病的临床表现。急性红斑型念珠菌性口炎临床表现为黏膜上出现外形弥散的红斑，以舌黏膜多见，严重时舌背黏膜呈鲜红色并有舌乳头萎缩，双颊、上腭及口角也可有红色斑块，若继发于假膜型，则可见假膜，故本题选D。

【避错】此题容易错选为C，应注意区分急性和慢性红斑型念珠菌口炎，慢性红斑型念珠菌口炎临床表现为黏膜亮红色水肿，或有黄白色的条索状或斑点状假膜。

6. 复发性单纯疱疹性口炎与复发有关的诱因不包括

A. 局部机械损伤

B. 过度疲劳

C. 妇女月经期

D. 微量元素缺乏

E. 感冒

【答案】D

【考点】复发性单纯疱疹性口炎的病因

【解析】诱发复发性单纯疱疹性口炎的刺激因素较多，包括阳光、局部机械损伤，特别是轻度发热，如感冒等，情绪因素也能促使复发，总之，机械损伤以及可以导致免疫力下降的因素均可能引起复发，复发因素与微量元素的缺乏关系不大。故本题答案为D。

【避错】此题容易误选C，妇女月经期间，机体免疫力下降，会导致体内的细菌再次活跃而引起复发，也属于复发因素。

7. 服用氟康唑适宜治疗

A. 口腔结核

B. 带状疱疹

C. 球菌性口炎

D. 口腔念珠菌病

E. 急性疱疹性龈口炎

【答案】D

【考点】口腔念珠菌病的治疗

【解析】氟康唑为一种双三唑类衍生物，是新型抗真菌药。能抑制真菌细胞膜的主要成分——麦角固醇的合成，生物利用度高，故用于治疗真菌感染。白念珠菌为单酵母样真菌，故答案为D。

【避错】此题易错选B，氟康唑是抗真菌药，带状疱疹为病毒感染引起因此不宜选用。

8. 易患口腔念珠菌病的人群为

A. 嗜烟者

B. 嗜酒者

C. 更年期妇女

D. 患有胆道疾病者

E. 长期大量应用抗生素者

【答案】E

【考点】易感口腔念珠菌病的人群

【解析】念珠菌病好发于新生儿和老年人，当婴幼儿营养不良，全身重度消耗性疾病（如糖尿病、血液病、肿瘤等），或是长期大量使用广谱抗生素、皮质激素、免疫抑制药等，皆可诱发念珠菌感染。故答案为E。

【避错】此题易错选A，嗜烟者与很多口腔黏膜疾病（如白斑）有关，但与口腔念珠菌病无关。

9. 机体在对抗口腔单纯性疱疹感染过程中，最具作用的是

A. 唾液溶菌酶

B. 唾液黏蛋白

C. 细胞免疫

D. 上皮角蛋白

E. 体液免疫

【答案】C

【考点】在对抗口腔单纯疱疹感染过程中机体的免疫

【解析】口腔单纯疱疹的免疫属于特异性免疫。体液免疫清除的是游离在寄主细胞外的抗原及其产生的有毒物质；细胞免疫则摧毁侵入寄主细胞内的病毒、胞内寄生菌或外来的组织团块、癌变的细胞等。疱疹病毒免疫过程是两种免疫方式联合作用，但是HSV的特异性致使效应T细胞占主要作用，即细胞免疫其主要作用。故此题选择C。选项A、B、D、E是机体的防御屏障，起辅助作用。

【避错】此题易错选E，疱疹病毒感染时细胞免疫与体液免疫联合作用，但细胞免疫占主导。

10. 男，80岁。全口无牙，戴全口义齿近15年，因黏膜不适就诊。检查见黏膜呈红亮色，水肿，有黄白色假膜，直接镜检见菌丝和芽孢。患者接受治疗过程中，不恰当的用药是

A. 制霉菌素

B. 酮康唑

C. 碳酸氢钠漱口液

D. 青霉素

E. 克霉唑

【答案】D

【考点】念珠菌性口炎的治疗

【解析】患者戴全口义齿，黏膜充血发红，涂片镜检见菌丝阳性，应考虑义齿性口炎可能。义齿上附着的念珠菌是其主要致病原因，应采取抗真菌治疗。青霉素属于抗生素，长期服用抗生素可引起白念珠菌感染。故选D。

【避错】本题易错选C。义齿常用2%～4%碳酸氢钠溶液浸泡和清洗，可抑制真菌。

11. 女，35岁。4天来口腔黏膜破溃肿胀，疼痛剧烈。检查：下唇近移行黏膜处有厚而扁平的黄褐色假膜，表面光滑，周围明显充血，擦去假膜出现糜烂面。有口臭，双侧下颌下淋巴结压痛。该病应诊断为

A. 口腔结核

B. 带状疱疹

C. 球菌性口炎

D. 口腔念珠菌病

E. 复发性口腔溃疡

【答案】C

【考点】球菌性口炎的临床表现及鉴别诊断

【解析】球菌性口炎的主要临床表现是口腔黏膜充血，局部形成糜烂或溃疡，表面覆盖一层灰白色或黄褐色假膜，假膜的特点是表面光滑，擦去假膜可见溢血的糜烂面。周围充血水肿。疼痛明显，有炎性口臭，区域淋巴结肿大压痛。本题干中叙述的明显符合球菌性口炎的临床表现。故本题答案为C。

【避错】此题容易错选E，表现都是溃疡，但是复发性口腔溃疡的特点是“黄、红、凹、痛”，以此区分球菌性口炎。

12. 男，39岁。口内多处溃疡，疼痛不能进食。检查见唇颊及舌缘黏膜有小米粒的溃疡10余个，散在分布，周围黏膜广泛充血红肿。以往曾有多次类似病史发作。该患者应诊断为

A. 天疱疮

B. 疱疹性龈口炎

C. 贝赫切特综合征

D. 带状疱疹

E. 疱疹样口疮

【答案】E

【考点】复发性口腔溃疡的诊断及鉴别诊断

【解析】疱疹样口疮即口炎型口疮、疱疹型复发性口腔溃疡，溃疡直径较小，约2mm，不超过5mm，溃疡数目多，可达十个以上，甚至几十个，散在分布如“满天星”，无发疱期。相邻溃疡可融合，黏膜充血发红，疼痛最重，唾液分泌增加，E正确。天疱疮典型的口腔内表现是揭皮试验阳性和棘层松解现象，皮肤病损有尼氏征阳性，故不选A。疱疹性龈口炎有发疱期，多发生与婴幼儿，故不选B。贝赫切特综合征常常合并眼睛和生殖器的病损，又称“口-眼-生殖器三联征”，故不选C。带状疱疹一般水疱沿神经分布，不过中线，故不选D。本题选E。

【避错】此题容易错选为B，应注意疱疹性龈口炎有发疱期，不是直接的溃疡面，而且多发于婴幼儿。

13. 女婴，8个月。哭闹、拒食、流涎，邻近磨牙的上腭和龈缘处见大面积浅表溃疡，上覆黄色假膜，偶见个别针头大小小水疱。该患儿可能患有的疾病是

A. 疱疹样口疮

B. 过敏性唇炎

C. 鹅口疮

D. 扁平苔藓

E. 急性疱疹性龈口炎

【答案】E

【考点】原发性疱疹性口炎的诊断

【解析】从临床表现看该患儿处于原发性疱疹性口炎的糜烂期。前驱期患儿哭闹、拒食、流涎，水疱

期在邻近乳磨牙的上腭和龈缘处多见成簇小水疱，糜烂期水疱破溃可引起大面积糜烂，并能造成继发感染，上覆黄色假膜。故此题选择 E。疱疹样口疮、鹅口疮无水疱，故选项 A、C 错误。过敏性唇炎多有接触变应原史，故选项 B 错误。扁平苔藓病损为小丘疹连成的线状白色、灰白色花纹，故选项 D 错误。

【避错】此题易错选 C，鹅口疮好发于唇、颊、舌、软腭，损害部位为色白如雪的小斑点。

14. 男婴，5 天。啼哭、哺乳困难，临床检查见患儿两颊黏膜、软腭充血，上有散在的色白如雪的柔软小斑点，针帽大小，斑点稍用力可擦掉。该患儿可能患有的疾病是

A. 扁平苔藓

B. 疱疹样口疮

C. 鹅口疮

D. 天疱疮

E. 复发性口腔溃疡

【答案】C

【考点】鹅口疮的诊断

【解析】新生儿鹅口疮多在出生后 2～8 天内发生，好发部位为唇、颊、舌、软腭，损害区黏膜充血，有色白如雪的小斑点，其特点是稍用力可擦掉，暴露红的糜烂面及轻度出血，故此题选择 C。扁平苔藓病损为小丘疹连成的线状白色、灰白色花纹，故选项 A 错误。疱疹样口疮及复发性口腔溃疡临床特征为“黄、红、凹、痛”，故选项 B、E 错误。天疱疮有揭皮试验阳性表现，故选项 D 错误。故选 C。

【避错】此题易错选 B，疱疹样口疮溃疡较小，数目较多，覆盖假膜不易擦掉。

15. 男，65 岁。近日低热、乏力，右侧面部出现椭圆形红斑，红斑上发生水疱，损害未超过中线。患者自述病变部位灼痒疼痛。下列处理正确的是

A. 注射链霉素每日 0.5g，或异烟肼每日 0.1g 局部封闭，每日或隔日一次

B. 注射干扰素或转移因子，口服镇痛药物

C. 口服磺胺类药物

D. 酮康唑：成人剂量为每日一次口服 200mg，2～4 周一个疗程

E. 口服各种维生素及微量元素

【答案】B

【考点】带状疱疹的治疗

【解析】带状疱疹以沿单侧周围神经分布的簇集性小水疱为特征，常伴有明显的神经痛。根据临床表现诊断该患者为带状疱疹感染，治疗为抗病毒药物、免疫调节药物、镇痛、神经营养药、激素，B 对。选项 A 为抗结核病药，选项 C 为抗细菌感染药，选项 D 为抗真菌感染药，选项 E 为维生素及微量元素缺乏用药。故此题选择 B。

【避错】此题易错选 E，维生素只选择营养神经类，为辅助治疗。

16. 男，40 岁。感冒后，下唇及唇周皮肤出现成簇的针头大小的小水疱，破溃后结痂，局部灼痒疼痛。该患者可能为

A. 口角炎

B. 固定性药疹

C. 复发性口腔溃疡

D. 天疱疮

E. 唇疱疹

【答案】E

【考点】唇疱疹的诊断

【解析】口唇疱疹常在口唇黏膜处出现针头大小的小疱，常为一群，也有两三群，自觉有轻度烧灼感，历时 1 周左右可自愈，亦可反复发作。如果疱疹出现后因机体免疫机制的调整不当，或破溃后而继发感染，会延长病程。故本题选 E。

【避错】本题看到小水疱，就要锁定疱疹。这就是抓住典型病理特征快速解题。

17. 男孩，3 岁。体温 38℃，哭闹、拒食、多涎、口腔黏膜广泛充血，其上有成簇的多数小溃疡。此时选择治疗措施，应避免

A. 使用退热药降体温

B. 使用地塞米松降体温

C. 使用抗病毒药

D. 给予足量的维生素 C

E. 局部涂 1% 甲紫

【答案】B

【考点】疱疹性口炎的治疗

【解析】本题考查的是治疗原则问题。考生需先作出正确诊断，然后选择治疗措施，根据患儿的年龄、全身状况和口腔病损成簇的表现，可诊断为疱疹性口炎。该病的治疗是不宜使用激素类药物的，故答案应为 B。

【避错】本题考察对单纯疱疹口炎的治疗措施，部分考生容易误选 E，认为甲紫不应该使用于该病局部治疗，但本病属于病毒感染，此时不能使用激素类药物，属于常识记忆，目的是避免引起病毒扩散。

（18～21 题共用题干）

女，65 岁。无牙颌，全口总义齿修复 5 年，近来感义齿不合适，口角疼痛。检查见双口角湿白皲裂，上腭义齿承托区黏膜充血发红。

18. 应进一步做的检查是
  A. 手指皮肤有无红斑
  B. 血常规检查
  C. 口角湿白区涂片及培养检查念珠菌
  D. 口角病损区活检
  E. 针刺反应试验

【答案】C

【考点】念珠菌病的诊断

【解析】患者戴义齿，且口角湿白皲裂，义齿承托区黏膜红肿，应首先想到义齿性口炎，即念珠菌感染。A是辅助判断多形性红斑，B是常规检查，D活检查不到念珠菌，E是贝赫切特综合征的典型临床表现。故选C。

【避错】此题容易误选D，根据题干应能判断最有可能是义齿性口炎，不应先进行活检，而应先判断是否有念珠菌。

19. 最可能的异常表现是
  A. 皮肤靶形有无红斑
  B. 白细胞总数增多
  C. 涂片见念珠菌菌丝及孢子
  D. 活检组织病理为棘层松解
  E. 针刺反应阳性

【答案】C

【考点】念珠菌病的病理诊断

【解析】根据题干可以初步判断患者最有可能的诊断是义齿性口炎，故在涂片中最有可能看到念珠菌菌丝和孢子，故选C。

【避错】此题容易误选A，口腔义齿承托区有红肿，明显是义齿性口炎的表现，皮肤一般无病损，A是多形性红斑的临床表现。

20. 假如上述检查无异常发现，最有助于快速诊断的是
  A. 颊黏膜涂片
  B. 唇黏膜涂片
  C. 前庭沟黏膜涂片
  D. 舌腹黏膜涂片
  E. 腭黏膜及义齿承托区黏膜涂片

【答案】E

【考点】念珠菌病的诊断

【解析】义齿承托区是念珠菌病聚集的主要部位，故应该检测该部位有无菌丝及孢子。故本题选E。

【避错】此题容易误选D，应注意区分念珠菌的活跃生长部位。

21. 该患者治疗可采用下列方法，除外
  A. 2%～4%碳酸氢钠溶液清洁口腔
  B. 1%克霉唑溶液清洗或含漱
  C. 1%甲紫液涂擦
  D. 口服制霉菌素
  E. 口服广谱抗生素

【答案】E

【考点】念珠菌病的治疗

【解析】口腔念珠菌病致病菌是念珠菌，属于真菌，局部药物治疗包括2%～4%碳酸氢钠溶液、氯己定、西地碘、制霉菌素、咪康唑、克霉唑霜、酮康唑溶液等，全身抗真菌药物治疗包括氟康唑、伊曲康唑、酮康唑等，故A、B、C、D均正确。抗生素是针对细菌的药物，不能用来治疗念珠菌，故选E。

【避错】此题容易错选为C。念珠菌不适合在碱性环境中生长繁殖，甲紫液是碱性溶液，涂擦有较好效果。

（22～23题共用题干）

男孩，1岁半。双颊、唇、眼黏膜突发成簇针头大小透明小水疱及溃疡，伴啼哭、流涎、发热。

22. 拟诊为
  A. 鹅口疮
  B. 原发性疱疹性口炎
  C. 疱疹性口疮
  D. 复发性口腔溃疡
  E. 疱疹性咽峡炎

【答案】B

【考点】原发性疱疹性口炎的诊断及鉴别诊断

【解析】鹅口疮主要临床表现是损害区黏膜充血，散在色白如雪的柔软小斑点，不久相互融合为白色或蓝色丝绒状斑片，故不选A。疱疹性口疮溃疡直径较小，约2mm，不超过5mm，溃疡数目多，可达十个以上，甚至几十个，散在分布如“满天星”，无发疱期。相邻溃疡可融合，黏膜充血发红，疼痛最重，唾液分泌增加，故不选C。复发性口腔溃疡常见于成人，反复发作，故不选D。疱疹性咽峡炎病损部位靠近咽喉，故不选E。本题答案为B。

【避错】此题容易误选C。注意区分疱疹性口疮的本质是溃疡类疾病，与原发性疱疹性口炎最重要的区别是前者无发疱期。

23. 该病病因是
  A. 白念珠菌感染
  B. 病毒感染
  C. 细菌感染
  D. 遗传因素
  E. 营养不良

【答案】B

【考点】单纯疱疹的病因

【解析】首先要判断出题干中所述疾病，根据患儿年龄以及成簇水疱，流涎、拒食，不难判断出原发性疱疹性口炎，属于单纯疱疹，致病原因主要是Ⅰ型单纯疱疹病毒，故选B。

【避错】此题容易误选A，若判断不准确是哪种疾病，容易错判为鹅口疮，即念珠菌感染，但是鹅口疮主要病损为散在色白如雪的柔软小斑点，不久相互融合为白色或蓝色丝绒状斑片，与成簇小水疱可以区别开。

(24～26题共用题干)

男孩，1岁，近日哭闹、拒食、流涎，检查见邻近磨牙的上腭和龈缘处见大面积浅表溃疡，上覆黄色假膜，偶见个别针头大小小水疱。

24. 该患儿可能患有的疾病是

A. 天疱疮

B. 带状疱疹

C. 球菌性口炎

D. 急性疱疹性龈口炎

E. 复发性口腔溃疡

【答案】D

【考点】急性疱疹性口炎的诊断

【解析】从临床表现看该患儿处于急性疱疹性口炎的糜烂期。前驱期患儿哭闹、拒食、流涎，水疱期在邻近乳磨牙的上腭和龈缘处多见成簇小水疱，糜烂期水疱破溃可引起大面积糜烂，并能造成继发感染，上覆黄色假膜，故此题选择D。天疱疮有揭皮试验阳性。故选项A错误。带状疱疹初起损害颜面部皮肤，以沿神经分布的簇集性小水疱为特征。故选项B错误。球菌性口炎及复发性口腔溃疡无水疱期。故选项C、E错误。

【避错】此题易错选E，复发性口腔溃疡无水疱期。

25. 治疗该病的正确方法是

A. 泼尼松片60mg/d，分3次口服，控制病情后减量

B. 口服各种维生素及微量元素

C. 局部使用氯己定含漱剂清洗患儿口腔，口服利巴韦林或口炎宁冲剂

D. 注射链霉素每日0.5g，或异烟肼每日0.1g局部封闭，每日或隔日一次

E. 局部使用2%碳酸氢钠清洗患儿口腔，口服酮康唑

【答案】C

【考点】急性疱疹性口炎的治疗

【解析】急性疱疹性口炎由单纯疱疹病毒感染所致，全身抗病毒治疗：核苷类抗病毒药物、利巴韦林，氯己定漱口抑制病毒生长，对症支持治疗。C正确。激素类用于带状疱疹病毒感染，故选项A错误。选项B口服维生素为支持治疗，而不必服用微量元素。选项D为抗结核菌用药。选项E为抗真菌感染用药。故选C。

【避错】此题易错选B，口服维生素为支持治疗，而不必服用微量元素。

26. 下面哪项关于该病的描述是正确的

A. 该病预后差，需住院进行全面治疗

B. 由于引发该病的病原微生物可经口-呼吸道传播，故该患儿应避免接触其他儿童与幼儿

C. 该病是变态反应性疾病，无传染性，患儿不需隔离

D. 该病成人多发，在儿童很少见

E. 该病病理表现为非特异性溃疡，后期可见肉芽组织增生

【答案】B

【考点】单纯疱疹病毒的传播途径及特点

【解析】患儿由单纯疱疹病毒感染所致，单纯疱疹病毒可通过飞沫、唾液及疱疹液直接接触传播，也可以通过食具和衣物间接传染，故患儿需隔离，故此题选择B，选项C错误。本病以6岁以下儿童多见，尤其是6个月至2岁更多，故选项D错误。组织病理可见有上皮内疱形成，胞核内可见病毒包涵体，上皮下方结缔组织中有水肿、血管扩张充血和炎症细胞浸润，故选项E错误。该病预后良好，少数情况，该病可能在体内广泛播散，极少数病例引起脑炎或脑膜炎。在有严重并发症发生时才需住医院行全面治疗，故选项A错误。

【避错】此题易错选E，单纯疱疹病毒组织病理表现为上皮内疱形成，有病毒包涵体，上皮下方结缔组织中有水肿、血管扩张充血和炎症细胞浸润。

(27～28题共用题干)

女，66岁。近日发现口腔溃烂，影响进食。检查见下唇、两颊黏膜充血，局部形成糜烂，糜烂面上覆有一层灰白色假膜，假膜较厚微突出黏膜表面，致密光滑。擦去假膜，可见溢血的糜烂面。患者进食疼痛。淋巴结肿大、压痛，白细胞增多，患者体温增高。

27. 该患者可能患有的疾病是

A. 天疱疮

B. 口腔念珠菌病

C. 球菌性口炎

D. 急性疱疹性龈口炎
E. 带状疱疹

【答案】C

【考点】球菌性口炎的诊断

【解析】球菌性口炎患者多发生于体弱和抵抗力低下的患者，根据临床表现可判断该患者为球菌性口炎，必要时，可做涂片检查或细菌培养，以确定主要的病原菌，故此题选择C。天疱疮患者有揭皮试验阳性，故选项A错误。口腔念珠菌病血象检查白细胞多不增高，故选项B错误。急性疱疹性龈口炎以6岁以下儿童较多见，有水疱期，故选项D错误。带状疱疹以沿单侧周围神经分布的簇集性小水疱为特征，常伴有神经痛，故选项E错误。

【避错】此题易错选B，口腔念珠菌感染为真菌感染，不会出现假膜。

28. 治疗该病可选用的药物是
A. 多抗甲素
B. 泼尼松
C. 干扰素或转移因子
D. 酮康唑
E. 抗生素或磺胺类药物

【答案】E

【考点】球菌性口炎的治疗

【解析】该病主要致病菌有金黄色葡萄球菌、甲型溶血性链球菌、乙型溶血性链球菌、肺炎链球菌等，治疗用抗生素或磺胺类药物控制感染，补充维生素，氯己定漱口水漱口。故此题选择E。多抗甲素是非特异性免疫增强剂，用于多种癌肿的辅助治疗，故选项A错误。泼尼松、干扰素或转移因子用于抗病毒感染，故选项B、C错误。选项D为抗真菌感染用药，故选项D错误。

【避错】此题易错选C，干扰素或转移因子用于抗病毒治疗，该病是细菌感染引起，治疗方向不对。

(29~33题共用题干)

女，45岁。因左侧面颊部皮肤及左侧舌部黏膜发红、起疱3天，伴剧痛来诊。查体：体温38.5℃，左侧面部皮肤及左侧舌背、颊黏膜可见粟粒大小的密集成片的透明水疱，周围皮肤黏膜可见充血性红斑。化验：白细胞7.8×10^9/L，中性粒细胞0.62，淋巴细胞0.34。拟诊断为带状疱疹。

29. 本病例主要病变部位在
A. 三叉神经第Ⅰ支
B. 三叉神经第Ⅱ支
C. 三叉神经第Ⅲ支
D. 面神经
E. 颈神经

【答案】C

【考点】三叉神经三大分支的分布区域

【解析】第Ⅰ支除额外，可累及眼角黏膜，可引起失明；第Ⅱ支累及唇、腭及颞下部、颧部、眶下皮肤；第Ⅲ支累及舌、下唇、颊及颏部皮肤。该患者面部、舌背及颊黏膜受损，主要病变在第Ⅲ支。故选C。

【避错】本题容易出错的是A、B、C选项，不知道如何判断属于哪个分支。这时候可以结合口腔解剖生理学中关于各分支支配的部位，即可作出正确判断。

30. 带状疱疹与单纯疱疹的最主要鉴别点在于
A. 病因不同
B. 前驱症状不同
C. 病程长短不同
D. 临床表现不同
E. 全身症状不同

【答案】D

【考点】带状疱疹与单纯疱疹的鉴别诊断

【解析】单纯疱疹是由单纯疱疹病毒所致的皮肤黏膜病。临床上以出现簇集性小水疱为特征，有自限性，易复发。带状疱疹是由水痘-带状疱疹病毒所引起的，以沿单侧周围神经分布的簇集性小水疱为特征，常伴有明显的神经痛。因此选D。

【避错】本题容易出错的是E选项，其实两者都是类似病毒感染，其全身症状是类似的。不同在于带状疱疹沿神经分布，即临床表现的不同。

31. 本病例可发生的最严重并发症为
A. 肺炎
B. 脑炎
C. 结膜炎
D. 角膜炎
E. 面瘫

【答案】E

【考点】带状疱疹的并发症

【解析】病毒入侵膝状神经节可出现外耳道或鼓膜疱疹，膝状神经节受累同时侵犯面神经的运动和感觉神经纤维时，表现为面瘫，耳痛及外耳道疱疹三联征。故选E。

【避错】本题属于常识题，需要考生了解病毒性面神经炎的知识。

32. 你认为此时采取的各项治疗措施中，哪项欠合理
A. 口服抗病毒药物
B. 注射聚肌胞

C. 维生素 B_{12} 500μg+维生素 $B_1$100mg 肌内注射隔日一次
D. 皮肤病损涂炉甘石洗液
E. 口腔局部封闭地塞米松+普鲁卡因

【答案】E

【考点】带状疱疹的治疗方法

【解析】带状疱疹的治疗方法：①抗病毒药物。A、B 正确。②免疫调节药物。③镇痛。④神经营养药物，C 正确。⑤糖皮质激素。⑥局部治疗，D 正确。故选 E。

【避错】病毒治疗不能使用激素这个知识点解析多次，也经常为考试出题点，故应该认真掌握。

33. 患者曾在外院给予肌内注射青霉素 3 天，局部病损激光照射及口服多种维生素等措施，症状有所改善，但未完全消失，尤其是疼痛症状仍明显。疗效不佳的原因是
A. 未给予支持治疗
B. 未注射聚肌胞或转移因子
C. 诊断不正确
D. 局部未用抗炎含漱液
E. 未给予卡马西平或肌内注射维生素 B_1+维生素 B_{12}

【答案】E

【考点】神经痛的处理方法

【解析】带状疱疹后神经痛（PHN）是带状疱疹后最常见的并发症，其治疗包括应用抗病毒药、三环类抗抑郁药、皮质激素、阿片类镇痛药等，局部药物治疗、神经电刺激以及其他物理疗法对部分患者有效，神经阻滞是目前公认的治疗 PHN 效果最显著的方法。故选 E。

【避错】本题容易误选 C，一般理解症状未好转认为是诊断不正确，但是针对此题，关于带状疱疹神经疼痛的治疗，一般需要结合卡马西平和 B 族维生素。

（34～35 题共用备选答案）
A. 慢性红斑型念珠菌病
B. 急性红斑型念珠菌病
C. 鹅口疮
D. 念珠菌性唇炎
E. 慢性肥厚型念珠菌病

34. 佩戴全口义齿的患者最容易罹患的疾病是

【答案】A

35. 新生儿最容易罹患的疾病是

【答案】C

【考点】口腔念珠菌病的临床表现

【解析】慢性红斑型念珠菌病又称义齿性口炎，损害部位常在上颌义齿腭侧面接触的腭、龈黏膜，多见于女性患者，义齿上附着的真菌是主要致病原因，故 34 题选 A。鹅口疮可发生于任何年龄，但以新生儿最多见。多在出生后 2～8 日发生，损害区黏膜充血，有散在的色白如雪的柔软小斑点，不久即融合为白色或蓝白色丝绒片状，严重者扁桃体、咽部牙龈皆为白色假膜覆盖，故 35 题选 C。

【避错】34 题易错选 D，念珠菌唇炎或口角炎患者中 80% 有义齿性口炎，念珠菌性唇炎一般无特征表现，只有镜检发现孢子和菌丝并经培养证明为白念珠菌才可确诊。35 题不易错选，鹅口疮发病期间的患儿烦躁不安、啼哭、哺乳困难，有时有轻度发热，全身反应一般较轻。

（36～38 题共用备选答案）
A. 天疱疮
B. 多形渗出性红斑
C. 带状疱疹
D. 口腔白斑
E. 口腔红斑

36. 属于感染性疾病的是

【答案】C

37. 属于变态反应性疾病的是

【答案】B

38. 属于自身免疫性疾病的是

【答案】A

【考点】感染性疾病、变态反应性疾病、自身免疫性疾病的分类

【解析】天疱疮是大疱类疾病，病因不明，目前多趋向于自身免疫学说，故属于自身免疫性疾病，故 38 题选 A。多形渗出性红斑属于变态反应性疾病，病因多由于使用药物、摄入蛋白、接触花粉等过敏性物质引起，属于变态反应性疾病，故 37 题选 B。带状疱疹病因是水痘-带状疱疹病毒，属于感染性疾病，故 36 题选 C。

【避错】注意区分 D、E，白斑和红斑属于斑纹类疾病，病因较为复杂，不明确，不属于上述三种类型的疾病。

（39～41 题共用备选答案）
A. 细菌感染
B. 真菌感染
C. 自身免疫功能缺陷
D. 变态反应
E. 病毒感染

39. 球菌性口炎的病因是

【答案】A

40. 带状疱疹的病因是

【答案】E

41. 义齿性口炎的病因是

【答案】B

【考点】口炎的病因

【解析】球菌性口炎是急性感染性口炎的一种，主要致病菌有金黄色葡萄球菌、甲型溶血性链球菌、乙型溶血性链球菌、肺炎链球菌等，故39题选A。带状疱疹是由水痘-带状疱疹病毒所引起，故40题选E。义齿性口炎患者黏膜呈亮红色水肿，或有黄白色的条索或斑点状假膜，可查见白念珠菌菌丝和孢子，故41题选B。选项C自身免疫功能缺陷多引起贝赫切特综合征、天疱疮，选项D变态反应多引起变态反应性口炎。

【避错】39题容易误选B，球菌性口炎是链球菌等细菌引起，不是真菌引起。40题容易误选C，带状疱疹是种病毒。41题易错选A，义齿性口炎易误认是细菌感染。

(42～45题共用备选答案)

A. 单侧带状群集分布的水疱和神经痛

B. 突然发生的急性炎症，发病前有用药史

C. 有创伤史，溃疡形态往往与机械性刺激因子相吻合

D. 早期患儿损害区黏膜充血，散在色白如雪的小斑点，不久可融合成白色斑片，可继续扩大蔓延

E. 溃疡小而多，散在分布于黏膜任何部位，直径小于2mm，相近溃疡可融合成片

42. 符合鹅口疮的临床表现是

【答案】D

43. 疱疹样溃疡的临床表现是

【答案】E

44. 带状疱疹的临床特征是

【答案】A

45. 创伤性溃疡的诊断依据是

【答案】C

【考点】口腔黏膜感染性疾病及溃疡类疾病的临床表现

【解析】鹅口疮以新生儿最多见，损害区黏膜充血，有散在的色白如雪的小斑点，不久可融合成白色斑片，可继续扩大蔓延，严重者波及扁桃体、咽部，故42题选D。疱疹样溃疡直径较小，约2mm，数目较多散在分布，似“满天星”，故43题选E。带状疱疹以沿单侧周围神经分布的簇集性小水疱为特征，常伴有神经痛，故44题选A。创伤性溃疡有创伤刺激史，故45题选C。选项B为药物变态反应性口炎的临床表现。

【避错】42题易错选B。43题容易误选D，此题一定要注意“溃疡”二字，疱疹样溃疡最具特点的表现是似“满天星”样溃疡。44题容易误选E，带状疱疹的病损呈带状分布，与疾病的名称相符合。45题较为容易，创伤性溃疡一定是具有与溃疡发生有关相吻合的机械性创伤。

(46～49题共用备选答案)

A. 链霉素或异烟肼

B. 氯苯那敏和泼尼松

C. 阿昔洛韦及干扰素或转移因子

D. 酮康唑和复方氯己定含漱液

E. 抗生素或磺胺类药物

46. 治疗抗生素口炎可选用的药物是

【答案】D

47. 治疗药物过敏性口炎可选用的药物是

【答案】B

48. 治疗球菌性口炎可选用的药物是

【答案】E

49. 治疗复发性疱疹性口炎可选用的药物是

【答案】C

【考点】口腔黏膜感染性疾病的治疗

【解析】抗生素口炎多因患者长期使用抗生素而导致真菌感染引起，治疗选择抗真菌药，故46题选D。药物过敏性口炎多因药物引起的Ⅰ型变态反应，停用致敏药物后给予抗组胺药（氯苯那敏）及肾上腺皮质激素（泼尼松），故47题选B。球菌性口炎致病菌有金黄色葡萄球菌、甲型溶血性链球菌、乙型溶血性链球菌、肺炎链球菌，治疗选用抗生素或磺胺类，故48题选E。复发性疱疹性口炎由单纯疱疹病毒所致，治疗用抗病毒药物及增强免疫力，故49题选C。选项A为抗结核病用药。

【避错】回答本组题目主要还是从每种疾病的病因出发，抗生素口炎是由念珠菌感染所致，应该选用抗真菌的药物。而过敏性口炎的治疗应该从抗过敏的角度出发给予治疗，因此选抗过敏药物。球菌性口炎病因是细菌感染，选用抗生素类药物治疗。疱疹性口炎是病毒感染引起，选用抗病毒药物了。

(50～51题共用备选答案)

A. Ⅰ型单纯疱疹病毒

B. 甲型溶血性链球菌

C. 变异链球菌

D. 白念珠菌

E. 螺旋体

50. 球菌性口炎的病原菌是

【答案】B

51. 鹅口疮的病原菌是

【答案】D

【考点】口腔黏膜疾病的致病菌

【解析】A 为单纯疱疹病原菌。B 为球菌性口炎的病原菌，故 50 题选 B。C 为龋病的主要致病菌。D 为鹅口疮的病原菌，故 51 题选 D。E 为坏死性龈口炎病原菌。

【避错】本题考查常见口腔黏膜病的病因，这就要求考生在复习时对重点的黏膜病病因十分清楚，这样可以避免出错。

考点：口腔黏膜溃疡类疾病

1. 关于轻型复发性阿弗他溃疡临床特点的描述，不正确的是

A. 表现为圆形或椭圆形的浅表溃疡

B. 病程一般为 10 ~ 14 天

C. 呈周期性复发，且有自限性

D. 先出现密集分布的针头大小的小水疱，后破溃形成溃疡

E. 好发于中青年

【答案】D

【考点】复发性阿弗他溃疡

【解析】复发性阿弗他溃疡好发于 10 ~ 30 岁，具有周期性、复发性和自限性的特征。轻型者初起为局灶性黏膜充血水肿，呈栗粒状红点，灼痛明显，继而形成浅表溃疡，圆形或椭圆形。约 5 天溃疡开始愈合，此时溃疡面有肉芽组织形成、创面缩小、红肿消退、疼痛减轻。10 ~ 14 天溃疡愈合，不留瘢痕。故选 D。

【避错】本题易错选 C。复发性阿弗他溃疡的发作周期长短不一，可分为发作期、愈合期、间歇期，具有不治而愈的自限性。

2. 治疗长期不愈合的重型复发性口腔溃疡最常用的方法是

A. 口服抗生素

B. 10% 硝酸银溶液局部烧灼

C. 曲安奈德混悬液局部注射

D. 手术切除病损

E. 氟康唑糊剂局部涂擦

【答案】C

【考点】重型复发性口腔溃疡的治疗方法

【解析】重型复发性口腔溃疡的治疗方法可分为局部治疗、全身治疗、其他治疗药物、中医病机与中医药 4 种方法。对于经久不愈，或疼痛明显的重型复发性口腔溃疡，可做溃疡黏膜下封闭注射，每个封闭点局部浸润注射 5 ~ 10ml。有镇痛和促进愈合作用。常用曲安奈德混悬液加等量的 2% 普鲁卡因 0.3 ~ 0.5ml，每周局部封闭 1 次。故选 C。

【避错】本题易选错 B。将 10% 硝酸银溶液置于溃疡面，适用于发作不频繁、溃疡期较长的人群，但会留下瘢痕，不宜常规使用。

3. 复发性口腔溃疡治疗措施中，近期疗效较好的是

A. 口腔局部抗炎、镇痛、促愈合

B. 手术切除

C. 注射转移因子或口服左旋咪唑

D. 针对与发病有关的全身和局部因素治疗

E. 补充营养

【答案】C

【考点】复发性口腔溃疡治疗措施

【解析】复发性口腔溃疡的治疗可分为局部和全身治疗，但首先要保持口内清洁，病情严重时给以全身性药物，特别是免疫功能异常者。对于复发频繁且病情较重者或长期不愈的溃疡，可考虑全身治疗以减少复发并促进愈合，尤其是针对病因的治疗，如在细胞免疫功能低下者，以免疫增强剂治疗，往往能提高疗效。临床上常选用转移因子、左旋咪唑、胸腺素等，以提高患者的免疫功能。故此题选 C。

【避错】此题易错选 D，针对与发病有关的全身和局部因素治疗可以起到预防溃疡复发的作用，但是近期疗效不理想。

4. 复发性口腔溃疡很少见于

A. 唇

B. 颊

C. 舌腹、舌缘

D. 硬腭

E. 软腭、腭垂

【答案】D

【考点】复发性口腔溃疡的好发部位

【解析】复发性口腔溃疡多见于唇内侧、舌头、舌腹、颊黏膜、前庭沟、软腭等部位，这些地方黏膜缺乏角化层或角化较差，而发生在硬腭和附着龈的复发性口腔溃疡则较少见，故选 D。

【避错】此题易错选 E 选项，软腭及腭垂部位均可发生溃疡。

5. 临床上诊断创伤性溃疡的关键在于

A. 溃疡表现为孤立的、圆形或椭圆形的浅表性

溃疡

B. 有创伤史，溃疡形态往往与机械性刺激因子相吻合

C. 溃疡深大，底部有菜花状细小颗粒突起，边缘隆起翻卷，扪诊有基底硬结

D. 溃疡深凹，边缘呈鼠啮状，基底不平，有粟粒样小结节，有红色肉芽组织

E. 溃疡深大呈“弹坑”状

【答案】B

【考点】创伤性溃疡的诊断

【解析】创伤性溃疡的最大特点为创伤性溃疡的部位和形态往往与机械性刺激因子相吻合，故此题选择B。选项A为轻型复发性口腔溃疡的临床特点，选项C为癌性溃疡的溃疡特征，选项D为结核性溃疡，选项E为重型复发性口腔溃疡的临床特点。

【避错】此题易错选A，创伤性溃疡的临床表现与轻型复发性口腔溃疡类似，但非关键。

6. 轻型复发性口腔溃疡发作时，溃疡的特征是

A. 浅、小、黄、痛

B. 深、大、黄、痛

C. 黄、红、凹、痛

D. 深、大、凹、痛

E. 浅、红、凹、痛

【答案】C

【考点】轻型复发性口腔溃疡的临床特征

【解析】轻型复发性口腔溃疡一般表现为反复发作的圆形或椭圆形溃疡，具有“黄、红、凹、痛”的临床特征，即病损表面覆盖黄色假膜，周边有充血红晕带，中央凹陷，灼痛明显，故此题选择C。选项A、B、D、E描述溃疡大小、深浅，不能完全表现溃疡特点。

【避错】此题易错选E，轻型复发性口腔溃疡较浅，但表面黄色假膜覆盖才是其主要特点。

7. 在复发性口腔溃疡全身治疗中，正确使用肾上腺皮质激素类药物的方法是

A. 泼尼松60mg/d，分3次口服，控制病情后减量

B. 泼尼松80～100mg/d，分3次口服，控制病情后减量

C. 泼尼松100～20mg/d，分3次口服，控制病情后减量

D. 泼尼松10～30mg/d，分3次口服，溃疡控制后逐渐减量

E. 泼尼松60～80mg/d，分3次口服，控制病情后减量

【答案】D

【考点】复发性口腔溃疡的治疗

【解析】复发性口腔溃疡全身治疗中，肾上腺皮质激素类药物常用泼尼松，每片5mg，开始时每日10～30mg，每日3次等量服用或采取晨高暮低法，待溃疡控制后逐渐减量，故此题选择D。选项A、B、C、E中泼尼松的用量稍大，可用于重症的药物变态反应性口炎。

【避错】此题易错选A，复发性口腔溃疡全身治疗中少量、短期应用肾上腺皮质激素类药物，A项中药物用量过大。

8. 对于发作不频繁、个数较少、溃疡期较长的患者，为了减轻症状、促进溃疡面早日愈合，可用腐蚀性药物烧灼溃疡面。下列哪种药物不具备此种功能

A. 0.5%盐酸达克罗宁液

B. 8%氯化锌

C. 50%三氯醋酸

D. 10%硝酸银

E. 95%乙醇

【答案】A

【考点】促进溃疡愈合的腐蚀性药物的种类

【解析】对于发作不频繁、个数较少、溃疡期较长的患者，可用腐蚀性药物烧灼溃疡使组织的蛋白凝固，形成假膜，促进溃疡愈合，腐蚀性药物有10%硝酸银、50%三氯醋酸、95%乙醇、8%氯化锌等，故此题选择A。选项B、C、D、E都是烧灼溃疡面用的腐蚀性药物。

【避错】此题易错选E，易认为乙醇只有消毒杀菌功效，而高浓度的乙醇具有腐蚀性。

9. 创伤性溃疡治疗中，首要措施是

A. 局部使用抗生素

B. 局部封闭

C. 全身使用肾上腺皮质激素

D. 尽快去除刺激因素

E. 理疗

【答案】D

【考点】创伤性溃疡的治疗

【解析】创伤性溃疡治疗的首要措施是尽快去除刺激因素，包括拔除残根残冠，磨改过锐牙尖和边缘嵴，修改不良修复体，纠正不良习惯，改变喂养方式，手术矫正舌系带过短等，去除刺激因素后，溃疡很快明显好转或愈合，故此题选择D。选项A为溃疡伴有感染者，选项B、C为重型溃疡的治疗，选项E为辅助治疗，可减少渗出促进愈合。

【避错】此题易错选E，理疗为辅助治疗，并非

首要措施。

10. 男，58 岁。右侧舌缘黏膜出现一个较深溃疡，进食及说话时疼痛明显，检查可见边缘轻度隆起，周围充血不明显，触诊无明显疼痛，右下第一磨牙为不良修复体（破裂的金属全冠），患者无烟酒嗜好。下列治疗措施不妥的是

A. 口服维生素 B、维生素 C

B. 去除不良修复体

C. 维 A 酸软膏局部涂擦

D. 口服阿奇霉素

E. 含漱氯己定液

【答案】C

【考点】创伤性溃疡

【解析】患者右下第一磨牙为不良修复体，右侧舌缘黏膜出现较深溃疡，边缘轻度隆起，周围充血不明显，触诊无明显疼痛，考虑创伤性溃疡可能。尽快去除不良修复体等刺激因素是首要措施。维 A 酸软膏主要用于非糜烂型白斑和扁平苔藓的局部治疗。故选 C。

【避错】本题易错选 E。创伤性溃疡患者局部涂敷复方皮质散等抗炎防腐药物，含漱氯己定液、复方硼酸液等，以防继发感染。

11. 女，46 岁。口腔溃疡反复发作 3 年，间隔 1 ~ 2 个月，多在月经前出现，每次 1 ~ 3 个不等，主要位于下唇和舌等部位，疼痛明显，7 ~ 10 天愈合。要想达到理想的治疗效果，宜采取

A. 口腔局部对症治疗

B. 全身使用抗生素

C. 补充多种维生素

D. 口服雌激素+口腔局部对症治疗

E. 注射转移因子

【答案】D

【考点】复发性口腔溃疡

【解析】患者口腔溃疡周期性发作，好发于唇、舌等部位，多在月经前出现，疼痛明显，考虑复发性口腔溃疡可能。治疗以对症治疗为主，同时给予对因治疗，争取改变发作规律，延长间歇期。故选 D。

【避错】本题易错选 A。该患者为女性，溃疡在月经期好发，应注意给予雌激素对因治疗。

12. 女，30 岁。口腔反复发生溃疡，1 周左右可自愈，近期发作频繁，溃疡小而多，以唇、颊、舌为主，黏膜充血、疼痛明显，唾液增多且口臭，局部淋巴结肿大。下列诊疗措施不妥的是

A. 抗炎镇痛含漱液

B. 使用肾上腺皮质激素

C. 使用转移因子

D. 注射卡介苗

E. 进行活组织检查

【答案】E

【考点】疱疹型复发性口腔溃疡的治疗

【解析】根据题干叙述可以判断患者最可能患的疾病是疱疹型复发性口腔溃疡，治疗措施主要包括药物治疗，物理治疗和心理治疗。其中药物治疗包括局部用药、全身用药和中医中药。局部药物有抗炎、镇痛及促进愈合，如软膏、含漱剂、雾化剂、凝胶、曲安奈德口腔糊剂等。全身药物有糖皮质激素、免疫抑制剂、免疫增强剂等，如地塞米松、环磷酰胺、转移因子、卡介苗、胸腺素、干扰素等。一般不需要做特别的实验室检查及活检。对大而深，病程长的溃疡，应警惕癌性溃疡的可能，必要时才做活检以明确诊断。故选 E。

【避错】此题容易误选为 B。应明确肾上腺皮质激素包括糖皮质激素，盐皮质激素和性激素，故可以使用。

13. 男，50 岁。反复发作口腔溃疡 30 余年，多见于唇、颊、舌等部位，每次 10 余个不等，近 3 年来发作频繁，几乎无间歇期。溃疡较大，愈合时间长，舌部有瘢痕形成。此次腭垂出现一大面积的溃疡已 4 周，疼痛影响进食来诊，查外阴、生殖器无病损。该病所属类型是

A. 轻型复发性口腔溃疡

B. 疱疹型复发性口腔溃疡

C. 重型复发性口腔溃疡

D. 贝赫切特综合征（白塞病）

E. 唇疱疹

【答案】C

【考点】重型复发性口腔溃疡的诊断及鉴别诊断

【解析】根据题干可考虑诊断为重型复发性口腔溃疡，溃疡大而深，愈合后形成瘢痕或组织缺损，故又称复发性瘢痕性口疮。轻型复发性口腔溃疡病损为小溃疡，直径 5 ~ 10mm，故不选 A。疱疹型复发性口腔溃疡是小而多的溃疡，如满天星，故不选 B。贝赫切特综合征（白塞病）合并眼、生殖器的病损，故不选 D。唇疱疹有明显的发疱期，故不选 E。答案为 C。

【避错】此题容易误选 B。疱疹型复发性阿弗他溃疡的溃疡多而小，散在分布如满天星，很容易和重型复发性口腔溃疡区分。

（14 ~ 15 题共用题干）

女，65 岁。戴全口义齿后，出现两侧龈颊沟疼

痛2个月。检查：两侧下颌龈颊沟各有一线状溃疡，以右侧为重。义齿双侧基托边缘压迫溃疡处，义齿右侧基托边缘较长。

14. 该患者最可能的诊断是

A. 结核性溃疡

B. 义齿性口炎

C. 癌性溃疡

D. 贝赫切特综合征（白塞病）

E. 创伤性溃疡

【答案】E

【考点】溃疡类型的诊断

【解析】患者初戴全口义齿，检查两侧下颌龈颊沟各有一线状溃疡，以右侧为重。义齿双侧基托边缘压迫溃疡处，义齿右侧基托边缘较长说明溃疡是由义齿基托导致的，属于创伤性溃疡。故本题选E。

【避错】此题易错选B，认为义齿造成的口腔黏膜病就是义齿性口炎，其实义齿初戴时期，造成黏膜损伤的一般是义齿对黏膜造成的创伤。

15. 该患者现阶段首选的治疗措施是

A. 手术切除溃疡

B. 调磨或重做义齿

C. 抗结核治疗

D. 局部激光治疗

E. 局部镇痛治疗

【答案】B

【考点】义齿初戴出现疼痛的处理措施

【解析】检查患者口内情况可知，由于义齿初戴时基托导致的创伤性溃疡，应首先解除病因，如拔除残根，修改或拆除不合适的修复体，磨改锐利的牙尖或切嵴。该患者由于戴全口义齿导致创伤性溃疡应调磨或重做义齿。故本题选B。

【避错】此题易错选E，认为患者应先镇痛，但如果不先解除病因，即使为患者镇痛，其刺激因素仍存在，病情就会一直存在。因此，应先调磨或重做义齿。

（16～18题共用题干）

女，21岁。主诉舌尖疼痛4天，进食及说话可疼痛加重。检查可见舌尖中份及舌腹黏膜有直径2.5mm的溃疡3个，周围充血明显，上覆黄色假膜，触痛明显，基底柔软。7年来溃疡反复发作，时轻时重，近几个月发作次数增多，溃疡数目增加，愈合时间延长。

16. 拟诊断为

A. 疱疹样复发性口腔溃疡

B. 轻型复发性口腔溃疡

C. 天疱疮

D. 重型复发性口腔溃疡

E. 疱疹性口炎

【答案】B

【考点】轻型复发性口腔溃疡的诊断

【解析】轻型复发性口腔溃疡好发于唇，舌，颊，软腭等角化较差的黏膜。起初为局灶性黏膜充血水肿，继而形成浅表溃疡，圆或椭圆，直径5～10mm，5天左右开始愈合。一般10～14天溃疡愈合，不留瘢痕。故选B。

【避错】此题容易误选D，题干中提到溃疡表面覆盖假膜，近几个月发作次数增多，愈合时间延长，但根据溃疡的大小、数目等综合判断，患者现在还属于轻型，不排除以后发展为重型复发性口腔溃疡，应注意区别关键点。

17. 下列哪项不是本病病损的好发部位

A. 颊黏膜

B. 唇黏膜

C. 舌黏膜

D. 牙龈黏膜

E. 口底黏膜

【答案】D

【考点】复发性口腔溃疡的好发部位

【解析】轻型复发性口腔溃疡好发于唇、舌、颊、软腭等角化较差的黏膜，牙龈较硬，角化程度大，故选D。

【避错】此题容易错选E，口底黏膜属于角化差的黏膜，是轻型复发性口腔溃疡的好发部位。

18. 对于本病病因描述比较恰当的为

A. 完全是细胞免疫及体液免疫的问题

B. 由细菌和病毒感染引起的

C. 完全是遗传因素决定的

D. 完全是环境因素引起的

E. 多种因素综合作用的结果

【答案】E

【考点】复发性口腔溃疡的病因

【解析】复发性口腔溃疡的病因包括免疫因素、遗传因素、系统性疾病因素、感染因素、环境因素和其他因素，是多种因素综合作用的结果，选E。

【避错】此题容易误选B。复发性口腔溃疡的病因包括细菌和病毒，但不全是这两种病菌引起，还有遗传，免疫等因素，故不应选B，过于片面。

（19～20题共用题干）

女，26岁。口腔反复溃烂半年。检查见左颊黏膜有5个直径2～4mm小溃疡，圆形，边界清晰，散在。溃疡中央凹陷，基底不硬，周围有充血的红晕带，上覆浅黄色假膜。患者进食疼痛。

19. 该患者可能患有的疾病是
    A. 天疱疮
    B. 创伤性溃疡
    C. 球菌性口炎
    D. 急性疱疹性龈口炎
    E. 轻型复发性口腔溃疡

【答案】E

【考点】轻型复发性口腔溃疡的诊断

【解析】轻型复发性口腔溃疡好发于唇、颊、舌、软腭等无角化或角化较差的黏膜，溃疡呈圆形或椭圆形，直径5~10mm，有“黄、红、凹、痛”的特点，溃疡位于浅表，7~10天愈合，不留瘢痕。故此题选E。天疱疮有揭皮试验阳性，故选项A错误。创伤性溃疡的部位和形态往往与机械性刺激因子相吻合，故选项B错误。球菌性口炎假膜较厚微突出于黏膜表面，区域淋巴结肿大、压痛，故C错误。急性疱疹性龈口炎好发于6岁以下儿童，有水疱期，故D错误。

【避错】此题易错选B，创伤性溃疡有创伤史，部位和形态往往与机械性刺激因子相吻合，患者没有此种表现。

20. 对于该病的病因描述正确的是
    A. 由于机体免疫因素造成
    B. 病因复杂，存在明显个体差异，目前尚不清楚
    C. 由于细菌、病毒感染而致
    D. 由于精神紧张造成
    E. 因营养不良造成

【答案】B

【考点】复发性口腔溃疡的病因

【解析】目前复发性口腔溃疡的病因及致病机制仍不明，存在明显的个体差异，学界的趋同看法是多种因素综合作用的结果，故此题选B。多种因素包括免疫因素、遗传因素、系统性疾病因素、感染因素、环境因素及其他因素。A、C、D、E只是多因素中的一种因素，较为片面。

【避错】此题易错选E，营养不良只是单一方面的因素，不能总体概括造成复发性阿弗他溃疡的原因。

（21~23题共用备选答案）
    A. 轻型复发性口腔溃疡
    B. 重型复发性口腔溃疡
    C. 疱疹样复发性口腔溃疡
    D. 贝赫切特综合征（白塞病）
    E. 疱疹性口炎

21. 溃疡为圆或椭圆形，直径2~4mm，边缘整齐，周围有1mm宽的红晕，溃疡数目不多，一般每次1~5个，7~14天愈合

【答案】A

22. 溃疡直径10~30mm，深达黏膜下层或肌层，或发于口腔后部，持续数周至数月，愈合后遗留瘢痕

【答案】B

23. 舌腹，口底多见，溃疡直径仅1~2mm，数目奇多，可达数十个或以上，散在分布

【答案】C

【考点】复发性口腔溃疡的分类及鉴别诊断

【解析】轻型复发性口腔溃疡起初为局灶性黏膜充血水肿，继而形成浅表溃疡，圆或椭圆，直径5~10mm，5天左右开始愈合。一般10~14天溃疡愈合，不留瘢痕，故21题选A。重型复发性口腔溃疡溃疡面直径可大于10mm，大而深，似“弹坑”，可深达黏膜下层腺体及腺周组织，周围组织红肿隆起，基底微硬，表面有灰黄色假膜或灰白色坏死组织，疼痛剧烈，持续数周至数月，愈合后留瘢痕，故22题选B。疱疹样复发性口腔溃疡的溃疡小而多，散在分布如满天星，故23题选C。贝赫切特综合征（白塞病）合并眼、生殖器的溃疡。疱疹性口炎有成簇小水疱，多发生于婴幼儿。

【避错】此题最重要的是区分疱疹样复发性口腔溃疡和疱疹性口炎。前者落脚点在复发性口腔溃疡，无发疱期。疱疹性口炎落脚点在龈口炎，属于单纯疱疹，有典型的发疱期，成簇小水疱相互融合之后才出现浅表溃疡。

考点：口腔黏膜斑纹类疾病

1. 根据临床表现不同，口腔白斑可分为
    A. 均质型、非均质型
    B. 糜烂型、非糜烂型
    C. 假膜型、红斑型、增殖型
    D. 轻型、重型、口炎型
    E. 原发性、复发性

【答案】A

【考点】口腔白斑的临床分型

【解析】口腔白斑根据临床表现不同，分为均质型和非均质型，非均质型又可分为疣状白斑、溃疡状白斑和颗粒状白斑。故本题选A。

【避错】此题易错选C项，念珠菌性口炎分为假膜型、红斑型、增殖型。

2. 主要表现为上皮增生的病变是

A. 口腔红斑

B. 口腔白斑

C. 口腔扁平苔藓

D. 慢性盘状红斑狼疮

E. 口腔黏膜下纤维化

【答案】B

【考点】口腔白斑的病理变化

【解析】口腔白斑的主要病理表现为上皮增生，伴有过度正角化或过度不全角化；粒层明显和棘层增厚；上皮钉突伸长变粗，固有层和黏膜下层中有炎症细胞浸润。上皮单纯性增生为良性病变，表现为上皮过度正角化。口腔白斑伴有上皮异常增生时，其恶变潜能随增生程度的增加而增大，故此题选B。

【避错】此题易错选A，口腔红斑的病理变化是上皮不全角化或混合角化。上皮表面不全角化层、钉突之间上皮萎缩变薄，固有层乳头中的毛细血管明显扩张充血，使病损表现为鲜红色。

3. 口腔白斑最常见的诱因是

A. 微循环障碍

B. 免疫功能低下

C. 吸烟及饮酒

D. 微量元素缺乏

E. 焦虑状态

【答案】C

【考点】口腔白斑病的病因

【解析】白斑病的发病与局部因素的长期刺激以及全身因素有关。①吸烟等理化刺激，经科学认证，证实了吸烟与白斑病发病关系密切。喜欢烈性酒、食过烫食物与局部理化刺激也与口腔白斑发生有关。②念珠菌感染。③人乳头状瘤病毒感染。④全身因素，包括微量元素、微循环改变、易感的遗传素质、脂溶性维生素缺乏等。故此题选C。

【避错】此题易错选D。口腔白斑病与局部因素的长期刺激有关，全身因素为次要原因，不是白斑病最常见的诱因。

4. 以下关于口腔白斑的论述哪项是错误的

A. 一种白色或灰白色的斑块

B. 可以发生在口腔和外阴黏膜上

C. 临床上和病理上不能被诊断为其他疾病

D. 是一种排他性诊断

E. 不包括局部刺激引起的口腔白角化症

【答案】B

【考点】口腔白斑的诊断

【解析】口腔白斑是发生于口腔黏膜上以白色为主的损害，不能擦去，也不能以临床和组织病理学方法诊断为其他可定义的损害，属于癌前病变或潜在恶性疾病范畴，不包括吸烟、局部摩擦等局部因素去除后可以消退的单纯性过角化病。故选B，不发生在外阴黏膜上。

【避错】此题容易错选D，口腔白斑是不能以临床和组织病理学方法诊断的一种疾病，是一种排他性诊断。

5. 属于癌前病变的疾病是

A. 单纯性口腔白角化症

B. 白色水肿

C. 白色海绵样斑痣

D. 口腔白斑

E. 白皱病

【答案】D

【考点】口腔白斑的预后

【解析】口腔白斑属于癌前病变或潜在恶性疾患范畴。故选D。口腔白角化症是由于长期机械性或化学性刺激引起的过度角化，刺激去除后可逐渐变薄或消退，故不选A。白色水肿不属于癌前病变，故不选B。白色海绵状斑痣又称白皱褶病，是一种原因不明的遗传型疾患，为常染色体显性遗传，预后良好，故不选C、E。

【避错】此题容易误选C，白色海绵样斑痣是一种遗传性疾病，预后良好，不属于癌前病变范畴。

6. 与口腔扁平苔藓（OLP）发病无关的因素

A. 神经精神因素

B. 内分泌功能紊乱

C. 过度吸烟饮酒

D. 免疫学因素

E. 化学药物、微量元素、遗传因素

【答案】C

【考点】OLP的病因

【解析】OLP的病因和发病机制目前尚不明确，包括免疫因素、精神因素、内分泌因素、感染因素、微循环障碍因素、遗传因素和其他因素如糖尿病、高血压、肝炎等，故选C。

【避错】此题容易误选E，记忆题，OLP的主要病因应该牢牢记住，不被其他混淆答案所干扰，还应该看清题干，问的是无关的因素。

7. 慢性盘状红斑狼疮是

A. 感染性疾病

B. 黏膜的特异性慢性炎症

C. 结缔组织病

D. 变态反应性疾病

E. 免疫缺陷病

【答案】C

【考点】慢性盘状红斑狼疮的疾病类型

【解析】慢性盘状红斑狼疮多认为是一种自身免疫性疾病，属于非器官特异性自身免疫性疾病，病理变化主要表现在固有层，故为结缔组织疾病，故选C。

【避错】此题易错选D，慢性盘状红斑狼疮虽有免疫反应的发生，但其并非外源性抗原引起的变态反应性疾病。

8. 可促使扁平苔藓病损加剧的药物是

A. 青霉素

B. 异烟肼

C. 雷公藤

D. 维生素

E. 泼尼松

【答案】B

【考点】扁平苔藓药物影响

【解析】应用链霉素、异烟肼、氯磺苯脲等可发生扁平苔藓样皮疹，或促使本病加剧。故此题选B。

【避错】此题易错选A，青霉素对治疗扁平苔藓无作用但也不会加重其病情。

9. 不引起剥脱性龈病损的疾病是

A. 口腔白斑

B. 天疱疮

C. 口腔扁平苔藓

D. 类天疱疮

E. 红斑狼疮

【答案】A

【考点】口腔白斑临床表现

【解析】天疱疮损害特点表现为口腔黏膜的大疱，疱壁薄而透明，水疱易破，出现不规则的糜烂面，破后留有残留的疱壁，并向四周退缩，发生在牙龈，易误诊为剥脱性牙龈。类天疱疮牙龈是最早出现体征的部位，最典型的表现为剥脱性龈炎样损害。糜烂型扁平苔藓可表现为牙龈的剥脱性损害，颜色鲜红，触之易出血，但其邻接处或口腔其他部位可查见白色条纹。红斑狼疮黏膜损害为圆形或椭圆形红斑糜烂凹下似盘状，边缘稍隆，可发生于牙龈，类似剥脱性龈炎病损，只有口腔白斑一般不引起剥脱性龈病损，故答案为A。

【避错】此题易错选B，天疱疮的口腔病损如果发生在牙龈附近有剥脱性龈病损的表现。

10. 不属于斑纹类疾病的是

A. 多形性红斑

B. 口腔白斑

C. 口腔红斑

D. 口腔扁平苔藓

E. 口腔黏膜下纤维化

【答案】A

【考点】口腔黏膜斑纹类疾病分类

【解析】口腔黏膜斑纹类疾病有口腔扁平苔藓、口腔白角化症、口腔白斑、口腔红斑、盘状红斑狼疮、白色海绵状斑痣、口腔黏膜下纤维性变、先天性角化病，故此题选择A。B、C、D、E均属口腔黏膜斑纹类疾病。多形性红斑属于口腔黏膜变态反应性疾病。

【避错】此题易错选E，口腔黏膜下纤维化表现为口腔黏膜苍白或灰白色病损，黏膜上出现纤维条索样损害，属于口腔黏膜斑纹类疾病。

11. 不易癌变的白斑类别是

A. 疣状白斑

B. 白斑呈皱纹纸状

C. 白斑基底有浸润

D. 发生在左侧舌腹部的白斑

E. 无明确原因的白斑

【答案】B

【考点】口腔白斑癌变倾向情况

【解析】以下情况则应注意有癌变倾向：①年龄较大，60岁以上者。②男性的患病率明显大于女性，但不吸烟的女性，特别是年轻患者，这种特发型白斑恶变可能性大。③吸烟时间长、烟量大的可能性越大。④部位：位于舌缘、舌腹、口底以及口角等危险部位。⑤类型：疣状、颗粒型溃疡或糜烂型易恶变。⑥具有上皮异常增生者，程度越严重越易恶变。⑦患有白念珠菌感染者。⑧病变时间较长者。⑨有刺激痛或自发痛者。故选B。

【避错】本题容易误选D，原因在于对口腔白斑的临床分型的病理特征掌握不牢固，本题需要掌握易癌变的口腔白斑类型，其余的加以排除即可。

12. 组织学表现为恶性者所占比例很高的疾病是

A. 口腔白斑

B. 口腔红斑

C. 口腔扁平苔藓

D. 慢性盘状红斑狼疮

E. 口腔黏膜下纤维化

【答案】B

【考点】口腔黏膜病的组织学表现

【解析】C、D、E均为癌前状态，口腔白斑患者有3%~5%发生癌变，口腔黏膜红斑的癌变率要比口腔白斑的癌变率高得多，国外报道高达85%，我国也达到52%。故选B。

【避错】本题容易错选A，一般人都知道口腔白斑容易癌变，而不知道口腔红斑的癌变概率比口腔白斑更大。

13. 下列各项可用于鉴别白色水肿与白斑，除了

A. 白色水肿质地柔软

B. 白色水肿边界不清

C. 白色水肿表面光滑

D. 白色水肿无上皮角化

E. 白色水肿棘细胞层肿胀

【答案】D

【考点】白色水肿与白斑的鉴别诊断

【解析】白色水肿：中年以上男性多见，面颊部丰满者发生的可能性更多。白色水肿自觉症状少，故极少因此而就诊，然而却很容易在口腔科临床上发现。颊黏膜间线区往往是水肿最隆起的部位水肿区域表面光滑，界限模糊，有时可扩散至口角区与上下唇；但有时由于水肿明显而出现若干纵型或不规则皱褶触诊柔软也无压痛。故排除法选D。

【避错】部分考生容易误选E，认为白色水肿无角化，但值得注意的是白色水肿也是角化性病变，此点与白斑鉴别特征性不大。

14. 口服雷公藤适用于

A. 复发性口腔溃疡

B. 药物过敏性口炎

C. 接触性口炎

D. 口腔扁平苔藓

E. 口腔白斑

【答案】D

【考点】口服雷公藤的适应证

【解析】雷公藤对免疫性疾病有广泛的适应证，其临床应用已达60多种疾病。本药起效快，作用强。一般适应证：别的药无效时，可考虑使用。可用于治疗斑秃、带状疱疹、天疱疮、类天疱疮、线状IgA大疱病、疱疹样皮炎的联合用药。其他如脂膜炎、口腔扁平苔藓、环状肉芽肿、多形红斑等也被应用。故选D。

【避错】本题是常识题，雷公藤用于口腔扁平苔藓治疗，需要考生记忆。

15. 女，35岁。发现舌背白色病损4个月。检查发现其舌背左侧有一约0.5cm×0.5cm白色角化病损，边界欠清楚，表面光滑略呈淡蓝色。患者发病前有精神创伤史，下肢皮肤有多角形紫红色丘疹，表面有威克姆纹。最可能的诊断是

A. 白斑

B. 扁平苔藓

C. 白色角化症

D. 梅毒斑

E. 盘状红斑狼疮

【答案】B

【考点】扁平苔藓

【解析】扁平苔藓的口腔黏膜病损形态多样，斑块型病损多发生在舌背，为略显淡蓝色的白色斑块，形状不规则。典型皮损为扁平的多角形丘疹，呈紫红色，表面有细薄鳞屑，具有蜡样光泽，微高出皮肤表面，边界清楚。有的小丘疹可见点或浅的网状白色条纹，即威克姆纹。根据患者表现，考虑扁平苔藓可能。故选B。

【避错】本题易错选A。舌白斑为白色或白垩状斑块，粗糙稍硬，有时有沟纹或沟裂。

16. 男，40岁。主诉颊黏膜白色斑块约1年，检查见左侧颊黏膜约1.0cm×1.5cm的白色斑块，界限清楚，微高出黏膜，表面有小结节状突起。此病的诊断可能是

A. 红白斑，上皮单纯增生

B. 白斑，上皮单纯增生

C. 白斑，伴上皮异常增生

D. 慢性盘状红斑狼疮，伴上皮异常增生

E. 扁平苔藓，伴上皮异常增生

【答案】C

【考点】白斑的临床表现

【解析】红白斑病损是红白相间，该患者为白色斑块，故不选A。上皮异常增生指上皮整体的紊乱，上皮细胞不典型增生，丧失了正常细胞成熟及分层过程，WHO建议在口腔白斑的病理诊断报告中，必须注明是否伴有上皮异常增生，故选C。慢性盘状红斑狼疮病损特点是圆形或椭圆形红斑糜烂凹下似盘状，边缘稍隆，周围有红晕或可见毛细血管扩张，红晕外围有放射状排列的细短白纹，故不选D。扁平苔藓病损为小丘疹连成的线状白色，灰白色花纹，可组成网状、树枝状、环状等多种形状，也可表现为白色斑块，病损大多左右对称。故不选E。

【避错】此题容易误选E，口腔扁平苔藓多左右对称，颊黏膜最多见，病损多为网状或树枝状等交错排列，白斑病损界限清楚，斑块微高出黏膜，触之柔软。

17. 男，36岁。口腔内双颊处白斑。检查：口内双侧颊黏膜白色针状小丘疹。呈网状花纹样，有烧灼感，手背皮肤紫红色扁平丘疹。近期未服用过任何药物。该病应诊断为

A. 盘状红斑狼疮

B. 药物过敏性口炎

C. 口腔扁平苔藓

D. 多形性红斑

E. 口腔白斑

【答案】C

【考点】OLP 的诊断

【解析】口腔扁平苔藓病损为小丘疹连成的线状白色，灰白色花纹，可组成网状、树枝状、环状等多种形状，也可表现为白色斑块，病损大多左右对称。OLP 患者自觉黏膜粗糙感、木涩感、烧灼感、口干，偶有虫爬、痒感。遇辛辣、热、酸、咸味食物刺激时，病损局部敏感、灼痛。故选 C。

【避错】此题容易误选 E，口腔白斑病损界限清楚，斑块微高出黏膜，触之柔软，与题干描述不符，故不选。

18. 女，45 岁。口腔双侧颊黏膜白色网纹，伴进食刺激性食物疼痛 2 个月。检查：口腔双侧颊黏膜可见珠光色白色条纹。轻度充血糜烂。最可能的诊断是

A. 球菌性口炎

B. 口腔扁平苔藓

C. 癌性溃疡

D. 单纯疱疹

E. 鹅口疮

【答案】B

【考点】口腔扁平苔藓的诊断

【解析】球菌性口炎是黏膜感染性疾病，黏膜充血形成糜烂或溃疡，表面覆盖假膜，擦去假膜可见溢血的糜烂面，有炎性口臭，故不选 A。癌性溃疡的病损为大而深的溃疡，不易愈合，故不选 C。单纯疱疹是成簇的小水疱破裂后形成浅表溃疡，故不选 D。鹅口疮一般无条形白纹的病变，故不选 E。因此本题答案为 B。

【避错】此题容易误选 E，题干中关键词比较明确：双颊、白色条纹，这是 OLP 的典型临床表现。念珠菌病分几种类型，一般无白色条纹病损。

19. 男，45 岁。发现左颊黏膜白色斑块 1 个月，临床检查：除左颊孤立性白色斑块外未发现其他病损。下列哪些提供的信息不足以作为本病的发病因素

A. 吸烟习惯

B. 病损局部机械刺激

C. 白念珠菌感染

D. 唾液 pH 偏高

E. 嗜酒习惯

【答案】D

【考点】口腔白斑的病因

【解析】根据题干所述，患者最有可能患的是口腔白斑病，病因主要包括烟草等理化刺激因素如吸烟、饮酒、咬颊习惯、牙齿错位、锐尖利缘、残根残冠等，念珠菌感染、人乳头状瘤病毒感染，全身因素如微量元素、微循环改变等。故选 D。

【避错】此题容易误选 E，乙醇是发生口腔白斑病的独立危险因素，与酒的类型或饮酒方式无关，也属于白斑病的发病原因。

20. 男，63 岁。左颊黏膜出现一个白色斑块，均质状，不能被擦去，触诊无明显疼痛，涂片镜检 3 次未找到孢子或菌丝，左下尖牙至第一磨牙为不良修复体，无吸烟、酗酒史。治疗措施不妥的是

A. 去除不良修复体

B. 口服维生素 A

C. 0.2% 维 A 酸局部涂擦

D. 硝酸银局部处理白色斑块，以促进斑消退

E. 定期随访，如出现恶变指征，可考虑早期手术切除

【答案】D

【考点】口腔白斑的治疗

【解析】患者病损为均质状白色斑块，存在不良修复体的机械刺激，虽未查到孢子或菌丝，但可以初步判断患者最可能患的是口腔白斑。白斑的治疗包括：卫生宣教，去除刺激因素即去除不良修复体，口服维生素 A、维生素 E，维 A 酸外用涂擦，定期复查排除癌变可能，手术治疗以及中医中药治疗。不包括 D。

【避错】此题容易错选 E。首先根据题干判断患者最有可能患白斑，是一种癌前病变，应定期随访，出现癌变指征是应考虑早期手术切除。

21. 男，50 岁。主诉：右下牙龈处粗糙感半年，伴溃疡疼痛月余。检查：$\overline{6|}$牙龈处有一 1cm×2cm 大小的白色斑块，厚而高起，表现呈小结节状突起，较硬，白色斑块的右上方有一小溃疡，有触痛。组织病理学检查上皮过度角化，棘层增厚。诊断为

A. 口腔白角化症

B. 均质型白斑

C. 颗粒状白斑

D. 疣状白斑

E. 扁平苔藓

【答案】D

【考点】口腔白斑的诊断

【解析】疣状损害隆起，表面高低不平，伴有乳头状或毛刺状突起，触诊微硬。除位于牙龈或上腭外，基底无明显硬结，损害区粗糙感明显，通常因溃疡形成而发生疼痛。故选 D。

【避错】本题容易误选 C。本题口腔白斑很容易

诊断，但具体是哪型白斑不容易判断。需要结合特征性“结节突起，有溃疡”来确定。

（22～23 题共用题干）

女，35 岁。发现右颊白色花纹 1 年，伴进食不适 1 个月。检查：右颊黏膜可见灰白色网状花纹，基底黏膜轻度充血，未见糜烂，部分区域见色素沉着。其余黏膜未见明显异常。

22. 最可能的诊断是

A. 盘状红斑狼疮

B. 口腔白角化症

C. 口腔白斑

D. 白色海绵状斑痣

E. 口腔扁平苔藓

【答案】E

【考点】口腔扁平苔藓的诊断

【解析】口腔扁平苔藓黏膜损害主要特征为珠光白色丘疹或条纹，损害往往具有明显的左右对称性，黏膜柔软，弹性正常，但有粗糙感，轻度刺激痛。根据该患者的表现诊断为口腔扁平苔藓。故本题选 E。

【避错】此题易错选 A，盘状红斑狼疮黏膜损害的特征为中央萎缩，外围为白色放射状条纹。

23. 该病典型的皮肤损害是

A. 靶型红斑

B. 结节性红斑

C. 多角形丘疹

D. 针刺反应阳性

E. 水滴样大疱

【答案】C

【考点】口腔扁平苔藓的皮肤损害

【解析】口腔扁平苔藓皮肤损害特点为扁平而有光泽的浅紫红色多角形丘疹，丘疹如绿豆大小，边缘境界清楚，质地坚硬干燥，融合后状如苔藓。故选 C。

【避错】此题易错选 E，天疱疮时皮肤出现大小不一的水滴样水疱。

（24～27 题共用题干）

女，50 岁。以颊黏膜粗糙感、反复刺激性疼痛就诊。检查：双颊黏膜及下唇红有网状白纹，右颊及唇红损害区有少量充血区。

24. 可作为本病的诊断依据为

A. 眼结膜充血

B. 鼻出血史

C. 皮损有 Wickham 纹

D. 皮肤靶形红斑

E. 头皮大疱及大疱形成

【答案】C

【考点】口腔扁平苔藓的诊断

【解析】口腔扁平苔藓病损为小丘疹连成的线状白色、灰白色花纹，类似皮肤损害的威克姆纹（Wickham striae），属角化异常病损。白色花纹可组成网状、树枝状和环状等多种形状，也可表现为白色斑块，病损大多左右对称。患者自觉黏膜粗糙感、木涩感、烧灼感、口干，偶有虫爬、痒感。遇辛辣、热、酸、咸味食物刺激时，病损局部敏感，灼痛。故选 C。皮肤靶形红斑是多形性红斑的典型表现，故不选 D。头皮大疱及大疱形成是天疱疮的典型表现，故不选 E。

【避错】此题容易误选 D，多形性红斑的皮肤损害以唇红大面积糜烂并覆盖厚血痂为特征。皮肤上出现红斑中心有小水疱，损害外观似“虹膜”或“靶环”。

25. 如需明确诊断，以下哪项最可靠

A. 活检组织做病理检查

B. 病损组织细胞培养

C. 脱落细胞涂片检查

D. 药物诊断性治疗

E. 病损区甲苯胺蓝染色

【答案】A

【考点】口腔扁平苔藓的诊断

【解析】诊断口腔扁平苔藓的金标准即病理活检，典型病理表现为上皮过度不全角化，基底层液化变性以及固有层密集的淋巴细胞带状浸润。故选 A。

【避错】此题容易误选 C，脱落细胞涂片检查可用于诊断寻常型天疱疮，可见到典型的天疱疮细胞，该细胞核大而圆，染色深，胞质较少。

26. 该病例最可能的诊断为

A. 盘状红斑狼疮

B. 多形红斑

C. 口腔扁平苔藓

D. 口腔白角化症

E. 白色水肿

【答案】C

【考点】口腔扁平苔藓的诊断及鉴别诊断

【解析】口腔扁平苔藓病损为小丘疹连成的线状白色、灰白色花纹，类似皮肤损害的威克姆纹（Wickham striae），白色花纹可组成网状、树枝状和环状等多种形状，也可表现为白色斑块，病损大多左右对称，故选 C。

【避错】本题易误选 D，口腔白角化症是由于长期机械性或化学性刺激引起的过度角化，刺激去除后可逐渐变薄或消退。故不选 D。

27. 鉴别诊断时最需与该疾病鉴别的是

A. 盘状红斑狼疮
B. 多形性红斑
C. 口腔溃疡
D. 白色海绵状痣
E. 白色水肿

【答案】A

【考点】口腔扁平苔藓的鉴别诊断

【解析】盘状红斑狼疮皮肤损害多发生与头面部，耳郭等，颧面部可有“蝴蝶斑”。病损呈圆形或椭圆形红斑，中央凹下，毛囊扩张，鳞屑覆盖，有时鳞屑底面有角质栓。口腔黏膜病损呈圆形或椭圆形红斑或糜烂，中央萎缩变薄，四周放射状白纹，唇红部病损往往超过唇红缘。口腔扁平苔藓皮肤损害呈对称性，发生于四肢伸侧面或躯干，为浅紫色多角形扁平丘疹，患者自觉瘙痒。口腔损害为呈不规则形状的白色条纹或斑块，唇红部病损不会超过唇红缘。故选 A。

【避错】此题容易误选 B，多形性红斑也有皮肤损害，但以唇红大面积糜烂并覆盖厚血痂为特。皮肤上出现红斑中心有小水疱，损害外观似“虹膜”或“靶环”。相对于盘状红斑狼疮来说，更容易与口腔扁平苔藓区分，故不选 B。

（28～31 题共用题干）

男，56 岁。下唇糜烂不愈半年。临床检查见下唇唇红有 1.0cm×1.2cm 红色萎缩斑，中央凹陷，边缘隆起，有放射状白色角化条纹，口腔内未见病损。

28. 如果患者同时患皮损常见部位是
A. 躯干
B. 前胸
C. 腰背
D. 四肢
E. 头面部

【答案】E

【考点】慢性盘状红斑狼疮常见的发病部位

【解析】下唇唇红黏膜是慢性盘状红斑狼疮的好发部位，初起为暗红色丘疹或斑块，随后形成红斑样病损，片状糜烂，中心凹下呈盘状，周边有红晕，在红晕外围是呈放射状排列的白色短条纹。可诊断该患者患有慢性盘状红斑狼疮，局限型主要累及头面部皮肤及口腔黏膜，故此题选择 E。A、B、C、D 为慢性盘状红斑狼疮播散型的发病部位。

【避错】此题易错选 D，若误诊为扁平苔藓，而扁平苔藓的皮肤病损以四肢伸侧多见。

29. 患者不必做以下哪项进一步检查
A. 过敏试验
B. 组织病理检查
C. 免疫病理检查
D. 皮肤病损检查
E. 血清抗核抗体检查

【答案】A

【考点】慢性盘状红斑狼疮的检查

【解析】慢性盘状红斑狼疮常检查：皮肤病损检查，可见有“角质栓”或“蝴蝶斑”；血清抗核抗体检查，可出现抗核抗体；免疫病理检查可见“狼疮带”；组织病理检查可见上皮过度角化或不全角化，上皮棘层萎缩变薄，基底细胞层液化变性，故此题选择 A。B、C、D、E 均为慢性盘状红斑狼疮的检查。

【避错】此题易错选 E，均质型抗核抗体出现的频率是斑点型的 2 倍。

30. 下列哪项不是该病的病理表现
A. 出现上皮角质栓
B. 棘层变薄
C. 固有层淋巴细胞带状浸润
D. 胶原纤维变性
E. 血管周围有密集淋巴细胞

【答案】C

【考点】慢性盘状红斑狼疮的病理特点

【解析】慢性盘状红斑狼疮的病理可见上皮过度角化或不全角化，皮肤病损有时可见角质栓，上皮棘层萎缩变薄，基底细胞层液化变性，血管周围有密集淋巴细胞及少量浆细胞浸润，结缔组织内胶原纤维玻璃样变、水肿、断裂，故选项 A、B、D、E 均是慢性盘状红斑狼疮的病理特点，故此题选择 C。选项 C 是扁平苔藓的病理特点。

【避错】此题易错选 B，扁平苔藓患者棘层肥厚者居多，少数萎缩变薄。

31. 治疗该病可选用
A. 抗病毒药物
B. 氯喹
C. 维 A 酸
D. 抗真菌药物
E. 氯苯那敏

【答案】B

【考点】慢性盘状红斑狼疮的治疗用药

【解析】慢性盘状红斑狼疮的治疗：尽量避免或减少日光照射、局部治疗和全身治疗。氯喹是免疫抑制剂，主要通过稳定溶酶体膜、抑制免疫等机制，而产生抗炎、减少免疫复合物的形成、减轻组织和细胞损伤，故此题选择 B。选项 A 为病毒感染用药，选项 C 用于治疗扁平苔藓，选项 D 用于治疗念珠菌性口炎，选项 E 用于治疗变态反应性疾病。

【避错】此题易错选 C，维 A 酸可用于治疗扁平苔藓。

（32～34题共用题干）

女，49岁。自觉右颊黏膜粗糙感1个月，伴有刺激痛。检查：双颊黏膜有白色条纹，呈树枝状。

32. 下列哪项可作为本病诊断的依据

A. 眼结膜充血

B. 鼻黏膜充血

C. 生殖器溃疡史

D. 皮损有威克姆纹

E. 月经紊乱

【答案】D

【考点】口腔扁平苔藓的诊断

【解析】口腔扁平苔藓的临床表现为黏膜上白色、灰白色线状花纹组成多种形状病损，线纹间及病损周围黏膜正常，无充血、糜烂。皮肤病损可见威克姆纹，故此题选择D。选项A、C是贝赫切特综合征（白塞病）的临床特点，选项B是鼻炎的特点，选项E是灼口综合征的病因。

【避错】此题易错选C，诊断为贝赫切特综合征（白塞病）则易错选，患者的表现和患者的年龄及性别首先考虑是扁平苔藓。

33. 下列哪项检查对诊断最为主要

A. 间接免疫荧光检查

B. 病损组织细胞培养

C. 脱落细胞学检查

D. 组织病理学检查

E. 甲苯胺蓝染色检查

【答案】D

【考点】口腔扁平苔藓确诊的检查

【解析】组织病理见上皮过度不全角化、基底层液化变性以及固有层有密集的淋巴细胞呈带状浸润可诊断为扁平苔藓，故此题选择D。选项A为盘状红斑狼疮的检查，选项B不能得到交界组织的损害情况，选项C多用于大规模防癌普查，选项E主要用于早期鳞癌的检查。

【避错】此题易错选C，脱落细胞学检查主要用于大规模防癌普查及高危人群的随访。

34. 下列哪项不是该发病特点

A. 女性多发

B. 男性多发

C. 口腔病损多部位发生

D. 口腔病损具对称性

E. 皮损有威克姆纹

【答案】B

【考点】口腔扁平苔藓的发病特点

【解析】口腔扁平苔藓以中年女性多见，病损大多左右对称，可发生在口腔黏膜的任何部位，以颊部最为多见，由粟粒大小的白色或灰白色丘疹组成的线条构成网状、环状、树枝状、斑块状病损，病变区域与正常黏膜之间无清晰界限。皮肤病损可见威克姆纹，故此题选择B。选项A、C、D、E均是口腔扁平苔藓的发病特点。

【避错】此题易错选A，口腔扁平苔藓好发于女性，多与心理因素与内分泌因素相关。

（35～36题共用备选答案）

A. 上皮增厚，上皮细胞内水肿

B. 典型增生

C. 基底细胞层液化变性，固有层淋巴细胞浸润带

D. 棘层松懈

E. 上皮下疱

35. 口腔白斑的组织病理特征是

【答案】B

36. 口腔扁平苔藓的组织病理特征是

【答案】C

【考点】口腔白斑和口腔扁平苔藓的病理特征

【解析】口腔白斑的主要病理改变是上皮增生，伴有过度角化或过度不全角化；粒层明显，棘层增厚上皮钉突伸长变粗，固有层和黏膜下层中有炎症细胞浸润，故35题选B。口腔扁平苔藓典型的病理表现是上皮过度不全角化，基底层液化变性，固有层有密集的淋巴细胞呈带状浸润，故36题选C。选项A为白色水肿的病理特征。选项D为天疱疮的病理特征。选项E为瘢痕性类天疱疮、大疱性类天疱疮的病理特征。

【避错】35题易错选A，上皮增厚，上皮细胞内水肿为白色水肿的病理特征。36题容易误选D，棘层松解是天疱疮的病理变化，形成的是上皮内疱，扁平苔藓基底层细胞液化变性，形成的是基底下疱。

（37～38题共用备选答案）

A. 成簇的小水疱，可发生于口腔黏膜的任何部位

B. 口腔寻常狼疮

C. 珠光白色条纹

D. 唇红黏膜出现放射状或平行排列的细白纹

E. 靶状红斑

37. 慢性盘状红斑狼疮的临床表现有

【答案】D

38. 口腔扁平苔藓的临床表现有

【答案】C

【考点】慢性盘状红斑狼疮和口腔扁平苔藓的临床表现

【解析】下唇唇红黏膜是慢性盘状红斑狼疮的好

发部位，初起为暗红色丘疹或斑块，随后形成红斑样病损，片状糜烂，中心凹下呈盘状，周边有红晕，在红晕外围是呈放射状排列的白色短条纹，故37题选D。口腔扁平苔藓的临床表现为病损区呈网状或环状的珠光白色条纹，皮肤病损可见威克姆纹，故38题选C。选项A是单纯疱疹的临床特点。选项B是口腔软组织的结核病损。选项E是多形性红斑的临床特点。

【避错】37题易错选E，靶形红斑、虹膜状红斑是多形性红斑的临床特点。38题易错选D，口腔扁平苔藓在唇部的表现是下唇唇红多见，多为网状或环状白色条纹。

考点：唇、舌疾病

1. 地图舌的病损边缘有以下哪种表现

A. 丝状乳头片状剥脱
B. 红色光滑区
C. 糜烂
D. 凹陷
E. 高起

【答案】E

【考点】地图舌的临床表现

【解析】地图舌表现为舌背丝状乳头呈片状剥脱，微凹陷，形成光滑的红色剥脱区。但菌状乳头常清晰可见，其边缘为白色微高起的弧形、圆形或椭圆形包绕。当剥脱区以离心方向逐渐扩大时，其相应的白色边缘区也随之扩大，而使人们感到病损在移动或游走。故选E。

【避错】本题易错选A。丝状乳头片状剥脱是地图舌的表现，但不是病损边缘表现。

2. 萎缩性舌炎最常见的诱因是

A. 维生素C缺乏
B. 螺旋体感染
C. 病毒感染
D. 细菌感染
E. 缺铁性感染

【答案】A

【考点】萎缩性舌炎的病因

【解析】萎缩性舌炎的病因有以下几种。①贫血：铁质缺乏引起的低色素性小细胞贫血，维生素B_2、维生素B_6或叶酸缺乏引起的正色素性大细胞贫血，造血组织抑制引起的再生障碍性贫血，失血性贫血。②营养物质缺乏：烟酸、维生素B_2缺乏。③干燥综合征。④念珠菌感染。⑤其他疾病。⑥部分患者找不到明确原因。维生素C可使红细胞中高铁血红蛋白还原成血红蛋白，恢复其运氧能力，使难于吸收的三价铁还原成易于吸收的二价铁，保护维生素A、维生素E及B族维生素免遭氧化，促进叶酸转变成四氢叶酸。故选A。

【避错】本题易错选E。铁质缺乏引起低色素性小细胞贫血，多由饮食不足或吸收障碍所致。

3. 局部刺激和咽部炎症波及引起的舌乳头炎是

A. 丝状乳头炎
B. 菌状乳头炎
C. 叶状乳头炎
D. 轮廓乳头炎
E. 味蕾

【答案】C

【考点】叶状乳头炎的表现和病因

【解析】叶状乳头位于舌缘后部，靠近咽部，为5~8条上下并列皱襞，炎症时乳头红肿，乳头见皱褶更显凹陷，患者常有明显的刺激感或不适感，故选C。丝状乳头炎主要表现为萎缩性舌炎，上皮变薄，舌背部火红色。菌状乳头炎以舌前部和舌尖部为主。轮廓乳头位于舌后1/3处，呈“人”字形，炎症时乳头肿大突起。

【避错】此题容易误选为D，轮廓乳头位于舌后1/3，但还不到咽部，叶状乳头更靠近咽部。

4. 口角炎的治疗原则为

A. 局部激素治疗，全身抗生素治疗
B. 全身激素治疗，局部抗生素治疗
C. 局部激素治疗，口服维生素
D. 全身激素治疗，局部维生素外用
E. 根据不同的病因选择抗菌、抗真菌或补充营养的治疗

【答案】E

【考点】口角炎的治疗原则

【解析】口角炎根据发病原因可分为营养不良性口角炎、感染性口角炎、接触性口角炎和创伤性口角炎，故应根据不同病因选择不同的治疗方法，答案应为E。

【避错】此题易错选A选项，A选项的表述未包括感染性口角炎的治疗因此不准确。

5. 氯喹口服治疗适用于

A. 慢性脱屑性唇炎
B. 慢性糜烂性唇炎
C. 多形性红斑
D. 口腔白斑
E. 类天疱疮

【答案】B

【考点】氯喹临床治疗

【解析】氯喹能增强机体对紫外线的耐受性，有抗炎、抗组胺、抑制变态反应等作用，故适用于慢性糜烂性唇炎的治疗，因慢性糜烂性唇炎是光化性唇炎的急性反应，表现为唇红区广泛水肿、充血、糜烂，表面覆以黄棕色血痂或形成溃疡，灼热感明显，伴有剧烈的瘙痒。故答案为B。

【避错】此题易错选A选项，氯喹可用于慢性糜烂性唇炎但不用于慢性脱屑性唇炎。慢性脱屑性唇炎主要使用药物离子导入、皮质激素涂擦等方法治疗。

6. 梅-罗综合征的临床表现为
   A. 裂纹舌（沟纹舌）、口角炎、腺性唇炎
   B. 裂纹舌、面瘫、面部肿胀
   C. 游走性舌炎（地图舌）、口角炎、贫血
   D. 游走性舌炎、面瘫、贫血
   E. 舌乳头炎、面瘫、肉芽肿性唇炎

【答案】B

【考点】梅-罗综合征的临床特征

【解析】梅-罗综合征以复发性口面部肿胀、复发性面瘫、裂舌三联征为临床特征，故此题选B。选项A、D、E仅包括是梅-罗综合征的特点之一。

【避错】此题易错选A，梅-罗综合征以复发性口面部肿胀、复发性面瘫、裂舌三联征为临床特征。

7. 裂纹舌的治疗应采用
   A. 清除牙菌斑
   B. 无症状者一般不需治疗
   C. 去除残根残冠
   D. 切除沟纹
   E. 服用抗生素

【答案】B

【考点】裂纹舌的治疗

【解析】裂纹舌无症状者一般不需治疗，为了防止食物残渣和细菌在沟内的积聚而产生口臭，可在饭后睡前用软毛刷刷舌部。局部治疗以抗感染为主，故此题选择B。选项A为龈炎的治疗，选项C为因机械刺激导致创伤性溃疡或白斑的治疗，选项D为正中纵深沟裂疼痛难忍者的治疗，选项E为发生感染时的治疗。

【避错】此题易错选D，正中纵深沟裂疼痛难忍者，可考虑手术切除沟裂部位后拉拢缝合，恢复外形。

8. 男孩，13岁。舌有时出现刺激痛近1年，检查见舌背有3块光滑的红色剥脱区，微凹陷，直径5~10mm，有两块已相连，剥脱区边缘为白色微高起的弧形或椭圆形所包绕，宽约15mm。可诊断为
   A. 舌扁平苔藓
   B. 舌乳头炎
   C. 萎缩性舌炎
   D. 游走性舌炎
   E. 裂纹舌

【答案】D

【考点】游走性舌炎的诊断及鉴别诊断

【解析】游走性舌炎好发于舌背，舌尖，舌缘。病损部位有周边区和中央区组成。中央区表现为丝状乳头萎缩凹陷，黏膜充血发红，表面光滑的剥脱样红斑。周边区表现为丝状乳头增厚，呈黄白色条带状或弧线状分布，宽约数毫米，与周围正常黏膜形成清晰的分界。患者一般无疼痛症状，合并感染时可有疼痛感，故答案为D。

【避错】本题易误选B，舌乳头炎一般表现为舌背部不同位置的乳头肿胀，无剥脱区，故不选。

9. 女，30岁。因唇部干燥、脱屑就诊，检查发现患者唇红部轻度肿胀、干燥、脱屑、皲裂，追问病史患者新购一支口红，既往从未使用过此品牌。最可能的诊断是
   A. 慢性糜烂性唇炎
   B. 慢性脱屑性唇炎
   C. 唇疱疹
   D. 血管神经性水肿
   E. 白念珠菌感染性唇炎

【答案】B

【考点】慢性脱屑性唇炎的诊断及鉴别诊断

【解析】慢性脱屑性唇炎表现为唇红部干燥，开裂，黄白色或褐色脱屑。继发感染时呈轻度水肿，故选B。慢性糜烂性唇炎主要表现为唇红部反复糜烂，渗出明显，结痂剥脱，故不选A。唇疱疹以成簇小水疱为特征，故不选C。血管神经性水肿是变态反应，开始患处皮肤或黏膜有瘙痒、灼热痛，随之发生肿胀。肿胀迅速明显，一般无脱屑干燥，故不选D。白念珠菌感染性唇炎一般无干燥脱屑表现，故不选E。

【避错】此题容易误选D，题干中提到患者新购一支口红，考生可能会想当然地以为患者是变态反应，但是血管神经性水肿肿胀迅速明显，一般无脱屑干燥，以此区别。

10. 女，30岁。口腔内黏膜破溃、疼痛2天。检查：下唇黏膜糜烂面周围充血，同时口角下部皮肤有一圆形红斑，中心有水疱，边缘充血。患者自述：口角处曾经出现过同样的红斑，2天前因感冒服用退热药后，再次出现。该病应诊断为
    A. 药物过敏性口炎
    B. 接触性口炎
    C. 球菌性口炎
    D. 疱疹性口炎

E. 扁平苔藓

【答案】A

【考点】药物过敏性口炎的诊断

【解析】药物过敏性口炎的诊断：①有明确的用药史或曾有药物过敏史。②突然发生的急性炎症，口腔黏膜起疱，疱破溃形成糜烂面，边缘多比较整齐。皮肤有红斑、疱疹及丘疹等病变。③停用可疑致敏药物后，病损很快愈合。故本题选A。

【避错】病例分析题一定要抓住病例里提供的有效条件，本题中的服药就可以很支持所选答案，所以认真审题能避免不必要的错误出现。

11. 女孩，6岁。舌背部出现不定的圆形线斑，检查：舌背中部偏左有一圆形丝状乳头剥脱区，色红、微凹陷，无疼痛，直径约10mm，边缘发白，微凸出，舌活动正常。全身未见异常。应诊断为

A. 药物过敏性口炎

B. 球菌性口炎

C. 接触性口炎

D. 扁平苔藓

E. 游走性舌炎

【答案】E

【考点】游走性舌炎的诊断

【解析】游走性舌炎根据临床表现即可诊断。①儿童多见，成人中女性多于男性。②病损主要位于舌背、舌尖、舌缘。③基本病损为丝状乳头萎缩后形成的圆形或椭圆形红色剥脱区，钱币大小，边缘有1～2mm宽的丝状乳头增生形成的黄白色边缘。④损害可单独存在或多个存在，可相互融合成形状不一的地图状改变。⑤损害可突然出现，突然消失，一昼夜即改变位置和形状，也可持续数日或数周不变。⑥半数以上患者合并裂纹舌。故本题选E。

【避错】本题需要鉴别的是D选项，扁平苔藓的好发年龄和部位与本病均不相符合，排除D，同时应根据游走性舌炎的临床特征作出诊断，并加以鉴别即可避免错误。

12. 女，63岁。双侧口角糜烂1个月。临床检查见全口义齿重度磨耗，双口角区皮肤黏膜湿白、皲裂。若欲确定该病病因，不用进行哪一项检查

A. 甲苯胺蓝染色

B. 细菌培养

C. 霉菌培养

D. 口角涂片

E. 血清维生素水平测定

【答案】A

【考点】诊断口角炎的常用检查

【解析】营养不良性口角炎确诊需有对维生素水平的实验室检查依据，故选项E需进行。感染性口角炎根据口角区炎症的临床表现和细菌培养、念珠菌直接镜检等微生物学检查结果可以明确诊断，故选项B、C、D需进行，故此题选择A。

【避错】此题易错选E，营养不良性口角炎确诊需有对维生素水平的实验室检查依据。

（13～14题共用题干）

女，42岁。发现舌背红色斑块1年，病损时常改变位置，无自觉症状，偶有刺激痛。

13. 该患者最可能的诊断是

A. 口腔白斑

B. 扁平苔藓

C. 游走性舌炎

D. 舌乳头炎

E. 肉芽肿性舌炎

【答案】C

【考点】游走性舌炎

【解析】游走性舌炎是一种发生在舌黏膜浅层的慢性边缘剥脱性舌，其病损表现在舌面的不同部位，并可变换大小和形状，具有游走性的特点，又称地图舌。患者病损时常改变位置，无自觉症状，考虑游走性舌炎可能。故选C。

【避错】本题不易错选。舌部扁平苔藓以白色斑块或条纹损害为主，呈珠光白色，位置较固定，无游走特征，应注意鉴别。

14. 下列与本病发生相关度最小的因素是

A. 胃肠功能紊乱

B. 吸烟

C. 过敏体质

D. 精神压力

E. 舌黏膜发育不良

【答案】E

【考点】游走性舌炎病因

【解析】游走性舌炎病因不十分明确，可能与免疫因素、遗传因素、过敏体质、精神压力、吸烟、内分泌因素以及缺锌等因素有关。可伴发于其他疾病如裂纹舌、银屑病、糖尿病、胃肠紊乱、灼口综合征、唐氏综合征。故选E。

【避错】本题易错选A。儿童患此病与消化不良、肠寄生虫、B族维生素缺乏有关，成人患此病与胃肠功能紊乱有关。

（15～16题共用备选答案）

A. 丝状乳头的萎缩

B. 舌背表现为深浅不一的深沟

C. 舌背菌状乳头肿胀充血

D. 舌背后侧缘皱褶加深红肿

E. 舌背丝状乳头萎缩与增生并存

15. 裂纹舌的临床特点是

【答案】B

16. 游走性舌炎的临床特点是

【答案】A

【考点】裂纹舌与地图舌的临床特点

【解析】裂纹舌主要表现为舌背的纵、横沟纹，沟纹的深浅、长短不一，随着年龄的增长可逐渐加重。常与游走性舌炎同时存在。游走性舌炎是一种浅层的慢性剥脱性舌炎，临床表现为舌背丝状乳头呈片状剥脱，微凹陷，形成光滑的红色剥脱区，故也称剥脱性舌炎。故15题选B，16题选A。

【避错】15题易错选D，其为菌状乳头炎的临床表现。C多为菌状乳头炎的临床表现。

(17~18题共用备选答案)

A. 内分泌失调

B. 舔唇不良习惯

C. 机体抵抗力下降

D. 残根残冠刺激

E. 消化不良

17. 慢性唇炎病因是

【答案】B

18. 创伤性溃疡的病因是

【答案】D

【考点】慢性唇炎和创伤性溃疡的病因

【解析】慢性唇炎的病因主要是舔唇等不良习惯，创伤性溃疡的主要病因是长期慢性的机械刺激，包括残根残冠，不良修复体等。故17题选B，18题选D。

【避错】17题一般不易选错，慢性唇炎病因包括气候干燥、烟酒和烫食的刺激、舔唇咬唇的不良习惯等。18题容易误选C，机体抵抗力与创伤性溃疡关系不大。

第十六章　口腔颌面外科学

考点：口腔颌面外科基本知识及基本技术

1. 下列不属于主诉的内容是

A. 过去的口腔病史

B. 就诊的主要原因

C. 要求解决的问题

D. 口腔功能障碍

E. 局部不良感染

【答案】A

【考点】主诉的主要内容

【解析】主诉是患者就诊的主要原因和迫切要求解决的问题。主诉的内容常常是患者的不良感受，如疼痛、过敏、肿胀等；功能障碍，如咀嚼或发音问题；影响社交活动和美观，如缺牙、牙折、牙形态异常、牙变色、口臭等。过去的口腔病史属于既往史，故选A。

【避错】本题不易错选，主诉是患者就诊的主要原因和迫切要求解决的问题。

2. 常用的物理消毒法不包括

A. 辐射消毒

B. 中草药消毒

C. 超声波消毒

D. 微波消毒

E. 热力消毒

【答案】B

【考点】物理消毒法的作用

【解析】物理消毒法利用物理因素清除或杀灭病原微生物，常用方法包括热力消毒（含干热或热水）、辐射消毒、超声波消毒和微波消毒等。故选B。

【避错】本题不易错选。中草药消毒属于化学消毒法，并不是物理消毒。

3. 上颌侧切牙牙冠1/3缺损，在初诊时无须问诊的内容为

A. 就诊主要原因

B. 是否影响进食

C. 缺损原因

D. 已接受过的治疗

E. 有无不适症状

【答案】B

【考点】病史采集

【解析】病史采集是通过医师的问诊了解患者就诊的原因及要求，获得患者的主诉、现病史、既往史、家族史。其中主诉通常是患者感觉不适，如疼痛、过敏、肿胀，功能障碍如咀嚼或发音不便，影响社交活动和美观。现病史一般包括主诉疾病的开始发病时间、原因、发展进程和曾经进行过的检查和治疗，对导致牙体缺损、牙列缺损或缺失、颌面缺损、颞下颌关节病等疾病发生的原因、持续时间等进行详细记录。故本题选B。

【避错】本题易错选A。对主诉概念不清。主诉通常是患者感觉不适，如疼痛、过敏、肿胀，功能障碍如咀嚼或发音不便，影响社交活动和美观。

4. 颞下颌关节功能检查项目中不包括

A. 关节活动度

B. 下颌侧方运动

C. 开口型

D. 有无关节弹响

E. 叩齿动作

【答案】E

【考点】颞下颌关节功能检查

【解析】颞下颌关节区的检查：①颞下颌关节活动度的检查。②颞下颌关节弹响的检查。③外耳道前壁检查。④开口度及开口型检查。⑤下颌侧方运动。故选 E。

【避错】本题易错选 C，颞下颌关节区检查让患者开闭口，部分考生容易和叩齿动作混淆，叩齿动作是空口咬牙。

5. 以下哪种创口不是置引流管的适应证

A. 可能发生感染的污染创口

B. 较浅小的无菌创口

C. 留有无效腔的创口

D. 止血不全的创口

E. 脓肿切开的创口

【答案】B

【考点】外科引流的适应证

【解析】外科引流适应证如下。①感染或污染创口：感染创口如脓肿切开等必须放置引流物，以使腔内脓液得以不断排出；切口有严重感染或手术本身属于污染创口，为防止感染，也应考虑放置引流；无菌创口，特别是单纯整复手术，一般不放置引流。因此 A、E 为引流适应证，B 不是。②渗出多的创口。③留有无效腔的创口，因此 C 为适应证。④止血不全的创口，因此 D 为引流适应证。因此本题选 B。

【避错】此题易错选 A。可能发生感染的污染创口，为防止感染必须放置引流。无菌创口不需放置引流。

6. 以下关于解剖分离和打结的叙述中，哪项是错误的

A. 锐性分离用于精细的层次解剖或分离粘连坚实的瘢痕组织

B. 锐性分离对组织的损伤较钝性分离大

C. 颌面外科手术要求打方结、外科结

D. 颌面外科手术以单手打结和持针钳打结最为常用

E. 口腔内打结应打三重结，以防松脱

【答案】B

【考点】组织分离手术及打结要点

【解析】锐性分离用于精细的层次解剖或分离粘连坚实的瘢痕组织，使用的器械为手术刀和手术剪。钝性分离法比较安全，但对组织损伤较大，操作更应细致，避免过度用力，以减少组织撕裂伤，因此 A 正确、B 错误。口腔颌面外科手术中的打结与其他外科手术打结一样，要求打方结、外科结，防止打滑结，以保证质量，避免返工重打和术后脱结止血，因此 C 正确。打结的方法有单手打结、双手打结和持针器打结三种，口腔颌面外科手术以单手和持针器打结最为常用。口腔内打结应打三重结，以防松脱。单手打结最好左、右手均能打结。因此 D、E 正确。

【避错】本题易选错 E。口腔外科手术要求打方结、外科结，防止打滑结，以保证质量，避免返工或术后出血。口腔内打结应打三重结，以防松脱。

7. 手术后应加压包扎的是

A. 游离皮瓣移植术

B. 中厚断层皮片移植术

C. 皮管形成术后

D. 旋转推进皮瓣术后

E. 隧道式皮瓣转移术

【答案】B

【考点】加压包扎

【解析】皮片由于本身没有血供，移植成功的基本条件是受区毛细血管生长进入植皮片，因此，需加压包扎，使皮片和受区紧密接触，防止二者之间出现积血或积液。游离皮瓣、皮管、局部皮瓣因自身有血运，一般不需加压包扎，只要有合适的引流即可。

【避错】本题较难，考生容易错选 C，需要注意的是加压包扎主要用于自身没有血运的皮片移植。皮管成形术也是带有自身血运的，因此不适用于加压包扎。

8. 皮肤创口缝合后过度外翻是因为

A. 进针点距创缘过远

B. 两侧进针深度不一致

C. 皮肤切口两侧进针间距大于皮下间距

D. 皮肤切口两侧进针间距小于皮下间距

E. 打结过紧

【答案】D

【考点】缝合的基本要求

【解析】皮肤缝合进针点离创缘的距离（边距）和缝合间隔密度（针距），应以保持创缘接触贴合而无裂隙为原则，缝合应包括皮肤全层，进针时针尖与皮肤垂直，并使皮肤切口两侧进针间距等于或略小于皮下间距，才可达到满意效果。切口两侧进出针间距大于皮下间距，造成皮肤创缘内卷；相反，进出针间距小于皮下间距则皮肤创缘呈现过度外翻。故选 D。

【避错】本题容易误选 C，主要是考生对缝合内

卷、外翻原理混淆，外翻是由于进针间距小于皮下间距；内卷是由于进针间距大于皮下间距。

9. 最常使用的颌面部绷带是

A. 卷带

B. 四头带

C. 三角巾

D. 弹力绷带

E. 石膏绷带

【答案】A

【考点】绷带技术的应用

【解析】颌面部创口在使用敷料后多用绷带固定，以防止敷料的脱落或移位，并有保护创口、防止污染、减轻疼痛、止血和减轻水肿的作用。绷带种类较多，常用的有卷带、四头带和三角巾，此外，还有弹性绷带和石膏绷带。在颌面部最常使用卷带，有时也可用三角巾或毛巾等代替。某些颌骨的中、小型手术之后，为止血和减轻水肿，常用四头带包扎或加压。四头带也用于鼻、颏部创口的包扎固定。石膏绷带用途很广，在颌面部常用于制作石膏帽，以利颌骨骨折的牵引复位、固定。因此本题应选A。

【避错】本题较容易，属于考试必得分题，口腔颌面部最常使用的是卷带，常识内容。

10. 不适用干热灭菌法的物品是

A. 明胶海绵和各种粉剂

B. 棉织品和橡胶制品

C. 凡士林和油脂

D. 玻璃和陶瓷

E. 液状石蜡

【答案】B

【考点】干热灭菌法适用范围

【解析】适用范围：用于高温下不损坏、不变质、不蒸发物品的灭菌；用于不耐湿热的器械的灭菌；用于蒸汽或气体不能穿透物品的灭菌，如玻璃、油脂、粉剂和金属等制品的消毒灭菌。故选B。

【避错】本题容易误选A，考生容易将高压灭菌法和干热灭菌法相混淆，明胶海绵不适宜用高压蒸汽灭菌法，而干热灭菌法正相反，干热灭菌法适用于玻璃、陶瓷等器具以及不适宜用高压蒸汽灭菌的明胶海绵、凡士林、油脂、液状石蜡和各种粉剂等物品，但不适用于棉织物品。

11. 不宜行组织活检术的肿瘤为

A. 舌癌

B. 骨肉瘤

C. 黏液瘤

D. 颈动脉体瘤

E. 恶性淋巴瘤

【答案】D

【考点】活检适应范围

【解析】活检可分为穿刺抽吸、钳取和切取活检。颈动脉体瘤，由于肿瘤起源于与部分颈动脉外膜相连的颈动脉体，具有极其丰富的血供，而且与颈动脉、静脉及神经紧密相邻，因此活检易导致大出血。因此本题应选D。

【避错】此题容易误选E，本题选择D的原因是颈动脉体瘤的病变部位在颈动脉，活检会造成大出血，而淋巴瘤的诊断可以做淋巴结穿刺物涂片、淋巴结印片及病理切片检查。

12. 关于聚维酮碘的作用和用法，不正确的说法是

A. 可杀灭各种细菌繁殖体

B. 是碘与表面活性剂的不定型络合物

C. 对细菌芽孢、真菌和病毒杀灭作用较差

D. 可配成水或乙醇溶液使用，乙醇溶液杀菌作用更强

E. 器械消毒应以1～2mg/ml有效碘浓度浸泡1～2小时

【答案】C

【考点】聚维酮碘的作用和用法

【解析】聚维酮碘具有广谱杀菌作用，可杀灭细菌繁殖体、芽孢、真菌、原虫和部分病毒。所以C选项描述错误，本题应选C。

【避错】本题容易错选A，聚维酮碘的杀菌作用是很明显的，可杀灭包括细菌、芽孢、真菌和部分病毒等的微生物。A项显然是正确的。而题干要求选错误的一项，故本题选C。

13. 对肿瘤进行穿刺细胞学检查时通常使用

A. 5号针头

B. 6号针头

C. 12号针头

D. 8号针头

E. 9号针头

【答案】B

【考点】穿刺细胞学检查

【解析】通过穿刺抽吸肿块内容物，了解内容物的颜色、透明度、黏稠度等性质，可以进一步协助诊断。穿刺应在严格消毒的条件下进行，选用适宜的针头则更奏效（临床上脓肿穿刺常选用8号或9号针头，血管瘤用7号，而肿块的细胞学检查则用外径仅0.6mm的6号细针）。5号针头用于血气分析取血。穿刺时要注意进针深度和方向，以避免损伤重要组织结构。故正确答案为B。

【避错】本题容易错选A，5号针头用于血气分析取血。6号针头用于肿瘤进行穿刺细胞学检查。对于

数字题目需要牢记。

14. 颈部淋巴结触诊时患者采取的体位是

A. 坐位，头略仰起

B. 坐位，两眼平视

C. 坐位，头稍低略偏向受检侧

D. 自由体位，肌肉放松

E. 平卧位，头偏健侧

【答案】C

【考点】颈部淋巴结的检查

【解析】检查颌面、颈部淋巴结，对口腔颌面部炎症及肿瘤患者的诊断和治疗具有重要意义。检查时患者取坐位，检查者应站在其右方（前或后），患者头稍低，略偏向检查侧，以使皮肤、肌肉松弛便于触诊。检查者手指紧贴检查部位，按一定顺序，由浅入深，滑动触诊。故正确答案选择 C。

【避错】本题易错选 B。颈部淋巴结的触诊应在坐位，头稍低。而不是两眼平视。

15. 不做初期缝合的创口是

A. 无菌创口

B. 污染创口

C. 感染创口

D. 切开拔牙创口

E. 有组织缺损的无菌创口

【答案】C

【考点】创口缝合的原则

【解析】缝合是使手术解剖分离开的组织或切除病变后的剩余组织重新对位，以期达到促进创口一期愈合的目的。除某些口内手术后的裸露骨面以及感染创口等特殊情况外，所有创口均应行初期缝合。故正确答案选择 C。感染创口不做初期缝合，而应在感染控制后或病灶清除后进行，且缝合不宜过紧并做可靠的引流，其引流物应在感染完全控制、已无脓液排出后 48 小时去除，脓肿切开引流后不做缝合，但必须置入引流物。

【避错】本题易错选 B。污染创口也应行初期缝合。由损伤引起者则应在彻底清创后进行；创口较深大或可能发生感染者应置引流物。

16. 以下关于一般伤口缝合的叙述中，哪项是错误的

A. 缝线包括的切口两侧组织应等量、对称

B. 缝合顺序应是先固定侧，后游离侧

C. 缝针应垂直进入组织，避免创缘过度外翻或内卷

D. 缝合应在无张力或最小张力下进行

E. 在口角、眼睑等功能部位应避免过长的直线缝合

【答案】B

【考点】缝合的原则和基本要求

【解析】切口两侧组织要接触良好，缝线包括的两侧组织应该等量、对称，避免留有无效腔，故 A 正确。缝合应在无张力或最小张力下进行，以免术后裂开和愈后瘢痕过粗，故 D 正确。缝合应包括皮肤全层，进针时针尖与皮肤垂直，并使皮肤切口两侧进针间距等于或略小于皮下间距，才可达到满意效果。避免创缘过度外翻或内卷，故 C 正确。在功能部位（如口角、下睑等）要避免过长的直线缝合，否则愈后瘢痕直线收缩，导致组织器官移位，故 E 正确。缝合顺序应是先游离侧，后固定侧，否则易撕裂组织，故 B 错误，答案应选 B。

【避错】本题易错选 E。在口角、眼睑等功能部位应避免过长的直线缝合。临床上常以对偶三角瓣法换位呈“Z”曲线缝合。

17. 如果用 2% 碱性戊二醛浸泡污染乙肝病毒的器械，则至少应浸泡

A. 1 分钟

B. 5 分钟

C. 10 分钟

D. 15 分钟

E. 30 分钟

【答案】D

【考点】化学消毒法应用

【解析】戊二醛是一种优良的广谱消毒剂，能杀灭各种细菌繁殖体与细菌芽孢以及真菌与病毒。制剂为 2% 碱性戊二醛，用其浸泡器械，在 2 分钟内，可杀灭细胞繁殖体，10 分钟内可杀灭真菌、结核分枝杆菌，15 ~ 30 分钟可杀灭乙型肝炎病毒，杀灭细菌芽孢则需 4 ~ 12 小时。综上所述正确答案 D。

【避错】本题容易错选 C，10 分钟和 15 分钟比较接近，2% 碱性戊二醛，用其浸泡器械 10 分钟内可杀灭真菌、结核分枝杆菌，15 ~ 30 分钟可杀灭乙型肝炎病毒。对于数字题目需要牢记。

18. 碘酊作为口腔内消毒剂的浓度应是

A. 0.5%

B. 1.0%

C. 1.5%

D. 2.0%

E. 2.5%

【答案】B

【考点】口腔内消毒剂的浓度

【解析】口腔手术区准备可用 1 : 5000 高锰酸钾溶液或 0.05% 氯己定溶液冲洗或含漱；较为复杂的应使用 75% 乙醇消毒口周和面部皮肤；拔牙术区使用 1% 碘酊消毒。故本题选 B。

【避错】1%及2%两种浓度的碘酊在口腔科内都有应用。因此本题易错选为D，须牢记2%浓度为颌面部消毒时的浓度。

19. 氯己定溶液为口腔内手术后常用的含漱液，它的浓度是

A. 0.01%~0.03%

B. 0.05%~0.12%

C. 0.3%~0.5%

D. 1%~3%

E. 3%~5%

【答案】B

【考点】口腔黏膜消毒常用消毒剂

【解析】口腔内冲洗创口或抗感染一般应用1∶2000水氯己定溶液，以1∶5000溶液漱口，对咽喉炎及口腔溃疡有效。所以口腔内术后消毒常用氯己定溶液为0.05%~0.12%。故选B。

【避错】本题易错选C，须牢记，氯己定有一定刺激性，因此用于口腔内含漱时浓度不宜过高，0.05%~0.12%即可。

20. 下列物品中禁用高压蒸汽灭菌的是

A. 金属器械

B. 棉球敷料

C. 明胶海绵

D. 玻璃制品

E. 插入针头排气的瓶装液体

【答案】C

【考点】高压蒸汽灭菌法的适用和禁用器械、敷料

【解析】高压蒸汽灭菌法：应用高压蒸汽灭菌器，加压至1.05kg/cm^{2}即温度达121.3℃，15~20分钟，可杀灭细菌芽孢和所有微生物（朊粒除外）。常用于培养基、生理盐水敷料及各种耐高温、耐湿物品的灭菌，一般器械、布类、纱布、棉花类及橡胶类等均可使用。明胶海绵不宜用高压蒸汽灭菌，故选C。

【避错】本题易错选B，棉花类物品可以使用高温蒸汽灭菌法消毒。吸收性明胶海绵可使用干热灭菌法消毒。

21. 口腔颌面部损伤清创时，对创伤组织的去留应

A. 尽量保留，以减轻可能的畸形

B. 尽量去除创缘不齐的组织，使缝合美观

C. 只要有异物污染均切除，以减少感染机会

D. 离体的组织均应遗弃

E. 口腔黏膜弹性大，不必过于强调保留

【答案】A

【考点】口腔颌面部损伤清创的特点

【解析】口腔颌面部损伤清创时，对创伤组织应尽量保留，不可随意去除，以免畸形形成；如组织感染，为减少感染机会，应对创伤组织清创，清除异物，对位缝合；创缘不齐的组织更应对位缝合。故本题选A。

【避错】此题易错选D，很多考生认为离体组织均应遗弃，但实际上，因为颌面部有血运丰富、抗感染能力强的特点，颌面部的组织，即使已经完全游离，只要未发生坏死，均有可能再生。另外B选项也易混淆，应注意，颌面部清创的首要原则是尽量保留组织，而不能为了缝合美观，而去除本可以保留的组织。

22. 活检时，切取活检组织的部位是

A. 肿瘤组织内

B. 肿瘤边缘与正常组织交界处

C. 肿瘤边缘处

D. 切取肿瘤深层组织

E. 切取肿瘤表面组织

【答案】B

【考点】切取活检组织的要求

【解析】切取活检要求包括一部分肿瘤及一部分正常组织，所以应在肿瘤边缘与正常组织交界处切取活检。选B。

【避错】此题易错选D，很多考生认为切取肿瘤深层组织，最能反映肿瘤组织的病理变化。但因深部组织没有正常组织结构作对比，因此不利于诊断。

23. 男，43岁。左侧下颌下区反复肿胀3个月。检查：左侧下颌下腺肿大，质硬，伴压痛，下颌下腺侧位片示下颌下腺腺体内结石。行左侧下颌下腺摘除术。术后创口放置负压引流，出现以下哪种指征可以去除负压引流

A. 12小时引流量少于30ml

B. 12小时引流量少于40ml

C. 12小时引流量少于50ml

D. 24小时引流量少于30ml

E. 24小时引流量少于50ml

【答案】D

【考点】外科引流

【解析】引流物的放置时间因手术不同而异。引流物为异物，在达到引流目的后，应尽早拔除。污染创口或为防止积血、积液而放置的引流物，多在24~48小时后去除；脓肿或无效腔的引流物应放置至脓液及渗出液完全消除为止；负压引流一般在24小时内引流量少于30ml时去除。故选D。

【避错】本题易错选A。应观察24小时内的负压引流量，以决定是否去除负压引流，而不是12小时内的负压引流量。

24. 男，22 岁。面部皮肤损伤后 2 小时，检查发现创口已感染，不正确的处理方法是
   A. 缝合时不宜过紧
   B. 常规放置引流物
   C. 感染控制后考虑清创缝合
   D. 引流物于无脓液排出 48 小时后去除
   E. 局部麻醉下切除感染坏死组织后立即清创缝合

【答案】E

【考点】感染创口的处理

【解析】感染创口一般不应立即做初期缝合，应在感染被控制或进行手术清除病灶后考虑缝合。缝合时不宜过紧，组织不应太少，并常规放置引流物，引流口要大。引流物的去除应视有无脓性渗出而定，一般应在无脓液排出 48 小时后去除。脓肿切开后不应缝合，而需放置引流物。E 错误，故本题选 E。

【避错】此题易错选 D，引流物一般应在无脓液排出 48 小时后去除，反之应继续引流。

25. 男，60 岁。左侧耳垂后下部肿块 1 个月。检查：左侧耳垂后下部有一约 2.0cm×2.5cm 大小肿块，质地中等，活动良好，呈分叶状。B 超示左侧腮腺区占位性病变。术后伤口处理错误的是
   A. 术后创口放置引流物
   B. 每天更换创口敷料
   C. 可选择十字绷带包扎
   D. 可选择负压引流
   E. 加压包扎应不妨碍引流通畅

【答案】B

【考点】无菌创口的处理

【解析】无菌创口均应严密缝合，对术后可能发生感染的，疑有污染或术后渗血较多的创口，应引流 24～48 小时，对无效腔较大或渗血较多的创口应延长引流时间，必要时可更换一次引流物，无菌创口除为拔出引流物以及怀疑有感染者，一般不应打开敷料，严密缝合的创口可早期暴露，要采取措施避免影响创口愈合，因为面部血运丰富，一般术后 5 天可拆线，颈部 7 天。故本题选 B。

【避错】本题易错选 C，交叉十字绷带被广泛用于颌面部（如耳前区、耳后区、腮腺区、下颌下区、颏下区）和上颈部术后、损伤的包扎固定。

26. 男，28 岁。76| 颊侧牙龈溃疡 3 个月，经 2 周抗感染治疗未愈。为明确诊断，应选用的检查为
   A. 牙片
   B. CT
   C. B 超
   D. 切取活检
   E. 细针吸活检

【答案】D

【考点】溃疡诊断方法

【解析】牙片可以用于牙体、牙周及颌骨病变的诊断，可以用于明确病变的部位、大小和性质，因此 A 错误。CT 对颌面部肿瘤，特别是面深部肿瘤的早期诊断，及其与周围重要组织的关系，能提供较准确的信息，特别适合不易配合的小儿和危重患者，因此 B 错误。超声在口腔颌面部主要用于唾液腺、下颌下区和颈部肿块的检查，因此 C 错误。切取活检适用于表浅或有溃疡的肿瘤。可以不用麻醉或在局部阻滞麻醉下进行，浸润麻醉不宜采用。因此 D 正确。对唾液腺肿瘤和某些深部肿瘤用 6 号针头行穿刺细胞学检查，或称“细针吸取活检”，因此 E 错误。

【避错】本题易选错 E。细针吸取活检适用于唾液腺肿瘤和某些深部肿瘤；切取活检适用于表浅或有溃疡的肿瘤。

27. 男，60 岁。右舌缘溃疡 3 个月，病理证实为鳞癌，临床分期为 T_3，决定进行舌颌颈联合根治术，前臂皮瓣修复舌缺损，前臂皮瓣供区植以全厚皮片。前臂皮瓣供区创口的引流处理一般是
   A. 皮片引流
   B. 不用引流
   C. 管状引流
   D. 负压引流
   E. 纱条引流

【答案】B

【考点】常用引流物及其应用

【解析】片状引流主要用于口外创口少量渗液的引流，偶尔用于口腔内创口引流。纱条引流常用于重度和混合感染的创口引流，也用于口腔内创口的引流。管状引流多用于颌面部较大创口和脓腔的引流。负压引流主要用于颌面颈部较大手术的术后引流。此患者前臂皮瓣在手术过程中严格无菌，属于无菌伤口，处理上应严密缝合，一般不需要放置引流，因此本题选 B。

【避错】此题易错选 D，负压引流适用于颈部淋巴结、下颌骨切除术、腮腺摘除术后的引流。

28. 男，25 岁。面部跌伤 1 小时来院急诊。检查见唇部及舌部撕裂伤，唇部有明显活动性出血。应采取的止血方法是
   A. 钳夹、结扎止血
   B. 阻断止血
   C. 压迫止血
   D. 药物止血
   E. 低温止血

【答案】A

【考点】口腔颌面手术止血方法

【解析】压迫止血：较大面积的静脉渗血或瘢痕组织及某些肿瘤切除时的广泛渗血，可用温热盐水纱布压迫止血；局限性出血又查不到明显出血点的疏松组织出血区，可用荷包式缝合或多圈式缝扎压迫止血。钳夹、结扎止血是使用最多最普遍的方法，即用蚊式血管钳对看得见的出血点进行迅速和准确的钳夹。全身药物止血主要用于凝血机制障碍的患者或在大量输血时作为辅助性用药。局部用药止血常用于头皮手术及腭裂整复术。因此本题选A。阻断止血法适用于预防和处理血液十分丰富的组织出血。低温降压止血法用于周围组织出血的止血。

【避错】本题易错选C，压迫止血是一种不确切而且临时的止血方法，故不选。

29. 男，27岁。左下颌下区肿物2月余。触诊为极柔软的囊性肿物，5cm×3cm大小，透光试验阴性，无压痛。应进行的辅助检查是

A. 末梢血常规检查

B. 左下颌下区手术探查及活体组织检查

C. 肿物的B超检查

D. 左下颌下腺造影，必要时行CT检查

E. 肿物穿刺，必要时行穿刺物涂片检查

【答案】E

【考点】口腔颌面部辅助检查适用范围

【解析】对触诊有波动感或非实质性含液体的肿块，可用注射针做穿刺检查。通过穿刺抽吸肿块内容物，了解内容物的颜色、透明度及黏稠度等性质，可以进一步协助诊断。穿刺检查的优点是简便、易行、直观，有时可以达到直接确诊的功效。必要时应将抽出物送病理或涂片检查，以进一步明确其性质。故本题答案为E。

【避错】本题易错选B，活体组织检查适用于表浅或有溃疡的肿瘤，经各项检查不能明确疾病的性质及确切的诊断时，可行手术探查。

30. 女婴，6个月。出生后1个月发现左腮腺区膨隆。渐长大，触诊较硬，体位移动试验（±）；全身情况良好。该患儿目前最不恰当的处理是

A. B超检查

B. 严密观察

C. 做雌二醇检查

D. 手术切除

E. 穿刺检查

【答案】D

【考点】腮腺区检查方法

【解析】唾液腺检查包括一般检查和辅助检查。一般检查包括双手双合诊、三指平触、探诊等，单纯一般检查对明确某些疾病的诊断仍有一定困难时，常需要借助辅助检查才能确诊。常用的有化验检查（检查内容包括临床检验、生化检验、免疫学检验、血液学检验等）、穿刺检查（对触诊有波动感或非实质性含液体的肿块）、超声检查、手术探查。术前应认真讨论和充分准备，避免盲目手术探查。因此本题选D。

【避错】本题易错选E，对触诊有波动感或非实质性含液体的肿块，可用注射针做穿刺检查（细针吸取活检）。对其他检查方法无法查明的才选择手术检查或切除。

31. 男，30岁。车祸致头面部损伤8小时。查体：患者左面部肿胀明显，眶周、眼睑及结膜下瘀斑、压痛，无复视和眼球运动受限；有张口受限，张口度1.5cm，咬合关系正常。常规行X线检查时，最好拍

A. 头颅正位片

B. 头颅侧位片

C. 鼻颏位和颧弓位

D. 下颌曲面体层片

E. 颅底片

【答案】C

【考点】口腔X线片适应证

【解析】X线投影测量片常用于研究分析正常及错𬌗畸形患者牙、颌、面形态结构，研究颅面生长发育及记录矫治前后牙、颌、面形态结构和变化。下颌龋面体层片主要用于观察下颌的病损。华特位主要用于观察鼻窦的情况，特别是上颌窦影像显示最佳。颧弓位可清楚地显示投照颧骨、颧弓的影像，位于颞骨及下颌骨的外方，主要用于检查颧弓及颧骨的骨折。颅底片显示颅底的影像，清楚显示两侧上颌窦、鼻腔、蝶窦等结构。临床常用来检查颅底、上颌后部及颞下窝病变。故本题选C。

【避错】本题易错选E，颅底片显示颅底的影像，清楚显示两侧上颌窦、鼻腔、蝶窦等结构。临床常用来检查颅底、上颌后部及颞下窝病变。

32. 男，46岁。右侧腮腺区无痛性肿大4年，近半年起左侧腮腺也显肿大，两侧面部不对称，并伴口干不适。在行腮腺扪诊检查时，正确的方法是

A. 拇指、示指夹住做提拉式扪诊

B. 示指、中指、环指做平触扪诊

C. 拇指、示指相对触诊扪诊

D. 拇指扪诊

E. 双合诊

【答案】B

【考点】腮腺扪诊的方法

【解析】腮腺扪诊包括腺体和导管。一般以示指、

中指、环指三指平触，切忌用手指提拉触摸，易将腺叶误认为腮腺肿块。故本题选 B。

【避错】此题易错选 C，实际上拇指、示指相对触诊扪诊适用于唇颊舌部检查，手法上不利于检查腮腺区。

33. 男，38 岁。因颌面部皮肤癌入院手术治疗。术中在做必要的组织切除后，出现创缘两侧厚薄不均，为尽量使缝合后皮肤平整，最适合的措施是

A. 采用外翻缝合

B. 做环式（皮肤—皮下—皮肤）缝合

C. 薄侧做附加切口调整后缝合

D. 厚侧先做潜行分离调整缝合

E. 缝合时组织在薄侧稍多而深些，厚侧稍少而浅些

【答案】E

【考点】特定情况下的缝合方法

【解析】缝合时缝针进入两侧瓣组织离创缘的距离应相等。拉拢时动作应轻柔，不可用力过大，避免将组织撕裂。每针间距 3 ~ 5mm，缝合进针时，针尖应与皮肤垂直，方可达到一定的进针深度。如两侧创缘高低不等（厚薄不均），应加以矫正，即薄（低）侧组织缝合稍多而深些，而厚（高）侧组织则稍少而浅些。综上本题选 E。

【避错】此题 C 选项易错选。实际上在缝合时应尽量减少对组织的过多破坏，因此不宜做过多附加切口。

（34 ~ 35 题共用备选答案）

A. 戊二醛

B. 合成酚

C. 聚维酮碘

D. 乙醇

E. 次氯酸钠

34. WHO 肝炎小组推荐的 HBV 污染物消毒剂是

【答案】A

35. 常用于外科手术前的皮肤、黏膜的消毒剂是

【答案】C

【考点】各种化学消毒剂的特性

【解析】戊二醛适用于多种医疗器械的消毒，2% 碱性戊二醛在 15 ~ 30 分钟可杀灭 HBV，故 34 题选 A；聚维酮碘适用于皮肤、黏膜的术前消毒，故 35 题选 C。

【避错】34 题易错选 E，次氯酸钠对乙肝病毒杀灭作用较差，除了戊二醛，过氧乙酸对乙肝病毒也有一定杀灭作用。35 题易错选 D，乙醇也可用于口腔黏膜消毒，但大多与聚维酮碘联合应用，在使用聚维酮碘后可使用乙醇脱碘。其单独使用杀菌作用较差。

考点：麻醉

1. 普鲁卡因过敏的延迟反应最常表现为

A. 血管神经性水肿

B. 荨麻疹

C. 药疹

D. 哮喘

E. 过敏性紫癜

【答案】A

【考点】局部麻醉的并发症

【解析】注射酯类局麻药物（如普鲁卡因）后可发生变态反应，分为延迟反应和即刻反应。延迟反应常见血管神经性水肿，偶见荨麻疹、药疹、哮喘和过敏性紫癜；即刻反应是当用极少量药后，立即发生极严重的类似中毒症状，患者突然惊厥、昏迷，呼吸、心搏骤停而死亡。故选 A。

【避错】本题易错选其他选项。荨麻疹、药疹、哮喘和过敏性紫癜也属于普鲁卡因的延迟反应，但不如血管神经性水肿常见，应避免混淆。

2. 拔除上颌前牙时常用的麻醉方法是

A. 牙周膜内注射麻醉

B. 冷冻麻醉

C. 阻滞麻醉

D. 表面麻醉

E. 骨膜上浸润麻醉

【答案】E

【考点】上颌牙拔除的麻醉方法

【解析】在牙及牙槽外科手术中，一般在上颌牙槽突或下颌前牙区的牙槽突应用浸润麻醉，这些部位的牙槽骨质比较薄，并且疏松多孔，局部麻醉药容易渗透入众多小孔进入颌骨，麻醉其中的神经。故选 E。

【避错】本题易错选 C。上颌牙拔除虽然也可做阻滞麻醉，但常用的还是骨膜上浸润麻醉。

3. 眶下神经阻滞麻醉时，进针方向是

A. 垂直向后

B. 向后外

C. 向后内

D. 向后上外

E. 向后上内

【答案】D

【考点】眶下神经阻滞麻醉要点

【解析】眶下神经阻滞麻醉适用于同侧上颌切牙至前磨牙的拔除，牙槽突修整及上颌囊肿剜除术、唇裂整复术等手术。①口外注射法：注射时用左手示指

扪到眶下缘，右手持注射器，注射针自同侧鼻翼旁约1cm处刺入皮肤；使注射针与皮肤成45°，向上后外进针约1.5cm，可直接刺入眶下孔。②口内注射法：牵引上唇向前向上，注射针与上颌中线成45°，于侧切牙根尖相应部位的口腔前庭沟顶刺入，向上后外进针，即可刺入眶下孔，但不易进入眶下管。因此本题选D。

【避错】本题易错选E，眶下神经阻滞麻醉向上后外进针。上牙槽后神经阻滞麻醉向上后内进针。

4. 麻醉两侧舌神经后将出现

A. 舌不能伸出

B. 舌部诸肌松弛

C. 舌后1/3味觉消失

D. 舌后1/3感觉消失

E. 舌前2/3感觉及味觉消失

【答案】E

【考点】舌神经阻滞麻醉区域及效果

【解析】舌神经阻滞麻醉可麻醉同侧下颌舌侧牙龈、黏骨膜，口底黏膜及舌前2/3部分。舌有烧灼、肿胀、麻木感，尤以舌尖部更为明显。同时行下牙槽神经麻醉者，一般舌神经出现麻醉征较下牙槽神经早。因此E正确，C、D不正确。舌神经麻醉没有麻醉舌部肌肉，因此A、B不正确。故本题选E。

【避错】本题易错选A，舌后1/3的运动由舌下神经支配。

5. 与2%普鲁卡因比较，以下哪项不是2%利多卡因的特点

A. 毒性较大，但可用作表面麻醉

B. 有较强的组织穿透性和扩散性

C. 维持时间较短

D. 麻醉作用强，起效快

E. 有抗室性心律失常作用

【答案】C

【考点】普鲁卡因与利多卡因的比较

【解析】利多卡因局部麻醉作用较普鲁卡因强，其维持时间较长，并有较强的组织穿透性和扩散性，故亦可用作表面麻醉，因此B、D正确，C错误。普鲁卡因毒性和不良反应小，曾是临床应用较广的一种局部麻醉药物，因此A错误。利多卡因是口腔科临床应用最多的局部麻醉药。利多卡因还有迅速而安全的抗室性心律失常作用，因而对心律失常患者常作为首选的局部麻醉药，E正确。故本题答案为C。

【避错】本题易错选A，利多卡因毒性较大，并有较强的组织穿透性和扩散性，故亦可用作表面麻醉。

6. 下牙槽神经阻滞麻醉时出现面瘫，处理方法为

A. 不做特殊处理

B. 局部理疗

C. 口服解痉类药物

D. 中草药外敷

E. 注射维生素B_1、维生素B_2

【答案】A

【考点】局部麻醉的并发症及其防治

【解析】下牙槽神经口内阻滞麻醉时，由于注射针偏向外后不能触及骨面，或偏上越过乙状切迹，而致麻醉药注入腮腺内麻醉面神经而发生暂时性面瘫；也偶见于咀嚼肌神经注射过浅所致。这种情况待麻醉药作用消失后，神经功能即可恢复，故无须特殊处理。故本题选A。

【避错】本题易错选为C。由于下牙槽神经阻滞麻醉时出现的暂时性面瘫，不需要口服解痉类药物、理疗等特殊处理。只需待麻醉药作用消失后，神经功能即可恢复。

7. 关于上颌结节麻醉的特点，错误的是

A. 适用于上颌磨牙的拔除

B. 麻醉的是上牙槽后神经

C. 进针点一般在上颌第二磨牙远中颊侧前庭沟

D. 注射针与上颌牙的长轴成45°角

E. 进针方向为向上后外方刺入

【答案】E

【考点】上颌结节麻醉的特点

【解析】上颌结节麻醉范围为上牙槽后神经分布的上颌窦黏膜，第二磨牙、第三磨牙（智齿）及第一磨牙的远中颊根和腭根，相应的牙周组织，骨膜和牙龈。适用于上颌磨牙的拔除。故A、B正确。标志为上颌第二磨牙颊侧远中根前庭沟，故C正确。方法：针与上颌牙长轴成45°，故D正确。向上、后、内进针2.0～2.5cm注射麻醉药2ml，注于上颌结节后部，故E错误。所以选E。

【避错】本题易错选C。上颌结节麻醉时进针点为上颌第二磨牙颊侧远中根前庭沟。成人无牙者为颧牙槽嵴后1cm。

8. 颊脂垫尖是下牙槽神经阻滞麻醉的重要标志，在大张口时，此尖约相当于

A. 乙状切迹平面

B. 下颌孔平面

C. 喙突平面

D. 外斜嵴平面

E. 下颌神经分出颊神经的平面

【答案】B

【考点】下牙槽神经阻滞麻醉

【解析】下牙槽神经阻滞麻醉亦称翼下颌注射法。

针尖一般应达到下牙槽神经进入下颌孔前，在下颌小舌平面以上的下颌神经沟附近，麻醉药可顺沟流至下颌孔，以麻醉下牙槽神经。注射标志：患者大张口时，可见磨牙后方，腭舌弓（前柱）之前，有一索条样黏膜皱襞，即翼下颌皱襞。另在颊部有一由脂肪组织突起形成的三角形颊脂垫，其尖端正居翼下颌韧带中点而稍偏外处。此二者即为注射的重要标志。若遇颊脂垫尖不明显或磨牙缺失的患者，可在大张口时，以上下颌牙槽嵴相距的中点线上与翼下颌韧带外侧3～4mm的交点，作为注射标志。故答案选B。

【避错】本题易错选E。下牙槽神经阻滞麻醉过程中，针尖退至肌层、黏膜下时注射麻醉药0.5～1.0ml，即能麻醉颊神经。故下牙槽神经阻滞麻醉的重要标志不应在下颌神经分出颊神经的平面。

9. 原发性三叉神经痛封闭治疗时选用的局部麻醉药是
   A. 利多卡因
   B. 罗哌卡因
   C. 丁卡因
   D. 布比卡因
   E. 甲哌卡因

【答案】A

【考点】三叉神经的治疗

【解析】原发性三叉神经痛，在初步确定疼痛分支后，用1%～2%利多卡因在神经孔处行阻滞麻醉，以阻断相应的神经干，这属于诊断性质的封闭，故本题选A。

【避错】此题易错选C，实际上丁卡因只适于表面麻醉。

10. 腭大孔阻滞麻醉主要麻醉的神经
   A. 腭前神经
   B. 腭中神经
   C. 腭后神经
   D. 鼻腭神经
   E. 上牙槽后神经

【答案】A

【考点】三叉神经的行径和分布

【解析】腭前神经又名腭大神经，出腭大孔向前行于上颌骨腭突下面纵行于上颌骨腭突下面纵行的沟内，分布于8-3|3-8的腭侧黏骨膜及牙龈。腭大孔阻滞麻醉主要麻醉的神经是腭前神经，故选A。

【避错】此题易错选C，应注意腭后神经出腭小孔，而非从腭大孔走行。

11. 女，28岁。拟拔除右上8阻生牙，局部麻醉后出现轻度变态反应。此时应选用
   A. 10%葡萄糖溶液
   B. 卡马西平
   C. 间羟胺
   D. 抗生素
   E. 钙剂

【答案】E

【考点】变态反应的治疗

【解析】对于轻度的变态反应，可给予脱敏药物如钙剂、异丙嗪、糖皮质激素肌内注射或静脉注射及吸氧。严重变态反应应立即注射肾上腺素，给氧。故此题选E。

【避错】此题易错选D，局部出现血肿时可酌情给予抗生素。

12. 女孩，6岁。有青霉素和牛奶过敏史，拟行乳牙滞留拔除术，术前利多卡因皮内试验阳性，红晕直径应超过多少为阳性
   A. 1.0cm
   B. 0.8cm
   C. 0.6cm
   D. 0.4cm
   E. 0.2cm

【答案】A

【考点】利多卡因的过敏试验

【解析】2%的利多卡因0.1ml稀释至1.0ml皮内注射0.1ml，20分钟后看反应，局部红肿，红晕直径超过1.0cm为阳性。故本题选A。

【避错】本题不易错选，利多卡因的过敏试验红晕直径超过1.0cm为阳性。

13. 男，30岁。拔牙，注射局部麻醉药后立即发生头晕、胸闷、恶心、面色苍白、全身冷汗、四肢厥冷无力、脉快而弱，其发生的局部麻醉并发症应为
   A. 晕厥
   B. 变态反应
   C. 中毒
   D. 神经损伤
   E. 颈交感神经综合征

【答案】A

【考点】局部麻醉的并发症

【解析】晕厥是一种突发性、暂时性意识丧失。临床表现：前驱症状有头晕、胸闷、面色苍白、全身冷汗、四肢厥冷无力、脉快而弱、恶心和呼吸困难。未经处理则可能出现心率减慢，血压急剧下降，短暂的意识丧失，因此本题选A。变态反应分为延迟反应和即刻反应，延迟反应常是血管神经性水肿，即刻反应是用极少量药后，立即发生极严重的类似中毒的症状，B错误。中毒表现可分为兴奋型与抑制型两类，

兴奋型表现为烦躁不安、多话、血压上升等；抑制型迅速出现脉搏细弱、神志不清，随即呼吸、心搏骤停，因此C错误。神经损伤出现感觉异常、神经痛或麻木，D错误。颈交感神经综合征表现为同侧瞳孔缩小、上睑下垂、眼裂变小、结膜充血、面色潮红、耳郭红润、面部皮肤干燥多汗、鼻黏膜充血、鼻塞等，E错误。

【避错】 本题易错选C。晕厥是暂时性的，其他并发症是因为未做皮试或未回抽所致。

14. 男，60岁。右下后牙残冠进行局部麻醉下拔除术，在局部麻醉药注射时突然出现头晕、胸闷、面色苍白、全身冷汗、恶心、呼吸困难，诊断为晕厥，应采取的措施除外

A. 立即停止注射

B. 放平椅位，置患者于头低位

C. 松解衣领，保持呼吸通畅

D. 氧气吸入，静脉注射高渗葡萄糖

E. 人工呼吸

【答案】 E

【考点】 局部麻醉并发症晕厥的防治及处理原则

【解析】 晕厥是一种突发性、暂时性意识丧失。防治原则：做好术前检查及思想工作，消除紧张情绪，避免在空腹时进行手术。一旦发生晕厥，应立即停止注射，迅速放平座椅，置患者于头低位；松解衣领，保持呼吸道通畅；按压人中穴，芳香胺乙醇或氨水刺激呼吸；氧气吸入和静脉补液，口服高渗葡萄糖。因此可排除E选项。

【避错】 本题不易错选，晕厥是暂时性意识丧失，可行人工呼吸，使心肺复苏。

15. 女，25岁。左侧完全性唇裂术后继发畸形，拟进行二期手术矫正。应采取的麻醉方法是

A. 局部浸润麻醉

B. 双侧眶下神经阻滞麻醉

C. 基础麻醉加局部浸润麻醉

D. 全身麻醉

E. 鼻腭神经阻滞麻醉

【答案】 B

【考点】 完全性唇裂手术麻醉

【解析】 浸润麻醉是将局部麻醉药液注入组织内，以作用于神经末梢，使之失去传导痛觉的能力而产生麻醉效果，浸润麻醉是组织的麻醉，因此A、C不合题意。眶下神经阻滞麻醉适用于同侧上颌切牙至前磨牙的拔除，牙槽突修整以及上颌囊肿刻除术、唇裂整复术等手术，B合题意。全身麻醉的手术并发症多，麻醉与手术相互干扰，D错误。鼻腭神经麻醉区域为两侧尖牙腭侧连线前方的牙龈、腭侧黏膜和牙槽突。E错误。故本题选B。

【避错】 本题易错选D。唇裂手术麻醉的选择方法以安全和保证呼吸道通畅为原则。该患者为成人，可选择局部麻醉（眶下神经阻滞麻醉）下进行。

16. 男，20岁。右下颌后牙出现肿痛，张口困难7天。检查见右下8斜位阻生，冠周组织稍红肿，张口度1cm。为了增加张口度以便拔除患牙，应采用

A. 下牙槽神经阻滞麻醉

B. 舌神经阻滞麻醉

C. 颊长神经阻滞麻醉

D. 咬肌神经阻滞麻醉

E. 颏神经、切牙神经阻滞麻醉

【答案】 D

【考点】 咬肌神经阻滞麻醉适应证

【解析】 三叉神经第三支的运动神经分支，分别分布于咬肌、颞肌、翼外肌和翼内肌，因而又叫咀嚼肌神经。麻醉该神经可以暂时解除或减轻某些炎症，如冠周炎、牙源性感染等引起的牙关紧闭，增大张口度，以利于病灶牙的早期拔除，缩短病程。咬肌神经封闭还可用以治疗颞下颌关节功能紊乱病。故本题答案为D。

【避错】 本题易错选E，颏神经分布于下唇黏膜、皮肤和颏部，口内分布至第一前磨牙、尖牙和切牙的唇、颊侧。切牙神经分支至第一前磨牙、尖牙和切牙的牙髓、牙槽突和牙周膜。

17. 男，29岁。左下智齿渐进性松动1年余，左下智齿正位，无牙体疾病。局部麻醉下拔除脱位牙齿后，拔牙窝内涌出大量鲜血。此时最佳止血方法是

A. 降压止血

B. 结扎颈外动脉

C. 指压颈外动脉

D. 纱条填塞止血

E. 全身药物止血

【答案】 D

【考点】 不同情况下止血方法的选择

【解析】 降压止血可减少机体周围组织的血容量，从而有效地减少出血。结扎止血是常用而可靠地止血方法，如条件许可，对于创口内活跃出血的血管断端应以血管钳夹住做结扎或缝扎止血，口腔颌面部较严重出血如局部不能妥善止血时，可考虑结扎颈外动脉，因此B不是最佳的止血方法。指压颈外动脉时间不超过5分钟，也禁止双侧同时压迫，否则导致脑缺血，因此C不是最佳选项。填塞止血适用于开放性和洞穿性创口，也可用于窦腔出血，故本题选D。药物

止血适用于创面渗血、小静脉和小动脉出血，E 不合适。

【避错】本题易错选 C，指压止血只是暂时止血，易造成脑缺血。

18. 给某患者拔除4|，用2%普鲁卡因2.5ml做阻滞麻醉，重复一次后才获麻醉效果。拔牙顺利。术后5小时患者仍感下唇麻木而复诊，其原因可能是
A. 注射药量过大
B. 麻醉药浓度偏高
C. 注射速度过快
D. 神经损伤
E. 麻醉药过敏

【答案】D

【考点】拔牙的并发症

【解析】注射针刺入神经，可造成神经损伤，出现感觉异常、神经痛或麻木。多是暂时性的，可逆的病变。故选 D。

【避错】此题易错选 A，5ml 的 2% 普鲁卡因属于正常用量，不存在药量过大问题。且5小时，麻醉药应已充分代谢。因此5小时后下唇不会仍感麻木，不应该考虑麻醉药注射过多的因素，而应转为考虑神经损伤的可能。

19. 男，60岁。行上颌结节注射麻醉后，突然感到全身发麻、面色苍白、四肢无力、神志模糊、心悸、气闷、表情肌抽搐及血压下降。应考虑
A. 分离（转换）障碍
B. 晕厥
C. 中毒
D. 麻醉药过敏
E. 肾上腺素反应

【答案】D

【考点】局部麻醉的各种并发症

【解析】此临床表现为变态反应中的即刻反应，表现为突然惊厥、昏迷、脉搏细弱、血压下降、神志不清、呼吸骤停、心搏骤停而死亡。故选 D。

【避错】此题易错选 B，晕厥也可出现血压下降、胸闷等症状，但不会出现表情肌抽搐，因此 B 选项不正确。

20. 女，64岁。原发性高血压病史10年。牙科建议拔除|6，拔除时麻醉药最适合选用
A. 2%含肾上腺素普鲁卡因
B. 2%利多卡因
C. 2%丁卡因
D. 2%布比卡因
E. 2%普鲁卡因

【答案】B

【考点】各种局部麻醉药的使用特点

【解析】利多卡因，麻醉效用强于普鲁卡因，维持时间较长，并有较强的组织穿透性和扩散性，是口腔科临床最多的局部麻醉药，具有迅速而安全的抗室性心律失常的作用。故本题选 B。

【避错】此题易错选 E。普鲁卡因也可用于口腔局部麻醉用药，但其麻醉效果不如利多卡因，因此临床上较多使用利多卡因，E 选项不正确。

21. 男，28岁。拔牙前2%利多卡因局部麻醉后，患者出现心悸、头晕、胸闷、面色苍白、全身冷汗、四肢厥冷无力、脉搏快而弱、血压下降。该患者情况属于
A. 中毒
B. 晕厥
C. 变态反应
D. 分离（转换）障碍
E. 肾上腺素反应

【答案】B

【考点】局部麻醉的并发症及其防治

【解析】晕厥是一时性中枢缺血所致。一般可因恐惧、饥饿、疲劳及全身健康较差等内在因素，以及疼痛、体位不良等外在因素所引起。临床表现：头晕、胸闷、面色苍白、全身冷汗、四肢厥冷无力、脉搏快而弱、恶心、呼吸困难；重者甚至有短暂的意识丧失。故本题选 B。

【避错】本题易错选 C。变态反应患者会突然惊厥、昏迷，呼吸、心搏骤停而死亡。

（22～25题共用题干）

女，22岁。因右下智齿低位埋伏阻生，要求拔除。

22. 常用的麻醉药物是
A. 2%利多卡因
B. 1%普鲁卡因
C. 1%丁卡因
D. 2%利多卡因加肾上腺素
E. 1%普鲁卡因加肾上腺素

【答案】D

【考点】拔牙常用局部麻醉药

【解析】利多卡因局部麻醉作用较普鲁卡因强，其维持时间亦较长，普鲁卡因属于酯类药物，用药前需做皮试，普鲁卡因通透性差，对组织麻醉效果不佳，因此 B、E 不正确。丁卡因穿透力强，临床上主要用作表面麻醉，麻醉效能和毒性较普通普鲁卡因大10倍，由于毒性大，一般不做浸润麻醉，可排除 C。临床应用时常将血管收缩药加入局部麻醉药溶液中，以延缓吸收，毒性反应低，延长局部麻醉时间，以及

减少注射部位的出血，使术野清晰。因此选D，不选A。

【避错】本题易错选E，注意普鲁卡因过敏。

23. 行下牙槽神经阻滞麻醉后，关于麻醉范围错误的是

A. 包括下颌骨

B. 包括下颌牙

C. 包括牙周膜

D. 包括黏骨膜

E. 不包括同侧下唇

【答案】E

【考点】下牙槽神经麻醉区域及效果

【解析】下牙槽神经阻滞麻醉是将麻醉药注射到翼外肌间隙内，麻醉同侧下颌骨、下颌牙、牙周膜、前磨牙至中切牙唇（颊）侧牙龈、黏骨膜及下唇。故本题答案为E。

【避错】本题易错选D，下牙槽神经不麻醉舌侧牙龈。

24. 在注射局部麻醉药后牙关紧闭，可能是发生了

A. 感染

B. 水肿

C. 血肿

D. 气肿

E. 翼内肌暂时性痉挛

【答案】E

【考点】局部麻醉后牙关紧闭原因

【解析】牙关紧闭或张口受限可发生于下牙槽神经阻滞麻醉口内注射后，比较罕见。由于注射不准确，麻醉药注入翼内肌或咬肌内，使肌肉失去收缩或舒张的功能，并停滞于收缩状态，因而出现牙关紧闭，除感染所致外一般都是暂时性的，大多在2～3小时内自行恢复。故本题答案为E。

【避错】本题易错选A，感染可引起牙关紧闭，本题是局部麻醉之后，一般是麻醉药注入翼内肌所致。

25. 在麻醉过程中患者发生晕厥，以下处理措施哪项是错误的

A. 立即停止注射

B. 置患者于头低位，解开颈部衣扣

C. 嗅闻氨水

D. 吸氧

E. 静脉推注肾上腺素

【答案】E

【考点】晕厥的处理原则

【解析】晕厥的防治原则：做好术前检查及思想工作，消除紧张情绪，避免在空腹时进行手术，一旦发生晕厥，应立即停止注射，迅速放平座椅，置患者于头低位；松解衣领，保持呼吸道通畅；芳香胺乙醇溶液或氨水刺激呼吸；针刺人中穴；氧气吸入和静脉补液，口服高渗葡萄糖，故选E。

【避错】本题不难排除E，静脉推注肾上腺素可引起肾上腺素反应，表现为头晕、头痛、面色苍白、血压升高、脉搏快而有力。

（26～27题共用题干）

女，22岁。去某医院行拔牙术，注射麻醉药时，患者出现头晕、恶心、胸闷、四肢无力。查体：血压90/60mmHg，脉搏65次/分，面部及口唇苍白。

26. 该患者的诊断是

A. 中毒

B. 过敏

C. 晕厥

D. 白血病

E. 脑卒中

【答案】C

【考点】各类局部麻醉的并发症

【解析】晕厥临床表现：头晕、胸闷、面色苍白、全身冷汗、四肢厥冷无力、脉快而弱、恶心和呼吸困难。还可出现心率减慢、血压急剧下降、意识短暂丧失。故本题选C。

【避错】此题易错选B，过敏也可出现头晕、恶心症状，但一般伴有惊厥症状甚至呼吸、心搏骤停。不符合患者表现。

27. 对该患者上述情况的正确处理是

A. 立即送往急诊室

B. 注射麻醉药完成后抢救

C. 停止注药，立即抢救

D. 继续注射，完成拔牙

E. 观察，暂不处理

【答案】C

【考点】对晕厥患者的抢救措施

【解析】发生晕厥，应立即停止注射，迅速放平座椅，置患者于头低位，松解衣领，保持呼吸道通畅，氧气吸入和静脉补液。故本题选C。

【避错】此题易错选A，发生晕厥不能即刻送往急诊室。而应进行必要的急救措施，以免运送过程延误抢救。

（28～33题共用题干）

女，24岁。因左上智齿颊侧错位，需局部麻醉下拔除。

28. 拔除该牙需麻醉的神经是同侧的

A. 上牙槽后神经+腭后神经

B. 上牙槽后神经+腭前神经

C. 上牙槽后神经+鼻腭神经

D. 上牙槽中神经+腭前神经

E. 上牙槽中神经+上牙槽后神经+腭前神经

【答案】B

【考点】上颌阻生牙拔除术的麻醉

【解析】上牙槽后神经阻滞麻醉区域：除第一磨牙颊侧近中根外的同侧磨牙的牙髓、牙周膜、牙槽突及其颊侧的骨膜、牙龈黏膜。腭前神经阻滞麻醉区域：同侧磨牙、前磨牙腭侧的黏骨膜，牙龈及牙槽骨。鼻腭神经阻滞麻醉区域：两侧尖牙腭侧连线前方的牙龈、腭侧黏骨膜和牙槽骨。拔除上颌智齿麻醉上牙槽后神经和腭前神经即可，故正确答案选B。

【避错】本题易错选C。鼻腭神经阻滞麻醉区域：两侧尖牙腭侧连线前方的牙龈，腭侧黏骨膜和牙槽骨。不麻醉上颌阻生齿的腭侧区域。

29. 如果在注射麻醉药后，拔出注射针时，左颊部随即出现肿胀，最可能的原因是发生了

A. 血肿

B. 水肿

C. 过敏

D. 感染

E. 肌肉痉挛

【答案】A

【考点】局部麻醉的并发症及其防治

【解析】注射针刺破血管所致，较常见于上牙槽后神经、眶下神经阻滞麻醉时。特别在刺伤静脉丛后，可发生组织内出血，在黏膜下或皮下出现紫红色瘀斑或肿块。数日后，血肿处颜色逐渐变浅呈黄绿色，并缓慢吸收消失，故正确答案选择A。

【避错】本题易错选D。感染多在注射后1～5天，局部红、肿、热、痛明显，甚至有张口受限或吞咽困难及全身症状。

30. 如果在注射麻醉药1～2分钟后，患者感到恶心、想吐，无其他不适或异常。最可能的原因是

A. 发生了肾上腺素反应

B. 发生了中毒反应

C. 发生了变态反应

D. 麻醉了上牙槽后神经

E. 麻醉了腭中、腭后神经

【答案】E

【考点】局部麻醉的并发症及其防治

【解析】肾上腺素反应、分离（转换）障碍常见症状是头晕、头痛，口唇苍白，并伴血压升高，脉搏快而有力，故A不正确。中毒反应表现可归纳为兴奋型与抑制型两类：兴奋型表现为烦躁不安、多话、颤抖、恶心、呕吐、气急、多汗、血压上升。抑制型上述症状多不明显，迅速出现脉搏细弱、血压下降、神志不清，随即呼吸、心搏骤停，故B不正确。变态反应表现为突然惊厥、昏迷，呼吸、心搏骤停而死亡，故C不正确。麻醉了上牙槽后神经应无异常。腭中、腭后神经在注射麻醉药后，会感到恶心、想吐，无其他不适或异常，故E正确。

【避错】本题易错选D。麻醉了上牙槽后神经，不会出现恶心和呕吐。

31. 如果在麻醉过程中，患者出现头晕、胸闷、恶心、出汗，继而发生晕厥，以下处理措施中，哪项是错误的

A. 立即停止麻醉药注射

B. 置患者于头高脚低位，松解衣领，保持呼吸通畅

C. 芳香胺乙醇或氨水刺激呼吸

D. 吸氧和静脉注射高渗葡萄糖

E. 针刺人中穴

【答案】B

【考点】局部麻醉的并发症及其防治

【解析】晕厥是一时性中枢缺血所致。一般可因恐惧、饥饿、疲劳及全身健康较差等内在因素，以及疼痛、体位不良等外在因素所引起。一旦发生晕厥，应立即停止注射，故A正确。迅速放平座椅，置患者于头低位；松解衣领，保持呼吸通畅；故B不正确。芳香胺乙醇或氨水刺激呼吸；针刺人中穴；氧气吸入和静脉注射高渗葡萄糖液。故C、D、E正确。

【避错】本题易错选D。吸氧和静脉注射高渗葡萄糖有利于对晕厥的改善。

32. 如果在麻醉过程中出现血肿，应立刻采取的措施是

A. 切开引流，放出积血

B. 粗针穿刺，抽出积血

C. 压迫止血，并予冷敷

D. 全身应用抗感染及止血药物

E. 不予处理

【答案】C

【考点】局部麻醉的并发症及其防治

【解析】麻醉过程中出现血肿是注射针刺破血管所致，较常见于上牙槽后神经、眶下神经阻滞麻醉时。特别在刺伤静脉丛后，可发生组织内出血，在黏膜下或皮下出现紫红色瘀斑或肿块。若局部已出现血肿，可立即压迫止血，并予冷敷；在出血停止之后，则改用热敷，促使血肿吸收消散。并可酌情给予抗感染及止血药物。故答案选择C。

【避错】本题易错选D。全身应用抗感染及止血药物是在血肿吸收消散后，而不是出现血肿应立即采取的措施。

33. 为避免在麻醉过程中出现血肿，其防治原则中不包括以下哪项

A. 选择正确进针点、进针角度和进针方向

B. 进针不能超过规定深度

C. 避免反复多方向穿刺

D. 注射针尖不能粗钝或有倒钩

E. 局部麻醉药中加入肾上腺素

【答案】E

【考点】局部麻醉的并发症及其防治

【解析】麻醉过程中出现血肿是注射针刺破血管所致，较常见于上牙槽后神经、眶下神经阻滞麻醉时。特别在刺伤静脉丛后，可发生组织内出血，在黏膜下或皮下出现紫红色瘀斑或肿块。防治原则是选择正确进针点、进针角度和进针方向，故A正确。进针不能超过规定深度，故B正确。注射针尖不能粗钝及有倒钩。注射时不要反复穿刺以免增加穿破血管的机会。故C、D正确。局部麻醉药中加入肾上腺素为延缓吸收，加强镇痛效果，延长局部麻醉时间，降低毒性反应，以及减少术区出血，使术野清晰，故E不正确。应选E。

【避错】本题易错选C。麻醉过程中如果反复多方向穿刺，会出现血肿。

(34～36题共用备选答案)

A. 利多卡因

B. 布比卡因

C. 阿替卡因

D. 普鲁卡因

E. 丁卡因

34. 目前在口腔颌面外科中应用最多的局部麻醉药物是

【答案】A

35. 用于表面麻醉的局部麻醉药物是

【答案】E

36. 适合较长时间手术的局部麻醉药物是

【答案】B

【考点】常用局部麻醉药物的特点

【解析】①利多卡因：口腔科临床应用最多的局部麻醉药物，心律失常患者首选的局部麻醉药物。②布比卡因：适合费时较久的手术，术后镇痛时间也较长。③阿替卡因：俗称碧兰麻。④普鲁卡因：酯类局部麻醉药，偶有变态反应。⑤丁卡因：酯类局部麻醉药，用于表面麻醉，毒性大，一般不做浸润麻醉。故34题选A，35题选E，36题选B。

【避错】34题易错选D，普鲁卡因应用也较广，但是作为酯类局部麻醉药，偶可产生变态反应，故逐渐被淘汰，利多卡因取代其成为应用最多的局部麻醉药物。35题易错选A，利多卡因虽亦可用作表面麻醉，但临床上主要用于阻滞麻醉。36题易错选C，阿替卡因的麻醉（对于软组织）时间可达3小时以上，而布比卡因的麻醉时间可达6小时以上，因此选B。

(37～39题共用备选答案)

A. 0.25%～0.50%普鲁卡因

B. 1%～2%利多卡因

C. 1%～2%丁卡因

D. 0.5%布比卡因和1：200 000肾上腺素

E. 2%～4%利多卡因

37. 费时较长的手术选用

【答案】D

38. 口腔颌面部软组织范围较大的手术选用

【答案】A

39. 心律失常患者首选

【答案】B

【考点】麻醉药的选择

【解析】布比卡因麻醉持续时间是利多卡因的2倍，特别适合费时较长的手术，术后镇痛时间也较长，故37题选D。口腔颌面部软组织范围较大的手术，常用0.25%～0.50%普鲁卡因或0.25%～0.50%利多卡因做浸润麻醉，38题选A。利多卡因适用于因急性心肌梗死、外科手术、洋地黄中毒及心脏导管等所致急性室性心律失常，包括室性期前收缩、室性心动过速及室颤。其次也用于癫痫持续状态和用其他抗惊厥药无效者及局部或椎管内麻醉。还可以缓解耳鸣。心律失常患者常选用1%～2%利多卡因进行麻醉。因此39题选B。

【避错】本组题考查不同局部麻醉药的应用特点，其中37题容易误选C，虽说丁卡因的麻醉作用是普鲁卡因的10倍，但其毒性也是普鲁卡因的10倍，因此不用于阻滞麻醉，而费时较长的手术一般选择阻滞或者全身麻醉，不选丁卡因。38题容易误选B，利多卡因可用作表面麻醉和阻滞麻醉，不做浸润麻醉。39题较容易，心律失常患者选择局部麻醉药时首选利多卡因，因其有良好的抗心律失常作用。2%～5%利多卡因多用于表面麻醉。

(40～42题共用备选答案)

A. 暂时性面瘫

B. 翼静脉丛血肿

C. 恶心、干呕

D. 瞳孔缩小

E. 上颌后区血肿

以下麻醉最易引起的相应并发症是

40. 腭大孔麻醉

【答案】C

41. 下牙槽神经阻滞麻醉

【答案】A

42. 上颌结节麻醉

【答案】B

【考点】局部麻醉的并发症

【解析】腭大孔麻醉应麻醉腭前神经，麻醉时如注射量过多，注射点过后，能麻醉腭中、腭后神经，引起软腭、腭垂麻痹不适而恶心、呕吐，故40题选C。暂时性面瘫多见于下牙槽神经口内阻滞麻醉，故41题选A。上颌结节口内阻滞麻醉注意针尖刺入不宜过深，以免刺破上颌结节后方的翼静脉丛引起血肿，故42题选B。

【避错】40题易错选B，应注意翼静脉丛血肿应为上颌结节麻醉的并发症。41题易错选C，应注意鉴别。42题易错选E，应注意上颌结节麻醉可引起翼静脉丛血肿而不会引起上颌后区血肿。

考点：牙及牙槽外科

1. 关于拔牙方法的描述，正确的是

A. 下颌前磨牙颊侧骨壁薄，摇动时应避免颊向用力

B. 下颌磨牙钳分左右，拔牙前应仔细辨认

C. 拔除上颌智齿时，应先用牙钳摇动，使其松动

D. 下颌中切牙牙根虽为较直的单根，但仍不宜扭转

E. 上颌尖牙牙根粗大，拔除时最适合用扭转力

【答案】D

【考点】牙拔除术

【解析】下颌切牙牙冠小，牙根扁平而细短，近远中径小。多为直根，唇及舌侧骨板均薄，尤以唇侧更甚。脱位运动先摇动后向侧上方牵引，不宜使用扭转。牵引时应用左手拇指控制牙钳，防止碰伤对牙。故本题选D。

【避错】本题易错选A，下颌前磨牙均为锥形单根，有时根尖向远中略弯，横断面为颊舌径大的扁圆形，颊侧骨板较薄。拔牙动作主要为颊舌向摇动，辅以小幅度的扭转，最后向上、颊侧、远中方向牵引。

2. 拔除牙根的正确做法是

A. 牙挺应从斜面较低的一侧插入

B. 翻瓣拔除时从骨膜下全层翻起

C. 拔除乳牙后应彻底搔刮拔牙窝

D. 拔除断根时，无须严格止血

E. 各种断根无论何种情况下均应取出

【答案】B

【考点】牙根拔除术的手术原则及方法

【解析】牙挺取根法应选用能进入牙槽窝并能达一定深度的牙挺，挺刃的大小、宽窄应与牙根相适应。如牙根断面是斜面，根挺应从斜面较高的一侧插入，A错误。乳牙拔除后不要搔刮拔牙窝，以免损伤恒牙胚，C错误。翻瓣术的原理是将牙根表面的黏骨膜瓣切开并掀起，显露其下方的骨组织并将骨除去，以显露牙根及病变组织。拔断根时良好的止血是必要的，D错误。有的断根如甚小，且本身并无炎症存在，也可不予拔除，E错误。故本题选B。

【避错】此题易错选E，在临床工作中，原则上各种断根皆应在术中取出，但也必须全面考虑。

3. 牙拔除术的基本步骤不包括

A. 安放牙钳

B. 挺松患牙

C. 分离牙龈

D. 去骨

E. 处理拔牙窝

【答案】D

【考点】牙拔除术的基本步骤

【解析】牙拔除术的基本步骤：①分离牙龈。②挺松患牙。③安放牙钳。④拔除患牙。⑤拔除牙的检查。⑥创口的检查。⑦术后医嘱，故此题选D。

【避错】此题易错选A，将安放牙钳与拔除患牙归于一个步骤，而去骨是挺松患牙的手段，且并不是所有的牙拔除都需要去骨，故去骨并不是牙拔除术的基本步骤。

4. 下颌阻生牙分类的依据是

A. 对邻牙危害的程度

B. 拔除方法

C. 拔牙并发症

D. 冠周炎发生频率

E. 牙在骨内的深度

【答案】E

【考点】下颌阻生牙的临床分类

【解析】根据阻生牙在颌骨内的深度分为高位、中位、低位阻生。①高位阻生：牙的最高部位平行或高于牙弓𬌗平面。②中位阻生：牙的最高部位低于𬌗平面，但高于第二磨牙的牙颈部。③低位阻生：牙的最高部位低于第二磨牙的牙颈部，故此题选E。

【避错】此题易错选A，根据阻生智齿的长轴与第二磨牙的长轴关系可分为：①垂直阻生。②水平阻生。③倒置阻生。④近中阻生。⑤远中阻生。⑥颊向阻生。⑦舌向阻生，而不是以阻生牙对邻牙的危害程

度进行分类。

5. 拔除7|时，不会发生
   A. 邻牙松动
   B. 对颌牙损伤
   C. 牙槽骨骨折
   D. 牙龈撕裂
   E. 上唇麻木

【答案】E

【考点】牙拔除术术中和术后并发症

【解析】牙拔除术并发症有晕厥、牙根折断、软组织损伤、骨组织损伤、邻牙、对颌牙损伤、神经损伤、颞下颌关节损伤、断根移位、口腔上颌窦交通。以邻牙作为支点会伤及邻牙，没有保护对颌牙，牵引7|时易伤及对颌牙，牙槽突骨折多因为拔牙用力不当、牙根与牙槽骨粘连或牙根形态异常所致。牙龈损伤多为撕裂伤，主要发生于安放牙钳时，将牙龈夹入钳喙与牙之间；牙龈与牙分离不彻底，牙与牙龈仍有连接的状况；使用牙挺时动作幅度过大。拔下颌牙一般不会伤及上颌的神经致上唇麻木，因此本题选E。

【避错】本题易选错B。邻牙及对颌牙损伤是由于所用牙钳的钳喙过宽或安放牙钳未与牙长轴一致，也可因为牙挺使用不当，以邻牙作为支点造成。

6. 拔牙的适应证中不包括
   A. 某些疾病的病灶牙
   B. 妨碍义齿修复的移位牙或错位牙
   C. 冠根折，不能用其他治疗方法保存者
   D. 无松动的滞留乳牙，下方无恒牙或恒牙阻生
   E. 晚期牙周病牙

【答案】D

【考点】牙拔除术适应证

【解析】牙拔除术适应证是相对的，包括以下几方面。①牙体病损：牙体组织龋坏或破坏严重，用现有的修复手段已无法恢复和利用者可拔除。②根尖周病：根尖周病变不能用根管治疗、根尖切除等方法治愈者可拔除。③牙周病：晚期牙周病，牙周骨组织支持大部分丧失，采用常规手术治疗已无法取得牙的稳固和功能。④牙外伤：根中1/3折断为拔牙的适应证。⑤错位牙：影响功能、美观、造成邻近组织病变或邻牙龋坏。⑥额外牙：引起正常牙的萌出障碍或错位，造成错𬌗畸形，常为拔牙的适应证。⑦埋伏牙、阻生牙。⑧滞留乳牙：影响恒牙萌出者可拔除，如成人牙列滞留的乳牙，但对应牙先天缺失或无法就位，可暂保留，因此D错误。⑨病灶牙。⑩骨折累及的牙。

【避错】本题易选出D选项，不易错选。无松动的乳牙，下方无恒牙或恒牙阻生可以暂缓拔牙。

7. 以下关于涡轮钻拔牙法特点的叙述中，哪项是错误的
   A. 振动小
   B. 创伤较大
   C. 手术视野清楚
   D. 手术时间短
   E. 术后并发症少

【答案】B

【考点】涡轮钻拔牙特点

【解析】在局部麻醉作用下用气动高速手钻磨切，避免锤击，减少震动，声音轻，减少患者恐惧心理，患者易于接受。创伤小，此法以磨切牙体组织为主，尽量少去或不去骨，避免劈牙凿骨可能造成的并发症。因操作准确，阻力去除后患牙极易拔除，故对拔牙创周围及邻牙损伤极小，避免断根。视野清楚，手术时间缩短，因创伤小，出血少，术野清楚，磨切能力强，故手术顺利。故答案为B。

【避错】本题易错选D，手术去除阻力快，因此手术时间短。

8. 拔上颌磨牙时牙根完整拔除，拔牙后发现口腔上颌窦瘘，但穿孔不大时
   A. 必须做瘘口修补术
   B. 使拔牙创面充满血块
   C. 冲洗拔牙创面
   D. 填塞明胶海绵
   E. 行上颌窦根治

【答案】B

【考点】上颌窦瘘处理

【解析】上颌窦瘘时，小的穿孔可按拔牙后常规处理，使牙槽窝内形成高质量的血凝块，待其自然愈合。所以本题应选B。

【避错】本题容易误选D，填放明胶海绵比较适合于出血量较大，拔牙创较大的牙拔除术后，一般正常拔除患牙后，无须特殊添加明胶海绵。此处选D没有B合适。

9. 拔牙的绝对禁忌证是
   A. 血友病
   B. 高血压
   C. 冠心病
   D. 慢性肝炎
   E. 急性白血病

【答案】E

【考点】拔牙绝对禁忌证

【解析】急性白血病为拔牙的绝对禁忌证，慢性

白血病经治疗而处于稳定期的患者，如必须拔牙，应与专科医师合作，并预防感染及出血。因此本题应选 E。

【避错】此题较易，急性白血病是拔牙绝对禁忌证，另外急性感染、慢性肝炎急性发作、高血压（>180/110mmHg）、近6个月内发作急性心肌梗死或不稳定型心绞痛、心功能在Ⅲ级以上都是拔牙的绝对禁忌证。

10. 妊娠期妇女可拔牙的时间段为
   A. 整个妊娠期
   B. 妊娠第 1～3 个月
   C. 妊娠第 4～6 个月
   D. 妊娠第 7～9 个月
   E. 整个妊娠期均不能拔牙

【答案】C

【考点】妊娠期妇女拔牙的原则

【解析】妊娠期妇女第 1～3 个月期间拔牙易引起流产，第 7～9 个月拔牙易引起早产，第 4～6 个月是相对安全的。选 C。

【避错】本题易错选 E，很多考生认为拔牙具有一定手术风险，整个妊娠期都不能拔牙，实际上妊娠第 4～6 个月孕妇状态较为稳定，可以耐受拔牙手术。

11. 拔除上颌第三磨牙（智齿）时，牙挺的支点应置于
   A. 远中牙槽嵴
   B. 近中牙槽嵴
   C. 第二磨牙、第三磨牙（智齿）之间
   D. 颊侧骨板
   E. 腭侧骨板

【答案】B

【考点】牙挺拔牙时支点的选择

【解析】上颌第三磨牙（智齿）牙根一般弯向远中，周围骨质疏松，远中为上颌结节，可用牙挺以近中牙槽嵴为支点，向后、下、外使力，多可拔出。故选 B。

【避错】此题易错选 C，牙挺置于第二磨牙、第三磨牙（智齿）之间较易用力，但是可能会对第二磨牙造成损伤，因此不宜采用此方法拔牙。

12. 对于第Ⅱ类近中位颊侧移位阻生智齿，下列描述错误的是
   A. 阻生智齿大部分位于下颌支内
   B. 阻生智齿的长轴向近中倾斜
   C. 阻生智齿的最高点低于殆平面
   D. 阻生智齿的最高点高于第二磨牙颈部
   E. 阻生智齿偏向正常牙列中线的颊侧

【答案】A

【考点】阻生牙的分类方法

【解析】阻生牙根据牙与下颌支及第二磨牙关系分类：在下颌支前缘和第二磨牙远中面之间距离足够容纳智齿为Ⅰ类；不能容纳为Ⅱ类；智齿全部或大部位于下颌骨内为Ⅲ类。据牙与第二磨牙长轴关系分类：垂直阻生、水平阻生、近中阻生、远中阻生、颊向阻生、舌向阻生、倒置阻生。根据在牙列中位置分类：颊侧移位、舌侧移位、正中位。根据患者的情况判断 B、C、D、E 均属于正确的，符合患者情况，只有 A 说明的是Ⅲ类阻生，与患者情况不符合，选 A。

【避错】此题易错选 D，阻生智齿的最高点高于第二磨牙颈部为第Ⅱ类近中位颊侧移位阻生智齿的主要表现之一，须牢记。

13. 拔除 $\underline{7|7}$ 的最佳麻醉方法是
   A. 颊、腭侧局部浸润
   B. 颊侧近中局部浸润加上颌结节麻醉，腭侧行腭大孔麻醉
   C. 颊侧行上颌结节阻滞麻醉，腭侧行切牙孔麻醉
   D. 颊侧行上颌结节阻滞麻醉，腭侧行腭大孔麻醉
   E. 颊侧行眶下孔阻滞麻醉，腭侧行腭大孔麻醉

【答案】D

【考点】各种阻滞麻醉的效果范围

【解析】$\underline{7|7}$ 的感觉受上牙槽后神经和腭前神经支配，所以如拔除 $\underline{7|7}$ 应行上颌结节阻滞麻醉+腭大孔麻醉，故选 D。

【避错】此题易错选 B，应注意上颌结节麻醉已可以完全麻醉颊侧牙龈及黏膜，不需再加局部浸润麻醉。

14. 对于甲状腺功能亢进症患者拔牙，下列哪项叙述是正确的
   A. 基础代谢率控制在+20 以上且脉搏 100 次/分以下
   B. 基础代谢率控制在+20 以下且脉搏 100 次/分以下
   C. 基础代谢率控制在+20 以上，脉搏 100 次/分以上
   D. 局部麻醉药中最好加肾上腺素
   E. 手术前后不用抗感染措施

【答案】B

【考点】拔牙的适应证

【解析】拔牙可导致甲状腺危象的发生，必须拔牙时，应在治疗后，基础代谢率控制在+20 以下，脉

搏不超过100次/分时进行。手术前后应采取抗感染措施，局部麻醉药中不应加肾上腺素，故答案B正确。

【避错】本题易错选A。拔牙可导致甲状腺危象的发生，所以拔牙前应把基础代谢率控制在+20以下，脉搏不超过100次/分时进行拔牙。

15. 下列患者拔牙时为通常应用抗菌药物，哪项不对
A. 高血压患者
B. 风湿性心脏病患者
C. 甲状腺功能亢进症患者
D. 放疗后拔牙患者
E. 糖尿病患者

【答案】A

【考点】术后并发症及其防治

【解析】甲状腺功能亢进症患者拔牙可导致甲状腺危象的发生，手术前后应采取抗感染措施，故C正确。糖尿病患者由于患者抗感染能力差，应在术前、术后给予抗生素，故E正确。放射治疗后，对位于治疗区中牙的拔除应持慎重态度，因可能已发生放射性骨坏死。必须拔牙时，术前、术后应给大剂量抗生素，以预防感染，并向患者说明创口可能不愈合，故D正确。风湿性心脏病患者行拔牙术有导致细菌性心内膜炎的可能，故B正确。高血压患者通常不应用抗菌药物。故选择A。

【避错】本题易错选B。风湿性心脏病患者牙拔除术及口腔手术能引起暂时性菌血症的发生，所以要应用抗菌药物。

16. 牙拔除后多长时间，X线片上拔牙创出现正常的骨结构
A. 1~2个月
B. 3~6个月
C. 7~9个月
D. 10~12个月
E. 12个月以上

【答案】B

【考点】拔牙创的愈合

【解析】拔除后，拔牙创内即为血凝块充填，血凝块可以保护伤口，防止感染，是拔牙创正常愈合的基础，一般经15分钟左右即凝成血块，2小时后凝结完全即不易破坏和脱落。3~4天后牙龈上皮即从四周向血块表面生长，8天血块表面完全被上皮组织被覆，同时拔牙创内血块转化为肉芽组织；38天以后，拔牙窝的2/3被纤维样骨质充填。3个月后才能完全形成骨组织。这种骨质密度较低，X线检查仍可看到牙槽窝的影像。故选B。

【避错】本题易错选为A。1~2个月拔牙窝内形成的纤维样骨质结构，还未形成正常的骨结构。

17. 关于拔牙器械的叙述中，哪项是错误的
A. 牙钳由钳喙、关节及钳柄三部分构成
B. 钳喙的长轴应与牙长轴平行
C. 牙挺由杆和柄两部分组成
D. 牙挺作用的原理有杠杆原理、楔原理和轮轴原理
E. 牙槽窝存在急性炎症、有脓时，一般不用刮匙

【答案】C

【考点】拔牙器械

【解析】牙钳由钳喙、关节及钳柄三部分构成，拔牙操作时应以右手握持钳柄，以钳喙夹紧牙颈部，钳喙长轴应与所拔除牙的长轴一致，然后进行摇动、扭转和牵引等运动。A、B正确。牙挺由刃、柄和杆三部分组成，作用的原理有杠杆原理、楔的原理和轮轴原理。C错误、D正确。牙槽窝存在急性炎症、有脓时，一般不用刮匙；乳牙拔除后不要搔刮拔牙窝，以免损伤恒牙胚。E正确。故本题选C。

【避错】本题部分考生易错选B，牙钳的安放一般应与患牙的长轴平行，以防断根及伤及邻牙。

18. 男，20岁。右下颌中位水平阻生第三磨牙拔除术后4小时，伤口仍出血，否认全身疾病史。分析其出血原因，最不可能的是
A. 未完全缝合软组织切口
B. 损伤下牙槽动脉
C. 牙槽骨内小血管破裂
D. 拔牙伤口感染后出血
E. 患者未遵医嘱

【答案】D

【考点】牙拔除术后并发症

【解析】拔牙后出血原因多为局部因素，如牙槽窝内残留炎性肉芽组织、软组织撕裂、牙槽骨骨折、牙槽内小血管破裂、较大知名血管破损。患者未遵医嘱也可导致出血。口腔组织血运丰富，抗感染能力甚强，术后急性感染少见。故选D。

【避错】本题易错选E。若患者未遵医嘱，出现漱口或用拔牙创咬合，或食用过热过硬食物等都可能出现出血情况。

19. 女，16岁。因正畸治疗需要拔除$\lfloor 4$，检查：$\lfloor 4$无牙体病变，无明显松动，牙龈正常，正确的拔除方法是
A. 使用牙钳先向颊侧后向腭侧摇动，逐渐加力并结合牵引

B. 使用牙钳先向腭侧后向颊侧摇动，逐渐加力并结合牵引

C. 分根后直接牵引拔除

D. 增隙后直接牵引拔除

E. 颊侧去骨后向颊侧摇动，逐渐加力并结合牵引

【答案】A

【考点】上颌第一、第二前磨牙的拔除

【解析】上颌前磨牙是扁根，断面呈颊腭径宽的哑铃状，上颌第一前磨牙常在根尖1/3或1/2处分为颊腭两个较细易断的根，第二前磨牙多为单根，颊侧骨壁较腭侧薄，拔除时先向颊侧小幅度摇动，感到阻力时转向腭侧，同时增大幅度，同时像颊侧远中牵引。故本题选A。

【避错】本题易错选B，考生将牙钳摇动的先后顺序记反了，应该是先向颊侧，后向腭侧。

20. 男，18岁。左下第三磨牙（智齿）牙龈反复肿痛，要求拔除。检查：左下第三磨牙（智齿）部分萌出，前倾，远中边缘稍低于牙弓咬合平面但高于第二磨牙颈部。其阻生类型是

A. 高位近中阻生

B. 高位远中阻生

C. 中位近中阻生

D. 中位远中阻生

E. 低位近中阻生

【答案】C

【考点】下颌阻生磨牙的分类

【解析】根据牙在颌骨内的深度分为高位、中位及低位。①高位：牙的最高部位平行或高于牙弓的㖞面。②中位：牙的最高部位低于牙弓㖞面，但高于第二磨牙的牙颈部。③低位：牙的最高部位低于第二磨牙的牙颈部。根据阻生智齿的长轴与第二磨牙的长轴关系可分为以下各类：垂直阻生、水平阻生、倒置阻生、近中阻生、远中阻生、颊向阻生、舌向阻生。结合题干，故本题选C。

【避错】本题易错选E，主要是不了解定义，牙的最高部位低于第二磨牙的牙颈部为低位阻生。

21. 女，56岁。拔除右上后牙后伤口愈合良好，无明显炎症。半个月后常感伤口疼痛不适，尤其触碰伤口颊侧时有明显疼痛，X线检查无异常。常见的原因是

A. 伤口内有残根

B. 伤口内有肉芽

C. 干槽症

D. 骨尖

E. 神经损伤

【答案】D

【考点】牙拔除术后并发症

【解析】拔牙后伤口出现疼痛，最常见伤口内有残根、伤口内有肉芽、骨尖或干槽症。其鉴别点是如果该患者是A或B选项疾病，患者感伤口轻度疼痛不适，主要表现局部伤口愈合不良，A项疾病表现为X线片有遗留残根，B项疾病表现为局部有炎性肉芽组织增生，因此A、B错误。干槽症有持续性剧烈疼痛，并可向耳颞部放射，拔牙创空虚，创腔内有腐败坏死物，有明显臭味，因此C错误。骨尖表现为伤口愈合良好，无明显炎症，有骨尖处触痛明显，因此D正确。

【避错】本题易错选C，干槽症是拔牙后2～3天有剧烈疼痛，并有放射痛，一般镇痛药不能镇痛，拔牙窝内空虚，或有腐败坏死性血凝块，腐臭味强烈。

22. 女，70岁。诉患牙不适半年余，要求拔除。检查：血压160/95mmHg，患牙松动，叩痛（-）。牙龈无炎症，何时拔牙最妥

A. 即刻拔牙

B. 服降压药后即刻拔牙

C. 服药1天后拔牙

D. 服药控制血压后拔牙

E. 服药控制血压后也不能拔牙

【答案】D

【考点】高血压患者拔牙

【解析】如果拔牙术前血压高，可能导致高血压脑病等危象，据最近期WHO的血压界定，<120/85mmHg为正常血压；>140/90mmHg为异常血压；介于二者之间为临界血压。如血压高于180/100mmHg，则应先控制后再行拔牙。如为异常血压，最好在监护下行牙拔除术。拔牙前应做好准备工作，术前可给予硝苯地平、安定类药物控制较高血压，减小血压波动。因此本题应选D。

【避错】此题易错选B，本患者血压属于异常血压值的范围，应该在血压稳定之后再进行拔牙，而不是服药后即刻拔除。

23. 男，35岁。拔除$\underline{6|}$时，于牙颈部折断，断面平齐牙槽嵴。此时，应采取的取根方法为

A. 翻瓣凿骨取根

B. 用丁字挺取根

C. 分根后取根

D. 用根钳取根

E. 用牙挺取根

【答案】C

【考点】拔牙根器械的选择

【解析】对于断面在牙颈部或更高时用根钳拔除，但6|多为多根，需要分根后取出断根，因此D错误C正确，牙挺适用于断面低于牙槽嵴的残根，故E错误，翻瓣凿骨取根用于断面低于牙槽嵴顶且牙挺无法取出的情况，A错误。丁字挺不适用于牙根的拔除，B错误。

【避错】本题易错选D，6|断根一般采用分根后取根法，根分叉角度大。

24. 男，25岁。左下颌智齿反复冠周炎。检查见该牙垂直位，大部牙冠被牙龈覆盖，𬌗面较下颌第二磨牙颈部略低。分析其拔除阻力主要是

A. 邻牙阻力

B. 牙根部骨阻力

C. 牙冠部骨阻力

D. 软组织阻力

E. 外斜线处骨阻力

【答案】C

【考点】阻生牙拔除阻力

【解析】下颌阻生智齿，特别是低位阻生智齿，拔除时的阻力主要是来自冠部、根部和邻牙阻力。因为该牙垂直位，所以邻牙阻力较少，所以A排除，牙根部阻力和外斜线处骨阻力并不是最主要的阻力，所以B、E排除，牙冠部牙龈覆盖表明软组织阻力存在，但拔除时常切开龈瓣，所以拔除时此阻力可排除，所以D排除，因为是低位阻生，牙冠部的骨阻力阻止了智齿的萌出，故选C。

【避错】本题易错选D，软组织阻力可以通过切除龈瓣而消除，因此阻力可排除。

25. 女，29岁。右下智齿反复肿痛，临床检查见智齿仅露出1/4远中冠，高于第二磨牙颈部但未高出平面。X线片示近中冠完全骨埋伏，且低于第二磨牙根尖，牙根全部位于下颌支内。此患者的诊断是

A. Ⅱ类近中低位阻生

B. Ⅱ类近中中位阻生

C. Ⅲ类近中低位阻生

D. Ⅲ类近中中位阻生

E. 埋伏牙

【答案】D

【考点】智齿阻生诊断

【解析】Ⅱ类指升支前缘与第二磨牙之间间隙不大，不能容纳智齿近远中径。Ⅲ类指阻生智的全部或大部位于下颌支内。中位阻生指牙的最高部位低于平面但高于第二磨牙颈部，低位阻生指牙的最高部位低于第二磨牙牙颈部及骨埋伏阻生。综上，应选D。

【避错】本题较易错选C项，低位阻生指牙的最高部位低于第二磨牙牙颈部及骨埋伏阻生，与题意不符，故不能选。

26. 一青年患者经去骨、劈开拔除右下近中阻生智齿。4天后出现持续性剧痛，并向耳颞部放散，检查见拔牙窝空虚，牙槽骨壁表面有灰白色假膜覆盖。最可能的诊断是

A. 牙槽突骨折

B. 拔牙后正常反应

C. 干槽症

D. 邻牙在拔牙时受到损伤

E. 邻牙急性根尖炎

【答案】C

【考点】干槽症的诊断标准

【解析】干槽症的诊断标准为：拔牙后2～3天有剧烈疼痛，并可向耳颞部、下颌下区或头顶部放射，一般的镇痛药不能镇痛；拔牙窝内可空虚，或有腐败坏死性的血凝块，腐臭味强烈。该患者的临床表现符合干槽症，因此本题选C。

【避错】本题易错选A。牙槽突骨折后可引起术后出血，较严重的肿胀及疼痛，牙槽突形态发生不利于义齿修复的改变，同时牙槽突骨折常伴有牙龈的撕裂。

27. 男，25岁。下颌全景片示右下颌第三磨牙低位阻生。检查见牙冠大部分被骨及软组织覆盖，做口内切口时，附加

A. 颊侧切口

B. 远中切口

C. 舌侧切口

D. 近中颊侧切口

E. 颊侧及远中切口

【答案】E

【考点】低位阻生牙拔除

【解析】中、低位水平阻生通常邻牙阻力很大，首先须去除覆盖患牙牙冠的骨质、并在牙冠的颊侧及远中增隙以显露牙冠，再从牙冠最大周径处将其横断、分离，被分离的牙冠应上宽下窄，以利于取出。故选E。

【避错】本题不易错选。颊侧切口与远中切口的末端成45°角向下，勿超过前庭沟，否则将引起颊部肿胀。

28. 女，25岁。初次妊娠，妊娠第8周出现牙痛。检查：6|牙体破坏大，须拔除，抗炎后拔除的时间应为

A. 1周内

B. 1周后

C. 2周后

D. 3周后

E. 4 周后

【答案】E

【考点】妊娠期拔牙

【解析】对于引起极大痛苦、必须拔除的牙，在健康正常者的妊娠期间皆可进行。但对选择性手术则应全面衡量。在妊娠的第 4 ~ 6 个月拔牙或进行手术较为安全。结合题干信息，4 周后即妊娠 12 周后，故选 E。

【避错】本题易错选其他选项。妊娠初期拔牙过早容易导致流产。

29. 女孩，7 岁。左下颌乳侧切牙松动Ⅲ度，侧切牙已于舌侧萌出牙冠的 1/4，乳牙拔除时应选择的麻醉药及麻醉方式为

A. 2% 普鲁卡因行唇、舌侧局部浸润麻醉

B. 2% 利多卡因行唇、舌侧局部浸润麻醉

C. 2% 含肾上腺素普鲁卡因行左侧下牙槽神经、舌神经、颊神经阻滞麻醉

D. 2% 含肾上腺素利多卡因行左侧下牙槽神经、舌神经、颊神经阻滞麻醉

E. 2% 丁卡因行局部表面麻醉

【答案】E

【考点】麻醉药的选择及麻醉方式

【解析】由于左下颌乳侧切牙松动Ⅲ度，侧切牙已于舌侧萌出牙冠的 1/4，故应选择表面麻醉。故 E 正确。

【避错】本题易错选 C 或 D。2% 含肾上腺素小儿应慎用。

30. 男，30 岁。Ⅱ⌉滞留但不松动，X 线片显示 2⌉横位阻生于 1⌉和 3⌉根间之间。Ⅱ⌉牙根完好无吸收。最佳的处理方法为

A. 拔除Ⅱ⌉，活动义齿修复

B. 拔除Ⅱ⌉，种植义齿修复

C. 拔除Ⅱ⌉及 2⌉，将 2⌉移植于拔牙窝内

D. 拔除Ⅱ⌉，开窗牵引助萌

E. 保留Ⅱ⌉，观察

【答案】E

【考点】牙齿滞留的处理措施

【解析】X 线片显示 2⌉横位阻生于 1⌉和 3⌉根间之间。2⌉萌出困难。Ⅱ⌉滞留但不松动，Ⅱ⌉牙根完好无吸收。故应保留到，观察，观察 2⌉的变化及Ⅱ⌉是否吸收。故本题选 E。

【避错】本题易错选 D。若Ⅱ⌉松动，根尖吸收。则应拔除，开窗牵引助萌 2⌉。

31. 女，33 岁。右下颌角骨折。检查发现 8⌉位于骨折线上，根尖暴露，无移位，不松动，有对颌牙，无龋。在骨折固定过程中，该牙的处理是

A. 必须拔除

B. 咬除暴露的根尖即可

C. 根管治疗后再处理骨折

D. 保留，不需特殊处理

E. 保留，并将固位螺钉置于基上，以加强固位力

【答案】A

【考点】拔牙的适应证

【解析】位于骨折线上的牙齿，由于会影响骨折愈合，所以必须拔出。故本题选 A。

【避错】此题易错选 B 选项，应注意 8⌉位于骨折线上，这种情况会对骨折愈合造成影响，因此需拔除整个牙齿，而不能仅取出暴露的根尖。

32. 女，30 岁。右下颌后牙肿痛一周伴张口受限。检查开口度 25mm，右下颌智齿阻生，周围软组织肿胀。此时 X 线检查的目的是了解

A. 有无骨膜反应性增生

B. 有无软组织阻力

C. 有无边缘性骨髓炎

D. 阻生牙的牙根形态

E. 有无瘘管形成

【答案】D

【考点】X 线检查的诊断价值

【解析】患者主诉及临床症状表明是由于右侧下颌智齿引起的炎症，应拍摄 X 线片确定智齿的形态，以确定拔除智齿的方法。故选 D。

【避错】此题易错选 E，瘘管在 X 片上没有显影，因此无法通过 X 片确定有无瘘管形成。

33. 男，50 岁。拔除下颌第一磨牙后，新鲜血液充盈牙槽窝，但不能淹没牙根间隔。正确的处理是

A. 缝合拔牙创

B. 咬除根间隔

C. 碘仿纱布覆盖

D. 明胶海绵覆盖

E. 任其吸收

【答案】B

【考点】拔牙创的处理

【解析】拔牙术后应认真搔刮拔牙窝，刮出炎性肉芽组织，同时对扩大的拔牙窝进行复位，如无新鲜血液，可咬除有炎症的根间隔，故选 B。

【避错】此题易错选 E，很多考生认为拔牙下颌第一磨牙后伤口无须做特殊处理，但如果新鲜血液不能淹没牙根间隔，易引起感染，因此需咬除根间隔。

34. 男，40岁。拟拔除上颌第二磨牙，调整椅位时应
A. 头后仰至上颌殆平面与地面成90°角
B. 头后仰至上颌殆平面与地面成45°角
C. 头直立，利用口镜反光操作
D. 头偏向右侧，以便面对术者
E. 头略后仰，利用口镜协助操作

【答案】 B

【考点】 拔牙时患者的体位

【解析】 拔除上颌牙时，嘱患者头后仰，使上颌殆平面与地平线成45°角，方便麻醉和拔牙术。故本题选B。

【避错】 此题易错选D，拔除上颌第二磨牙时，如患者头偏向右侧，更不利于操作。正确方法为头后仰至上颌殆平面与地面成45°角。

35. 女，18岁。5天前出现右下颌智齿冠周炎，已行抗感染治疗3天。检查见开口度正常，智齿正位，远中龈瓣覆盖部分牙面，上颌智齿正位萌出。该患者的最佳处理方法是
A. 远中龈瓣切除
B. 拔除下颌智齿
C. 同时拔除上下颌智齿
D. 理疗
E. 不处理

【答案】 A

【考点】 智齿冠周炎的治疗方案

【解析】 此患者诊断为智齿冠周炎，由于其抗炎治疗效果显著，炎症基本缓解，同时智齿为正位萌出，有上颌对颌牙，仅远中软组织覆盖部分牙面，所以只需切除远中龈瓣即可。故选A。

【避错】 此题易错选B，实际上并非所有智齿均需拔除，本题中上下颌智齿均正位萌出，有咬合关系。可在咀嚼中发挥作用，因此切除多余的远中龈瓣即可。

36. 女，23岁。⌊V滞留，不松动，近来自觉有冷热痛。X线片示⌊V根尖无吸收，⌊5横位埋伏阻生于⌊4与⌊V牙根之间。此患者的最佳处理方法为
A. 保留⌊V，建议口腔内科检查、治疗
B. 拔除⌊V，义齿修复
C. 拔除⌊V，⌊5开窗牵引助萌
D. 拔除⌊V，种植修复
E. 拔除⌊V，完整拔除⌊5，移植于拔牙窝内

【答案】 C

【考点】 埋伏阻生前磨牙的处理

【解析】 乳牙滞留，继承恒牙阻生，如果没有任何临床症状且滞留乳牙根尖没有吸收，可考虑保留乳牙，但本题患者滞留乳牙已经出现牙髓炎症状，虽根尖没有吸收，但也没有保留价值，故应予拔除，同时开窗助萌继承第二前磨牙，故选C。

【避错】 此题易错选B，在⌊V存在的情况下，应尽量开窗牵引助其萌出，而非修复治疗。

(37～41题共用题干)

男，30岁。8⌉类近中中位阻生，7⌉远中探诊可疑龋坏，反复发生冠周炎，现无明显症状要求拔除。

37. 在拔除8⌉前进行的检查内容中最重要的是
A. 87⌉冠周的牙龈有无炎症
B. 87⌉龋坏程度，有无叩痛
C. 87⌉拍X线片进行阻力分析
D. 检查患者开口度及关节情况
E. 询问患者有无麻醉药过敏史

【答案】 C

【考点】 智齿拔除术前检查

【解析】 下颌阻生智齿拔除术是一种比较复杂的手术，手术本身包括对软组织和骨组织的处理，该患者智齿有冠周炎病史，但无明显症状，因此检查牙龈有无炎症不是最主要的内容，A错误。叩痛包括垂直向和侧向，垂直向检查根尖部有无炎症，侧向检查牙周组织有无炎症，无明显自觉症状可以不做叩诊检查，B错误。拍X线片检查邻牙阻力大小和部位，以利于术中解除阻力，拔除患牙，C为最主要的检查内容。患者的开口度和关节情况在术中注意即可。一般采用阿替卡因或利多卡因，过敏少。

【避错】 本题易错选E，现在麻醉药种类多样，可以选用无过敏的药物。

38. 用劈开法拔牙，但因牙冠龋坏未成功且患牙出现松动，此时应该
A. 继续再劈
B. 改用挺出法
C. 切开去骨
D. 改用涡轮钻截去近中冠
E. 延期拔除患牙

【答案】 D

【考点】 智齿拔除术中牙劈开的方法

【解析】 分牙的目的是解除邻牙阻力，减小骨阻力。分牙的优点是创伤小，时间短，并发症少。用骨凿去骨的关键在于牙发育沟清晰明显，牙冠部无龋坏，牙分叉处明显且分叉处高；牙不松动，锐利而合适的骨凿，该智齿用骨凿未劈开可采用涡轮机去近中冠，涡轮机的优点是震动小，创伤小，劈开速度快，避免牙龋坏或发育沟不明显的限制，减小术后反应，

因此本题选 D。

【避错】本题易错选 C，切开去骨增加了患者的创伤，增加术后反应，故不选。

39. 拔除8|阻生齿后 3 天，拔牙窝出现持续性疼痛并向耳颞部放射，检查见拔牙窝内空虚。此时的诊断为

A. 拔牙术后反应

B. 舌侧骨板骨折

C. 7|急性根尖炎

D. 87|根折

E. 8|干槽症

【答案】E

【考点】牙拔除术后并发症

【解析】干槽症的诊断标准：拔牙 2～3 天后有剧烈疼痛，并可向耳颞部、下颌下区或头顶部放射，一般的镇痛药不能镇痛；拔牙窝内可空虚，或有腐败坏死性的血凝块，腐臭味强烈。该患者的临床表现符合干槽症，因此本题选 E。

【避错】本题易错选 A，但该患者出现干槽症的典型症状，故 E 项更为适合。

40. 出现上述症状后相应的治疗应为

A. 彻底清创后碘仿纱条填塞隔离刺激

B. 口服抗生素或肌内注射抗生素防止感染扩散

C. 拍片观察7|能否保留，必要时拔除

D. 探查舌侧骨板，必要时将之摘除

E. 局部理疗缓解症状

【答案】A

【考点】干槽症的治疗原则

【解析】干槽症的治疗方法有很多，通过传导阻滞麻醉，在完全无痛的情况下进行彻底的清创。使用3%过氧化氢溶液棉球反复擦拭，以去除腐败坏死物质，直至牙槽窝清洁，棉球干净无臭味，不要用刮匙反复搔刮牙槽骨壁，用生理盐水冲洗牙槽窝，用碘仿纱条填入牙槽窝，松紧适度，最后将纱条末端塞入牙槽窝深部避免松脱，也可缝合两侧牙龈，经上述处理，如无明显疼痛，次日可不换药。10 天后去除碘条即可。因此本题选 A。

【避错】本题易错选 B，抗生素是预防感染，故不选。

41. 如患者拔除8|后 3 天出现疼痛加重，吞咽痛，开口困难，发热，口内检查见8|舌侧黏膜充血、肿胀，压痛明显，最可能的原因为

A. 术后反应

B. 咽峡前间隙感染

C. 干槽症

D. 舌侧血肿

E. 舌侧骨板骨折

【答案】B

【考点】间隙感染临床表现

【解析】咽峡前间隙位于下颌智齿的舌侧下后方，是疏松的黏膜下间隙。咽峡前间隙感染的主要症状是张口受限和吞咽疼痛。该患者出现疼痛加重 3 天，吞咽痛、开口困难、发热，口内检查见8|舌侧黏膜充血、肿胀、压痛明显，考虑为咽峡前间隙感染。

【避错】本题易错选 C，干槽症有明显的放射痛，一般的镇痛药不能镇痛，拔牙窝空虚，腐臭味强烈。

（42～45 题共用题干）

女，53 岁。贫血病史 10 余年，全身检查其他未见异常。口内有6|残根，不松动，需要拔除。

42. 该患者满足下列哪项可行拔牙

A. 血红蛋白在 70g/L 以上，血细胞比容 30%以上

B. 血红蛋白在 80g/L 以上，血细胞比容 30%以上

C. 血红蛋白在 80g/L 以上，血细胞比容 20%以上

D. 血红蛋白在 70g/L 以上，血细胞比容 20%以上

E. 血红蛋白在 70g/L 以上，血细胞比容 25%以上

【答案】B

【考点】拔牙的适应证

【解析】贫血患者，血红蛋白在 80g/L 以上，血细胞比容 30%以上可考虑拔牙。故本题选 B。

【避错】本题属于记忆性题目，记忆不准确的考生容易选错任何选项，血红蛋白在 80g/L 以上，血细胞比容 30%以上可考虑拔牙。

43. 6|残根，如根分叉未破坏，首先应

A. 挺松整个牙齿

B. 分根

C. 牙钳直接拔出

D. 根钳直接拔出

E. 牙钳挺动拔出

【答案】B

【考点】牙根拔除术

【解析】遗留牙槽窝中时间较久的牙根为残根。在根周和牙槽骨壁间，多存在慢性炎症及肉芽组织，根尖、牙周膜及牙槽骨壁均有程度不等的吸收。由于上颌第一磨牙为三根，根分叉大，牙槽骨板都较厚。直接挺松患牙，不易拔除患牙，故 A 不正确。首先应

分根，然后分别用牙钳直接拔出或根钳直接拔出。故选B。

【避错】本题易错选C或D。$6|$残根如根分叉未破坏，只有在分根后才可以用牙钳直接拔出或根钳直接拔出。注意审清题干。

44. 拔除该牙时应重点预防下列哪项并发症

A. 软组织损伤

B. 骨组织损伤

C. 口腔上颌窦交通

D. 邻牙损伤

E. 颞下颌关节脱位

【答案】C

【考点】牙拔除术的并发症及其防治

【解析】上颌第一磨牙根尖与上颌窦解剖关系邻近，故拔除上颌第一磨牙时要特别注意防止牙根进入上颌窦，故选C。

【避错】本题易错选B。由于用力不当，牙根与牙槽骨粘连或形态异常可造成牙槽突骨折；暴力以及各种病理状况易造成下颌骨骨折，与本题题意关系不大。

45. 患者拔除该牙术后至少多长时间才能行永久性修复

A. 2周

B. 3周

C. 1个月

D. 3个月

E. 6个月

【答案】D

【考点】拔牙创的愈合

【解析】拔除后，3个月后才能完全形成骨组织。进行永久性修复。故应选D。

【避错】本题易错选E。拔牙创的愈合需要3～6个月，本题问至少需要多长时间。注意审清题干。

（46～48题共用题干）

女，28岁。$\overline{8|}$近中阻生，$\overline{7|}$远中深龋，患者主诉右下后牙冷热刺激性疼痛，无自发性疼痛。

46. 该患者正确治疗程序为

A. 拔除$\overline{8|}$，治疗$\overline{7|}$

B. 单纯治疗$\overline{7|}$

C. 拔除$\overline{8|}$，观察$\overline{7|}$

D. 先治疗$\overline{7|}$，后拔除$\overline{8|}$

E. 拔除$\overline{8|}$

【答案】A

【考点】阻生牙拔除适应证

【解析】$\overline{8|}$近中阻生故应拔除，故排除B。$\overline{7|}$远中深龋，患者主诉右下后牙冷热刺激性疼痛，无自发性疼痛，诊断$\overline{7|}$深龋，但排除牙髓炎，故$\overline{7|}$应治疗。排除C。应先拔除$\overline{8|}$，再治疗$\overline{7|}$，以免造成对$\overline{7|}$的损伤。故本题选A。

【避错】本题易错选D。若先治疗$\overline{7|}$可能会给$\overline{8|}$的拔除带来困难。

47. 如果拔除$\overline{8|}$，解除邻牙阻力常需要

A. 切开法

B. 去骨法

C. 劈开法

D. 直接挺出$\overline{8|}$

E. 翻瓣术

【答案】C

【考点】下颌阻生智齿的拔除方法

【解析】阻生牙拔除的阻力有软组织阻力、牙冠部骨阻力、牙根部骨阻力、邻牙阻力。本题未提及软组织附着，故没有软组织阻力，故A错误。未提及牙冠部骨阻力、牙根部骨阻力，故不应用去骨法，故B错误。$\overline{8|}$近中阻生有邻牙阻力，故应选择劈开法。正确答案选C。$\overline{8|}$近中阻生不能直接挺出。

【避错】本题易选错D。$\overline{8|}$近中阻生不能直接挺出，因为需要解除邻牙阻力。才能拔除$\overline{8|}$。

48. 如果拔牙过程中出现晕厥，以下哪项不应该出现

A. 头晕，胸闷

B. 面色苍白，全身冷汗

C. 四肢厥冷，乏力

D. 脉慢而弱

E. 恶心，呼吸困难

【答案】D

【考点】局部麻醉的并发症——晕厥的表现

【解析】晕厥是一时性中枢缺血所致。一般可因恐惧、饥饿、疲劳及全身健康较差等内在因素，以及疼痛、体位不良等外在因素所引起。临床表现：头晕、胸闷、面色苍白、全身冷汗、四肢厥冷无力、脉搏快而弱、恶心、呼吸困难；重者甚至有短暂的意识丧失。综上所述，选项A、B、C、E正确。脉搏细弱是局部麻醉药中毒的表现。故本题选D。

【避错】本题易错选E。晕厥有恶心，呼吸困难表现，变态反应有呼吸、心搏骤停而死亡表现。注意区分。

（49～51题共用题干）

男，35岁。$\overline{8|}$近中阻生，$\overline{7|}$远中龋坏。施行$\overline{8|}$拔除术后4日，拔牙窝出现持续性疼痛并向耳颞部放射，检查见拔牙窝内空虚，有异味。

49. 此时最可能的诊断为

A. $\overline{7|}$急性根尖周炎

B. $\overline{8|}$干槽症

C. 术后反应
D. 术后疼痛
E. 牙槽突骨折
【答案】B
【考点】干槽症的诊断
【解析】干槽症的诊断标准：拔牙 2～3 天后有剧烈疼痛，并可向耳颞部、下颌区或头颈部放射，一般药物不能镇痛，拔牙窝内空虚，或有腐败变性的血凝块，腐臭味强烈。本题患者符合上述表现，选 B。
【避错】此题易错选 D，拔牙后 4 日才出现明显疼痛，且拔牙窝内空虚，有异味，此并非常规的拔牙后疼痛，而应为干槽症的表现。

50. 要了解 $\overline{7|}$ 的龋坏程度，最佳的检查方法为
A. 冷测验
B. 热测验
C. X 线片
D. 患者主诉
E. 电活力测验
【答案】C
【考点】龋病的检查方法
【解析】X 线片可以更直观地告诉我们患牙的龋坏部位、范围、深度，故本题选 C。
【避错】此题易错选 D，患者主诉无法确切判断龋坏深度。必须结合视诊和 X 片方可确定。

51. 对此患者相应的治疗应为
A. $\overline{7|}$ 根管治疗
B. 保持口腔卫生
C. 口服抗生素即可
D. 用生理盐水冲洗拔牙窝即可
E. 对拔牙窝彻底清创后，以碘仿纱条填塞，隔离外界刺激
【答案】E
【考点】干槽症的治疗措施
【解析】治疗干槽症应局部麻醉下彻底清创，生理盐水反复冲洗，碘仿纱条填满拔牙窝，10 天后取出，不需放新的碘条。牙槽窝待 1～2 个月后才能长满结缔组织。故本题选 E。
【避错】此题易错选 D。干槽症必须彻底清除拔牙窝内坏死组织，而仅用生理盐水冲洗无法达到彻底清除的目的。

（52～53 题共用题干）
女，23 岁。4 天前出现右下后牙区肿痛不适，昨日起疼痛加剧，并出现张口受限。检查见右面颊部稍肿胀，张口度二指，$\overline{8|}$ 近中阻生，牙龈红肿，远中盲袋有少量脓液溢出，$\overline{6|}$ 叩痛（-），其颊侧前庭沟黏膜充血，咽部检视不清。

52. 此患者的诊断是
A. $\overline{6|}$ 根尖周脓肿
B. $\overline{8|}$ 急性冠周炎
C. $\overline{8|}$ 急性根尖周炎
D. 右颊间隙感染
E. 右咀嚼肌间隙感染
【答案】B
【考点】急性冠周炎的诊断
【解析】智齿冠周炎的临床表现：初期自觉不适，进食疼痛，后发展为自发性跳痛或沿耳颞神经分布区产生放射性痛，继而张口受限。全身症状可有不同程度的畏寒、发热、头痛、全身不适等。本题患者表现符合智齿冠周炎的表现，故本题选 B。
【避错】此题易错选 E，咀嚼肌间隙感染也可出现张口受限等症状。但 $\overline{8|}$ 近中阻生，牙龈红肿，远中盲袋有少量脓液溢出，这些症状说明为急性冠周炎引起。

53. 对此患者常用而有效的局部处理方法是
A. $\overline{6|}$ 开髓引流
B. $\overline{8|}$ 开髓引流
C. 局部切开引流
D. 颌下切开引流
E. 盲袋冲洗和引流
【答案】E
【考点】急性冠周炎的治疗
【解析】智齿冠周炎的治疗原则：急性期以消炎、镇痛、切开引流、增强全身抵抗力为主。进入慢性期后可拔除智齿。智齿冠周炎的治疗以局部处理为重点，常用生理盐水、1%～3% 过氧化氢溶液、1∶5000 高锰酸钾液、0.1% 氯己定液等反复冲洗龈袋，至溢出液清亮为止。局部擦干，用探针蘸 2% 碘酒、碘甘油或少量碘酚液入龈袋内，每日 1～3 次，并用温热水等含漱口，故选 E。
【避错】此题易错选 C，此病例并无明显切开引流指征，因此无须切开引流。

（54～56 题共用题干）
男，35 岁。右上第一磨牙牙髓治疗后劈裂，拔牙过程中牙冠碎裂至龈下，牙根与周围骨质粘连。

54. 此时拔除牙根应先
A. 牙挺取根
B. 牙钳拔除
C. 分根后拔除
D. 翻瓣去骨拔除
E. 涡轮钻拔除
【答案】C
【考点】磨牙残根拔除的方法

【解析】由于磨牙残根为多根，且与周围骨质粘连，故拔除难度较大，应采用分根法逐个拔除。故选C。

【避错】此题易错选A，右上第一磨牙牙根较粗壮，且经过牙髓治疗，死髓牙牙根较易折断因此不宜直接挺出而应分根后分别取出。

55. 拔牙过程中发现其腭侧根消失，牙槽窝空虚，此时应当

A. 立即停止操作，拍X线片

B. 立即扩大牙槽窝取根

C. 立即行上颌窦开窗取根

D. 翻瓣去骨取根

E. 延期拔除患牙

【答案】A

【考点】牙根进入上颌窦的处理方法

【解析】上颌第一磨牙牙根离上颌窦最近，仅有薄层骨板相隔，甚至牙根与上颌窦黏膜直接接触。术中如断根突然消失，应首先拍摄X线片确定牙根是否进入上颌窦中。故选A。

【避错】此题易错选C，拔牙时发现腭侧根消失，不应急于取出，应先拍X片确定牙根位置再设法取出。

56. 如果确定腭根已入上颌窦，经去除牙槽间隔后扩大牙槽窝将其冲出，此时上颌窦底黏膜破裂口约7mm，此时应

A. 立即行上颌窦瘘修补术

B. 牙槽窝填塞碘仿纱条

C. 可不予处理

D. 给予抗生素，延期行上颌窦瘘修补术

E. 术后牙槽窝内放置碘仿海绵

【答案】A

【考点】口腔与上颌窦交通的处理方法

【解析】如小的穿孔（直径2mm左右），可按拔牙后常规处理，使牙槽窝内形成高质量的血凝块；中等大小穿孔（直径2~6mm），也可按上述处理，如将两侧牙龈拉拢缝合，进一步保护血凝块，更有利于愈合；大于7mm的穿孔，需用邻位组织瓣关闭，行上颌窦瘘修补术。故选A。

【避错】此题易错选D，条件允许者应尽快行上颌窦瘘修补术，以免增加感染风险。

（57~58题共用备选答案）

A. 牙槽突骨折

B. 牙根折断

C. 牙龈撕裂

D. 断根移位

E. 神经损伤

57. 拔牙时钳喙未与牙长轴平行，可发生

【答案】B

58. 拔下颌阻生牙，X线显示融合根，向舌侧挺出牙时，用力过猛常造成

【答案】A

【考点】牙拔除术中的并发症

【解析】钳喙夹持的位置不正确，未与牙长轴平行，或夹于牙冠而未夹在牙根，使牙受到的折力较大，可发生牙根折断。牙槽突骨折多因拔牙用力不当、牙根与牙槽骨粘连或牙根形态异常所致，拔除下颌智齿劈开和挺出时，可造成舌侧骨板骨折。故57题选B，58题选A。

【避错】57题易错选C，牙龈撕裂主要发生于安放牙钳时，将牙龈夹入钳缘与牙之间等。58题选E，鼻腭神经和颊神经经常在手术翻瓣时被切断。

（59~61题共用备选答案）

A. 摇动

B. 扭转

C. 分根

D. 去骨

E. 分冠

59. 拔除下颌中切牙主要使用的方法是

【答案】A

60. 拔除上颌中切牙主要使用的方法是

【答案】B

61. 拔除上颌第一磨牙残根主要使用的方法是

【答案】C

【考点】牙拔除术

【解析】①摇动多用于扁根的下前牙、前磨牙、多根的磨牙。②扭转多用于圆锥形的单根牙，如上颌中切牙和尖牙。③牵引用于任何类型牙。④分根法多用于多根牙的残根。⑤去骨法可用于任何用根钳和牙挺取根法无法拔除的牙根。⑥分冠法多用于下颌阻生智齿。故59题选A，60题选B，61题选C。

【避错】59题及60题的答案容易误选成B、A，因为对上下颌中切牙牙根的解剖掌握不准，上颌中切牙为圆锥根，下颌中切牙为扁根，扁根牙不可以使用扭转力。61题易错选D，虽然拔除上颌第一磨牙残根可以使用去骨法，但是应在牙根发生粘连，或者距离上颌窦过近甚至已经发生断根移位等情况时使用。因为去骨对组织创伤大，不利于义齿修复，不应滥用，故不能代替分根法作为主要使用的方法。

（62~64题共用备选答案）

A. 15分钟

B. 1小时

C. 24小时

D. 2天

E. 3～4天

62. 拔牙创血块开始机化的时间为

【答案】C

63. 拔牙后血块形成的时间为

【答案】A

64. 拔牙后牙龈上皮向血块表面生长的时间为

【答案】E

【考点】拔牙创的愈合过程

【解析】拔牙后创口愈合过程可分为四阶段。①拔牙创出血及血块形成：拔牙后，拔牙创内的血液经15～30分钟即可形成血凝块而将创口封闭，它具有保护创口，防止感染，促进创口正常愈合的功能。②血块机化：拔牙后数小时，牙龈组织收缩，拔牙创口变小，这也是保护血块及促进愈合的一种反应。24小时拔牙创内形成束状、幼稚的无定形结缔组织纤维，这一机化过程约20天才能最后完成。③骨组织形成：新骨形成最早在第6天即开始出现，4周末时，新骨即充满拔牙创，但要到3个月后才能完全形成骨组织。④上皮覆盖拔牙创：拔牙后3～4天，牙龈上皮开始由周围向血凝块表面生长，但其最后愈合的时间差异颇大，最早在第8天即可见上皮愈合完成，最迟至28天仍有未完全愈合者。故62题选C，63题选A，64题选E。

【避错】本题根据拔牙创愈合过程较易选出答案，拔牙后15分钟血块形成，24小时血块机化，3～4天牙龈上皮向血块表面生长。

（65～66题共用备选答案）

A. 残根，4mm，2个月前心绞痛

B. 残根，4mm，血压160/90mmHg

C. 残根，4mm，2年前心脏瓣膜置换

D. 残根，4mm，长期服用小剂量阿司匹林

E. 残根，4mm，空腹血糖8.68mmol/L

65. 拔牙的绝对禁忌证是

【答案】A

66. 拔牙后感染性心内膜炎可见于

【答案】C

【考点】拔牙禁忌证

【解析】拔牙禁忌证：心脏病，下列情况应视为拔牙的禁忌证。①6个月内发生过心肌梗死。②近期心绞痛频繁发作。③心功能Ⅲ～Ⅳ级。④三度或二度Ⅱ型房室传导阻滞。⑤心脏病合并高血压。高血压中单纯性高血压，无其他并发症，如脑、心、肾器质性损害，一般是可以拔牙的。血压如高于180/100mmHg时应先进行治疗。糖尿病，未得到控制的糖尿病是拔牙禁忌证，如需拔牙，血糖应在8.88mmol/L以内，且无酸中毒症状时才可进行。长期抗凝药物治疗，对长期服用小剂量阿司匹林者，如考虑停药，风险比拔牙后出血的危害更大，拔牙前通常可以不停药，如需停药应在术前3～5天开始，术后拔牙床内可放置碘仿海绵等止血药，并密切观察无活动性出血即可离开。故65题选A。牙拔除术及口腔手术能引起暂时性菌血症发生，先天性心脏病、风湿热引起瓣膜损害、曾做过心脏修补手术的患者，在有菌血症发生时，皆有导致感染性心内膜炎的可能，故66题选C。

【避错】65题易错选B，对于单纯性高血压，无其他并发症，如脑、心、肾器质性损害，一般是可以拔牙的。血压如高于180/100mmHg时应先进行治疗。66题易错选E，对于严重的糖尿病，血糖过高或已有明显并发症者，术后易造成感染。

（67～68题共用备选答案）

A. 根钳拔除

B. 牙挺取根

C. 翻瓣去骨拔除

D. 探针拔除

E. 进入上颌窦取出牙根

67. 已松动的折断根尖宜选用

【答案】B

68. 左下智齿近中低位完全骨埋伏宜选用

【答案】C

【考点】断根拔除及智齿拔除要点

【解析】牙挺取根：高位断根选择直牙挺，低位断根使用根尖挺，弯挺适用于后牙。对于高位的残根、断根可用根钳直接拔出。邻近或略低于牙槽突的断根，可少量去骨后，使根钳能够夹持。翻瓣去骨法除用于取根外，广泛应用于阻生牙埋伏牙的拔除、牙槽突修整、颌骨囊肿刮治等手术中。翻瓣去骨法广泛用于阻生牙埋伏牙的拔除、牙槽突修整、颌骨囊肿刮治等手术中。适用于任何根钳和牙挺取根法无法拔除的牙根。对牙根粗大或弯曲，根端肥大，牙体组织脆而易碎，牙根与牙槽骨病理性粘连，根尖深，断根距上颌窦等重要组织过近，或断根已发生移位的情况均可采用。故67题选B，68题选C。

【避错】67题易错选D，探针较细，力量不足，对于有肉芽粘连的组织的患牙不易拔除。68题易错选B，但是完全骨埋伏无法应用牙挺取根的方法进行拔除。

（69～72题共用备选答案）

A. 牵引力

B. 轮轴力

C. 扭转力

D. 摇动力

E. 楔力

69. 拔牙时应首先应用

【答案】D

70. 使牙齿脱位的力是

【答案】A

71. 拔除扁根牙或多根牙时不宜使用

【答案】C

72. 三角挺主要提供的是

【答案】B

【考点】牙拔除术的基本原理

【解析】牙钳由钳喙、关节及钳柄三部分构成。操作时应以右手握持钳柄，以钳喙夹紧牙颈部，然后进行摇动、扭转和牵引等运动。首先应用摇动力，故69题选D。牵引（拔除）：是继上述两种动作之后，最后将牙拔除的动作，故70选A。扭转：用于圆锥形根的牙，如上颌前牙，沿牙根纵轴方向反复旋转，以撕裂牙周膜纤维并扩大牙槽窝。但不适于拔除扁根牙或多根牙，故71题选C。牙挺由刃、柄和杆三部分组成。牙挺作用的原理有杠杆原理、楔的原理和轮轴原理。三种力量可以单独使用，亦可互相结合，故72题选B。

【避错】本题主要考察拔牙器械及方法的应用。重点区分拔牙的三种力。

（73～75题共用备选答案）

A. 远中用力

B. 近中用力

C. 唇侧用力

D. 颊侧用力

E. 舌侧用力

73. 拔除下颌前牙，脱位时应先向

【答案】C

74. 拔除上颌前牙，脱位时应先向

【答案】C

75. 拔除下颌智齿，脱位时应先向

【答案】E

【考点】各类牙的拔除方法

【解析】此题考查各类牙的拔除方法，上颌前牙唇侧脱位，下颌前牙唇侧脱位，故73、74题选C；下颌智齿颊侧骨板厚，舌侧骨板薄，所以向舌侧脱位，故75题选E，此为常见常识性问题，需牢记。

【避错】73、74题易错选E。拔除前牙时应先唇舌侧摇动但最终应向唇侧脱位，因舌侧骨板较厚不利于脱位。75题易错选D，下颌智齿处舌侧骨板要比颊侧骨板薄，因此应从舌侧脱位。

考点：口腔颌面部感染

1. 最易伴发下颌支边缘性骨髓炎的间隙感染是

A. 咬肌间隙感染

B. 下颌下间隙感染

C. 颞下间隙感染

D. 翼下颌间隙感染

E. 眶下间隙感染

【答案】A

【考点】口腔颌面部间隙感染

【解析】咬肌间隙感染的典型症状是以下颌支及下颌角为中心的咬肌区肿胀、充血、压痛，伴明显张口受限。若炎症在1周以上，压痛点局限或有凹陷性水肿，经穿刺可有脓液。由于长期脓液蓄积，易形成下颌支部的边缘性骨髓炎。故选A。

【避错】本题易错选D。翼下颌间隙感染常向邻近间隙扩散，形成颞下、咽旁、下颌下、颌后等多间隙感染，导致病情复杂化。

2. 口腔颌面部间隙感染的病原菌是

A. 以金黄色葡萄球菌为主

B. 以混合性细菌为主

C. 以厌氧菌为主

D. 以溶血性链球菌为主

E. 以特异菌为主

【答案】B

【考点】口腔颌面部间隙感染的病原体

【解析】口腔颌面部感染常由金黄色葡萄球菌、溶血性链球菌、大肠埃希菌等引起。近年来，由于应用厌氧培养技术，在口腔颌面部感染中还可检出厌氧菌，如类杆菌属、梭杆菌属、消化链球菌等检出率也极高，说明目前口腔颌面部感染多见的是需氧菌与厌氧菌的混合感染，故此题选B。

【避错】此题易错选E，特异性感染是由某些特殊的致病菌（特异菌）引起的特异类性病变，其病理及临床表现各具特点，如结核、梅毒、放线菌病等引起的特定病变。

3. 判断颌面部间隙感染是否有脓肿形成的方法不包括

A. 波动试验

B. 穿刺法

C. B超

D. CT

E. 曲面体层片

【答案】E

【考点】口腔颌面部间隙感染的检查

【解析】炎症初期，感染区的红、肿、热、痛等主要表现，也是诊断局部感染的基本依据。在炎症局限形成脓肿后，波动感又是诊断脓肿的重要特征，波动试验是临床上诊断浅部脓肿的主要方法，而对于深部脓肿，为了确定有无脓肿或脓肿的部位可用穿刺法以协助诊断，必要时还可借助B超、CT等检查，故此题选E。

【避错】此题易错选 A，脓肿分为浅部、深部脓肿。深部脓肿，尤其是位于筋膜下层的脓肿，一般很难查到波动感，此时波动试验不能诊断出，但可以借助于影像学检查等。

4. 最易导致呼吸困难的是
   A. 眶下间隙感染
   B. 咬肌间隙感染
   C. 下颌下间隙感染
   D. 颞下间隙感染
   E. 口底蜂窝织炎

【答案】E

【考点】口腔颌面部间隙感染的临床表现

【解析】化脓性口底蜂窝织炎的早期常在一侧舌下或下颌下区开始出现红肿和疼痛，然后很快扩散到口底诸间隙，导致双侧舌下、下颌下及颏部弥漫性肿胀等，患者不能说话、进食、吞咽及呼吸困难。腐败坏死性口底蜂窝织炎除以上共同症状外，常还有感染区组织僵硬，肿胀范围广泛，病变组织可出现广泛坏死、溶解、出血、液化，常有舌根水肿，压迫会厌，易出现呼吸困难，易发生严重并发症。故此题选 E。

【避错】此题易错选 C，下颌下间隙蜂窝织炎主要表现为以下颌下三角区为中心的肿胀、下颌骨下缘轮廓消失、压痛，并出现凹陷性水肿，脓肿形成后皮肤发红、变软，可触及波动，患侧舌下区常有水肿，患者可伴有轻度张口受限及吞咽困难，故不选 C。

5. 边缘性颌骨骨髓炎好发于
   A. 上颌骨体部
   B. 下颌骨正中联合
   C. 下颌骨体部
   D. 下颌支
   E. 下颌骨髁突

【答案】D

【考点】边缘性颌骨骨髓炎的临床特点

【解析】边缘性颌骨骨髓炎多见于青年人，好发于下颌支及下颌角部，常在颌周间隙感染的基础上发生。主要为牙源性感染，其中下颌智齿冠周炎为最多，故此题选 D。

【避错】此题易错选 C，由于中央性颌骨骨髓炎病变多在颌骨体内，可波及下颌升支，易出现记忆混淆，错选 C。

6. 眶下间隙脓肿首选的治疗方法是
   A. 从口外切开引流
   B. 从口内切开引流
   C. 拔除病源牙
   D. 病源牙行根管开放引流
   E. 局部理疗

【答案】B

【考点】眶下间隙脓肿切开方法

【解析】眶下间隙蜂窝织炎阶段可从局部外敷中草药及针对感染病灶牙的处理着手，一旦脓肿形成应及时做切开引流术。按低位引流的原则常在口内上颌尖牙及前磨牙口腔前庭黏膜转折处做切口。横行切开黏骨膜达骨面，用血管钳向尖牙窝方向分离脓肿，使脓液充分引流，生理盐水冲洗脓腔，留置橡皮引流条，待炎症控制后立即处理病灶牙。因此本题选 B。

【避错】本题易错选 C，炎症控制后处理病灶牙，否则炎症易于随拔牙创扩散。

7. 慢性边缘性骨髓炎如已明确骨质破坏的部位和范围，一般在病程多长时可施行病灶清除术
   A. 1 周以后
   B. 2 ~ 4 周后
   C. 5 ~ 6 周后
   D. 7 ~ 8 周后
   E. 9 ~ 10 周后

【答案】B

【考点】慢性边缘性颌骨骨髓炎病灶清除术时机

【解析】颌骨骨髓炎常在发病 2 周后由急性期转入慢性期。炎症逐渐向慢性期过渡，并逐渐进入死骨形成及分离阶段。死骨摘除及病灶清除术手术时机：慢性中央性颌骨骨髓炎病变比较局限者，死骨与周围组织分离时间在发病后 3 ~ 4 周；如病变呈广泛弥散者，则需 5 ~ 6 周或更长时间，一般在死骨与周围骨质分离后进行手术最好。慢性边缘性颌骨骨髓炎在已明确骨质破坏的部位和范围，一般在病程 2 ~ 4 周后，即可实施病灶清除术。因此本题选 B。

【避错】本题易错选 C，病变呈广泛弥散者，则需 5 ~ 6 周或更长时间，一般在死骨与周围组织分离后进行手术最好。

8. 哪个间隙感染容易引起严重的张口受限
   A. 舌下间隙
   B. 咬肌间隙
   C. 下颌下间隙
   D. 眶下间隙
   E. 颏下间隙

【答案】B

【考点】引起张口受限的间隙感染

【解析】口腔颌面部引起张口受限的间隙感染有咬肌间隙感染、翼下颌间隙感染、颞间隙感染、颞下颌间隙感染、咽旁间隙感染。其中最易引起张口受限的是咬肌间隙，咬肌间隙感染主要来源于下颌智齿冠周炎、下颌磨牙的根尖周炎、牙槽脓肿，咬肌间隙感染的典型症状是以下颌支和下颌角为中心的咬肌区肿胀、变硬、压痛伴明显的张口受限。

【避错】本题易选出正确答案，其选项不会引起

张口受限。

9. 颌骨骨髓炎X线检查有诊断价值一般在发病后

A. 1～3天

B. 4～9天

C. 2～4周

D. 2个月

E. 3个月

【答案】C

【考点】颌骨骨髓炎X线检查的特点

【解析】一般发病后2～4周，进入慢性期，颌骨已有明显破坏后X线检查才具有诊断价值。

【避错】本题实则考查的是颌骨骨髓炎X线显像的时间，容易错选B选项。儿童颌骨骨髓炎7～9天后开始形成死骨，这点需要与成人颌骨骨髓炎相鉴别。

10. 面部的“危险三角区”是指

A. 口角至两侧外眦的三角区

B. 鼻尖至两侧内眦的三角区

C. 鼻翼至两侧口角的三角区

D. 鼻根至两侧口角的三角区

E. 鼻根至两侧鼻翼的三角区

【答案】D

【考点】危险三角区的范围

【解析】颜面及颌骨周围存在较多相互连通的潜在性筋膜间隙，其间含疏松的结缔组织，形成感染易于蔓延的通道，加之颜面部血液循环丰富，鼻唇部经脉又常无瓣膜，致使在鼻根部至两侧口角区域内发生的感染易向颅内扩散，而被称为面部危险三角区，故选D。

【避错】本题易错选E，鼻根至两侧鼻翼的三角区这个范围是缩小了的，记忆时需注意区分。

11. 以下关于腐败坏死性蜂窝织炎临床表现的叙述中，哪项是错误的

A. 局部皮肤弥漫性水肿

B. 呈紫红色或灰白色

C. 无弹性

D. 无明显凹陷性水肿

E. 可触及捻发音

【答案】D

【考点】腐败坏死性蜂窝织炎的临床表现

【解析】腐败坏死性蜂窝织炎的患者，全身中毒严重，体温不一定升高，患者神志淡漠，脉搏快弱，呼吸急促，血液下降，呈中毒性休克状态。局部广泛肿胀，肿胀区皮肤呈紫红色、压痛、明显凹陷性水肿、无弹性，触之有捻发感，口底抬高，呈半开口状，累及舌根压迫会厌可致窒息。故选D。

【避错】本题易错选C，腐败坏死性蜂窝织炎不但有明显的凹陷性水肿，严重时甚至出现“三凹”征，但肿胀区无弹性。

12. 眶下间隙感染最常见的病灶牙是

A. 上颌磨牙

B. 上颌侧切牙

C. 上颌第三磨牙（智齿）

D. 下颌磨牙

E. 下颌前磨牙

【答案】B

【考点】眶下间隙感染

【解析】眶下间隙感染多来自上颌尖牙、第一前磨牙和上颌切牙的根尖化脓性炎症和牙槽脓肿，故选B，注意D、E均是下颌牙，不正确。

【避错】本题易错选A，眶下间隙感染可来自上颌第一前磨牙，但“上颌磨牙”这个选项扩大了范围，故不正确。

13. 痈的局部治疗宜采用

A. 高渗盐水纱布持续湿敷

B. 热敷

C. 硝酸银烧灼

D. 尽早切开引流

E. 破溃后停止局部湿敷

【答案】A

【考点】痈的治疗

【解析】痈的局部治疗宜使用高渗盐水纱布或含抗生素的盐水纱布持续湿敷，可促进早期痈的局限、软化和穿破，故A正确。痈的局部治疗宜保守，避免损伤，故B、C、D错误，破溃后仍应该局部湿敷，湿敷一般应持续到脓液消失，故E错误。

【避错】本题易错选为D，痈的局部治疗宜保守，避免损伤。

14. 男，26岁。右上唇皮肤红色硬结伴疼痛3天，1天前硬结表面出现一个黄白色脓头，有跳痛。局部治疗的涂擦药物是

A. 凡士林

B. 硝酸银

C. 抗生素软膏

D. 苯酚

E. 2%碘酊

【答案】E

【考点】疖的治疗

【解析】疖初起为皮肤上出现红、肿、热、痛的小硬结，成锥形隆起，有触痛；2～3日内硬结顶部出现黄白色脓头，周围为红色硬盘，患者自觉局部发痒、烧灼感及跳痛。根据患者表现诊断为唇部疖，局

部可用2%的碘酊涂擦，保持局部清洁。故选E。

【避错】此题易错选B、D，面部疖局部治疗宜保守，避免损伤，严禁挤压、挑刺、热敷或用苯酚、硝酸银烧灼，以防感染扩散。

15. 男，45岁。右下牙槽神经传导阻滞麻醉后3天出现吞咽疼痛。检查：下颌角内侧压痛明显，开口度10mm，口内翼下颌皱襞处黏膜水肿，最可能的诊断是

A. 咬肌间隙感染

B. 颞下间隙感染

C. 翼外肌痉挛

D. 翼下颌间隙感染

E. 下颌下间隙感染

【答案】D

【考点】翼下颌间隙感染的临床表现

【解析】翼下颌间隙位于下颌支内侧骨壁与翼内肌外侧面之间。感染来源常见为下颌智齿冠周炎及下颌磨牙根尖周炎症扩散所致，下牙槽神经阻滞麻醉时消毒不严也可引起翼下颌间隙感染，此外相邻间隙炎症也可波及。临床特点为先有牙痛史，继之出现张口受限，咀嚼、吞咽疼痛。口腔检查见翼下颌皱襞处黏膜水肿。故本题选D。

【避错】本题易错选E，下颌下间隙位于下颌下三角内，感染来源多见于下颌智齿冠周炎、牙槽脓肿等牙源性炎症的扩散。

16. 男孩，12岁。口底部广泛性水肿2天。检查：水肿范围上及面颊部，下至锁骨水平，皮肤灼热，红肿发硬，压痛明显，呈凹陷性水肿，并可扪及捻发音。此病的诊断应是

A. 化脓性口底蜂窝织炎

B. 口底多间隙感染

C. 颈部多间隙感染

D. 腐败坏死性蜂窝织炎

E. 双侧下颌下间隙感染

【答案】D

【考点】腐败坏死性蜂窝织炎的诊断

【解析】腐败坏死性细菌引起的蜂窝织炎表现为软组织的广泛副性水肿，范围可上及面颊部，下至颈部锁骨水平；严重者可至胸上部，颌周有自发性剧痛、烧灼感，皮肤表面略粗糙而红肿坚硬，压痛、明显的凹陷性水肿、无弹性，皮下有气体产生，可扪及捻发音，该患者症状明显，符合腐败坏死性口底蜂窝织炎的症状，因此本题选D。

【避错】本题易错选B，口底多间隙感染包括化脓性口底蜂窝织炎和腐败坏死性蜂窝织炎，根据题干可明确为腐败坏死性口底蜂窝织炎。

17. 女，35岁。右下颌智齿反复肿痛伴张口受限2个月。抗感染治疗有效，但不能根治。检查见右咬肌区弥漫性肿胀，无波动感。应诊断为

A. 翼下颌间隙感染

B. 颞下间隙感染

C. 下颌支边缘性骨髓炎

D. 下颌骨硬化性骨髓炎

E. 下颌骨中央性颌骨骨髓炎

【答案】C

【考点】骨髓炎的诊断

【解析】边缘性骨髓炎是继发于骨膜炎和骨膜下脓肿的骨密质外板的炎性病变，常在颌周间隙感染的基础上发生。边缘性颌骨骨髓炎一般为牙源性，其中又以下颌智齿冠周炎为最多。慢性期表现为腮腺咬肌区呈弥漫性肿胀，局部组织坚硬，轻微压痛，无波动感。必须手术去除已形成的死骨后方能痊愈，该患者表现为边缘性骨髓炎症状，因此选C。

【避错】本题易错选E，中央性颌骨骨髓炎可以引起张口受限，但患者自觉病变区牙有剧烈疼痛，受累区牙松动，有伸长感，不能咀嚼，与题干描述不符。

18. 男，55岁。因右上颌牙痛3天，右侧眼下、鼻侧肿胀1天而就诊。检查：右侧上颌尖牙远中深龋，探诊（-），叩痛（++），松动（-），前庭沟肿胀变浅，同侧鼻侧、眶下区肿胀明显，局部皮温增高，压痛和波动感存在，眼裂变小。体温40℃，食欲下降，精神萎靡。该患者最有可能的诊断为

A. 右上颌骨骨髓炎

B. 右上颌窦化脓性炎症

C. 右侧眶下间隙感染

D. 右上颌窦肿瘤继发感染

E. 右鼻侧皮肤感染

【答案】C

【考点】眶下间隙感染特点

【解析】眶下间隙感染多来自上颌尖牙、第一前磨牙和上颌切牙的根尖脓肿炎症及牙槽脓肿。表现为肿胀区皮肤发红，张力增大，眼睑水肿，睑裂变窄，鼻唇沟消失。脓肿形成后，眶下区可触及波动感，口腔前庭龈颊沟常有明显的肿胀、压痛，极易扪得波动。该患者为眶下间隙感染症状，因此选C。

【避错】本题易错选B，上颌窦炎时患侧上颌后牙可出现类似牙髓炎的疼痛症状。疼痛为持续性钝痛，受累牙可有叩痛，未查及有牙体硬组织疾病，上颌窦前壁有压痛。

19. 男，30岁。有医源性右翼下颌间隙脓肿，切开引流出大量灰白色稀薄腐臭脓液。此为何种感染

所致

A. 大肠埃希菌
B. 变异链球菌
C. 结核分枝杆菌
D. 肺炎链球菌
E. 混合性感染

【答案】E

【考点】感染种类

【解析】口底蜂窝织炎的腐败坏死性蜂窝织炎的病原菌以厌氧菌、腐败坏死性细菌为主的混合感染，表现为软组织广泛副性水肿。颌周自发痛、烧灼感，皮肤表面粗糙而红肿坚硬，明显凹陷性水肿，皮下因有气体产生，可扪及捻发音，切开后有大量的咖啡色、稀薄、恶臭、混有气泡的液体，因此可诊断该患者为腐败坏死性蜂窝织炎，混合性感染为灰白或灰褐色脓液，有明显的腐败坏死臭味。故本题选E。

【避错】本题易错选B，根据切开引流物可以看出不单有变异链球菌。

20. 男，28岁。⌈8慢性智齿冠周炎伴左侧下颌骨升支外侧慢性边缘性骨髓炎。此时主要治疗应为

A. 骨髓炎刮治术
B. 拔除⌈8
C. 理疗
D. 使用大剂量抗生素
E. 切开引流

【答案】A

【考点】智齿冠周炎伴边缘性骨髓炎的治疗

【解析】智齿冠周炎伴慢性边缘性骨髓炎首先应治疗骨髓炎，颌骨骨髓炎进入慢性期有死骨形成时，必须用手术方法去除已形成的死骨和病灶后方可治愈。故此时主要治疗是骨髓炎刮治术，答案为A。

【避错】本题易错选B，拔除⌈8会增加颌骨炎症，应在骨髓炎治疗后拔除⌈8。

21. 左侧颞下间隙感染患者，已经行颞部及下颌下区切口的上、下贯通式切开引流术，流出大量脓性分泌物，应选择的引流方式是

A. 片状引流
B. 负压引流
C. 管状引流
D. 细纱条引流
E. 碘仿纱条引流

【答案】C

【考点】口腔外科手术后各引流方法

【解析】管状引流：由普通细橡皮管或导尿管剪成引流物，因系管状，故具有引流作用强和便于冲洗及可注药的特点，多用于颌面颈部较大创口和脓腔的引流。现临床上亦常应用半管引流，引流物系剖开的橡皮管，既保持了引流作用强的特点，又减少了对创口的刺激。故本题答案为C。

【避错】本题易错选D，纱条引流具有刺激肉芽组织生长的作用，常用于重度感染和混合感染。

22. 男，30岁。右下颌阻生智齿反复肿痛1年余。1周来右面下部出现肿胀伴张口受限X线片示8⌉近中阻生，下颌升支弥漫性密度增高，其中可见局限性骨质破坏灶。升支外侧皮质无明显破坏，但骨密质外侧有骨质增生。可能的诊断为

A. 牙源性中央性颌骨骨髓炎
B. 牙源性边缘性颌骨骨髓炎
C. 骨纤维异常增生症
D. 颌骨结核
E. 成骨肉瘤

【答案】B

【考点】牙源性边缘性颌骨骨髓炎

【解析】牙源性边缘性颌骨骨髓炎的感染来源，与中央性一样多为牙源性，其中又以下颌智齿冠周炎为最多，其主要临床表现是腮腺咬肌区呈弥漫型肿胀，轻微压痛，无波动感。有不同程度的张口受限，其病理损害特点是有骨密质增生与骨松质硬化；骨膜反应活跃，有少量新骨形成。故选B。

【避错】本题易错选A，中央性颌骨骨髓炎感染来源主要是龋病、牙周膜炎、根尖周炎且X线所见有大块死骨形成，且周围骨质分界清楚伴有病理性骨折，故A错误，牙源性中央性颌骨骨髓炎和牙源性边缘性颌骨骨髓炎注意鉴别诊断。

23. 男，29岁。3天前因"右上唇痈"入院治疗，今晨起体温急剧上升达39.5℃，相继出现头痛伴恶心，右球结膜淤血，右眼球前突及眼球运动受限。应考虑并发了

A. 脑膜炎
B. 脑脓肿
C. 败血症
D. 脓毒血症
E. 海绵窦血栓性静脉炎

【答案】E

【考点】海绵窦血栓性静脉炎的原因和症状

【解析】由于疖、痈的病原菌毒力较强，上唇与鼻部"危险三角区"内的静脉常无瓣膜，以及颜面表情肌和唇部的生理性活动易使感染扩散等，所以唇痈较疖更易伴发颅内海绵窦静脉炎、菌血症、脓毒症以及中毒性休克和水电解质紊乱等全身并发症，从而导致较高的死亡率。故本题选E。

【避错】因有头痛、恶心、症状，此题易错选A，

根据患者眼部症状，可诊断为海绵窦血栓性静脉炎。

24. 患者，40 岁。右下颌剧烈牙痛并放射至耳颞部，同侧面颊部明显红肿、疼痛、下唇麻木、张口受限 5 日。体温 39.6℃，右下颌体、颊部弥漫性红肿，触痛明显，张口 2cm，$\overline{6|}$残根，叩痛明显，$\overline{8|}$至$\overline{2|}$松动Ⅱ度，龈袋溢脓，白细胞总数 18×10^9/L，中性粒细胞 0.9。最可能的诊断是

A. 急性化脓性根尖周炎
B. 颊间隙感染
C. 咬肌间隙感染
D. 边缘性骨髓炎
E. 中央性骨髓炎

【答案】E

【考点】中央性骨髓炎的临床特点

【解析】中央性骨髓炎初期发热，白细胞计数增多，病变区牙有剧烈疼痛，可向半侧颌骨或三叉神经分支放射。下颌骨中央性颌骨骨髓炎可沿神经管扩散，出现下唇麻木症状。故选 E。

【避错】此题有颌骨骨髓炎临床表现故易错选 D，但结合牙齿松动，可排除边缘性骨髓炎。

25. 男，65 岁。因扁桃体癌行放疗 70Gy。放疗后 2 年出现下颌磨牙区黏膜破溃，牙槽突骨面外露并长期溢脓，牙松动。最可能的诊断是

A. 牙周炎
B. 多间隙感染
C. 放射性颌骨骨髓炎
D. 扁桃体癌复发侵犯颌骨
E. 中央性化脓性颌骨骨髓炎

【答案】C

【考点】放射性颌骨骨髓炎的症状及诊断

【解析】放射性颌骨骨髓炎是由放射线引起的放射性颌骨坏死，病程较为缓慢，由于放疗引起黏膜或皮肤破溃，致牙槽突、颌骨骨面外露，呈黑褐色；继发感染后露出骨面的部位长期排脓，经久不愈。造成颌面部洞穿性缺损。本题患者有放疗史，有骨面长期外漏、溢脓史，故选 C。

【避错】此题易错选 E，牙槽突骨面外露并长期溢脓，牙松动，类似中央性颌骨骨髓炎，但结合长期放疗史，可诊断为放射性颌骨骨髓炎。

26. 男，30 岁。右侧咬肌间隙脓肿切开引流术后，创口内脓液虽逐渐减少，但仍有脓性分泌物。进一步处理的原则是

A. 对创面内炎症组织作较广泛的清创处理
B. 注意排除下颌骨边缘性骨髓炎
C. 创面宜较长时间暴露
D. 创口用碘酊或乙醇消毒
E. 严格遵守无菌原则

【答案】B

【考点】咬肌间隙感染

【解析】脓肿切开后，冲洗脓腔后填入盐水纱条，次日换敷料时抽去纱条，换置橡皮管或橡皮条引流。如果有边缘性骨髓炎形成，引流后虽然创口内脓液减少，但不断有脓性分泌物涌出，所以需要注意排除下颌骨边缘性骨髓炎。在不确定是否有深部感染的情况下，不推荐对创面内炎症组织做较广泛的清创处理，以免延迟愈合。故选 B。

【避错】本题易错选 C。创面较长时间暴露，会增加感染概率。

27. 男，62 岁。有多年糖尿病病史，左眶下间隙感染 1 周，肿胀、疼痛明显，疼痛的原因最可能是

A. 毒素刺激骨膜
B. 肿胀压迫眶下神经
C. 表情肌活动频繁
D. 面部神经末梢丰富
E. 面部血运丰富

【答案】B

【考点】眶下间隙感染

【解析】眶下间隙感染时，眶下区肿胀，常波及内眦、眼睑、颧部皮肤，肿胀区皮肤发红、张力增大，眼睑水肿、睑裂变窄、鼻唇沟消失。感染期由于肿胀及炎症激惹，眶下神经可引起不同程度的疼痛。故选 B。

【避错】本题易错选 E。面部血运丰富，眶下间隙感染可沿面静脉、内眦静脉、眼静脉向颅内扩散，并发海绵窦血栓性静脉炎。

28. 男，30 岁。因右下颌智齿冠周炎，造成下颌下间隙、颞下间隙、翼下颌间隙脓肿。切开引流的最佳方法为

A. 于上颌结节外侧前庭沟切开
B. 于翼下颌韧带稍内侧切开
C. 于下颌角下方切开
D. 于下颌支后缘切开
E. 于颞部及下颌角下方切开并引流

【答案】C

【考点】多间隙感染

【解析】下颌下间隙、颞下间隙、翼下颌间隙的距离比较近，口外引流切口可选在下颌角下方 2cm 左右。故选 C。

【避错】本题易错选 E。涉及颞间隙、颞下间隙等多间隙感染时，一般需要行贯通式引流。

29. 某舌癌患者因术后放疗造成患侧下颌骨放射性骨坏死，并继发感染，局部反复肿胀，伴剧烈疼

痛。下列治疗措施不恰当的是

A. 应用抗生素控制感染

B. 高压氧治疗

C. 物理治疗

D. 局部冲洗，保持引流通畅

E. 在健康骨质范围内施行死骨切除术

【答案】C

【考点】放射性骨坏死

【解析】放射性骨坏死的治疗：①全身治疗，应用抗菌药物控制感染，疼痛剧烈时对症给予镇痛药。②局部治疗，死骨未分离前，为控制感染，每天应使用低浓度过氧化氢溶液进行冲洗。对已露出的死骨，可用骨钳分次逐步咬除，以减轻对局部软组织的刺激。手术将已分离的死骨予以摘除，但必须将健康侧骨端残留病灶彻底清除。如已确定为放射性骨髓炎，不必待死骨完全分离，应在健康骨质范围内施行死骨切除术；遗留的组织缺损，可待二期整复。故选 C。

【避错】本题易错选 B。全身治疗的同时应积极增强营养，必要时给输血、高压氧等治疗，以待死骨分离。

（30～31 题共用题干）

男，27 岁。因右侧后牙隐痛不适 4 天，右侧面部肿胀 2 天求诊。查体：右侧下颌角处肿胀明显，局部压痛，皮温升高，波动感不明显，牙关紧闭，口内右下颌智齿初萌牙尖，牙冠大部分被牙龈覆盖，龈瓣充血水肿，龈瓣下有脓液溢出。

30. 该患者最有可能的诊断为

A. 右下颌智齿冠周炎

B. 右下颌肿瘤继发感染

C. 右下颌边缘性骨髓炎

D. 右下颌智齿冠周炎继发咬肌间隙感染

E. 右侧腮腺炎

【答案】D

【考点】智齿冠周炎继发咬肌间隙感染的诊断

【解析】根据右下颌智齿初萌牙尖，牙冠大部分被覆盖，龈瓣充血水肿并有溢脓，考虑为右下颌智齿冠周炎；右侧面部肿胀、下颌角处肿胀明显，局部压痛，皮温升高，波动感不明显，牙关紧闭等符合咬肌间隙感染的临床特点。故本题选 D。

【避错】本题易错选 A，本题考察的是智齿冠周炎引起的继发感染，需要认真审题。

31. 此时不宜进行下列哪项操作

A. 血常规检查

B. 拔除右下颌智齿

C. X 线检查

D. 口腔冲洗、含漱

E. 局部穿刺检查

【答案】B

【考点】智齿冠周炎继发咬肌间隙感染的辅助检查

【解析】患者此时处于炎症的急性期，不宜进行牙拔除术，以防感染扩散。故本题选 B。

【避错】本题易错选 E，对触诊有波动感或非实质性含液体的肿块，可用注射针作穿刺检查。

（32～34 题共用题干）

男，36 岁。左下智齿冠周组织反复肿痛 3 年余，加重 1 周，伴张口受限。检查：双侧面部不对称，左侧咬肌区弥漫性肿胀，局部压痛明显，开口度仅一指，左侧下颌智齿完全萌出。同侧颈上部可触及多个肿大、压痛的淋巴结。

32. 为明确诊断，首选的影像学检查是

A. B 超

B. 曲面体层片

C. 三维螺旋 CT

D. 增强 CT

E. MRI

【答案】B

【考点】颌骨骨髓炎的影像学检查

【解析】患者病程较长，左下颌智齿已完全萌出，智齿周围组织反复肿胀，左侧咬肌区弥漫性肿胀，张口受限，可初步诊断为颌骨骨髓炎，颌骨骨髓炎影像学检查首选曲面体层片，故此题选 B。

【避错】此题易错选 A，由于患者左侧咬肌区弥漫性肿胀，简单地诊断为咬肌间隙感染，进而选择 B 超检查。

33. 影像学检查在左下颌角咬肌附着区最不可能出现

A. 骨皮质增厚

B. 明显骨膜反应

C. 骨质从中央向外周呈“蚕食样”破坏

D. 骨髓腔内局限性破坏

E. 骨皮质表现凹坑样改变

【答案】C

【考点】化脓性颌骨骨髓炎的影像学表现

【解析】放射性颌骨骨髓炎病变早期，由于少量放射线照射可使成骨细胞的活力减低，破骨活动相对增强，为骨质吸收创造了条件，因此，骨质呈弥散性疏松，进而有不规则破坏，呈斑点状或虫蚀样，而该患者并无放射照射史，故此题选 C。

【避错】此题易错选 D，认为颌骨骨髓炎尤其是中央型颌骨骨髓炎的病变范围多为弥散型，但此病是可以局限的，边缘型颌骨骨髓炎更是以局限型为主，但亦有弥散型。

34. X线片显示左下颌角部位有死骨形成，正确的诊断是
　A. 左下颌智齿冠周炎急性发作
　B. 左下颌骨慢性骨髓炎
　C. 左下颌骨中央性骨髓炎
　D. 左下颌骨慢性骨髓炎急性发作
　E. 左下颌骨急性骨髓炎
　【答案】 D
　【考点】 颌骨骨髓炎的影像学表现
　【解析】 下颌角有死骨形成，排除A。左下颌智齿冠周组织肿痛3年余，排除E。左侧咬肌区弥漫性肿胀，局部压痛明显，且张口受限可排除C。患者左下颌智齿冠周组织肿痛3年余，加重1周，颌骨慢性骨髓炎的诊断不全面，排除B。故此题选D。
　【避错】 此题易错选B，仅仅考虑了患者的病程长达3年，从而忽略了病情加重1周，考虑不全面导致错选。

（35～37题共用题干）

男，27岁。因右侧后牙隐痛不适4天，右侧面部肿胀2天求诊。检查：右侧下颌角处肿胀明显，局部压痛，皮温升高，波动感不明显，牙关紧闭，口内右下颌智齿初萌牙尖，牙冠大部分被牙龈覆盖，龈瓣充血水肿，龈瓣下有脓液溢出。

35. 该患者最有可能的诊断为
　A. 右下颌智齿冠周炎
　B. 右下颌肿瘤继发感染
　C. 右下颌边缘性骨髓炎
　D. 右下颌智齿冠周炎继发咬肌间隙感染
　E. 右侧腮腺炎
　【答案】 D
　【考点】 智齿冠周炎的诊断
　【解析】 智齿冠周炎是指智齿萌出不全或阻生时，牙冠周围软组织的炎症，临床以下颌智齿冠周炎多见，病因是由于阻生智齿和智齿萌出过程中，牙冠可部分或完全被龈瓣覆盖，龈瓣与牙冠之间形成较深的盲袋，全身抵抗力低时易发生。初期，患者自觉患侧磨牙后区胀痛不适，当进食咀嚼、吞咽、开口活动时疼痛加重，可有自发性跳痛或放射痛，波及咀嚼肌可引起张口受限。全身症状有畏寒、发热、头痛等检查可见牙龈发红，伴不同程度的肿胀，龈瓣边缘糜烂，明显触痛，或从袋内压出脓液，因此本题选D。
　【避错】 本题易错选A，当波及咀嚼肌时才会引起张口受限。

36. 此时不宜进行下列哪项操作
　A. 血常规检查
　B. 拔除右下颌智齿
　C. X线检查
　D. 口腔冲洗、含漱
　E. 局部穿刺检查
　【答案】 B
　【考点】 智齿冠周炎的治疗原则
　【解析】 智齿冠周炎的治疗原则：在急性期应以消炎、镇痛、切开引流、增强全身抵抗力的治疗为主。在炎症转入慢性期后，若为不可能萌出的阻生牙应尽早拔除，以防感染再发。具体治疗包括：局部冲洗、根据情况行全身支持治疗、切开引流术、冠周龈瓣切除术、下颌智齿拔除术。故本题答案为B。
　【避错】 本题易误选C，但是X线检查可帮助了解未完全萌出或阻生牙的生长方向、位置、牙根的形态及牙周的情况。

37. 该患者一旦脓肿形成，切开引流的切口以何者为佳
　A. 在下颌下缘1～2cm，绕下颌角的弧形皮肤切口
　B. 在肿胀最高处沿皮纹的皮肤切口
　C. 在肿胀最低处沿皮纹的皮肤切口
　D. 在口内下颌升支外侧的长约3cm的纵向黏膜切口
　E. 在口外下颌升支后缘1～2cm的皮肤切口
　【答案】 A
　【考点】 下颌下切口要点
　【解析】 口外切口从下颌支后缘，距下颌下缘1～2cm处切开，逐层切开皮下组织、颈阔肌和皮肤，引出脓液。故本题答案为A。
　【避错】 本题易错选E，咬肌间隙感染应绕过下颌下缘做切口，充分引流。

（38～39题共用题干）

男，18岁。右下颌下区肿痛7天，加剧3天。查体：体温39℃，一般情况差，右下颌下皮肤红，皮温高，牙痛明显，触有波动感，肿胀无明显界限。舌下肉阜无红肿，导管口无溢脓，右下第一磨牙残根，叩痛（++），X线片见牙根尖周X线透射区。

38. 穿刺下颌下区最可能抽出的液体是
　A. 黄色黏稠脓液
　B. 暗灰色稀薄脓液
　C. 陈旧性血性液体
　D. 黄色蛋清样液体
　E. 淡黄色清亮液体
　【答案】 A
　【考点】 间隙感染病原菌
　【解析】 下颌下间隙感染多来源于腺源性感染，口腔颌面部感染主要为金黄色葡萄球菌，因此脓液为

黄色黏稠脓液，故本题答案为A。

【避错】本题易错选D，蛋清样液体为舌下腺囊肿的表现。

39. 最可能的诊断为

A. 化脓性颌骨骨髓炎

B. 结核性淋巴结炎

C. 化脓性下颌下腺炎

D. 恶性淋巴瘤

E. 右下颌下间隙感染

【答案】E

【考点】下颌下间隙感染特点

【解析】下颌下间隙感染临床表现为下颌下区丰满，检查有明确的淋巴结肿大、压痛。化脓性下颌下淋巴结炎外扩散形成蜂窝织炎，下颌下三角区明显肿胀，皮肤紧张，压痛。可触及波动感。故本题答案为E。

【避错】本题易错选C，化脓性下颌下腺炎多为导管堵塞所致，常伴有涎石。

(40～41题共用题干)

男，22岁。右面颊部肿痛伴张口受限，发热5天。检查见右下颌角咬肌区肿胀并波及颊部咬肌区深部压痛，有凹陷性水肿，张口0.8cm，$\overline{8|}$水平阻生、冠周龈及磨牙后区明显红肿，有波动感，龈袋溢脓，$\overline{7|}$远中龋，探诊和叩痛（+），松动Ⅰ度，颊侧牙槽黏膜红肿，腮腺导管口无红肿，右下颌下淋巴结肿大，触痛（+），白细胞计数10×10^9/L，中性粒细胞0.8。

40. 根据病史及临床表现最可能的诊断是

A. $\overline{8|}$急性冠周炎

B. $\overline{7|}$急性化脓性根尖周炎

C. 急性化脓性腮腺炎

D. $\overline{8|}$冠周脓肿

E. 咬肌间隙脓肿

【答案】E

【考点】冠周炎的并发症

【解析】通过临床表现不难看出此患者为由智齿冠周炎引起的咬肌间隙感染。以下颌支及下颌角为中心的咬肌区肿胀、变硬、压痛。故选E。

【避错】此题易错选A，本题的确有冠周炎的临床特点，但右下颌角咬肌区肿胀并波及颊部咬肌区深部压痛说明合并咬肌间隙脓肿。因此A不正确。

41. 若不及时正确处理最易引起的并发症是

A. 多间隙感染

B. 边缘性颌骨骨髓炎

C. 中央性颌骨骨髓炎

D. 败血症

E. 感染性休克

【答案】B

【考点】咬肌间隙感染的并发症

【解析】若脓液长期蓄积，咬肌间隙感染易形成下颌支的边缘性骨髓炎。故本题选B。

【避错】此题易错选C，应注意中央性颌骨骨髓炎的感染来源，常是牙体疾病。

(42～44题共用题干)

男，30岁。右下颌肿痛伴张口受限1周，吞咽疼痛。检查：开口度10mm，翼下颌皱襞处黏膜水肿，智齿部分萌出，周围软组织红肿，右下颌后区压痛。

42. 最可能的诊断是

A. 颞间隙感染

B. 下颌智齿根尖脓肿

C. 下颌智齿冠周炎合并咽旁隙感染

D. 下颌智齿冠周炎合并咬肌间隙感染

E. 下颌智齿冠周炎合并翼下颌间隙感染

【答案】E

【考点】下颌智齿冠周炎及其并发症

【解析】通过临床表现不难看出此患者为由智齿冠周炎引起的翼下颌间隙感染。先有牙痛史，继而张口受限，翼下颌皱襞处黏膜水肿，下颌支后缘稍内侧轻度压痛。故选E。

【避错】此题易错选D，咬肌间隙感染常发生咬肌区的肿胀、疼痛，应注意鉴别。

43. 对患牙应选择的局部治疗方法是

A. 3%过氧化氢反复冲洗龈袋

B. 硝酸银烧灼

C. 局部封闭

D. 湿热敷

E. 冷敷

【答案】A

【考点】智齿冠周炎急性期的处理

【解析】局部冲洗为智齿冠周炎的急性期治疗原则。常用的局部冲洗药物有生理盐水、1%～3%过氧化氢溶液、1∶5000高锰酸钾液、0.1%氯己定溶液。故本题选A。

【避错】此题易错选E，冷敷对缓解冠周炎引起的肿胀作用不大。

44. 如病变进展需进行切开引流，切开部位是

A. 下颌下缘2cm处切开，在其外侧切开部分咬肌附着

B. 暴露下颌角下缘，在其内侧切开部分翼内肌附着

C. 上颌结节外侧

D. 下颌龈颊沟

E. 扁桃体窝处

【答案】B

【考点】翼下颌间隙感染切开引流的部位

【解析】翼下颌间隙感染切开引流可从口内或口外进行。口内切口在下颌支前缘稍内侧，即翼下颌皱襞稍外侧，纵向切开 2～3cm，血管钳钝性分开颊肌后，即可沿下颌支内侧进入翼下颌间隙。口内切开因受张口度的限制，较少采用；口外切口与咬肌间隙切口相类似，在分离暴露下颌角下缘时，在其内侧切开部分翼内肌附着及骨膜，用骨膜分离器剥开翼内肌后，进入间隙放出脓液，用盐水或1%～3%过氧化氢溶液冲洗脓腔以盐水纱条填塞，次日交换敷料以橡皮管或橡皮条引流。因口外途径具有易于暴露间隙及有利于姿势引流的优点，故临床一般采用口外切口。故本题选 B。

【避错】此题易错选 A，下颌下缘 2cm 处切开为颌下间隙感染的切开部位。

(45～48 题共用题干)

男，24 岁。上唇部肿胀疼痛 3 天，伴发热。检查：体温 38.5℃，上唇肿胀明显、紫红色，可见多个黄白色脓头。

45. 此病可诊断为

A. 上唇脓肿

B. 下唇疖

C. 上唇痈

D. 上唇皮脂腺囊肿继发感染

E. 蜂窝织炎

【答案】C

【考点】痈的诊断

【解析】痈好发于唇部，上唇多于下唇，男性多于女性，可形成迅速增大的紫红色炎性浸润块，其后皮肤上出现多数黄白色脓头，破溃后溢出脓血样分泌物；全身中毒症状明显，如畏寒、高热、头痛，食欲缺乏。由此可推断本题选 C。

【避错】本题容易误选 A，面部相邻毛囊及其附件同时发生急性化脓性感染成为痈，不能定义为上唇脓肿。

46. 此部位感染最常见的致病菌为

A. 铜绿假单胞菌

B. 大肠埃希菌

C. 金黄色葡萄球菌

D. 变形杆菌

E. 白念珠菌

【答案】C

【考点】面部疖痈常见致病菌

【解析】颜面部疖痈的病原菌主要是金黄色葡萄球菌，故本题选 C。

【避错】本题容易错选 E，白念珠菌是口腔内常见菌群，不是面部感染常见致病菌。

47. 此部位感染易引起海绵窦化脓性血栓性静脉炎，可能的原因不包括

A. 血运丰富

B. 面静脉无静脉瓣

C. 上唇运动较多

D. 细菌毒力强

E. 局部皮脂腺丰富

【答案】E

【考点】痈的并发症

【解析】在口腔颌面部感染中面部疖痈最易发生全身并发症，主要原因如下：疖痈的病原菌毒力较强；上唇与鼻部位于“危险三角区”其内的静脉常无瓣膜；颜面表情肌和唇部的生理活动易使感染扩散，故本题选 E。

【避错】本题容易误选 B，注意题干要求选择的是“不包括”，注意审清题目。

48. 此患者的治疗方案中，哪项是错误的

A. 局部高渗盐水持续湿敷

B. 全身应用抗生素

C. 加强营养，增强抵抗力

D. 唇部减少活动

E. 早期挑破或切开引流

【答案】E

【考点】面部痈治疗

【解析】痈的局部治疗宜保守，避免损伤，严禁挤压、挑刺、热敷等防止感染扩散，还应限制唇部活动，在急性炎症得到控制、局部肿胀局限、并已经形成明显的皮下脓肿而久不破溃时，才可考虑挑破或切开引流，故早期挑破或切开引流是不对的，故本题选 E。

【避错】本题容易误选 B，重症患者要配合全身治疗，防止出现中毒性休克。故 B 是正确的治疗方法。

(49～52 题共用题干)

女孩，10 岁。主因右下颌肿痛 2 周，可摸到右下颌下区有活动性肿块。加重、高热 2 天就诊。检查：体温 39.0℃，急性面容，右下颌下弥漫性肿胀局部可触及较硬的浸润块，表面皮肤红肿、发亮，皮温升高，有凹陷性水肿；开口度约 2.5cm，右下第一磨牙𬌗面深龋，叩痛（++）；穿刺可抽出淡黄色、黏稠脓液。

49. 此病可诊断为

A. 右下颌下间隙蜂窝织炎

B. 右下颌下结核性淋巴结炎

C. 右下颌下间隙感染
D. 右下颌下化脓性淋巴结炎
E. 右侧化脓性下颌下腺炎

【答案】D

【考点】下颌下化脓性淋巴结炎诊断

【解析】急性化脓性淋巴结炎早期淋巴结尚可移动，边界清楚，与周围组织无粘连，感染发展成脓肿后，局部疼痛加重，淋巴结包膜化脓溶解破溃后，侵及周围出现炎性浸润块，浅表皮肤充血，皮肤有局部明显压痛点和凹陷性水肿，浅在的脓肿可有明显波动感，全身反应加重，高热、寒战、头痛、全身无力、食欲缺乏，故本题选D。

【避错】本题易错选E，化脓性下颌下淋巴结炎应与化脓性下颌下腺炎相鉴别，后者可因损伤、导管异物或结石阻塞而继发感染，双手触诊检查时下颌下腺较下颌下淋巴结的位置深而固定，导管口乳头有红肿炎症，并可挤出脓液。

50. 此病的感染来源可能是
A. 牙源性
B. 腺源性
C. 损伤性
D. 血源性
E. 医源性

【答案】A

【考点】下颌下化脓性淋巴结炎感染来源

【解析】面颈部淋巴结炎以继发于牙源性及口腔感染最为多见，患儿有右下第一磨牙殆面深龋，叩痛(++)；故可推断为牙源性，故本题选A。

【避错】本题容易错选B，下颌下间隙感染可能由于腺源性感染所致，但本题患者有右下第一磨牙深龋，牙源性感染可能性较大。

51. 根据脓液的性质考虑细菌感染种类是
A. 金黄色葡萄球菌
B. 链球菌
C. 铜绿假单胞菌
D. 混合性细菌
E. 结核分枝杆菌

【答案】A

【考点】下颌下化脓性淋巴结炎致病菌

【解析】由化脓性细菌金黄色葡萄球菌、链球菌引起的称为化脓性淋巴结炎，排除C、D、E，由于穿刺可抽出淡黄色、黏稠脓液，根据脓液性质可推断出是金黄色葡萄球菌，故选A。

【避错】本题容易误选D，口腔颌面部感染多为混合菌感染，但从本题患者的抽出液颜色分析，最可能的致病菌是金黄色葡萄球菌。

52. 有关此病的治疗，下列哪项是不正确的
A. 全身应用抗生素
B. 全身支持治疗
C. 及时行切开引流术
D. 治疗右下第一磨牙
E. 治疗左下第一磨牙

【答案】E

【考点】面颈部淋巴结炎的特征

【解析】急性化脓性淋巴结炎应全身给抗菌药物，局部用物理治疗，及时切开引流，同时进行原发病灶的处理，故本题选E。

【避错】本题相对较易，需要注意的是针对该患者要兼顾全身支持治疗和应用抗生素。

(53~55题共用题干)

男，72岁。1周前左下后牙疼痛未予治疗，逐渐发展为口底肿胀，伴高热和呼吸困难。检查：体温39.3℃，急性病容，呼吸急促，口底广泛水肿、充血，质硬，压痛明显，存在明显的凹陷性水肿和捻发音，张口受限，舌体抬高，言语不清，吞咽困难。

53. 可能诊断为
A. 颏下间隙感染
B. 左侧下颌下间隙感染
C. 化脓性下颌下淋巴结炎
D. 舌下间隙感染
E. 路德维咽峡炎

【答案】E

【考点】间隙感染的诊断

【解析】口底多间隙感染由厌氧菌或腐败坏死性细菌为主引起的腐败坏死性口底蜂窝织炎称为路德维咽峡炎。全身症状常很严重，多伴有发热、寒战，体温可达40℃以上。但在腐败坏死性蜂窝织炎时，由于全身机体中毒症状严重，体温反可不升。患者呼吸短浅，脉搏频弱，甚至血压下降，出现休克。故选E。

【避错】本题根据其临床表现和特征，不易错选。

54. 最危险的并发症是
A. 全身中毒与窒息
B. 颅内感染与海绵窦静脉炎
C. 纵隔炎与纵隔脓肿
D. 肝、肾脓肿
E. 贫血与营养不良

【答案】A

【考点】口底多间隙感染的并发症

【解析】严重的多间隙感染若肿胀向舌根发展，可出现呼吸困难，以致患者不能平卧；严重者烦躁不安，呼吸短促，口唇青紫、发绀，甚至出现“三凹”征，此时有发生窒息的危险。故选A。

【避错】本题易错选 C，个别患者的感染可向纵隔扩散，表现出纵隔炎或纵隔脓肿的相应症状。

55. 行广泛切开引流时，病变区肌组织呈现的颜色是
   A. 灰白色
   B. 棕黑色
   C. 肉红色
   D. 青紫色
   E. 黄绿色

【答案】B

【考点】口底多间隙感染的表现

【解析】口底多间隙感染随着病变发展，深层肌组织等发生坏死、溶解，有液体积聚而出现波动感。皮下因有气体产生，可扪及捻发音。切开后有大量咖啡色、稀薄、恶臭、混有气泡的液体，并可见肌组织呈棕黑色，结缔组织为灰白色，但无明显出血。

【避错】本题易错选 A，口底多间隙感染切开见结缔组织为灰白色。

（56～58 题共用题干）

男孩，5 岁。1 周前因感冒、发热，经治疗好转。但 3 天前出现右下颌下淋巴结肿痛，口服青霉素 V 钾效果不佳，1 天前右下颌下肿胀明显，疼痛，水肿波及颏下。检查见右下颌下三角区红肿，触痛，凹陷性水肿，张口轻度受限，$\overline{V|}$残冠，叩痛不明显，冠周牙龈无红肿。

56. 最可能的诊断是
   A. 舌下间隙感染
   B. 颏下间隙感染
   C. 下颌下间隙感染
   D. 下颌下淋巴结炎
   E. 口底蜂窝织炎

【答案】C

【考点】下颌下间隙感染诊断

【解析】下颌下间隙感染表现为下颌下三角区肿胀，下颌骨下缘轮廓消失，皮肤紧张，压痛，按压有凹陷性水肿，故根据患儿临床表现，故本题选 C。

【避错】本题容易错选 A，舌下间隙感染临床不常见，临床表现以一侧或双侧的舌下肉阜或颌舌沟区口底肿胀，黏膜充血，舌体抬高为主，会出现张口受限和呼吸不畅，与本题患儿表现不相符合。

57. 感染来源为
   A. $\overline{V|}$残冠根尖周炎扩散
   B. 淋巴结炎扩散
   C. 治疗不及时的医源性感染
   D. 病毒感染
   E. A+C

【答案】B

【考点】下颌下间隙感染来源分析

【解析】多数下颌下间隙感染是以下颌下淋巴结炎向外扩散形成蜂窝织炎，且患儿一周前有感冒发热史，3 天前又出现右下颌下淋巴结肿痛，故可推断为淋巴结炎扩散，故本题选 B。

【避错】本题易错选 A，$\overline{V|}$残冠，叩诊不明显疼痛，冠周牙龈无红肿，分析该患儿的下颌下间隙感染不是由于$\overline{V|}$牙源性感染引起，故不选 A。

58. 最佳的局部治疗
   A. 局部热敷，促进炎症吸收
   B. 拔除$\overline{V|}$病灶牙
   C. 加强漱口，保持口腔卫生
   D. 切开引流
   E. 气管切开，预防窒息

【答案】D

【考点】下颌下间隙感染治疗

【解析】下颌下间隙感染最佳的局部治疗首先是切开引流，故选 D。

【避错】本题易错选 B，下颌下间隙感染最佳的局部治疗首先是切开引流，待感染治疗好后，再治疗患牙。

（59～61 题共用备选答案）
   A. 口腔颌面部位于体表
   B. 口腔颌面颈部组织较疏松
   C. 面部血液循环丰富
   D. 面颈部具有丰富的淋巴组织
   E. 面颈部存在内含疏松结缔组织相互连通的筋膜间隙

59. 口腔颌面部感染易被控制的有利条件是

【答案】C

60. 面颈部感染后局部水肿反应快而明显是由于

【答案】B

61. 面颈部感染后易向邻近区扩散蔓延是由于

【答案】E

【考点】口腔颌面的解剖特点同感染的关系

【解析】口腔颌面部血供丰富，所以有利于感染控制，59 题选 C；颌面部间隙交通多，且内有疏松的结缔组织，所以易向邻近间隙蔓延，故 60 题选 E；颌面部组织较疏松，所以一旦形成炎症，反应快且明显，故 61 题选 B。

【避错】59 题易错选 A，口腔颌面部感染容易控制是由于其血运丰富，另外由于其位置表浅，又容易发生创伤和感染。60 题易错选 E，E 与 B 的表达有相似之处，但显然 B 选项更准确的解释了面颈部感染后

局部水肿反应快而明显的原因。61题易错选D，实际上感染易扩散主要是由于面颈部存在内含疏松结缔组织相互连通的筋膜间隙。

(62～64题共用备选答案)

A. 张口受限，咀嚼时痛，口内上颌结节后方有压痛
B. 张口受限，吞咽时痛，腭垂偏向健侧
C. 张口受限，咀嚼时疼痛加剧，并向耳颞部反射
D. 张口极度困难，患侧下颌支后缘内侧皮肤肿胀并有深部压痛
E. 牙关紧闭，颈强直

下列间隙感染临床表现为

62. 翼下颌间隙感染

【答案】D

63. 颞深间隙感染

【答案】A

64. 咽旁间隙感染

【答案】B

【考点】易引起张口受限的各类间隙感染

【解析】翼下颌间隙感染临床表现为牙痛，张口受限，下颌支后缘稍内侧可有轻度肿胀，压痛，故62题选D；颞深间隙感染临床表现为张口受限，咀嚼时痛，口内上颌结节后方有压痛，故63题选A；咽旁间隙感染易引起张口受限，吞咽时疼痛，腭垂偏向健侧，故64题选B。

【避错】62题易错选A，应注意深部压痛为翼下颌间隙感染的主要表现。63题易错选B，应注意颞深间隙感染可伴有张口受限，但往往咀嚼时疼痛，颞深间隙位置在上颌结节上后内方，特殊的位置是鉴别诊断的重点。64题易错选C，应注意咽旁间隙感染的主要特点为腭垂偏向健侧。

(65～66题共用备选答案)

A. 牙源性
B. 腺源性
C. 损伤性
D. 血源性
E. 医源性

65. 口腔颌面部感染的主要途径是

【答案】A

66. 儿童下颌下间隙感染来源多为

【答案】B

【考点】口腔颌面部的感染途径

【解析】口腔颌面部的感染途径一般有牙源性、腺源性、损伤性、血源性和医源性5条途径。由于龋病、牙周病、智齿冠周炎均为临床常见病，故牙源性为口腔颌面部感染的主要途径，65题选A。面颈部淋巴结可继发于口腔和上呼吸道感染，引起炎症改变，淋巴结感染又可向筋膜间隙扩散，故儿童下颌下间隙感染来源多为腺源性，66题选B。

【避错】口腔颌面部的5条感染途径，各有特点，注意分开记忆。

(67～69题共用备选答案)

A. 眶下区弥漫性水肿
B. 以下颌角为中心的红肿
C. 张口受限
D. 下颌下三角区的红肿
E. 下颌下、口底广泛水肿

67. 咬肌间隙感染主要表现为

【答案】B

68. 口底蜂窝织炎主要表现为

【答案】E

69. 下颌下间隙感染主要表现为

【答案】D

【考点】口腔颌面部间隙感染的特点

【解析】咬肌间隙感染的典型症状是以下颌支及下颌角为中心的咬肌区肿胀、变硬、压痛伴明显张口受限，故67题选B。口底蜂窝织炎病变初期肿胀多在一侧下颌下间隙或舌下间隙。因此，局部特征与下颌下间隙或舌下间隙蜂窝织炎相似。如炎症继续发展扩散至整个口底间隙时，则双侧下颌下、舌下口底及颏部均有弥漫性肿胀，故68题选E。多数下颌下间隙感染是以下颌下淋巴结炎向外扩散形成蜂窝织炎。表现为下颌下三角区肿胀，下颌骨下缘轮廓消失，皮肤紧张，压痛，按压有凹陷性水肿，69题选D。

【避错】口腔颌面部间隙感染的特点与不同间隙的解剖生理位置有关，需结合记忆，67题易错选C，咬肌间隙感染也有张口受限，但是据题意是要求最主要的特征，以下颌角为中心的红肿是其主要临床表现，注意辨别。

(70～73题共用备选答案)

A. 颞下间隙
B. 眶下间隙
C. 咬肌间隙
D. 翼下颌间隙
E. 下颌下间隙

70. 最易发生腺源性感染的间隙为

【答案】E

71. 上颌尖牙、前磨牙的根尖化脓性炎症易造成哪个间隙感染

【答案】B

72. 哪个间隙感染最易引起下颌升支部边缘性骨髓炎

【答案】C

73. 上颌结节阻滞麻醉，如针头污染可引起哪个间隙感染

【答案】A

【考点】口腔颌面部间隙感染的特点

【解析】下颌下间隙感染来源多见于下颌智齿冠周炎等牙源性感染，但化脓性下颌下腺炎有时亦可继发下颌下间隙感染，故70题选E。眶下间隙感染多来自上颌尖牙、第一前磨牙和上颌切牙的根尖化脓性炎症和牙槽脓肿，故71题选B。咬肌间隙感染由于长期脓液蓄积，易形成下颌升支部的边缘性骨髓炎，故72题选C。颞下间隙感染可从相邻间隙，如翼下颌间隙等感染扩散而来；也可因上颌结节、卵圆孔或圆孔阻滞麻醉带入感染，故73题选A。

【避错】本组题目主要考察几个常见间隙感染的来源。可以通过记忆不同间隙的解剖空间位置记忆其常见的感染来源，即可避免混淆。

（74～77题共用备选答案）

A. 下颌角下2cm绕下颌角弧形切口

B. 口内翼下颌皱襞内侧纵形切口

C. 下颌骨下缘下2cm做平行切口

D. 口内翼下颌皱襞处横形切口

E. 下颌骨下缘下1cm以内做平行切口

74. 咬肌间隙脓肿切开引流应做哪种切口

【答案】A

75. 下颌下间隙脓肿切开引流应做哪种切口

【答案】C

76. 翼下颌间隙脓肿口外切开引流应做哪种切口

【答案】A

77. 广泛颊间隙感染进入颊部脓腔的切口

【答案】C

【考点】口腔颌面部间隙感染

【解析】咬肌间隙脓肿切开引流的途径，虽可从口内翼下颌皱襞稍外侧切开，但因引流口常在脓腔之前上部，体位引流不畅，因此，临床常用口外途径切开引流，从下颌支后缘绕过下颌角，距下颌下缘2cm处切开，切口长3～5cm，74题选A。下颌下间隙脓肿切开引流，一般在下颌骨体部下缘以下2cm作出与下颌骨下缘平行切口，75题选C。翼下颌间隙脓肿口外切开引流与咬肌间隙感染切口类似，故76题选A。广泛颊间隙感染则应该从下颌骨下缘以下1～2cm处做平行于下颌骨下缘的切口，故77题选C。

【避错】本题容易混淆的是咬肌间隙感染切口和下颌下间隙感染切口的部位，鉴别的关键是否绕下颌角，具体要根据间隙所在位置联想记忆。

考点：口腔颌面部创伤

1. 下颌角骨折后下唇麻木的原因是

A. 面神经损伤

B. 面部肿胀影响

C. 下牙槽神经损伤

D. 舌神经损伤

E. 颊神经损伤

【答案】C

【考点】神经分支与支配

【解析】下颌骨骨折伴有下牙槽神经损伤时会出现同侧下唇麻木。面神经颅外段的下颌缘支受损使患侧口角下垂及流涎，排除A；面部肿胀不会致下唇麻木，排除B；舌神经支配下牙槽舌侧牙龈、口底及舌前2/3的黏膜、舌下腺和下颌下腺，不支配下唇，排除D；颊神经支配下第二前磨牙至第三磨牙（智齿）颊侧牙龈、颊部皮肤和黏膜，不支配下唇，故此题选C。

【避错】此题易错选A，由于面神经的分布广泛，其下颌缘支支配降口角肌、降下唇肌、笑肌及颏肌，但患者仅表现了下唇麻木，故可以排除。

2. 传统骨折愈合过程中，骨痂形成时间一般在骨折后

A. 1～6天

B. 7～14天

C. 15～20天

D. 21～28天

E. 29～35天

【答案】B

【考点】骨折的愈合

【解析】骨折后的1～2周，机化的血块被纤维血管组织所替代，再沉积胶原纤维和钙盐，通过成骨细胞和多种内源性生长因子的作用，逐渐产生骨样组织和新骨，形成骨痂，故此题选B。

【避错】此题易错选其他选项，主要是对传统骨折愈合过程不熟悉，出现记忆混淆。骨折愈合分为血肿形成（伤后4～8小时）、血肿机化（骨折后24～72小时）、骨痂形成（骨折1～2周后）、骨痂改建（骨折2周后）。

3. 颏部软组织损伤时最容易引起什么部位间接性骨折

A. 下颌骨喙突

B. 下颌骨体部

C. 上颌骨牙槽突

D. 下颌骨髁突

E. 下颌骨升支部

【答案】D

【考点】髁突骨折原因

【解析】髁突颈部细小，菲薄，易受到外力而发生骨折，颏部软组织损伤的力量可随下颌升支而传导到髁部，造成髁突骨折。故本题答案为D。

【避错】本题易错选B，下颌骨体部骨质较致密且有一定的厚度，可以承受一定的外力。

4. 以下关于口腔颌面部损伤患者急救的叙述中，哪项是错误的

A. 有条件时应尽早进行清创缝合术，无条件时应尽早包扎创口，防止外界细菌继续侵入

B. 伴发颅脑损伤的伤员应卧床休息，严密观察，暂不做不急需的检查和手术

C. 伤员如有脑脊液鼻漏或耳漏，应及时做鼻腔或耳道填塞与冲洗，以免引起颅内感染

D. 对于昏迷患者，应特别注意呼吸道通畅，防止发生误吸和窒息

E. 对于烦躁不安的患者，可给予适量镇静药，但禁用吗啡

【答案】C

【考点】口腔颌面部损伤的急救

【解析】伴发颅脑损伤的患者应卧床休息，严密观察，暂不做不急需的检查和手术。患者如有脑脊液鼻漏或耳漏，表明颅前窝底或颅中窝有骨折，处理原则是禁止做外耳道冲洗或鼻腔的填塞与冲洗，以免引起颅内感染。对于昏迷患者，应特别注意呼吸道通畅，防止发生误吸和窒息。对于烦躁不安的伤员，可给予适量镇静药，但禁用吗啡。故选C。

【避错】本题易选出C，脑脊液耳漏或鼻漏不能冲洗。

5. 下列哪种口腔颌面部损伤需注射狂犬病疫苗

A. 擦伤

B. 挫伤

C. 刺割伤

D. 撕裂或撕脱伤

E. 咬伤

【答案】E

【考点】颌面部损伤的救治

【解析】咬伤是指人或动物的上下颌牙齿咬合所致的损伤，在攻击和防御时均可形成。所以咬伤时需注射狂犬病疫苗。因此本题应选E。

【避错】此题易错选C，刺割伤伤口较深，为预防感染发生应注射破伤风疫苗，但刺割伤患者未与动物接触，因此不需要注射狂犬病疫苗。

6. 颌间牵引常用于复位

A. 上颌骨水平骨折

B. 上颌骨斜行骨折

C. 上颌骨横行骨折

D. 下颌骨骨折

E. 牙槽突骨折

【答案】D

【考点】颌间牵引的适应证

【解析】颌间牵引是在上、下颌牙列上分别安置有挂钩的牙弓夹板，在上、下颌牙弓夹板的挂钩上套上橡皮圈做牵引，使其恢复正常的咬合关系。主要用于下颌骨骨折。故选D。

【避错】此题易错选E，应注意颌间牵引的目的是防止下颌骨移位，因此只适用于下颌骨骨折。

7. 根据临床实践，下颌骨体部骨折固定时间应为

A. 1~2周

B. 2~3周

C. 4~6周

D. 7~8周

E. 9~10周

【答案】C

【考点】下颌骨骨折的愈合过程及时间

【解析】上颌骨骨折愈合时间为3~4周；下颌骨骨折愈合时间为4~6周。故本题选C。

【避错】此题易错选D，下颌骨骨折固定4~6周即可，固定时间不宜过长。

8. 上颌骨骨折愈合较快，是因为

A. 上颌骨存在支柱式结构

B. 相对于下颌骨而言，骨折段之间不易发生移动

C. 血运丰富

D. 有上颌窦腔

E. 无强大肌肉附着

【答案】C

【考点】口腔颌面部损伤的特点

【解析】上颌骨骨折愈合较快，是由于血运丰富，组织抗感染与再生修复能力较强，创口易于愈合，故C正确。

【避错】本题容易误选E，肌肉的附着主要是考虑骨折段的移位，上颌骨未附着强大的咀嚼肌，因此和下颌骨移位不同，并不是上颌骨骨折易康复的原因。

9. 颌骨骨折的治愈标准是

A. 骨性愈合

B. 纤维性愈合

C. 骨折线上的牙齿不松动
D. 恢复原有咬合关系
E. 无感染发生
【答案】D
【考点】颌骨骨折的治愈标准
【解析】颌骨骨折的治愈标准是恢复原有咬合关系，颌骨骨折和其他部位骨折最大的不同是由于上、下颌骨形成咬合关系，骨折时处理不当，会影响咀嚼功能，故选 D。
【避错】本题易错选 A，要注意颌骨骨折和其他部位骨折的不同特点。

10. 上前牙牙槽突骨折，应用
A. 单颌牙弓夹板结扎复位固定
B. 颌间结扎牵引复位固定
C. 颌间结扎固定
D. 颌间结扎加颅颌绷带复位固定
E. 骨间固定加牙弓夹板固定
【答案】A
【考点】牙槽突骨折的治疗
【解析】单颌牙弓夹板固定即将成品或弯制的牙弓夹板横跨骨折线安置到两侧健康牙上，用金属丝将夹板与牙体逐个结扎起来，利用健康牙固定骨折的方法，临床上常用于牙槽突骨折和移位不大的颏部线形骨折，故选 A。
【避错】本题易错选 C，上前牙牙槽突骨折单颌牙弓夹板结扎复位固定。

11. 男，30 岁。双侧髁突高位骨折且有前牙开骀，后牙早接触，治疗宜选用
A. 切开复位内固定
B. 切开内固定后颌间牵引
C. 颌间结扎
D. 髁突摘除术
E. 颅颌弹性绷带牵引
【答案】E
【考点】髁突骨折
【解析】大多数髁突骨折可采用保守治疗。有轻度开骀者，可在患侧磨牙区垫 2～3mm 厚的橡皮垫，用颌间弹性牵引复位固定，使下颌支下降，髁突复位，恢复咬合关系；然后撤除橡皮垫，继续颌间固定 3 周。故选 E。
【避错】本题易错选 A。对髁突颈部骨段明显向内下移位，成角畸形大于 45°、下颌支高度明显变短（通常大于 5mm），闭合复位不能获得良好咬合关系、髁突骨折段向颅中窝移位、髁突向外移位并突破关节囊者视为手术适应证，采用切开复位内固定术。

12. 男，32 岁。因交通事故导致左面部切割伤。检查：左耳屏前至左下颌角纵向伤口，深达骨面。处理伤口应特别探查
A. 下牙槽神经
B. 舌下神经
C. 面神经
D. 舌咽神经
E. 舌神经
【答案】C
【考点】口腔颌面部软组织创伤的临床表现
【解析】切割伤的创缘整齐，伤及大血管时可大量出血。如切断面神经则发生面瘫。伤及腮腺及其导管可发生涎瘘。刺、割伤的治疗应行早期清创术。对于面颊部和腮腺咬肌区的损伤应注意探查面神经主干、分支以及腮腺导管有无断裂。故选 C。
【避错】此题易错选 A，下颌骨骨折时可发生下牙槽神经损伤。

13. 女孩，6 岁。颏部外伤 2 小时。检查：前牙开骀，曲面断层片显示双侧下颌支高度减低。最可能的诊断是
A. 颞下颌关节脱位
B. 软组织挫伤
C. 关节骨性强直
D. 髁突骨折
E. 骨关节病
【答案】D
【考点】髁突骨折的诊断
【解析】根据患儿有外伤史，前牙开骀、下颌支变短，考虑为髁突骨折。故选 D。
【避错】此题易错选 A，但颞下颌关节脱位最常见的是急性前脱位，一般于大开口末发生，且 X 线片可见髁突脱位于关节结节前上方，并无下颌支变短。

14. 男，30 岁。颌面部受击打 3 小时。检查：下颌颏部软组织红肿，口腔内外未见创口，咬合关系无异常，下颌正位片示下颌颏部正中有骨折线影像。正确的固定方法是
A. 手术切开骨间固定
B. 牙弓夹板固定
C. 骨钉加金属支架固定
D. 克氏针内固定
E. 皮质骨螺钉固定
【答案】B
【考点】颌骨骨折固定方法
【解析】牙弓夹板固定即将成品或弯制的牙弓夹板横跨骨折线安置到两侧健康牙，用金属丝将夹板与牙齿逐个结扎起来，利用健康牙固定骨折的方法。临床上常用于牙槽突骨折和移位不大的颏部线形骨折，

也可以在坚强内固定的张力带处使用，以对抗牙槽突的不良张力。故选 B。

【避错】本题易错选 E，常用于下颌骨的斜劈形骨折，如颏部正中联合部骨折、下颌角骨折。

15. 男，30 岁。因工伤致上颌前部创伤。现唇部肿胀，上、下前牙无法咬合，上前牙多个牙松动、冠折。临床考虑上颌前部牙槽突骨折的特征性表现是

A. 上唇肿

B. 牙龈撕裂

C. 创伤区咬合错乱

D. 相邻牙严重损伤

E. 邻牙与松动牙一并移动

【答案】E

【考点】牙槽突骨折特点

【解析】上颌前部牙槽突骨折会出现出血肿胀瘀斑，面部畸形，上颌牙槽骨整体动度，眼部畸形和功能障碍，其中上颌牙槽骨整体动度会出现邻牙与松动牙一并移动，是特异性表现，所以 E 正确，而上唇肿胀、牙龈撕裂、创伤区咬合错乱、相邻牙严重损伤，在其他骨折如矢状骨折也可出现，所以排除 A、B、C、D，故选 E。

【避错】本题易错选 D，但相邻牙严重损伤并不是牙槽突骨折的特征性表现，故不选。

16. 男，40 岁。因车祸颌面部损伤 3 小时，伤后无昏迷和呕吐史。检查：神志清楚，脉弱速，无呼吸困难，下前牙多颗可以整体摇动，无张口困难，舌中 1/3 裂伤，出血明显，口底肿胀。有效的止血方法是

A. 结扎颈外动脉

B. 压迫颈总动脉

C. 纱布压迫止血

D. 行清创缝合术

E. 注射药物止血

【答案】D

【考点】舌损伤处理原则

【解析】舌组织有缺损时，缝合创口应尽量保持舌的长度，将创口按前后纵行方向进行缝合。不要将舌尖后折缝合。舌组织较脆，活动度大，应先缝合舌的创口，以免以后发生粘连而影响舌的活动。所以只有清创缝合才行达到止血的效果，故选 D。

【避错】本题易错选 C，压迫止血只是暂时性止血，舌组织血运丰富，清创缝合才能达到有效止血的目的。

17. 男，28 岁。车祸致头面部损伤半小时。查体：意识模糊，烦躁不安，面部轻度发绀，吸气时锁骨上窝、剑突下、肋间隙内陷；面部检查见上颌骨无活动，下牙弓变窄，下前牙骨段活动、后移，口腔内无明显异物。患者可能发生

A. 吸入性窒息

B. 脱位性窒息

C. 狭窄性窒息

D. 阀门性窒息

E. 阻塞性窒息

【答案】E

【考点】窒息的特点

【解析】窒息的前驱症状为患者的烦躁不安、出汗、口唇发绀、鼻翼扇动和呼吸困难。严重者可出现三凹体征。下颌前牙骨段活动因口底降颌肌群的牵拉后移，使舌后坠压迫呼吸道，引起阻塞性窒息。故选 E。

【避错】本题易错选 A，吸入性窒息是指直接将血液、唾液、呕吐物或其他异物吸入气管、支气管或肺泡内而引起窒息。

18. 男，27 岁。施工时从高处坠落，致面部外伤而就诊。诉下颌及双耳前区疼痛，口张不大，无昏迷史。下列采用体检及辅助检查中错误的是

A. 眶缘、上颌骨、下颌骨触诊

B. 许勒位法

C. 颌骨曲面断层法

D. 头面部核素扫描

E. 张口度、咬合关系检查

【答案】D

【考点】颞下颌关节区检查

【解析】许勒位片显示颞下颌关节外侧 1/3 侧斜位影像，可同时显示关节窝、关节结节、髁突及关节间隙。两侧颞下颌关节形态是否对称。曲面断层主要观察下颌骨或上颌骨病变，如肿瘤、外伤、炎症、畸形等。核素扫描常用于诊断颌骨恶性肿瘤。张口度和咬合关系检查可以检查到髁突脱位的部位和程度。故选 D。

【避错】本题易错选 C，曲面断层可观察外伤情况，故可做。

19. 男，30 岁。车祸致头面部损伤 8 小时。查体：患者左面部肿胀明显，眶周、眼睑及结膜下瘀斑、压痛，无复视和眼球运动受限；有张口受限，张口度 1.5cm，咬合关系正常。常规行 X 线检查时，最好拍

A. 头颅正位片

B. 头颅侧位片

C. 鼻颏位和颧弓位

D. 下颌曲面体层片

E. 颅底片

【答案】C

【考点】颞下颌关节区检查

【解析】头颅片主要用于研究分析正常及错殆畸形患者牙、颌、面形态结构，研究颅面生长发育及记录矫治前后的情况。下颌曲面体层片主要用于观察下颌的病损。华特位主要用于观察鼻窦的情况，特别是上颌窦影像显示最佳。颧弓位可清楚地显示投照颧骨、颧弓的影像，位于颞骨及下颌骨的外方，主要用于检查颧弓及颧骨的骨折。颅底片显示颅底的影像，清楚显示两侧上颌窦、鼻腔、蝶窦等结构。临床常用来检查颅底、上颌后部及颞下窝病变。故选C。

【避错】本题易错选A，头颅片主要用于研究分析正常及错颌畸形患者牙、颌、面形态结构，研究颅面生长发育及记录矫治前后的情况。

20. 男，36岁。面部遭受外力打击后，未形成开放性创口，局部肿胀、疼痛和皮下瘀血，X线检查未见颌骨骨折。临床诊断为

A. 撕裂伤

B. 挫裂伤

C. 挫伤

D. 擦伤

E. 撕脱伤

【答案】C

【考点】损伤类型

【解析】挫伤是皮下及深部组织遭受压力的挤压损伤而无开放性创口。伤区的小血管和淋巴管破裂，常有组织内渗血而形成瘀斑，甚至发生血肿。主要特点是局部皮肤变色、肿胀和疼痛。故选C。

【避错】本题易错选B，挫裂伤实际上合并挫伤和撕裂伤，所以应该同时有两个伤的特点，审题需仔细。

21. 男孩，4岁。因外伤左上乳中切牙内陷移位，牙龈无明显撕裂伤，牙槽突无折断，X线片显示恒牙胚未受波及。正确的处理是

A. 立即复位固定

B. 立即拔除

C. 定期复诊观察

D. 牵引复位

E. 不做处理

【答案】C

【考点】牙及牙槽突损伤的治疗

【解析】患者外伤后因为牙龈无明显撕裂伤，牙槽突无折断，恒牙胚也未受波及故可暂时不做处理，待乳牙慢慢自行萌出，但需要定期复诊观察，故选C。

【避错】本题易错选E，根据上题病例虽可暂时不做处理，但仍然需定期复诊观察，防止乳牙牙髓坏死等并发症，可及时处理。

22. 男，26岁。因车祸造成面部外伤。X线片显示右侧上颌骨骨折，骨折线横过鼻背、眶部，经颧骨上方到达翼突。正确的诊断是

A. Le Fort Ⅰ型骨折

B. Le Fort Ⅱ型骨折

C. 鼻骨骨折

D. Le Fort Ⅲ型骨折

E. 颧弓骨折

【答案】D

【考点】上颌骨骨折

【解析】Le Fort Ⅲ型骨折又称为上颌骨高位骨折，骨折线自鼻额缝向两侧横过鼻梁、眶部，经颧额缝向后达翼突，形成颅面分离，故选D。

【避错】本题易错选A、B，上颌骨骨折线共分三型，需分别记忆清楚，不要搞混。

23. 女，35岁。颌面外伤伴昏迷，经现场紧急处理后，准备转送医院进一步治疗。运送时患者正确的体位是

A. 俯卧位

B. 侧卧位

C. 仰卧位

D. 半卧位

E. 随意体位

【答案】A

【考点】颌面外伤伴昏迷患者的运送

【解析】送患者时应保持呼吸道通畅，可采用俯卧位，额部垫高，使其口鼻悬空，有利于唾液外流和防止舌后坠。故选A。

【避错】此题易错选C，应注意颌面部外伤患者如果伴有昏迷，体位十分重要，宜采用俯卧位而不应仰卧。

24. 男，50岁。颏部被钝器打击后，出现双侧后牙早接触，前牙开殆，双侧颞下颌关节区肿胀疼痛，应为

A. 双侧颞颌关节急性前脱位

B. 双侧髁突颈部骨折

C. 双侧升颌肌群痉挛

D. 双侧关节盘穿孔破裂

E. 双侧翼外肌痉挛

【答案】B

【考点】髁突颈部骨折的表现

【解析】单侧髁突骨折时，患侧下颌向外侧及后方移位，不能做侧殆运动，后牙早接触，前牙及对侧

牙可出现开殆；双侧髁突骨折时，下颌不能做前伸运动，后牙早接触，前牙开殆更明显，且双侧髁突部肿胀疼痛。故选B。

【避错】此题易错选C。应注意与髁突颈部骨折鉴别，本患者有明显的外伤史，首先考虑的是骨折，而不是肌肉痉挛。

25. 女，30岁。因外伤所致上颌骨骨折，骨折块向下移位，现场预防窒息的急救处理应是

A. 紧急从鼻腔气管插管，保持呼吸道通畅

B. 紧急气管切开

C. 复位上颌骨骨折块，利用压舌板等物做颅上颌固定

D. 使用呼吸兴奋剂

E. 维持患者于头低脚高位

【答案】C

【考点】现场预防窒息的急救处理

【解析】预防窒息的现场急救可悬吊下坠的上颌骨骨块，可在现场临时用筷子、压舌板横放于上颌双侧前磨牙的位置。故选C。

【避错】此题易错选A、B，窒息的处理中包括气管插管或者气管切开。但是上颌骨骨折所造成的窒息，只需使骨折块复位即可，不必造成不必要的损伤。

26. 男，16岁。不慎跌倒，颏部先着地受撞击，致下颌中线偏左侧，左侧后牙早接触，前牙及右侧后牙开殆。应考虑的诊断是

A. 左侧髁突颈部骨折

B. 颞肌、咬肌痉挛

C. 右侧颞下颌关节脱位

D. 左侧颞下颌关节脱位

E. 左侧髁突骨质增生

【答案】A

【考点】髁突颈部骨折的临床表现

【解析】单侧髁突骨折时，患侧下颌向外侧及后方移位，不能做侧殆运动，后牙早接触，前牙及对侧牙可出现开殆。故选A。

【避错】此题易错选D，应注意有外伤史首先考虑骨折可能。

27. 男，40岁。24小时前颊部外伤，全层组织缺损约3.5cm×4.0cm。清创后适合的缝合方式是

A. 严密缝合口腔黏膜

B. 严密缝合颊部皮肤

C. 黏膜、肌、皮肤逐层缝合

D. 定向拉拢缝合

E. 将皮肤与黏膜缝合

【答案】E

【考点】颊部贯通伤的处理特点

【解析】颊部贯通伤治疗原则是关闭创口，消灭创面。无组织缺损或缺损较少者，可直接拉拢缝合；口腔黏膜缺损少应严密缝合口腔创口，隔绝外界刺激，面部缺损可转移皮瓣或二期修复；较大的面颊部全层洞穿缺损可将创缘的口腔黏膜与皮肤对位缝合。故选E。

【避错】此题易错选D，定向拉拢缝合适用于缺损较大者，但皮肤黏膜均有缺损者适用将皮肤与黏膜缝合。

（28～31题共用题干）

男，34岁。右面部损伤1天。1天前工作时被钝器直接击中面部，无昏迷史。查体：右面部塌陷，眼睑充血，张口中度受限，右眶下缘有台阶感，上、下牙列无明显异常，咬合关系正常。

28. 最可能的诊断为

A. 右上颌骨骨折

B. 右下颌骨骨折

C. 右上、下颌骨骨折

D. 右颧骨骨折

E. 右颧骨上、下颌骨骨折

【答案】D

【考点】颧突骨折临床表现

【解析】该患者无咬合错乱，且有明显的颧骨骨折临床表现，可诊断该患者为颧骨骨折，颧骨骨折临床表现：颧面部塌陷畸形、张口受限、复视、神经症状、瘀斑。故选D。

【避错】本题易错选E，下颌骨骨折有咬合错乱症状。

29. 首选的X线平片检查为

A. 颌骨曲面断层法

B. 头颅后前位法

C. 许勒位法

D. 颌骨侧位法

E. 华特位法

【答案】E

【考点】颧骨骨折诊断方法

【解析】下颌曲面体层片主要用于观察下颌的病损。华特位主要用于观察鼻窦的情况，特别是上颌窦影像显示最佳。颧弓位可清楚地显示投照颧骨、颧弓的影像，位于颞骨及下颌骨的外方，主要用于检查颧弓及颧骨的骨折。颅底片显示颅底的影像，清楚显示两侧上颌窦、鼻腔、蝶窦等结构。临床常用来检查颅底、上颌后部及颞下窝病变。颧骨骨折主要用鼻颏位和颧弓切线位。故选E。

【避错】部分考生误选其他选项，是因为未能正确区分各种位法的观察范围。

30. 最佳的治疗方法为
   A. 观察，二期处理
   B. 手法复位
   C. 颌间结扎
   D. 切开复位、内固定
   E. 组织移植、修复局部塌陷

【答案】D

【考点】颧骨骨折的治疗

【解析】如有轻度移位，畸形不明显，无张口受限、复视及神经症状等，可做保守治疗。凡有面部塌陷畸形、张口受限、复视者均视为手术的适应证。虽无功能障碍但明显畸形者也考虑手术复位内固定。故选 D。

【避错】本题易错选 B，因该患者有面部塌陷畸形、张口受限、复视，因此需手术治疗。

31. 该患者发生张口受限的原因为
   A. 下颌骨骨折
   B. 髁突骨折
   C. 颧骨骨折内陷压迫喙突及肌肉
   D. 上颌骨骨折
   E. 软组织损伤、疼痛

【答案】C

【考点】颧骨骨折张口受限原因

【解析】颧骨骨折由于骨折块发生内陷移位，压迫了颞肌和咬肌，阻碍髁突的运动，导致张口疼痛和受限。因此本题选 C。

【避错】本题易错选 A，该患者不伴有下颌骨骨折，因此不能选 A。

（32～34 题共用题干）

男，50 岁。因交通事故造成面中份创伤，有短暂昏迷史。临床检查：面中 1/3 凹陷，咬合错乱。影像学检查符合上颌骨 Le Fort Ⅲ型骨折。

32. 现场抢救时，若发生窒息，最实用的抢救方法是
   A. 环甲膜切开后，气管切开
   B. 迅速经口或鼻腔气管插管
   C. 舌体牵出口外，纠正舌后坠
   D. 清除口鼻腔及咽喉部血块、呕吐物等
   E. 用压舌板横放于上前磨牙，并固定于头部绷带

【答案】E

【考点】窒息的急救处理

【解析】患者有上颌骨 Le Fort Ⅲ型骨折，会造成骨折端塌陷引起呼吸道梗阻，可悬吊下坠的上颌骨骨块解除窒息，即临时用筷子、压舌板或类似器材横放于上颌双侧前磨牙部位，将上颌骨骨折块向上悬吊，并将两端固定于头部绷带上。故选 E。

【避错】本题易错选 B。窒息时应根据阻塞原因采取相应的急救措施。因咽部和舌根部肿胀压迫呼吸道者，可经口或鼻插入通气导管，以解除窒息。

33. 以下关于患者临床表现的叙述，错误的是
   A. 颅面分离
   B. 面中部缩短
   C. 多伴颅底骨折
   D. 咬合关系表现为前牙早接触
   E. 骨折线经颧额缝向后达翼突

【答案】B

【考点】上颌骨骨折特点

【解析】Le Fort Ⅲ型骨折又称上颌骨高位骨折或颅面分离骨折。骨折线自鼻额缝向两侧横过鼻梁、眶部，经颧额缝向后达翼突，形成颅面分离，常使面中部凹陷、变长。故选 B。

【避错】本题易错选 C。Le Fort Ⅲ型骨折多伴有颅底骨折或颅脑损伤，出现耳、鼻出血或脑脊液漏。

34. 若患者发生脑脊液鼻漏，正确的治疗方法是
   A. 头低卧位
   B. 早期手术探查
   C. 反复冲洗鼻腔
   D. 禁做鼻腔填塞
   E. 鼻腔内置负压装置

【答案】D

【考点】脑脊液鼻漏的治疗

【解析】合并脑脊液漏患者，取头高足低位并绝对卧床休息，避免用力咳嗽、打喷嚏和擤鼻涕，同时给予抗生素预防颅内感染治疗。禁止做鼻腔填塞与冲洗，以减少引起颅内感染的可能。故选 D。

【避错】本题易错选 C。反复冲洗鼻腔可能造成感染扩散，禁止使用。

（35～36 题共用备选答案）
   A. 面神经颧支损伤
   B. 面神经上颊支损伤
   C. 面神经下颊支损伤
   D. 鼻腭神经损伤
   E. 眶下神经损伤

35. 颧骨和上颌骨骨折后患侧上唇麻木的原因是

【答案】E

36. 颧骨骨折后患侧闭眼障碍的原因是

【答案】A

【考点】颧骨及上颌骨骨折的神经损伤特点

【解析】颧骨上颌突的骨折移位，可造成眶下神经损伤，使该神经支配区域麻木，如同时造成面神经颧支的损伤，会发生眼睑闭合不全；上颌骨骨折同样会损伤眶下神经。眶下神经为上颌神经的终支，分为

数支分布于下睑、鼻翼和上唇的皮肤，因此眶下神经损伤会出现相应部位麻木。故35题选E，36题选A。

【避错】35题易错选B，但是面神经颊支损伤会出现鼻唇沟变浅或消失、鼓腮无力、上唇运动力减弱或偏斜以及食物积存于颊部等症状。36题易错选E，应掌握眶下神经的分布部位，掌握眼睑闭合不全最常见的原因为面神经麻痹。

（37～38题共用备选答案）

A. 张口过度
B. 脑脊液漏
C. 舌后坠
D. 后牙早接触，前牙开𬌗
E. 复视

37. 双侧髁突骨折可出现

【答案】D

38. 双侧颏孔区骨折可出现

【答案】C

【考点】下颌骨骨折移位方向

【解析】髁突骨折后，常因翼外肌的牵拉，向前内方移位，同时下颌升支因升颌肌群牵拉而向上移位，出现前牙不能闭合的状态。如双侧髁突骨折，则前牙开𬌗更明显。双侧颏孔区骨折，中部骨折段由于颏舌肌、颏舌骨肌牵拉而向后移位。两侧骨折段由于下颌舌骨肌、舌骨舌肌的牵拉向中线移位，使下颌骨前部牙弓变窄。这种骨折可引起舌后坠而发生呼吸困难，甚至发生窒息。故37题选D，38题选C。

【避错】37题易错选C，38题易错选D，双侧髁突骨折由于翼外肌的牵拉，后牙早接触，前牙开𬌗，双侧颏孔区骨折舌后坠。

（39～41题共用备选答案）

A. 暂时制动
B. 牙间结扎
C. 颌间结扎
D. 切开复位内固定术
E. 暂不处理，随访

39. 移位明显的骨折需要

【答案】D

40. 没有移位的骨折需要

【答案】A

41. 移位不明显的骨折需要

【答案】C

【考点】口腔颌面部各型骨折的固定方法

【解析】手术切开复位主要用于有开放性创口的骨折、闭合性颌骨复杂骨折或已有错位愈合的陈旧性骨折。坚强内固定已经成为颌骨骨折治疗的首选方法，因此39题选D。没有移位的骨折可以暂时制动，因此40题选A。对于不明显的骨折可以采用颌间结扎的方法，是颌面外科最常用的方法，能使移位的骨折段保持在正常咬合关系上愈合，因此41题选C。

【避错】41题部分考生可能误选B，牙间结扎主要用于牙槽突骨折和移位不大的颏部线性骨折。

（42～44题共用备选答案）

A. Le FortⅠ型骨折
B. Le FortⅡ型骨折
C. Le FortⅢ型骨折
D. 不对称型骨折
E. 纵行骨折

42. 骨折线从梨状孔下方，牙槽突上方两侧水平方向延伸至上颌翼突缝称为

【答案】A

43. 两侧骨板线不在同一平面的骨折是

【答案】D

44. 自鼻额缝向两侧横过鼻背、眶内下，沿眶底、经颧骨下方达翼突的骨折是

【答案】B

【考点】上颌骨骨折线

【解析】上颌骨骨折按骨折线分为Le FortⅠ型骨折、Le FortⅡ型骨折和Le FortⅢ型骨折，Le FortⅠ型骨折骨折线从梨状孔下方，牙槽突上方两侧水平方向延伸至上颌翼突缝，故42题选A。Le FortⅡ型骨折自鼻额缝向两侧横过鼻背、眶内下，沿眶底、经颧骨下方达翼突的骨折，故43题选D。临床上虽然用Le Fort骨折分类，但实际上所遇到的上颌骨骨折的骨折线并不都是如此，也不一定两侧发生对称性骨折两侧骨板线不在同一平面的骨折是不对称型骨折，故44题选B。

【避错】本组小题主要是考查上颌骨的骨折线，此处知识点是常考点，也较易混淆，考生要结合3条骨折线的不同位置记忆。

（45～48题共用备选答案）

A. 颞浅动脉压迫法
B. 面动脉压迫法
C. 缝合止血法
D. 结扎止血法
E. 填塞止血法

颌面部创伤处理时，请选择适当的止血方法

45. 现场急救，出现颞部较严重的出血时

【答案】A

46. 临床上最可靠而常用的是

【答案】D

47. 舌组织严重出血时

【答案】C

48. 开放性及洞穿性创口，伴组织缺损时

【答案】E

【考点】各类止血方法的适应证

【解析】颞部出血严重，应考虑是不是颞浅动脉出血，而颌面部急救止血首选压迫止血，故45题选A；对于止血，临床上可靠而常用的是结扎止血法，故46题选D；舌组织血供丰富，出血较多，应采用缝合止血，故47题选C；对于开放性及洞穿性创口，伴组织缺损时应用填塞止血法，故48题选E。

【避错】45题易错选B，考生须牢记面动脉的解剖位置。面部出血与面动脉有关。46题易错选C，缝合止血在颌面外伤中也经常使用，但使用范围没有结扎止血广泛。47题易错选D，前面说过结扎止血应用较广泛，但因为舌组织较易运动难以结扎，因此宜选用缝合止血。48题易错选C，开放性及洞穿性创口，伴组织缺损时缝合难度较大。因此宜采用填塞止血。

考点：口腔颌面部肿瘤及瘤样病变

1. 关于唇癌的描述，错误的是

A. 唇癌主要是鳞癌

B. 唇癌多发于下唇

C. 唇癌一般以手术治疗为主

D. 下唇癌常向颏下及下颌下淋巴结转移

E. 唇癌较其他口腔癌易发生淋巴结转移

【答案】E

【考点】唇癌

【解析】唇癌主要为鳞癌，多发生于下唇。唇癌生长较慢，一般无自觉症状，以后肿瘤向周围皮肤及黏膜扩散，同时向深部肌组织浸润；唇癌晚期可波及口腔前庭及颌骨。下唇癌常向颏下及下颌下淋巴结转移；上唇癌则向耳前、下颌下及颈淋巴结转移。唇癌转移一般较其他口腔癌转移少见，且转移时间较迟。故选E。

【避错】本题易错选B。唇癌常发生于下唇中外1/3间的唇红缘部黏膜。

2. 以下属于潴留性囊肿的是

A. 皮脂腺囊肿

B. 皮样囊肿

C. 鳃裂囊肿

D. 表皮样囊肿

E. 甲状舌管囊肿

【答案】A

【考点】软组织囊肿

【解析】皮脂腺囊肿主要是由于皮脂腺排泄管阻塞，皮脂腺囊状上皮因逐渐增多的内容物膨胀而形成的潴留性囊肿。皮样和表皮样囊肿来源于胚胎发育时期遗留的上皮细胞，也可以因损伤或手术使上皮细胞植入而形成。故选A。

【避错】本题不易选错。B、C、D、E均属于先天性发育性囊肿。

3. 如确诊为成釉细胞瘤，为防止复发，其治疗为

A. 放射治疗

B. 手术彻底刮除肿瘤

C. 下颌骨切除加颈淋巴清扫术

D. 下颌骨方块切除或病变颌骨整块切除

E. 单侧下颌骨切除术后化疗

【答案】D

【考点】成釉细胞瘤治疗

【解析】成釉细胞瘤以手术治疗为主。对较小的肿瘤可行下颌骨方块切除，以保存下颌骨的连续性；对较大的肿瘤应将病变的颌骨整块切除，以保证手术后不再复发。故选D。

【避错】本题易错选C。患者存在淋巴转移时才做淋巴清扫术。

4. 静脉畸形的临床特点不包括

A. 体位试验阳性

B. 表浅肿瘤呈蓝色或紫色

C. 有时可触及静脉石

D. 触之柔软，有压缩性

E. 触诊有震颤感，听诊有吹风样杂音

【答案】E

【考点】静脉畸形

【解析】静脉畸形是由衬有内皮细胞的无数血窦所组成，好发于颊、颈、眼睑、唇、舌或口底部。位置深浅不一，如果位置较深，则皮肤或黏膜颜色正常；表浅病损则呈现蓝色或紫色。边界不太清楚，触之柔软，可以被压缩，有时可触及静脉石。当头低位时，病损区充血膨大；恢复正常位置后，肿胀亦随之缩小，恢复原状，称为体位移动试验阳性。故选E。

【避错】本题易错选其他选项。静脉畸形病损体积不大时，一般无自觉症状。动静脉畸形触诊有震颤感，听诊有吹风样杂音，注意区别。

5. 最少发生区域性淋巴结转移的恶性肿瘤是

A. 鳞状细胞癌

B. 基底细胞癌

C. 淋巴上皮癌

D. 腺上皮癌

E. 未分化癌

【答案】B

【考点】恶性肿瘤的转移

【解析】基底细胞癌是起源于表皮及其附属器的恶性上皮细胞瘤。发展缓慢，主要呈局部浸润性生

长，一般不发生转移，故应及时治疗。基底细胞癌主要病理变化是基底细胞发生异常分化、增生、生长失控等。故选B。

【避错】本题易错选E，未分化癌对放射治疗敏感，转移率高。

6. 下列哪项最不符合成釉细胞瘤的X线特征
   A. 肿瘤内多见钙化影
   B. 多房且分房大小相差悬殊
   C. 骨质膨胀，以向唇颊侧为甚
   D. 肿瘤可含牙或不含牙，邻牙可被肿瘤推压而移位
   E. 牙根可被侵袭呈锯齿状或截断状

【答案】A

【考点】成釉细胞瘤的X线表现特点

【解析】典型成釉细胞瘤的X线表现：早期呈蜂窝状，以后形成多房性囊肿样阴影，单房比较少。成釉细胞瘤因为多房性及有一定程度的局部浸润性，故周围囊壁边缘不整齐，呈半月形切迹。在囊内的牙根尖有不规则的病理吸收现象。骨质膨胀，以向唇颊侧为甚，肿瘤可含牙或不含牙，邻牙可被肿瘤推压而移位，牙根可被侵袭呈锯齿状或截断状，因此本题选A。

【避错】本题易误选B，成釉细胞瘤X线表现为房性囊肿样阴影，单房少见。

7. 对放射线不敏感的肿瘤是
   A. 未分化癌
   B. 恶性淋巴瘤
   C. 鳞状细胞癌
   D. 恶性淋巴上皮癌
   E. 骨肉瘤

【答案】E

【考点】对放射线不敏感的肿瘤

【解析】临床上，对放射线敏感的肿瘤有恶性淋巴瘤、浆细胞肉瘤、未分化瘤、淋巴上皮癌、尤因（Ewing）肉瘤等。中度敏感的肿瘤主要是鳞状细胞癌和基底细胞癌。不敏感的肿瘤有骨肉瘤、纤维肉瘤、肌肉瘤（胚胎性横纹肌肉瘤除外）、腺瘤、脂肪肉瘤、恶性黑色素瘤等。故选E。

【避错】此题易错选D，恶性淋巴上皮瘤对放射线治疗属于高度敏感。

8. 不属于口腔癌“无瘤”手术要求的是
   A. 保证手术在正常组织内进行
   B. 避免切破肿瘤，勿挤压瘤体
   C. 不宜整块挖出，暴露的肿瘤面覆以纱布、缝包
   D. 创口缝合前大量盐水冲洗，化疗药物湿敷
   E. 创口缝合时更换手套及器械

【答案】C

【考点】无瘤操作要求

【解析】口腔颌面部恶性肿瘤手术失败的主要原因为局部复发或远端转移。因此，手术中应严格遵守“无瘤”操作：保证切除手术在正常组织内进行；避免切破肿瘤，污染手术野；防止挤压瘤体，以免播散；应整体切除不宜分块挖出；对肿瘤外露部分应以纱布覆盖、缝包；表面有溃疡者，可采用电灼或化学药物处理，避免手术过程中污染种植；缝合前应大量低渗盐水做冲洗湿敷；创口缝合时必须更换手套及器械；为了防止肿瘤扩散，还可采用电刀，也可于术中及术后应用静脉或区域性动脉（颈外动脉）注射化学药物。此外，对可疑肿瘤残存组织或未能切除的肿瘤，可辅以电灼、冷冻、激光、局部注射抗癌药物或放射等治疗。故选C。

【避错】此题易错选E，口腔癌缝合时应注意更换手套及器械以防止创面种植。这是肿瘤手术需要特殊注意的操作要求。

9. 关于牙龈瘤的叙述，哪项是错误的
   A. 女性多见，与内分泌有关
   B. 破坏牙槽骨壁
   C. 一般应将病变波及的牙齿拔除
   D. 病变波及的骨膜及邻近骨组织需要去除
   E. 因非真性肿瘤，切除后不易复发

【答案】E

【考点】牙龈瘤的临床特点

【解析】牙龈瘤来源于牙周膜及颌骨牙槽突结缔组织，它的发生与内分泌密切相关，妇女尤其妊娠期妇女较多见，病变发展可破坏牙槽骨壁，治疗时应将病变波及的牙一起拔除，牙龈瘤与内分泌以及口腔环境有关，切除后可能复发，故选E。

【避错】此题易错选B，随着牙龈瘤的发展，可以破坏牙槽骨壁。

10. 以下关于上颌窦癌的叙述，哪项是错误的
   A. 以鳞癌为最常见
   B. 早期无症状而不易发觉
   C. 肿瘤发生部位不同可出现不同临床症状（如鼻塞、复视、张口受限等）
   D. 早期即有明显的骨质破坏
   E. 远处转移较少见

【答案】D

【考点】上颌窦癌的临床特点

【解析】上颌窦癌为鼻窦鳞癌中最常见的类型，主要为鳞癌，腺癌较少见，因位于上颌窦内，早期可无症状，根据肿瘤发生部位不同可出现不同临床症

状，晚期的上颌窦癌可发展到任何部位，如筛窦、蝶窦、翼板及颅底部；较少发生远处转移；故选 D。

【避错】此题易错选 B，相比其他口腔癌，上颌窦癌发现较晚。

11. 舌癌区域性淋巴结转移早的原因是
A. 生长快
B. 舌淋巴丰富
C. 距区域淋巴结近
D. 舌机械活动频繁
E. 舌淋巴及血运丰富，舌活动频繁

【答案】E

【考点】舌癌的转移

【解析】舌癌常发生早期颈淋巴结转移，且转移率较高，因舌体具有丰富的淋巴管和血液循环，加以舌的机械运动频繁，这些都是促使舌癌转移的因素。故选 E。

【避错】此题易错选 B、D，此两项均说法不全面，应选择最佳答案。注意审题。

12. 以下不宜行组织活检术的恶性肿瘤为
A. 舌癌
B. 唇癌
C. 恶性淋巴瘤
D. 恶性黑色素瘤
E. 肉瘤

【答案】D

【考点】组织活检术的非适应证

【解析】恶性黑色素瘤是由皮肤和其他器官黑色素细胞产生的肿瘤。原发性黑色素瘤均由表皮内的黑色素细胞增生所致，其表现为色素浓重的逐渐增大的结节，周围可绕以红晕。其发病率虽较基底细胞癌、鳞状细胞癌低，但恶性程度大，易扩散，遂不宜行活检。

【避错】此题易错选 C，对淋巴瘤进行组织活检不至造成其生长速度加快。因此可以进行活检。此题需要注意的是恶性黑色素瘤不宜活检是这种肿瘤的一个比较典型的临床和诊断要点，常考，需要谨记。

13. 男，35 岁。左下颌肿物 9 年，逐渐增大致面部不对称。X 线片示左下颌骨体及下颌角部房性透射影像，病变区牙根不规则吸收，骨质菲薄，周围骨壁有半月形切迹。首选的治疗方法是
A. 手术切除囊壁+拔除受累牙
B. 手术切除颌骨+自体骨移植
C. 手术切除囊壁+液氮冷冻骨壁
D. 手术切除颌骨和周围软组织
E. 手术拔除受累牙+开窗引流

【答案】B

【考点】成釉细胞瘤的治疗

【解析】成釉细胞瘤发生于青壮年，以下颌体及下颌角部为常见。生长缓慢，逐渐发展使颌骨膨大，造成畸形、左右面部不对称。X 线表现周围囊壁边缘常不整齐、呈半月形切迹。该患者诊断为成釉细胞瘤，主要为外科手术治疗。对较小的肿瘤可行下颌骨方块切除；对较大的肿瘤应将病变的颌骨整块切除，以保证手术后不再复发。下颌骨部分切除后，可采用立即植骨治疗。故选 B。

【避错】本题易错选 E，刮除术虽有保存功能及容貌的优点，但复发率高，应慎用。

14. 男，60 岁。右下颌第一磨牙松动，临床检查可见第一磨牙牙龈呈菜花样增生，X 线片显示第一磨牙根周有"弹坑样"骨吸收。最可能的诊断是
A. 龈炎
B. 牙周炎
C. 急性牙槽脓肿
D. 牙龈癌
E. 牙龈瘤

【答案】D

【考点】牙龈癌

【解析】鳞状细胞癌简称鳞癌，外形上以溃疡型为最多见；有时呈菜花状，边缘外翻。牙龈癌多为分化度较高的鳞状细胞癌，生长较慢，以溃疡型最多。早期向牙槽突及颌骨浸润，使骨质破坏，引起牙松动和疼痛。故选 D。

【避错】本题易错选 E。牙龈瘤是牙龈上（特别是龈乳头处）局限生长的炎症反应性瘤样增生物。

15. 男孩，9 岁。颈侧肿块 2 个月，破溃 1 周。检查：见瘘口位于颈前侧方甲状软骨水平，最可能的诊断是
A. 甲状舌管瘘
B. 皮样囊肿伴瘘管形成
C. 第一鳃裂瘘
D. 第二鳃裂瘘
E. 第三鳃裂瘘

【答案】A

【考点】甲状舌管囊肿的临床表现

【解析】甲状舌管囊肿多见于 1～10 岁儿童，亦可见于成年人，囊肿可发生于颈正中线，自舌盲孔至胸骨切迹间的任何部位，以舌骨上下最为常见，质软，周界清晰，与表面皮肤及周围组织无粘连。可随吞咽及伸舌等动作而移动。感染后可自行破溃形成甲状舌管瘘。故选 A。

【避错】本题易错选 D，第二鳃裂囊肿常位于颈上部，大多在舌骨水平，但有时呈分叶状，质地柔软

有波动感，破溃后形成鳃裂瘘，第二鳃裂瘘外口多位于颈中下1/3，胸锁乳突肌前缘处。

16. 男，28岁。右侧下颌骨膨隆半年，偶有胀痛。检查：右侧下颌骨体部膨隆，可触及囊性感。曲面体层片示右下颌尖牙至下颌支前缘多房透射性病变，病变膨隆明显，前磨牙和磨牙牙根锯齿状吸收，边缘可见切迹。最可能的诊断是

A. 根尖周囊肿
B. 含牙囊肿
C. 始基囊肿
D. 牙源性角化囊性瘤
E. 成釉细胞瘤

【答案】E

【考点】成釉细胞瘤的临床表现

【解析】成釉细胞瘤多发生于青壮年，以下颌体及下颌角为常见，典型的成釉细胞瘤的X线表现早期呈蜂房状，以后形成多房性囊肿样阴影，单房比较少，周围囊壁边缘不整齐，呈半月形切迹，在囊内的牙根尖可有不同程度的吸收，呈锯齿状。故选E。

【避错】本题易错选D，牙源性角化囊性瘤多发于青壮年，X线片示有单囊和多囊之分，单囊多见；多囊者囊腔大小相差不明显；常沿颌骨长轴生长，膨胀不明显；如有膨胀，常向舌侧；牙根吸收少见，多呈斜面状；病变内可含牙或不含牙。

17. 女，35岁。肿块位于右侧颊侧部皮下缓慢生长4年，检查见肿块与皮肤紧密粘连，中央可见1个小色素点，圆形，与周围组织界限明显，质地软，无压痛，可移动，无自觉症状。可诊断为

A. 皮脂腺囊肿
B. 皮样囊肿
C. 表皮样囊肿
D. 甲状舌管囊肿
E. 鳃裂囊肿

【答案】A

【考点】皮脂腺囊肿的诊断

【解析】皮样囊肿和表皮样囊肿与周围组织，皮肤或黏膜均无粘连，且无中央的小色素点，因此B、C错误。甲状舌管囊肿位于颈正中线，因此D错误。鳃裂囊肿发生于20岁以内，因此E错误。皮脂腺囊肿的临床表现为囊肿呈圆形，位于皮内，并向皮肤表面突出，囊壁与皮肤紧密粘连，中央可有一小色素点，因此A正确。

【避错】本题易误选B，皮样囊肿有皮肤附属器，与题干描述不符，故不选。

18. 男，30岁。左腮腺后下极腺淋巴瘤2cm×3cm大小，进行区域切除术，术中发现腮腺下极有数个淋巴结，对这些淋巴结的处理应是

A. 无须特殊处理
B. 保留，但术后需放疗
C. 保留与瘤体粘连的淋巴结
D. 与肿瘤发生有关，应摘除
E. 术中冷冻切片决定是否切除

【答案】D

【考点】腺淋巴瘤治疗

【解析】腺淋巴瘤主要治疗为手术切除，由于肿瘤常位于腮腺后下极，可考虑做连同肿瘤以及周围0.5cm以上正常腮腺切除的部分腮腺切除术。唯一的治疗方法是手术切除，故选D。

【避错】本题易错选C，腮腺淋巴瘤中常可见腺体组织，术中应切除腮腺后下部及其周围淋巴结，以免出现新的肿瘤。

19. 男，30岁。左下颌骨体部中枢性血管瘤出血，急诊入院。该患者最佳的治疗方案为

A. 即刻手术切除病变下颌骨
B. 硬化剂注射止血
C. 栓塞后手术治疗
D. 局部压迫止血
E. 严密观察

【答案】C

【考点】中枢性血管瘤出血治疗方法

【解析】对于中枢性血管瘤，切除范围在正常组织内是根治肿瘤和减少出血的有效方法之一，结扎颈外动脉作为头颈部严重出血的重要止血手段，也是行下颌骨中央性血管瘤手术减少出血的常用方法，栓塞血管也能达到同样的效果，所以C正确。

【避错】本题易错选E，血管瘤出血难以处理，仅严密观察不能达到止血的目的。

20. 男，60岁。右颊黏膜溃疡2个月，溃疡大小约5cm×3cm，活检为鳞癌Ⅱ级。右侧下颌下可触及2个肿大淋巴结，粘连。该患者的颈部淋巴结处理应是

A. 右侧根治性颈清扫术+左侧功能性颈清扫术
B. 右侧肩胛舌骨上颈清扫术
C. 右侧根治性颈清扫术
D. 双侧根治性颈清扫术
E. 双侧功能性颈清扫术

【答案】C

【考点】鳞癌颈部淋巴结处理

【解析】颊黏膜癌的颈淋巴结转移率比较高，颈淋巴结肿大者需要进行治疗性颈淋巴结清扫术，所以C正确。

【避错】本题易错选D，颊黏膜癌颈部转移率较

高，一般单侧转移。

21. 男，26 岁。发现右面部膨隆 1 个月。曲面断层片显示右下颌骨体后部及下颌支多房型透影区。部分呈蜂窝状改变，下颌支骨质膨胀明显，下颌智齿移位。此种 X 线表现最可能的诊断是
A. 根尖周囊肿
B. 含牙囊肿
C. 成釉细胞瘤
D. 牙源性角化囊性瘤
E. 骨纤维异常增殖症

【答案】C

【考点】成釉细胞瘤的诊断要点

【解析】成釉细胞瘤大约 90% 的病例发生在下颌骨，以下颌角和下颌升支多见。典型成釉细胞瘤的 X 线表现：早期呈蜂房状，以后形成多房性囊肿样阴影，单房比较少。成釉细胞瘤因为多房性及有一定程度的局部浸润性，故囊壁边缘常不整齐，呈半月形切迹。在囊内的牙根尖可有不同吸收现象。此患者的特点为成釉细胞瘤的典型表现，所以 C 正确。

【避错】部分考生易误选 D，角化囊性瘤穿刺易穿出草绿色液体。

22. 男，56 岁。左颊黏膜下肿物半年来逐渐增大，轻度疼痛，近来在进食时常咬颊。造成局部黏膜糜烂。检查见左颊肿块约 2cm×2cm 大小，界限不清。表面黏膜糜烂，质地硬。该患者最可能的诊断是
A. 鳞状细胞癌
B. 淋巴瘤
C. 特异性感染
D. 腺上皮恶性肿瘤
E. 良性肿瘤伴感染

【答案】A

【考点】腮腺肿瘤的诊断

【解析】口腔颌面部鳞状细胞癌简称鳞癌，多发生于 40～60 岁的成人，男性多于女性。部位以舌、颊、牙龈、腭、上颌窦为常见。早期可表现为黏膜白斑，表面粗糙；以后发展为乳头状或溃疡型或两者混合出现，其中又以溃疡型为最多见；有时呈菜花状，边缘外翻。根据该患者的临床表现可知最可能的诊断是 A。

【避错】本题易错选 B，淋巴瘤界限清楚。

23. 男孩，10 岁。左面颊部皮脂腺囊肿感染反复发作，分析原因，主要是
A. 抗生素用量不足
B. 感染细菌的抗药性强
C. 未及时切除病灶
D. 引流不畅
E. 全身抵抗力差

【答案】C

【考点】皮脂腺囊肿感染复发原因

【解析】皮脂腺囊肿的切除应包括与囊壁粘连的皮肤，切开皮肤后锐性分离，摘除囊壁。皮脂腺囊肿囊壁比较薄，应避免破裂。囊肿并发感染时，应切开排出脓液和豆腐渣样物质，待感染控制 3 个月后手术切除。如果病灶不切除会造成皮脂腺囊肿反复发作，所以 C 正确。

【避错】本题易错选 E，皮脂腺囊肿主要是皮脂腺排出受阻所致，皮脂腺囊状上皮被逐渐增多的内容物膨胀而形成的潴留性囊肿，因此应及时清除病灶。

24. 女，30 岁。左上颈部肿物 1 年，有反复消长史，感冒时易增大，触诊囊性感明显，穿刺液为透明、淡黄色水样清亮液体。该患者最有可能的诊断为
A. 舌下腺囊肿口外型
B. 甲状舌管囊肿
C. 下颌下腺囊肿
D. 第二鳃裂囊肿
E. 囊性水瘤

【答案】E

【考点】上颈部好发肿物及其特点

【解析】囊性水瘤主要发生于颈部锁骨上区，亦可发生于下颌下区及上颈部。为多房型囊腔，内有透明、淡黄色水样液体，表面皮肤色泽正常，呈充盈状态，扪诊柔软，有波动感。故选 E。

【避错】此题易错选 B，甲状舌管囊肿穿刺液为色清亮液体。解答此题可以从每种疾病的好发部位入手，排除 A、B、C，再结合患者抽出物颜色和消长史鉴别鳃裂囊肿。

25. 女，25 岁。右下颌下区无痛性肿块发现 10 余年。肿块生长缓慢，压缩感（+），体位移动试验（+），触诊质软。该患者最可能的诊断是
A. 淋巴管瘤
B. 舌下腺囊肿口外型
C. 下颌下腺囊肿
D. 静脉畸形
E. 皮样囊肿

【答案】D

【考点】静脉畸形的特点

【解析】静脉畸形好发于颊部、颈部、眼睑、唇、舌、口底部。如位置较深，皮肤黏膜颜色正常；位置较浅，则呈蓝色或紫色。边界不清，扪诊柔软，可被压缩，体位移动试验呈阳性。故选 D。

【避错】此题易错选 C，下颌下腺囊肿有肿块生长缓慢，压缩感（+），且部位为下颌下区，但没有体位移动试验（+）的特点。

26. 男，16 岁。颏下舌骨前见 3cm×3cm 肿块，界限清，呈圆球形，与周围组织无粘连，可活动，质地柔韧似面团样感觉，无触痛，自颏下扪压肿物不缩小而向舌下突起，吞咽时肿物不上下移动。最可能的诊断是

A. 甲状舌管囊肿
B. 静脉畸形
C. 舌异位甲状腺
D. 皮样囊肿
E. 脂肪瘤

【答案】D

【考点】皮样囊肿的临床特点

【解析】皮样囊肿好发于青年及儿童。位置多为黏膜或皮下较深的部位或口底诸肌之间，生长缓慢，呈圆形，与周围组织无粘连，触诊坚韧而有弹性，似面团状。故选 D。

【避错】此题易错选 A，甲状舌管囊肿的其他表现与本题类似，但是吞咽时肿物可上下移动。

27. 男，31 岁。左颊部无痛性肿块 30 余年。体检见左颊肿块，质软，边界不清，表面皮肤呈淡蓝色。临床诊断为静脉畸形。为确定其大小和范围，最佳的辅助检查方法是

A. X 线平片
B. 上颌全景片
C. B 超
D. CT
E. MRI

【答案】E

【考点】各种影像检查的应用范围

【解析】X 线片对于软组织显影不如 CT 检查效果明显；CT 分辨率高，低辐射剂量，后处理软件灵活；MRI 可以更清晰、直接地显示出所检查部位的组织影像，且对人体无放射性损害。故选 E。

【避错】此题易错选 D，CT 较一般 X 线平片扫描更为精准，但其精确度不及 MRI。

28. 女，58 岁。颊侧牙龈黏膜黑色斑发现 2 年，大小约 1.3cm×0.8cm，近期生长迅速，色素加深，周围有卫星，可能的诊断为

A. 黏膜黑斑
B. 恶性黑色素瘤
C. 牙龈血管瘤
D. 色素痣
E. 异位皮脂腺

【答案】B

【考点】恶性黑色素瘤与其他疾病鉴别

【解析】恶性黑色素瘤常在色素痣的基础上发生，其临床特点为突然增大，色素增多，为黑色或黑褐色，病变内出现卫星结节，该患者符合恶性黑色素瘤的临床特点，因此此题选 B。

【避错】此题易错选 D，恶性黑色素瘤来源于色素痣，但当病变突然发展时应考虑恶变可能。

29. 男婴，5 个月。出生时即被家属发现，右颊部稍红斑片，哭闹时颜色加重，逐渐增大，大小约 2.0×1.5cm，稍高于皮肤，目前的治疗方法首选

A. 硬化剂治疗
B. 手术切除
C. 冷冻治疗
D. 激光治疗
E. 应先观察，如发展迅速，给予一定的干预治疗

【答案】E

【考点】血管瘤的治疗原则

【解析】血管瘤常发生于婴儿时期，最初表现为毛细血管扩张，周围是晕状白色区域，迅速变为红斑并高出皮肤，通过患儿症状可诊断为血管瘤，该种肿瘤 50%~60% 可 5 年内自行消退，因此如面积不大可先观察，如发展迅速，给予一定的干预治疗，故此题选 E。

【避错】此题易错选 B，血管瘤早期不宜手术治疗。

30. 女，20 岁。右侧下颌骨逐渐膨大 8 年。检查见下颌骨体部弥漫性膨大，变形，面不对称，质硬。X 线片示右下颌骨体部呈磨砂玻璃样，与骨皮质相移行。可能的诊断为

A. 化牙骨质纤维瘤
B. 骨化纤维瘤
C. 骨纤维异常增殖症
D. 巨颌症
E. 牙源性纤维瘤

【答案】C

【考点】骨纤维异常增殖症诊断

【解析】骨纤维异常增殖症属于发育畸形，发病年龄较早，病期较长，病变沿骨长轴方向发展，与正常骨无明显界限，病变骨组织可呈磨砂玻璃样，因此选 C。

【避错】此题易错选 B，骨化纤维瘤与骨纤维异常增殖症临床表现较相似，但其界限清楚，不会出现磨砂玻璃样表现。

31. 男，30 岁。X 线片显示 $\overline{6|}$ 残根，根尖下方有

1.5×1.0cm 圆形低密度影像，周围包绕致密骨白线。该病最可能的诊断是

A. 牙源性角化囊性瘤
B. 根尖周囊肿
C. 成釉细胞瘤
D. 颌骨血管瘤
E. 含牙囊肿

【答案】B

【考点】根尖周囊肿的临床特点及诊断

【解析】根尖周囊肿由根尖周肉芽肿慢性炎症刺激导致，在后牙残根处较多见，X线表现为1.0cm以上低密度影，与根尖周肉芽肿区别在于其周围可包绕致密骨白线。其他囊肿X线表现与此不符，故此题选B。

【避错】此题易错选A，角化囊性瘤也可发生于后牙区，但是面积较根尖周囊肿大，且无此临床特点。

32. 女，28岁。右下颌骨体部迅速肿大2个月，经病理确诊为骨肉瘤，为提高疗效，术前考虑化疗。首选的化疗药物为

A. 环磷酰胺
B. 顺铂
C. 氟尿嘧啶
D. 甲氨蝶呤
E. 平阳霉素

【答案】D

【考点】骨肉瘤的治疗方法

【解析】骨肉瘤的治疗以手术治疗为主，但是配合化疗可提高治疗效果，对于长骨骨肉瘤增加化疗可使生存率从20%提高到60%，化疗应首选甲氨蝶呤，因此此题选D。

【避错】此题易错选E，平阳霉素对于鳞癌效果较好，对于肉瘤效果较差。

(33～35题共用题干)

男，36岁。右侧下颌区渐进性肿胀8月余，无疼痛及麻木。检查：面部不对称，颊侧膨隆，表面皮肤色，区域前庭沟丰满，触诊有乒乓球感。X线片：多房低密度影，局部呈蜂窝状改变，骨质菲薄。

33. 最可能的诊断是

A. 中央性颌骨血管瘤
B. 牙源性颌骨囊肿
C. 中央性颌骨骨髓炎
D. 牙源性角化囊性瘤
E. 成釉细胞瘤

【答案】E

【考点】成釉细胞瘤的鉴别诊断

【解析】成釉细胞瘤多发生于青壮年，以下颌体及下颌角部为常见。生长缓慢，初期无自觉症状；逐渐发展可使颌骨膨大，造成畸形，左右面部不对称。肿瘤侵犯牙槽突时，可使牙松动、移位或脱落；肿瘤继续增大时，使颌骨外板变薄，甚至吸收。X线表现早期呈蜂房状，以后形成多房性囊肿样阴影。根据题干信息，患者最可能为成釉细胞瘤，故此题选E。

【避错】此题易错选D，牙源性角化囊性瘤X线表现与成釉细胞瘤相近，呈单囊或多囊性阴影，常沿颌骨长轴生长，膨胀不明显；如有膨胀，常向舌侧。

34. 行局部穿刺，穿刺液可能是

A. 白色角化物
B. 蛋清样液体
C. 草绿色液体
D. 淡黄色液体
E. 褐色液体

【答案】E

【考点】成釉细胞瘤的检查

【解析】成釉细胞瘤大多为实质性，如囊性成分较多时，穿刺检查可抽出褐色液体，故此题选E。

【避错】此题易错选A，患者易错诊断为牙源性角化囊性瘤，牙源性角化囊性瘤可穿刺出黄、白色角蛋白样（皮脂样）物质。

35. 首先的治疗方法是

A. 下颌骨介入栓塞术
B. 下颌骨局部扩大切除术
C. 下颌骨结节性切除术
D. 开窗减压术
E. 局部刮除术

【答案】B

【考点】成釉细胞瘤的治疗

【解析】成釉细胞瘤的治疗主要以外科手术为主，传统观点认为因成釉细胞瘤有局部浸润周围骨质的特点，故手术治疗时不应施行刮除术，需将肿瘤周围的骨质至少在0.5cm处切除，否则治疗不彻底易复发，对较小的肿瘤可行下颌骨方块切除，以保证颌骨的连续性，对较大的肿瘤应将病变的颌骨整块切除，以保证手术后不再复发，下颌骨部分切除后，可采用立即植骨，故此题选B。

【避错】此题易错选E，因牙源性角化囊性瘤的治疗为手术刮除，在刮除囊壁后用苯酚或硝酸银等腐蚀剂涂抹骨创，或加用冷冻疗法，以消灭子囊防止复发。

(36～39题共用题干)

女，25岁。左耳垂下有时大时小的肿块6年。无自觉症状。检查：耳垂下可见一直径约4cm的肿块，

表面皮肤正常，但稍偏蓝色，边界不清，质软，可被压缩，头低位时肿块膨大，头恢复正常位时肿块亦恢复原状。

36. 初步临床诊断为
  A. 微静脉畸形
  B. 静脉畸形
  C. 动静脉畸形
  D. 微囊型淋巴管畸形
  E. 大囊型淋巴管畸形

【答案】B

【考点】静脉畸形表现

【解析】静脉畸形又称海绵状血管瘤，好发于颊、颈、眼睑、唇、舌或口底部，位置深浅不一，如果位置较深，则皮肤黏膜颜色正常；表浅病损则呈现蓝色或紫色，边界不清，扪之柔软，可被压缩，有时可扪到脉石。当头低于心脏水平时，病损区充血膨大；恢复正常位置后，肿胀随之缩小，故本题选B。

【避错】本题易错选E，大囊型淋巴管畸形主要发生于颈部、锁骨上，亦可发生于下颌下区及上颈部。一般为多房性囊腔，彼此间隔，内有透明淡黄色水样体，病损大小不一，表面皮肤色泽正常，呈充盈状态，扪诊柔软，有波动感。与深部血管瘤不同的是体位移动试验阴性，但透光试验阳性。

37. 若为确定诊断以利治疗，还应做的检查是
  A. 肿块穿刺术
  B. B超检查
  C. X线检查
  D. 活体组织病理学检查
  E. 磁共振成像检查

【答案】A

【考点】血管瘤的诊断

【解析】表浅血管瘤或脉管畸形的诊断并不困难。位置较深的血管瘤或脉管畸形应行体位移动试验和靠穿刺来确定。对动静脉畸形以及深层组织内的静脉畸形、大囊型淋巴管畸形等，为了确定其部位、大小、范围及其吻合支的情况，可以采用超声、动脉造影、瘤腔造影或磁共振血管成像（MRI或MRA）来协助诊断。故本题选A。

【避错】本题部分考生误选D，但是血管瘤禁止做活体组织检查，故不选。

38. 若辅助检查穿刺抽出血性液体，结合临床诊断，治疗应采用
  A. 激光治疗
  B. 放射治疗
  C. 低温治疗
  D. 激素治疗
  E. 注射硬化剂治疗

【答案】E

【考点】血管瘤的诊断与治疗

【解析】血管瘤及脉管畸形目前的治疗方法有手术切除、药物治疗、低温治疗、激光治疗、硬化剂注射等。静脉畸形主要采用硬化剂注射、激光、手术治疗，以硬化剂注射治疗为主。故本题选E。

【避错】本题易错选B，血管瘤对放射治疗效果不是很明显。

39. 治疗所用的药物是
  A. 泼尼松龙
  B. 环磷酰胺
  C. 5%鱼肝油酸钠
  D. 10%鱼肝油酸钠
  E. 明胶海绵

【答案】C

【考点】静脉畸形的药物治疗

【解析】治疗静脉畸形常用硬化剂为5%鱼肝油酸钠、平阳霉素、无水乙醇。病损内注射后，血管内皮细胞被破坏，病损组织逐渐纤维化、闭锁，最终缩小或消失。注射时，可暂时压迫周围组织，阻断血液回流：3~4周注射1次，注射剂量视病损大小和静脉回流速度而定。故本题选C。

【避错】本题易错选D，治疗静脉畸形常用硬化剂为5%鱼肝油酸钠，注意牢记。

(40~42题共用题干)

男，18岁。右下颌角隆起，8⌉未萌出，87⌉舌侧膨隆明显肿物。X线显示765⌉根尖下方5.0cm×3.0cm圆形低密度影，边界清楚，沿颌骨长轴发展。

40. 该病最可能的诊断是
  A. 根尖周囊肿
  B. 含牙囊肿
  C. 角化囊性瘤
  D. 孤立性骨囊肿
  E. 牙源性钙化囊性瘤

【答案】C

【考点】角化囊性瘤的临床特点及诊断

【解析】角化囊性瘤来源于原始牙板或者牙胚上皮，多位于磨牙区或下颌升支，其特点为沿着颌骨长轴发展，大多向颊侧膨胀，也有部分向舌侧生长，X线表现为低密度影，大小一般超过3cm，故此题选C。

【避错】此题易错选A，根尖周囊肿也可发生于后牙区，但是囊肿面积较角化囊性瘤小，且无此临床特点。

41. 术前对诊断最有帮助的检查是
  A. 活检

B. 曲面断层片
C. 根尖片
D. 穿刺
E. CT 检查
【答案】D
【考点】角化囊性瘤的辅助诊断
【解析】角化囊性瘤穿刺是一种比较可靠的诊断方法，穿刺可得草黄色油脂样囊液并可见黄、白色角蛋白样物质混杂其中，因此此题选 D。
【避错】此题易错选 C，角化囊性瘤面积较大，根尖片难以确诊。

42. 如穿刺可抽出那种液体是
A. 淡黄色清亮囊液
B. 黄色油脂样囊液
C. 血性囊液
D. 褐色囊液
E. 翠绿色囊液
【答案】B
【考点】角化囊性瘤的穿刺液
【解析】角化囊性瘤的穿刺液呈皮脂样物质，呈草黄色或草绿色液体，故本题选 B。
【避错】本题容易错选 A，角化囊性瘤穿刺液是油脂样物质，淡黄色清亮囊液见于根端囊肿。

(43 ~ 45 题共用题干)

女，60 岁。舌左侧缘中部溃烂 5 个月，约 2.3cm×1.5cm×0.5cm 大小，活检报告为“鳞癌”，$\overline{6|}$ 残根，边缘锐利。

43. 舌癌的好发部位
A. 舌尖
B. 舌缘
C. 舌根
D. 舌背
E. 舌中
【答案】B
【考点】舌癌的好发部位
【解析】舌癌多发生于舌缘，其次为舌尖、舌背，常为溃疡型或浸润型，恶性程度较高，故此题选 B。
【避错】此题易错选 A，角化囊肿穿刺液体为油脂样而非清亮。

44. 关于舌癌下列哪种说法是错误的
A. 舌癌是最常见的口腔癌
B. 男性多于女性
C. 近年来女性增多及年龄更年轻化
D. 常为外生型
E. 晚期可蔓延至口底或下颌角
【答案】D
【考点】舌癌的临床特点
【解析】舌癌是最常见的口腔癌，故 A 是正确的。舌癌男性多于女性，但近年来有女性增多及发病年龄更年轻化的趋势，故 B、C 正确。舌癌晚期可蔓延至口底和下颌骨，使全舌固定，故 E 正确，本题用排除法选 D。
【避错】本题容易误选 C，对舌癌发病年轻化的趋势把握不准确，舌癌虽然从性别比例上讲，男性多于女性，但发病趋势近年来的变化趋势也要把握。

45. 舌癌转移的特点下列哪种说法是错误的
A. 舌癌常发生早期颈淋巴结转移，且转移率较高
B. 舌癌的颈淋巴结转移常在一侧
C. 发生于舌背或越过舌体中线的舌癌，可以向对侧颈淋巴结转移
D. 舌前部的癌多向下颌下及颈深淋巴结上、中群转移
E. 舌癌可发生远处转移，多为脑
【答案】E
【考点】舌癌的转移特点
【解析】舌癌常发生早期淋巴结转移，且转移率较高，舌癌的颈淋巴结转移常在一侧，但如果是发生于舌背或越过舌体中线的舌癌，可以向对侧颈淋巴结转移，舌前部的癌多向下颌下及颈深淋巴结上、中群转移，舌癌如果发生远处转移，多转移到肺部，故此题选 E。
【避错】本题易错选 A，由于解剖特点，舌癌较易发生早期颈淋巴结转移。

(46 ~ 48 题共用题干)

男，60 岁。右下牙龈溃疡 2 个月。体检见右下牙龈有一 3cm×3cm 溃疡，溃疡所在区牙略松动，右颈上部触及 2.5cm×2.0cm 淋巴结 1 个，质中偏硬，不活动，未发现远处转移。临床考虑为牙龈癌。

46. 为了明确诊断，最适宜的检查方法是
A. 切除活检
B. 切取活检
C. 吸取活检
D. 脱落细胞涂片镜检
E. 细针穿刺细胞学活检
【答案】B
【考点】肿瘤诊断的辅助检查
【解析】穿刺抽吸活检适用于具有一定体积，表面有正常组织覆盖的实性肿瘤，其操作简便、安全、无须麻醉，对恶性肿瘤的诊断符合率达 80% 以上；切取活检指通过手术切取部分肿瘤组织进行检查。其适用面广，但因病灶多有残留，创面周围难免污染，

理论上可增加肿瘤转移的机会，故应切取组织后立即冰冻病理检查确定下一步治疗方案；切除活检指将肿物全部切除后进行病理检查的方法。故选B。

【避错】此题易错选A，由于本题病变范围较大，在诊断不清的情况下难以确定一次性切除的周边范围。因此不宜一次性切除。

47. 原发灶还应做的检查首先是

A. CT

B. B超

C. MRI

D. X线

E. 核素扫描

【答案】D

【考点】牙龈癌的检查

【解析】X线检查主要用以了解骨组织肿瘤的性质及其范围，是原发还是继发，良性还是恶性，由破坏部位，可确定颌骨原发的肿瘤或由于邻近组织肿瘤的侵蚀，适用于牙龈癌的诊断。故本题选D。

【避错】此题易错选A，CT在肿瘤检查中较多见，但本题X线检查即可明确有无骨组织转移。

48. 颈部还应做的检查最好是

A. 单纯B超

B. 核素扫描

C. 增强CT

D. 正电子发射断层成像（PET）

E. 发射型计算机断层成像（ECT）

【答案】C

【考点】牙龈癌转移灶的检查

【解析】下颌牙龈癌比上颌牙龈癌淋巴结转移早，同时也较多见。下颌牙龈癌多转移到患侧下颌下及颏下淋巴结，以后到颈深淋巴结；上颌牙龈癌则转移到患侧下颌下及颈深淋巴结。远处转移比较少见。颈部检查由于有大血管存在应选择增强CT。故选C。

【避错】此题易错选E，ECT在颈部肿瘤检查的效果不如增强CT。

（49～52题共用题干）

男，18岁。颏下无痛性缓慢生长圆球状肿物3年，大小5cm×6cm×4cm，表面光滑，边界清，质地似面团样，可活动，无触痛，肿物不随吞咽而活动，口底黏膜下未见异常。

49. 肿物内容物最可能的是

A. 乳白色稠粥状物质

B. 淡黄色透明蛋清样黏稠液体

C. 黄色透明稀薄水样液体

D. 乳白色豆渣样分泌物，肉眼可见含有毛发

E. 草黄色含胆固醇晶体的清亮液体黄色透明稀薄水样液体

【答案】D

【考点】皮样囊肿的特点及各类囊肿内容物的特点

【解析】皮样囊肿是由于胚胎发育时期遗留于组织内的上皮细胞发展而来的囊性肿物，好发于口腔颌面部，内含皮肤附件及乳白色豆渣样分泌物。故选D。

【避错】此题易错选E，应注意草黄色含胆固醇晶体的清亮液体黄色透明稀薄水样液体为角化囊肿表现，而角化囊肿常发生于下颌角且质地较硬。

50. 该患者在行手术治疗时，应取的体位是

A. 坐位头后仰

B. 平仰位

C. 平卧垫肩后仰位

D. 侧卧位

E. 平卧垫肩头转向一侧

【答案】C

【考点】口腔颌面外科手术时患者的体位

【解析】由于肿物位于颏下，需将颏部垫高，故选择平卧垫肩后仰位，故本题选C。

【避错】此题易错选E，颏下部位的肿物如转向一侧不利于完全暴露肿物所在区域。

51. 选用的手术切口是

A. 口底黏膜避开导管口平行下颌体弧形切口

B. 颏下皮肤距下颌骨下缘2cm与其平行的弧形切口

C. 颏下皮肤的梭形切口

D. 两侧下颌下缘下2cm，颏下正中至舌骨“T”形切口

E. 口底黏膜及颏下皮肤的弧形切口

【答案】B

【考点】颏部皮样囊肿切除手术的切口设计

【解析】手术切口应按照面部皮肤皱纹线及面部Langer皮肤裂线设计，应在颏下皮肤距下颌骨下缘2cm与其平行的弧形切口。

【避错】此题易错选C，手术部位应选在颏下，但梭形切口往往难以完全暴露整个肿瘤组织。

52. 术后为消灭无效腔，防止形成血肿选用的包扎是

A. 四头带

B. 交叉十字绷带

C. 颈部绷带

D. 颅颌弹性绷带

E. 颈腋“8”字绷带

【答案】B

【考点】各类包扎方法的适应证

【解析】交叉十字绷带在口腔颌面外科应用很广，可用于耳前区、耳后区、腮腺区、下颌下区、颏部区及上颌部伤口的包扎。且加压可靠牢固，不易滑脱。故选 B。

【避错】此题易错选 A，四头带可用于颌面部包扎，但此方法不利于防止血肿形成。

（53～55 题共用题干）

女，26 岁。因左下颌角区渐进性膨隆 5 月余就诊。专科检查面部不对称，触诊有乒乓球样感觉。临床初步诊断为左下颌骨角化囊性瘤。

53. 不出现的临床症状是

A. 舌侧膨隆明显
B. 囊肿内牙松动、移位
C. 穿刺检查为黄白色油脂样物
D. 左下颌第一磨牙缺失
E. 同侧下唇麻木

【答案】E

【考点】下颌骨角化囊性瘤的症状

【解析】角化囊性瘤好发于下颌智齿及下颌支部，初期无自觉症状，继续生长，骨质向周围膨胀，形成面部畸形，触诊有乒乓球样感觉。角化囊性瘤有 1/3 病例向舌侧膨胀，穿破舌侧骨壁；如邻近牙受压，根周骨质吸收，发生牙移位、松动；穿刺检查为皮脂样物质；可伴有先天缺牙或多余牙。故选 E。

【避错】此题易错选 D，部分角化囊性瘤可以发生先天的下颌第一磨牙缺失，须牢记。

54. X 线片特征为

A. 边缘整齐的透光影像
B. 含牙的透光影像
C. 不含牙的透光影像
D. 沿下颌骨长轴发展的透光影像
E. 囊肿边缘呈分叶状或切迹状

【答案】D

【考点】下颌骨角化囊性瘤的影像学特征

【解析】下颌骨角化囊性瘤 X 线片一般表现为透光影像的边缘整齐或不整齐，可以含牙也可以不含牙，沿颌骨长轴发展，单囊或多囊放射透光区，排除 A、B、C。囊肿边缘呈分叶状或切迹状是成釉细胞瘤的 X 线特征，排除 E。故此题选 D。

【避错】此题易错选 B，角化囊性瘤部分可以含有牙齿，但并非其特征表现，部分角化囊性瘤内也可以不含牙。

55. 其治疗方案一般是

A. 行下颌骨部分切除，钛板修复
B. 行下颌骨部分切除，髂骨修复
C. 行下颌骨部分切除，腓骨修复
D. 仅行下颌骨部分切除
E. 手术刮除，骨创烧灼或冷冻处理

【答案】E

【考点】下颌骨角化囊性瘤的治疗方案

【解析】角化囊性瘤易复发，也可发生癌变，故在刮除囊壁后用苯酚或硝酸银等腐蚀剂涂抹骨面，或冷冻疗法，以消灭子囊，防止复发。故选 E。

【避错】此题易错选 D，牙源性角化囊性瘤属良性肿瘤，无恶性病变，不需切除周围下颌骨组织。

（56～58 题共用备选答案）

A. 牙冠或牙根形成之后
B. 埋伏牙
C. 根尖周肉芽肿
D. 牙板残余
E. 成釉器发育的早期

与下列囊肿发生有关的是

56. 角化囊性瘤

【答案】D

57. 始基囊肿

【答案】E

58. 含牙囊肿

【答案】A

【考点】囊肿的发生

【解析】角化囊性瘤来源于原始的牙胚或牙板残余，所以 56 题选 D；始基囊肿发生于成釉器发育的早期阶段，所以 57 题选 E；含牙囊肿又称为滤泡囊肿，发生于牙冠或牙根形成之后，临床上常见囊肿含一个牙，所以 58 题选 A。

【避错】56 题易误选 E，57 题易误选 D，由于混淆角化囊性瘤和始基囊肿的来源而误选。角化囊性瘤来源于牙板残余，而始基囊肿来源于成釉器发育的早期。58 题易误选 C，根尖周肉芽肿，慢性炎症的刺激，引起牙周膜内的上皮残余增生，增生的上皮团中央发生变性与液化，周围组织液不断渗出，逐渐形成根尖周囊肿。

（59～61 题共用备选答案）

A. 皮脂腺囊肿
B. 表皮样囊肿和皮样囊肿
C. 甲状舌管囊肿
D. 鳃裂囊肿
E. 舌下囊肿

59. 好发于面部，可能发生恶变的囊肿为

【答案】A

60. 好发于颈侧部，穿刺可抽出黄色或棕色液体的囊肿为

【答案】D

61. 好发于口底，穿刺可抽出蛋清样液体的囊肿为

【答案】E

【考点】颌面部囊肿临床表现

【解析】皮脂腺囊肿主要为由皮脂腺排泄管阻塞，皮脂腺囊状上皮被逐渐增多的内容物膨胀而形成的潴留性囊肿。囊内为白色凝乳状皮脂腺分泌物，较长发生于颜面部，可发生恶变；鳃裂囊肿系胚胎发育过程中鳃弓和鳃裂未能正常融合或闭锁不全所致，常发生于颈部，若做穿刺抽吸时，可见有黄绿色或棕色的、清亮的、含或不含胆固醇的液体；舌下囊肿大多数为舌下腺的外渗性囊肿，多由于舌下腺腺体或导管的破损，黏液外漏入组织间隙所引起，位于口腔底部在舌系带的一侧透明略呈蓝色囊壁，穿刺可抽出蛋清样液体的囊肿。因此59题选A，60题选D，61题选E。

【避错】59题易错选B，皮样、表皮样囊肿较少恶变，60题易错选C，甲状舌管囊肿可发生于颈部，但无此穿刺特点，61题易错选D，鳃裂囊肿穿刺为黄色液体。

（62～65题共用备选答案）

A. 微静脉畸形
B. 静脉畸形
C. 动静脉畸形
D. 大囊型淋巴管畸形
E. 微囊型淋巴管畸形

62. 体位移动实验阳性的是

【答案】B

63. 好发于颈部锁骨上区，穿刺可抽出透明、淡黄色水样液体的是

【答案】D

64. 可行硬化剂注射治疗的是

【答案】B

65. 主要采用介入动脉栓塞治疗的是

【答案】C

【考点】颌面部脉管畸形的临床表现

【解析】静脉畸形的临床特点包括蓝紫色、柔软的包块，按压时柔软，且可压缩，放手后又恢复。体位移动试验阳性，即瘤体低于心脏平面时瘤内血液回流受阻，瘤体增大，瘤体高于心脏平面时血液回流通畅，瘤体缩小，治疗以硬化剂注射治疗为主，故62和64题均选B；大囊型淋巴管畸形主要发生于颈部锁骨上区，亦可发生于下颌下区及上颈部，一般为多房性囊腔，彼此间隔，内有透明、淡黄色水样液体。故63题选D。动静脉畸形主要采用无水乙醇介入栓塞治疗，必要时配合手术治疗，故65题选C。

【避错】62题易错选C，体位移动试验阳性是静脉畸形的特点，63题易错选A，微静脉畸形穿刺不会抽出淡黄色液体，64题易错选C，动静脉畸形主要采用介入栓塞治疗，65题易错选B，静脉畸形主要采用硬化剂注射治疗。

（66～69题共用备选答案）

A. 舌下腺囊肿
B. 表皮样囊肿
C. 皮脂腺囊肿
D. 角化囊性瘤
E. 含牙囊肿

66. 在缩余釉上皮与牙冠面之间出现液体渗出而形成的囊肿是

【答案】E

67. 穿刺抽出后的囊液呈蛋清样黏稠拉丝状的是

【答案】A

68. 囊肿壁与皮肤紧密粘连，中央有一小色素点的是

【答案】C

69. 可表现为多发的是

【答案】D

【考点】各类囊肿的特点

【解析】含牙囊肿发生于牙冠或牙根形成之后，在缩余釉上皮与牙冠面之间出现液体渗出而形成，故66题选E；舌下腺囊肿穿刺囊液为黏稠而略带黄色或蛋清样液体，故67题选A；皮脂腺囊肿位于皮内，并向皮肤表面突出，囊壁与皮肤粘连，中央可有一黑色素点，故68题选C；角化囊性瘤可为单发，亦可为多发性，一般以单发多见，故69题选D。

【避错】66题易错选D，出错的主要原因是考生混淆含牙囊肿和角化囊性瘤的病理学来源，角化囊性瘤来源于牙胚或者牙板上皮剩余。67题易错选C，皮脂腺囊肿的分泌物无明显拉丝状，而是呈乳白色豆渣样分泌物。68题易错选B，应注意表皮样囊肿与周围组织无明显粘连。69题易错选E，含牙囊肿与角化囊性瘤有相似特点，但其无多发表现。

考点：唾液腺疾病

1. 腮腺多形性腺瘤的临床表现不包括

A. 不影响面神经功能
B. 表面光滑呈结节状
C. 常有消长史
D. 常以耳垂为中心生长
E. 肿瘤生长缓慢

【答案】C

【考点】多形性腺瘤的临床表现

【解析】多形性腺瘤生长缓慢，常无自觉症状，病史较长。肿瘤界限清楚，质地中等，扪诊呈结节状，高起处常较软，可有囊性变，低凹处较硬，多为实质性组织。肿瘤长大后除表现畸形外，一般不引起功能障碍。腮腺发生的多形性腺瘤多以耳垂为中心生长，肿瘤小者触诊表面光滑并具明显的活动度，稍大者（直径在3cm以上）可扪及表面不光滑的小结节。故选C。

【避错】此题易错选A，沃辛瘤常有消长史。

2. 涎石病的临床表现不包括

A. 口干

B. 唾液腺肿大

C. 可触及导管内的硬块

D. 停止进食后复原

E. 进食后腺体肿大

【答案】A

【考点】涎石病的临床表现

【解析】涎石病的症状及体征：①进食时，腺体肿大、疼痛；可伴同侧舌或舌尖痛，并放射至耳颞部或颈部。停止进食后不久，腺体自行复原，疼痛亦随之消失。故排除B、D、E。②导管口黏膜红肿，挤压腺体可见少许脓性分泌物自导管口溢出。③导管内的涎石，双手触诊常可触及硬块，并有压痛，压痛下的口腔黏膜下有炎性浸润，排除C。④涎石阻塞引起腺体继发感染，并反复发作。故此题选A。

【避错】此题易错选其他选项，认为涎石病阻塞了唾液的分泌必然会导致口干，但能分泌唾液的腺体较多，不一定导致口干。

3. 儿童复发性腮腺炎需特别注意鉴别的疾病是

A. 急性化脓性腮腺炎

B. 流行性腮腺炎

C. 慢性阻塞性腮腺炎

D. 慢性淋巴结炎

E. 舍格伦综合征

【答案】B

【考点】儿童复发性腮腺炎的鉴别诊断

【解析】儿童复发性腮腺炎与流行性腮腺炎均表现为腮腺肿胀，多发生于儿童，但儿童复发性腮腺炎发病的高峰年龄在5岁左右，常为单侧肿胀，双侧发病时，症状也以一侧为重，腮腺反复肿胀、疼痛，压迫腺体其导管口有黏稠似蛋清样液体溢出。流行性腮腺炎多发于5～15岁儿童，常为双侧同时发生，有季节流行特点及传染病接触史，其导管分泌正常，故此题选B。

【避错】此题易错选C，慢性阻塞性腮腺炎有腮腺反复肿胀症状，挤压腺体导管口流出混浊液体，但慢性阻塞性腮腺炎有进食肿胀史，易于区分。

4. 涎瘘最常发生的部位是

A. 腮腺

B. 下颌下腺

C. 舌下腺

D. 腭腺

E. 唇腺

【答案】A

【考点】涎瘘的临床特点

【解析】涎瘘是指唾液不经导管系统排入口腔而流向面颊皮肤表面。腮腺是最常见的部位，损伤是主要的原因，故此题选A。

【避错】此题易错选B，容易将涎石与涎瘘记混淆，涎石好发于下颌下腺，其次是腮腺。

5. 涎石病多发生于下颌下腺的原因不包括

A. 下颌下腺分泌量小

B. 下颌下腺分泌的唾液较腮腺分泌液黏滞

C. 分泌液钙的含量高，钙盐容易沉积

D. 下颌下腺导管自下向上走行，腺体分泌逆重力方向流动

E. 导管长，全程较曲折

【答案】A

【考点】涎石病的病因

【解析】涎石病发生于下颌下腺，与下列因素有关：①下颌下腺为混合性腺体，分泌的唾液富含黏蛋白，较腮腺分泌物黏稠，钙的含量也高出2倍，钙盐容易沉积。②下颌下腺管自下向上走行，腺体分泌液逆重力方向流动，导管长，在口底后部有一弯曲部，导管全程较曲折，这些解剖结构均使唾液易于淤滞，导管涎石形成。故本题答案为A。

【避错】本题易误选D，可能是由于对下颌下腺腺体分泌液逆重力方向流动理解不清楚。

6. 最容易发生囊肿的唾液腺是

A. 腮腺

B. 下颌下腺

C. 舌下腺

D. 唇腺

E. 腭腺

【答案】D

【考点】唾液腺囊肿好发部位

【解析】广义的唾液腺囊肿包括小唾液腺黏液囊肿及舌下腺囊肿，黏液囊肿是最常见的小唾液腺瘤样病变，好发于下唇及舌尖腹侧，这是因为舌体运动常受下前牙摩擦以及自觉或不自觉地咬下唇动作使黏膜

下腺体受伤。故本题答案为D。

【避错】本题易错选C，舌下腺囊肿最常见于青少年。

7. 多形性腺瘤的好发部位依次是

A. 腭腺、腮腺、舌下腺、下颌下腺

B. 腮腺、腭腺、下颌下腺、舌下腺

C. 腮腺、下颌下腺、唇腺、腭腺

D. 下颌下腺、腭腺、腮腺、唇腺

E. 腮腺、舌下腺、下颌下腺、腭腺

【答案】B

【考点】多形性腺瘤好发部位

【解析】多形性腺瘤是唾液腺肿瘤中最常见者，多形性腺瘤由肿瘤性上皮和黏液样或软骨样间质所组成，在大唾液腺中，多形性腺瘤最常见于腮腺，其次是下颌下腺，舌下腺较少见。发生于小唾液腺者，以腭部最常见，任何年龄都可以发生，女性多于男性。因此本题选B。

【避错】本题易错选E，发生于小唾液腺者，以腭部最常见。因此顺序为腮腺、腭腺、下颌下腺、舌下腺。

8. 腮腺咬肌区手术后，应使用的绷带类型是

A. 四头带

B. 交叉十字绷带

C. 头部绷带

D. 颅颌弹性绷带

E. 石膏绷带

【答案】B

【考点】各类绷带包扎的作用

【解析】交叉十字绷带在口腔颌面外科应用很广，可用于耳前区、耳后区、腮腺区、下颌下区、颏部区及上颌部伤口的包扎。且加压可靠牢固，不易滑脱。故选B。

【避错】此题易错选A，四头带可用于颌面部手术后包扎，但是四头带无加压作用，不利于预防发生积液。

9. 下列涎腺肿瘤中最易侵犯神经的是

A. 黏液表皮样癌

B. 腺泡细胞癌

C. 腺样囊性癌

D. 腺癌

E. 导管癌

【答案】C

【考点】腺样囊性癌的临床特点

【解析】腺样囊性癌肿瘤易沿神经扩散，因此常有神经症状，如疼痛、面瘫、舌麻木或舌下神经麻痹，腭部肿瘤可沿腭大神经发展，手术中也应追踪切除舌神经，因此此题选C。

【避错】此题易错选A，黏液表皮样癌恶性较高，但没有侵犯神经的特点。

10. ^{99m}Tc核素扫描对以下哪种肿瘤有特殊的诊断意义

A. 多形性腺瘤

B. 黏液表皮样癌

C. 腺样囊性癌

D. 腺泡细胞癌

E. 沃辛瘤

【答案】E

【考点】沃辛瘤的临床特点

【解析】沃辛瘤又名腺淋巴瘤，其发生与淋巴密切相关，多见于男性，好发于中老年人，其^{99m}Tc核素扫描表现为热结节，这是其特异性标志。

【避错】此题易错选A，多形性腺瘤为最常见的肿瘤，但其^{99m}Tc核素扫描无特异性。

11. 腮腺多形性腺瘤切除术应采取

A. 沿包膜摘除肿瘤，保留面神经

B. 包膜外正常组织处切除肿瘤，不保留面神经

C. 深叶肿瘤应切除肿瘤及全腮腺，均保留面神经

D. 浅叶肿瘤除切除肿瘤及浅叶保留面神经

E. 肿瘤及周围部分腮腺组织切除不保留面神经

【答案】D

【考点】多形性腺瘤的手术特点

【解析】多形性腺瘤属于良性肿瘤，但其包膜常不完整，采用单纯沿薄膜剥离的方法常有复发，因此手术原则应从包膜外正常组织进行，同时切除部分或整个腺体。如位于腮腺浅叶的肿瘤，应行肿瘤及腮腺浅叶切除，同时尽量保留面神经，位于腮腺深叶的肿瘤，需同时摘除腮腺深叶。腮腺肿瘤如果与面神经无粘连，应尽可能保留面神经，并尽量减少机械性损伤。如果与面神经有轻度粘连，但尚可分离也应尽量保留，术后家用冷冻或放射治疗。故此题选D。

【避错】此题易错选A，多形性腺瘤摘除不应直接摘除，应去除部分正常组织，否则容易复发。

12. 男，26岁。发现右下颌下区肿块4月余。触诊质地偏软，抗感染治疗无好转，穿刺为黏稠的液体，口内无异常。最可能的诊断是

A. 右下颌下区囊性水瘤

B. 右下颌下腺多形性腺瘤

C. 右下颌下淋巴管瘤

D. 右舌下腺囊肿口外型

E. 右下颌下淋巴结炎

【答案】D

【考点】舌下腺囊肿

【解析】舌下腺囊肿口外型主要表现为下颌下区肿物，而口底囊肿表现不明显。触诊柔软，与皮肤无粘连，不可压缩，低头时因重力关系，肿物稍有增大。穿刺可抽出蛋清样黏稠液体。根据患者表现，其最可能为右舌下腺囊肿口外型。故选 D。

【避错】本题易错选 A。囊性水瘤一般为多房性囊腔，彼此间隔，内有透明、淡黄色水样液体。

13. 女，15 岁。右口底肿胀 2 个月。检查：右口底黏膜隆起，呈浅蓝紫色，质软，穿刺为蛋清样液体。最可能的诊断是

A. 囊性水瘤

B. 舌下腺囊肿

C. 下颌下腺囊肿

D. 皮样囊肿

E. 表皮样囊肿

【答案】B

【考点】舌下腺囊肿的临床表现

【解析】最常见于青少年，临床可分为单纯型、口外型、哑铃型三类，其中单纯型为典型的舌下腺囊肿表现，占舌下腺囊肿的大多数，囊肿位于下颌舌骨肌以上的舌下区，由于囊壁菲薄并紧贴口底黏膜，囊肿呈浅紫蓝色，扪之柔软有波动感。故本题选 B。

【避错】本题易错选 D，口底皮样囊肿好发于口底颏下，常为球形，边界清楚，触诊有面团感，穿刺抽吸物为豆渣样。

14. 男孩，10 岁。双腮腺反复肿胀 3 年，每年肿胀 4 ~ 5 次，每次持续 1 周，无口干、眼干症状，腮腺造影有点球状扩张。合适的处理为

A. 理疗

B. 多饮水、按摩腺体，保持口腔卫生，必要时抗感染治疗

C. 应进行双腮腺手术切除

D. 腮腺内注入甲紫致腺体萎缩

E. 主导管结扎治疗

【答案】B

【考点】慢性复发性腮腺炎的诊断

【解析】慢性复发性腮腺炎临床表现为男性多于女性，腮腺反复肿胀，伴不适、肿胀，挤压腺体可见导管口有脓液或胶冻状液体溢出，少数有脓肿形成。静止期无不适。腮腺造影显示末梢导管呈点、球状扩张，排空迟缓，主导管及腺体内导管无明显异常。该患者符合慢性复发性腮腺炎症状，该病有自愈性，因此，以增强抵抗力、防止继发感染，减少发作为原则。嘱患者多饮水，每天按摩腺体帮助排空唾液，用淡盐水漱口，保持口腔卫生。咀嚼无糖口香糖，刺激唾液分泌。若有急性炎症表现，可用抗生素。因此本题选 B。

【避错】本题易错选其余四个选项，因为复发性腮腺炎有自愈性，不需要手术或其他治疗措施。

15. 男，43 岁。近几年来左侧腮腺数次肿痛，每年发作 1 ~ 2 次，抗感染治疗可控制。平常口内有时有咸味液体流出。检查腮腺导管口有少量分泌物，尚清，该患者不宜实行的治疗是

A. 导管冲洗

B. 急性发作时全身抗感染治疗

C. 维生素 C 含服

D. 按摩腮腺腺体帮助排唾液

E. 腮腺切除术

【答案】E

【考点】慢性复发性腮腺炎的治疗

【解析】根据患者病史及临床表现，可诊断为成人慢性复发性腮腺炎，该疾病具有自愈性，因此，以增强免疫力，防止继发感染，减少发作为原则。如可以嘱患者多饮水，可按摩腺体帮助排空唾液，导管冲洗，含服维生素 C 或咀嚼无糖口香糖刺激唾液分泌，若有急性发作可用抗生素。故该患者不宜实行的治疗是腮腺切除术。故选 E。

【避错】本题易错选 A，导管冲洗可以保持导管通畅。

16. 男孩，10 岁。近 5 年来左侧腮腺反复肿胀，间隔 1 ~ 2 个月发作 1 次。有助于明确诊断的检查是

A. CT 检查

B. B 超检查

C. 唾液腺造影

D. 放射性核素扫描

E. 唇腺活检

【答案】C

【考点】儿童复发性腮腺炎的诊断

【解析】儿童复发性腮腺炎患者腮腺区反复肿胀，伴不适，肿胀不如流行性腮腺炎明显，仅有轻度水肿，皮肤可潮红。挤压腺体可见导管口有脓液或胶冻液体溢出，少数有脓肿形成。间隔数周或数月发作一次不等。年龄越小，间隔时间越短，越易复发。随之年龄增长，间歇期延长，持续时间缩短。诊断主要根据临床表现及腮腺造影。腮腺造影显示，末梢导管呈点状、球状扩张，排空迟缓，主导管及腺内导管无明显异常。故选 C。

【避错】本题易误选 E，儿童无舍格伦综合征症

状，因此不需唇腺活检，唾液腺造影是检查唾液腺炎症最主要的手段。

17. 女，54 岁。口眼干燥多年，双侧腮腺弥漫性肿大。希尔默（Schirmer）试验<5mm，不宜采用的治疗方法是

A. 0.5%甲基纤维素滴眼

B. 经常用液体湿润口腔

C. 积极防治龋病

D. 中医药治疗

E. 切除腮腺，解除自身抗原

【答案】E

【考点】舍格伦综合征的治疗方法

【解析】该患者可诊断为舍格伦综合征，舍格伦综合征目前尚无有效的根治方法，主要为对症治疗。眼干可用人工泪液滴眼，A 正确。口干可用人工唾液，乙基纤维素和黏液素可增加口腔表面润湿和润滑作用，缓解不适，B 正确。注意口腔卫生，减少逆行性感染的机会。伴急性炎症时可用抗生素治疗。积极预防龋病和治疗龋病，C 正确。对于结节性舍格伦综合征可采用手术治疗，切除受累腺体，以防止恶变，E 不正确。中药治疗亦可缓解症状，阻止病变进展，因此 D 正确。故本题选 E。

【避错】本题易错选 C，积极预防和治疗龋病，防止逆行性感染。

18. 女，30 岁。左腭部肿块 2 年，渐增大，表面部分呈浅蓝色，触诊为实性，无结节，压迫无退缩，无症状。最可能的诊断是

A. 静脉畸形

B. 黏液囊肿

C. 黏膜表皮样癌

D. 多形性腺瘤

E. 炎症

【答案】C

【考点】黏液表皮样癌诊断

【解析】黏液表皮样癌分为高分化和低分化两类，女性多于男性，发生于腮腺者居多，其次为腭部和下颌下腺，也可发生于其他小唾液腺，尤其是磨牙后腺。高分化者常呈无痛性肿块，生长缓慢。肿瘤大小不等，边界可清或不清，质地中等偏硬，表面可呈结节状。位于腭部及磨牙后区的高分化黏液表皮样癌，有时可呈囊性，表面黏膜呈浅蓝色，应与囊肿鉴别。此患者症状符合黏膜表皮样癌的临床特征，C 正确。多形性腺瘤没有表面浅蓝色的特征表现。炎症多有红肿热痛的典型表现。故选 C。

【避错】本题易错选 B，黏液囊肿是最常见的小唾液腺瘤样病变，好发于下唇和舌尖腹侧，囊肿位于黏膜下，故呈半透明、浅蓝色的小泡，质地较软而有弹性。囊肿很容易被咬伤而破裂，流出蛋清样透明黏稠液体，囊肿消失。反复破损后，变现为较厚的白色瘢痕状突起。

19. 女，40 岁。左侧腮腺区剧烈的持续性跳痛 3 天，1 周前曾做过胃大部切除术。检查：腮腺区以耳垂为中心肿胀明显，耳垂被上抬，皮肤发红、水肿，触痛明显。导管口明显红肿，轻压有脓液自导管口溢出。体温 40℃，脉搏、呼吸增快，血白细胞计数和中性粒细胞比例明显增高。初步诊断为

A. 急性化脓性腮腺炎

B. 流行性腮腺炎

C. 慢性阻塞性腮腺炎

D. 慢性复发性腮腺炎

E. 舍格伦综合征继发感染

【答案】A

【考点】急性化脓性腮腺炎临床表现及诊断

【解析】急性化脓性腮腺炎常为单侧腮腺受累。双侧同时发生较少见。炎症早期，症状轻微或不明显，腮腺区有轻微疼痛、肿大、压痛。导管口轻度红肿、疼痛。如果早期急性炎症未能得到控制，则进入化脓、腺组织坏死期，此时疼痛加重，呈持续性疼痛或跳痛，腮腺区以耳垂为中心肿胀更为明显，耳垂被上抬。炎症扩散至腮腺周围组织，伴发蜂窝织炎。皮肤红肿，呈硬性浸润，触痛明显。可出现轻度张口受限。腮腺导管口明显红肿，轻按压可见脓液自导管口溢出，全身中毒症状明显，体温达到 40℃以上，脉搏、呼吸增快，白细胞计数增多，中性粒细胞比例明显上升，核左移，可出现中毒颗粒。因此本题选 A。

【避错】本题易错选 E，舍格伦综合征患者有口干、眼干等症状。

20. 女，45 岁。因左侧腮腺肿物局部麻醉下行左侧腮腺浅叶及肿物切除术，术后局部应用绷带加压包扎，最好选用

A. 三角带

B. 四头带

C. 头颅弹性绷带

D. 头、枕、颏绷带

E. 单眼交叉绷带

【答案】D

【考点】腮腺手术后的包扎要点

【解析】腮腺浅叶及肿物切除术后伤口较大，应进行头、枕、颏绷带包扎，否则难以固定，因此此题

选 D。

【避错】此题易错选 A，三角带较多用于面部伤口。

21. 男，58 岁。左腮腺肿物发现 2 个月，生长较快。腮腺造影片显示导管系统排列紊乱，中断，腺泡不规则充盈缺损，造影剂外溢。可能的诊断为

A. 慢性复发性腮腺炎

B. 慢性阻塞性腮腺炎

C. 腮腺恶性肿瘤

D. 腮腺瘘

E. 涎石病

【答案】C

【考点】腮腺肿瘤的造影表现

【解析】该患者腮腺造影片显示导管系统排列紊乱，中断，腺泡不规则充盈缺损，造影剂外溢，此为肿瘤浸润腮腺导管的表现，可判断为恶性肿瘤，因此此题选 C。

【避错】此题易错选 B，慢性阻塞性腮腺炎表现为主导管扩张等表现。

22. 女，50 岁。因左舌下腺囊肿（口外型）于门诊行左舌下腺及囊肿摘除术，术后第 2 天下颌下区发生肿胀，且进食时明显。最可能的原因是

A. 因左舌下腺囊肿口外型口外部分未处理所致

B. 因下颌下腺导管结石所致

C. 因术中误结扎左颌下腺导管所致

D. 下颌下淋巴结反应性肿胀

E. 因急性下颌下腺炎症所致

【答案】C

【考点】左舌下腺及囊肿摘除术的并发症

【解析】此症状为术中误结扎左下颌下腺导管所致。分离舌下腺内侧时，应注意下颌下腺导管和舌神经，切忌误将下颌下腺导管及舌神经损伤。故选 C。

【避错】此题易错选 A，需要鉴别的是舌下腺囊肿口外部分未处理，不致引起下颌下区肿胀。

23. 男，35 岁。因腮腺良性肿瘤将于明日行腮腺浅叶切除术加面神经麻醉术，今日术前家属签字时，谈话中以下哪项是不必要的

A. 术后可能出现面瘫

B. 耳垂麻木

C. 涎瘘

D. Frey 综合征

E. 可能出现半侧下颌骨麻木

【答案】E

【考点】腮腺浅叶切除术的并发症

【解析】面神经及其分支在腮腺内走行，腮腺手术可能损伤面神经。面神经为运动神经，主要支配面部表情肌的运动。下颌骨感觉受三叉神经下颌支支配。故选 E。

【避错】此题易错选 B，腮腺良性肿瘤手术后除了出现面瘫外，也可能出现耳垂麻木表现，需引起重视。

24. 男，40 岁。左腮腺区切割伤，创口已缝合 3 周，但仍未愈，有大量清亮液体流出，进食时明显。该患者发生了

A. 感染

B. 腺瘘

C. 血清肿

D. 腮腺囊肿破裂

E. 味觉出汗综合征

【答案】B

【考点】腮腺区切割伤的并发症

【解析】腮腺区切割伤，从流出液体为清亮液体，创口缝合后 3 周未愈可诊断为腮腺瘘。故选 B。

【避错】此题易错选 A，伤口未愈 3 周有发生感染可能，可有液性渗出，但渗出物不会为清亮液体。

（25～26 题共用题干）

女，43 岁。双侧腮腺区反复肿大伴口干、眼干，咽部亦有干燥、异物感。临床检查可见双侧腮腺肿大，质软，无压痛，口腔黏膜干燥，发红。腮腺导管口无红肿，挤压腮腺可见少量清亮液体自导管口流出。

25. 为了鉴别诊断，询问病史时，不包括

A. 糖尿病史

B. 婚育史

C. 药物史

D. 头颈部放疗史

E. 全身关节疾病史

【答案】B

【考点】舍格伦综合征的问诊

【解析】通过该患者口干、眼干、腮腺肿大等临床表现，可诊断舍格伦综合征，该疾病发生与免疫功能缺陷有关，并伴有关节疾病，糖尿病史，药物史，头颈部放疗史都是需询问的内容，全身关节疾病史。不包括婚育史，故选 B。

【避错】本题易错选 A，糖尿病史也是舍格伦综合征需关注的内容。

26. 为明确诊断，需进一步做一系列检查，其中对诊断帮助不大的是

A. 希尔默试验

B. 腮腺平片

C. 腮腺造影

D. 唇腺活检

E. 空腹血糖

【答案】B

【考点】舍格伦综合征的鉴别诊断

【解析】希尔默试验可测量是否眼干，造影可观察腮腺导管情况，唇腺活检可观察病理变化，空腹血糖可判断是否有糖尿病，但腮腺平片无诊断意义。故本题选 B。

【避错】本题易错选 A，舍格伦综合征患者常做希尔默试验已判断是否眼干。

（27～32 题共用题干）

女，58 岁。右耳垂下无痛性肿块逐渐缓慢长大 7 年。触诊肿块界线清楚，活动，大小约 6.0cm×4.5cm×3.0cm，表面结节状，中等硬度，与皮肤无粘连。

27. 该病最可能的诊断是

A. 腮腺腺淋巴瘤

B. 慢性淋巴结炎

C. 腮腺多形性腺瘤

D. 皮脂腺囊肿

E. 耳下淋巴结转移癌

【答案】C

【考点】腮腺肿瘤的诊断及鉴别诊断

【解析】该患者右耳垂下无痛性肿块多年，应首先考虑腮腺肿物，可排除淋巴结炎；肿瘤中等硬度，表面结节状，可排除皮脂腺囊肿。与皮肤无粘连边界清楚，可以排除转移癌，腺淋巴瘤男性多见，多有消长史，上述临床表现符合腮腺多形性腺瘤特点，故此题选 C。

【避错】此题易错选 A，腺淋巴瘤多位于腮腺右下极，临床表现也有较大区别。

28. 最有意义的辅助检查是

A. 唾液涂片检查

B. 唾液成分化验

C. 穿刺细胞学检查

D. 切除活检

E. 唾液分泌量检查

【答案】D

【考点】多形性腺瘤的诊断要点

【解析】穿刺细胞学检查是腮腺肿瘤中较常见的辅助检查，但多形性腺瘤术前不宜作穿刺检查，以免肿瘤组织扩散，唾液涂片、唾液成分、唾液分泌量等检查常用于唾液腺炎症或者舍格伦综合征的检测，切除肿瘤后活检是最有效的检查方法。故此题选 D。

【避错】此题易错选 E，唾液分泌量检查常用于舍格伦综合征。

29. 对诊断帮助最小的影像学检查是

A. 腮腺造影 X 线片

B. 腮腺区 CT

C. 腮腺区 B 超

D. 腮腺区 MRI

E. 腮腺平片

【答案】E

【考点】多形性腺瘤的影像学诊断

【解析】唾液腺肿物最有效的影像学检查是 B 超检查，其次是 CT 检查，此外，造影以及磁共振对诊断也有一定作用，平片无法反映出肿物结构，故此题选 E。

【避错】此题易错选 A，造影可以作为辨别腮腺肿物的方法。

30. 如果肿块近期增长加快，并出现疼痛、瘤体固定等征象，则应考虑诊断为

A. 多形性腺瘤恶变

B. 黏液表皮样癌

C. 腺淋巴瘤恶变

D. 转移癌

E. 腺样囊性癌

【答案】A

【考点】多形性腺瘤的疾病发展

【解析】多形性腺瘤大多为良性表现，但如果生长速度突然加快，并伴有疼痛，面神经麻痹等症状，应考虑恶变可能。其他选项都与题干无关。故此题选 A。

【避错】此题易错选 D，该患者有原发肿瘤的病史，因此可排除转移癌变。

31. 治疗该病最不宜采用的方法是

A. 保留面神经，在正常腺组织内将肿瘤一并切除

B. 无论肿瘤位于浅叶或深叶，均可切除全腺叶及肿瘤，保留面神经

C. 如果肿瘤位于腮腺深叶，则保留面神经，将肿瘤及全腺叶一并切除

D. 保留面神经，沿包膜将肿瘤切除

E. 如果肿瘤位于腮腺浅叶，则保留面神经，将浅叶及肿瘤一并切除

【答案】D

【考点】腮腺肿瘤面神经的处理

【解析】腮腺肿瘤即使是良性肿瘤，包膜也不完整，采用单纯沿薄膜剥离的方法常有复发，因此手术原则应从包膜外正常组织进行，同时切除部分或整个

腺体。如位于腮腺浅叶的良性肿瘤，应行肿瘤及腮腺浅叶、面神经解剖术，位于腮腺深叶的肿瘤，需同时摘除腮腺深叶。腮腺肿瘤如果与面神经无粘连，应尽可能保留面神经，并尽量减少机械性损伤。如果与面神经有轻度粘连，但尚可分离也应尽量保留，术后加用冷冻或放射治疗，故此题选 D。

【避错】此题易错选 A，腮腺肿物切除时应切除部分正常组织。

32. 术前向患者及家属交代术后可能出现的问题中不应包括

A. 涎瘘

B. 下唇麻木

C. Frey 综合征

D. 耳垂麻木

E. 口角歪斜

【答案】B

【考点】多形性腺瘤治疗原则

【解析】多形性腺瘤手术时可能损伤面神经从而导致耳垂麻木、口角歪斜等一系列症状；手术创伤也可能发生涎瘘，一少部分患者手术后也可能发生 Frey 综合征。但下唇麻木是由下牙槽神经损伤导致的，腮腺手术时不会造成该神经损伤。故此题选 B。

【避错】此题易错选 C，约有 5% 的腮腺术后患者可能发生 Frey 综合征。

(33 ~ 36 题共用题干)

男，62 岁。吸烟史，左腮腺后下极无痛性肿块逐渐缓慢长大 4 年，有消长史。扪诊肿块约 2cm×2cm 大小，圆形，边界清楚，表面光滑，质地偏软，有弹性，与皮肤无粘连。

33. 该病最可能的诊断是

A. 腮腺多形性腺瘤

B. 耳下淋巴结转移癌

C. 慢性淋巴结炎

D. 腮腺沃辛瘤

E. 皮脂腺囊肿

【答案】D

【考点】腮腺沃辛瘤的临床表现及诊断

【解析】腮腺沃辛瘤常见于男性，好发于 40 ~ 70 岁的中老年，患者多有吸烟史，可有消长史，大多位于腮腺后下极，常呈多发性。据此可判断该题选 D。

【避错】此题易错选 A，多形性腺瘤也可逐渐长大，但多无消长史，女性多见。

34. 以下哪种核素扫描可能对本病的诊断具有特征性

A. ^{85}Sr

B. ^{131}I

C. ^{99m}Tc

D. ^{125}I

E. ^{82}P

【答案】C

【考点】腮腺沃辛瘤的辅助诊断

【解析】腮腺沃辛瘤 ^{99m}Tc 核素显像呈热结节，具有特征性，其他如 ^{131}I 用于诊断甲状腺功能亢进，因此该题选 C。

【避错】此题易错选 A，^{85}Sr 可用于骨扫描：①探查骨转移瘤及其范围。②其他器官恶性肿瘤手术前除外骨转移。③骨活检前的定位。④放射治疗前的估价。

35. 治疗该病应采用的方法是

A. 保留面神经，沿包膜将肿物切除

B. 保留面神经，切除腮腺后下部

C. 不保留面神经，全腮腺切除

D. 保留面神经，切除腮腺后下部

E. 保留面神经，全腮腺切除

【答案】D

【考点】腮腺沃辛瘤手术治疗

【解析】腮腺沃辛瘤位于腮腺后下极，应考虑做连同肿瘤以及 0.5cm 以上正常腮腺肿瘤切除的区域性切除术，治疗可保留面神经，切除腮腺后下部，据此可判断该题选 D。

【避错】此题易错选 E，腮腺沃辛瘤应尽量保留面神经，不应做全腮腺切除术。

36. 若术中发现在腮腺后下极周围有活动淋巴结，则应

A. 切除腮腺后下部，并做功能性颈淋巴清扫

B. 切除腮腺后下部，并做舌骨上颈淋巴清扫

C. 只切除腮腺后下部，不处理周围淋巴结

D. 切除腮腺后下部，并做根治性颈淋巴清扫

E. 切除腮腺后下部及其周围淋巴结

【答案】E

【考点】腮腺沃辛瘤手术中的淋巴结处理

【解析】腮腺沃辛瘤如有活动淋巴结应考虑切除周围淋巴结，但不需要进行淋巴结清扫术，同时，因为已经发现活动淋巴结，不能不做处理，故此题选 E。

【避错】此题易错选 C，发现活动淋巴结需进行切除处理。

(37 ~ 39 题共用备选答案)

A. 腮腺

B. 下颌下腺

C. 舌下腺
D. 唇腺
E. 腭部小唾液腺

37. 腺淋巴瘤主要发生在
【答案】A

38. 涎石病90%以上发生于
【答案】B

39. 黏液囊肿好发于
【答案】D
【考点】腮腺肿瘤好发部位
【解析】腺淋巴瘤的组织发生与淋巴结有关。在胚胎发育时期，腮腺和腮腺内的淋巴结同时发育，此时淋巴组织只是聚集成团的淋巴细胞，尚未形成淋巴结的包膜，因此，腺体组织可以迷走到淋巴组织中。形成淋巴结包膜后，腺体组织包裹在淋巴结中，组织学观察，在腮腺淋巴结中常可见腺体组织，这种迷走的腺体组织发生肿瘤变，因此37题选A。涎石病主要发生于下颌下腺，其次为腮腺，偶遇见上唇及唇颊部的小唾液腺，因此38题选B。黏液囊肿是最常见的小唾液腺瘤样病变，好发于下唇和舌尖腹侧，因此39题选D。
【避错】腺淋巴瘤好发于腮腺，涎石病好发于下颌下腺，黏液囊肿好发于下唇和舌尖腹侧，注意加以区分，勿混淆。

（40～43题共用备选答案）
A. 多形性腺瘤
B. 沃辛瘤
C. 黏液表皮样癌
D. 腺样囊性癌
E. 嗜酸性细胞腺瘤

40. 唾液腺肿瘤中最常见的是
【答案】A

41. 唾液腺恶性肿瘤中最常见的是
【答案】C

42. 多位于腮腺后下极，有消长史的肿瘤是
【答案】B

43. 易侵犯面神经的肿瘤是
【答案】D
【考点】唾液腺肿瘤的临床特点
【解析】多形性腺瘤属于又称混合瘤，为唾液腺中最常见的肿瘤，因此40题选A。沃辛瘤又称腺淋巴瘤，发生与淋巴组织相关，多见于男性，大部分位于腮腺后下极，可能原因为该处淋巴结较多；患者常有吸烟史，可有消长史，故42题选B。黏液表皮样癌是唾液腺恶性肿瘤中最常见的类型，故41题选C。腺样囊性癌肿瘤沿着神经发展，易侵犯面神经，故43题选D。
【避错】40题易错选B，黏液表皮样癌为最常见的腮腺恶性肿瘤，41题易错选A，多形性腺瘤为最常见的唾液腺肿瘤但其为良性肿瘤，42题易错选A，多形性腺瘤位于腮腺后下极，但无消长史，43题易错选A，多形性腺瘤一般不会侵犯面神经。

（44～47题共用备选答案）
A. 急性化脓性腮腺炎
B. 慢性阻塞性腮腺炎
C. 流行性腮腺炎
D. 舍格伦综合征
E. 腮腺放线菌病

44. 以上属于副黏病毒感染的疾病是
【答案】C

45. 以上为自身免疫性疾病的是
【答案】D

46. 以上属腮腺特异性感染的疾病是
【答案】E

47. 又被称为“手术后腮腺炎”的是
【答案】A
【考点】各型感染类唾液腺疾病以及舍格伦综合征的临床特点
【解析】流行性腮腺炎是由于副黏病毒感染所致，因此44题选C。舍格伦综合征为自身免疫性疾病，故45题选D。腮腺放线菌病由放线菌感染引起，为腮腺特异性疾病，故46题选E。急性化脓性腮腺炎由金黄色葡萄球菌感染导致，常在手术后发生的继发感染，故47题选A。
【避错】44题易错选A，急性化脓性腮腺炎为细菌感染引起，45题易错选C，流行性腮腺炎为病毒感染引起，46题易错选A，急性化脓性腮腺炎由细菌感染，非特异性感染，47题易错选D，舍格伦综合征为自身免疫病。

考点：颞下颌关节疾病

1. 为减少颞下颌关节内强直术后复发，术后开口训练时间应至少持续
A. 12个月
B. 24个月
C. 1个月
D. 6个月
E. 3个月
【答案】D

【考点】颞下颌关节疾病

【解析】颞下颌关节内强直在进行手术后应早日进行开口练习，一般在拆线后开始，并至少坚持半年，如同期施行双侧颞下颌关节成形术者，术后应在磨牙𬌗面加用薄橡皮垫、行颌间牵引，固定2周左右，在牵引固定时，可兼行开口练习，故本题选D。

【避错】本题不易选错，颞下颌关节内、外强直手术后，开口训练时间应持续6个月以上。

2. 不属于颞下颌关节紊乱病特点的是

A. 病因清楚

B. 关节弹响、杂音

C. 临床症状相同或类似

D. 下颌运动异常、功能障碍

E. 颞下颌关节区、咀嚼肌疼痛

【答案】A

【考点】颞下颌关节紊乱的临床特点

【解析】颞下颌关节紊乱病的发病原因目前尚未完全阐明，病因学说很多。一般认为是多因素发病，与发病相关的因素包括以下几点。①心理社会因素。②𬌗因素：包括𬌗干扰、牙尖早接触、严重的锁𬌗、深覆𬌗等。③免疫因素：有细胞免疫参与。④关节负荷过重：如夜磨牙、紧咬牙等。⑤关节解剖因素：人类演化过程中髁突变小、关节、咀嚼肌和韧带明显变弱致关节承重力减低及颞下颌关节过度运动等可诱发此病。⑥其他因素：如关节区受寒冷刺激及不良生活习惯等。故此题选A。

【避错】此题易错选其他选项，颞下颌关节紊乱病并非指单一疾病，它是一类病因尚未完全清楚而又有相同或相似临床症状的一组疾病的总称。一般都有颞下颌关节区及/或咀嚼肌肌痛、下颌运动异常和伴有功能障碍以及关节弹响、破碎音及杂音等三类症状。

3. 关于双侧下颌关节前脱位临床表现描述错误的是

A. 下颌前伸，两颊变平

B. 颧弓下方可触及移位的髁突

C. 双侧耳屏前方凹陷

D. 下颌运动异常，呈开口状

E. X线片髁突脱位于关节结节前下方

【答案】E

【考点】双侧颞下颌关节前脱位的临床表现

【解析】在正常情况下，大开口末，髁突和关节盘从关节窝向前滑动，止于关节结节下方或稍前方。咀嚼肌紊乱或关节结构紊乱的患者，当大开口时，翼外肌继续收缩将髁突过度地向前拉过关节结节，同时闭口肌群发生反射性挛缩，使髁突脱位于关节结节前上方，而不能自行复回原位，所以X线片可见髁突脱位于关节结节前上方，故此题选E。

【避错】此题属记忆题型，双侧脱位的症状是：①下颌运动异常，患者呈开口状，说话、咀嚼和吞咽均有困难，检查时可见前牙开𬌗、反𬌗。②下颌前伸，两颊变平。③触诊耳屏前方有凹陷，在颧弓下可触到脱位的髁突。④X线片可见髁突脱位于关节结节前上方。⑤单侧急性前脱位者，颏部中线及下前牙中线偏向健侧，健侧后牙反𬌗。

4. 单侧颞下颌关节强直导致面部两侧不对称，具体表现为

A. 颏部偏向患侧，患侧下颌支正常，健侧面部丰满

B. 颏部偏向健侧，患侧下颌支正常，健侧面部丰满

C. 颏部偏向健侧，患侧下颌支正常，患侧面部丰满

D. 颏部偏向患侧，患侧下颌支短小，患侧面部丰满

E. 颏部偏向患侧，患侧下颌支短小，健侧面部丰满

【答案】D

【考点】单侧颞下颌关节强直的临床表现

【解析】单侧颞下颌关节强直患者表现为颜面两侧不对称，患者下颌体及下颌支短小，颏部及整个下颌骨向患侧偏斜，患侧面部反而丰满，健侧下颌由于生长发育基本正常，相应面部反而扁平狭长，故此题选D。

【避错】此题易错选E，认为患侧发育不正常致使健侧丰满，实际上是单侧颞下颌关节强直使整个下颌骨向患侧偏斜，致使患侧丰满。

5. 上、下中切牙切缘间距在1cm以内称为

A. 轻度张口受限

B. 中度张口受限

C. 中重度张口受限

D. 重度张口受限

E. 完全性张口受限

【答案】D

【考点】开口度分级

【解析】开口度是指患者大张口时，上颌中切牙切缘之间的距离。正常开口度平均4cm，开口度大于2cm为轻度张口受限，开口度1～2cm为中度张口受限，开口度<1mm为重度张口受限，完全不能张口为完全张口受限，因此本题选D。

【避错】本题易错选C，张口受限分度中没有中

重度张口受限。

6. 由于器质性病变导致开口度逐渐变小，以致完全不能开口，称为

A. 关节盘移位

B. 咀嚼肌群痉挛

C. 颞下颌关节强直

D. 破伤风后牙关紧闭

E. 癔症性牙关紧闭

【答案】C

【考点】颞下颌关节强直的定义

【解析】因器质性病变导致长期开口困难或完全不能开口，在临床上分为两类：关节内强直、关节外强直。关节内强直又称为真性强直，关节外强直为假性关节强直。因此本题选 C。

【避错】本题易错选 B，咀嚼肌痉挛主要为咀嚼肌的功能不协调，功能亢进和痉挛以及肌筋膜痛，实际为关节外疾患。关节的结构本身尚属正常，而以开口度异常和开口型异常以及受累肌痛为主要临床表现。

7. 双侧颞下颌关节强直最好一次手术，如需分两次手术，相隔时间不宜超过

A. 3 天

B. 1 周

C. 2 周

D. 1 个月

E. 3 个月

【答案】C

【考点】双侧颞下颌关节强直手术治疗

【解析】双侧颞下颌关节内强直的处理，双侧颞下颌关节内强直最好一次手术，以便术后能及时行开口练习：如必须分两次手术，相隔时间也不宜超过两周，以免第一次手术处发生瘢痕挛缩。故选 C。

【避错】本题易错选 D。双侧颞下颌关节强直若分两次手术，间隔时间若 1 个月，将发生第一次手术处的瘢痕挛缩。

8. 关于颞下颌关节强直造成的咬合错乱，不正确的是

A. 面下 1/3 垂直距离变短

B. 下颌牙弓变宽

C. 下颌磨牙舌向倾斜

D. 下颌前牙唇侧倾斜

E. 发生于成年者，咬合错乱不明显

【答案】B

【考点】颞下颌关节强直的临床表现

【解析】颞下颌关节强直导致咬合关系错乱，下颌骨发育障碍造成面下部垂直距离变短，牙弓变小而狭窄，下颌磨牙舌倾，下颌牙的颊尖咬于上颌牙的舌尖，甚至无接触；下颌切牙向唇侧倾斜呈扇形分离。故选 B。

【避错】此题易错选 E，颞下颌关节强直如发生于儿童，可能出现咬合错乱，但如发生在成年人，因面部已形成，因此不会发生咬合错乱。

9. 下列哪一项不适于做颞下颌关节造影

A. 颞下颌关节脱位

B. 颞下颌关节有骨质改变及明显的间隙改变

C. 开闭口过程中有连续摩擦音

D. 发现有关节弹响、绞锁及明显的运动受限

E. 关节内占位性病变

【答案】A

【考点】颞下颌关节造影的适应证

【解析】颞下颌关节造影适应证：①X 线平片或体层摄影检查有关节骨质改变或明显的关节间隙异常。②临床检查发现关节内有连续摩擦音而疑有关节盘穿孔。③临床检查发现有关节弹响，绞锁，髁突运动明显受限等关节结构紊乱症状而需进一步明确属何种类型的改变。④评估殆夹板治疗效果。⑤观察关节盘复位术或关节盘穿孔修复术后情况。⑥进一步证实，诊断关节内游离体或占位性病变时，均可进行颞下颌关节造影检查。颞下颌关节脱位不能用颞下颌关节造影检查，故选 A。

【避错】此题易错选 C，开闭口过程中有连续摩擦音，说明颞下颌关节结构已发生改变，因此关节造影有助于诊断。

10. 颞下颌关节前脱位时，髁状突的位置在关节结节的

A. 前上方

B. 前下方

C. 前方

D. 后方

E. 下方

【答案】A

【考点】颞下颌关节前脱位的病理表现

【解析】颞下颌关节前脱位 X 线片的表现：可见髁突位于关节结节前上方。故选 A。

【避错】此题易错选 C，颞下颌关节前脱位不能单独从字面意义上理解“前脱位”，而是应该结合髁状突的生理解剖位置及肌肉牵拉综合考虑。

11. 女，85 岁。因高龄和长期慢性消耗性疾病致双侧颞下颌关节复发性脱位。患者对脱位有恐惧感，不敢张口，影响进食。其最佳治疗方法是

A. 关节囊紧缩术

B. 硬化剂注射
C. 关节结节增高术
D. 关节结节凿平术
E. 关节镜外科治疗
【答案】B
【考点】颞下颌关节复发性脱位
【解析】颞下颌关节复发性脱位的患者，采取单纯限制下颌运动不能达到防止再脱位的目的，可注射硬化剂治疗；如硬化剂治疗无效，可采用手术治疗。故选 B。
【避错】本题易错选其他选项。颞下颌关节复发性脱位首选创伤小的治疗。

12. 男，26 岁。1 年前因车祸致右髁突骨折，行保守治疗，3 个月后即出现进行性的张口受限，半年前开口仅有 5mm，现因开口困难前来就诊。其最恰当的治疗为
A. 局部封闭
B. 开口练习
C. 物理治疗
D. 关节镜手术
E. 开放手术
【答案】E
【考点】颞下颌关节强直
【解析】颞下颌关节强直分为真性关节强直和假性关节强直两类。前者是由关节内纤维性或骨性粘连引起，也称关节内强直；后者是因软组织损伤产生的瘢痕限制下颌运动造成的，也称颌间挛缩。对患者张口受限的原因进行分析，考虑为髁突骨折造成的颞下颌关节强直。颞下颌关节强直须行开放手术治疗。故选 E。
【避错】本题不易错选。颞下颌关节的强直治疗一般都需要采用外科手术。

13. 男，30 岁。双侧颞下颌关节外伤性强直致张口受限。全身麻醉时应采取的方法是
A. 麻醉深度达Ⅲ期Ⅱ级后，给予盲探插管
B. 乙醚开放滴入麻醉
C. 经气管切开施全身麻醉
D. 清醒状态下经鼻盲探插管
E. 选用硫苯妥钠静脉麻醉，不插管
【答案】D
【考点】颞下颌关节外伤性强直
【解析】清醒经鼻盲探气管内插管是常用的插管方法，适用于张口受限或完全不能张口情况，符合此患者情况；经气管切开施全麻创伤过大，不推荐。故选 D。
【避错】本题易错选 A。深度麻醉后会导致呼吸困难，由于气道附近肌肉松弛也会导致插管困难，故麻醉深度达Ⅲ期Ⅱ级后，不宜给予盲探插管、不插管。

14. 男，30 岁。右颞下颌关节无痛性弹响 3 个月，检查：开口度 50mm，两侧关节开口末弹响，关节区无压痛。首选的治疗方法是
A. 泼尼松龙翼内肌封闭
B. 1% 利多卡因咬肌封闭
C. 2% 普鲁卡因关节腔封闭
D. 1% 利多卡因翼外肌封闭
E. 2% 鱼肝油酸钠关节囊封闭
【答案】D
【考点】翼外肌功能亢进治疗
【解析】翼外肌功能亢进表现有开口末和闭口初关节弹响，开口过大，甚至有 50～60mm，患者不感觉关节区疼痛，也无压痛，符合此题目患者症状，所以可诊断为翼外肌功能亢进。治疗需要调整翼外肌功能，可用 0.5% 或 1% 普鲁卡因或利多卡因 5ml 做翼外肌封闭，所以 D 正确。
【避错】本题易错选 A，对翼外肌功能亢进的治疗，主要是调整翼外肌的功能。

15. 女，20 岁。近半年来出现右侧颞下颌关节弹响（开口末、闭口初），开口度 50mm，关节造影见关节囊扩张。最可能的诊断是
A. 翼外肌功能亢进
B. 关节囊扩张伴关节盘附着松弛
C. 髁突，关节盘相对移位
D. 关节盘破裂
E. 髁突吸收破坏
【答案】C
【考点】关节盘前移位的诊断
【解析】关节盘前移位临床表现为开口度过大，超过 40mm 以上。在大张口过程中有一个越过关节结节的跳跃同时产生重击声的弹响或称为钝响，并出现短暂的下颌运动停顿。这种弹响是关节盘髁突复合体越过关节结节，髁突横嵴越过关节盘前带所产生的。快速运动时弹响明显，弹响多发生在开口末、闭口初。与此患者的描述相符，所以此题 C 正确。
【避错】本题易错选 B，主要症状与翼外肌功能亢进相似，开口度过大，弹响在开口末，闭口初，关节绞锁。

16. 女，24 岁。右侧颞下颌关节大张口末单声弹响，无疼痛。检查开口度为 52mm，大张口时下颌偏左侧，最可能的诊断
A. 右侧颞下颌关节滑膜炎
B. 右侧翼外肌功能亢进

C. 右侧颞下颌关节不可复性关节盘移位
D. 右侧颞下颌关节可复性关节盘移位
E. 右侧翼外肌痉挛

【答案】B
【考点】颞下颌关节疾病的诊断
【解析】翼外肌功能亢进的主要症状：开口末闭口初出现弹响，开口过大，有的竟达5～6cm，呈半脱位状。弹响发生在一侧时，开口型在开口末偏向健侧，一般无疼痛。根据题干信息，最可能的诊断为右侧翼外肌功能亢进，故此题选B。
【避错】此题易选错D，可复性关节盘前移位张口型先偏向患侧后恢复正常，弹响发生在开口初和闭口末期。

17. 男孩，15岁。因双侧颞下颌关节强直已行颞下颌关节假关节成形术，开始张口训练的时间应是术后
A. 1天
B. 2～3天
C. 7～10天
D. 2周
E. 1个月

【答案】C
【考点】颞下颌关节强直术的预后
【解析】关节强直患者长期处于闭口状态，肌萎缩甚至纤维化，需要经过被动开口练习，以促进假关节形成。关节强直术后7～10天可开始练习，开口练习的时间至少在6个月。故本题选C。
【避错】本题易错选A，部分考生可能认为张口训练越早开始越好，应注意是在术后7～10天开始练习。

18. 患者右侧颞下颌关节开口初、闭口末单音清脆弹响，紧咬牙时右关节区疼痛，多数后牙缺失。X线片示右关节后间隙明显变小。其诊断应该是
A. 右翼外肌痉挛
B. 右髁突破坏
C. 右关节盘穿孔
D. 右关节盘穿孔，髁突后移
E. 右关节盘穿孔，关节前移

【答案】D
【考点】关节盘穿孔临床表现
【解析】关节盘穿孔主要症状为开闭口、前伸、侧方殆运动时任何阶段的多声破碎音，开口型歪曲，关节区疼痛，该患者X线片显示右关节后间隙明显变小，因此本题选D。
【避错】本题易错选C，应注意X线表现。

19. 一患者张口中度受限，被动开口度大于自然开口度，左侧关节区深部疼痛，相当于下关节处有压痛，开口型偏左，应考虑为
A. 左侧翼外肌痉挛
B. 左侧可复性关节盘前移位
C. 左侧关节盘后区损伤
D. 左侧不可复性关节盘前移位
E. 右侧翼外肌功能亢进

【答案】A
【考点】颞下颌关节紊乱病
【解析】翼外肌功能亢进主要症状是开口度过大及最大开口位关节弹响，常呈关节半脱位状态。一般无关节区及相关肌肉的疼痛症状及扪压痛，故E错误。关节盘后区损伤主要表现为关节区开口及咀嚼痛，一般无自发痛。检查时可见张口中度受限，开口型偏向患侧。关节外侧和/或髁突后方有明显压痛，被动开口度无异常，故C错误。可复性关节盘前移位主要症状为开口初期或开口初、闭口末弹响，开口型异常。不可复性关节盘前移位患者一般曾有典型的关节弹响史，继而有间断性关节绞锁史。本题未提弹响，故B、D错误。翼外肌痉挛临床特征是关节区或关节周围开口及咀嚼痛，一般无自发痛。检查时可见张口中度受限，开口型偏向患侧，被动开口度大于自然开口度。故A正确。
【避错】本题易错选C，关节盘后区损伤关节外侧和/或髁突后方有明显压痛，张口中度受限，开口型偏向患侧但被动开口度不变化。

（20～22题共用题干）

女孩，13岁。进行性开口困难7年，5岁时曾发生颏部对冲性损伤。现检查面部明显不对称，张口受限。

20. 进一步检查，面部不对称可具体表现为
A. 健侧面部丰满
B. 患侧面部狭长
C. 前牙反殆
D. 颏点偏向患侧
E. 颏点偏向健侧

【答案】D
【考点】颞下颌关节内强直临床表现
【解析】颏部对冲性损伤间接导致髁突损伤。检查面部明显不对称，张口受限。诊断为颞下颌关节内强直。开口困难病史一般较长。面下部发育障碍畸形多发生在儿童。一侧强直则患侧下颌体、下颌升支短小，相应面部丰满；健侧面部扁平、狭长，故A、B错误。双侧强直者，下颌后缩，形成特殊的小颌畸形面容，故C错误。颏点偏向患侧，故E错误，本题选D。发病年龄越小，面下部发育障碍畸形越明显。

【避错】本题易错选 E。单侧颞下颌关节内强直，颏点偏向患侧。

21. 对于该患者，应首选下述哪项辅助检查

A. B 超检查

B. 颞下颌关节侧斜位 X 线检查

C. 颞下颌关节造影检查

D. 下颌骨升支切线位 X 线检查

E. CT 检查

【答案】B

【考点】颞下颌关节内强直检查

【解析】颞下颌关节侧斜位片亦称许勒位片，此片显示颞下颌关节外侧 1/3 侧斜位影像，颞骨岩部投影于髁突的下方，用于检查关节间隙及髁突、关节结节、关节窝的骨质改变，故 B 正确。B 超检查适应于口腔软组织的检查。CT 检查主要用于口腔颌面部肿瘤、炎症、外伤、唾液腺及颞下颌关节疾病的检查和诊断。口腔颌面部常规 CT 检查一般采用横断面及冠状面扫描。下颌骨升支切线位 X 线检查下颌升支外侧骨骨密质膨出、增生及破坏情况。下颌骨边缘性骨髓炎时常需拍此片。

【避错】本题易错选 A。B 超检查适应于口腔软组织的检查。对颞下颌关节内强直检查无意义。

22. 该病最可能的诊断是

A. 破伤风引起张口受限

B. 颞下颌关节内强直

C. 咀嚼肌痉挛

D. 癔症引起开口困难

E. 颌间瘢痕挛缩

【答案】B

【考点】颞下颌关节内强直的诊断

【解析】关节内强直多发生在 15 岁以前的儿童。常见的原因是化脓性炎症，以化脓性中耳炎最常见。另一个常见原因是创伤导致的关节损伤，多数在儿童期由于下颌骨损伤，尤其是颏部的对冲性损伤造成。

【避错】本题易错选 E。关节外强直常见病因为软组织或肌肉损伤所产生的瘢痕，患者常有严重创伤史、感染史或不正确的外科手术史。鼻咽部、颞下窝肿瘤放射治疗后，颌面软组织广泛纤维性变，也可造成颌间瘢痕挛缩。

（23～26 题共用题干）

女，30 岁。张口受限 1 年，既往有关节弹响史。临床检查见开口度 1 指半，开口型左偏。

23. 首先应进行下列哪项检查

A. 许勒位及下颌开口后前位

B. 许勒位及经咽侧位

C. 许勒位及升支侧位

D. 曲面体层及下颌开口后前位

E. 曲面体层及经咽侧位

【答案】B

【考点】颞下颌关节的检查

【解析】依题干张口受限 1 年，既往有关节弹响史。临床检查见开口度 1 指半，开口型左偏。初步诊断为不可复性关节盘前移位。许勒位片可显示关节外 1/3 的影像，关节间隙为位于关节窝与髁突之间的低密度影像，主要为关节盘所占据。髁突多为椭圆形密度高的影像，表面有连续不断、整齐、致密的线条包绕，其下方骨纹理结构均匀。经咽侧位片此片可显示髁突前后斜侧位影像，骨质的微细结构显示好。此片优点是可以避免髁突与颅骨影像重叠。对颞下颌关节紊乱病髁突器质性改变、髁突高位骨折及髁突肿瘤的诊断有较大价值，但不能用于检查关节间隙。

【避错】本题易错选 A。下颌骨开口后前位主要用于对比观察两侧髁突内外径向的影像。对髁突骨折的移位方向、髁突两侧发育不对称、髁突骨瘤有诊断价值。

24. 下列哪一项不是颞下颌关节紊乱综合征的表现

A. 关节间隙改变

B. 髁突运动度改变

C. 两侧关节形态不对称

D. 髁突骨质硬化

E. 关节结构为 T 形致密团块影像

【答案】E

【考点】颞下颌关节紊乱综合征临床表现

【解析】颞下颌关节紊乱病的发展过程一般有 3 个阶段：功能紊乱阶段、结构紊乱阶段和器质性破坏阶段。两侧关节形态不对称，髁突运动度改变，故 B、C 正确。有关节间隙改变和骨改变，如硬化、骨破坏、骨质增生、囊样变等；故 A、D 正确。关节结构为 T 形致密团块影像是颞下颌关节内强直的表现。故 E 错误。

【避错】本题易错选 D。颞下颌关节紊乱综合征有骨的改变，既有骨破坏、增生还有骨的硬化。

25. X 线平片及体层摄影检查发现颞下颌关节前间隙增宽，髁突骨质未见异常，应进一步进行下列哪项检查

A. 许勒位开口位

B. 颞下颌关节侧位体层

C. 颞下颌关节正位体层

D. 颞下颌关节 CT 检查

E. 颞下颌关节造影

【答案】E

【考点】颞下颌关节检查

【解析】题干提示X线平片及体层摄影检查发现颞下颌关节前间隙增宽。颞下颌关节侧斜位片也称许勒位片。此片显示颞下颌关节外侧1/3侧斜位影像，用于检查关节间隙及髁突、关节结节、关节窝的骨质改变，故A错误。颞下颌关节侧位体层，颞下颌关节正位体层，颞下颌关节CT检查都是检查关节间隙的检查。故B、C、D错误。本题需要颞下颌关节造影来进一步检查。故E正确。

【避错】本题易错选A。许勒位开口位用于检查关节间隙及髁突、关节结节、关节窝的骨质改变。依题干关节间隙以有变化。故不需要许勒位开口位检查。

26. 该患者左侧颞下颌关节造影侧位体层闭口位，关节盘后带位于髁突横嵴前方，开口位见髁突前方的关节盘变形，似一肿块压迫造影剂的影像。应诊断为

A. 不可复性盘前移位

B. 关节肿瘤

C. 关节盘附着松弛

D. 关节盘内移位

E. 关节盘可复性前移位

【答案】A

【考点】颞下颌关节紊乱病X线表现及诊断

【解析】可复性盘前移位指在关节造影侧位体层或许勒位闭口位片上，关节盘后带位于髁突横嵴的前面；在开口位片上显示正常的造影图像。故E不选。关节盘附着松弛：颞前或颞后、下颌前或下颌后附着延伸变长，故C不选。关节肿瘤是骨质改变，可见有肿物生长，故B不选。不可复性盘前移位指在关节造影侧位体层或许勒位闭口位片上，关节盘明显移位于髁突前斜面的前方；在开口位片上关节盘仍位于髁突的前方，并常可见关节盘变形，类似一肿块压迫造影剂的影像，故A正确。

【避错】本题易错选E。虽然可复性盘前移位指在关节造影侧位体层或许勒位闭口位片上，关节盘后带位于髁突横嵴的前面；但是在开口位片上显示正常的造影图像。

（27~28题共用备选答案）

A. 开口度正常

B. 开口过大呈半脱位

C. 中度开口受阻

D. 弹响及半脱位

E. 轻度张口受限

27. 关节盘、关节囊附着松弛后的开口情况是

【答案】B

28. 翼外肌功能亢进的主要症状是

【答案】D

【考点】颞下颌关节紊乱病的临床表现

【解析】颞下颌关节紊乱病根据临床特点和病理改变，在临床上分为4类，①咀嚼肌紊乱类疾病：翼外肌功能亢进，弹响发生在开口末和闭口初期，开口度过大呈半脱位，不伴疼痛；翼外肌痉挛：疼痛和张口受限；咀嚼肌群痉挛：严重张口受限，开口度仅在0.5~1.5cm，开口痛和咀嚼痛不明显，也无弹响和杂音；肌筋膜痛轻度张口受限。②关节结构紊乱类疾病：可复性盘前移位，开闭口有弹响；不可复性盘前移位：早期有弹响，后期消失；关节囊扩张伴关节盘附着松弛：开口度过大伴有半脱位。③炎性疾病类：无弹响。④骨关节病类：无弹响。因此27题选B，28题选D。

【避错】27题易错选D，弹响及半脱位是翼外肌功能亢进的主要症状。28题易错选E，轻度张口受限是肌筋膜痛的主要症状。

（29~31题共用备选答案）

A. 功能紊乱期

B. 结构紊乱期

C. 器质病变期

D. 形态异常期

E. 咬合异常期

29. X线检查可见关节结构形态异常，造影显示关节上、下腔连通属于

【答案】C

30. X线检查可见关节间隙比例不协调，关节上腔造影可发现关节盘前移位、关节囊松弛等表现属于

【答案】B

31. X线检查关节无异常表现的TMJDS属于

【答案】A

【考点】颞下颌关节紊乱病各期的X线表现

【解析】颞下颌关节紊乱综合征的发展一般分为3个阶段：功能紊乱、结构紊乱、器质性病变阶段。可排除D、E。功能紊乱时X线显示关节无异常，结构紊乱阶段关节上下腔比例不协调，关节上腔造影可发现关节盘前移位、关节囊松弛等。器质性病变阶段可见关节上下腔相通。因此29题选C，30题选B，31题选A。

【避错】本题较易选出正确答案，功能紊乱阶段关节无异常表现，结构紊乱阶段关节盘前移位、关节囊松弛，器质性病变阶段关节上下腔相通。

（32~35题共用备选答案）

A. 偏向患侧

B. 偏向健侧

C. 先偏向患侧后复正常

D. 不偏

E. 开口型歪曲

32. 翼外肌亢进

【答案】B

33. 翼外肌痉挛

【答案】A

34. 可复性盘前移位

【答案】C

35. 关节盘附着松弛

【答案】D

【考点】颞下颌关节紊乱病

【解析】翼外肌亢进主要症状是开口度过大及最大开口位关节弹响，常呈关节半脱位状态。开口型在开口末期偏向健侧，故 32 题选 B。翼外肌痉挛节区或关节周围开口及咀嚼痛。检查时可见张口中度受限，开口型偏向患侧，故 33 题选 A。可复性盘前移位主要症状为开口初期或开口初、闭口末弹响，开口型异常。随着关节盘移位程度的加重，一般无疼痛。许勒位片可见髁突后移位。关节造影片可见关节盘前移位，向前超过正常位置，在髁突向前运动碰到盘后带时，关节盘向后反跳，反跳后恢复正常盘-突位置关系，故 34 题选 C。关节囊扩张伴关节盘附着松弛与翼外肌功能亢进症状相似，开口度过大，开口型无变化，故 35 题选 D。

【避错】本题主要考查颞下颌关节紊乱病的开口型的变化。需要区别记忆，掌握各种疾病的机制即可避免混淆。

考点：颌面部神经疾病

1. 可观察膝状神经节是否受损的检查是

A. 味觉检查

B. 听觉检查

C. 泪液检查

D. 有无面瘫

E. 唾液分泌功能

【答案】C

【考点】周围性面神经麻痹的检查

【解析】泪液检查也称 Schirmer 试验，目的在于观察膝状神经节是否受损。试验用两条滤纸（每条为 0.5cm×5.0cm），一端在 2mm 处弯折。将两条滤纸分别安置在两侧下睑结膜囊内做泪量测定。正常时，在 5 分钟末的滤纸沾泪长度（湿纸长度）约为 2cm。故选 C。

【避错】本题易错选 B。听觉检查主要是检查镫骨肌的功能状态。

2. 关于三叉神经痛的疼痛特点，描述不正确的是

A. 剧烈的、短暂的深部疼痛

B. 疼痛具有间歇期

C. 阵发性疼痛

D. 常伴有颜面部抽搐等症状

E. 刺激扳机区可诱发疼痛

【答案】A

【考点】三叉神经痛的疼痛特点

【解析】三叉神经痛主要表现为骤然发生的、闪电式的、极为剧烈的疼痛。其疼痛特点：①疼痛可自发，也可由轻微刺激扳机点所引起。②疼痛如电击、针刺、刀割或撕裂样疼痛。③发作时常伴有表情肌的痉挛性抽搐。每次发作一般持续数秒、数十秒或 1 ~ 2 分钟后骤然停止，有间歇期。三叉神经痛只局限于三叉神经分支区域，其疼痛并不是深部疼痛。故本题选 A。

【避错】此题易错选 D，忽略了三叉神经痛的痛性抽搐特点。三叉神经痛发作时常伴有颜面表情肌的痉挛性抽搐，口角被牵拉至患侧。有时还会出现痛区潮红，结膜充血，或流泪、出汗、患侧鼻腔黏液增多。

3. 关于三叉神经痛的治疗，描述正确的是

A. 药物治疗应该相对积极，一次性控制疼痛，避免波折

B. 药物治疗 3 个月以后如果稳定，可以停药

C. 如果效果不佳，增加镇痛药后 2 周逐渐减量

D. 药物达到镇痛效果后逐渐减量

E. 早期积极手术治疗

【答案】D

【考点】三叉神经痛的药物治疗

【解析】三叉神经痛如属继发者，应针对病因治疗。对于原发性三叉神经痛应首选药物治疗，如无效时再考虑其他方法如半月神经节射频温控热凝术等。首选药物为卡马西平，用药方法是从小剂量开始，并逐渐增加至理想剂量，达到既控制疼痛又不引起不良反应。当疼痛完全消失达到 4 周，可以逐渐减少药量。对出现过敏者需要立即停药。故选 D。

【避错】此题易错选 E，因为手术通常被认为是一些疾病及早且彻底的治疗手段。是对于原发性三叉神经痛首选药物治疗，如无效时才考虑手术等其他方法。

4. 关于贝尔面瘫治疗的描述，正确的是

A. 发病 1 周内可予以激素冲击疗法，并辅助以神经营养药物

B. 早期开展针灸，有利于神经功能恢复

C. 早期开始电针治疗，有利于神经功能恢复
D. 面肌功能训练应在发病后3个月开始
E. 半年后如面神经功能未恢复，可做静态悬吊手术

【答案】A

【考点】贝尔面瘫的治疗

【解析】分3个阶段考虑：①急性期（起病1~2周内），应用糖皮质激素联合抗病毒药物治疗效果最佳，给予维生素B_1、维生素B_{12}肌注或口服。可局部热敷、肌肉按摩。②恢复期（第2周末至2年），可继续给予维生素B_1、维生素B_{12}，开始给予烟酸、地巴唑。给予面部肌电刺激、电按摩。针刺较多穴位，可加电针。并可根据病情进行面肌的主动和被动运动锻炼。③后遗症期（2年后）面瘫仍不能恢复者可手术治疗。故本题选A。

【避错】此题易错选B和C，针灸和电针治疗的作用确实有利于恢复神经传导功能和加强肌收缩，但是在早期不宜应用强烈针刺、电击疗法，以免导致继发性面肌痉挛，而应该在恢复期使用。

5. 典型的三叉神经痛不包括
A. 痛性抽搐
B. 可触及扳机点
C. 阵发性反复发作
D. 夜间发作多见
E. 周期性反复发作

【答案】D

【考点】三叉神经痛的症状

【解析】三叉神经痛的症状：痛性抽搐、可触及扳机点、阵发性反复发作、周期性反复发作。故选D。

【避错】此题易错选E，很多考生记住了扳机点，阵发性发作等特点，但要注意三叉神经痛有周期性发作的特点。夜间痛常为急性牙髓炎的表现，这也是三叉神经痛和急性牙髓炎的重要鉴别点。

6. 女，45岁。突发左眼睑闭合不全、口角左偏，考虑为贝尔面瘫，其与中枢性面瘫鉴别的主要依据是
A. 患侧口角下垂，健侧向上歪斜
B. 患侧眼睑闭合不全
C. 不能鼓气，鼓气时漏气
D. 患侧鼻唇沟消失
E. 患侧额纹消失，不能皱眉

【答案】E

【考点】面瘫

【解析】中枢性面瘫属于核上性面神经麻痹，而贝尔面瘫属于核性或核下性面神经麻痹。面瘫的典型症状有患侧口角下垂，健侧向上歪斜；上下唇不能紧密闭合，发生饮水漏水、不能鼓腮、吹气等功能障碍；上下眼睑不能闭合等。前额皱纹消失与不能蹙眉是贝尔面瘫的重要临床表现，也是与中枢性面瘫鉴别的主要依据。故选E。

【避错】本题易错选B。神经核下部细胞只接受对侧皮质脑干束的纤维，支配同侧眼裂以下表情肌，当病变发生在面神经核以上的上位神经元时，可引起眼裂以下表情肌瘫痪。

7. 女，65岁。上前牙区屡发针刺样短暂疼痛3周，定位不清，临床考虑三叉神经痛，为提高治疗的针对性，寻找扳机点部位。下列不属于三叉神经上颌支常见扳机点部位的是
A. 上颌结节
B. 鼻翼区
C. 眶下孔
D. 耳屏
E. 上唇

【答案】D

【考点】三叉神经痛

【解析】三叉神经痛患者在三叉神经受侵犯支的分布区域内有一个或多个特别敏感的触发点。上颌支的常见扳机点包括眶下孔、下眼睑、鼻唇沟、鼻翼、上唇、鼻孔下方或口角区、上颌结节或腭大孔等。故选D。

【避错】本题易错选其他选项。耳屏属于下颌支常见扳机点，注意区别。

8. 女，45岁。晨起发现右侧口角歪斜，初步诊断为贝尔面瘫，正确的治疗方法是
A. 大剂量使用抗生素及神经营养药物
B. 早期配合针灸治疗，有利于恢复
C. 发病3个月后仍未恢复，可行静态悬吊手术
D. 尽早予以激素冲击疗法，配合使用神经营养药物
E. 早期面肌功能训练

【答案】D

【考点】贝尔面瘫的治疗方法

【解析】急性期，起病1~2周为急性期，主要是控制组织水肿，改善局部血液循环，减少神经受压，此期应用糖皮质激素联合抗病毒药物治疗效果最佳，此外为促进神经鞘恢复给予维生素注射。故本题选D。

【避错】本题易错选B，第2周末至2年为恢复期，主要是尽快使传导功能恢复，除药物治疗外还可给予面部刺激。

9. 男，55 岁。近 3 个月来始有左颊部阵发性疼痛，并向外耳道放射。自患病以来常不敢洗脸、刷牙，常患口炎，牙石堆积，身体消瘦。以下哪种治疗方法是错误的
   A. 手术治疗
   B. 服用卡马西平
   C. 封闭疗法
   D. 理疗
   E. 口服七叶莲

【答案】 A

【考点】 三叉神经痛的治疗

【解析】 根据描述，该患者可诊断为三叉神经痛。该患者无明确病因，因此为原发性三叉神经痛，卡马西平为目前治疗三叉神经痛的首选药物。其他疗法包括苯妥英钠、氯硝西泮、山莨菪碱、七叶莲、封闭疗法、理疗、注射疗法、手术疗法。三叉神经痛的治疗应遵循迅速渐进的治疗原则，在其他方法无治疗疗效时才使用手术治疗，因此本题选 A。

【避错】 本题易错选 C，用 1%～2% 利多卡因行疼痛神经支的阻滞麻醉，也可加入维生素 B_{12} 做神经或穴位封闭，每日 1 次，10 次为 1 个疗程。

10. 男，57 岁。拟诊为右三叉神经痛。对鉴别原发、继发三叉神经痛最有意义的检查结果是
   A. 角膜反射的变化
   B. 痛觉障碍
   C. 温觉障碍
   D. 触觉障碍
   E. 咀嚼肌力减弱

【答案】 A

【考点】 三叉神经痛的检查

【解析】 继发性三叉神经痛其疼痛可不典型，常呈持续性，一般发病年龄较小，病程短，故对 50 岁以下患者应着重怀疑肿瘤的可能性，对年轻患者的不典型三叉神经痛，特别是双侧性应怀疑多发性硬化症。检查时，在三叉神经分布区域内出现病理症状，如角膜反射的减低或丧失。角膜反射的变化是有意义的体征，常提示为症状性或器质性三叉神经痛。因此，本题选 A。

【避错】 本题易错选 B、C、D 项，这些是伴发症状，角膜反射的变化是有意义的体征，常提示为症状性或器质性三叉神经痛。

11. 男，52 岁。右侧严重的三叉神经第Ⅱ、第Ⅲ支痛伴痛性抽搐。所谓痛性抽搐，是指伴疼痛而发生的
   A. 面部潮红
   B. 眼结膜充血
   C. 表情肌不自主痉挛
   D. 咬唇、伸舌
   E. 用力揉搓面部

【答案】 C

【考点】 痛性抽搐的含义

【解析】 颜面表情肌不自主痉挛，伴有痛区潮红，结膜充血，或流汗、流泪、流涎及患侧鼻腔黏液增多等症状成为痛性抽搐。故选 C。

【避错】 此题易错选 E，痛性抽搐患者可能会有用力揉搓面部的行为。但这并非痛性抽搐的临床表现，此题从字面意义也可以判断出应该选 C。

（12～13 题共用题干）

女，54 岁。1 年来经常因触摸左侧面颊部及上、下唇而诱发阵发剧痛。近半年发作频繁，间歇期缩短，疼痛剧烈难忍，初起时服用卡马西平治疗有效，近来加大服药剂量也无效。

12. 该病诊断应为
   A. 三叉神经第Ⅰ支痛
   B. 三叉神经第Ⅱ支痛
   C. 三叉神经第Ⅲ支痛
   D. 三叉神经第Ⅰ支、第Ⅱ支痛
   E. 三叉神经第Ⅱ支、第Ⅲ支痛

【答案】 E

【考点】 三叉神经痛的诊断

【解析】 该患者服用卡马西平有效，因此可诊断为三叉神经痛，该患者左侧颊部及上、下唇而诱发阵发剧痛。眼支：眶上孔、上眼睑、眉、前额及颞部等部位。上颌支：眶下孔、下眼睑、鼻唇沟、鼻翼、上唇、鼻孔下方或口角区、上颌结节或腭大孔等部位。下颌支：颏孔、下唇、口角区、耳屏部、颊黏膜、颊脂垫尖、舌颌沟等处，并须观察在开闭口及舌运动时有无疼痛的发作。因此该患者为三叉神经第Ⅱ支、第Ⅲ支痛。故本题答案为 E。

【避错】 本题易错选 B，下唇由下颌支支配。

13. 患者目前宜首选以下哪种治疗方法
   A. 继续加卡马西平的服用量
   B. 三叉神经撕脱术
   C. 麻醉药封闭疗法
   D. 无水乙醇注射治疗
   E. 射频控温热凝术

【答案】 E

【考点】 三叉神经痛的治疗

【解析】 三叉神经痛治疗是循序渐进的过程，该患者药物及其他治疗方法治疗无效，因此采用手术治

疗。手术主要是射频温控热凝术，应用射频温控热凝术治疗三叉神经痛的成败在于准确的穿刺和定位。故本题答案为E。

【避错】本题易错选B，三叉神经撕脱术主要适用于下牙槽神经痛和眶下神经痛。

（14～15题共用备选答案）

A. 左眼闭合无力、右眼闭合无力、露齿时口角向左歪

B. 左眼闭合无力、右眼闭合无力、露齿时口角无歪斜

C. 左眼闭合正常、右眼闭合无力、露齿时口角无歪斜

D. 左眼闭合正常、右眼闭合无力、露齿时口角向左歪

E. 左眼闭合正常、右眼闭合正常、露齿时口角明显向左歪

14. 吉兰-巴雷综合征应具有的体征是

【答案】B

15. 右侧特发性面神经麻痹应具有的体征是

【答案】D

【考点】吉兰-巴雷综合征/特发性面神经麻痹临床表现

【解析】吉兰-巴雷综合征临床上以四肢对称性弛缓性瘫痪为其主要表现，出现双侧面瘫，双眼闭合无力，露齿口角无歪斜，所以14题选B。特发性面神经麻痹亦称周围性面瘫，表现为额部以下的单侧面瘫，右侧特发性面神经麻痹表现为右侧面部表情肌肉瘫痪，出现右眼闭合无力，右侧鼓腮无力，露齿时口角向左歪，所以15题选D。

【避错】本题易误选其他选项，注意区分并掌握吉兰-巴雷综合征、特发性面神经麻痹的主要表现及鉴别。

（16～19题共用备选答案）

A. 膝状神经节

B. 鼓索与镫骨肌神经节之间

C. 脑桥与膝状神经节之间

D. 镫骨肌与膝状神经节

E. 茎乳孔以外

16. 出现口角下垂，上下睑不能闭合等面瘫症状，面神经的损伤部位位于

【答案】E

17. 出现面瘫，舌前2/3味觉减退，唾液腺分泌障碍，面神经的损伤部位位于

【答案】B

18. 出现面瘫，舌前2/3味觉减退，唾液腺分泌障碍，听觉障碍，面神经的损伤部位位于

【答案】D

19. 出现面瘫，舌前2/3味觉减退，唾液腺、泪腺分泌障碍，听觉障碍，面神经的损伤部位位于

【答案】A

【考点】面神经损害定位诊断

【解析】如发生在茎乳孔外，一般都不发生味觉、泪液、唾液、听觉等方面的变化，故16题选E。如发生在鼓索与镫骨肌神经节之间：面瘫+味觉丧失+唾液腺分泌障碍，故17题选B。如发生在镫骨肌与膝状神经节之间：面瘫+味觉丧失+唾液腺分泌障碍+听觉改变，故18题选D。如发生在膝状神经节：面瘫+味觉丧失+唾液腺、泪腺分泌障碍+听觉改变，故19题选A。如发生在脑桥与膝状神经节之间：除面瘫外，感觉与分泌功能障碍一般较轻；如损害影响听神经时，尚可发生耳鸣、眩晕。

【避错】本题主要考查面神经损害定位诊断，需要区别记忆，把握面神经的分支的走行即可避免混淆。

考点：先天性唇腭裂

1. 新生儿唇腭裂的患病率大约为

A. 1：100

B. 1：1000

C. 1：5000

D. 1：10 000

E. 1：100 000

【答案】B

【考点】新生儿唇腭裂的患病率

【解析】根据流行病学调查，新生儿唇腭裂的患病率大约为1：1000，我国唇腭裂的患病率有上升趋势，与近期国外的报道相近似。据统计，唇腭裂患者男女性别之比为1.5：1，男性多于女性。故选B。

【避错】此题较难，为单纯记忆性题目，易选错其他选项，应特别注意。

2. 唇裂发生的时间是胚胎

A. 1～3周

B. 4～5周

C. 6～7周

D. 8～9周

E. 10～11周

【答案】C

【考点】面部的发育过程及发育异常

【解析】面部是由下颌突、上颌突、侧鼻突和中鼻突（包括球状突）联合形成。约在第6周，已形成的突起一方面继续生长，一方面又与相邻的或对侧的

突起联合，球状突与同侧上颌突联合形成上唇。在胚胎6~7周时，面部各突起未能正常联合即形成面部发育异常，包括唇裂和面裂等，故此题选C。

【避错】此题易错选B，由于面部的发育始于胚胎第3周，而胚胎第4周末，额鼻突末端被两个凹陷分成三个突起，中间的为中鼻突，两侧为侧鼻突，至第5周，中鼻突生长迅速，末端出现两个突起，称为球状突，但此阶段未出现联合，故不会出现唇裂。

3. 口腔颌面部最常见的先天畸形是
A. 唇裂
B. 腭裂
C. 下颌发育不足
D. 面横裂
E. 面斜裂

【答案】A

【考点】口腔颌面部常见的先天畸形

【解析】口腔颌面部常见的先天畸形以唇裂、腭裂最常见，其次为面横裂和正中裂，面斜裂在我国较少见；其中又以唇裂最为常见。故本题选A。

【避错】此题易错选B，唇裂常与腭裂伴发，但是患病率仍超过腭裂，为口腔颌面部最常见的先天畸形。

4. 腭裂术后瘘孔（复裂）的主要原因是
A. 缝合时张力过大
B. 感染
C. 术后哭闹
D. 软硬腭组织少
E. 外伤

【答案】A

【考点】腭裂术后瘘孔主要原因

【解析】腭裂术后穿孔或裂开常位于硬软腭交界或腭垂处，也有发生于硬腭部；常见到主要原因是两侧黏骨膜松弛不够，尤其在软腭不因神经血管束游离不足，松弛切口肌张力未完全解除，致张力过大；又因吞咽软腭不断活动所致。故本题正确选项为A。

【避错】此题易错选C，术后哭闹不是造成复裂的主要原因。

5. 腭裂手术后创口缝线拆除的时间为
A. 术后7~10天
B. 术后11~12天
C. 术后2周
D. 术后3周
E. 术后25天

【答案】C

【考点】腭裂术后缝线拆除的时间

【解析】腭裂术后8~10天可抽去松弛切口处的碘仿油纱条，腭部创口与术后2周拆线；如线头有感染，可提前拆除；如患儿不配合，可任缝线自行脱落。故本题正确选项为C。

【避错】此题易错选A，一般皮肤伤口应7天左右缝合，但是腭裂手术张力较大因此应2周拆线。

6. 腭裂手术时在腭部黏骨膜下注射含肾上腺素的麻醉药或生理盐水的主要目的是
A. 减少疼痛
B. 减少出血、便于剥离
C. 减少肿胀
D. 防止血管损伤
E. 收缩血管

【答案】B

【考点】腭裂修复手术

【解析】腭裂修复手术时在腭部黏骨膜下注射含肾上腺素的麻醉药或生理盐水的主要目的是减少出血、便于剥离。故B正确。

【避错】本题易错选A。腭裂修复手术时在腭部黏骨膜下注射含肾上腺素的麻醉药不是为了缓解疼痛，而是为了减少出血、便于剥离。

7. 唇隐裂是指
A. 皮肤完整，黏膜和肌层裂开
B. 裂隙仅限于唇红部
C. 皮肤及肌层完整，仅黏膜裂开
D. 唇部基本完整，仅存在小点状凹陷畸形
E. 唇部皮肤黏膜完整，但肌层未联合

【答案】E

【考点】唇裂的分类

【解析】唇裂分类：单侧不完全性唇裂、单侧完全性唇裂、双侧不完全性唇裂、双侧完全性唇裂、双侧混合型唇裂。隐性唇裂：皮肤和黏膜无裂开，但其下方的肌层未能联合，致患侧出现浅沟状凹陷及唇峰分离等。故选E。

【避错】此题易错选D，很多考生认为唇部基本完整，仅存在小点状凹陷畸形就是唇隐裂的表现，但实际上隐裂是指表面看起来完好，而肌层有破坏。

8. 女孩，10岁。左侧先天性完全性唇腭裂致上颌发育不全，其临床检查除唇腭裂外，其他表现中错误的是
A. 碟形脸
B. 上颌后缩
C. 面中1/3凹陷
D. 远中咬合关系
E. 颏部突度基本正常

【答案】D

【考点】先天性唇腭裂的临床表现

【解析】先天性完全性唇腭裂常伴随上颌发育不全，表现为上颌发育不足，出现上颌后缩，面中1/3凹陷或碟形脸。但由于上颌骨发育不足，下颌骨正常，磨牙表现为近中关系，并非远中关系。故选D。

【避错】本题易错选E。先天性完全性唇腭裂下颌骨发育不受影响，表现出正常的颏部突度。

9. 男孩，4岁半。因先天性不完全性腭裂行兰氏修复术。为保证伤口正常愈合，对患儿的饮食要求是

A. 术后半流质，1周后改普食

B. 术后流质，1周后改软食

C. 术后流质，1周后改半流质

D. 术后软食，2周后改普食

E. 术后半流质，2周后改普食

【答案】C

【考点】腭裂术后的饮食要求

【解析】患儿完全清醒2~4小时后，可喂少量糖水；观察0.5小时，没有呕吐时可进流质，但量不宜过多。流质饮食维持至术后1周，半流质5天，2周后可进普食。故选C。

【避错】本题属于记忆性题目，易错选其他选项。应牢记腭裂术后的饮食要求为术后流质，1周后改半流质。

10. 女婴，3个月。出生时发现唇部裂开。检查：右下唇从红唇向上大部分裂开，但未裂至鼻底。正确的诊断为

A. 完全性唇裂

B. Ⅲ度唇裂

C. Ⅱ度唇裂

D. Ⅰ度唇裂

E. 隐性唇裂

【答案】C

【考点】唇裂的分类法

【解析】国内常用的分类法中，单侧唇裂分为三种，Ⅰ度唇裂：仅限于红唇部分的裂开；Ⅱ度唇裂：上唇部分裂开，但鼻底尚完整；Ⅲ度唇裂：整个上唇至鼻底完全裂开。故本题选C。

【避错】本题易错选B或D，考生没有掌握单侧唇裂的中三种唇裂的区别。

11. 男孩，8岁。因“发音不清”前来就诊，在进行临床检查与鉴别诊断时，应考虑的疾病中不包括

A. 先天性腭裂致腭咽闭合不全

B. 颌骨发育异常致发音不清

C. 舌系带过短，卷舌音不清

D. 先天性腭咽闭合不全

E. 智力低下致讲话不清

【答案】B

【考点】儿童发音不清的原因

【解析】先天性腭裂致腭咽闭合不全、舌系带过短，卷舌音不清、先天性腭咽闭合不全、智力低下致说话不清，都是导致发音不清的病因。颌骨发育异常由于是长期的病程，患者发音功能往往可以得到补偿。所以不是应该考虑的疾病。故本题答案为B。

【避错】本题易错选E，智力低下也是话语不清的原因。

12. 男孩，6岁。先天性唇腭裂术后，伴牙槽突裂，什么时间修复牙槽裂最适宜

A. 6岁

B. 7~8岁

C. 9~11岁

D. 12~14岁

E. 16岁以后

【答案】C

【考点】唇腭裂修复术

【解析】因9~11岁期间牙槽突及前牙发育已逐渐趋于稳定。即尖牙未萌根形成2/3时。故先天性唇腭裂术后，伴牙槽突裂应在9~11岁进行牙槽突裂修复术。故选C。

【避错】本题属于记忆性题目，记忆不准确的考生容易选错任何选项，先天性唇腭裂术后，伴牙槽突裂，故应在9~11岁进行牙槽突裂修复术。

(13~15题共用题干)

男婴，9个月。先天性左侧完全性唇腭裂。

13. 因唇裂形成畸形的因素中不包括

A. 口轮匝肌的分离

B. 异常的吸吮和表情习惯

C. 口轮匝肌的异常走行与附着

D. 正常解剖标志的移位和消失

E. 健患侧上唇生长发育的差异

【答案】B

【考点】唇裂的发病因素

【解析】唇裂发病是多因素的：遗传因素、营养因素，各种原因造成妇女妊娠期间维生素缺乏、感染和损伤，母体在妊娠期间遇到某些损伤，内分泌影响、约物因素、物埋因素、烟酒影响。异常的吸吮和表情习惯不属于因唇裂形成畸形的因素，故选B。

【避错】本题易错选A，唇红至鼻底可以使口轮匝肌分离。

14. 对于这类患者，除手术治疗以外最易忽视的治疗是
A. 心理治疗
B. 缺牙修复
C. 语音训练
D. 牙正畸治疗
E. 颌骨畸形矫正
【答案】A
【考点】腭裂患者的心理治疗
【解析】在不同的年龄阶段唇腭裂患者心理问题有着关联因素，年龄小的患儿与语言有关，年龄大的患儿更倾向于行为退缩。家庭方面：父母对儿童关注、亲子关系是影响婴幼儿情绪、社会行为及性格特征发展的重要因素。学校方面和社会文化方面也是影响孩子心理的重要因素。而这些因素往往被忽视。故本题答案为 A。
【避错】本题易错选 C，当患者发音不清时会进行语音治疗。

15. 下列不属于腭裂术后常见并发症的是
A. 术后出血
B. 咽喉部水肿
C. 暂时性打鼾或呼吸困难
D. 术后穿孔或复裂
E. 张口受限
【答案】E
【考点】腭裂术后并发症
【解析】腭裂术后并发症包括咽喉部水肿、出血、窒息、感染、打鼾及睡眠时暂时性呼吸困难、创口裂开或穿孔。故选 E。
【避错】本题易错选 A。腭裂术后大出血不多见，术后早期出血（原发性出血）多由于术中止血不全。

（16～17 题共用备选答案）
A. 使牙槽突恢复骨的连续性和关闭软组织裂隙
B. 重建面颊部的完整性，恢复吸吮功能，避免流涎
C. 恢复上唇的正常生理功能及形态
D. 纠正鼻畸形，恢复语言功能
E. 恢复腭部的解剖形态，改善腭部的生理功能，建立良好的腭咽闭合

16. 唇裂修复术的目的是
【答案】C

17. 腭裂整复术的目的是
【答案】E
【考点】唇裂、腭裂的手术目的
【解析】唇裂整复的目的是恢复上唇的正常生理功能及正常形态。腭裂整复手术是综合序列治疗中的关键部分，其主要目的是恢复腭部的解剖形态；改善腭部的生理功能，重建良好的腭咽闭合功能，为患儿正常吸吮、吞咽、语音、听力等生理功能恢复和创造必要条件。故 16 题选 C，17 题选 E。
【避错】16 题易错选 B，面横裂修复，不仅可使吸吮功能恢复正常，避免流涎，而且有助于患侧的生长发育及预防牙颌畸形的发生。17 题易错选 A，牙槽突裂手术是通过植骨使牙槽突恢复骨的连续性和关闭软组织裂隙。

（18～20 题共用备选答案）
A. 上唇部分裂开，但鼻底完整
B. 鼻翼外侧腭下移，鼻翼扁平，牙槽突裂，但腭部完整
C. 鼻中隔、前颌骨、前唇部分与两侧分离，孤立于中央
D. 唇部无裂开，腭垂至切牙孔裂开
E. 软腭完全裂开伴有部分硬腭裂开

18. 单侧完全性腭裂表现为
【答案】D

19. 单侧完全性唇裂表现为
【答案】B

20. 双侧完全性唇裂可有
【答案】C
【考点】唇腭裂的分类
【解析】唇裂分类：①单侧唇裂分为单侧不完全性唇裂（裂隙未裂至鼻底）及单侧完全性唇裂（整个上唇至鼻底完全裂开）。②双侧唇裂分为双侧不完全性唇裂（双侧裂隙均未裂至鼻底）、双侧完全性唇裂（双侧上唇至鼻底完全裂开）及双侧混合性唇裂（一侧完全裂，另一侧不完全裂）。腭裂分类：①软腭裂。②不完全性腭裂。③单侧完全性腭裂（裂隙自腭垂至切牙孔完全裂开与牙槽突裂相连，健侧裂隙缘与鼻中隔相连，常伴发单侧唇裂）。④双侧完全性腭裂（裂隙在前颌骨部分，各向两侧斜裂，直达牙槽突，鼻中隔、前颌突及前唇孤立于中央）。故 18 题选 D，19 题选 B，20 题选 C。
【避错】18 题易错选 E，软腭完全裂开伴有部分硬腭裂开为不完全性腭裂。19 题易错选 A，上唇部分裂开，但未裂至鼻底应为单侧不完全性唇裂。20 题易错选 B，腭部完整，排除了腭裂，但双侧完全性唇裂即双侧上唇至鼻底完全裂开，而单侧完全性唇裂是整个上唇至鼻底完全裂开，会出现鼻翼外侧腭下移，鼻翼扁平，故不选 B。

（21～22 题共用备选答案）
A. 1～2 个月

B. 3~6个月
C. 7~12个月
D. 1岁以后
E. 2岁以后

21. 单侧唇裂整复术最佳时间
【答案】B

22. 双侧唇裂整复术最佳时间
【答案】C
【考点】单双侧唇裂整复术的不同时间
【解析】单侧唇裂整复术最合适的年龄为3~6个月，故21题选B；双侧唇裂整复术较复杂，术中出血较多，手术时间较长，一般6~12个月，故22题选C。
【避错】21题易错选C，22题易错选B选项。单侧唇裂与双侧唇裂整复时间不同，单侧较短双侧较长，应牢记。

第十七章　口腔修复学

考点：口腔检查与修复前准备

1. 对牙列缺损患者问诊，其现病史内容不包括
A. 缺失的时间
B. 缺失原因
C. 是否整修过
D. 修复效果如何
E. 家族中是否有牙列缺损患者
【答案】E
【考点】病史采集
【解析】现病史一般包括主诉疾病开始发病的时间、原因、发展进程和曾经接受过的检查和治疗。病史采集过程中，对导致牙体缺损、牙列缺损或缺失、颞下颌关节紊乱病等疾病的原因、持续时间、修复方式、修复次数、修复效果都要进行详细记录。故选E。
【避错】本题易错选其他选项。病史采集内容包括现病史、既往史、家族史等。对先天缺牙、乳光牙本质等与遗传因素有关的口腔疾病，应调查患者家族史。

2. 下列哪项不是修复前外科处理的内容
A. 唇、舌系带的矫正术
B. 临床调𬌗
C. 骨性隆突修整术
D. 前庭沟加深术
E. 牙槽骨修整术
【答案】B
【考点】外科处理
【解析】修复前外科处理内容包括唇、舌系带的矫正术，瘢痕或松动软组织的切除修整术，牙槽骨修整术，骨性隆突修整术，前庭沟加深术，牙槽嵴重建术。不包括临床调𬌗，故本题选B。
【避错】本题部分考生易错选A。认为唇、舌系带不必外科处理，唇、舌系带接近牙槽嵴顶或舌系带过短影响义齿的固位和功能活动时，应进行外科系带矫正术。而临床调𬌗是咬合调整与选磨中的一项，不属于外科处理。

3. 修复前需做的牙槽骨的处理不包括
A. 消除有碍的骨突
B. 骨性隆突修整术
C. 前庭沟加深术
D. 牙槽嵴重建术
E. 取模
【答案】E
【考点】牙槽骨修整术
【解析】修复前对牙槽骨的处理：①消除有碍的骨突，A正确。②骨性隆突修整术，B正确。③前庭沟加深术，适用于牙槽嵴过度吸收时，C正确。④牙槽嵴重建术，治疗无牙颌骨牙槽嵴严重吸收、萎缩，D正确。不包括取模，故本题选E。
【避错】本题不易错选，取模属于牙体修复的步骤，不属于修复前牙槽骨的处理措施。

4. 口腔医师嘱某患者下颌自然闭合到与上颌牙齿接触，并紧咬，口内检查见所有牙都保持接触，此时该患者下颌所处的位置是
A. 牙尖交错位
B. 正中关系位
C. 后退接触位
D. 最小电位颌位
E. 下颌姿势位
【答案】A
【考点】牙尖交错位
【解析】牙尖交错位的检查：上下颌牙列是否有广泛均匀的𬌗接触关系；上下颌牙列中线是否一致；上下颌第一磨牙是否为中性𬌗关系；前牙覆𬌗、覆盖是否在正常范围之内；左右侧𬌗平面是否匀称，横𬌗及纵𬌗曲线是否正常。故选A。
【避错】本题易错选B。正中关系位又称后退接

触位，是正中关系最上位时下颌对上颌的位置关系。

考点：牙体缺损

1. 以下关于全冠取印模前排龈的描述，错误的是
A. 排龈线中可用血管收缩剂
B. 可起到止血作用
C. 增加印模的准确性
D. 排龈线中用肾上腺素最佳
E. 减少组织液渗出
【答案】D
【考点】排龈
【解析】排龈是取印模时，在预备体的龈边缘与牙龈缘之间形成间隙，以使印模材可进入其间而取得清晰、准确的边缘形态，减少代型修整时的错误，保证修复体边缘的形态和密合度。还可减少龈沟内出血、龈沟液的分泌，保证印模的清晰、准确。可先用含有止血和收缩血管作用的排龈液浸泡排龈线后再排龈，或将有止血和收缩血管作用的排龈膏直接压入龈沟内，起到化学排龈作用。故选D。
【避错】本题易错选A。排龈用药物是血管收缩或收敛剂，如硫酸亚铁、氧化铝溶液等。部分排龈溶液中加入微量的外消旋肾上腺素，对有心脏疾病、高血压的患者慎用。

2. 常见造成牙体缺损的牙结构发育畸形不包括
A. 斑釉牙
B. 四环素牙
C. 过小牙
D. 牙本质发育不全
E. 牙釉质发育不全
【答案】C
【考点】牙体缺损的原因
【解析】造成牙体缺损的发育畸形是指牙在发育和形成过程中出现的形态、结构异常。常见的造成牙体缺损的牙结构发育畸形包括牙釉质发育不全、牙本质发育不全、斑釉牙及四环素牙等。牙的形态发育畸形常见的有过小牙、锥形牙等。故选C。
【避错】本题不易选错。发育畸形是造成牙体缺损的病因之一，过小牙属于形态发育畸形。

3. 对于牙冠形态正常的基牙，固位力最大的固位形式是
A. 邻殆嵌体
B. 高嵌体
C. 核桩冠
D. 部分冠
E. 全冠
【答案】E
【考点】固位体类型对固位力的影响
【解析】全冠固位体因为覆盖桥基牙的各个牙面，其固位力最强。一般情况下，全冠的固位力>部分冠，部分冠的固位力>嵌体。根内固位体由于桩核的种类较多，其固位力的大小不同。故选E。
【避错】此题易错选A或B，嵌体的固位效果最差，注意看清题目，避免误选。

4. 铸造金属全冠颈部边缘宽度不小于
A. 0.5mm
B. 1.0mm
C. 1.5mm
D. 2.0mm
E. 2.5mm
【答案】A
【考点】铸造金属全冠颈部肩台预备
【解析】铸造金属全冠颈部牙体预备应严格而细致，全冠颈部边缘通常为0.5～0.8mm宽，呈浅凹形或圆角肩台形。边缘应连续一致，平整，无锐边。故选A。
【避错】此题易错选其他选项，主要是记错数值。铸造金属全冠的颈部预备关系冠的固位、美观，牙周、牙体组织的健康及修复的长期效果，故应牢记其预备要求。

5. 合金嵌体与窝洞不密合，主要会引起
A. 边缘继发龋
B. 修复体破坏
C. 牙釉质折断
D. 修复体变色
E. 黏接力下降
【答案】A
【考点】嵌体修复的要求
【解析】为了防龋，修复体应覆盖牙体的点隙沟裂，并应将修复体的边缘扩展至自洁区。故选A。
【避错】此题不易错选，修复体与牙的边缘结合部位往往是继发龋的好发部位。外伤、材料不当、磨耗过多等会引起修复体破坏。

6. 烤瓷熔附金属全冠对烤瓷合金及瓷粉的要求中，错误的是
A. 两者应具有良好的生物相容性
B. 烤瓷合金应具有抵抗高温变形能力
C. 烤瓷合金的熔点应高于1500℃
D. 两者的化学成分各应含有一种或一种以上的元素

E. 瓷粉的热膨胀系数应略小于烤瓷合金的热膨胀系数

【答案】C

【考点】制作烤瓷熔附金属全冠修复体的材料要求

【解析】烤瓷合金的熔点应大于烤瓷粉的熔点。烤瓷合金熔点范围为1150～1350℃。烤瓷粉采用低熔瓷粉，其熔点为871～1065℃。合金的熔点必须高于瓷粉的熔点170～270℃，以保证在金属基底上熔瓷时不发生金属基底熔融或变形。故选C。

【避错】此题易错选E，烤瓷合金与烤瓷粉的热膨胀系数应在一定的范围内严格匹配，烤瓷合金的热膨胀系数应略高于陶瓷，故E正确。

7. 复合树脂修复牙体缺损时，对牙本质黏接的正确说法是

A. 形成保留玷污层

B. 牙面保留外来水分

C. 延长酸蚀时间

D. 高浓度磷酸酸蚀

E. 强力吹干黏接面

【答案】A

【考点】复合树脂直接黏接修复术

【解析】复合树脂修复牙体缺损时，对牙本质黏接有2种技术，即全酸蚀黏接技术、自酸蚀黏接技术。自酸蚀黏接技术省却了单独酸蚀后冲洗步骤，简化了操作，缩短了临床工作时间，而且由于可以对玷污层溶解而不去除，保留了牙本质小管口的管栓，因而显著减少了牙本质黏接术后敏感症。故选A。

【避错】此题易错选D，全酸蚀黏接技术采用稀磷酸（质量分数20%）同时对牙釉质、牙本质进行酸蚀处理。

8. 可增加全冠固位的措施是

A. 增加水门汀厚度

B. 加大预备体聚合度

C. 预备体有清晰的点角和线角

D. 预备深0.5mm、宽2mm的轴沟

E. 增加水门汀黏稠度

【答案】C

【考点】增加全冠固位的措施

【解析】为了利用摩擦力和约束力增强全冠固位，在预备患牙牙体时：①修复体与基牙接触面要密合，越密合越好。②尽可能增大接触面积，越大越好。③患牙制备时各轴面应近于平行，越平行固位力越好，一般𬌗向聚合度不超过5°，以2°～5°为宜。④点角、线角要清楚，以增大摩擦力。⑤设计各种固位形以增大摩擦力，并加强抵抗侧向外力。故本题选C。

【避错】本题易错选A、E，部分考生想当然地认为增加水门汀厚度和黏稠度可以增加全冠固位，应当注意的是水门汀越厚，黏接力越小，同时水门汀的稠度应适当。

9. 下列不适合直接做全冠修复的是

A. 舌尖折断未露髓的上后牙

B. 牙冠缺损较多的活动义齿基牙

C. 牙本质敏感伴严重缺损的牙

D. 临床牙冠过短的牙

E. 有隐裂的磨牙

【答案】D

【考点】全冠修复的禁忌证

【解析】全冠修复的禁忌证：①青少年恒牙因尚未发育完全，牙髓腔较大者。②牙体过小无法取得足够的固位形和抗力形者。③严重深覆𬌗、咬合紧，无法预备出间隙者。故本题选D。

【避错】本题不易错选，熟记全冠修复的禁忌证。

10. 下列适合桩核冠修复的是

A. 轻度扭转错位牙，不接受正畸治疗者

B. 年轻活髓恒牙

C. 根尖尚未发育完成的牙

D. 根管治疗后根尖阴影无变化者

E. 根管治疗后瘘管未闭合者

【答案】A

【考点】桩核冠的适应证

【解析】桩核冠适应证：①牙冠大部分缺损无法充填治疗或全冠修复固位不良者。②牙冠缺损至龈下牙周健康，牙根有足够的长度。③错位牙、扭转牙而非正畸治疗适应证者。④畸形牙直接冠修复预备固位形不良者。故本题选A。

【避错】本题易错选D，根尖病变较广泛者，需在治疗后观察较长时间，待根尖病变明显缩小，形成骨硬板后才能修复。

11. 与镍铬合金全冠相比，向患者推荐金合金全冠的主要理由是

A. 颜色更美观

B. 价格更高

C. 硬度与真牙更接近

D. 更耐磨损

E. 熔点更低

【答案】C

【考点】铸造用合金

【解析】与镍铬合金相比，金合金的主要优点是硬度与天然牙接近，耐腐蚀性更强，延展性好，生物

相容性好，更有利于生物体边缘密合。故选 C。

【避错】本题易错选 E，金合金的熔点确实比镍铬合金更低，但这并不能作为向患者推荐金合金的理由。

12. 下列不符合烤瓷合金特点的是

A. 烤瓷合金表面能够形成氧化膜

B. 烤瓷合金的热膨胀系数应略高于陶瓷

C. 镍铬合金熔点高，强度高

D. 金合金烤瓷修复体戴用后不会出现牙龈缘灰染的问题

E. 镍铬合金与陶瓷的结合性优于金合金

【答案】E

【考点】烤瓷合金的性质特点

【解析】烤瓷合金的性质特点：①烤瓷合金在预处理过程中表面会形成一层氧化膜，A 正确。②烤瓷合金的热膨胀系数应略高于瓷，这样金属烤瓷全冠出炉冷却时，不致因瓷层受到张应力而发生瓷裂，B 正确。③镍铬合金的熔点在 1300℃以上，强度高，机械性能好，C 正确。④金合金烤瓷修复体不含银成分，不会引起瓷体变色，D 正确。⑤镍铬合金中高含量的铬使合金极易氧化，形成较厚的氧化膜使金瓷结合受到影响；与镍铬合金烤瓷相比，金合金烤瓷的优点是与陶瓷结合性好，E 错误。

【避错】此题易出错的是 C，认为镍铬合金是非贵金属材料，物理机械性能差，其实镍铬合金具有良好的物理性能。

13. 下列关于金瓷结合机制的描述，错误的是

A. 金属基底表面氧化膜与瓷之间化学结合

B. 压应力结合是金瓷结合力的最主要组成部分

C. 基底冠表面经过喷砂粗化后能够显著增加机械结合力

D. 机械结合力不是最主要的金瓷结合力

E. 范德瓦耳斯力在金瓷结合力中所占比例最小

【答案】B

【考点】金瓷结合的结合机制

【解析】金瓷结合的结合机制：①烤瓷合金在预氧化处理过程中表面会形成一层氧化膜，该氧化膜与瓷产生化学结合，是金瓷结合力的主要组成部分，占 49%；而在合金与陶瓷的结合界面处，陶瓷内部的压应力构成了合金与陶瓷的结合力，占金瓷结合强度的 26%，A 正确，B 错误。②基底冠表面经过喷砂粗化后会产生一定程度的粗糙面，既增加了瓷粉对烤瓷合金的润湿性，又增加了接触面积，大大提高了机械结合力，其结合力占金瓷结合力的 22%，C、D 正确。③理论上讲，金属与瓷之间熔融结合后，会产生范德瓦耳斯力，但这种力属于弱电力，仅占金瓷结合力的 3%。

【避错】此题易错选 D，认为金属和瓷之间化学结合不存在或者结合力很小，而机械结合力是最主要的结合力。其实金瓷结合力的主要部分是化学结合力。

14. 下列不符合金属嵌体牙体预备要求的是

A. 洞形深度≥2mm

B. 轴壁应外展 2°～5°

C. 洞缘斜面成 6°角

D. 洞深者不必强求预备成一致的洞斜面

E. 牙体预备结束前应精修出点、线角

【答案】C

【考点】金属嵌体牙体预备的要求

【解析】①𬌗面洞形预备时洞的深度为 2～3mm，A 正确。②所有轴壁保持向外展 2°～5°，与嵌体就位道一致，B 正确。③洞缘斜面的角度为 45°，C 错误。④洞深者不必强求洞底平面，洞缘斜面可根据𬌗面情况对斜面深度和角度作适当调整，D 正确。⑤牙体预备最后要精修，点线角清楚，E 正确。

【避错】此题易错选 E，认为不应精修点线角，其实嵌体预备要求洞缘处的外点线角清楚，而洞底处的点线角圆钝，需要精修。

15. 牙体缺损修复时首先要做的是

A. 去除病变组织

B. 恢复功能

C. 恢复语音

D. 恢复美观

E. 防止并发症

【答案】A

【考点】牙体缺损的修复原则

【解析】牙体缺损的修复，首先应解除造成牙体缺损的病因，治疗病变，使缺损不再继续发展，其次正确恢复患牙的生理形态与合乎患者具体情况的美观、发音和咬合功能，并要求完成的修复体能预防病变的发生。故此题选 A。

【避错】此题易错选 B，认为修复的首要原则是恢复功能，但实际上解除病因才最关键，只有在牙体组织健康的情况下才能进行修复。

16. 牙体缺损修复体时，不属于龈下边缘适应证的是

A. 牙齿龋坏到达龈下

B. 充填体边缘到达龈嵴水平

C. 修复体需要增加固位力

D. 修复体与天然牙间食物嵌塞

E. 牙齿楔状缺损到达龈下

【答案】D

【考点】牙体缺损修复设计龈下边缘的适应证

【解析】牙体缺损修复设计龈下边缘的适应证：①龋坏、楔状缺损达到龈下，A、E 符合。②邻接区到达龈嵴处，B 符合。③修复体需要增加固位力，C 符合。④要求不显露修复体金属边缘。⑤牙根部过敏不能用其他保守方法消除。而 D“修复体与天然牙间食物嵌塞”是邻接关系不好，不属于龈下边缘的适应证。

【避错】此题易错选 B，认为修复体边缘与充填体的位置无关，但临床上冠修复体要有牙本质肩领，若充填体边缘在龈嵴处，冠边缘需在龈下才能获得牙本质肩领。

17. 为增强牙体缺损修复体的固位，牙体预备采用的措施不包括

A. 尽量保留预备体高度

B. 尽可能增大接触面积

C. 尽可能加大轴面聚合度

D. 点角、线角要清楚

E. 增加轴沟固位形

【答案】C

【考点】牙体预备时增强牙体缺损修复固位的措施

【解析】牙体缺损修复体固位力主要有：约束力、摩擦力和黏接力。保留预备体高度、点线角清楚和增加轴沟固位形可以增加约束力；增大接触面积可以增加摩擦力；患牙制备时，其轴面应近于平行，各轴面越平行，固位也越好，而轴面聚合度越大，修复体固位力越差。因此，轴面向殆面聚合 2°～5°为宜。故此题选 C。

【避错】此题易错选 D，认为点线角清楚对增强固位无影响，其实点线角清楚可以增加约束力，进而增加固位。

18. 相对于一般牙科合金，烤瓷合金必须具备的性能要求是

A. 良好的生物相容性

B. 能与陶瓷发生化学结合

C. 高强度

D. 耐腐蚀

E. 硬度与天然牙接近

【答案】B

【考点】烤瓷合金和一般牙科合金性能要求的不同

【解析】烤瓷合金与瓷粉结合的主要结合力是化学结合，所以烤瓷合金的性能要求必须能与瓷粉实现化学结合。故此题选 B。

【避错】此题考查烤瓷合金的特殊性能，易因不理解题意而错选。

19. 烤瓷合金与瓷之间的结合方式不包括

A. 吸附结合

B. 化学结合

C. 机械结合

D. 范德瓦耳斯力

E. 压应力结合

【答案】A

【考点】金瓷结合的结合力

【解析】烤瓷合金与瓷之间结合力包括化学结合、机械结合、压应力结合和范德瓦耳斯力。没有吸附结合，故此题选 A。

【避错】此题易错选 D。认为金瓷结合不存在范德瓦耳斯力，但在理论上讲是存在范德瓦耳斯力的。

20. 殆面嵌体的牙体预备的第一步是

A. 预防性扩展

B. 去净龋坏组织

C. 固位形制备

D. 抗力形制备

E. 洞斜面制备

【答案】B

【考点】殆面嵌体的牙体预备

【解析】殆面嵌体的牙体预备首先要去净腐质，消除细菌感染，终止龋蚀进展，再预备洞形。故此题选 B。

【避错】此题易错选 C 或 D，认为牙体预备首先要预备洞形，但根据修复原则不难判断首先要去净龋坏组织。

21. 下列关于金属烤瓷冠的基底冠设计，错误的是

A. 以全冠的形式覆盖牙冠表面

B. 厚度一般为 0.3～0.5mm

C. 冠表面无锐角和锐边

D. 保证冠厚度均匀

E. 颈缘处连续光滑无飞边

【答案】D

【考点】金属烤瓷冠的基底冠设计要求

【解析】金属基底冠的设计：①金属烤瓷冠的基底冠以全冠的形式覆盖牙冠表面，A 正确。②基底冠瓷覆盖区厚度不小于 0.3mm，一般为 0.3～0.5mm，B 正确。③金属表面不能有锐角、锐边，防止应力集中导致瓷裂，C 正确。④要尽可能保证瓷层厚度一致，瓷层过厚不仅瓷易发生裂纹，同时构筑也比较困难，所以间隙大的地方用增加基底厚度来弥补，D 错误。⑤基底冠颈缘处应连续光滑无菲边，E 正确。

【避错】此题易错选 A，认为金属基底冠设计分为瓷全罩面型和瓷部分罩面型，故 A 错误，但是 A 选项是说基底冠对基牙牙冠的覆盖，而非瓷层对基底冠的覆盖，基底冠对基牙牙冠是以全冠的形式覆盖的。

22. 金属烤瓷全冠舌侧颈缘如以金属为冠边缘者，可预备成以下形状，除了

A. 羽状

B. 凹槽形

C. 较宽的肩台

D. 直角斜面形

E. 与金属全冠边缘相同

【答案】C

【考点】烤瓷冠肩台的预备

【解析】全冠修复对患牙预备时，应尽可能保存、保护牙体、牙髓组织健康，争取保留足够的牙体组织，减少患牙破坏，获得修复体远期疗效。预备成较宽的肩台显然违反了上述原则。从金属全冠边缘要求判断：刃状、羽状、凹状或带斜面的肩台、带斜坡的凹面形边缘形式适合修复材料强度大的金属修复体。因此选 C。

【避错】此题易错选 E，刃状、羽状、凹状或带斜面的肩台、带斜坡的凹面形边缘均可以做全冠的边缘预备形式。

23. 下列哪种情况可作 3/4 冠修复

A. 切缘有较小的缺损

B. 邻面有较大的缺损

C. 舌面有广泛龋

D. 扭转前牙

E. 死髓牙

【答案】A

【考点】3/4 冠修复的适应证

【解析】咬合紧、𬌗力大、深覆𬌗、超𬌗小的前牙邻面或切牙范围不大的缺损，不能或不适合做烤瓷冠或光固化贴面等修复者。前牙固定桥的固位体，基牙为活髓牙或不宜做其他固位体者。需要做固定夹板或咬合重建者。在患者不愿意多磨牙体组织，希望保留唇、颊面牙体本色的情况下，可以考虑作为固定修复固位体。现在此种修复体因存在较多的固位、美观等问题，很少单独作为修复体或固定修复的固位体使用。故选 A。

【避错】此题易选 B，邻面有大缺损应做全冠修复，固位力好。切缘有较小的缺损做 3/4 冠修复。

24. 牙体缺损的影响不包括

A. 引起患牙牙髓炎

B. 颞下颌关节紊乱病

C. 牙龈炎症

D. 咀嚼效率下降

E. 影响美观，发音

【答案】B

【考点】牙体缺损的影响

【解析】①对牙体和牙髓组织的影响：牙髓刺激症状甚至出现牙髓炎症、坏死及根尖周病变。②对牙周组织的影响：食物嵌塞，局部牙周组织炎症，可能发生邻牙倾斜移位，产生咬合创伤。破坏正常轴面外形，可引起牙龈损伤及局部龈炎。③对咀嚼功能的影响：咀嚼效率下降，形成偏侧咀嚼习惯，严重者会影响垂直距离及出现口颌系统的功能紊乱。④对美观和发音的影响：缺损发生在前牙可直接影响患者的美观、发音。后牙的严重磨损，可使垂直距离变短，影响面形。故选 B。

【避错】此题错选 C，牙体缺损发生在邻面，会破坏正常邻接关系，造成食物嵌塞，发生在轴面引起局部牙龈炎症，属于牙体缺损影响。

25. 无须用修复的方法进行治疗的牙体缺损是

A. 楔状缺损

B. 缺损过大

C. 需加高或恢复咬合

D. 有磨牙症者

E. 纵、斜、横形牙冠部牙折

【答案】A

【考点】牙体缺损修复

【解析】缺损过大，需加高或恢复咬合，有磨牙症者，纵、斜、横形牙冠部牙折根据情况需要治疗，而楔状缺损一般直接用树脂黏接修补即可，其余三个选项都需要用修复方法来治疗。故选 A。

【避错】此题易错选 D。磨牙症可以通过咬合板的修复方法治疗，符合题干。

26. 金属烤瓷（PFM）全冠肩台的宽度一般为

A. 1.0mm

B. 1.5mm

C. 2.0mm

D. 0.5mm

E. 2.5mm

【答案】A

【考点】PFM 全冠肩台的宽度

【解析】在对髓腔较大的年轻患者做牙体预备时，特别是在做牙颈部磨除时，尤其应注意手术对牙髓的损害。PFM 唇侧预备 1.2～1.5mm 的间隙，而肩台宽度只需 1.0mm，所以 A 正确。因此本题应选 A。

【避错】本题易错的选项是 D，考生容易将金属全冠和金属烤瓷全冠的肩台宽度相混淆。考生只需记住：金属强度大，肩台要求小，只需 0.5mm。烤瓷稍差，肩台要求宽，需 1.0mm。

27. 殆面嵌体洞形轴壁向殆方外展的角度应为

A. 0°~1°

B. 2°~5°

C. 6°~9°

D. 10°~13°

E. 14°~17°

【答案】B

【考点】殆面嵌体洞形轴壁向殆方外展的角度

【解析】为使修复体顺利就位，应将牙体组织进行磨切，去除倒凹。冠修复体应将牙冠的最大周径降至修复体边缘处，各轴壁平行或向牙殆方内收 2°~5°；嵌体应将洞形轴壁的倒凹去除，各轴壁平行或向殆方外展 2°~5°，所以 B 正确，故选 B。

【避错】本题易错的选项是 A，考生容易与窝洞的盒装洞形预备相混淆，盒装洞形要求底平壁直，而嵌体为使修复体顺利就位，应将牙体组织进行磨切，去除倒凹，适度外展。

28. 下列除哪项外均是恢复轴面正常形态的主要意义

A. 美观

B. 发音

C. 维持龈组织的正常张力

D. 保证食物的正常溢出道

E. 利于修复体的自洁作用

【答案】B

【考点】恢复轴面正常形态的意义

【解析】维持牙颈部龈组织的张力和正常接触关系，所以 C 正确；唇颊舌面的正常突度能保证食物正常排溢，所以 D 正确；食物对牙龈的生理刺激作用，确保牙龈组织的健康，有利于修复体的自洁，所以 E 正确；能够恢复牙体的正常外形达到很好的美观效果，所以 A 正确。而发音与轴面外形无关，所以 B 错误，此题选 B。

【避错】本题易错的选项是 E，利于修复体的自洁作用主要是根据菌斑是龋病和牙龈炎的主要病因的观点，因此认为人造冠的外形凸度应便于而不是妨碍菌斑的清除，所以它有自洁作用。

29. 男，30 岁。左上 2 近中切角缺损，牙冠变色，已做根管治疗，无不适症状。X 线片未见异常，患者咬合关系正常。最佳的修复方案为

A. 嵌体

B. 塑料全冠

C. 桩核烤瓷冠

D. 金属塑料联合全冠

E. 铸造金属全冠

【答案】C

【考点】全冠的适应证

【解析】患者前牙牙冠变色，已做根管治疗，考虑使用桩核烤瓷冠。患牙根管治疗后做桩，可以增加抗力性，防止修复后使用中应力过大导致冠折。故选 C。

【避错】本题易错选 E，铸造金属全冠可影响美观，一般不用于前牙修复。

30. 女，30 岁。左下后牙体修复 2 周，食物嵌塞，无自发痛，无咬合痛。检查：左下 6 牙髓活力正常，近中邻面金合金嵌体修复，叩痛（-），不松动，嵌体颊侧与牙体组织有宽度 0.5mm、长度 5mm 的间隙，可见食物嵌塞，其余部位边缘密合，无悬突及黏接剂残留，邻面接触点密合。食物嵌塞发生的原因可能是

A. 嵌体变形

B. 嵌体黏接失败

C. 预备体抗力不足

D. 牙隐裂

E. 预备体边缘继发龋

【答案】C

【考点】嵌体的预备

【解析】根据题意，患者无其他症状，只有嵌体颊侧与牙体组织的间隙引起食物嵌塞，可能是患者殆力过大，预备体抗力不足使殆面形态发生改变，边缘嵴降低，食物的溢出道消失引起食物嵌塞，故本题选 C。

【避错】本题易错选 A，根据题意，除嵌体颊侧与牙体组织有一间隙，其余部位边缘都正常，且嵌体变形一般会引起嵌体的松动脱落，故不选 A。

31. 男，35 岁。自诉右上后牙近 1 个月来进食时有时有疼痛感，经口腔内科诊为 6| 隐裂牙，来口腔修复治疗会诊，请问该患者最佳治疗方案是何种

A. 铸造金属全冠诊断性暂时修复

B. 塑料全冠诊断性暂时修复

C. 烤瓷全冠诊断性暂时修复

D. 全瓷冠诊断性暂时修复

E. 不做任何处理

【答案】B

【考点】塑料全冠适应证

【解析】本题中，由于患者被诊断为隐裂牙，说明此牙的预后可能无任何症状，也可能发展成牙髓

炎，甚至根尖炎等。若不对牙做任何处理，又可能出现牙裂，甚至牙齿劈裂，所以必须做暂时保护性修复，并且是判断修复是否可行的诊断性暂时修复，因此 E 错误。从塑料全冠的适应证可知，塑料全冠常用于暂时保护性修复或用于判断修复是否可行的诊断性暂时修复，故本题选 B。而铸造金属全冠和烤瓷全冠属于永久性修复，它们不能用于诊断性暂时修复，因此 A、C 错误。

【避错】本题易错选 A 或 C，铸造金属全冠和烤瓷全冠属于永久性修复，它们不能用于诊断性暂时修复。

32. 男，27 岁。1 周前因外伤前牙折断，已经做过根管治疗。检查：|1 冠折，断面在龈上，无叩痛，无松动。牙片显示根充完善，无根折。一般情况下该牙进行桩核冠修复的时间应在根管治疗后至少

A. 1 天
B. 3 天
C. 1 ~ 2 周
D. 3 ~ 4 周
E. 1 个月

【答案】C

【考点】桩核冠修复

【解析】根管充填后选择桩核冠修复的时间参考治疗情况和全身状况而定。有根尖周炎的患牙，一般在完善的根管治疗后，观察 1 ~ 2 周，无临床症状后可以开始修复；有根尖窦道的患牙，须在完善根管治疗，等待窦道愈合后进行修复。故选 C。

【避错】本题易错选 D。如果根尖病变较广泛者，须在治疗后观察较长时间，待根尖病变明显缩小后才能修复。

33. 男，35 岁。6| 远中舌侧大面积龋损，已进行根管治疗，原银汞充填物经常脱落，现要求全冠修复，检查：无叩痛无松动，咬合距离正常，临床牙冠较高。可用以下几种修复治疗方法，除外

A. 金属烤瓷全冠
B. 烤瓷全冠
C. 塑料全冠
D. 金属全冠
E. 嵌体

【答案】C

【考点】全冠的适应证

【解析】根据题干可知患牙需要做永久修复，塑料全冠耐磨性差，只能做暂时修复。故排除 C。而 A、B、D、E 均是可以做永久性修复都可以用于该患牙。故选 C。

【避错】此题易错选 E，嵌体适用于有牙体缺损但牙髓健康，对修复材料性能及修复效果要求高，不愿意接受充填治疗或充填治疗反复失败的患者，符合要求。

34. 男，50 岁。6| 大面积银汞充填。检查：近中面-殆面-远中面（MOD）大面积银汞充填体，牙冠剩余牙体组织少，仅残留颊舌侧壁，无松动，无叩痛，已行完全根管治疗。设计行桩核冠修复，牙体预备首先要

A. 全部磨除牙冠
B. 先去除颊舌侧壁
C. 先制备固位沟
D. 先制备箱状洞形
E. 先按照全冠预备体的要求进行磨除

【答案】E

【考点】牙体预备步骤

【解析】桩核冠的剩余牙体组织的预备：根据所选择的最终全冠修复体的要求进行预备，去除薄壁弱尖、原充填物、龋坏组织等，全冠牙体预备，取印模，灌注工作模型，全冠制作，临床试戴完成后黏接。因此本题选 E。

【避错】此题易错选 C，桩核冠的剩余牙体组织的预备：根据所选择的最终全冠修复体的要求进行牙体预备，此时不必做出龈沟内边缘，也不要修整。

35. 女，40 岁。右上颌第一磨牙殆面纵向隐裂且累及牙髓，临床牙冠较短，咬合紧，根管治疗已完成。该病例的最适修复体设计是

A. 锤造全冠
B. 铸造全冠
C. 邻嵌体
D. 瓷全冠
E. 嵌体

【答案】B

【考点】全冠的选择

【解析】由于嵌体是只能修复缺损部位的牙体而不能保护剩余部分的牙体的修复体，所以嵌体只能在牙体虽缺损，但尚有较大体积的健康牙体组织余留时应用。也就是说做嵌体的牙冠必须有足够的高度和余留牙壁的厚度以使其获得固位与抗力，故排除 C、E，瓷全冠不能适用于咬合紧的患牙，故排除 D，锤造全冠在固位力、自身强度、恢复外形、咬合、恢复邻接关系等方面都比较差，不如铸造全冠，故排除 A。铸造全冠适用于后牙临床牙冠短，咬合紧及后牙牙隐裂的患牙，故选 B。

【避错】此题易错选A，锤造全冠在固位力、自身强度、恢复外形、咬合、恢复邻接关系等方面都比较差，不如铸造全冠。

36. 男，22岁。昨日与人打斗造成|1冠折，残根位于龈下2mm，余留牙正常。最佳修复设计为
A. 残根根管治疗后，将牙根牵引至合适位置后再行桩核冠修复
B. 残根拔除后，固定桥修复
C. 残根根管治疗，桩核冠修复
D. 残根根管治疗后，行根上托牙修复
E. 残根拔除后行隐形义齿修复

【答案】A

【考点】桩核冠修复

【解析】患者为年轻人，应尽量选择固定修复。将残根根管治疗后，用正畸方法将残根牵引至平齐龈缘或者龈缘以上，可以获得更稳定的冠根比，同时可以提供更美观的正常的牙冠长度。故选A。

【避错】本题易错选D。残根位于龈下2mm，直接桩核冠修复将无法形成足够的牙本质肩领，修复远期效果不理想。

(37～39题共用题干)

女，40岁。左下第一磨牙大面积银汞合金充填，近中食物嵌塞，余牙正常，要求治疗。

37. 如果此牙为死髓牙，牙冠缺损3/4，牙根长大，根管治疗完善。牙槽骨高度基本正常。则最佳的治疗方案为
A. 全冠修复
B. 铸造桩核+全冠修复
C. 银汞充填+全冠修复
D. 嵌体修复
E. 3/4冠修复

【答案】B

【考点】冠修复

【解析】死髓牙，牙冠缺损3/4，需要做桩核来增加固位力，故排除A、C、D、E，铸造金属桩核适用于牙冠大面积缺损，根管粗大的患牙，本患者牙冠缺损3/4，牙根长大，要用金属桩核，牙槽骨高度正常，然后用全冠修复，恢复形态和功能，故选B。

【避错】此题易错选A，牙冠缺损3/4，只做全冠修复，固位力差。

38. 如果此牙牙髓健康，颊舌侧剩余牙体硬组织较薄弱，则最佳的治疗设计
A. 全冠修复
B. 嵌体冠修复
C. 去髓后桩冠修复
D. 3/4冠修复
E. 金瓷冠修复

【答案】A

【考点】全冠修复适应证

【解析】全冠，即覆盖整个牙冠表面，可以用来修复缺损牙齿的形态、功能和美观，还可以用作固定义齿的固位体。牙体缺损的病因有龋病、外伤、磨损、酸蚀和发育畸形等，是口腔医学中的常见病、多发病。如果缺损过大，破坏程度严重或直接充填不易成功时，需要用到全冠类修复体。故选A。

【避错】此题易错选C，题干中说明牙髓健康，就不必做牙髓治疗，C错误。

39. 如此牙需做桩冠修复，而其近冠中根分叉较大，又要考虑桩核的强度，则最佳方法为
A. 成品桩+树脂核
B. 成品桩+银汞核
C. 成品桩+铸造桩核
D. 铸造分瓣桩核
E. 嵌体铸造桩核

【答案】D

【考点】桩核冠修复适应证

【解析】成品桩操作方便，但适用范围小，抗力较差，而此患者近冠中根分叉较大，所以不适合成品桩修复，故排除A、B、C。如此牙需做桩冠修复，而其近冠中根分叉较大，又要考虑桩核的强度，则最佳方法为铸造分瓣桩核。故选D。

【避错】此题易错选A，铸造分瓣桩核不影响桩核的强度，可以分别就位。成品桩最大的优点是省时，但固位力差。

(40～42共用题干)

女，20岁。1年前因外伤致前牙缺损，有治疗史。口腔检查：左上中切牙切缘及近中切角缺损，牙冠变色，叩痛(-)，松动(-)，咬合正常。X线片显示根管内有充填物。

40. 下列可进行桩核冠修复的情况是
A. 未经完善根管治疗的患牙
B. 牙槽骨吸收超过根长的1/3
C. 牙根有足够长度
D. 根管弯曲、细小
E. 根管壁有侧穿

【答案】C

【考点】桩核冠修复适应证

【解析】桩核冠修复适应证：牙冠大部分缺损无法充填治疗或做全冠修复固位不良者；牙冠缺损至龈下，牙周健康，牙根有足够的长度，经牙冠延长术或

正畸牵引术后能暴露出断面以下最少1.5mm的根面高度，磨牙以不暴露根分叉为限；错位牙、扭转牙而非正畸治疗适应证者；畸形牙直接冠修复预备固位形不良者。故选C。

【避错】本题易错选B。严重根尖吸收，牙槽骨吸收超过根长的1/3，禁行桩核冠修复。

41. 一般要求根桩长度应达到

A. 根长的1/3

B. 根长的2/3～3/4

C. 根长的4/5

D. 与牙冠长度相等

E. 与根长度相等

【答案】B

【考点】桩长度

【解析】桩的长度要求：需要至少保留5mm的根充材料以保证根尖封闭，同时可避免将剩余的根充物推出根尖或带出根管，导致重新进行根管充填；保证桩的长度不短于临床牙冠高度；骨内桩长度大于骨内根长度的1/2，以保证桩进入有牙槽骨支持的牙根内达一定长度；有条件时尽量满足桩长达到根长的2/3～3/4。故选B。

【避错】本题易错选A。桩的直径为牙根直径的1/3。

42. X线片显示的情况与桩核冠修复无关的是

A. 患牙牙根长度

B. 患牙牙根直径

C. 患牙牙根弯曲程度

D. 患牙根管治疗情况

E. 邻牙的冠根比例

【答案】E

【考点】桩核冠修复的影响因素

【解析】行桩核冠修复前须先拍牙X线片，了解患牙的情况，包括牙根长度、牙根直径、牙根弯曲程度，以及患牙根管治疗情况，确认一切情况符合操作的条件方可进行修复。故选E。

【避错】本题易错选D。根管治疗好的情况下才能做桩核冠修复。

（43～45题共用备选答案）

A. 2.0mm

B. 1.0mm

C. 1.5mm

D. 0.5mm

E. 0.8mm

43. 后牙烤瓷熔附金属全冠殆面预备量一般为

【答案】A

44. 烤瓷熔附金属全冠基底冠的厚度一般为

【答案】D

45. 桩核冠牙体预备时，应尽可能使牙本质肩领高度不小于

【答案】C

【考点】金瓷冠的牙体预备

【解析】后牙金瓷冠的预备殆面的瓷覆盖区及功能尖斜面降低的厚度均为2.0mm，故43题选A。金瓷冠的金属基底部分具有一定的厚度和强度，由于烤瓷合金的铸造流动性、强度等材料性能的原因，要求厚度一般为0.3～0.5mm，故44题选D。桩核冠的制备要尽可能保留剩余牙体组织的高度，尽可能使牙本质肩领处牙体的厚度不小于1mm，高度不小于1.5mm，这对于提高患牙的抗折强度，增强桩核的固位有重要意义，故45题选C。

【避错】43题易错选C，对数据记忆不准确容易错选，前牙切端和后牙牙尖均应预备出2.0mm间隙，并保证在正中殆及非正中殆时均有足够的间隙以保证金属与瓷的厚度，并防止切端透出金属色或遮色层外露。44题易错选B，基底冠要求厚度0.3～0.5mm，为瓷层提供适当的空间，保证瓷结合强度，一般牙体预备在1.0mm以上。45题易错选B，因牙本质肩领的高度和厚度混淆而易错选。

（46～48题共用备选答案）

A. 修复体与牙体完全密合

B. 修复体的轴壁不能与牙体完全密合

C. 修复体邻面接触点不能密合

D. 修复体强度较差

E. 修复体能恢复良好的天然牙

46. 锤造全冠的特点

【答案】B

47. 铸造全冠的特点

【答案】A

48. 塑料全冠的特点

【答案】D

【考点】全冠的特点

【解析】锤造全冠牙体预备时的牙体切割量少，殆面预备的空隙小0.3～0.5mm，铸造冠要0.5～1.0mm。锤造冠完成的冠厚度为均匀一致约0.18～0.24mm，铸造冠较厚，由于冠较薄所以易磨穿，导致内部牙体龋坏。与牙体表面的密合度锤造冠较差，其轴壁有空隙，铸造冠完全密合。故46题选B，47题选A。塑料全冠强度差，故48题选D。

【避错】46题易错选A，47题易错选B，由于混淆锤造全冠与铸造全冠的特点而误选。铸造冠较厚，

由于冠较薄所以易磨穿，导致内部牙体龋坏，与牙体表面的密合度锤造冠较差，其轴壁有空隙，铸造冠很密合。48题一般不易错选，塑料全冠强度差。

（49～50题共用备选答案）

A. 齐龈缘的直角肩台
B. 龈下0.5mm的135°肩台
C. 金属颈环设计
D. 龈上1.0mm凹型肩台
E. 龈下刃状肩台

49. 磨牙行铸造全冠修复，基牙的边缘形态一般选用

【答案】D

50. 前牙行烤瓷全冠修复，基牙的边缘形态一般选用

【答案】B

【考点】烤瓷全冠肩台的预备

【解析】金属全冠牙体预备边缘形式最常见的为龈上带浅凹形肩台，用火焰状或135°角的金刚砂车针沿牙颈部均匀磨切。故49题选D。前牙行烤瓷全冠修复基牙的边缘形态一般选用龈下0.5mm的135°肩台，美观性好。故50题选B。

【避错】49题易错选B，磨牙行铸造全冠修复，基牙的边缘形态一般选用龈上1.0mm凹型肩台。50题易错选D，前牙行烤瓷全冠修复，基牙的边缘形态一般选用龈下0.5mm的135°肩台。

考点：牙列缺损

1. 需要考虑增加固定义齿基牙数目的情况是

A. 基牙为单根牙
B. 基牙轻度倾斜
C. 基牙牙周膜增宽
D. 无对殆功能的基牙
E. 基牙牙槽骨吸收1/3以上

【答案】E

【考点】固定义齿基牙的条件

【解析】基牙牙根应长大、稳固，以多根牙的支持最好，不应存在病理性松动。若基牙牙根周围牙槽骨有吸收，最多不超过根长的1/3，必要时，须增加基牙数目。故选E。

【避错】本题易错选B。一般要求基牙的轴向位置基本正常，无过度的倾斜或扭转错位。

2. 在相同条件下，如果固定桥桥体的厚度减半，则其挠曲变形量变为

A. 增加至原来的4倍
B. 增加至原来的2倍
C. 增加至原来的6倍
D. 增加至原来的8倍
E. 增加至原来的9倍

【答案】D

【考点】固定义齿修复

【解析】桥体的厚度与长度，尤其是桥体的金属殆面和金属桥架的厚度与长度，与桥体的抗弯强度密切相关。在相同条件下，桥体的弯曲变形量与桥体厚度的立方成反比，与桥体长度的立方成正比。所以如果固定桥桥体的厚度减半，则其挠曲变形量变为原来的8倍，故本题选D。

【避错】本题易错选A，本题考查的是固定义齿修复时桥体的设计，桥体的弯曲变形量与桥体厚度的立方成反比，不是平方。

3. 侧腭杆距龈缘的距离至少是

A. 1～2mm
B. 2～4mm
C. 4～6mm
D. 6～8mm
E. 8～10mm

【答案】C

【考点】可摘局部义齿

【解析】可摘局部义齿前腭杆位于硬区之前、腭皱之后，薄而宽，与黏膜组织密合但无压力，厚1mm，宽6～8mm，应离开龈缘至少6mm，故排除D。侧腭杆位于上颌硬区的两侧，厚1.0～1.5mm，宽3.0～3.5mm，离开龈缘应有4～6mm，并且与牙弓平行，用于连接前后腭杆，故选C。其强度好，不易变形，戴用舒适。后腭杆，硬区之后，颤动线之前，厚1.5～2.0mm，宽3.5mm，距龈缘有间隙或者轻接触，以免义齿下沉时，压迫黏膜造成创伤疼痛。宽度在8mm以上者称为宽腭杆或腭带，可更薄，增加舒适度，且能增加支持作用，故排除E。

【避错】本题部分考生题会误选为D或E。本题很简单，属于记忆性题，记住准确的数值，不会出错，由于考生对于数值记忆混淆，故容易错选D或E。

4. 全口义齿基托组织面需要缓冲的部位是

A. 腭小凹
B. 颤动线
C. 磨牙后垫
D. 舌侧翼缘区
E. 切牙乳突

【答案】E

【考点】义齿基托组织面需缓冲的部位

【解析】切牙乳突下方为切牙孔，有鼻腭神经和

血管通过，义齿基托组织面在此区域应做适当的缓冲处理，以免压迫切牙乳突产生疼痛。故选 E。

【避错】此题不易错选，关键在于了解各解剖标志的意义。如上颌全口义齿的后缘应在腭小凹后 2mm 处。

5. 衡量基牙支持能力的最重要指标是

A. 牙根数目

B. 牙根长度

C. 牙槽骨的密度

D. 牙槽骨的量

E. 牙周膜面积

【答案】E

【考点】基牙支持能力的评估

【解析】基牙牙周及支持组织的健康决定了基牙的质量，临床上最常使用的方法是用牙周膜面积大小评价基牙的支持力，据此选择基牙。故选 E。

【避错】此题易错选 A、B，牙周膜面积与牙根的长短、数目和形态有关，牙根长而粗大或多根牙者牙周膜面积大，其支持能力也大。

6. 关于固位体的设计，错误的是

A. 两端固位体的固位力应基本相当

B. 全冠的固位力与聚合度呈负相关

C. 桥体跨度越长要求的固位力越小

D. 各固位体之间应有共同的就位道

E. 冠内固位体应防止基牙牙尖折裂

【答案】C

【考点】固位体的设计

【解析】固位体的固位力大小应与殆力的大小、桥体的跨度和桥体的曲度相适应：桥体跨度越长，越弯曲，殆力越大者，要求固位体的固位力越高。必要时需增加基牙数目来提高固位力。故选 C。

【避错】此题易错选 B，全冠固位体的固位力与基牙轴面内聚的角度呈负相关，随基牙轴面内聚角度的增大而迅速减小，故 B 正确。

7. 可以直接选为固定桥基牙的是

A. 有根尖病变未经治疗

B. 牙冠轻度扭转者

C. 牙槽骨吸收超过根长 1/3 者

D. 牙齿松动Ⅱ度以上者

E. 牙体倾斜超过 30°者

【答案】B

【考点】固定桥基牙的选择

【解析】基牙的牙龈应无进行性炎症，牙周膜无炎症，根尖周无病变，A 错。要求基牙的轴向位置基本正常，无过度的倾斜或扭转错位，不影响固位体的预备及基牙间的共同就位道，B 对、E 错；基牙的牙槽骨结构正常，没有吸收或吸收不超过根长的 1/3，且为停滞性水平吸收，C 错。基牙的牙根不应存在病理性松动，D 错。故选 B。

【避错】此题易错选 A，被选为固定桥基牙者应无根尖周病变，或牙周病患者经过综合治疗后，要求用固定桥修复少数缺失牙，条件可适当放宽。

8. 调凹式就位道是指

A. 两侧基牙长轴延长线的角平分线为就位道

B. 通过模型的倾斜把倒凹集中在一方，与殆力方向一致的就位道

C. 通过模型的倾斜把倒凹集中在一方，与殆力方向不一致的就位道

D. 就位道与基牙长轴相一致

E. 就位道与殆力方向一致

【答案】C

【考点】调凹式就位道

【解析】调节倒凹（调凹式）：调凹就是使缺隙两侧基牙的倒凹适当地集中在一端基牙，义齿斜向就位。此种就位道适用于基牙牙冠短，基牙长轴彼此平行者。义齿斜向就位，可以防止吃黏性食物时从殆向脱位。故选 C。

【避错】本题易错选为 B，熟记并理解均凹法和调节倒凹的作用机制及就位原则。

9. 在设计义齿基托范围不必考虑的是

A. 人工牙的类型

B. 殆力的大小

C. 基牙的健康状况

D. 缺牙的部位

E. 牙槽嵴的吸收程度

【答案】A

【考点】义齿基托的伸展范围

【解析】基托的伸展范围主要根据缺牙的部位、基牙的健康状况、牙槽嵴吸收的程度、殆力的大小等情况而定。故选 A。

【避错】此题不易错选，人工牙的类型属于人工牙的要求范围。

10. 可摘局部义齿塑料基托厚度一般约

A. 1mm

B. 2mm

C. 3mm

D. 4mm

E. 5mm

【答案】B

【考点】基托厚度

【解析】可摘局部义齿塑料基托一般厚约2mm，进入前庭沟和口底的基托边缘略厚，并呈圆钝状。故选B。

【避错】此题易错选A，可摘局部义齿铸造金属基托的厚度约0.5mm，边缘可厚至1mm，并呈圆钝状，注意区分。

11. 可摘局部义齿所应用的舌隆突支托凹通常

A. 延伸到切端

B. 位于下颌尖牙近中切嵴上

C. 位于下颌切牙舌隆突上

D. 位于尖牙舌隆突上

E. 位于舌面颈1/3和龈缘之间

【答案】D

【考点】舌隆突支托凹预备

【解析】可摘局部义齿牙体预备时，舌隆突支托凹位于尖牙舌隆突上，在舌面颈1/3和中1/3交界处，呈"V"字形。故选D。

【避错】此题易错选B，切支托凹位于下颌尖牙近中切嵴或下颌切牙的切端。

12. 下列不符合殆支托凹预备原则的是

A. 殆支托凹深度一般约为0.5mm，呈匙形

B. 尽量利用天然间隙，少磨牙体组织

C. 预备在缺隙两侧基牙的近远中边缘嵴处

D. 适当调磨过度伸长的对颌牙

E. 牙本质敏感者不勉强磨出殆支托凹

【答案】A

【考点】殆支托凹的预备

【解析】殆支托凹的位置尽量利用上下牙咬合状态的天然间隙，以尽量少磨牙。一般预备在缺隙两侧基牙殆面的近、远中殆边缘嵴处，B、C对；铸造殆支托的支托凹呈圆三角形或匙形，殆支托凹底面最深处位于边缘嵴内侧，其深度为1.0～1.5mm，A错；若上下颌牙齿咬合过紧，或对颌牙伸长，或牙齿殆面磨损而牙本质敏感时，必要时也可适当调磨对颌牙，但不应磨除过多牙体组织，D、E对。故选A。

【避错】此题不易错选，关键是掌握殆支托凹的深度。一般殆支托凹、切支托凹深度均为1.0～1.5mm。

13. 基牙牙冠较短，两邻牙间有食物嵌塞时可设计

A. 对半卡环

B. 联合卡环

C. 回力卡环

D. 长臂卡环

E. 圈形卡环

【答案】B

【考点】卡环的临床应用

【解析】联合卡环位于相邻两基牙上的两个卡环通过共同的卡环体相连而成。此卡环需用铸造法制作，卡环体位于相邻两基牙的外展隙，并与伸向面的支托相连接。卡环适用于基牙牙冠短而稳固，相邻两牙之间有间隙或有食物嵌塞等情况。故选B。

【避错】本题易错选A。对半卡环由颊、舌侧两个相对的卡环臂和近、远中两个殆支托所组成，以各自的小连接体分别连接于塑料基托中或铸造支架上。主要用于前后有缺隙、孤立的前磨牙或磨牙。

14. 可摘局部义齿的观测线中，二型观测线为

A. 基牙向舌侧倾斜

B. 基牙不倾斜

C. 基牙向缺隙侧倾斜

D. 基牙向缺隙相反方向倾斜

E. 基牙向颊侧倾斜

【答案】C

【考点】可摘局部义齿诊断模型的观测线

【解析】一型观测线：为基牙缺隙相反方向倾斜时所画的导线，基牙上主要倒凹区在远离缺隙侧。二型观测线：为基牙向缺隙方向倾斜时所画出的导线，基牙上主要倒凹区在近缺隙侧。三型观测线：基牙的远、近缺隙侧均有明显的倒凹或基牙向颊舌侧倾斜时所形成的观测线。故选C。

【避错】本题易错选D。考生易将一型观测线和二型观测线的概念混淆。

15. 隙卡沟应预备成沟底稍平，底边呈圆形。这是为了

A. 有利于隙卡制作

B. 防止隙卡折断

C. 少磨牙

D. 以免相邻两牙遭受侧向挤压力

E. 有利于义齿稳定

【答案】D

【考点】隙卡沟的预备

【解析】隙卡沟的预备原则：①尽量利用天然牙间隙，少磨牙体组织。②隙卡沟的深度不应破坏邻牙接触点。③隙卡沟的宽度一般为0.9～1.0mm，沟底平，底边圆钝。金刚砂车针沿颊舌向在两牙相邻边缘嵴之间预备"U"形沟，隙卡沟底要圆钝，不要破坏两个相邻牙的接触点，以免形成楔力使基牙移动。故排除A、B、C、E选项，故选D。

【避错】本题易错选E。有利于义齿固位不属于隙卡沟的预备原则，故排除E。

16. 可摘局部义齿的铸造殆支托在磨牙的宽度为磨牙颊舌径的

A. 1/3

B. 1/5

C. 1/2
D. 1/6
E. 1/4
【答案】A
【考点】殆支托的作用和设计要求
【解析】殆支托大小和形态一般将殆支托按匙形设计，前窄后宽，殆面中心窄，近殆缘变宽。前薄后厚，殆面中央薄，近边缘处厚，且圆钝。铸造殆支托的颊舌径宽度约为磨牙颊舌径的1/3或前磨牙颊舌径的1/2。故此题选A。
【避错】本题易错选C。铸造殆支托的颊舌径宽度约为磨牙颊舌径的1/3或前磨牙颊舌径的1/2。考生容易将两个数值混淆。

17. 义齿修复前，对口腔软组织的处理措施中不包括
A. 松软牙槽嵴修整
B. 义齿性口炎治疗
C. 黏膜扁平苔藓治疗
D. 咀嚼肌功能训练
E. 唇系带修整
【答案】D
【考点】修复前的口腔软组织处理
【解析】义齿修复前口腔软组织处理：①治疗口腔黏膜疾病。②修整系带术。③瘢痕组织的修整。④对松软组织的修整。故本题选D。
【避错】本题易错选A。有时由于戴用不良及修复体过久，以致骨质大量吸收表面被一层松软可移动软组织破坏，对于不易义齿支持的松软组织，可以在修复前予以切除。

18. 下列关于固定修复黏接的描述，错误的是
A. 黏接强度与水门汀厚度成正比
B. 黏接面积越大，固位力越大
C. 黏接修复体前需要清洁消毒预备体表面
D. 树脂黏接剂可以实现更高的黏接强度
E. 活髓牙黏接时不宜采用磷酸锌水门汀
【答案】A
【考点】固定义齿的黏接
【解析】水门汀起到填补并封闭修复体与牙体表面的缝隙，增加修复体对牙表面的摩擦力作用，因而增加了两者间的结合强度，水门汀最大被膜厚度一般不得超过30μm，水门汀被膜厚度增加，不仅降低黏接强度，并抬高咬合。修复体在试殆满意后应仔细清洗，去除油污，残留的抛光剂及切割碎屑。用75%乙醇消毒，吹干。磷酸水门汀黏接时pH为3.5，对牙髓有刺激作用，活髓牙不宜使用，树脂黏接剂其黏接力强，不溶于水，封闭性强。故本题选A。
【避错】本题易错选B，应记住黏接力与黏接面积成正比，水门汀最大被膜厚度一般不得超过30μm。

19. 采用半固定桥修复设计时，活动连接体应设置在牙周条件稍差的基牙一侧，目的是
A. 减少基牙预备量
B. 取得共同就位道
C. 便于放置活动连接体
D. 减轻活动连接端基牙负担
E. 避免固定连接端基牙咬合创伤
【答案】D
【考点】固定局部义齿修复设计原则
【解析】固定局部义齿设计的基本原则之一是保护基牙及口腔组织健康的原则。采用半固定桥修复设计时，半固定桥两端基牙所承受的应力不均匀，殆力通过活动连接体的传导后使应力得以分散和缓冲，当桥体正中受到垂直向殆力时，固定连接端的基牙所受的殆力大于活动连接端基牙，即减轻活动连接端基牙负担。故此题选D。
【避错】此题易错选B，认为固定桥设计对基牙的要求是支持、固位及取得共同就位道，但半固定桥设计首先要满足的基本的设计原则是保护基牙，对于牙周条件差的基牙就需要减轻基牙的负担。

20. 义齿修复时，减轻固定基牙负担的有效方法是
A. 增加基牙数
B. 增加固位力
C. 增加桥体与牙槽嵴接触面积
D. 降低桥体与对颌牙接触
E. 降低基牙工作尖高度
【答案】A
【考点】固定局部义齿修复中减轻固定基牙负担的有效措施
【解析】固定局部义齿修复是牙支持式义齿修复，减轻基牙负担的有效方法就是增加基牙的牙周膜面积，即增加基牙数，使殆力分散到多颗基牙上。故此题选A。
【避错】此题易错选D，认为降低桥体与对颌牙接触可减轻殆力，减轻固定基牙的负担，但增加基牙数对于减轻固定基牙的负担作用更大。

21. 前牙缺隙且牙槽嵴丰满的患者，适合的固定桥桥体龈端形态设计是
A. 鞍式
B. 改良鞍式
C. 改良盖嵴式
D. 船底式
E. 悬空式
【答案】C
【考点】固定桥桥体龈端形态设计适应证

【解析】①鞍式桥体多用于后牙，下颌后牙缺牙区牙槽嵴顶狭窄时可选用。②改良鞍式桥体也多用于后牙。③改良盖嵴式桥体适用于上下颌固定桥。④船底式适用于下颌牙槽嵴狭窄的病例。⑤悬空式桥体主要用于缺牙区牙槽嵴缺损较大的后牙缺失修复。

【避错】此题易错选B，改良鞍式桥体虽是临床上使用较多比较理想的桥体形式，但其适用于后牙。

22. 根据牙列缺失的 Kennedy 分类，$\underline{46 \mid 245678}$ 缺失属于

A. 第二类第三亚类

B. 第二类第二亚类

C. 第三类第四亚类

D. 第三类第三亚类

E. 第三类第二亚类

【答案】A

【考点】Kennedy 牙列缺损分类

【解析】Kennedy 牙列缺损分为4类：①牙弓两侧后部牙缺失，远中无天然牙存在。②牙弓一侧后部牙缺失，远中无天然牙存在。③牙弓的一侧牙缺失，且缺隙两端均有天然牙存在。④牙弓前部牙连续缺失并跨过中线，天然牙在缺隙的远中。第四类为单缺隙、无亚类，其余三类均按照除主要缺隙外的缺牙间隙数目作为亚类。即除主要缺隙外，如还有一个缺隙则为第一亚类，有两个缺隙则为第二亚类，以此类推。故此题选A。

【避错】此题易错选B，忽略左上2和4之间还有左上3存在而少算了一个缺牙间隙。

23. 若观测线为二型，则基牙的主要倒凹区位于

A. 远缺隙侧

B. 近缺隙侧

C. 近、远缺隙侧

D. 近𬌗面处

E. 近龈缘处

【答案】B

【考点】观测线的类型

【解析】观测线又称导线，是指按共同就位道描画的。由于义齿就位道方向设计以及各个基牙倾斜的方向和程度不同，所画出的观测线也不同，二型观测线为基牙向缺隙方向倾斜时所画出的观测线，基牙上主要倒凹区在近缺隙侧。故此题选B。

【避错】此题易错选A，易因记忆混乱而错选，一型导线的基牙上主要倒凹区在远离缺隙侧。

24. 下颌游离端可摘局部义齿的基托后缘应位于

A. 磨牙后垫之前

B. 磨牙后垫前1/3～1/2

C. 第二磨牙的远中邻面

D. 磨牙后垫之后

E. 覆盖组织越多越好

【答案】B

【考点】可摘局部义齿的基托伸展范围

【解析】混合支持的游离端义齿，在不影响唇、颊、舌软组织活动的原则下，基托范围应尽量伸展以分散𬌗力、争取尽可能大范围的基托下黏膜组织支持，如下颌游离端可摘局部义齿的基托后缘应覆盖磨牙后垫的前1/3～1/2并在颊棚区充分伸展。

【避错】此题易错选E，认为存在黏膜支持时基托覆盖面积越多越好，但也要考虑唇、颊、舌等软组织的运动，咬合及患者舒适度等问题。

25. 可能局部义齿半解剖式人工牙的牙尖斜度为

A. 33°

B. 30°

C. 25°

D. 20°

E. 15°

【答案】D

【考点】人工牙的牙尖斜度

【解析】半解剖式人工牙的牙尖斜度为20°左右，上下颌牙间有一定尖凹扣锁关系，咀嚼效能较好，比解剖式牙的侧向力小，临床应用较广。故此题选D。

【避错】此题易错选C，主要是数值混淆。可摘局部义齿的半解剖式人工牙的牙尖斜度为20°左右，而非25°。

26. kennedy 分类第三类牙列缺损，支点线和牙弓的关系是

A. 支点线横切牙弓

B. 支点线纵切牙弓

C. 支点线斜切牙弓

D. 支点线构成三角形

E. 支点线构成多边形

【答案】B

【考点】牙列缺损分类

【解析】肯氏第一类：支点线斜割牙弓，即斜线式。第二类：支点线横割牙弓，即横线式。第三类：支点线位于牙弓的一侧而成前后方向者，为纵线式。第四类：支点线构成多边形，即平面式。

【避错】此题易错选C或A，库氏第一类牙列缺损，支点线和牙弓的关系是支点线斜切牙弓，库氏第二类牙列缺损，支点线和牙弓的关系是支点线横切牙弓。

27. 铸造𬌗支托凹制备时，其宽度应为前磨牙𬌗面颊舌径的

A. 1/2

B. 1/3
C. 1/4
D. 3/4
E. 2/3
【答案】A
【考点】𬌗支托凹的预备
【解析】铸造金属支托呈圆三角形或匙形，其长度约为磨牙的1/4或前磨牙的1/3近远中径，宽度应为磨牙的1/3或前磨牙的1/2颊舌径，厚度为1.0~1.5mm。故选A。
【避错】此题易错选B，铸造𬌗支托凹制备时，其宽度应为前磨牙𬌗面颊舌径的1/2，磨牙的𬌗面颊舌径1/3。

28. 黏膜支持式可摘局部义齿和牙支持可摘局部义齿的主要区别是
A. 卡环的多少
B. 有无间接固位体
C. 有无𬌗支托
D. 缺牙的多少
E. 基托面积的大小
【答案】C
【考点】可摘局部义齿的分类特点
【解析】牙支持式指缺隙两端均有余留天然牙，两端基牙均设置𬌗支托，义齿所承受的𬌗力主要由天然牙承担。适用于缺牙少、基牙稳固的病例，其修复效果较好。黏膜支持式义齿指义齿所承受的𬌗力主要由黏膜及其下的牙槽骨负担。虽然缺隙的一端或两端有余留天然牙存在，但因余留牙松动或因咬合过紧而不设置𬌗支托，常用于缺牙多、余留牙条件差，或咬合关系差的病例。故选C。
【避错】此题易错选D，牙支持式适用于缺牙少、基牙稳固的病例。黏膜支持式义齿常用于缺牙多、余留牙条件差，或咬合关系差的病例，但不是主要区别，主要区别为有无𬌗支托。

29. 可摘局部义齿上颌后堤区后缘应在
A. 前颤动线以前
B. 后颤动线以前
C. 腭小凹之前
D. 前后颤动线以前
E. 软硬腭交界处稍后的软腭上
【答案】E
【考点】可摘局部义齿上颌后堤区后缘位置
【解析】上颌后牙基托后缘中部应该止于软硬腭交界处稍后的软腭处，下颌义齿的后缘应该覆盖磨牙后垫的前1/3~1/2。故选E。
【避错】此题易错选A或B，前后颤动线之间可稍加压力，成为后堤区，上颌后牙基托后缘中部应该止于软硬腭交界处稍后的软腭处。

30. 在可摘局部义齿中，减少义齿𬌗力的方法，不包括
A. 减小人工牙的颊舌径
B. 降低牙尖斜度
C. 选用塑料牙
D. 减少人工牙的咬合接触
E. 在游离端义齿修复中可减少人工牙数目
【答案】D
【考点】可摘局部义齿减少义齿𬌗力的方法
【解析】减小牙槽嵴𬌗力的方法如下：选用塑料牙；减小人工牙颊舌径；减少人工牙数目；减少牙尖斜度。因此答案A、B、C、E均可以减少义齿𬌗力，而答案D，减少人工牙的咬合接触就失去了修复的意义。因此不能选用此方法来减少𬌗力，故应选D。
【避错】此题最容易出错的选项是B，一般考生不能理解降低牙尖斜度的真正含义。降低牙尖斜度减少了侧向力从而减少了义齿𬌗力，并且也保持了义齿的稳定。考生了解此点便不会出错。

31. 杆形卡环与圆环形卡环相比较，主要不足之处是
A. 固位作用差
B. 稳定作用差
C. 支持作用差
D. 弹性作用差
E. 对基牙损伤大
【答案】B
【考点】杆形卡环的缺点
【解析】杆形卡环主要优点是弹性好，与基牙的接触面积小，推型固位作用强，对基牙的损伤小，美观，基牙可保持生理运动。主要缺点是稳定作用不如圆形卡环，易存积食物，杆卡坏了不易修理，应选B。
【避错】此题易错选A，杆形卡环的固位作用好，但稳定作用差。

32. 男，49岁。54|456缺失，余留牙牙体、牙周情况正常，可摘局部义齿的支持形式是
A. 完全支持式
B. 混合支持式
C. 黏膜支持式
D. 牙支持式
E. 覆盖支持式
【答案】D
【考点】可摘局部义齿的类型和支持方式
【解析】牙支持式义齿：义齿承受的𬌗力主要由天然牙承担，通过位于缺隙两端基牙上的𬌗支托，传

递至基牙。适用于少数牙缺失，或缺牙间隙小，缺隙两端均有基牙，且基牙稳固者。义齿的支持、固位和稳定均好，修复效果最佳。故选 D。

【避错】本题易错选 B，牙与黏膜混合支持式义齿适用于缺失牙数目多、缺隙长，尤其是有游离端缺失者。混合支持式义齿易出现义齿的翘动等不稳定现象，末端基牙易受扭力。

33. 女，15 岁。2┘缺失 2 个月，其余牙正常，牙槽嵴正常。选用什么修复

A. 塑料冠

B. 可摘局部义齿

C. 固定桥

D. 烤瓷冠

E. 金属全冠

【答案】B

【考点】可摘局部义齿的适应证

【解析】可摘局部义齿一般由人工牙、基托、𬌗支托、固位体和连接体等部件组成。人工牙是义齿结构上用以代替缺失的天然牙，以恢复牙冠形态和咀嚼功能的部分。故选 B。

【避错】此题易错选 C，固定桥最适合修复一个或两个缺失牙，但患者年龄过小（不满 18 周岁），临床牙冠短，髓腔较大，髓角高，在基牙预备时，容易损伤牙髓，不宜采用固定桥修复。

34. 男，48 岁。┌1 外伤冠折 1/3，未露髓，┌2 缺失，缺牙间隙正常，咬合正常，余留牙健康。患者要求行固定修复，应选用

A. 贴面

B. 嵌体

C. 3/4 冠

D. 全冠

E. 桩核冠

【答案】D

【考点】全冠的适用证

【解析】全冠的适用证：①牙体缺损严重，固位形、抗力形较差者。②存在咬合低、邻接不良、牙冠短小、错位牙改形、牙冠折断或半切除术后需要以修复恢复正常解剖外形、咬合、邻接及排列关系者。③活动义齿基牙的缺损需要保护、改形者。④固定义齿的固位体。⑤龋坏率高或牙本质敏感严重伴牙体缺损，或银汞合金充填后与对颌牙、邻牙存在异种金属微电流刺激作用引起症状者。⑥后牙隐裂，牙髓活力未见异常，或者已经牙髓治疗无症状者，故此题选 D。

【避错】此题易错选 C，部分冠可作为固定桥的固位体，只用于间隙较小的三单位桥，但要求患牙颊舌面是完整的，且保留该面不会使修复体的固位与抗力不足。

35. 男，53 岁。左下后牙缺失行固定义齿修复 3 年，经常刷牙出血，无其他不适。检查：┌6 缺失，┌567 金属烤瓷桥修复，边缘可探及悬突，牙龈红肿，全口牙结石（+++），重度烟渍色斑，┌7 牙周袋约深 5～6mm。Ⅰ度松动。X 线片示┌57 根管充填完整，根尖周未见异常。对该患者的治疗应为

A. 拆除修复体

B. 拔牙

C. 根管治疗

D. 牙周上药

E. 调𬌗

【答案】D

【考点】牙周炎的治疗

【解析】患者金属烤瓷桥边缘探及悬突，牙龈红肿，全口牙结石，┌7 牙周袋深，牙齿有松动，但仅为Ⅰ度松动，不符合拔牙征，排除 B。┌57 根管充填完整，根尖周无异常，排除 C。患者除牙龈出血无其他不适，排除 A、E，故此题选 D。

【避错】此题易错选 A，患者的修复体边缘可探及悬突，认为此为不良修复体需拆除，但患者除有牙周炎症状并无其他症状，应先处理牙周。

36. 女，50 岁。└6 缺失，牙槽骨轻度吸收；└5 牙冠完好，松动Ⅰ度。└47 牙冠完好，不松动。X 线片示└5 近远中牙槽骨吸收约为根长 1/3，锥形牙根，根尖周未见异常，└47 牙槽骨吸收约为根长 1/4，根尖周未见异常。拟采用固定修复，适合的方案为

A. └57 黏接固定桥

B. └57 双端固定桥

C. └3457 黏接固定桥

D. └457 双端固定桥

E. └45 单端固定桥

【答案】D

【考点】固定义齿的适应证

【解析】固定义齿基牙的牙根应长而粗壮或为多根，且牙根稳固，牙周无病变，对于牙槽骨吸收不超过根长 1/3 的通过增加基牙可达到支持和固位要求者，仍可采用固定义齿修复。结合题干本题选 D。

【避错】本题易错选 B。单个牙的缺失中└6 缺失，以为└57 基牙的设计是常规设计，但题干明确└5 松动，牙槽骨吸收。所以└57 为基牙的修复不合适。

37. 女，35 岁。6┐缺失，75┐锻丝弯制卡环，胶连式可摘局部义齿修复，义齿除戴时就位困难。首

先应采取的措施是

A. 用技工钳将卡环放松

B. 取印模重新制作义齿

C. 确定义齿就位障碍点

D. 调磨基托组织面

E. 用力戴入义齿后检查

【答案】C

【考点】义齿就位困难的处理方法

【解析】义齿就位困难时首先要确定就位困难的原因，才能针对原因进行调节，应先确定义齿就位障碍点。故本题选 C。

【避错】本题易错选 A，认为义齿摘戴困难就是卡环过紧，但也有可能是卡环体区域有多余突出的塑料阻挡，应先确定义齿就位障碍点。

38. 女，58 岁。可摘局部义齿戴牙后疼痛 2 天。检查：8764|4567 可摘局部义齿修复。左颊前庭沟黏膜小溃疡。造成黏膜溃疡最可能的原因是

A. 基托边缘过长

B. 侧方殆干扰

C. 基托组织面小瘤

D. 基托组织面未缓冲

E. 基托磨光面呈凸面

【答案】A

【考点】义齿戴入后黏膜溃疡可能的原因

【解析】①根据黏膜溃疡的位置在左颊前庭沟处，可能的原因是基托边缘过长（A 正确）。②侧方殆干扰造成黏膜溃疡的位点一般在牙槽嵴的侧面（B 错误）。③基托组织面有小瘤一般对应黏膜会发生红肿或溃疡，而前庭沟不对应基托组织面（C 错误）。④基托组织面未缓冲一般在硬区、骨性隆突、牙龈缘、系带等处出现溃疡（D 错误）。⑤基托磨光面呈凸面不造成黏膜溃疡。故选 A。

【避错】此题易错选 C，但基托组织面有小瘤，一般在对应小瘤受力时会发生红肿或溃疡，而前庭沟不对应基托组织面，而且前庭沟一般不受力。

39. 女，46 岁。右下颌第一磨牙金属全冠修复 1 年余，昨日脱落，于我院就诊。检查发现金属全冠殆面存在左右孔洞，冠内基牙继发龋，无松动。分析修复体脱落的原因最可能的是

A. 金属选择不当

B. 咀嚼过硬食物

C. 水门汀使用不当

D. 基牙预备间隙不足

E. 咬合关系不正常

【答案】D

【考点】修复体戴入后的问题

【解析】引起固定桥松动或脱落的原因有：基牙负荷过大、固位体固位力不够、基牙预备体固位形差、固位体与基牙不密合、继发龋。故本题选 D。

【避错】本题以错选 C，但根据题意，1 年后全冠松动脱落，故可排除。

40. 女，30 岁。右下义齿戴后 7 天，咀嚼时易脱落。查：6|缺失，可摘局部义齿，75|三臂卡环，舌侧铸造卡环臂，颊侧为弯制卡环臂，基牙牙冠较短，颊、舌侧基托较厚，固位倒凹尚可，义齿固位差。对该患者的有效处理方法是

A. 调节固位卡环臂进入倒凹区的深度

B. 改变就位道，与基牙产生制锁作用

C. 磨薄基托抛光面

D. 减小牙尖斜度

E. 增加卡环

【答案】E

【考点】可摘局部义齿的问题处理

【解析】该患者义齿容易咀嚼时脱落，而不是佩戴时脱落，所以不能通过改变就位道增加固位力，所以 B 不选；固位倒凹尚可，所以排除 A；磨薄基托抛光面会影响义齿强度，所以排除 C；减小牙尖斜度会减少侧向力，而减小侧向脱位，但不能解决固位差的问题，排除 D；增加卡环能够增加义齿的固位和稳定，故此题选 E。

【避错】此题易错选 D，减小牙尖斜度，侧向力小，对牙槽骨的损害小。由于牙间斜度过大导致的义齿摆动或翘动可以通过减小牙尖斜度来处理。

41. 男，43 岁。2 年前进行固定义齿修复，主诉牙齿酸痛，查：6|缺失，75|固定桥基牙，7|全冠，5|为 3/4 冠，已松动，继发龋。其原因是

A. 桥体过长

B. 咬合力过大

C. 基牙松动

D. 两端固位力不均衡

E. 边缘不密合

【答案】D

【考点】固定义齿修复出现的问题及处理

【解析】双端固位体，一端为全冠，另一端为部分冠，部分冠一侧固位力较差，在反复的殆力循环作用下容易发生先松动，而全冠一侧固位力良好且固定义齿并不会脱落，患者不易察觉，部分冠一侧松动之后，发生边缘渗漏，易发生继发龋。故应选 D。

【避错】此题易错选 E，边缘不密合多可能为固定桥戴用后出现龈缘炎或桥体下牙槽嵴黏膜发炎的原因。

42. 男，35 岁。右下固定义齿粘固 1 个月，现咬合时

基牙痛。查：65|缺失，74|为桥基牙，稳固，4|叩（+），桥体面颊舌径与原天然牙等大，咬合接触好，余未见异常。引起基牙疼痛最可能的原因是

A. 黏固剂的刺激
B. 继发龋
C. 固定桥设计不合理
D. 创伤
E. 与邻牙接触过紧

【答案】C

【考点】基牙疼痛的原因

【解析】后牙末端游离缺失的患者，用单端固定桥修复，桥体受力产生的杠杆作用大，容易造成基牙牙周组织损伤。该患者固定桥设计不合理，造成基牙牙周组织损伤，使基牙有咬合痛，松动。故选C。

【避错】本题易选错E。若固位体与邻牙接触过紧，会造成邻牙或基牙的牙周膜损伤，产生轻微疼痛，一般会自行消失。

43. 5|缺失，间隙4mm，6|近中𬌗面龋，根充完善，下颌对颌牙为局部义齿修复，5|最好的设计是

A. 活动义齿
B. 半固定桥
C. 单端固定桥
D. 双端固定桥
E. 种植义齿

【答案】C

【考点】单端固定桥

【解析】6|近中𬌗面龋，不适合做活动义齿，故排除A，下颌对颌牙为局部义齿修复，间隙为4mm，不考虑做双端固定桥和种植牙，故排除D、E，半固定桥一般适用于一侧基牙倾斜度大，或者两侧基牙倾斜方向差异较大，设计双端固定桥很难取得共同就位道时，故排除B。单端固定桥临床上应严格控制其适应证：缺失牙间隙小；患者的𬌗力不大；基牙牙根粗大，牙周健康，有足够的支持力；牙冠形态正常，可为固位体提供良好的固位力时，才可以采用单端固定桥的设计。故此题选C。

【避错】此题易错选D，双端固定桥临床牙冠高度适当，形态正常，牙体健康，5|缺失，间隙4mm，不考虑做双端固定桥。

44. 一患者765|567缺失，余留牙正常，前庭沟较浅。采用可摘局部义齿修复时，正确的做法是

A. 模型观测应该采用平均倒凹法
B. 4|4 基牙上应采取RPI卡环
C. 基牙可以选择全部余留牙
D. 下颌牙槽嵴区取印模时应尽量扩展
E. 应该采用闭口式印模

【答案】A

【考点】可摘局部义齿修复

【解析】RPA卡环组与RPI卡环组不同点是以圆环形卡环的固位臂代替I杆，目的是为克服RPI卡环组的某些不足之处。例如当患者口腔前庭的深度不足时或基牙下存在软组织倒凹时不宜使用RPI卡环组，可应用RPA卡环组，故B错误。基牙可以不选择全部余留牙，故C错误。前庭沟较浅，下颌牙槽嵴区取印模时不必应尽量扩展，故D错误。应采用开口式印模，故E错误。故选A。

【避错】此题易错选B，当患者口腔前庭的深度不足时或基牙下存在软组织倒凹时不宜使用RPI卡环组，可应用RPA卡环组。

45. 女，55岁。因76|缺失，行7654|固定义齿修复，1年后基牙有咬合痛、松动。其主要原因为

A. 设计不合理
B. 固位力不够
C. 基牙数目少
D. 末端侧下沉
E. 咬合早接触

【答案】A

【考点】固定桥设计适应证

【解析】固定桥设计适合于固定桥基牙的牙周膜面积大于缺失牙牙周膜面积，且不适用于远中游离缺失的修复，此患者76|缺失，行7654|固定义齿修复，54|的牙周膜面积之和小于76|的牙周膜面积之和，且此患者游离缺失行固定桥的修复，会造成远中受力引起远中基牙的扭力过大，造成基牙的疼痛和松动，所以排除B、C、D、E，此题选A。

【避错】此题最容易混淆的选项是C。基牙数目少只是其原因之一，不全面。设计不合理更全面，不仅包括基牙选择不当，也包括固位力不够等多方面的原因。考生答题时应周全考虑以避错。

（46～47题共用题干）

女，66岁。戴下颌可摘局部义齿1周，咀嚼时牙槽嵴压痛，检查：87654|1678 缺失，义齿基托密合，固位稳定性良好，咬合接触紧密，人工牙颊舌径宽度大，对𬌗为天然牙，缺牙区牙槽嵴低窄，黏膜无明显红肿溃疡。

46. 根据Kennedy分类法，患者属于

A. 第一类第一亚类
B. 第二类第一亚类
C. 第二类第二亚类
D. 第三类第二亚类
E. 第四类

【答案】A

【考点】Kennedy 分类

【解析】Kennedy 分类，第一类即双侧远中游离缺失，第二类即单侧远中游离缺失，第三类即单侧非游离缺失，四类即单个越过中线的缺隙位于所有余留牙单位近中，Kennedy 分类以最后部缺隙作为主要缺隙，决定分类的主要缺隙以外的其他缺隙以其数目命名为亚类。结合题干双侧游离缺失，有一个空隙，故本题选 A。

【避错】本题易错选 B，Kennedy 第二类即单侧远中游离缺失，因对分类掌握不熟，易混淆而错选。

47. 造成压痛的原因是

A. 患者不适应

B. 基托组织面有小结节

C. 义齿咀嚼时翘动

D. 后牙覆盖过大

E. 牙槽嵴负担过重

【答案】E

【考点】义齿戴入后疼痛处理

【解析】可摘局部义齿支持作用差或咀嚼压力大使基托过度压迫黏膜组织，也会造成疼痛，牙槽嵴窄，黏膜较薄，耐受力低都可引起大面积黏膜压痛及红肿。结合题干，患者牙槽嵴低窄，义齿颊舌径大，上颌为天然牙，故本题选 E。

【避错】本题易错选 D，覆盖指的是水平距离，题干中义齿颊舌径较大，应该是所受𬌗力较大，而不是覆盖大。

（48～50 题共用题干）

男，62 岁。$\frac{765 \mid 4567}{765 \mid 67}$ 缺失，可摘局部义齿初戴后 1 个月，咀嚼时常咬颊黏膜，下颌舌侧第一磨牙至磨牙后垫区压痛，来院复诊。

48. 咬颊黏膜可能原因是

A. 𬌗平面过低

B. 下颌后牙偏向舌侧

C. 后牙覆𬌗过小

D. 后牙覆盖过小

E. 上颌后牙颊尖过高

【答案】D

【考点】义齿出现咬颊舌黏膜原因

【解析】由于上下颌后牙覆盖过小，或者由于缺牙后，颊部软组织向内凹陷，天然牙的牙尖过锐都会造成咬颊黏膜，故选 D。

【避错】此题易错选 C，出现咬颊黏膜由于后牙覆盖过小，而不是覆𬌗过小。

49. 消除咬颊黏膜方法可采用

A. 加大前牙覆𬌗

B. 加大后牙覆盖

C. 升高𬌗平面

D. 调改上颌后牙颊尖

E. 调改下颌后牙舌尖

【答案】B

【考点】消除义齿咬颊黏膜的方法

【解析】消除咬颊黏膜应加大后牙覆盖，调磨过锐的牙尖，加厚基托推开颊肌。故选 B。

【避错】此题易错选 E，调改下颌后牙舌尖可以消除咬舌黏膜。

50. 压痛区检查时应注意

A. 舌隆突区

B. 上颌结节区

C. 内斜嵴

D. 舌侧系带区

E. 磨牙后垫区

【答案】C

【考点】义齿缓冲区

【解析】下颌舌骨嵴又称内斜嵴，位于下颌后部内侧，从智齿斜向前下至前磨牙区，由宽变窄。下颌舌骨嵴表面覆盖黏膜较薄，下方倒凹，义齿基托组织面应适当缓冲，以免引起压痛。

【避错】此题易错选 E，磨牙后垫不属于缓冲区。

（51～53 题共用备选答案）

A. 盖嵴式桥体

B. 船底式桥体

C. 改良盖嵴式桥体

D. 鞍式桥体

E. 改良鞍式桥体

51. 适用于下颌牙槽嵴狭窄的病例是

【答案】B

52. 适用于上前牙牙槽嵴吸收较多的病例的是

【答案】A

53. 后牙桥体外形近似天然牙美观、自洁作用好的是

【答案】E

【考点】桥体龈端与牙槽嵴黏膜接触关系的分类

【解析】①船底式桥体：桥体龈端呈船底式与牙槽嵴顶接触，接触面积最小，容易清洁，但桥体下部唇颊舌侧与牙槽嵴的三角间隙很容易滞留食物，只用于下颌牙槽嵴狭窄的病例。故 51 题选 B。②盖嵴式桥体：桥体龈端与牙槽嵴唇颊侧黏膜的一小部分呈线样接触，与牙槽嵴接触面积小，自洁作用好，适用于上前牙牙槽嵴吸收较多者。故 52 题选 A。③改良鞍

式桥体：桥体唇颊侧龈端与牙槽嵴顶接触，颈缘线位置与邻牙协调一致，符合美观要求；桥体龈端舌侧部分缩窄，尽量扩大舌侧邻间隙，减少龈端舌侧与牙槽嵴顶的接触面积；外形近似天然牙，舒适美观、自洁作用好。故53题选E。

【避错】51题易错选D，鞍式桥体：桥体龈端骑跨在牙槽嵴顶上，与牙槽嵴接触面积大，自洁作用差，接触面积大，容易迷惑考生而错选。52、53题均容易错选C，改良盖嵴式桥体：龈端向舌侧延伸，使唇颊舌侧接触区扩展到牙槽嵴顶，可防止食物进入龈端；自洁作用好，患者感觉舒适，上下颌固定桥体均可使用。

（54~56题共用备选答案）

A. 1.0mm

B. 0.5mm

C. 1.5mm

D. 2.0mm

E. 2.5mm

54. 修复体箱状固位形的洞深至少是

【答案】D

55. 牙本质肩领的理想高度至少是

【答案】C

56. 前牙金属烤瓷全冠肩台的宽度是

【答案】A

【考点】单面洞制备要求，桩冠的固位形要求，前牙金瓷冠的预备

【解析】洞的深度是嵌体固位的决定因素，洞深者固位力强，但抗力相对减弱，一般深度应当在2mm以上，故54题选D。全冠作为最终修复体其就位方向不受根管影响，要尽可能保留剩余牙体组织高度，尽可能使牙本质肩领处牙体厚度不少于1.0mm，高度不小于1.5mm，这对于提高患牙的抗折强度，增强桩核的固位有重要意义，故55题选C。前牙金瓷冠肩台为直角或135°，宽约1mm。故56题选A。

【避错】54题易错选B，洞缘斜面宽度为0.5~1.0mm，考生将深度和洞缘斜面宽度的数值混淆。55题易错选A，牙本质肩领不少于1.0mm，高度不小于1.5mm，由于记忆不清常把高度厚度混淆。56题易错选B，考生容易将金属全冠和金属烤瓷全冠的肩台相混淆，金属全冠肩台0.5mm，金属烤瓷全冠肩台1.0mm。

（57~58题共用备选答案）

A. 盖嵴式

B. 改良盖嵴式

C. 圆球式

D. 圆锥式

E. 悬空式

57. 上前牙缺失，固定义齿桥体龈端的形态是

【答案】B

58. 后牙缺失，基牙牙冠短，固定义齿桥体龈端的形态是

【答案】E

【考点】固定义齿龈端形态

【解析】改良盖嵴式桥体：将唇颊侧的接触区扩大至牙槽嵴顶，即舌隆突延长与牙槽嵴顶接触。其特点是可以防止食物进入龈端，自洁作用好，患者感觉舒适，上、下颌固定桥都可以使用该设计。故57题选B。悬空式桥体：此种桥体的龈面与牙槽嵴顶的黏膜不接触，而是留出至少3mm的间隙，便于食物通过，自洁作用良好。尽管如此，其龈面仍可有牙垢和菌斑附着，自洁作用并不理想。此外，它与天然牙的形态差异大，美观性差，舌感不舒服，主要用于后牙缺失的修复。故58题选E。

【避错】57题易错选A，盖嵴式主要用于上牙牙槽嵴吸收较多者。上前牙缺失，固定义齿桥体龈端的形态是改良盖嵴式。58题易选B，后牙缺失，基牙牙冠短，固定义齿桥体龈端的形态是悬空式。

（59~60题共用备选答案）

A. 双端固定桥

B. 半固定桥

C. 应力中断式固定桥

D. 复合固定桥

E. 黏接固定桥

59. 有中间基牙的多单位固定桥，近中末端无基牙，其称为

【答案】D

60. 一端桥体与固位体为固定连接，另一端为非固定连接的是

【答案】B

【考点】固定桥的选择

【解析】①双端固定桥：两端都有固位体，固位体和桥体之间的连接形式为固定连接。②单端固定桥：仅一端有固位体和基牙，桥体与固位体之间由固定连接体连接；另一端是完全游离的悬臂，无基牙支持。③半固定桥：两端有不同的连接体，桥体的一端为固定连接体，与固位体固定连接；另一端为活动连接体，多为栓体栓道式结构，通常栓体位于桥体一侧，栓道位于固位体一侧。故60题选B。④复合固定桥：包含上述3种基本类型中的2种，或者同时具备3种的复合组成形式。故59题选D。⑤黏接固定

桥：基本不磨切和少磨切健康邻牙，利用黏接技术修复个别缺失牙的固定义齿修复体。

【避错】此题较容易掌握，也是考试常涉及的知识点，需要指出的是这5种固定修复各有特点，但最常用的是双端固定桥。

考点：牙列缺失

1. 下列不属于解剖式牙特点的是
   A. 咀嚼效率高
   B. 美观效果好
   C. 适用于牙槽嵴高而宽者
   D. 侧向力小，有利于义齿稳定
   E. 牙尖斜度为30°或33°

【答案】D

【考点】人工牙

【解析】解剖式牙指人工牙的殆面形态与初萌出的天然牙殆面相似，牙尖斜度为33°或30°。正中殆时，上、下颌牙的尖凹锁结关系好，咀嚼效率高，但侧向力大，对于牙槽嵴低平或呈刃状者，不利于义齿稳定和支持组织健康。故选D。

【避错】本题易错选B。解剖式牙殆面形态与天然牙相似，美观效果好。

2. 上颌后堤区属于无牙颌功能分区的
   A. 缓冲区
   B. 舌侧翼缘区
   C. 副承托区
   D. 主承托区
   E. 边缘封闭区

【答案】E

【考点】无牙颌的功能分区

【解析】边缘封闭区是义齿边缘接触的软组织部分，包括上下颌口腔前庭沟底、唇颊舌系带附着部、下颌舌侧口底黏膜反折处、上颌后堤区和下颌磨牙后垫。故选E。

【避错】此题易错选其他选项，主要是混淆各功能分区，应结合全口义齿行使功能时其各自所起的作用来记忆。

3. 无牙颌的副承托区是指
   A. 与殆力受力方向成角度的区域
   B. 义齿边缘接触的软组织部分
   C. 需要缓冲咀嚼压力的区域
   D. 主要承托咀嚼压力的区域
   E. 垂直于殆力方向的区域

【答案】A

【考点】副承托区

【解析】副承托区指与殆力受力方向成角度的区域，A正确。义齿边缘接触的软组织部分是边缘封闭区，不选B；需要缓冲咀嚼压力的区域是缓冲区，不选C；主要承托咀嚼压力的区域、垂直于殆力方向的区域均是主承托区，不选D、E。

【避错】此题不易错选，注意审题，看清所给选项，以免误选。

4. 下列可作为全口义齿排牙参考标志的是
   A. 上颌结节
   B. 颊棚区
   C. 远中颊角区
   D. 磨牙后垫
   E. 下颌舌骨嵴

【答案】D

【考点】排牙的参考标志

【解析】磨牙后垫稳定，很少有吸收，因此可作为指导排列人工牙的标志。故选D。

【避错】此题不易错选，磨牙后垫位置稳定，是确定殆平面和排列人工后牙的重要参考标志。

5. 唇高线与殆平面的距离应为上颌中切牙唇面高度的
   A. 1/2
   B. 1/3
   C. 1/4
   D. 2/5
   E. 2/3

【答案】E

【考点】唇高线与殆平面的距离

【解析】唇高线至殆平面的距离为上颌中切牙切2/3的高度，唇低线至殆平面的距离为下颌中切牙切1/2的高度。故选E。

【避错】此题易错选A，主要是未审清题目，注意对比记忆。

6. 制取全口义齿印模时，嘱患者微张口，下颌左右侧方运动，可整塑
   A. 颊棚区
   B. 翼下颌韧带
   C. 翼上颌切迹
   D. 远中颊角区
   E. 印模颊侧边缘

【答案】E

【考点】制取全口义齿印模边缘整塑的部位

【解析】主动的功能整塑是患者在医师的指导下自主进行的功能运动。如嘱患者闭口做吸吮动作，可整塑上、下颌唇颊侧边缘；伸舌舔上唇，并用舌尖分别舔两侧口角，可整塑舌系带及口底黏膜皱襞处印模

边缘；嘱患者做闭口咬合动作，可整塑远中颊角区；嘱患者微闭口时下颌左右侧方运动，可整塑上颌颊侧后部边缘厚度。故本题选E。

【避错】此题易错选A，认为下颌左右运动可整塑颊棚区，其实嘱患者微张口，下颌左右侧方运动是在制取上颌印模时的动作，整塑的是上颌颊侧边缘。

7. 与牙列缺失修复前颌面部检查无关的是

A. 检查颌面部两侧是否对称

B. 上唇长度及丰满度

C. 面中1/3高度

D. 下颌开闭口运动有无习惯性前伸及偏斜

E. 颞下颌关节有无疼痛、弹响、张口困难等

【答案】C

【考点】牙列缺失修复前颌面检查

【解析】牙列缺失修复前颌面部检查主要有：颌面部左右两侧是否对称；上唇长度及丰满度和面下1/3高度是否合适；下颌开闭口运动是否有习惯性前伸及偏斜；颞下颌关节有无疼痛、弹响、张口困难等。面中高度与牙列缺失修复关系不直接相关，所以不包括在检查项目中，故本题选C。

【避错】此题易错选E，颞下颌关节有无疼痛、弹响、张口困难属于牙列缺失修复前颌面检查内容。

8. 下牙列缺失后，下颌骨改变规律中正确的是

A. 颌弓前段向下、向前吸收

B. 颌弓后段向上、向外吸收

C. 下颌弓逐渐变小

D. 牙槽嵴变低、变宽

E. 腭穹隆明显低、浅

【答案】A

【考点】牙列缺失后的组织改变

【解析】下牙列缺失后，下颌牙槽嵴的吸收方向是向下前和向外（A对、B错），结果使下牙弓逐渐变大（C错），上下颌骨间的关系亦失去协调甚至可表现出下颌前突、下颌角变大、髁突变位，以及下颌关节骨质吸收和功能紊乱。当牙槽嵴吸收较多时，刃状与低平牙槽嵴常见（D错）。腭穹隆高度变浅变平（E错）。故选A。

【避错】此题易错选B或C，上颌牙槽嵴吸收的方向呈向上向内，外侧骨板较内侧骨板吸收多，上颌骨的外形逐渐缩小。

9. 上颌总义齿牙槽嵴与硬区之间的区域是

A. 主承托区

B. 副承托区

C. 缓冲区

D. 边缘伸展区

E. 边缘封闭区

【答案】B

【考点】无牙颌的分区

【解析】无牙颌分为四个区即主承托区、副承托区、边缘封闭区和缓冲区。主承托区是指包括牙槽嵴顶、腭部穹隆区、颊棚区等区。副承托区指与𬌗力方向成角度的上下颌牙槽嵴顶的唇、颊和舌腭侧斜面（不包括上颌硬区）。边缘封闭区包括黏膜皱襞、系带附着部和上颌后堤区、下颌磨牙后垫区。缓冲区是指上颌隆突、颧突、上颌结节的颊侧、切牙乳突、下颌隆突、下颌舌骨嵴以及牙槽嵴上的骨尖、骨棱等部位，故本题选B。

【避错】本题易错选A，由于混淆主承托区与副承托区的区别而错选，主承托区指垂直于𬌗力受力方向的区域。包括牙槽嵴顶、腭部穹隆区、颊棚区等区域，该区域通常不易出现骨吸收。

10. 男，65岁。全口牙列缺失，要求行修复治疗。检查：上下颌牙列缺失，下颌剩余牙槽嵴重度吸收，上颌剩余牙槽嵴中度吸收。制作全口义齿修复时，义齿咬合应达到

A. 侧方平衡𬌗，前伸时后牙无接触

B. 侧方平衡𬌗，前伸无平衡𬌗

C. 前伸平衡𬌗，侧𬌗为非工作侧有𬌗接触

D. 前伸平衡𬌗，侧𬌗为尖牙保护𬌗

E. 前伸平衡𬌗，侧𬌗为组牙功能𬌗

【答案】C

【考点】平衡𬌗分类及临床意义

【解析】全口义齿需要双侧平衡𬌗，以使义齿在功能时保持固位与稳定。根据颌位不同，双侧平衡𬌗可分为：①牙尖交错𬌗平衡。②前伸𬌗平衡：指下颌由牙尖交错位依切道向前、下运动至前牙切缘相对时，后牙保持接触关系。③侧𬌗平衡：指下颌做侧方咀嚼运动时，上下颌牙列两侧均有接触关系，依非工作侧牙齿接触数目的多少可分成三点接触、多点接触及完善的接触𬌗平衡。单侧平衡𬌗包括尖牙保护𬌗、组牙功能𬌗。故答案选C。

【避错】此题易错选D、E，主要是概念混淆，平衡𬌗分为单侧平衡𬌗、双侧平衡𬌗，双侧平衡𬌗对于全口义齿非常重要。

11. 女，65岁。全口义齿初戴1个月，主诉食物咀嚼不适，义齿易松动，正中咬合时双侧颞肌中央扪诊检查发现，左侧肌肉收缩力度明显，右侧力度微弱。可能存在的问题是

A. 颞下颌关节病

B. 垂直距离过高

C. 下颌过度后退

D. 颌位偏斜

E. 前伸𬌗干扰

【答案】D

【考点】颌位关系对义齿戴用的影响

【解析】患者全口义齿初戴 1 个月，主诉食物咀嚼不适，义齿易松动，正中咬合时双侧颞肌中央扪诊检查，左侧肌肉收缩力度明显，右侧力度微弱说明双侧咬合力不均，这是颌位偏斜的表现。

【避错】此题易错选 B，垂直距离过高会导致面颊肌酸痛，而不是双侧颞肌收缩力不均。

12. 男，70 岁。全口义齿初戴 1 周，咬合时上腭压痛。检查：上颌硬区黏膜红肿，余未见异常。首选的处理方法是

A. 可暂时不做处理

B. 基托组织面重衬

C. 基托组织面相应处缓冲

D. 重新制作义齿

E. 咬合调整

【答案】C

【考点】义齿初戴疼痛原因及处理

【解析】上颌隆突，上颌结节的颊侧，下颌舌隆突，牙槽嵴上的骨尖、骨棱等部位为缓冲区。全口义齿初戴 1 周，咬合时上腭压痛，检查见上颌硬区黏膜红肿，是由于基托组织面未做相应缓冲，处理方法即基托组织面做相应缓冲。故本题选 C。

【避错】此题易错选 B，认为上颌硬区黏膜红肿是由于基托不密合，但患者是初戴义齿且义齿固位未发现异常，不是基托不密合导致的，不用基托组织面重衬。

13. 患者，55 岁。戴下半口义齿 5 天，因咬肌前沿磨痛，且咬肌活动时义齿松动脱位。其病因是

A. 颊侧翼缘区伸展过度

B. 远中颊角区伸展过度

C. 颊系带处缓冲不足

D. 舌隆突处未缓冲

E. 义齿基托盖过下颌舌骨肌

【答案】B

【考点】远中颊角区伸展范围

【解析】颊系带处缓冲不足，舌隆突处，下颌舌骨肌处未缓冲会产生疼痛，故排除 C、D，颊侧翼缘区，义齿基托在此区范围内可以有较大范围的伸展，可承受较大的压力，起支持作用和稳定义齿，故排除 A，患者疼痛的位置在咬肌前缘，对应的无牙颌解剖标志是位于颊侧前庭沟远中的远中颊角区，下颌义齿边缘在此处伸展过度，妨碍了咬肌的功能活动，而颊侧翼缘区、颊系带、舌隆突都与咬肌无关，故选 B。

【避错】此题易错选 A，颊侧翼缘区，义齿基托在此区范围内可以有较大范围的伸展，可承受较大的压力，起支持作用和稳定义齿。

14. 患者戴用全口义齿后感到牙槽嵴不确定部位的疼痛，面部肌肉不适，每日仅能戴用数小时就需摘下，否则难以忍受，其最可能的原因是

A. 对基托材料过敏

B. 患者有口干综合征

C. 义齿垂直距离过高

D. 患者不适应

E. 义齿咬合不平衡

【答案】C

【考点】全口义齿戴入后问题

【解析】垂直距离恢复得过高：表现为面部下 1/3 距离增大，上下唇张开、勉强闭合上下唇时，颏唇沟变浅，肌肉张力增加，黏膜压痛，咀嚼费力，易出现肌肉疲劳感。如过大的垂直距离的𬌗托制成全口义齿，则义齿的高度偏大，肌肉张力增大可使牙槽嵴常处于受压状态，久之可使牙槽嵴因受压而加速吸收。由于息止𬌗间隙过小，在说话和进食时可出现义齿撞击音，常需张大口来进食，义齿易出现脱位，且咀嚼效能有所下降。故选 C。

【避错】本题易错选 E。当咬合不平衡时，可重新排列下颌后牙或重新做全口义齿。

15. 女，30 岁。因疾病导致全口牙缺失。在全口义齿修复询问病史时了解到，因牙齿问题影响患者婚姻，使患者焦虑不安。为该患者进行义齿修复设计时，需特别注意的情况是

A. 前牙要排列美观

B. 义齿固位要好

C. 要有平衡𬌗

D. 要考虑心理因素

E. 要选用无尖牙

【答案】D

【考点】全口义齿修复注意

【解析】在义齿修复前和修复治疗过程中，充分、有效的医患沟通，建立相互尊重、信任、合作的医患关系非常重要。应使患者充分了解其自身条件，义齿功能恢复能够达到的程度和局限性。理解不同个体或同一个体不同时期的自身条件和修复效果的差异，尽量消除患者对全口义齿修复的错误认识，以及不切实际或过高的期望。理解义齿初戴后适应过程的必要性。全口义齿修复效果的好坏既与医师的技术和患者的自身条件有关，又需要患者积极主动配合。故选 D。

【避错】本题易错选 E。尖牙咀嚼运动时，侧向力大，不适用于义齿固位差或对颌牙已有明显磨损的

患者。

16. 男，65岁。上、下颌牙列缺失，行全口义齿修复，口腔检查时发现患者有习惯性的下颌前伸，那么确定颌位关系时应注意

A. 利用旧义齿的颌位关系

B. 帮助下颌后退

C. 采用患者的习惯位置

D. 适当增大垂直距离

E. 牙槽嵴的丰满度

【答案】B

【考点】检查颌位关系

【解析】确定颌位关系时，如果患者做了前伸动作，而又未被及时发现，戴义齿时下颌回到正中咬合位置，就会出现下颌义齿后退现象。表现为上下前牙水平开殆，垂直距离增高。如果仅有很小范围的后退，可适当调改有关的牙尖即可。若后退的范围较大，必须返工或重做。故选B。

【避错】本题易错选C，制作无误的全口义齿戴在患者口中做正中咬合时，上下颌牙列应有良好的咬合关系，而不是采用患者的习惯位置。

17. 女，70岁。全口义齿修复，戴牙3周后诉咀嚼无力。检查：患者鼻唇沟加深，咬合关系良好。后牙解剖形态良好，可能的原因是

A. 牙槽嵴吸收过多

B. 牙槽嵴吸收过少

C. 垂直距离过高

D. 垂直距离过低

E. 上、下颌弓关系异常

【答案】D

【考点】义齿戴后常出现问题

【解析】全口义齿咀嚼功能不好的原因，常常因上下颌牙齿接触面积小，或在调磨咬合过程中，磨去了应有的尖凹解剖形态。或由于垂直距离低，患者感到在吃饭时用不上力，吃饭慢。故本题选D。

【避错】本题易误选C，垂直距离过高常表现为牙槽嵴普遍疼痛或压痛，不能坚持较长时间戴义齿，面颊部肌肉酸痛，义齿对牙槽嵴压力大，久之加速牙槽嵴吸收等。

18. 女，78岁。使用全口义齿20余年，近半年更换一副全口义齿，下颌义齿易脱落、压痛，经多次修改均无效。检查：下颌义齿固位差，上颌义齿固位尚好，牙槽嵴呈刃状，黏膜上有散在性出血和压痕，全身状况较差。欲解决固位及疼痛问题，对该患者首先的治疗是

A. 继续修改

B. 重新制作

C. 自凝塑料重衬

D. 自凝软衬材料重衬

E. 建议做种植义齿

【答案】D

【考点】戴用全口义齿引起疼痛的处置

【解析】牙槽嵴呈刃状是固位不良和产生压痛的原因。从经济、节省材料、减少工序等方面考虑，患者首选的治疗是自凝软衬材料重衬，软衬材料具有良好的弹性，无刺激性，能与义齿基托牢固结合，将其衬于基耗组织面，使基托作用于承托区黏膜的咀嚼压力得以缓冲，可减少支持组织受力，避免压痛。故选D。“经多次修改均无效”故不选A。B造成材料的浪费以及增加工序，故不选。C自凝塑料无弹性，不能解决患者的问题，故不选。E做种植义齿不是最佳选择，不选E。

【避错】此题最容易混淆的选项是C。考生熟悉自凝塑料和自凝软衬材料的性能即能避错。软衬材料具有良好的弹性，无刺激性，能与义齿基托牢固结合，将其衬于基托组织面，使基托作用于承托区黏膜的咀嚼压力得以缓冲，可减少支持组织受力，避免压痛。而自凝塑料没有弹性，对黏膜还有刺激。所以不选C。

(19～20题共用题干)

男，56岁。戴全口义齿2周后复查主诉咬颊。

19. 分析引起咬颊的原因

A. 基托磨光面形态不好

B. 后牙覆盖过小

C. 后牙覆盖过大

D. 后缘伸展过长

E. 基托组织面与黏膜不密合

【答案】B

【考点】全口义齿戴用后出现的问题

【解析】由于后牙缺失时间过久，两颊部向内凹陷，或舌体变大而造成咬颊或咬舌现象，经过戴用一段时间后，常可自行改善。必要时可加厚颊侧基托，将颊部组织推向外侧，或由于后牙排列覆盖过小，出现咬颊或咬舌现象，故选B。

【避错】此题易错选D，误将恶心与咬颊的原因相混淆而错选，由于上颌义齿后缘伸展过长或义齿基托后缘与口腔黏膜不密合常导致恶心。

20. 处理方法是

A. 调磨相应牙齿加大覆盖

B. 调磨相应牙齿减小覆盖

C. 修改基托磨光面外形

D. 重衬

E. 将基托磨短

【答案】A

【考点】义齿咬颊的处理

【解析】可磨改上颌后牙颊尖舌侧斜面和下颌后牙颊尖的颊侧斜面，加大覆盖，解决咬颊现象。咬舌，可磨改上颌后牙舌尖舌侧斜面和下后牙舌尖颊侧斜面。故本题选A。

【避错】本题易错选E，由于考生误将咬颊的原因记错而导致修改方法出错。将基托磨短为全口义齿出现恶心的修改方法。

（21～22题共用题干）

男，56岁。初戴全口义齿时，发现下总义齿左右翘动，用力时患者有痛感。

21. 可能引起翘动的原因中不包括

A. 基托伸展过长

B. 印模不准确

C. 进入倒凹区基托未缓冲

D. 基托变形

E. 与硬区相应的基托组织面未做缓冲

【答案】C

【考点】义齿翘动的原因

【解析】全口义齿如有左右翘动，上颌义齿常因硬区相应的基托组织面未做缓冲引起，下颌义齿引起翘动的原因多是与外斜嵴、下颌隆突区相应的基托组织面未做缓冲引起。经过适当的缓冲，翘动就会消失。如果经过缓冲仍有翘动，要考虑基托变形，或印模、模型不准，常需重做。由上述内容，能引起基托左右翘动的原因有基托组织面未做缓冲、基托变形、印模不准。基托进入倒凹区引起的是就位困难，故选C。

【避错】此题易错选D，如果经过缓冲仍有翘动，要考虑基托变形，或印模、模型不准，常须重做。

22. 在下述造成义齿翘动的原因中，首先考虑的原因应是

A. 基托伸展过长

B. 基托变形

C. 印模不准确

D. 模型不准确

E. 与硬区相应的基托组织面未做缓冲

【答案】E

【考点】义齿翘动的首要原因

【解析】义齿初戴引起翘动应首先考虑是与外斜嵴、下颌隆突区相应的基托组织面未做缓冲引起。故选E。

【避错】此题易错选B。义齿初戴引起翘动应首先考虑是与外斜嵴、下颌隆突区相应的基托组织面未做缓冲引起。

（23～24题共用备选答案）

A. 上颌结节

B. 磨牙后垫

C. 切牙乳突

D. 远中颊角区

E. 颊棚区

23. 下颌牙槽嵴重度吸收时可作为主承托区的是

【答案】E

24. 与咬肌前缘相对应的是

【答案】D

【考点】上下颌解剖标志及其临床意义

【解析】主承托区包括上下颌牙槽嵴顶的区域，以及除上颌硬区之外的硬腭水平部分。下颌牙槽嵴重度吸收时颊棚区较为平坦、宽阔，骨小梁排列与𬌗力方向几乎垂直，义齿基托在此区内可有较大范围的伸展，可承受较大的𬌗力，起支持作用，并有稳定义齿的作用，可作为主承托区，故23题选E。与咬肌前缘相对应的解剖结构是远中颊角区，其位于颊棚区后方，磨牙后垫与颊侧前庭沟的结合部。故24题选D。

【避错】23题易错选B，认为磨牙后垫与𬌗力方向垂直，但它是黏膜软垫，承受𬌗力较小。24题易错选E，认为颊棚区与咬肌前缘相对应，但颊棚区位于下颌颊系带至咬肌下端前缘之间。

（25～26题共用备选答案）

A. 颊棚区

B. 腭小凹

C. 上颌结节

D. 磨牙后垫

E. 下颌舌骨嵴

25. 可作为全口义齿排牙参考标志的是

【答案】D

26. 根据无牙颌的功能分区，属于缓冲区的是

【答案】E

【考点】上下颌解剖标志及其临床意义

【解析】磨牙后垫位置稳定，很少有吸收，因此可作为指导排列人工牙的标志。从垂直向看磨牙后垫可决定下颌𬌗平面的位置。故25题选D。根据无牙颌的功能分区，属于缓冲区的包括：上颌隆突、颧突、上颌结节的颊侧、切牙乳突、下颌隆突、下颌舌骨嵴以及牙槽嵴上的骨尖、骨棱等部位。故26题选E。

【避错】25题易错选A，认为颊棚区在牙槽嵴重度吸收时可起支持作用，作为主承托区，人工牙要排在颊棚区上，但对排牙没有任何指导意义。26题易错选

C，但上颌结节需要缓冲的是颊侧，而不是全部。

（27～28题共用备选答案）

A. 前伸𬌗不平衡

B. 基托边缘伸展不够

C. 系带区基托缓冲不够

D. 侧方𬌗不平衡

E. 义齿磨光面外形不良

27. 切咬食物时，全口义齿容易松动脱落的原因是

【答案】A

28. 单侧咀嚼食物时，全口义齿对侧翘起的原因

【答案】D

【考点】全口义齿容易出现的原因

【解析】固位尚好，但在咀嚼食物时，义齿容易脱位。这是由于牙𬌗不平衡，牙尖有干扰，使义齿翘动，破坏了边缘封闭造成的。前伸平衡𬌗：下颌前伸或后退时，上下颌相关的人工牙能接触而无𬌗干扰，意义是保证前后向运动时义齿稳定无翘动。故27题选A；侧方平衡𬌗：下颌侧方运动时，上下颌相关的人工牙能接触而无𬌗干扰。意义是保证义齿侧向运动时义齿稳定无翘动。故28题选D。

【避错】27题易错选D，切咬食物时，全口义齿容易松动脱落的原因是前伸𬌗不平衡。28题易错选A，单侧咀嚼食物时全口义齿对侧翘起的原因是侧方𬌗不平衡。

（29～30题共用备选答案）

A. 支持尖相对的中央窝

B. 支持尖上的𬌗干扰点

C. 非支持尖上的𬌗干扰点

D. 上颌尖牙的舌斜面

E. 以调磨下颌尖牙的唇斜面为主

29. 全口义齿选磨侧方𬌗的干扰时，应选磨

【答案】C

30. 在调磨尖牙侧方𬌗干扰时，通常选磨

【答案】E

【考点】侧方𬌗干扰选磨调𬌗的原则

【解析】侧方𬌗干扰选磨调𬌗的原则：工作侧的𬌗干扰发生在上颌后牙颊尖舌斜面和下颌后牙颊斜面之间，或上颌后牙舌尖舌斜面与下颌后牙舌尖颊斜面之间。应按照 BULL 法则，调磨非支持尖，所以29题应选C。平衡侧的𬌗干扰发生在上颌后牙舌尖的颊斜面和下颌后牙颊尖的舌斜面之间，应结合正中𬌗，如果平衡侧𬌗干扰牙尖在正中𬌗存在早接触，则调磨此牙尖，否则分别少量调磨上下功能尖的干扰斜面，避免降低牙尖高度。对于侧方𬌗工作侧前牙的干扰，应选磨下颌前牙的唇斜面或上颌前牙的舌斜面，避免磨短上颌前牙，所以30题应选E。

【避错】此题考生掌握全口义齿选磨的方法即能顺利答此类题。①调磨正中𬌗早接触：主要选磨与早接触支持尖相对应的近远中边缘嵴和中央窝。②选磨侧方𬌗的干扰：选磨部位为下颌尖牙的唇斜面或上颌尖牙的舌斜面，通常以下颌尖牙为主，选磨上颌尖牙不宜过多而短于上颌切牙。③选磨前伸𬌗干扰：选磨上颌尖牙远中斜面或下颌尖牙的近中斜面，直到前后牙至少达到“三点接触为止”。

第十八章　口腔颌面医学影像诊断学

考点：医学影像检查技术

1. 下列可较好地显示下颌骨髁突骨折内弯移位的X线片是

A. 曲面断层片

B. 下颌升支侧位片

C. 下颌骨开口后前位片

D. 经咽侧位片

E. 许勒位片

【答案】C

【考点】口外片

【解析】下颌骨开口后前位片主要用于对比观察两侧髁突内外径向的影像。对髁突骨折的移位方向、髁突两侧发育不对称、髁突骨瘤有诊断价值。故选C。

【避错】本题易错选E。许勒位片显示颞下颌关节外侧1/3侧斜位影像，颞骨岩部投影于髁突下方，用于检查关节间隙及髁突、关节结节、关节窝的骨质改变。

2. 投照上前牙时，应使

A. 听鼻线与地面平行

B. 前牙的唇侧面与地面垂直

C. 听口线与地面平行

D. 听眶线与地面平行

E. 咬合平面与地面平行

【答案】B

【考点】上前牙X线片的投射角度

【解析】投照上前牙时，应使前牙唇侧面与地面垂直。投照上颌后牙时，听鼻线与地面平行；投照下颌后牙时，听口线与地面平行；投照下颌前牙时，头稍后仰，使前牙的唇侧与地面垂直。故选B。

【避错】本题易错选 A。考生容易把上前牙和上后牙的投射角度混淆，投照上前牙时，前牙的唇侧面与地面垂直；投照上颌后牙时，听鼻线与地面平行。

3. 男，42 岁。右下颌下区进食后肿痛 1 周。下颌横断𬌗片及下颌下腺侧位片检查未发现阳性结石征象。为排除阴性结石的可能，还可进行的检查是
   A. 下颌下腺造影
   B. 下颌骨侧位片
   C. 下颌前部𬌗片
   D. 曲面断层片
   E. 下颌后部𬌗片

【答案】A

【考点】唾液腺造影

【解析】唾液腺造影术只限于腮腺及下颌下腺。适应证：①唾液腺慢性炎症。②舍格伦综合征。③唾液腺良性肥大。④唾液腺肿瘤。⑤唾液腺瘘。⑥唾液腺导管阴性结石。⑦确定唾液腺周围组织病变是否累及腺体与导管等。为排除阴性结石可能，还可进行下颌下腺造影。故选 A。

【避错】本题易错选 B。下颌骨侧位片用于检查下颌骨体部、下颌支及髁突的病变。

考点：牙及口腔颌面部正常影像

1. 可用许勒位片检查的是
   A. 髁突的位置
   B. 关节盘穿孔
   C. 关节盘移位
   D. 滑膜炎
   E. 关节囊松弛

【答案】C

【考点】许勒位片的适用证

【解析】许勒位片又称颞下颌关节经颅侧斜位片，临床上用于颞下颌关节紊乱病、颞下颌关节脱位、肿瘤、先天畸形等病变的诊断。故选 C。

【避错】此题不易错选，许勒位片显示颞下颌关节外侧 1/3 侧斜位影像，颞骨岩部投影于髁突的下方，用于检查关节间隙及髁突、关节结节、关节窝的骨质改变。

2. 关于根尖片所示正常的影像，错误的是
   A. 老年人根管较细
   B. 下颌磨牙髓腔形态呈圆形
   C. 牙骨质和牙本质密度无明显区别
   D. 牙槽突高度应达到牙颈部
   E. 密度最高的组织是牙釉质

【答案】B

【考点】根尖片正常影像

【解析】X 线片显示影像密度最高的组织是牙釉质，E 正确。牙骨质被覆于牙根表面，是一层很薄的组织，在 X 线片上所显示的密度与牙本质不易区别，C 正确。X 线片显示下颌磨牙牙髓腔似 H 形，B 错误。在 X 线片上老年人的根管和髓室较年轻人小而细，A 正确。牙槽突高度应达到牙颈部，D 正确。故选 B。

【避错】此题不易错选，X 线片显示上颌磨牙牙髓腔呈圆形或卵圆形。

3. 下列 X 线透过度最弱的是
   A. 牙釉质
   B. 牙本质
   C. 牙骨质
   D. 牙髓
   E. 牙槽骨

【答案】A

【考点】牙及牙槽组织的正常 X 线影像

【解析】牙釉质为人体中钙化程度最高的组织，X 线片上密度亦最高，所以透过度最弱。牙本质矿物质较牙釉质少，X 线影像较牙釉质低。牙骨质在 X 线片上与牙本质不易区别。牙髓腔在 X 线片上为密度低影像。牙槽骨在 X 线片上影像比牙的密度稍低。故选 A。

【避错】此题易错选 E，牙槽骨较硬因此其 X 线透过度较弱，但牙釉质为人体最硬的组织因此其 X 线透过度最弱。

4. 成人腮腺造影，造影剂注入量一般为
   A. 2.5ml
   B. 2ml
   C. 3ml
   D. 1.5ml
   E. 0.5ml

【答案】D

【考点】腮腺造影技术

【解析】目前唾液腺造影术只限于腮腺及下颌下腺。造影剂有两种：油溶性及水溶性。国内常用的油溶剂为 40% 碘化油，水溶剂为 60% 泛影葡胺。造影剂注入量一般为 1.5ml。故选 D。

【避错】本题属于记忆性题目，腮腺造影剂注入量一般为 1.5ml。

考点：牙及口腔颌面部典型病变影像

1. 牙源性上颌窦炎时进行 X 线检查应拍
   A. 许勒位片和经咽侧位片

B. 下颌支切线位片
C. 下颌骨侧斜位片
D. 华特位片和根尖片
E. 殆翼片

【答案】D

【考点】牙源性上颌窦炎

【解析】牙源性上颌窦炎的X线检查包括患牙根尖片或锥形束CT以及华特位片。根尖片或锥形束CT上可见病原牙根尖周围骨质破坏，牙槽窝与上颌窦底相通或窦内有断根遗留。锥形束CT及华特位片显示患侧上颌窦密度弥漫性增高或气腔明显缩小，周围可见肥厚的黏膜影像，余壁骨质无破坏。故选D。

【避错】本题易错选E。殆翼片主要显示上、下颌多个牙的牙冠部影像，常用于检查邻面龋、髓石、牙髓腔的大小、邻面龋与髓室是否穿通和穿通程度，以及充填体边缘密合情况等。

2. 以下哪项不是下颌横断殆片检查的适应证

A. 观察下颌骨体部颊舌侧骨质改变
B. 异物及阻生牙定位
C. 观察下颌骨骨折时颊舌向移位情况
D. 颌下腺导管阳性涎石
E. 观察牙槽突高度的变化情况

【答案】E

【考点】下颌横断殆片检查的适应证

【解析】下颌横断殆片可显示下颌骨体及下牙弓的横断面影像，用于检查：①下颌骨体部颊、舌侧骨密质有无膨胀、增生及破坏，故A正确。②异物及阻生牙定位，故B正确。③下颌骨骨折时颊舌向移位情况，故C正确。④下颌下腺导管阳性涎石，故D正确。本题选E。

【避错】本题易错选D，下颌横断殆片可以观察到下颌下腺导管的结石。

3. 男，35岁。头面部外伤后急诊入院，急诊拍X线片如图所示，考虑最可能的诊断是

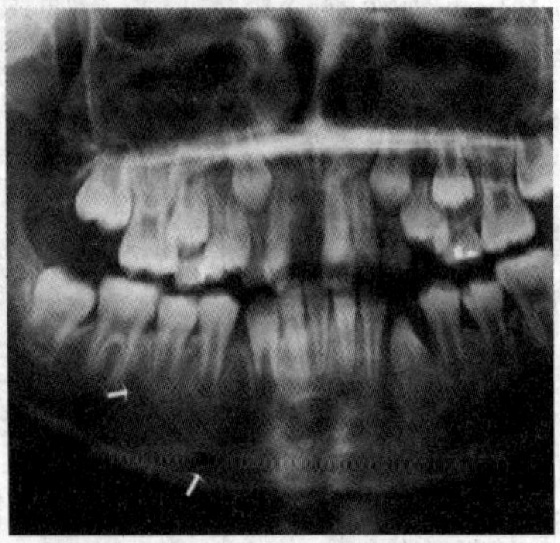

A. 颌骨骨折
B. 颧弓骨折
C. 关节骨性强直
D. 颞下颌关节盘穿孔
E. 颞下颌关节脱位

【答案】A

【考点】颌骨骨折的X线表现

【解析】患者有头面部外伤史，X线片可见下颌骨的骨折线，为线状透射影，故考虑最可能的诊断是颌骨骨折。

【避错】本题不易错选。观察骨折X线片时，需注意骨折的部位和数目、骨折的类型、骨折的移位、骨折线与牙的关系等。

4. 男孩，13岁。正畸治疗前拍曲面体层片发现右下颌第二磨牙远中圆形低密度影，周缘有骨白线，其中可见小三角形致密影。该影像为

A. 根尖周囊肿
B. 含牙囊肿
C. 牙源性角化囊性瘤
D. 成釉细胞瘤
E. 智齿牙囊

【答案】E

【考点】牙X线影像

【解析】牙胚早期显示在颌骨内为一边缘清晰的圆形密度低的影像，外围有一致密线条影，为其周围的骨密质边缘。随着牙胚的发育，可见圆形的透影区内有小三角形密度高的影像出现，为开始钙化的牙尖，以后逐渐形成牙冠和牙根。故本题选E。

【避错】本题易错选A，根尖周囊肿的X线表现中也有一圈致密的骨白线，但其中并没有小三角形致密影。

5. 男，30岁。右面部肿痛20余天。检查：体温38.5℃，开口度10mm。CT检查示右翼内肌、咬肌水肿，未见肿物征象。曲面体层片示右上、下颌第三磨牙阻生。如欲进一步明确诊断，应选择

A. B超
B. 拍摄华特位片
C. 拍摄下颌横断殆片
D. 穿刺及细胞学检查
E. 拍摄下颌支切线位

【答案】E

【考点】间隙感染的诊断

【解析】B超对水肿显示不清，所以A不选，华特位片对这些区域显示不清，所以不选B，下颌横断殆片无法显示咬肌区，所以不选C，此患者CT检查示未见肿物，表明并非肿瘤所致，而穿刺及细胞学检查用来诊断肿瘤，所以不选D，此患者症状为间隙感染，需要颞下间隙、翼下颌间隙、咬肌间隙鉴别，需要拍摄下颌支切线位判断水肿位置，所以E正确。

【避错】本题易错选 C，下颌骨横断殆片主要用于检查下颌骨体部骨质有无颊、舌向膨胀，也可用于诊断下颌管结石等。

6. 男，39 岁。进食时左侧颌下区肿胀疼痛，进食后数小时方可逐渐消退。检查见下颌下腺导管开口处红肿，轻压腺体导管口溢脓。以下哪项检查有助于确诊

A. 下颌横断殆片
B. 下颌骨侧位片
C. 曲面断层片
D. 下颌骨后前位片
E. 下颌升支切线位片

【答案】A

【考点】口腔颌面 X 线投照技术

【解析】依题干初步诊断该患者为下颌下腺导管结石。下颌横断殆片可显示下颌骨体及下牙弓的横断面影像，用于检查：①下颌骨体部颊、舌侧骨密质有无膨胀、增生及破坏。②异物及阻生牙定位。③下颌骨骨折时颊舌向移位情况。④下颌下腺导管阳性涎石。患者情况怀疑是下颌下腺的涎石，故选下颌横断殆片，故选 A。

【避错】本题易错选 B。下颌骨侧斜位片又称为下颌骨侧位片。为临床最常用的检查方法之一，用于检查下颌骨体部、升支及髁突的病变。

（7～9 题共用备选答案）

A. 华特位片
B. 下颌横断殆片
C. 下颌前部殆片
D. 曲面体层片
E. 下颌骨侧斜位片

7. 下颌骨多发骨折首选

【答案】D

8. 下颌下腺导管结石首选

【答案】B

9. 上颌骨骨折首选

【答案】A

【考点】口腔 X 线平片的选择

【解析】下颌骨骨折 X 线检查可选择曲面体层片、下颌骨侧斜位片、下颌开口后前位片等，多发骨折首选曲面体层片，故 7 题选 D。唾液腺结石病以下颌下腺最多见，阳性结石用 X 线平片即可查出。怀疑下颌下腺导管前段结石者，用下颌横断殆片检查，故 8 题选 B。上颌骨骨折 X 线检查首选华特位片，故 9 题选 A。

【避错】7 题易错选 E，下颌骨侧斜位片常用于检查下颌骨体部、下颌支及髁突的病变。8 题易错选 C，下颌前部殆片用于观察下颌颏部有无骨折及炎症、肿瘤等病变引起的骨质变化。

（10～12 题共用备选答案）

A. 儿童复发性腮腺炎
B. 舍格伦综合征
C. 阻塞性腮腺炎
D. 结核
E. 腺淋巴瘤

符合下列腮腺造影表现的病变是

10. 主导管扩张，边缘不整齐呈羽毛状，末梢导管弥漫，散在的点状扩张

【答案】B

11. 主导管扩张呈腊肠状，分支导管扩张

【答案】C

12. 主导管形态正常，分支导管数目较少，末梢导管点状扩张，8 年后复查末梢导管点状扩张完全消失

【答案】A

【考点】腮腺造影的表现

【解析】舍格伦综合征唾液腺造影主要表现为腮腺造影示末梢导管点球状扩张。也可表现为仅主导管及叶间导管显影末梢，故 10 题选 B；阻塞性腮腺炎腮腺造影显示主管、叶间、小叶间导管部分狭窄、部分扩张，呈腊肠样改变，故 11 题选 C；儿童复发性腮腺炎腮腺造影显示末梢导管呈点状、球状扩张，排空迟缓，主导管及腺内导管无明显异常，故 12 题选 A。

【避错】10 题易误选 C，阻塞性腮腺炎分支导管扩张。11 题易误选 A，儿童复发性腮腺炎主导管形态正常。12 题易误选 E，腺淋巴瘤扪诊肿瘤呈圆形或卵圆形，表面光滑，质地较软，有时有弹性感。

（13～16 题共用备选答案）

A. 下颌骨内有单房阴影，周围有致密骨白线包绕
B. 下颌角骨质疏松脱钙，并有骨增生
C. 下颌骨伴有骨质破坏，有死骨形成，离病原牙越近密度越低
D. 下颌骨内有多囊透射影，各囊大小可相差悬殊
E. 颌骨内虫蚀状骨质破坏区，牙槽骨有破坏，无死骨及新骨增生

13. 成釉细胞瘤 X 线表现为

【答案】D

14. 颌骨囊肿 X 线表现为

【答案】A

15. 原发性骨肉瘤 X 线表现为

【答案】E

16. 中央性颌骨骨髓炎X线表现为

【答案】C

【考点】口腔颌面X线投照技术

【解析】颌骨囊肿X线表现为颌骨中边缘光滑的类圆形透射影，周围边界清晰，周围有致密骨白线包绕，故14题选A。下颌骨成釉细胞瘤较上颌者多见，下颌者多见于下颌后部和下颌支区。大多数颌骨成釉细胞瘤呈多囊或单囊低密度透射表现，多囊者其囊的大小可相差悬殊，故13题选D。原发性骨肉瘤是来源于牙源性上皮剩余的颌骨中央性癌，X线表现为颌骨内虫蚀状骨质破坏区，病变向牙槽侧扩展时可使牙周骨质破坏，牙齿浮立于软组织中。病变继续进展则可侵犯骨密质，晚期可伴病理性骨折，故15题选E。中央性颌骨骨髓炎X线表现为骨质破坏期：颌骨骨髓炎早期X线表现为因骨小梁破坏而导致的轻微骨密度减低。随病变进展，X线表现为以病原牙为中心的单发或多发密度减低区，大小不等，边界模糊不清。病变局限期：急性期后病变逐渐局限，骨质破坏区和硬化区同时存在。骨破坏区中可有死骨形成骨髓炎的特征性影像学改变，故16题选C。

【避错】本题主要考查口腔颌面X线投照技术，需要区别记忆，掌握每种疾病的鉴别要点即可避免混淆。

第十九章　口腔预防医学

考点：绪论

1. 口腔预防医学的定义是
   A. 结合口腔医学会分支学科中具体的预防问题而采取的措施
   B. 积极研究口腔医学会分支学科中具体的预防问题
   C. 以国家总体预防口腔科卫生政策为指导而采取的口腔预防活动
   D. 结合口腔医学会分支学科中具体的预防问题，以国家总体预防口腔科卫生政策为指导而采取的口腔预防活动
   E. 通过有组织的社会努力，达到预防口腔疾病、维护口腔健康及提高生命质量的科学与艺术

【答案】E

【考点】口腔预防医学的定义

【解析】口腔预防医学是一门通过有组织的社会努力，达到预防口腔疾病、维护口腔健康及提高生命质量的科学与艺术。口腔预防医学以人群为主要研究对象，应用生物学、环境医学、预防医学、临床医学及社会医学的理论，采用宏观与微观相结合的方法，研究口腔健康及其影响因素、预防口腔疾病的措施及对策，达到预防口腔疾病、维护口腔健康及提高生命质量的目的。故选E。

【避错】本题易错选D。口腔预防医学是为了执行国家总体预防口腔科卫生政策而在口腔公共卫生方面进行的主要活动。

2. 三级预防原则的叙述不正确的是
   A. 应针对病因采取预防措施
   B. 口腔健康检查属于一级预防
   C. 二级预防是早期发现、早期诊断、早期治疗
   D. 牙菌斑的控制不在二级预防范围内
   E. 三级预防是对患者采取治疗措施

【答案】B

【考点】口腔三级预防的定义

【解析】一级预防又称病因预防，是预防医学的最终奋斗目标，其主要任务是消除致病因素，防止各种致病因素对人体的危害，如口腔健康教育、口腔卫生指导、控制牙菌斑。二级预防又称临床前期预防，即在疾病发生的前期做到早期发现、早期诊断、早期治疗，如定期口腔健康检查，高风险人群的发现，和早期龋齿充填。三级预防又称临床预防，是对患者采取治疗措施，防止病情恶化，预防并发症和后遗症，尽量恢复和保留口腔功能。故选B。

【避错】本题易错选D，考生易误认为牙菌斑是疾病发生前期，从而认为牙菌斑的控制在二级预防范围内，但应注意，控制牙菌斑属于消除致病因素，属于一级预防。

3. 下列不属于口腔二级预防的是
   A. 口腔X线片辅助诊断
   B. 龋病的早期充填
   C. 龋病的早期诊断
   D. 定期口腔检查
   E. 窝沟封闭

【答案】E

【考点】口腔二级预防

【解析】进行口腔健康教育、控制及消除危险因素属于一级预防措施，如在口腔医师的指导下，合理使用各种氟化物的防龋方法，如窝沟封闭、防龋涂料等。故选E。

【避错】此题不易错选，其余选项均符合早诊断、

早治疗，属于口腔二级预防的措施。

考点：口腔流行病学

1. 口腔流行病学指数的要求不包括
   A. 以最少的器材，快速完成检查程序
   B. 准确反映疾病状态
   C. 检查者需经多次培训方可取得一致参加调查
   D. 测量标准客观
   E. 能进行统计学处理

【答案】 C

【考点】 口腔流行病学指数

【解析】 口腔流行病学指数应符合的要求：①易于学习、理解和操作，检查者经很少的培训即能掌握方法。②所需要的器械简单，容易得到，价格便宜。③能准确反映疾病状态的程度。④测量标准客观，检查结果可在不同检查者之间重复。⑤能进行统计学处理。故选 C。

【避错】 本题易错选 A。口腔流行病学指数要求操作简单，器械简单、容易得到。

2. 口腔流行病学分析性研究常用的方法是
   A. 病例对照研究
   B. 横断面研究
   C. 纵向研究
   D. 常规资料分析
   E. 现况调查

【答案】 A

【考点】 口腔流行病学的研究方法

【解析】 流行病学研究方法常用的有描述性流行病学、分析性流行病学和实验流行病学。分析性研究包括病例对照研究（由果推因）、队列研究（由因及果）。描述性流行病学研究方法有横断面研究（现况调查）、纵向研究和常规资料分析。故选 A。

【避错】 本题易错选 C。纵向研究又称“疾病监测”，即研究疾病或某种情况在一个人群中随着时间推移的自然动态变化，也就是对一组人群定期随访两次或若干次横断面调查结果的分析。纵向研究可以动态地观察疾病或某种现象的演变情况并分析其原因。

3. 对口腔健康状态调查方法的叙述不正确的是
   A. 调查应在特定时间范围内进行
   B. 抽样方法有单纯随机抽样、系统抽样等
   C. 按经济条件抽样属于整群抽样
   D. 捷径调查的优点是省时、省力
   E. 预调查通常选择 12 岁组加另一个年龄组

【答案】 C

【考点】 口腔健康状态调查方法

【解析】 口腔健康状态调查方法：①普查，是指在特定时间范围内，对特定人群中的每一个成员进行调查或检查。②抽样调查，又分为单纯随机抽样、系统抽样、分层抽样（分层抽样常用的分层因素有年龄、性别、居住地、文化程度、居住条件等）、整群抽样、多级抽样。③捷径调查，这种方法经济实用，节省时间和人力。预调查又名试点调查，通常为 12 岁组加另一个年龄组。按经济条件抽样属于分层抽样，故本题选 C。

【避错】 本题易错选 E，开展大规模流行病学调查以前需要制订详细的调查计划，这时需进行小规模试点调查，又名预调查，通常为 12 岁组加另一个年龄组。因对预调查不熟悉，易错选。

4. 在进行牙周病情况调查中，以下不属于信息偏倚的是
   A. 所用的检查器械是镰形探针
   B. 患者对以往糖尿病史回忆不准确
   C. 数名研究者对牙周病标准掌握不一致
   D. 调查前未做标准一致性试验
   E. 用医院的牙周疾病病例说明人群患病情况

【答案】 E

【考点】 误差及预防方法

【解析】 在调查中虽然应答率很高，但在获得信息的过程中出现各种误差，结果产生了偏倚，为信息偏倚。主要来自三个方面，有因检查器械等造成的测量偏倚、因调查对象引起的偏倚、因检查者引起的偏倚。检查器械不正确是测量方法的问题，所以 A 正确；患者回忆不准确为回忆偏倚，故 B 正确；数名研究者对牙周病标准掌握不一致为检查者之间的偏倚，所以 C 正确；调查前标准性实验也属信息偏倚，故 D 正确。而 E 选项属于最后的病例分析，不属于资料整理搜集阶段，故选 E。

【避错】 此题易错选 A，镰形探针作为普通的口腔检查器械，但是牙周病检查时需要使用专用的牙周探针，检查器械的不规范也会出现误差。

5. 抽样调查某市中学生患龋齿情况，检查 12 岁男、女生各 300 人，结果男生龋均为 0.99，女生龋均为 1.90，男、女生龋均的标准差分别为 1.62 和 2.00。应采用的统计分析方法是
   A. t 检验
   B. 方差分析
   C. 样本率的检验
   D. 卡方检验
   E. 秩和检验

【答案】 A

【考点】 t 检验

【解析】t 检验常用于样本例数 n 较小、总体标准差未知时样本与总体均数的比较、配对设计资料的比较与两个小样本均数的比较。故选 A。

【避错】本题易错选 D。卡方检验可用于两个及两个以上率或构成比的比较、两分类变量间相关关系分析等。

6. 为了解5岁儿童的乳牙患龋状况，调查人员对某市目标人群进行口腔检查，从以往资料可知该地区5岁儿童乳牙患龋率为50%，若允许误差为10%，则此次需要检查的儿童人数是

A. 50

B. 100

C. 400

D. 600

E. 700

【答案】C

【考点】现况调查样本含量估计公式

【解析】现况调查样本含量估计公式为 $N=K\times Q/P$，N 代表样本含量，P 某病预期现患率，$Q=1-P$，K 为系数，当误差在10%时，$K=400$，当误差在15%时，$K=178$，当误差为20%时，$K=100$，将题目中的数据代入公式可得人数为400。故选 C。

【避错】本题易错选 B，没有准确记忆 K 值，容易将 K 值=100代入计算公式，得出错误的答案。

（7～8题共用题干）

某市卫生行政部门计划对该市65周岁以上老年人进行口腔健康状况调查，并依据调查结果制定今后的口腔疾病防控规划。

7. 此次口腔健康状况调查的目的不包括

A. 明确特定时间内疾病的发生频率

B. 分析影响口腔健康的因素

C. 为探索病因，建立病因假设提供依据

D. 针对患病状况确定治疗措施

E. 评估治疗与人力需要

【答案】D

【考点】口腔健康状况调查的目的

【解析】口腔健康状况调查目的：①查明口腔疾病在特定时间内的发生频率、分布特征及其流行规律。②了解和分析影响口腔健康的有关因素。③为探索病因，建立和验证病因假设提供依据。④选择预防保健措施和评价预防保健措施的效果。⑤评估治疗和人力需要。故本题选 D。

【避错】此题易错选 A，认为该次调查目的不包括明确特定时间内疾病的发生频率，但是不明确特定时间内疾病的发生频率，就不能估计制订今后口腔疾病防控规划。

8. 进行标准一致性检验后，某检查者的 *Kappa* 值为0.61，说明其可靠度为

A. 不可靠

B. 不合格

C. 中等

D. 优

E. 完全可靠

【答案】D

【考点】*Kappa* 值的大小与可靠度的关系

【解析】*Kappa* 值的大小与可靠度的关系：0.40以下可靠度不合格，0.41～0.60可靠度中等，0.61～0.80可靠度优，0.81～1.00完全可靠。故本题选 D。

【避错】本题为记忆性题。标准一致性试验也就是可靠度的检验。更可靠的评估检查者之间一致性的方法为 Kappa 统计法。

（9～11题共用题干）

实验流行病学研究是口腔流行病学常用的一种研究方法，现拟进行一项实验研究，在饮水中加入，以观察防龋的效果。

9. 要开始本实验，首先要确定样本量，说法不正确的是

A. 要以龋齿在一般人群中的发生率高低为依据

B. 样本量大小与检验的显著性水平有关

C. 单尾检验和双尾检验对样本量的大小要求无差别

D. 样本量过小，检验效能偏低，所得结论不可靠

E. 可以参照样本量计算公式进行计算

【答案】C

【考点】确定样本量

【解析】样本量的确定必须注意：要以龋齿在一般人群中的发生率高低为依据，可以参照样本量计算公式进行计算，样本量大小与检验的显著性水平有关。样本量过小，检验效能偏低，所得结论不可靠。单尾检验和双尾检验对样本量的大小要求有差别，显然 C 是错误的，故选 C。

【避错】此题易错选 B，样本量不够大会影响检验的准确性和显著性。

10. 在实验的实施过程中，一定要遵循一些必要的原则，但不包括

A. 随机

B. 随意

C. 对照

D. 盲法

E. 依从性

【答案】B

【考点】实验实施遵循原则

【解析】实验性研究参照的原则包括随机、对照、盲法和依从性。随机现象是概率论研究的主要对象，随机现象的背后往往存在着深刻的规律在内。随机不等同于随意。故选 B。

【避错】此题易错选 C，对照是实验中常用的方法，本题需要选择的是“不包括”，随意是对实验不负责的态度，不属于遵循的原则。

11. 有关这项实验，最少得持续多长时间

A. 2 周

B. 2 个月

C. 2 年

D. 5 年

E. 10 年

【答案】C

【考点】确定试验观察期限

【解析】根据试验的目的决定实验观察期限，如氟防龋效果观察，至少应持续 2 年，一般为 2 ~ 3 年。故本题选 C。

【避错】此题易错选 B，2 个月时间较短难以对龋病发展作出全面评估。

考点：龋病预防

1. 氟的防龋机制不包括

A. 降低釉质溶解性

B. 增加釉质厚度

C. 促进再矿化

D. 抑制细菌酶

E. 影响牙外形

【答案】B

【考点】氟化物的防龋机制

【解析】氟化物的防龋机制：①降低牙釉质溶解性氟化物进入牙齿。牙釉质中的羟磷灰石被氟离子置换形成氟磷灰石，其具有结晶形成完整、体积较小、硬度较高、在酸性条件下溶解度低等特点，从而增加了牙齿硬组织的抗酸性能。②影响牙齿外形。有学者发现牙齿形成时期适当摄入氟的人和动物，其牙齿较小。沟窝裂隙较浅，牙尖较圆，更有利于牙齿自洁作用。③促进再矿化。氟可促进牙釉质的再矿化。④氟化物对细菌代谢的影响。氟化物具有抑制龋菌的生长及中和多糖的作用。故选 B。

【避错】本题易错选 E。氟化物可使牙釉质脱矿和促进牙釉质再矿化，从而影响牙齿的形态，但不会增加牙釉质厚度。

2. SnF_2 凝胶的个人使用浓度是

A. 0.1%

B. 0.2%

C. 0.3%

D. 0.4%

E. 0.5%

【答案】A

【考点】含氟凝胶的应用

【解析】含氟凝胶有不同的含氟浓度。个人自我保健使用的 0.5%（5000mg/L）的 APF 凝胶和 NaF 凝胶以及 0.1%（1000mg/L）的 SnF_2 凝胶；供专业人员使用的 APF 凝胶的含氟浓度为 1.23%（12 300mg/L）。故选 A。

【避错】此题为记忆性题目，易错选其他选项，主要是记忆数值错误。应注意，个人保健使用的凝胶含氟浓度一般较低，专业人员使用的略高。

3. 龋均指受检查人群中每个口腔中平均

A. 患龋已充填的牙数

B. 患龋尚未充填的牙数

C. 患龋、补牙数

D. 患龋、失、补牙数

E. 患龋、失、补牙面数

【答案】D

【考点】龋均的定义

【解析】龋均是指受监测人群中每人口腔中平均龋失补牙数。龋均 =（龋牙 + 失牙 + 补牙）/受检人数。故本题选 D。

【避错】本题易错选 E，患龋、失、补牙面数是龋面均的定义，龋均和龋面均反映了受检人群龋病的严重程度，易混淆。

4. 局部用氟防龋的有效措施不包括

A. 含氟牙膏

B. 含氟牙线

C. 含氟漱口水

D. 含氟涂料

E. 含氟泡沫

【答案】B

【考点】氟化物防龋的局部应用

【解析】局部用氟是采用不同方法将氟化物直接用于牙表面，目的是抑制牙齿表面的溶解脱矿和促进再矿化，以提高牙齿的抗龋率，途径包括含氟牙膏、含氟漱口水、含氟凝胶、含氟泡沫与含氟涂料等。故选 B。

【避错】本题易错选 D，含氟涂料可借助牙线将涂料带到邻面，待其凝固，易误认为此措施是含氟牙线。

5. 窝沟封闭成功的关键是

A. 清洁牙面必须用小毛刷

B. 冲洗牙面的时间越长越好

C. 酸蚀时间要保持60秒以上

D. 封闭前保持牙面干燥，不被唾液污染

E. 用光固化型的封闭剂

【答案】D

【考点】窝沟封闭术的操作方法和步骤

【解析】窝沟封闭术分为：①清洁牙面。②酸蚀：恒牙酸蚀时间一般为20~30秒，乳牙为60秒。③冲洗和干燥：一般为10~15秒，封闭前保持牙面干燥，不被唾液污染是封闭成功的关键。④涂布封闭剂。⑤固化。⑥检查。故选D。

【避错】容易错选C，恒牙酸蚀时间一般为20~30秒，乳牙为60秒，同时封闭成功是保护酸蚀牙釉质不被唾液污染，而不是酸蚀时间延长。

6. 激光防龋的主要功能不包括

A. 促使釉质形成抗酸性强的玻璃样物质

B. 减少脱钙量

C. 抑制变异链球菌的生长

D. 通过解吸附作用使菌斑脱落

E. 与氟化物结合，可促进牙本质小管钙化

【答案】D

【考点】龋病的预防方法

【解析】激光防龋的可能机制为：①激光能够改变釉质晶体结构，提高抗酸性，降低可溶性，从而使脱矿降低。用激光照射釉质后，再用酸处理表面，SEM观察：表面呈不规则的熔融，粗糙度下降，而非常规的酸蚀模式，反映了激光的抗酸性，故A、B正确。②激光的热效应能够直接杀灭变异链球菌，故C正确。③激光照射使牙釉质、牙本质表面熔融，导致窝沟点隙或牙本质小管封闭。④激光照射可促进牙本质表面对氟的吸收。因而E正确，而D错误。

【避错】此题易错选E，激光照射能够促进牙本质表面对氟的吸收，从而促进牙本质小管钙化。

7. 12岁前生活在高氟区的儿童，以后随父母迁居低氟区，观察到氟牙症病变的恒牙是

A. 前牙和第一磨牙

B. 第一前磨牙和第一磨牙

C. 前牙、第一前磨牙和第一磨牙

D. 尖牙

E. 全部牙均有病变

【答案】E

【考点】氟化物与牙健康

【解析】氟牙症是牙形成和矿化期摄入过量氟引起的一种牙釉质矿化不全。0~5岁是牙的形成和矿化期，12岁前生活在高氟区，可以判定该儿童全口牙均有病变。故E选项正确。

【避错】本题易错选C，尖牙与第二前磨牙及磨牙均在12岁以前已萌出，故应受到氟化物的影响，需要记住0~5岁牙矿化期是氟牙症形成时期。

8. 女，25岁。经检查全口无龋齿，若对其推荐龋病预防措施，下列不合适的措施是

A. 使用氟化物

B. 营养摄取计划

C. 口腔健康教育

D. 定期口腔健康检查

E. 预防性充填

【答案】E

【考点】龋病的分级预防

【解析】使用氟化物、营养摄取计划、口腔健康教育、定期口腔健康检查均属于一级预防。预防性充填是针对早期龋的处理，属于二级预防。患者全口无龋齿，无须采用预防性充填。故选E。

【避错】本题易错选其他选项。一级预防是针对病因的预防，从控制龋病的危险因素入手，预防龋病的发生；二级预防强调在龋病早期进行有效控制，防止龋病危害扩大。

9. 对1年前做过口腔检查的200名干部进行口腔健康检查时，发现又有20名干部新发生龋，描述这种新发龋情况的指标是

A. 龋均

B. 患龋率

C. 发病率

D. 构成比

E. 充填率

【答案】C

【考点】龋病发病率

【解析】龋病发病率通常是指至少在一年时间内，某人群新发生龋病的频率。与患龋率不同的是仅指在这个特定时期内，新龋发生的频率。故选C。

【避错】本题易错选B。患龋率指在调查期间某一人群中患龋病的频率。

10. 男孩，7岁。$\lfloor 6$ 的殆面龋损，无自发痛和叩痛，医师决定采用ART修复该牙，修复后至少多长时间内患者不能用该牙咀嚼

A. 修复后即可咀嚼

B. 修复后30分钟内

C. 修复后1小时内

D. 修复后12小时内

E. 修复后24小时内

【答案】C

【考点】龋病预防

【解析】后牙复面洞充填：乳后牙不一定要求完全修复邻面外形。保持充填牙干燥、涂处理剂，放置成形片，将木楔放在牙龈缘支持成形片保持接触点；使用玻璃离子充填龋洞并涂凡士林；使用雕刻刀去除多余材料以保证对颌牙不破坏修复体，与对颌牙不接触为好。修整邻面牙龈缘，需要时再涂凡士林，保持充填体干燥 30 秒。最后让患者漱口并嘱患者 1 小时内不要进食。故选 C。

【避错】本题易错选 B。本题主要考查数值，后牙复面洞充填时保持充填体干燥 30 秒，修复后 1 小时内不要进食。

（11～12 题共用题干）

对 100 名 5 岁的幼儿园儿童进行龋齿情况检测，有 25 名发现龋齿，未充填龋齿 60 颗，已充填龋齿 40 颗。因龋齿缺失的牙齿 10 颗。

11. 儿童患龋率为

A. 100%

B. 25%

C. 10%

D. 40%

E. 60%

【答案】B

【考点】龋病常用指数

【解析】龋病患病率是指被检查人数中患龋人数的百分比，表明某个时点人群中患龋病的频率，常以百分数表示。患龋率=（龋病患者人数/受检人数）×100%=(25/100)×100%。故此题选 B。

【避错】本题不易错选，患龋率=（龋病患者人数/受检人数）×100%。

12. 儿童的龋均为

A. 1.1

B. 0.1

C. 0.4

D. 0.6

E. 0.25

【答案】A

【考点】龋病常用指数

【解析】龋均=龋、失、补牙之和÷受检人数=(60+40+10)÷100=1.1，故选 A。

【避错】本题不易错选，掌握龋均的计算公式即可，应注意与龋面均区分。

（13～15 题共用题干）

为了预防学校儿童龋病的发生，拟采用一种氟化物防龋措施——氟水漱口。

13. 一般氟水漱口使用的氟化物主要是

A. 氟化亚锡

B. 酸性磷酸氟

C. 单氟磷酸钠

D. 氟化铵

E. 中性或酸性氟化钠

【答案】E

【考点】氟水漱口液成分

【解析】含氟漱口液一般推荐使用中性或酸性氟化钠配方。除此之外，还有含氟化亚锡、氟化铵的漱口液。但氟化钠味道易接受，价格也较便宜，最为常见。故选 E。

【避错】此题易错选 D，氟化铵不宜用于漱口水。

14. 使用氟水漱口的剂量是

A. 1ml

B. 5ml

C. 10ml

D. 15ml

E. 20ml

【答案】C

【考点】使用氟水漱口的剂量

【解析】5～6 岁儿童使用 5ml，6 岁以上每次用 10ml，含漱 1 分钟后吐出。故本题选 C。

【避错】此题易错选 D。使用氟水漱口的剂量一般应为 10ml。

15. 每次含漱的时间是

A. 4 分钟

B. 3 分钟

C. 2 分钟

D. 1 分钟

E. 0.5 分钟

【答案】D

【考点】使用氟水漱口的时间

【解析】含氟漱口液的漱口时间为 1 分钟，吐出后半个小时内不进食或漱口，以免影响含漱效果，含漱时间不宜过长或者过短。故选 D。

【避错】此题易错选 C，漱口 1 分钟即可达到效果，增加含漱时间，并不能增加效果。

（16～18 题共用题干）

咨询活动时，一位孕妇想了解，如果生活社区的水氟浓度很低（小于 0.3mg/L），如何给孩子补充。WHO 专家委员会推荐，生活社区的水氟浓度小于 0.5mg/L，氟牙症指数小于 0.6 时，可适当增加饮水中的氟含量。

16. 出生后开始补充氟滴剂的年龄是

A. 从出生开始

B. 从 3 个月开始

C. 从4个月开始

D. 从5个月开始

E. 从6个月开始

【答案】E

【考点】开始使用氟滴剂的年龄

【解析】氟滴剂适用于2岁以下的幼儿，每日睡前将含氟溶液滴于颊黏膜或舌部，不漱口、不饮水，可获得全身和局部的双重作用。开始使用的年龄是出生后6个月，在第一颗牙齿萌出时可以开始使用，故选E。

【避错】此题易错选A，出生时牙齿尚未萌出，因此使用氟滴剂无预防效果。

17. 开始补充氟滴剂的剂量是

A. 0.20mg/d

B. 0.23mg/d

C. 0.25mg/d

D. 0.30mg/d

E. 0.33mg/d

【答案】C

【考点】氟滴剂使用剂量

【解析】6个月至2岁的婴幼儿使用氟滴剂的剂量为0.25mg/d。如果剂量过大，会影响恒牙胚，形成氟牙症可能性大，剂量过少，防龋效果不佳，故选C。

【避错】此题易错选E，氟滴剂的剂量不宜过大，以免发生氟牙症。

18. 此后，开始增加（调整）氟片或氟滴剂剂量的年龄是

A. 1岁

B. 2岁

C. 3岁

D. 4岁

E. 5岁

【答案】B

【考点】氟滴剂使用追加剂量的年龄

【解析】氟滴剂适用于2岁以下的儿童，剂量为0.25mg/d。2岁后，可以开始增加（调整）氟片或氟滴剂剂量。故本题选B。

【避错】此题易错选C，2岁身体发育加速，因此应该调整氟片剂量。

（19~20题共用备选答案）

A. 0.02% NaF 漱口液

B. 0.05% NaF 漱口液

C. 0.2% NaF 漱口液

D. 1.23% NaF 凝胶

E. 2% NaF 溶液

19. 每日漱口使用的是

【答案】B

20. 每周漱口使用的是

【答案】C

【考点】氟漱口水的用量

【解析】含氟漱口液一般推荐使用中性或酸性氟化钠配方。0.2% NaF 漱口液每周使用1次，故20题选C，0.05% NaF 漱口液每天使用1次，故19题选B。

【避错】19题、20题易错选D。0.2% NaF 漱口液即可起到防龋作用，浓度过高则可能引起氟牙症。

考点：牙周病预防

1. 目前影响牙周病流行的最主要因素是

A. 吸烟

B. 营养

C. 口腔卫生状况

D. 受教育程度

E. 城乡差别

【答案】C

【考点】影响牙周病流行的因素

【解析】影响牙周流行的因素有口腔卫生、吸烟、营养、全身疾病等，口腔卫生状况与牙周病有直接的关系，是目前影响牙周病流行的最主要因素。故选C。

【避错】本题易错选A，吸烟是影响牙周病流行的高危因素之一，吸烟次数越多，时间越长，牙周病越严重。

2. 改良CPI牙龈出血记为1是指

A. 探诊后牙龈出血

B. 牙周袋深在6mm或以上

C. 牙龈健康

D. 牙周袋深不超过3mm

E. 龈上牙石覆盖面积占牙面1/3以下

【答案】A

【考点】改良CPI的计分标准

【解析】改良CPI的记分标准如下。①牙龈出血记分：0=牙龈健康；1=探诊后出血；9=除外；X=牙齿缺失。②牙周袋记分：0=袋深不超过3mm；1=袋深在4~5mm；2=袋深在6mm或以上；9=除外；X=牙齿缺失。故选A。

【避错】本题易错选E，龈上牙石覆盖面积占牙面1/3以下，提示简化牙石指数记为1。

3. 龈炎指数1表示

A. 牙龈正常

B. 牙龈明显红肿或溃疡，并有自发出血倾向

C. 龈缘和龈乳头探诊出血，无颜色改变，无肿胀

D. 牙龈色红，水肿光亮，探诊出血

E. 牙龈颜色有轻度改变并轻度水肿，探诊不出血

【答案】E

【考点】龈炎指数（GI）

【解析】龈炎指数（GI）共记为4级：0＝牙龈正常；1＝牙龈轻度炎症：牙龈颜色有轻度改变并轻度水肿，探诊不出血；2＝牙龈中等炎症：牙龈色红，水肿光亮，探诊出血；3＝牙龈严重炎症：牙龈明显红肿或溃疡，并有自发出血倾向。故排除A、B、D选项，答案选E。龈缘和龈乳头探诊出血，无颜色改变，无肿胀为龈沟出血指数（SBI）记分为1，故排除C。

【避错】部分考生误选A，漏记了0为牙龈正常这一项。加深对龈炎指数各数值症状的记忆，此题一般不会出错。

4. 应用季铵化合物控制菌斑时，漱口剂的浓度一般为

A. 0.05%

B. 0.20%

C. 0.10%

D. 0.01%

E. 0.02%

【答案】A

【考点】化学性控制菌斑措施

【解析】季铵化合物是一组阳离子表面活性剂，能杀灭革兰阳性细菌和革兰阴性细菌，一般以0.05%的浓度作为漱口剂，可抑制菌斑的形成和龋炎的发生。故选A。

【避错】本题易错选B。0.12%或0.2%的氯己定含漱液能较好地抑制菌斑形成，考生容易混淆。

5. 简化口腔卫生指数包括

A. 龈炎指数和简化软垢指数

B. 牙龈出血指数和简化牙石指数

C. 简化软垢指数和简化牙石指数

D. 菌斑指数和简化牙石指数

E. 牙龈出血指数和菌斑指数

【答案】C

【考点】简化口腔卫生指数

【解析】简化口腔卫生指数（OHI-S）是Greene和Vermillion在1964年提出的。简化口腔卫生指数包括简化软垢指数和简化牙石指数。简化口腔卫生指数主要用于人群口腔卫生状况评价。故选C。

【避错】此题易错选B选项。牙龈出血指数（GBI）于1975年由Ainamo和Bay提出，并认为牙龈出血情况更能反映龈炎的活动状况，并不属于简化口腔卫生指数。

6. 当群体龈炎指数为0.1～1.0时，说明人群龈炎流行程度为

A. 不流行

B. 轻度

C. 中度

D. 重度

E. 特重度

【答案】B

【考点】牙周健康指数

【解析】对于群体龈炎的流行程度：龈炎指数为0时，无流行；龈炎指数0.1～1.0，龈炎轻度流行；龈炎指数1.1～2.0，龈炎中度流行；龈炎指数2.1～3.0，龈炎重度流行。所以本题选B。

【避错】记忆牙周健康指数，此题易错选C，龈炎中度流行时，龈炎指数为1.1～2.0。

7. 对某学生做临床检查时发现其龈缘和龈乳头探诊出血，有颜色改变，无肿胀，龈沟出血指数记分为

A. 1

B. 2

C. 3

D. 4

E. 5

【答案】B

【考点】龈沟出血指数

【解析】龈沟出血指数计分标准：0＝龈缘和龈乳头外观健康，探诊龈沟后不出血；1＝龈缘和龈乳头探诊出血，无颜色改变，无肿胀；2＝龈缘和龈乳头探诊出血，有颜色改变，无肿胀；3＝龈缘和龈乳头探诊出血，有颜色改变，轻微肿胀；4＝龈缘和龈乳头探诊出血，有颜色改变，明显肿胀；5＝探诊出血，有自发性出血，颜色改变，明显肿胀，有时有溃疡。故选B。

【避错】本题易错选A。龈沟出血指数记分为1、2时，均有龈缘和龈乳头探诊出血；龈沟出血指数记分为1时，无颜色改变，无肿胀。

8. 男，45岁。恶心、腹泻就诊。经查该患者氟摄入量超过15mgF^-/kg，诊断为急性氟中毒。应采取的应急处理措施是

A. 催吐、洗胃、补充钙剂

B. 留院观察，不需要做处理

C. 服用一定量的维生素

D. 吸氧、强心剂注射

E. 静脉滴注抗生素

【答案】A

【考点】急性氟中毒的处理原则

【解析】氟过量摄入的急诊处理：①当氟摄入量在5mgF⁻/kg以下时，可服用一定量钙、铝、镁作为解毒剂。②当氟摄入量达到或超过5mgF⁻/kg，应先迅速采用急救措施，然后住院观察。③当服用氟量接近或超过15mgF⁻/kg，应采取紧急措施，立即将患者收入医院急诊室进行急救处理、心脏监护、抗休克疗法。急救处理原则是催吐、洗胃、口服或静脉注射钙剂、补糖、补液以及对症治疗。故选A。

【避错】此题易错选其他选项，题目中所摄入氟量应立即进行治疗性干预，首先进行催吐、洗胃等，避免进一步的氟吸收、加重病情。

9. 女，26岁。在牙周检查中，Turesky改良的Q-H菌斑指数记录为3，代表的含义是

A. 牙颈部龈缘处有散在的点状菌斑

B. 牙颈部菌斑宽度不超过1mm

C. 牙颈部菌斑宽度超过1mm，但占牙面1/3以下

D. 菌斑覆盖面积占牙面1/3与2/3之间

E. 菌斑覆盖面积占牙面2/3以上

【答案】C

【考点】Q-H菌斑指数的Turesky改良法记分标准

【解析】Q-H菌斑指数的Turesky改良法记分标准为：0=牙面无菌斑，1=牙颈部龈缘处有散在的菌斑，2=牙颈部连续薄带状菌斑，宽度不超过1mm，3=牙颈部菌斑宽度超过1mm，但占牙面1/3以下，4=菌斑覆盖面积占牙面1/3与2/3之间，5=菌斑覆盖面积占牙面2/3或2/3以上。故选C。

【避错】本题易错选E，简化软垢指数的记分中3分表示软垢覆盖面积占牙面2/3以上，考生易混淆各种指数的评价方法。

（10～11题共用题干）

口腔预防人员对一社区的居民进行口腔健康检查。

10. 关于牙周健康指数以下不正确的是

A. 检查CI-S时根据牙颈部牙石的量记分

B. 当牙颈部有散在龈下牙石时，CI-S记分为2

C. OHI-S只检查16、11、26、31的唇（颊）面，36、46的舌面

D. Sihacss和Löe的菌斑指数是根据菌斑覆盖面积而不是菌斑的厚度记分

E. 检查GI时使用钝头牙周探针，结合视诊和探诊

【答案】D

【考点】牙周健康指数

【解析】简化牙石指数（CI-S）检查时根据牙颈部牙石的量记分。CI-S 2＝龈上牙石覆盖面积在牙面1/3与2/3之间，或牙颈部有散在龈下牙石。HI-S只检查6个牙面［16、11、26、31的唇（颊）面，36、46的舌面］。GI检查使用钝头牙周探针，视诊结合探诊。D选项菌斑指数PLI根据牙面菌斑的量和厚度记分。故选D。

【避错】此题易错选E，龈炎指数及龈沟出血指数检查均使用的是钝头的牙周探针。

11. 检查者之间进行标准一致性试验，若可靠度优，则Kappa值的范围是

A. 0～0.4

B. 0.41～0.50

C. 0.51～0.60

D. 0.61～0.80

E. 0.81～1.00

【答案】D

【考点】牙周健康指数的考查

【解析】Kappa值：0.40以下，可靠度不合格；0.40～0.60，可靠度中等；0.61～0.80，可靠度优；0.81～1.00，完全可靠。故选D。

【避错】Kappa值的正确记忆。此题易错选E，认为可靠度为优即0.81～1.00。

（12～14题共用备选答案）

A. 用探针轻刮牙面，根据量和厚度记分

B. 用牙周探针轻探牙龈，观察出血情况

C. 用牙周探针轻探龈沟，观察出血情况

D. 沿龈沟从远中向近中移动，做上下短距离颤动

E. 用镰型探针自牙切缘1/3向颈部轻刮

12. 龈沟出血指数检查方法

【答案】C

13. 牙龈出血指数检查方法

【答案】B

14. 菌斑指数检查方法

【答案】A

【考点】牙周健康指数

【解析】龈沟出血指数检查方法：检查用视诊和探诊相结合的方法，所用探针为钝头牙周探针，检查时除观察牙龈颜色和形状外，还需要用牙周探针轻探龈沟，观察出血情况。牙龈出血指数检查方法：GBI采用视诊和探诊相结合的方法检查全部牙或指数牙。每个牙检查唇（颊）面的近中、正中、远中3点和舌（腭）正中4个点。检查时使用牙周探针轻探牙龈，观察出血情况。菌斑指数检查方法：用视诊结合探诊的方法检查，检查时用探针轻划牙面，根据菌斑的量

和厚度记分。故12题选C，13题选B，14题选A。

【避错】用镰型探针自牙切缘1/3向颈部轻刮是简化口腔卫生指数的检查方法。

考点：其他口腔疾病的预防

1. 可能引起牙酸蚀症的外源性化学因素为
   A. 碳酸饮料
   B. 神经性呕吐
   C. 神经性贪食症
   D. 神经性厌食症
   E. 胃食管反流性疾病

【答案】A

【考点】牙酸蚀症的化学因素

【解析】接触牙的外源性酸包括以下几种。①饮食因素：各类酸性水果（柑橘类水果、苹果等）、果汁（柠檬汁、橘子汁等）、各种碳酸类饮料（可乐、酸性饮料等）。②药物因素：一些pH较低的药物也可引起牙酸蚀症，例如维生素C片剂、补铁剂、阿司匹林和一些治疗哮喘的药物。③环境因素：暴露于酸性工作环境中的人易患牙酸蚀症。故本题选A。

【避错】此题易错选其他选项，B、C、D、E均为内源性化学因素，注意审题。

2. 下列口腔癌的流行特征，正确的是
   A. 东南亚地区发病率最高
   B. 发病情况与时间变化无关
   C. 患病年龄有偏低的趋势
   D. 男女患病比例接近1∶1
   E. 不同种族发病率相似

【答案】A

【考点】口腔癌的流行特征

【解析】口腔癌的流行特征有以下几方面。①地区分布：不同地区发病率不同，以东南亚地区发病率最高。②时间分布：不同国家和地区的口腔癌发病随时间变化而变化。③年龄分布：患病年龄有老龄化的趋势，口腔癌发病率随年龄增长而增高。④性别分布：男女都可发生，男性明显高于女性，接近2∶1。⑤种族差异：口腔癌在不同种族的发病率不同。故选A。

【避错】本题易错选C，考生对口腔癌的流行特征不熟悉，从而可能认为口腔癌患病人群越来越年轻化，应当注意的是，口腔癌患病年龄有老龄化的趋势。

3. 口腔癌预防的含义不包括
   A. 预防口腔癌的转移
   B. 预防口腔癌对邻近组织的损害
   C. 预防因口腔癌丧失生命
   D. 预防口腔癌的传染
   E. 预防口腔癌的发生

【答案】D

【考点】口腔癌预防的含义

【解析】口腔癌预防的含义包括预防口腔癌发生、预防口腔癌对邻近组织的损害、预防口腔癌的转移、预防口腔癌丧失生命。故选D。

【避错】本题不易错选。因口腔癌不传染。本题主要是考对三级预防的理解。

4. 口腔癌的体征不包括
   A. 2周以上未愈合的口腔溃疡
   B. 自发性牙痛
   C. 口腔黏膜白斑
   D. 口腔黏膜红斑
   E. 口腔和颈部不正常的淋巴结肿大

【答案】B

【考点】口腔癌的体征

【解析】口腔癌的体征：①口腔内的溃疡，2周以上尚未愈合。②口腔黏膜有白色、红色和发暗的斑。③口腔与颈部有不正常的肿胀和淋巴结肿大。④口腔反复出血，出血原因不明。⑤面部、口腔、咽部和颈部有不明原因的麻木与疼痛。故A、C、D、E正确，B错误。本题选B。

【避错】口腔癌不涉及牙齿的疼痛。此题易误选E选项，口腔和颈部不正常的淋巴结肿大或者肿胀都有可能是口腔癌的体征。

5. 男，48岁。长期吸烟，吸烟量在30支/日以上，有饮酒习惯，医师建议其定期进行口腔检查以早期发现可能的癌变，原因不包括
   A. 口腔癌的危险度与吸烟量有关
   B. 口腔癌的危险度与吸烟时间长短无关
   C. 吸烟时间越长，发生口腔癌的危险度越高
   D. 口腔癌的危险度与吸烟方式有关
   E. 口腔癌的危险度与地区有关

【答案】B

【考点】口腔癌的预防

【解析】口腔癌的危险度与吸烟量、吸烟时间的长短呈正相关。吸烟时间越长，发生口腔癌的危险度越高。吸烟还可增加口腔癌复发的危险性。不同地区和民族，吸烟方式不同也与口腔癌的危险度有关。故选B。

【避错】本题不易错选，吸烟与口腔癌有密切关系。

（6～8题共用备选答案）
   A. 口腔白斑

B. 口腔癌
C. 楔状缺损
D. 牙外伤
E. 牙酸蚀症

6. 减少饮用可乐可以预防的疾病是

【答案】E

7. 学生课间活动不注意防护容易发生的是

【答案】D

8. 嚼槟榔的嗜好容易诱发的疾病是

【答案】B

【考点】口腔预防

【解析】可乐中含酸，能够去除牙本质小管表面的玷污层，使牙本质小管开放，导致牙酸蚀症，故6题选E；摔倒、交通事故、体育运动及暴力成为发生牙外伤的主要原因，故7题选D；口腔癌的发生与不良生活方式有关，其中吸烟、嚼槟榔、饮酒是三大主要因素，故8题选B。

【避错】6题易错选C，采用正确的刷牙方法可以预防楔状缺损。8题易错选A，口腔白斑主要与吸烟、念珠菌感染关系密切。

考点：自我口腔保健方法

1. 关于牙刷保管措施的叙述，不正确的是
A. 每人一把，防止交叉感染
B. 将牙刷煮沸消毒
C. 用完后清水冲刷几次，甩干水分
D. 保持刷头干燥
E. 手动牙刷建议2~3个月更换一把

【答案】B

【考点】牙刷的保管

【解析】刷牙后，要用清水多次冲洗牙刷，并将刷毛上的水分甩干，置于通风处充分干燥。牙刷应每人一把，以防止交叉感染。尼龙牙刷不可浸泡在沸水中，更不能用煮沸法消毒，因为刷毛受高热易弯曲变形。故选B。

【避错】本题易错选E。牙刷应及时更换，手动牙刷的平均寿命为2~3个月。

2. 关于牙签使用的正确方法及适应证，叙述不正确的是
A. 牙龈乳头退缩时，用来清洁邻面
B. 牙周治疗后牙间隙增大时，用来清洁邻面和根分叉区
C. 牙签以45°角进入牙间隙，牙签尖端指向𬌗面
D. 可清除邻面菌斑和嵌塞的食物并磨光牙面
E. 可普遍用于去除食物嵌塞

【答案】E

【考点】牙签的使用

【解析】在牙龈乳头退缩或牙周治疗后牙间隙增大时，可用牙签清洁邻面和根分叉区。使用时，牙签以45°角进入牙间隙，牙签尖端指向𬌗面，侧面紧贴邻面牙颈部，向𬌗方剔起或作颊舌向穿刺动作，清除邻面菌斑和嵌塞的食物，并磨光牙面，然后漱口。故选E。

【避错】本题不易选错。只有明确造成食物嵌塞的原因，才能采取相应的方法，及时矫治食物嵌塞。

3. 增白牙膏的美白作用来源于
A. 摩擦剂
B. 洁净剂
C. 胶黏剂
D. 防腐剂
E. 芳香剂

【答案】A

【考点】牙膏的成分

【解析】增白牙膏主要通过摩擦剂和化学制剂发挥美白作用，以去除外源性色素为主。摩擦剂在刷牙时通过摩擦作用能有效去除牙外源性着色，从而清洁、洁白牙齿。一些增白牙膏中增加了摩擦剂的含量或摩擦系数，许多化学制剂被用来去除外源性着色，如表面活性剂、化学整合剂和酶类。故选A。

【避错】本题易错选B。洁净剂主要是降低表面张力，增进洁净效果，浸松牙面附着物，使残屑乳化和悬浮，发泡利于除去食物残屑，以达到抑菌效果。

4. 牙膏中含量最多的成分是
A. 摩擦剂
B. 洁净剂
C. 保湿剂
D. 胶黏剂
E. 芳香剂

【答案】A

【考点】牙膏的成分

【解析】牙膏是由摩擦剂、保湿剂、洁净剂、胶黏剂、防腐剂、甜味剂、芳香剂色素和水构成的。摩擦剂是牙膏中含量最多的成分，占20%~60%。故选A。

【避错】本题易错选C。保湿剂占牙膏含量的20%~40%。

5. 牙膏成分中起到降低表面张力作用的是
A. 摩擦剂
B. 胶黏剂
C. 防腐剂
D. 洁净剂

E. 保湿剂

【答案】D

【考点】牙膏成分的作用

【解析】洁净剂属于牙膏的基本成分，可以降低表面张力，穿通与松解表面沉积物与色素，乳化软垢，现在多用合成洁净剂，常见的有月桂醇硫酸钠、N-十二烷基氨酸钠、椰子单酸甘油酯磺酸钠。故选 D。

【避错】本题易错选 A。摩擦剂可帮助清洁与磨光牙面，使牙面清洁、光滑、发亮，去除色素沉着、菌斑。

6. 关于刷牙的说法，正确的是

A. 刷牙后牙缝不大可以不用牙线

B. 每天刷牙 1 次

C. 每次刷牙不少于 2 分钟

D. 药物漱口水可以代替刷牙

E. 刷牙出血时应立刻停止刷牙

【答案】C

【考点】刷牙的注意事项

【解析】①普通人群每次刷牙时间至少为 2 分钟。②每天至少刷牙 2 次，晚上睡前刷牙更重要。③难刷的部位使用牙线或牙间隙刷。④漱口液虽能抑制菌斑的生长但不能替代刷牙对菌斑的机械性清除作用。故选 C。

【避错】本题易错选 E。牙龈发炎、毛细血管壁变脆后，就不能抵抗正常的刺激，进而导致容易出血，此时要继续坚持刷牙，并且保持正确的刷牙方法。

7. 去除暴露的根分叉区菌斑的适宜工具是

A. 牙刷

B. 牙线

C. 冲牙器

D. 电动牙刷

E. 牙间隙刷

【答案】E

【考点】不同清洁牙用品的作用

【解析】牙刷是必不可少的工具，可通过机械方法较好地清除牙面上的菌斑和软垢。牙线是用来清洁牙齿邻面的一种有效洁牙工具。对于龈乳头退缩或牙间隙增大的情况，可用牙签清洁邻面菌斑和牙根分叉区。牙间隙刷适用于牙龈乳头丧失的邻间区，以及暴露的根分叉和排列不整齐的牙邻面，特别是对于去除邻面颈部凹陷和根面上附着的菌斑，效果优于牙签。故选 E。

【避错】本题易错选 C。对冲牙器不了解而误选，冲牙器利用一定压力下喷射的水进行龈沟和邻面的清洁。

8. 易于为年幼儿童学习和掌握的刷牙方法是

A. Bass 刷牙法

B. 水平颤动拂刷法

C. Fones 刷牙法

D. Smith 刷牙法

E. 改良 Smith 刷牙法

【答案】C

【考点】基本的刷牙方法

【解析】Fones 刷牙法又称圆弧法，最易为年幼儿童理解学习和掌握，要领是在闭颌下，将软毛牙刷放在颊间隙，刷毛轻度接触上颌最后磨牙的牙龈区，用较快较宽的圆弧形动作，以较轻的压力从上颌牙龈拖拉至下颌牙龈，逐渐向近中移动，前牙切端对切端接触，做持续圆弧形颤动，舌侧面与腭面往返颤动，由上到下。故选 C。

【避错】本题易错选 A。目前国际上推荐的以 Bass 刷牙法为主，水平颤动，竖直转动，但较难掌握，不适合儿童。

(9～10 题共用备选答案)

A. 垂直颤动拂刷法

B. Bass 刷牙法

C. Fones 刷牙法

D. 改良 Smith 刷牙法

E. 竖刷法

9. 圆弧刷牙法又称

【答案】C

10. 能有效清除龈沟内菌斑的刷牙方法是

【答案】B

【考点】基本的刷牙方法

【解析】Fones 刷牙法又称圆弧法，最易为年幼儿童理解学习和掌握。故 9 题选 C。Bass 刷牙法又称龈沟清扫法或水平颤动法，由于清洁力较强，克服了拉锯式的横刷法的缺点，而变为短横刷，能有效去除龈沟内菌斑，按摩牙龈，故 10 题选 B。

【避错】本题较为简单，Bass 刷牙法和 Fones 刷牙法是经常会考的两种刷牙方法，应注意不要将两种刷牙法混淆。

考点：口腔健康促进

1. 口腔健康教育的任务之一是

A. 研究自来水含氟浓度

B. 推广使用窝沟封闭

C. 专业人员协助领导合理分配有限资源

D. 控制含糖食品的食用次数

E. 引起全社会对口腔健康问题的关注

【答案】E

【考点】口腔健康教育的主要任务

【解析】口腔健康教育的主要任务：①提高社会人群口腔预防保健的知识水平。②深化口腔健康教育内容，扩大教育面。③引起社会各方人员对口腔健康问题的关注，为寻求口腔预防保健资源做好准备。④宣传各级政府制订的维护口腔健康的方针、政策。⑤传递最新的科学信息。故选E。

【避错】本题易错选C，专业人员协助领导合理分配有限资源属于口腔健康促进的内容。

2. 下列属于口腔健康教育方法的是

A. 强化社区行动

B. 调整卫生服务方向

C. 创建支持性环境

D. 制定公共政策

E. 组织社区活动

【答案】E

【考点】口腔教育方法的内容

【解析】口腔教育方法：①大众传媒，通过网络、报刊、电视等反复强化公众已有的口腔卫生知识。②社区活动，通过组织活动强化口腔健康服务资源的利用。③小型讨论会，小型讨论会既是健康教育的方式，也是调查研究的方式。④个别交谈，针对性强效果好。故本题选E。

【避错】本题易错选A，口腔教育方法中的社区活动通过强化资源利用达到效果，而强化社区活动属于健康促进的领域。

3. 某市计划进行一次大规模的口腔健康教育，在大量的调查研究基础上制定了口腔健康教育目标，下列属于口腔健康教育目标基本内容的是

A. 可被衡量的尺度

B. 保证目标实现的措施和策略

C. 口腔健康意识的变化

D. 评估效果

E. 环境变化

【答案】A

【考点】口腔健康教育目标

【解析】口腔健康教育目标应包括以下四项内容，即特定人群、具体指向、可被衡量的尺度和实现目标预期的时间。故选A。

【避错】本题易错选D。评估效果是口腔健康教育的一部分，是对教育结果的一个价值判断。

4. 男，36岁。有吸烟、咀嚼槟榔、不认真刷牙等不良嗜好和习惯，若对他进行口腔健康教育，理想的方法是

A. 大众传媒

B. 社区活动

C. 小型讨论会

D. 个别交谈

E. 健康讲座

【答案】D

【考点】口腔健康教育的方法

【解析】口腔教育方法：①大众传媒，通过网络、报刊、电视等反复强化公众已有的口腔卫生知识。②社区活动，通过组织活动强化口腔健康服务资源的利用。③小型讨论会，小型讨论会既是健康教育的方式，也是调查研究的方式。④个别交谈，此方式是双向的信息交流，交谈针对性强效果好。故选D。

【避错】本题较为简单，题干中只涉及单独的个人，故应该进行针对性强的个别交谈。

考点：特定人群的口腔保健

1. 学龄前儿童用含氟牙膏刷牙，含氟牙膏用量为

A. 豌豆粒大小

B. 牙刷长度的1/5

C. 牙刷长度的1/4

D. 牙刷长度的1/3

E. 牙刷长度的1/2

【答案】A

【考点】婴幼儿的口腔保健

【解析】当儿童能漱口（约3岁）时可以使用牙膏刷牙，但一定要控制用量，每次用豌豆粒大小即可。儿童牙排列紧密、牙邻面有食物嵌塞时，建议在家长的帮助下使用牙线。故选A。

【避错】本题易错选其他选项。学龄前儿童含氟牙膏用量应小，每次用豌豆粒大小的量。

2. 为防止四环素牙的发生，哪些人不宜使用四环素类药物

A. 3岁以下小儿

B. 妊娠期、哺乳期妇女和8岁以下儿童

C. 妊娠期和哺乳期妇女

D. 8岁以下儿童

E. 所有人

【答案】B

【考点】四环素牙的预防

【解析】四环素牙是指在牙齿发育、矿化期间服用了四环素族药物，牙齿的颜色和结构发生改变的疾病。四环素族药物导致的牙齿变色是永久的。四环素

还可在母体通过胎盘引起乳牙着色。如果在妊娠期间服用了四环素药物，可能导致未出生婴儿的牙齿变色，并可能减缓婴儿牙齿和骨骼的生长；四环素可以进入母乳，如果在母乳喂养期间母亲服用四环素族药物可能导致哺乳婴儿的牙齿变色。因此为防止四环素牙的发生，妊娠和哺乳期以及8岁以下的小儿不宜使用四环素族药物。故排除A、C、D，答案选择B。

【避错】部分考生会误选为C。本题比较简单，但大部分考生会忽略了8岁以下儿童这个关键点，记住四环素牙的易感人群，本题不会答错。

3. 家长督促儿童开始早晚自己刷牙的年龄是

A. 4岁

B. 6岁

C. 8岁

D. 10岁

E. 12岁

【答案】B

【考点】特定人群的口腔保健

【解析】3～6岁儿童，无法自主完成口腔清洁，口腔医师应指导父母帮助儿童刷牙，有条件时家长应每日帮助儿童认真彻底的刷一次，6岁以上学龄儿童应在家长的督促下每天早晚刷牙。故选B。

【避错】本题易错选A，考生理解错误，3～6岁儿童，无法自主完成口腔清洁，口腔医师应指导父母帮助儿童刷牙，而并非自己刷牙。

4. 口腔保健咨询时，某位母亲对于怎样做好婴儿奶瓶龋预防进行询问，医师合理的回答是

A. 不要含奶瓶睡觉

B. 不要给果汁甜饮料

C. 应母乳喂养

D. 定时喂奶喂水

E. 注意母亲合理营养

【答案】A

【考点】婴儿的口腔保健

【解析】奶瓶龋的发生与以下因素有关，如含奶瓶入睡，睡前喝奶后不刷牙，牙齿萌出后夜间喝奶，延长母乳和奶瓶喂养时间，过多进食含糖饮料饮食等。故选A。

【避错】本题易错选B。延长母乳喂养时间会诱发奶瓶龋，注意审题。

（5～7题共用备选答案）

A. 婴儿

B. 幼儿

C. 学龄儿童

D. 醋厂职工

E. 老年人

5. 对第一磨牙进行窝沟封闭的适宜人群是

【答案】C

6. 最易发生牙酸蚀症的是

【答案】D

7. 最易发生牙外伤的是

【答案】B

【考点】特殊人群的口腔保健

【解析】乳磨牙在3～4岁，第一磨牙在6～7岁，第二磨牙在11～13岁为最适宜封闭的年龄，故5题选C。酸蚀症是一种多因素的疾病。来自体内、体外的酸作用于易感的牙是引起酸蚀症的最基本原因，故6题选D。学龄儿童在参加体育活动和游戏时易发生牙外伤。故7题选B。

【避错】本题的答案易混淆，5题易错选B，第一磨牙进行窝沟封闭是在其完全萌出后6个月，此时小儿处于学龄期，而非幼儿期。

考点：社区口腔卫生服务

（1～3题共用题干）

在爱牙日社区口腔健康咨询中人们提出了不少问题，口腔预防保健人员进行了认真分析，策划在不同人群中开展口腔健康教育活动。

1. 根据我国具体情况，残疾人的口腔保健应从以下几个方面进行，除外

A. 使用牙线

B. 特殊口腔护理

C. 早期口腔卫生指导

D. 氟化物和窝沟封闭

E. 选择合适的口腔保健用品

【答案】A

【考点】残疾人口腔保健内容

【解析】根据我国具体情况，残疾人的口腔保健应从以下几个方面进行：①早期口腔卫生指导（C对）。②口腔保健用品选择（E对）。③特殊口腔护理（B对）。④氟化物的适当使用（D对）。⑤窝沟封闭。⑥减少糖与甜食摄取。⑦定期口腔健康检查。残疾人无法正常使用牙线，故A是错误的。

【避错】此题易错选C，牙线操作难度较大，不适于残疾人，因此A项不适合残疾人使用，而C项对残疾人进行早期口腔指导，是非常有必要的。

2. 在中小学生中提倡

A. 学习使用牙线和牙间隙刷

B. 学习窝沟封闭的操作知识

C. 德智体美全面发展
D. 学习口腔健康知识
E. 学习饮水加氟知识

【答案】D

【考点】中小学生口腔保健

【解析】中小学生中的口腔保健内容如下。①监测健康状况：包括定期口腔健康检查与监测。②对学生进行健康教育：包括口腔健康教育（D对）。③培养良好卫生习惯：包括刷牙与饮食卫生习惯。④常见病的预防：包括口腔疾病的预防与治疗。预防龋病与牙周病除采用全身用氟和局部用氟的方法外，还应开展窝沟封闭的方法预防第一磨牙和第二磨牙的窝沟龋，进行磨牙萌出过程中的刷牙指导。⑤身体意外事故预防：包括前牙外伤与颌骨骨折。故本题选D。使用牙线和牙间隙刷是牙周病的预防措施，窝沟封闭操作知识是口腔专业学生学习的知识，德智体美全面发展与口腔保健关系不大。

【避错】本题易错选E，饮水加氟属于公共卫生保健。按照我国现行的饮水卫生标准，氟适宜浓度为0.7～1.0mg/L。

3. 在老年人中提倡
A. 窝沟封闭
B. 使用氟滴剂
C. 预防性充填
D. 使用免疫防龋
E. 做义齿恢复口腔功能

【答案】E

【考点】老年人口腔保健

【解析】大多数老年人的口腔功能都有不同程度的丧失。牙齿松动、缺失是常有的现象。因此，在老年人中，应提倡做义齿恢复口腔功能。故本题选E。其余各项属于儿童口腔保健的内容。

【避错】此题易错选A，窝沟封闭适用于恒牙刚刚萌出的儿童。

（4～5题共用题干）

女，28岁。身体状况良好，诉近期计划妊娠，到口腔医院进行口腔检查，并咨询相关口腔保健。

4. 妊娠期服用可能引起胎儿唇裂或腭裂的药物有
A. 四环素
B. 链霉素
C. 庆大霉素
D. 苯妥英钠
E. 卡那霉素

【答案】D

【考点】引起唇腭裂的药物

【解析】四环素除抑制胎儿生长发育外可影响牙矿化、变色，形成四环素牙；一些抗生素如庆大霉素、链霉素、卡那霉素则有致畸作用。苯妥英钠可能引起胎儿唇腭裂。故本题选D。

【避错】此题易错选C，庆大霉素可能导致耳聋，但无导致唇腭裂的风险。

5. 妊娠期间治疗口腔疾病的最佳时机是
A. 妊娠前3个月可拍摄X线片
B. 待妊娠结束后再进行治疗
C. 出现口腔疾病后应注意休息，减少运动
D. 妊娠4～6个月是治疗口腔疾病的适宜时机
E. 妊娠期后3个月可行拔牙处理

【答案】D

【考点】妊娠期间口腔疾病治疗

【解析】妊娠前3个月为易发生流产的时期，口腔医疗一般仅限于处理急症，要注意避免X线照射；妊娠4～6个月是治疗口腔疾病的适宜时机；妊娠期后3个月则应避免全身麻醉，须急症处理时仅选择局部麻醉。故本题选D。

【避错】此题易错选A，妊娠前3个月不宜进行X线片治疗，以免对胎儿造成不利影响。

（6～8题共用备选答案）
A. 口腔问卷调查
B. 口腔健康调查
C. 口腔健康咨询
D. 口腔保健规划
E. 口腔预防保健措施

6. 在新社区开展口腔卫生保健工作，首先要制定

【答案】D

7. 了解社区人群口腔健康知识、态度和行为状况要进行

【答案】A

8. 开展爱牙日活动最常采用的形式是

【答案】C

【考点】口腔流行病学研究方法与措施

【解析】在新社区开展口腔卫生保健工作，首先要制定口腔保健规划，故6题选D；了解社区人群口腔健康知识、态度和行为状况要进行口腔问卷调查，故7题选A；开展爱牙日活动最常采用的形式是口腔健康咨询，故8题选C。

【避错】6题易错选C，在进行具体工作前，应先制定保健计划。7题易错选B，进行问卷调查能够更快掌握群体健康状况。8题易错选A，爱牙日应该进行口腔卫生宣教，健康咨询等方式让群众掌握口腔保健的知识。

考点：口腔医疗保健中的感染与控制

1. 口腔医务人员使用的个人防护用品不包括

A. 手套

B. 工作服

C. 面罩

D. 口罩

E. 鞋套

【答案】E

【考点】医务人员防护

【解析】个人防护用品是医务人员为预防和控制感染所穿戴的自我保护用品，是控制感染最基本的要求。常用的个人防护用品包括手套、口罩、面罩、防护眼镜、工作服和工作帽，不包括鞋套。故本题选 E。

【避错】此题不易错选，任何口腔诊疗过程都可能接触口腔黏膜、唾液以及接触患者使用过的器械，做好个人防护对预防和控制感染很重要。

2. 常用的物理消毒法不包括

A. 辐射消毒

B. 中草药消毒

C. 超声波消毒

D. 微波消毒

E. 热力消毒

【答案】B

【考点】物理消毒法

【解析】物理消毒法利用物理因素清除或杀灭病原微生物，常用方法包括热力消毒（含干热或热加水）、辐射消毒、超声波消毒和微波消毒等。故选 B。

【避错】此题不易错选，中草药消毒属于化学消毒法。

3. 医院感染主要且常见的传播途径是

A. 输液制品传播

B. 空气传播

C. 生物媒介传播

D. 飞沫传播

E. 接触传播

【答案】E

【考点】医院感染传播的主要途径

【解析】口腔医疗实践中微生物的主要传播方式包括接触传播、空气传播、飞沫传播。其中接触传播是医院感染主要且常见的传播途径，根据病原体离开传染源侵入机体前是否在外环境中停留的特点，可将接触传播分为直接接触传播和间接接触传播。故此题应选 E。

【避错】本题易错选 A。输液制品传播是接触传播的其中一种形式。

4. 结核病主要的传播途径是

A. 空气传播

B. 性传播

C. 母婴传播

D. 血液传播

E. 器械传播

【答案】A

【考点】结核病的传播途径

【解析】结核分枝杆菌存在于痰中，通过咳嗽、打喷嚏、大声说话等方式经鼻腔和口腔喷出体外，在空气中形成气雾（或称为飞沫），较大的飞沫很快落在地面，而较小的飞沫很快蒸发成为含有结核分枝杆菌的“微滴核”，并长时间悬浮在空气中。如果空气不流通，含菌的“微滴核”被健康人吸入肺泡，可引起感染，故选 A。

【避错】本题易错选 D，血液传播多为乙肝病毒的传播途径，注意区分，故不选 D。

5. 由空气传播的致病微生物为

A. 丁肝病毒

B. 丙肝病毒

C. 乙肝病毒

D. 腺病毒

E. 人类免疫缺陷病毒

【答案】D

【考点】口腔医疗保健中的感染传播及感染控制

【解析】由空气传播的主要微生物有水痘病毒、麻疹病毒、风疹病毒、流行性腮腺炎病毒、流感病毒、腺病毒、结核分枝杆菌、化脓性链球菌等。故本题选 D。

【避错】本题易错选 E，人类免疫缺陷病毒是由接触传播的，比如性传播。

6. 用于消毒诊室空气的臭氧浓度应该

A. $\geqslant 20mg/m^2$

B. $\geqslant 20g/m^3$

C. $\geqslant 20mg/m^3$

D. $\geqslant 30g/m^3$

E. $\geqslant 30mg/m^2$

【答案】C

【考点】环境消毒

【解析】对诊室进行空气消毒，要求达到臭氧浓度$\geqslant 20mg/m^3$，在相对湿度$\geqslant 70\%$条件下，消毒时间$\geqslant 30$ 分钟。故本题选 C。

【避错】本题易错选 A 和 B，考生可能由于没有看清楚后面的单位而误选。